杨甲三百年诞辰纪念珍藏版

针灸腧穴学

主　编　杨甲三

副主编　高忻洙　张　吉　陈子富

整　理　杨甲三名家研究室

　　　　胡　慧　黄　剑

中国中医药出版社

·北　京·

图书在版编目（CIP）数据

针灸腧穴学：杨甲三百年诞辰纪念珍藏版/杨甲三主编；杨甲三名家研究室，胡慧，黄剑整理．—北京：中国中医药出版社，2019.7（2023.4重印）

ISBN 978 - 7 - 5132 - 5581 - 3

Ⅰ．①针… Ⅱ．①杨… ②杨… ③胡… ④黄… Ⅲ．①针灸疗法 - 穴位

Ⅳ．①R224．2

中国版本图书馆 CIP 数据核字（2019）第 087934 号

中国中医药出版社出版

北京经济技术开发区科创十三街 31 号院二区 8 号楼

邮政编码 100176

传真　010 - 64405721

保定市中画美凯印刷有限公司印刷

各地新华书店经销

开本 787 × 1092　1/16　印张 45.75　　字数 945 千字

2019 年 7 月第 1 版　2023 年 4 月第 2 次印刷

书号　ISBN 978 - 7 - 5132 - 5581 - 3

定价　288.00 元

网址　www.cptcm.com

服务热线　010 - 64405510

购书热线　010 - 89535836

维权打假　010 - 64405753

微信服务号　zgzyycbs

微商城网址　https://kdt.im/LIdUGr

官方微博　http://e.weibo.com/cptcm

天猫旗舰店网址　https://zgzyycbs.tmall.com

如有印装质量问题请与本社出版部联系（010 - 64405510）

版权专有侵权必究

编委会

主　编　杨甲三

副主编　高忻洙　张　吉　陈子富

编　委　（按姓氏笔画排序）

　　　　杨　骏　杨甲三　汪润生　张　吉

　　　　陈子富　胡　玲　耿恩广　高忻洙

整　理　杨甲三名家研究室

　　　　胡　慧　黄　剑

整理说明

时光荏苒，迎来恩师杨甲三教授百年诞辰。尽管恩师已离开我们18年，而18年间恩师的音容笑貌时时浮现眼前，恩师的谆谆教诲也时时在耳边响起。杨甲三教授耽嗜中医学术六十余载，独创杨氏"三边三间取穴法""毫针单手进针法"，深得经穴法理，临证时大道至简、针药并施，积累了丰富的临床经验，形成了独特的学术风格和针灸临床"专病、专经、专穴、专法"的诊疗体系，也成就了他一代中医大师的学术地位。1989年以杨甲三教授为主编的《针灸腧穴学》的出版可以说对中医针灸学术发展做出了不可磨灭的贡献。作为弟子后学，在整理先师学术思想时深觉此书开卷有益，无论学术价值、还是文献价值均对后人有重要参考意义。故值恩师百年诞辰之际，特在原《针灸腧穴学》的基础上修订再版此书，以深深缅怀恩师杨甲三教授，也以飨读者，传承中医药事业。

本次再版的整理原则如下：

1. 尊重原著：经脉英文缩写、腧穴定位与拼音仍参照原版书籍，虽与现行国家标准稍有不符，但为保持原貌，本次再版未予修改。本书奇穴收录较多，现有"十二五""十三五"教材已精简部分内容，为保持本书的完整性及其文献价值，特予以保留。取穴法是杨甲三教授几十年针灸教学及临床经验之精华，方法简便，易于掌握，传承沿用至今，继续保留。

2. 适当修正：在充分尊重原著的基础上，纠正原书的一些文字错误。凡原书中遗留的错误，包括错别字、使用不当的标点符号、不规范的计量单位和名词术语，均予以修改。

3. 精益求精：凡原书中表达欠准确的观点、欠流畅的文字，以及与目前本科教育培养目的不相适应的内容，予以精炼。

本书内容丰富，涉及针灸基础及临床学科内容的深度和广度适宜、实用性强，在针灸"三基"（基础理论、基本知识、基本技能）的基础上，引经据典，并适当结合近现代研究，便于广大师生进一步传承与发展。总之，希冀通过这次修订再版，使语言更加精炼、规范，内容准确，结构合理，更好地传承恩师学术思想。

本次再版是在原书基础上进行编写的，原编写人员功不可没，故原编写人员依然在列。此外，本次再版工作由杨甲三名家研究室组织完成，时间急迫，任务繁冗，特别感谢研究室胡慧、黄剑、覃蔚岚、李华、潘良、李媛媛、刘迪在本书整理中所付出的努力与贡献！也感谢出版社及责任编辑为本书再版给予的巨大支持！

由于时间短促，针灸临床技法与现代研究各方面发展迅速，恐有许多资料尚未能总结纳入本书中，另外，由于我们水平所限，尚有不足之处，恳请广大读者提出宝贵意见，以便今后修改。

杨甲三名家研究室
2019 年 3 月

编写说明

古往今来，凡工针灸者，无不在腧穴上施术。因此，无腧穴则无针灸医学，并非过誉之言。故欲学针灸者，必首当熟谙腧穴。

腧穴学为针灸学基础理论之一，历经数千载，典籍充栋。然纵观先贤著述，立论纷纭，见仁见智，却使后来者莫衷一是。晋、宋、明、清虽有集大成之典籍问世，但经数个世纪之发展，仍难统一。习医者无不为之兴嗟颦蹙。

当今国逢盛世，百业俱兴，针灸医学亦长足疾进，且已步入世界医林。腧穴的规范化，已被提到议事日程。为此，我们集古今之文献，理诸家之异同，扬其是，辨其非，别类成册，名之为《针灸腧穴学》。

全书共分三篇。上篇为总论，主要论腧穴之源流、形成、发展，以及分类、命名、功能、作用主治规律等。中篇为各论，详述了十四经穴的出处、别名、穴名释义、类属、位置、取法、刺灸法、层次解剖、功用、主治、成方举例、现代研究等；又辑录了121个奇穴、头针及耳针穴；并对历代医家轶事、临证验案、针坛趣闻等另设附注备参。下篇为附篇，有对部分腧穴古文献之辑注，古代人体部位名称解释及本书索引等。

本书特点重在溯本求源，旁征博引，尊古而不泥古，并表明自家浅见。可作针灸教学、医疗、科研工作者之重要参考资料，又可作自修者之极好读物。

本书由北京中医学院和安徽中医学院部分教师分工编写而成。其中总论及古代人体部位名称解释由陈子富编写；各论中的穴名释义由杨甲三编写；功用主治由耿恩广编写；现代研究与附篇中古文献辑注由张吉编写；经穴之出处、别名、类属、位置（包括考证）、取法、成方举例、附注等由高忻洙、杨骏、胡玲、汪润生编写；层次解剖特邀安徽中医学院解剖教研室李金华同志协助编写。全稿完成后，虽经主编杨甲三教授最后修订，但由于编委们水平有限，经验欠缺，在内容详略及材料取舍上，难免有不当之处。望诸同道及读者提出宝贵意见，以便再版时更正。

编　者
一九八六年十二月

目 录 /CONTENTS

上篇 总 论

中篇 各 论

下篇

上 篇 总论

　　腧穴，是人体脏腑经络之气血输注于体表的部位。腧穴学就是专门研究有关腧穴概念的形成与发展，腧穴的类别、命名、分布与其理论形成过程，以及用来防治疾病的一门学科。它主要叙述了腧穴的位置与取法、局部解剖、功能主治及配伍成方之举例，应用于针灸临床的操作手法与禁忌等内容。并且选择了部分历代医家之所长及近代研究之概况。

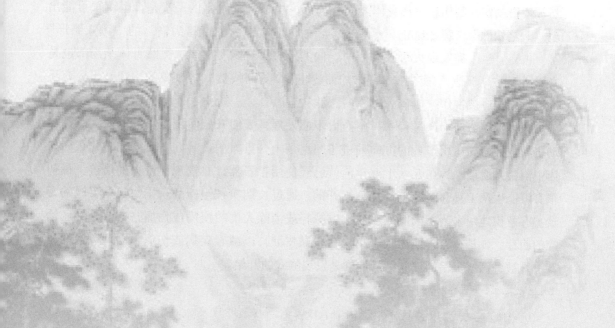

第一章　腧穴的起源与发展

我们中华民族的祖先，在与人类疾病做斗争的长期医疗实践中，创立了独特的针灸、按摩等医疗手段和方法，从而在人体表面发现了大量腧穴，用来防治人类的各种疾病，为人类医学及保健事业做出了重大贡献。因此，腧穴学的起源与发展同传统的医疗实践是分不开的。

第一节　腧穴概念的形成

一、针灸、按摩医疗实践，是腧穴概念形成的本源

自从地球上出现了人类，为了生存的需要而进行生产劳动的同时，与人类疾病做斗争的医疗活动也就开始了。最初原始的医疗活动，很有可能是出于人类机体自身的生理自卫的本能。因为，远古时代人类生活条件十分低劣，穴居而野处，狩猎是主要生产手段。当在生产劳动中不可避免地出现伤病的时候，那么，对于发病的个体来说就会很自然地用手去抚摩、按揉或捶击痛处。于是，"按之快然""按之立已""按而痛止"等现象是容易取得的。这正是《灵枢·经筋》所述各经筋病要"以痛为输"的过程。针灸界前辈陆瘦燕认为这便是"腧穴雏形"[①]。另外，在原始的劳动生活中，偶然被锐物刺伤、刮伤或碰伤身体表面某局部，更是经常发生的。于是，也就很可能出现"刺之快然""刺之痛止"等现象，当然也应被视为"以痛为输"的"腧穴雏形"了。再有，当人类发现火可被利用时，偶然地被火烧灼、熏烤、熨贴身体某局部也是必然出现的。于是，"熨之痛减""灼而痛止""灼而快然"等现象的出现是十分容易的。所以也应被视作"以痛为输"的"腧穴雏形"。

当人类在劳动生产过程中，生产力不断发展，人们开始使用工具的同时，医疗活动也随之开始向运用工具的方向前进了，这是十分重大的进步。众所周知，北京周口店中国猿人遗址，远在五六十万年前就已经使用了石器，并发现了用火的痕迹。最初很有可能生产工具和医疗工具是分不开的。通过长期实践经验的积累，凡是尖锐的石器被有意识地用来刮伤或刺伤皮肤，以减轻或消除人类的疾病或伤痛，这便是针刺治疗的萌芽。凡是有意识地用火来熏烤或熨贴皮肤，以减轻疾病或伤痛，则是灸治的萌芽。凡被针刺或灸治的皮肤某局部则是发现腧穴的开始。

---

① 《腧穴学概论》上海科学技术出版社，1964.4，第1版

　　我们的祖先将那些用作医疗活动的石器，称为"砭"，或称"砭石"。《说文》云："砭，以石刺病也。"从文献记载看，砭石治病载于古籍中者不为少数。如《山海经·东山经》说："高氏之山，其上多玉，其下多针石。"此处所说的"针石"即是用作治病的石器。也就是《礼记·内则》注中所说："古者以石为箴，所以为刺病。"1963 年在我国内蒙古自治区多伦旗头道洼村新石器时代遗址，出土了一根磨制的石针。据考古工作者及医史学家们鉴定，认为这枚石针就是用来针刺治病的原始工具。距今大约为一万年至四千年的新石器时代遗物①。从近来有人做的考证说明，我国砭石的出现应当在旧石器时代的晚期，至今至少在一万八千年前②。

　　我国民间早有"燧人氏钻木取火"的传说，说明古代劳动人民在生产生活实践中发明了取火的方法。若从今日爱斯基摩（因纽特）人的实践来看，"钻木取火"的传说是有实践依据的。大量用火，使人类从生食进入熟食，既帮助了消化吸收食物，更改变了人类机体，促进了人类机体的进化。与此同时，人体接触火的机会增多了。从偶然被动地被烧灼、熏烤，到主动拿火源进行灸治，这要经过无以数计的实践过程，才能逐渐被人类所认识和运用。这是灸治方法的重大进步。

　　我国民间还有"伏羲氏画八卦、制九针"的传说，晋·皇甫谧在其所著的《帝王世纪》一书中较为详细地论述了这个过程。但是，若从历史发展规律分析，九针的创制必定要在冶金术十分发达的条件下才能完成。随着人类社会生产力的发展，我国到了殷商时代冶金术逐渐发展起来，制陶工业也发展十分迅速，因此促进了医疗工具的进步。于是由石器时代的砭石、石针，发展到骨针、陶针，逐渐又发展到铜针、金针、银针、铁针等。这从 1968 年在河北省满城县西汉刘胜墓中出土的四枚金针与五枚残损的银针，以及山东省微山县两城山出土的东汉画象石中神鸟持针施术的图中可以得到充分的证明①。

　　从卜辞"殷"字甲文"𢀛"来看，字形象人手执"✦"形锐器刺一祖腹人之状。殷音近衣，其省异文"伊"字甲文"𠤖""𠤗""𠤘"，变针刺人腹为刺背之状。"尹"字甲文"𠃋""𠃌""𠀡"及其金文"𠃋""𠃌""𠀡"，则象针刺时持针之手势。金文"𠃋""𠃌""𠀡"等殷字，即"医"（醫）的初文和本字之一。由此可知，殷商之时早已流行着针刺疗法，并用针刺代表医术。这些字形本意的重新发现，可以把见于文字记载的针刺疗法提前了一千几百年以上。

　　对于温针、灸灼及火焫疗法，也早在殷商时代应用流传。如"疾"字金文"𤕫""𤕫"。"𤕫"即"𤕫""𤕫"等病字的初文，示人卧床之意，字形十分明确地显示了

---

　　①　王雪苔：《针灸史的新证据》，中医研究院编《针灸研究进展》。
　　②　李鋤：《砭石起源于日本，还是中国?》《上海中医药杂志》，1983.2

针下加火，以示所刺之针是经过火烧的热针，故《左传·襄公二十三年》中也载有"美疢不如恶石"之说。又如"熨"字金文"𤔔""𤍣"，象把"𤌺"形物置于火上加热，以熨人背之状。我国古代名医扁鹊治虢太子"尸厥"的故事，早为人们传为美谈。《史记·扁鹊仓公列传》中不仅载有针术，而且描述扁鹊"使子豹为五分之熨……熨两胁下，太子起坐。"这熨字中象形以"石"而熨。再看"灸"字金文"𤆇""𤆔"象人股，示在股周围多处用微火灸灼，从以上"疢""熨""灸"三字之甲义与金义字形变化来看，反映了商代（公元前 16 世纪～公元前 11 世纪）针刺、火针、熨、灸等疗法已经应用流传。公元前 6 世纪，历史上有名的"病入膏肓"的故事，也在《左传》中有着具体的描述：鲁成公十年，晋侯有病，医缓看了病说："疾不可为也，在肓之上，膏之下，攻之不可，达之不及……"，其中"攻"字即"灸"，"达"字指"针"，这也是记载针灸的范例。战国时期孟子所云"七年之病，求三年之艾"，也反映了当时已盛行艾灸医术①。

我国现存最早的医学经典《黄帝内经》（以下简称《内经》），其中《素问·异法方宜论》云："东方之域……故其民皆黑色疏理，其病皆为痈疡，其治宜砭石，故砭石者，亦从东方来；西方者，金石之域……其民华食而脂肥，故邪不能伤其形体，其病生于内，其治宜毒药，故毒药者，亦从西方来；北方者，天地所闭藏之域也……其民乐野处而乳食，脏寒生满病，其治宜灸焫，故灸焫者，亦从北方来；南方者，天地所长养，阳之所盛之处也……其民嗜酸而食腐……其病挛痹，其治宜微针，故九针者，亦从南方来；中央者……其民食杂而不劳，故其病多痿厥寒热，其治宜导引按跷，故导引按跷者，亦从中央出也。故圣人杂合以治，各得其所宜。"这说明古人早已用各种不同的医疗方法，对各种不同地区、不同人群、不同疾病进行着灵活的施治了。从以上所述的砭石、灸焫、九针、导引按跷等医疗方法中，可清楚地看到，除了徒手治疗外，多已运用了专门的医疗工具。徒手也好，医疗工具也好，都要作用于人体的体表部位。这些被施术的部位则应被视为腧穴的雏形。因此说针灸，按摩医疗实践是腧穴概念形成的本源。

二、气、血、脉概念的形成，是腧穴名称出现的基础

脏腑是人体化生气血之所在，经络是气血运行于周身的通道，腧穴则是气血转输、汇聚于人体的部位。因此，"腧穴"名称的出现是在气血概念形成的基础上产生的。古人将人与自然界看成统一的整体，所以常将自然界事物的形象比作人体内的各种变化。"气"是形象地描述云雾之飘移不定，迅疾而多变的意思。《说文》云："气，雾气也，象形，凡气之属皆从气。"徐错注："象云气之貌。"最初将人体内生命活动中凡属善行

---

① 张晟星、威淦：《经穴释义汇解》. 上海翻译出版公司，1984.6，第 1 版

数变，飘移不定等现象皆比作"气"。于是在针刺、灸焫等医疗实践中发现有各种传导现象，古人则称之为"气行"。凡"气上""气下""气来""气逆""气过"等皆是气行的描述。针刺伤及血络有出血现象发生，于是"血"有液态流动之形象也被认识了。这样，气可移行，血可流动，则被比作自然界江河中之流水形象。《管子·水地》篇说："水者地之血气，如筋脉之流通者也。"这里已将"筋脉"视为血气流通的道路了。"脉"的本义应是血管。脉又写作"脈""衇"，本为象形字。《说文》解释："血理之分衺（斜）行体中者，从辰，从血。""辰"，"水之衺流别也"，即将血流比作水流。徐锴注："五脏六腑之气血分流四肢也。"

　　春秋战国时期有关气、血、脉等概念的记载，在诸子百家的著述中不为少见。记载孔子言论的《论语·季氏》讲到人在少年时"血气未盛"，壮年时"血气方刚"，老年时"血气既衰"。《吕氏春秋·达郁》也载有："血脉欲其通也。"然而，这一时期的针刺、灸焫尚以部位与经脉进行施治，虽可视为腧穴的雏形，但未能以腧穴命名。这从1973年在湖南长沙马王堆汉墓出土的帛书中可以得到证明。汉墓帛书整理小组于1978年交文物出版社出版的《五十二病方》中有很多原始记载。如"脉法"中载有"阳上于环二寸而益为一久（灸）"；《五十二病方》中载有"久（灸）足中指""久（灸）左胻"等；"足臂十一脉灸经"中所载各脉病证之后均有"诸病此物者，皆灸×× 脉"的记述。足见秦汉以前是以灸刺部位与经脉进行治疗的，所以称"砭灸处"。汉墓帛书只载有脉的名称而无腧穴名称，说明"脉也可生病，也可以治病"，"可见当时只按脉治病，而穴位尚未发现"①。《内经》中同样有大量的治脉而无穴的记载。如《灵枢·终始》"凡刺之道……必先通十二经脉之所生病，而后可得传于终始矣。故阴阳不相移，虚实不相倾，取之其经。"这是取经以治病的总纲。所以，《灵枢·经脉》在论述各经病证之后，其治法总则中均列出"不盛不虚，以经取之"之字句，而无穴名。《素问·脏气法时论》所论五脏病之后亦列出"取其经"的治疗法则，如"肝病者，两胁下痛引少腹，令人善怒，虚则目䀮䀮无所见，耳无所闻，善恐如人将捕之，取其经，厥阴与少阳……"，其他脏之病皆如此。《内经》所载各种病的治疗中取部位与取经脉者非常之多。《三部九候论》说："经病者治其经，孙络病者治其孙络血，血病身有痛者治其经络，其病者在奇邪，奇邪之脉则缪刺之……"。所以《素问·缪刺论》所载多是部位，如"刺然骨之前出血""刺外踝之下半寸所""刺中指爪甲上与肉交者"等，《素问·刺热》篇："热病始手臂痛者，刺手阳明太阴而汗出止，热病始于头首者，刺项太阳而汗出止"，则是治经脉者。《素问·刺腰痛》所载是经脉部位同时记入，如"刺少阳成骨之端出血""刺阳明于骱前"等。此类之论载，举不胜举，说明了以经治病在先，腧穴定名在后。

　　气、血、脉概念的形成，以及大量刺灸部位的积累，则为腧穴名称的出现奠定了

---

　　① 邱茂良：《关于新穴问题》上海针灸杂志，1982 年创刊号。

基础。经过长期实践，逐渐发现某些刺灸的固定部位，传导敏锐，治疗效果良好，于是则被确定下来，称为气血转输、灌注的固定点，命之为输。《灵枢·本输》之"输"，即是气血转输的意思。以后从人之肉体而名故又写作"腧"，后又简写作"俞"。金文"俞"之原象形字"𦥑""𦥑"，即象形锐具刺剚空木或泥土之意，故与针刺有异曲同工之意。

金文中之穴字"宀"，象形檐下空隙之穴，比喻人体上有孔隙之穴，名为孔穴。孔穴为气血所注、所会、所入、所出之所在，又称作"气穴"或称"气府"，即经气所居的部位。又因孔穴所在部位多在分肉筋骨之间有空之处，故又名"空"或"骨空"，亦属形象名称。孔穴在人体表面表现有陷下之意，所以常在取穴时称"陷者中"或"陷中"，于是以自然界山峰间之"溪谷"名之，大者为谷，小者为溪，亦属恰当之比喻。"会"是气血相聚会之意，故名。"节"虽有骨节、关节之意，然最多见的是指经脉循行中气血出入之处，如《灵枢·九针十二原》："所言节者，神气之所游行出入也。"以上各种名称，说明了腧穴所在部位之特点。所以，用"腧穴"称谓刺灸部位是合理的、准确的。

第二节　腧穴命名的开始及其演变

被命名的腧穴，首见于《内经》。《素问·阴阳应象大论》说："上古圣人，论理人形，列别脏腑，端络经脉，会通六合，各从其经，气穴所发，各有处名，溪谷属骨，皆有所起，分部逆从，各有条理……"。这就是说"气穴""溪谷"都有名称。并举出全身腧穴总数为三百六十五，以应一岁。按照腧穴所在人体的部位、经脉、功能和主治等特点命名，从而为腧穴学的形成打下了基础。如果按现代所用的《内经》，以唐·王冰本《素问》为先，以宋·史崧本《灵枢》为后的顺序来看，《素问·金匮真言论》首载了五脏之俞，"东风生于春，病在肝俞；……南风生于夏，病在心俞；……西风生于秋，病在肺俞；……北风生于冬，病在肾俞；……中央为土，病在脾俞；……"。其后，《素问·阴阳离合论》提出了六经之根，"太阳根起于至阴，结于命门；……阳明根起于厉兑……少阳根起于窍阴……太阴根起于隐白……少阴根起于涌泉……厥阴根起于大敦……"。其后，《素问·疟论》提到"风府"，《素问·刺疟》提到"郄中""背俞""伍胠俞""诸阴之井"等。其后，《素问·刺腰痛》提到"刺阳维之脉""飞阳之脉"，《素问·奇病论》"有病口苦取阳陵泉"的记载。《素问·刺禁论》中提到了"缺盆""脑户""气街"。专门论载腧穴的《素问·气穴论》中提到了"天突""上纪者胃脘""大椎""目瞳子""浮白""髀厌""多所闻""眉本""顶中央""枕骨""上关""下关""天柱""分肉""踝上横"等穴名。《素问·气府论》提到了"委中""锐发""客主人""鸠尾""伏兔""目内眦""目外""巨骨""髎骨""下阴别""目下""下唇""龈交""急脉""鱼际"等。《素问·骨空论》也提到了"譩譆""脊中"

"横骨""八髎""寒府""中极""髓空""橛骨""绝骨"等。其中各篇多次提到"热俞五十九刺""水俞五十七穴""脏俞五十穴""腑俞二十二穴"，以及"夹脊以下至尻尾二十一节，十五间各一"，均未列出腧穴名称。《灵枢》论载了大量腧穴，从首篇《九针十二原》开始提出了十二原穴穴名及部位。《本输》列举了脏腑十二经之井、荥、输、经、合五输穴穴名及部位，并且补充了六腑阳经之原穴穴名及部位。《邪气脏腑病形》记载了下合穴穴名。《根结》除载有足六经之根结穴名外，还载有手足六阳经根、溜、注、入之穴名。《经脉》提出了十五络穴穴名及部位。《经别》《经筋》及《骨度》在论述循行分布及度量时，同样提到了很多腧穴名称。《寒热病》提出了"天牖五部"穴名及角孙、悬颅等。《背腧》指出了五脏背俞穴的位置。除此之外，在各篇论述各种病的治疗时还提到了很多腧穴名。近代针灸诸书均根据南京中医学院编写之教材《针灸学》，定《内经》腧穴约为160个，实际按照《内经》所刺部位及别名看，远远超出这个数字。王冰注《素问》时提到《内经中诰流注图经》，常依此注明《内经》所刺部位之腧穴名。但至今日《中诰流注图经》已不存于世了。现仅就原文中的腧穴名及别名列表于下，见表1-1。

表1-1　《内经》经穴统计表

类别	穴名	穴数
双穴	少商、鱼际、太渊、经渠、尺泽、中冲、劳宫、大陵、间使、曲泽、大敦、行间、太冲、中封、曲泉、隐白、大都、太白、商丘、阴陵泉、涌泉、然谷、太溪、复溜、阴谷、至阴、通谷、束骨、京骨、昆仑、委中、窍阴、侠溪、足临泣、丘墟、阳辅、阳陵泉、厉兑、内庭、陷谷、冲阳、解溪、足三里、巨虚上廉、巨虚下廉、关冲、液门、中渚、阳池、支沟、天井、委阳、少泽、前谷、后溪、腕骨、阳谷、小海、商阳、二间、三间、合谷、阳溪、曲池、上关、下关、犊鼻、完骨、飞扬、天容、光明、人迎、丰隆、少海、天髎、支正、天牖、外关、扶突、偏历、大迎、缺盆、颊车、气街、髀关、伏兔、列缺、通里、内关、肩髃、公孙、大钟、蠡沟、大包、渊腋、天柱、天府、角孙、悬颅、大杼、带脉、风池、肺俞、心俞、膈俞、肝俞、脾俞、肾俞、承山、中膂、天枢、耳门、譩譆、绝骨、胆俞、瞳子髎、浮白、枕骨、肩贞、巨骨、横骨、急脉、云门、听宫	125
单穴	命门、廉泉、膻中、风府、关元、脑户、大椎、脐中、鸠尾、龂交、长强、中极、脊中、天突、中脘、上脘、下脘、人中、囟会、哑门、腰俞、玉英（玉堂）、下阴别（会阴）、脖胦（气海）、承浆、发际（神庭）、巅上（百会）	27
别名	颡大（头维）、膺中外俞（中府）、三阳之络（三阳络）、眉本（攒竹）、锐骨端（神门）、胆募（日月）、乳上（乳中）、腨肠（承筋）、髀枢（环跳）、阴跷（照海）、阳跷（申脉）、目内眦（睛明）、眉后（丝竹空）、八髎（上、次、中、下髎）、脏会（章门或神道）、匡上（阳白）、髂髎（居髎）、踝上横（交信）、甬上（悬颅）、寒府（膝阳关）、骸厌（膝关）、肩解（肩井）、秉风、锐发（曲鬓）、目下（承泣）	20

在《内经》之后，托名为扁鹊秦越人所著的《黄帝八十一难经》（以下简称《难经》），除提出了八会穴的名称与主治外，还对俞募穴、原穴、五输穴进行了理论阐发。

晋代，王叔和著《脉经》，除补充了俞募穴名称外，还提到了神庭、眉冲、期门、巨阙、气海、血海等，同时也记载了一些无穴名的刺灸部位，如"刺手心主经治阴，心主在掌后横理中"，"刺手太阳经治阳，太阳在手小指外侧本节陷中"。皇甫谧鉴于当时针灸医学处于比较零乱的状态，集前人之大成，将《黄帝内经》的《素问》《灵枢》与《明堂孔穴针灸治要》编纂在一起，撰集成《针灸甲乙经》（以下简称《甲乙经》《甲乙》）。这本书为我国现存最早的针灸学专著。从内容分析，其中有关《明堂孔穴针灸治要》的部分，似乎应该是腧穴学的最早专著，惜已亡佚。虽是如此，但在《甲乙经》中除去《内经》部分尚可见其梗概。《甲乙经》内正文是今日所见最早的《灵枢》（《针经》）及《素问》的原文。此外，再将后世注释的有关"杨上善云""张仲景云""难经云"等内容剔除，那么余下的皆为腧穴学之内容了，则应归入原《明堂孔穴针灸治要》一书之所载了。因此该书应被视为腧穴学之专著。《甲乙经》全书共十二卷，一百二十八篇。其中有七十余篇是专论腧穴内容的。对穴名、别名、位置、取法、功能、主治、何经脉气所发、与何经交会、针刺深浅、留针时间、艾灸壮数、禁刺禁灸，以及误刺误灸等后果……都做了全面系统的论述。并对人身的全部腧穴进行了重新整理，按人体各个局部为准，以头面、躯干、四肢划分区域，分别加以载述，补充了大量腧穴，成为腧穴学理论与实践达到成熟期的代表作。至今仍为针灸治疗之圭臬，为国内外针灸医学界所遵，贡献之大，为人所共知。《甲乙经》使腧穴增加到349穴之多，如下表1-2所示。

表1-2　《甲乙经》经穴统计表

类别	穴名	穴数
双穴	曲差、本神、头维、五处、承光、通天、络却、玉枕、临泣、正营、承灵、目窗、脑空、天冲、章门、窍阴、曲鬓、浮白、完骨、风池、天柱、大杼、风门、肺俞、心俞、膈俞、肝俞、胆俞、脾俞、胃俞、肾俞、三焦俞、大肠俞、小肠俞、膀胱俞、上髎、中膂俞、白环俞、中髎、次髎、下髎、会阳、附分、魄户、神堂、譩譆、膈关、魂门、阳纲、意舍、胃仓、志室、胞肓、肓门、秩边、悬颅、颔厌、悬厘、阳白、攒竹、丝竹空、睛明、禾髎、瞳子髎、承泣、四白、颧髎、迎香、巨髎、地仓、颊车、大迎、上关、听会、下关、耳门、和髎、颅息、角孙、瘈脉、听宫、翳风、水突、扶突、天窗、天牖、天容、人迎、气舍、天鼎、肩井、肩贞、巨骨、天髎、肩髃、肩髎、臑俞、秉风、天宗、肩外俞、肩中俞、曲垣、臑会、缺盆、俞府、彧中、神藏、灵墟、神封、步廊、气户、库房、屋翳、膺窗、乳中、乳根、云门、中府、周荣、胸乡、天溪、食窦、渊腋、辄筋、大包、天池、幽门、通谷、四满、气穴、石关、商曲、阴都、中注、肓俞、大赫、横骨、不容、梁门、关门、太乙门、承满、水道、归来、滑肉门、天枢、外陵、大巨、气冲、期门、日月、腹哀、大横、腹结、府舍、冲门、章门、京门、维道、带脉、五枢、居髎、少商、鱼际、太渊、经渠、列缺、孔最、尺泽、侠白、天府、中冲、劳宫、大陵、内关、间使、郄门、曲泽、天泉、少冲、少府、神门、阴郄、通里、灵道、极泉、少海、商阳、二间、三间、合谷、阳溪、偏历、温溜、下廉、上廉、三里、曲池、肘髎、五里、臂臑、关冲、液门、中渚、阳池、四渎、天井、外关、支沟、会宗、三阳络、清冷渊、消泺、少泽、前谷、后溪、腕骨、阳谷、养老、支正、小海、隐白、大都、太白、公孙、漏谷、阴陵、地机、商丘、三阴交、血海、箕门、大敦、行间、太冲、中封、蠡沟、中都、膝关、曲泉、阴包、五里、阴廉、涌泉、然谷、太溪、水泉、复溜、交信、大钟、照海、筑宾、阴谷、厉兑、内庭、陷谷、冲阳、解溪、丰隆、阴市、伏兔、上巨虚、条口、下巨虚、三里、犊鼻、梁丘、髀关、窍阴、侠溪、地五会、临泣、阳辅、阳交、阳陵、丘墟、悬钟、光明、外丘、阳关、中渎、环跳、至阴、通谷、束骨、京骨、申脉、金门、仆参、飞扬、承山、承筋、合阳、委中、浮郄、昆仑（跗阳）、殷门、承扶、委阳	300

类别	穴名	穴数
单穴	神庭、上星、囟会、前顶、百会、后顶、强间、脑户、风府、哑门、大椎、陶道、身柱、神道、至阳、筋缩、脊中、悬枢、命门、腰俞、长强、素髎、水沟、兑端、龂交、承浆、廉泉、天突、璇玑、华盖、玉堂、膻中、中庭、紫宫、鸠尾、巨阙、上脘、中脘、建里、下脘、水分、脐中、阴交、气海、石门、关元、中极、曲骨、会阴	49
总计		349

唐代王冰补注《素问》时列出了大量腧穴。其中有灵台、腰阳关、中枢、急脉等，为《甲乙经》所未载入的腧穴。孙思邈编著《备急千金要方》（以下简称《千金方》《千金》）及《千金翼方》（以下简称《千金翼》）时，除补充了大量奇穴和提出阿是穴外，还绘制了《明堂三人图》，分别绘成十二经脉、奇经八脉彩色图，惜已亡佚。同时在《甲乙经》的基础上发展了腧穴之配伍处方及其主治范围，并且还有膏肓俞、厥阴俞两个双穴为《甲乙经》所未载。

宋代王惟一于天圣四年（公元1026年），奉诏铸针灸腧穴铜人模型。他在铸模型之前，首先对针灸腧穴进行了重新厘定，订正讹误，从而撰著成《铜人腧穴针灸图经》（以下简称《铜人》）三卷。该书收集了宋以前之针灸腧穴，统一了腧穴的名称，确定了腧穴统一的位置，订正了过去传抄之讹误，详载了各个腧穴的功能主治、刺灸方法等内容；并收集了重要穴位历代名医之针灸验案；还绘制了十二幅有关十二经脉经穴分布图谱。该书由当时官府刊行，作为针灸腧穴学之教材。翌年，在厘定后的腧穴图经基础上铸成了两具铜人腧穴模型。这是我国最早的大型铜制针灸模型，已成为十分珍贵的文物。当时用这两具铜人进行教学，并对针灸医生进行考核。这种考核方法对腧穴学的教学是个不小的贡献，为后世医学教育树立了典范，因此一直被沿用到明代。而且将《铜人》全书之内容镌刻在石碑上，昭示于众，以便学者学习观摩，大大提高了腧穴学的医学地位，对国内外针灸学之发展有着十分深远的影响。

元代滑寿，字伯仁，于公元1364年编著《十四经发挥》（以下简称《发挥》）三卷。他在《金兰循经》（已亡佚）的基础上，又承继《圣济总录》（以下简称《圣济》）的先例编撰而成。该书首次对奇经八脉做了重新厘定，然后将有本脉独立腧穴的任、督二脉与十二经脉合在一起，统称"十四经"，并把全身之腧穴按照《灵枢·经脉》所载经脉循行顺序进行排列，称"十四经穴"。与此同时又做了各个经穴部位、功能主治、刺灸方法等内容之校正，对腧穴学之发展做出了很大贡献。

明代杨继洲，集明以前针灸学术中之精华，加上他本人的实践经验，于公元1601年撰集成《针灸大成》（以下简称《大成》），这是一部总结性的针灸学巨著。该书除载有针灸学术各类宝贵资料外，仅就腧穴学方面也做了大量收集、整理工作。他将腧穴按其名称、性质进行了分门别类的论述，对各个腧穴的功能主治，对各科各类病证的辨证选穴配方等内容，做了大量补充，列举出各种范例，充实了针灸辨证论治、补泻手法等内容。同时将《甲乙经》未载入的散见于他书的腧穴收集在该书之内，计有出自《太平圣惠方》（以下简称《圣惠》）的督俞、气海俞、关元俞及出自《肘后备急方》（以下简称《肘后方》）的风市等穴，还将出自《脉经》的眉冲补充上，使腧穴总数增至359穴之多。

清代初期，中医学有了重大发展，温病学派逐渐发展成熟，因此药物治疗占据了重要地位，出现了重药轻针的趋势，不如明代针灸学术昌盛。然而仍有一些有识之士，主张针药并重，李学川则将针灸与方脉合在一起，统一于辨证论治的体系之下，倡导针与药不可偏重方能左右逢源。所以，他撰集成《针灸逢源》（以下简称《逢源》）一书，共六卷。他将历代医籍中的十四经穴全部收集在一起，使腧穴总数增加到了361个。御纂的《医宗金鉴》（以下简称《金鉴》）沿用了这个腧穴总数，并撰集针灸学术之精华，编成歌诀以便学习。同时《金鉴》中对人体体表部位名称也做了简明论述，以使全国统一。1840年鸦片战争后，帝国主义侵入中国。清朝政府腐败无能，订立了很多丧权辱国的卖国条约，使中国逐渐沦为半封建半殖民地的境地。在各个列强瓜分中国的同时，随着文化入侵，西方医学大量传入中国，并被当时反政府所倡导。与此同时，传统的中医学术与针灸学术，逐渐处于被取代的地位，腧穴学再无发展。清朝末年军阀混战，封建王朝虽被推翻，但其反动医药政策一直沿用下来。直到国民党统治时期，中医学术与针灸学术几乎濒临被消灭的境地。（表1-3）

表1-3 历代十四经穴总数对照表

年代（公元）	作者	书名	穴名数		
			单穴	双穴	合计
战国（公元前475-前221）		《内经》	27	145	172
三国、魏256-260 唐682	皇甫谧 孙思邈	《甲乙经》 《千金翼》	49	300	349
宋1026 元1341	王惟一 滑伯仁	《铜人》① 《发挥》	51	303	354
明1601	杨继洲	《大成》②	51	308	359
清1817	李学川	《逢源》③	52	309	361

①《铜人》《发挥》增加单穴2：灵台、腰阳关，出自《素问·气府论》王冰注；双穴3：膏肓俞、厥阴俞，出自《千金方》；青灵，出自《圣惠》。

②《大成》增加双穴5：眉冲，出自《脉经》；督俞、气海俞、关元俞，均出自《圣惠》；风市，出自《肘后方》。

③《逢源》增加单穴1：中枢；双穴1：急脉，皆出自《素问·气府论》王冰注。

中华人民共和国成立以来，中医学受到了党和人民政府的重视，制订了中医政策。因此，传统医学又重新得到了迅速发展，针灸学术也得到了相应的发展。针灸医学工作者们对传统的针灸医术进行了大量的临床研究及实验研究，其中对腧穴的研究尤为突出。在不断创制出新的研究途径与方法的同时，取得了为国内外所公认的大量成果。在原有针刺镇痛作用的启示下，将腧穴针刺运用于外科手术麻醉术中，从而创立了震惊世界医学界的针刺麻醉术，并进行了腧穴针麻原理的研究，这是对腧穴学的发展做出的重大贡献之一。与此同时，对腧穴学各类内容都一一做了收集和整理，出版了不少腧穴学专著。除整理、校注历代名家之专著，如《校注十四经发挥》《循经考穴编》等，还出版了近代编著的《腧穴学概论》《经外奇穴汇编》《针灸腧穴索引》等书。针灸学术蒸蒸日上，各中医院校相继成立了针灸系或针灸推拿系。腧穴学被视为专门学科，第一次编写出了全国统一的《腧穴学》教材。与此同时有关腧穴学的专著不断涌现，并且对腧穴名称、汉语拼音及国际化标准提出了新的方案，与国外针灸学界进行了磋商，扩大了腧穴学的影响。这一切对腧穴学的未来发展奠定了相当牢固的基础，将为世界医学做出我们的巨大贡献。

第三节 腧穴学理论的形成

腧穴学是针灸学术基础理论中的重要组成部分，它是针灸、按摩专业理论与实践相结合的核心部分。因此，腧穴学的理论形成过程，则是每个从事针灸、按摩工作的专业人员必须深入了解的内容。在长期医疗实践经验积累的过程中，在中医学基础理论逐渐形成的基础上，腧穴学理论逐步发展起来。所以，腧穴学作为一门专科学科，与其他基础理论是有密切关系的。

一、腧穴学与藏象经络学的关系

从历代文献资料分析看，腧穴学的出现和形成是在藏象经络学之后。最早的经络学专著，应该是"抄录于秦汉之际"的，长沙马王堆汉墓帛书中的《阴阳十一脉灸经》与《足臂十一脉灸经》。这两篇著述中记载了十一条经脉（缺手厥阴经），以及经脉病理学的简要内容，可以说是初具规模的经络学原形[①]。若仔细分析，可以看出当时的经脉与脏腑很少联系。在各条经脉循行中，涉及的脏腑名称只有心、胃、肾。可见那个时代很有可能藏象学尚未形成，因此，经脉与脏腑尚无属络关系。另外，只载有经络治疗部位而无腧穴名称出现，看来也是历史发展的必然。到了《内经》成书时代，中医学的各项基础理论已经发展到较为成熟阶段，藏象学与经络学已经成为中医学理论的核心部分。作为藏象学中有关脏腑功能方面的内容，即气、血、津液、精神等的化生理论，又为经络生理学，即经络运行气血、协调阴阳等功能作用奠定了基础。尤其重要的是将经络与脏腑统一在一起；构成人的整体的理论，则为腧穴学的形成打下了基础。经络在运行气血的过程中，在气血的通道上有气血汇聚、转输、交会的部位则是腧穴。

---

① 汉墓帛书整理小组《五十二病方》，1978年，文物出版社。

（一）脏腑是化生气血之本源

由于生存的需要，人必须向自然界索取食物和水。人饮纳水谷之后，经过脏腑的腐熟、消化、传导、运化而成为水谷之精微，再由水谷之精微化生而为有生命的气血、营卫。然后气血营卫运行于经脉之内外，运送到四肢百骸、五官七窍、五脏六腑而滋润荣养周身。《素问·经脉别论》云："食气入胃，浊气归心，淫精于脉，脉气流经，经气归于肺，肺朝百脉，输精于皮毛，毛脉合精，行气十府，府精神明，留丁四脏，气归于权衡，权衡以平，气口成寸，以决死生。"这是指食物经过胃的消化，其有形的营养物要归入于心；心主血脉，故将此精微输入于血脉；血脉又运送至大的经脉，经脉之气归入于肺；肺朝百脉，即全身之皮部络脉由肺输精微而荣润之，故为输精于皮毛；皮毛及络脉得以荣养方能"行气于府"，此处的"府"，王冰注为"气之所聚处也"，应以"气府"解释为妥，即"腧穴"。气府转输经气得以正常，则精神常治，四脏即肝、心、脾、肾才能得以润养，只有这样经气才能归于正常运行，脉之大会处气口部位才得以决死生之脉象。若依过去王冰注之理解将"行气于府"之"府"解为"气海膻中"，实与"毛脉合精"之前文不符。《素问·经脉别论》又云："饮入于胃，游溢精气，上输于脾，脾气散精，上归于肺，通调水道，下输膀胱，水精四布，五经并行，合于四时，五脏阴阳，揆度以为常也。"这是指水液饮入于胃腑之后同样化生精微；脾主运化，其气主升，故云上输于脾而散精，同样归入于肺；肺为水之上源，主持诸气，其气肃降，同样通过经脉之运送精微而达下焦膀胱水腑；经过这种过程，水液之精微才能四布于周身各处，经脉得以正常运行，并与四时阴阳相适应，五脏六腑才得以滋润。所以，《灵枢·营卫生会》说："人受气于谷，谷入于胃，以传与肺，五脏六腑皆以受气，其清者为营，浊者为卫，营在脉中，卫在脉外，营周不休，五十而复大会，阴阳相贯，如环无端。"这就是营卫之气行于经脉内外的论述。《灵枢·邪客》做了进一步说明："五谷入于胃也，其糟粕、津液、宗气分为三隧；故宗气积于胸中，出于喉咙，以贯心脉，而行呼吸焉；营气者，泌其津液，注之于脉，化以为血，以荣四末，内注五脏六腑，以应刻数焉；卫气者，出其悍气之慓疾，而先行于四末分肉皮肤之间而不休者也。"就因为脏腑是化生气血营卫之所在，又受经脉所运行气血之滋养，所以取经脉之腧穴进行针刺治疗时，古代早已有"三刺"之说。《灵枢·官针》云："所谓三刺则谷气出者，先浅刺绝皮，以出阳邪；再刺则阴邪出者，少益深绝皮，致肌肉，未入分肉间也；已入分肉之间，则谷气出。故刺法曰：始刺浅之，以逐邪气，而来血气；后刺深之，以致阴气之邪；最后刺极深之，以下谷气，此之谓也。"因此在进行针灸治疗时，必须针下得气，"气至而有效"，此处的"气"即是"谷气"。谷气，指的是经脉之气，简称为经气。《素问·离合真邪论》云："真气者，经气也。"《灵枢·刺节真邪》解释说："真气者，所受于天，与谷气并而充身者也。"所以，脏腑所藏先天之元气与后天饮纳水谷所化生之谷气是组成经气的本源，而腧穴针刺治疗所得之经气则是腧穴治疗理论之基础。

（二）经络是运行气血的通道

脏腑化生之气血是通过经络运行到周身各部的。《灵枢·经脉》云："谷入于胃，脉道以通，血气乃行。"这里所说的脉道，则是经脉之道。《灵枢·决气》云："壅遏营气，令无所避，是谓脉。"就是说能够推动气血运行并能循其轨道而走的是脉道。脉道之所以能够运行气血的动力，来源于脉之宗气。《素问·平人气象论》云："胃之大络名曰虚里，贯膈络肺，出于左乳下，其动应衣，脉宗气也。"很明显，这是指主血脉之心的搏动位置。所有"经之动脉"，包括寸口、人迎、趺阳及三部九候各部之脉，其宗气皆来源于此。由于脉之宗气来源于水谷，所以欲诊经络中之动脉处，审其脉象之变化，必得"胃气"之有无，才能决死生之脉。所以，《素问·平人气象论》又云："人以水谷为本，故人绝水谷则死，脉无胃气亦死。"这是行于经脉之中的营气之所以能运行的动力来源。卫气的运行有与营气相随的，即《难经·三十二难》所云："心者血，肺者气。血为荣，气为卫，相随上下，谓之荣卫。"《灵枢·营卫生会》也云："营卫者，精气也。血者，神气也。故血之与气，异名同类焉。"但"营出中焦，卫出下焦"，营行脉中，卫行脉外，似乎又不是相随而行的。《灵枢·邪客》云："卫气者，出其悍气之慓疾，而先行于四末分肉皮肤之间，而不休者也。昼日行于阳，夜行于阴，常从足少阴之分间，行于五脏六腑。"这里所说的"足少阴之分间"则是"卫出下焦"之意。《难经·八难》云："诸十二经脉者，皆系于生气之原。所谓生气之原者，谓十二经之根本也，谓肾间动气也。此五脏六腑之本，十二经脉之根，呼吸之门，三焦之原。一名守邪之神。故气者，人之根本也……"，"生气之原"，应理解为人的生命活动能力的来源，这个来源则在于先天之肾气，为所有脏腑经络的生命活动之根本。"守邪之神"则是说卫气抗病御邪之功能，保卫身体之作用，故名为卫气。

由于营卫有以上之区别，所以针刺治疗时，取身体各个部位之腧穴均有其不同的目的。正如《灵枢·寿夭刚柔》所云："刺营者出血，刺卫者出气。"而一般针灸临床治疗中以刺卫为多，即在于调气。所以《灵枢·禁服》云："凡刺之理，经脉为始，营其所行，知其度量。内刺五脏，外刺六腑，审察卫气，为百病母。"

（三）腧穴是气行出入之门户

经络作为气血的通道，这些通道遍布于人体各部，有行于浅部的，有行于深部的，有直行而较粗大的，有横行成网络而细小的，还有大小不等之分支，种类之多，不可胜数。正如《灵枢·本输》所云："凡刺之道，必通十二经络之所终始，络脉之所别处，五输之所留止，六腑之所与合，四时之所出入，五脏之所溜处，阔数之度，浅深之状，高下所至。"这样凡行于深部不可见而直行较粗大者为经脉；凡行于浅部常可见而横行较细小者为络脉，就因为经络循行有上述之区别，所以就必定会有分流支出、相交相会、输进输出等现象出现。出现这些现象的部位均有特点，恰好是气血汇聚、转输的腧穴部位。从形象比喻看，恰似气血在脉道内一节一节流注一样，故古人以

"节"称之。腧穴部位为神气游行出入的地方，因此又常以"门户"称之。这些"门户"是正常气血营卫运行中相会相交、输出输入之所，也是邪气常常客人之处。所以《灵枢·官能》云："是故工之用针也，知气之所在，而守其门户，明于调气，补泻所在。"《灵枢·卫气》也云："能别阴阳十二经者，知病之所生；候虚实之所在者，能得病之高下；知六腑之气街者，能知解结契绍于门户。"这样，腧穴部位既是诊断疾病发生、邪气所客的部位，又是医生用针灸施以治疗的部位。也就是说疾病可以反映在腧穴，用针之后可引邪气出此门户而治愈疾病。《灵枢·九针十二原》云："粗守形，上守神，神乎神，客在门。"《灵枢·小针解》解释说："守神者，守人之血气有余不足，可补泻也；神客者，正邪共会也，神者，正气也，客者，邪气也；在门者，邪循正气之所出入也。"

总之，从人的整体说来，脏腑居于躯干体腔之内，能以受纳水谷而化生精微，水谷之精微又转化为有生命的气血营卫；气血营卫沿着经络而运行达于四肢百骸、五官七窍及五脏六腑；经络相交相会，分支等部位是气血汇聚、转输的腧穴部位；这些腧穴部位既可反映脏腑经络所发生的疾病，又是针灸施治的部位。所以腧穴是理论与实践相结合的中心环节。

二、腧穴学与阴阳五行学的关系

阴阳五行学属于我国古典哲学范畴。在中医学理论体系形成的时代，这种古典哲学观念渗透到各项基础理论之中，并长期以来指导着中医学的医疗实践，从而成为中国医药学从理论到实践的指导思想。腧穴学在随着中医学基础理论逐渐形成的过程中，同样是在阴阳五行学指导下而发展起来的。因此，从腧穴的命名、性质、功能到主治，都与阴阳五行学分不开。

（一）腧穴的性质与阴阳五行

经脉根据其所循行的部位不同，分为手足阴阳十二经脉。凡行于背部与四肢之外侧者皆属阳经，凡行于腹部与四肢之内侧者皆属阴经。所以，凡分属于阳经的腧穴自然也属于阳性，凡归属于阴经的腧穴自然也属于阴性。由于督脉行于背，总督诸阳经为"阳脉之海"，所以督脉之腧穴亦属阳性；由于任脉行于腹，总任诸阴经为"阴脉之海"，所以任脉之腧穴亦属阴性。即便是不归属此十四经的腧穴，即奇穴，亦因所居部位统属于十二皮部之范围，十二皮部又以十二经脉为纪，所以也要分属于阴阳两种属性。这些归属阴阳两性的腧穴在命名中就体现得十分明了。如三阴交只能在阴经；三阳络只能归阳经；阳关、委阳、阳辅、冲阳与会阴、阴郄、阴交、阴陵泉亦是如此；奇穴太阳与独阴亦不例外。

由于阴阳经脉属络于脏腑、脏腑归属于五行，所以经脉也有五行之属性。《素问·脏气法时论》云："合人形以法四时五行而治……五行者，金木水火土也，更贵更贱，以知死生，以决成败，而定五脏之气；……肝者春，足厥阴少阳主治；……心主夏，手少阴太阳主治；……脾主长夏，足太阴阳明主治；……肺主秋，手太阴阳明主治；……肾主冬，足少阴太阳主治。"这样，足厥阴肝经属阴木，足少阳胆经属阳木；手少阴心经属阴火，手太阳小肠经属阳火；足太阴脾经属阴土，足阳明胃经属阳土；手太阴肺经属阴金，手阳明大肠经属阳金；足少阴肾经属阴水，足太阳膀胱经属阳水。归属于这些经脉的腧穴也同属相同的五行属性。列表 1-4 于下。

此外，根据经脉气血流注过程中，在各个转输、汇聚的腧穴部位，其表现形象各异，分别将这些腧穴依五行属性排列起来。五输穴的五行属性即是如此（待后述）。

表 1-4　十二经五行属性表

六阴经	五行属性	六阳经	五行属性
手太阴肺经	金（阴）	手阳明大肠经	金（阳）
手厥阴心包经	相火	手少阳三焦经	相火
手少阴心经	火（阴）	手太阳小肠经	火（阳）
足太阴脾经	土（阴）	足阳明胃经	土（阳）
足厥阴肝经	木（阴）	足少阳胆经	木（阳）
足少阴肾经	水（阴）	足太阳膀胱经	水（阳）

（二）腧穴的功能、主治与阴阳五行

《灵枢·根结》云："用针之要，在于知调阴与阳。调阴与阳，精气乃光，合形与气，使神内藏。"这是针灸治疗作用调阴阳的总则，又是腧穴功能与主治作用的体现。人体之所以能够保持正常生命活动，全在于体内阴与阳的平衡。《素问·生气通天论》云："阴者，藏精而起亟也，阳者，卫外而为固也。阴不胜其阳，则脉流薄疾并乃狂；阳不胜其阴，则五脏气争，九窍不通。是以圣人陈阴阳，筋脉和同，骨髓坚固，气血皆从。如是则内外调和，邪不能害，耳目聪明，气立如故。"所以"阴平阳秘，精神乃治；阴阳离决，精气乃绝"。然而人体内阴阳的平衡是相对的。在外界环境、各种生活条件的影响下，阴与阳之间永远处在平衡与不平衡的不断调节过程中。也就是说人体内的阴阳平衡不断被破坏，调节，再破坏，再调节的过程中。一旦破坏过程过重，调节过程达不到恢复平衡，那么就要发生病态变化。在这种情况下，医生则用针灸治疗手段，利用腧穴调节阴阳之功能，促使体内阴阳恢复相对平衡，从而战胜疾病，这就是腧穴治疗的理论依据。《灵枢·寿夭刚柔》云："阴中有阴，阳中有阳，审知阴阳，刺之有方。"这就是说阴与阳是相当复杂多变的，必须在辨证过程审察明白阴阳交错的情况，分辨清楚阴阳所在的部位，才能拟出准确有效的针灸治疗方法。《灵枢·寿夭刚柔》进一步又说："内有阴阳，外亦有阴阳。在内者，五脏为阴，六腑为阳；在外者，筋骨为阴，皮肤为阳。故曰病在阴之阴者，刺阴之荥输；病在阳之阳者，刺阳之合；病在阳之阴者，刺阴之经；病在阴之阳者，刺络脉。"这里所说的荥输、合、经等是指

五输穴，"络脉"是指十五络穴，皆是具体腧穴。因此，凡是从阳引阴，从阴引阳；上病取下，下病取上；左病取右，右病取左，皆不离调阴阳之道，皆不离具体腧穴的配伍应用。在针灸治疗过程中的分经辨证、循经取穴、补虚泻实皆在于调阴与阳。

五行学在指导针灸临床运用腧穴的治疗中是十分具体的。按照五行相生相克的规律，循经取穴要依腧穴与经脉的五行属性来选取。比如《内经》中所举热病五十九刺就很明显，《灵枢·热病》云："热病先肤痛，窒鼻充面，取之皮，以第一针，五十九，苛轸鼻，索皮于肺，不得索之火，火者，心也；热病先身涩倚而热，烦悗，干唇口嗌，取之皮，以第一针，五十九，肤胀口干，寒汗出，索脉于心，不得索之水，水者，肾也；热病嗌干多饮，善惊卧不能起，取之肤肉，以第六针，五十九，目眦青，索肉于脾，不得索之木，木者，肝也；热病面青脑痛，手足躁，取之筋间，以第四针，于四逆，筋躄目浸，索筋于肝，不得索之金，金者，肺也；……"这虽然所述为取九针适应证之法，但其中所论述的就是依五行相克之理，循经脉五行属性选穴针治时的禁忌。"索皮于肺"属金，火克金，故"不得索之火"；"索脉于心"属火，水克火，故"不得索之水"；"索肉于脾"属土，木克土，故"不得索之木"；"索筋于肝"属木，金克木，故"不得索之金"。"索"者，应取之经脉腧穴；不得索之五行，即五行所代表之经脉。除此之外，最为突出的是按时取穴法中子午流注针法了。按五输穴五行属性纳入天干日时所纪而取穴的"纳甲法"（也名"纳干法"），是按经生经、穴生穴的规律而来；按五输穴五行属性与经脉五行属性形成补母泻子法的"纳子法"（也名"纳支法"）都是明显的实例。

总之，在腧穴治疗中无时不在运用阴阳五行学说的指导。经脉分阴阳，有五行之属性；腧穴亦分阴阳，同样也有五行之属性。根据五行相生相克、相乘相侮以及阴阳错综复杂之关系，是临床辨证分经、循经取穴、补虚泻实的主要理论依据。

三、腧穴学与天人相应学的关系

天人相应学也称天人合一学，是中医学基础理论的重要组成部分。它将人体与自然界看成统一的整体。在自然界具备各种生活条件下，并在时间的长河中才逐渐形成了人类的机体。所以人体是与自然界及时间条件相适应的。《素问·宝命全形论》篇云："天覆地载，万物悉备，莫贵于人，人以天地之气生，四时之法成。"又云："夫人生于地，悬命于天，天地合气，命之曰人，人能应四时者，天地为之父母。"这里的"天地之气"则是自然界给予人类机体生成的各种物质条件，以及赋予人体以生命活动的能力。这里所说的"四时之法"则是人类机体生成过程的时间变化规律。

（一）腧穴应时间及自然条件而生

人类的机体既然是适应自然变化规律而生成的，那么，机体的各个组成部分、脏腑、经络同样也是适应时间和自然条件而生成的。古人把天地间自然界视为大宇宙，而把人体视为小宇宙。在这样的拟象中，将腧穴比作两类象征。

1. 腧穴应岁而生　《素问·气穴论》云"气穴三百六十五，以应一岁"，也就是《灵枢·邪客》所说"岁有三百六十五日，人有三百六十五节"。"节"即指腧穴。这是形容腧穴适应时间条件而生。

2. 腧穴应野而生　《素问·针解》篇云"人九窍，三百六十五络应野"，三百六十五络即指腧穴；"应野"即指"身形之外野之象"（王冰注），也就是指人体之外的自然界。

上述之比拟，虽然表面看来是机械的，但却应该深入领会人体的腧穴，作为气血汇聚、转输的部位，是适应自然界时间条件之变化的。

（二）腧穴治疗应与时间条件相应

《内经》中关于针灸选取腧穴进行治疗要"与时相应"的论述，几乎所有论刺法的篇章均有载述。《灵枢·寿夭刚柔》云："得病所始，刺之有理，谨度病端，与时相应"。就是说在针灸临床治疗过程中，首先要诊查疾病的始末表现，通过辨证，审察病变机理，拟订合理针刺治疗法则，均要与时间条件相适应。时间条件中有年、月、日、时的变化，选取腧穴及施刺手法均有适应之规律。

1. 四时周期　一年中由于气候条件的变化分为四个季节，即春、夏、秋、冬，古人称作四时。人体的气血随四时温热寒凉的交替而有浮沉之不同。《灵枢·终始》云："春气在毛，夏气在皮肤，秋气在分肉，冬气在筋骨。刺此病者，冬以其时为齐。故刺肥人者，以秋冬之齐；刺瘦人者，以春夏为齐。"四时刺法之不同，其理论根据则在此。正如《标幽赋》所说："春夏瘦而刺浅，秋冬肥而刺深。"具体到腧穴的选取亦要因四时而异，如《灵枢·一日分四时》云："脏主冬，冬刺井；色主春，春刺荥；时主夏，夏刺输；音主长夏，长夏刺经；味主秋，秋刺合。"这是四时取五输穴的顺序。不但取腧穴有此要求，就是腧穴部位不同之刺法亦有要求。如《灵枢·四时气》云："春取经，血脉分肉之间，甚者深刺之，间者浅刺之；夏取盛经孙络，取分间绝皮肤；秋取经腧，邪在腑，取之合；冬取井荥，必深以留之。"

2. 月周期　一年有十二个月，每月人之经气变化不同，因此选取腧穴，施以刺法也随之不同。《素问·诊要经终论》云："正月二月，天气始方，地气始发，人气在肝；三月四月，天气正方，地气定发，人气在脾；五月六月，天气盛，地气高，人气在头；七月八月，阴气始杀，人气在肺；九月十月，阴气始冰，地气始闭，人气在心；十一月十二月，冰复，地气合，人气在肾。故春刺散俞；……夏刺络俞；……秋刺皮肤；……冬刺俞窍；……"一月之内随着月球的升降盈虚，人的气血亦随之而变。《素问·八正神明论》云："月始生则血气始精，卫气始行；月郭满则血气实，肌肉坚；月郭空则肌肉减，经络虚，卫气去，形独居。是以因天时而调血气也……月生无泻，月满无补，月郭空无治，是谓得时而调之。"

3. 五日周期　《素问·六节藏象论》云："五日谓之候。"五日为六十个时辰，每个时辰所用的腧穴均不同，随时间之进程，因序依五行相生相克之规律而取五输穴及原穴的治疗方法，这便是按时取穴子午流注针法中纳甲法的理论依据。

4. 日周期 一日之内亦可分为四时，人之气血亦相应而变。《灵枢·顺气一日分四时》云："春生夏长，秋收冬藏，是气之常也，人亦应之。以一日分为四时，朝则为春，日中为夏，日入为秋，夜半为冬。朝则人气始生，病气衰，故旦慧；日中人气长，长则胜邪，故安；夕则人气始衰，邪气始生，故加；夜半人气入脏，邪气独居于身，故甚也。"选取腧穴进行治疗亦应随一日之四时变化而有所不同。除此外，一日分十二时辰，每个时辰都有一经脉主之，这即是子午流注针法中纳子法取穴之理论根据。

总之，人体气血随自然条件、时间条件而无时不在变化着。因此，腧穴的治疗亦随这些条件的变化而有所不同，这便是针灸学中的时间治疗学的内容。

第二章　腧穴的分类与命名

人体的腧穴布满全身，数目很多，难以胜计。从《内经》成书时代开始，对腧穴的形象，运用了各种名称加以形容，已有了分门别类的趋向。如《灵枢·本输》之"输""腧"，《动输》之"输"。《背腧》之"俞""腧"。《素问·气穴论》之"气穴"，《气府论》之"气府"，《骨空论》之"骨空"。其他篇章中还有"节""络""谷溪""会""俞窍""穴俞""经俞""络俞""奇俞"等。后来的《甲乙经》所称之"孔穴"，《圣惠》所称之"穴道"，近代俗称之"穴位"等，皆指腧穴。有人主张应统一称作"腧穴"，为有区别起见，将"输"专用于"五输穴"，将"俞"专用于"背俞穴"。

从针刺灸治的部位被称作腧穴开始，进行腧穴的分类与命名就同时开始了。最初不十分明确，在《内经》散载于各篇章中，直至近代才逐渐清晰了。

第一节　腧穴的分类

人体的腧穴大致可分为经穴、奇穴和阿是穴三类。

一、经穴

凡归属于经脉的腧穴是谓"经穴"。人体的经脉包括十二正经、奇经八脉（奇行之正经）及十二经别（别行之正经）。可是，并不是所有的经脉都具有单独所归属的腧穴，其中只有十二正经及奇经中的任、督二脉有所归属的腧穴，故又称"十四经穴"。它是人体腧穴的主要内容，一般所称腧穴以及循经所取腧穴皆指十四经穴。这些腧穴分布在十四经流注的线路上，既是十四经脉经气汇聚、转输之部位，其中也包括各经脉、络脉之气互相交会、输注、分流之部位。在这些腧穴上，不仅可以反映本经脉及其所属脏腑之病证，也可以反映本经脉所联络的其他经脉、脏腑之病证，同时又是针灸施治的部位。不仅具有治疗本经本脏病证的作用，也可以治疗与本经相关经络脏腑之病证。

腧穴的归属经脉是在经络学形成之后，经过长期实践，逐步发现，逐渐补充起来的。最初是依无定位经脉治疗及不定名之局部治疗而开始的，以后在实践中逐渐将一些治疗效果良好的部位固定下来而成为腧穴，并且给予命名。因此，被命名的腧穴及其归属各经脉，经历了由少到多，长期实践之补充才逐渐完善了。

二、奇穴

奇穴，即指未能归属于经脉的腧穴。奇穴与经穴的区别在于这类腧穴常常是独立存在的，故有"奇零"之含义。然而按经络学所述经络系统的组成内容分析，人体的各个部位均网络有经络，单体表而论，十二皮部及浮络、孙络皆属经络系统组成成分，它包括全身的皮肤和络脉在内，因此过去所称"经外奇穴"之"经外"二字，并不十分确切。奇定之"奇"字的含义中还有对一些疾病有奇特效果的意思，故奇效腧穴被称奇穴。

奇穴的起源很早。在初期针灸治疗中，只有针灸治疗部位而无腧穴名称时，并不存在腧穴归属经脉的问题。《灵枢·刺节真邪》中载有："彻衣者，尽刺诸阳之奇输也。"这里的"奇输"是奇穴的本来名称，应被视作最早的腧穴分类名称。当时以不被特殊命名的奇穴，即"无名奇穴"的记载为多，如《素问》中的《气穴论》《气府论》《骨空论》《刺疟》《刺热》《缪刺论》，以及《灵枢》内很多篇均有大量的记载。其中包括已被命名的"寒府""中俞髎""缨脉"等；还有被后世命名的奇穴部位，如"十指间"的八风、八邪；龈基的下颐；项大椎之椎顶等；更有许多未被命名的，如"十椎下""两膊骨空""耳间青脉""环谷下三寸""股际骨空在毛中动下"……《甲乙经》中也载有一些奇穴名，如舌柱、尾骶、会宗、下空等。尤以《千金方》载录奇穴最多，达187穴，均散见于各类病证的治疗篇中。《奇效良方》（以下简称《奇效》）专列出"奇穴"一目，收集有26穴。《大成》卷七亦专列"经外奇穴"一节，载有35穴；此外，在其他治疗篇中尚载有18个有名奇穴及近40个无名奇穴的部位。《类经图翼》（以下简称《图翼》）亦专列出《奇俞类集》一篇，载有84个奇穴，《针灸集成》（以下简称《集成》）亦单列"经外奇穴"一目，载有144个奇穴。足以说明历代医家对奇穴均颇为重视。奇穴因其所居人体部位的不同，其分布规律有以下几种。

（一）经脉线外之奇穴

这类奇穴数目最多，分布位置不在十四经脉循行线路之上，纯属经脉之外奇穴。这类奇穴常常是对某些特殊疾患有着特殊的疗效而被命名的。虽然与经脉之气没有直接渗灌、转输的联系，但仍与邻近各经、络脉之气相通，故能主治脏腑的疾患。如中魁、中泉、大小骨空等。

（二）经脉线内之奇穴

这类奇穴所占数量亦不少，大多是由于对某些疾患有明显的疗效，并在长期实践中被肯定下来，因此才被另取奇穴之名的。基本上存在两种情况：一是本身即是经穴而另取奇穴之名的，如百虫窝即是血海、虎口即是合谷；二是本身虽不是经穴，但却在经脉循行线上的，如印堂、肘尖、巨阙俞等。

（三）特殊取法之奇穴

这类奇穴占有相当多的数量，同样是由于对某些疾患有独特疗效而被固定下来的。这种特殊取穴法源于《内经》。《素问·血气形志》篇云："欲知背俞，先度其两乳间中折之，更以他草度去半已，即以两隅相柱也，乃举以度其背，令其一隅居上，齐脊大椎，两隅在下，当其下隅者，肺之俞也。复下一度，心之俞也。复下一度，左角肝之俞也，右角脾之俞也。复下一度，肾之俞也。是为五脏之俞，灸刺之度也。"这虽是量取五脏背俞穴之法，却与今日背俞穴位置完全不同，但为后代选取腧穴提供了灵活的方法，也就是说不可拘泥于骨度、脉度。这种量取穴位的方法后来被广泛运用于奇穴的量度中来。如四花穴，虽然出自唐代《外台秘要》（以下简称《外台》），至明代有《针灸大全》（以下简称《大全》）《针灸聚英》（以下简称《聚英》）及《大成》等书均有转录，但其量取方法不尽相同。《聚英》云："崔知悌云：灸骨蒸劳热，灸四花穴，以稻杆心量口缝如何阔，断其多少，以如此长裁纸四方，当中剪小孔。别用稻杆踏脚下，前取脚大指为止，后取脚曲䏶横纹为止，断了却环在结喉下垂向背后，看稻杆止处，即以前小孔纸当中央，分为四花灸纸角也，可灸七壮。"《大成》所载与之不同，它介绍的"崔氏取四花穴法"是"用腊绳量患人口长，照绳裁纸四方，中剪小孔，别用长腊绳踏脚下，前齐大趾，后上曲䏶横纹截断。如妇人缠足，比较不便，取右膊肩髃穴贴肉，量至中指头截断，却络在结喉下，双垂向背后，绳头尽处，用笔点记，即以前纸小孔安点中，分四方，灸纸角上各七壮。"杨氏按说："四花穴，古人恐人不知点穴，故立此捷法，当必有合于五脏俞也，今依此法点穴，果合足太阳膀胱经行背二行膈俞、胆俞四穴。"这种简捷的取穴方法，很多奇穴之取法均是如此，如灸劳、三角灸、骑竹马灸等。

（四）穴位组合之奇穴

这类奇穴的数量不多，是由两个以上的腧穴组成一组特效穴而被统一命名的。这类奇穴常与上述特殊取穴法结合。其中有用多个经穴组成的，如十三鬼穴；也有根据部位特点而取名的，如四神聪、四缝、脐四边等；更有根据取法特点取名的，如四花穴、骑竹马穴等。

三、阿是穴

选取病变部位，按之有快感或痛处者作为腧穴，谓阿是穴。阿是穴名称，首见于唐代孙思邈所著《千金方》中："有阿是之法，言人有病痛，即令捏（掐）其上，若里（果）当其处，不问孔穴，即得便快成（或）痛处，即云阿是，灸刺皆验，故曰阿是穴也。"这样的定名有一定根据，就"阿"字本义而言，《汉书·东方朔传》中颜师古注是"痛"的意思，是指按压人体疼痛部位之时，病人会自然呼出"阿"声，故取是处为施行灸刺之腧穴，定名为"阿是"。因此，阿是穴没有固定位置。《扁鹊神应针灸玉龙经》（以下简称《玉龙经》）称之为"不定穴"。《医学纲目》（以下简称《纲目》）则称之为"天应穴"。"天应"二字，即是选取有自然呼痛之处为穴的意思。各种命名虽不同，但其本义是相同的。

究其源流，"阿是之法"是一切腧穴之本源。在各类腧穴未被命名之前，即是以阿是之法存在的。在长期的医疗实践过程中，这些阿是部位逐渐固定下来而被命名。因此，《内经》中所载经脉治疗部位及各局部治疗部位，其选取的基本原则在《灵枢·刺节真邪》中早有规定："用针者，必先察其经络之实虚，切而循之，按而弹之，视其应动者，乃后取之而下之。"有关这类载述在多篇中反复出现。这就是说无论在人体的任何部位，不管在与不在经脉的循行线上，被命名的腧穴，或未被命名的，都属于经络系统所包括的内容，欲施以灸刺的部位，必须首先检查经络的虚实反应，凡是"应动"即反应失常而变动的部位，才是应选取并施治的穴位。检查的方法是：切、循、扪、按、弹、推、爪……《灵枢·经筋》所载十二经筋的各种痹证，其治疗总则是"以痛为输"，这种方法应被视为阿是之法的最早记载。《灵枢·五邪》"以手疾按之，快然乃刺之"；《素问·刺腰痛》"循之累累然，乃刺之"；《素问·缪刺论》"疾按之应手如痛，刺之"；《素问·骨空论》"切之坚痛如筋者，灸之"等，举不胜举，皆属阿是选穴之法。后世医家，历代相传，直至今日仍有很多针灸医生坚持运用此法。把人体分成各个局部进行切循，在经穴部位的有切俞募、切五输、切原络等；依部位而分的有切头面、切背腰、切胸腹、切四肢等。称此法为经络切诊，或称经络扪诊、按诊。《灵枢·终始》在论述"五脏气坏"的诊断治疗时，除载有人迎脉、气口脉之盛躁外，凡取各经施治补泻时"必切而验之"即是此法。历史发展到了今天，近代所称"压痛点""敏感点"或名"压敏点""过敏点"等，皆属经络切诊之法。无论是"阑尾点""胆囊穴"，还是耳针发现的"高血压点"等，均属奇穴范畴，若未被命名的不固定位置上发现敏感点而被取作腧穴时，则为阿是穴。这种方法常可收到比固定腧穴更为明显的效果。

第二节　腧穴的命名

各类腧穴，除阿是穴外，均各有其固定位置，并有其命名。《素问·阴阳应象大论》云"气穴所发，各有处名"，即是此意。陆瘦燕认为："腧穴名称的制订，可能肇始于东周，至战国时方渐趋完善。"[1] 但若从长沙马王堆汉墓帛书看，其中两部经脉学专著，尚无固定的腧穴名称。《五十二病方》中亦无腧穴名称。因此，腧穴命名的开始年代应在《内经》成书时代。每个被命名的腧穴，其名称的拟订都具有一定意义，《千金翼》说："凡诸孔穴，名不徒设，皆有深意。"从《内经》中只载有部分腧穴名称，

---

① 陆瘦燕：《腧穴学概论》，上海科学技术出版社，1964.4，第1版。

却记载着大量腧穴部位而未被命名的情况分析，《内经》成书时代，腧穴的命名并未达到完善时期。对于腧穴命名意义也只是开启先例，如《素问·骨空论》："谚语在背下夹脊旁三寸所，厌之令病者呼谚语，谚语应手"，故名"谚语"穴。对于已被命名的十二原穴、十五络穴及五输穴等，皆未解释其命名意义。隋唐时代，杨上善所撰《黄帝内经太素》（以下简称《太素》）第九卷十五络脉篇中，对十五络穴穴名意义做了较为完整的释义。杨氏还撰有《黄帝内经明堂》一书，可能对十四经穴也做过释义，可惜此书现存只有手太阴一卷十六（少云门穴）之解释，其余部分均已散佚。唐代孙思邈著《千金方》及《千金翼》，明代张介宾著《类经》及《类经图翼》，对腧穴命名意义都只是做了概括性的综合论述，并未逐穴加以注解。至清代方有海阳程知扶生氏撰著《医经理解》一书，对十四经穴做了逐一解释。近代针灸界对腧穴命名意义之探讨，有了很多发展，并已有专著问世。

古人对腧穴的命名，遵循着一定的规律和方法，并有一定的理论依据。

一、腧穴命名的方法

古人在长期实践中逐步对人类机体有了认识，对人体内外各个部位，根据其特点分别加以命名，以示区别。在对腧穴的命名过程中，同样根据各个腧穴的各种客观存在的特异性，用各种方法分别加以命名。归纳起来，大约有以下五种命名方法。

（一）比拟法

这种方法是古人认识和研究人类机体的重要方法之一。它的特点在于把人和自然看成统一的整体，把人体看作大自然的具体体现。当代学者把这种方法叫取类比象的方法，即把自然界客观存在的事物用来比拟人体的形态、局部形态及生命活动等。对腧穴的命名则是广泛运用了这种方法。根据各个腧穴所在人体的位置、功能作用、主治病证及施治反应等方面突出的特异性，用自然界及人类社会等各种事物的形象特征，以及事物之间相互联系的性质和现象，进行相类似之比较，依其相近似者而命名腧穴。这种比拟法所比拟事物的范围很广，从天文、地理、气象、人事及自然变化等，都可进行比拟而命名腧穴。这种命名方法能够明显突出腧穴的特点，方便人们的记忆。

（二）象形法

这种命名法同样是古人观察和认识人类机体的基本方法之一，也属于取类比象的范畴。但是，它是按照腧穴所在部位的突出特征，以及腧穴功能主治的突出特点，借助于事物的外在客观形象来作腧穴命名的。正如《千金翼》所说："穴名近于木者属肝，穴名近于神者属心，穴名近于金玉者属肺，穴名近于水者属肾。是以神之所藏，亦各有所属，穴名府者，神之所集；穴名门者，神之所出入；穴名舍室者，神之所安；穴名台者，神之所游观。"所以，此法是借助于动物、植物、建筑物之外在形象来命名腧穴的。《素问·气府论》王冰注"鸠尾"时说："鸠尾，心前穴名也，其正当蔽骨之端，言其骨垂下如鸠鸟尾形，故以为名也。"这就是最明显的例证之一。这种命名腧穴的方法在于以其外形相近，以便于睹名而思位。

（三）会意法

这种方法是以人的意识，即以人的理解能力来认识人类机体的方法，同样也是古人常运用的重要方法之一。在对腧穴命名时，用会意的方法形象地代表腧穴的部位特征及其突出作用。当然，广义说取类比象的方法也必须深入领会其意，方能准确掌握腧穴命名的含义，亦当属会意法之内，狭义说此法大多用来表达意志、精神及感觉的，如用音律、神志、意、听、灵、鬼、魂、魄等命名者，即属此法。

（四）写实法

这种方法是以直接实录的方式，将腧穴所在位置、功能作用、主治特点用作腧穴的名称，这样给人们的印象最为深刻，可以直截了当地使人们掌握腧穴的位置、治疗特点。因此依此法命名之腧穴不在少数，腧穴的别名中更为突出。如以巅、顶、骨、脊、腰、膝、椎等命名者。

（五）度量法

这种方法是以腧穴位置的骨度、脉度以及特殊量取方法的数字来命名腧穴的。按实际操作方法看也应当归属于写实法，但此法大多用于特殊奇穴的命名上，故单列此为一法，如三角灸、四神聪等。另外，依数字命名的三里、五里、二间、三间亦应属此法之范围。

以上五法可见单独运用者，亦可见合并运用者，互相有所联系。所以不能以单一概念来理解。

二、腧穴命名的根据

古人在运用上述五种命名腧穴的方法时，不脱离中医学基础理论的指导，并且完全依照各项理论及腧穴的特异性为根据，来进行腧穴命名的。主要是为了使腧穴名称能够充分体现腧穴的位置、功能、主治等特殊形象及实质，并力求达到生动而鲜明地表述出来，以便于人们的记忆与运用。所以，各个腧穴名称的含义是重要的，是不能以简单的符号和数字排列所能代表的。

（一）根据经络学的命名

既然经络系统在人体内是运行气血的通道，腧穴是气血汇聚、转输的部位，因此，腧穴与经络是不可分割的整体。这样对各条经脉的腧穴及散在于各个部位皮部、络脉的腧穴，进行命名时自然要以经络学为主要根据。

1. 根据经脉循行关系的命名　经脉循行过程中，不同的经脉相互间有着多种关系，如表里相合、阴阳衔接、互相交会等。其中以互相交会而命名腧穴的居多数。如三阴交穴，表示足之三阴经在此穴处交会而得名；三阳络穴，表示手之三阳经的络脉在此处交会而得名；百会穴表示百脉当会于头，头为诸阳之会故名百会；余如阴交、阳交、合阳、会阳、会阴等穴，皆有此含义。

2. 根据经脉气血流注形象的命名 经脉运行气血，古人比作水流形象，故常以流注二字形容。腧穴所在部位既然是气血汇聚、转输、分流、注入之所，所以以百川汇聚而成之"海"；江河注入之"泽""渊""池"；小水汇流而成之"溪""泉""沟""渠""渎"等来命名腧穴是十分形象的。

3. 根据经气汇聚之所形象的命名 经络之气简称经气。经气出入的部位即是腧穴。根据这些腧穴所在位置的形象而命名的腧穴，大多用来表示经气汇合、注入的含义，如气穴、气舍、气户、气冲等即是。

（二）根据阴阳五行学的命名

阴阳五行学，是古人用来观察和认识自然与人体的重要指导思想，不但在经络的命名中起重要的作用，而且对于归属阴阳各条经脉的腧穴，在命名中同样起重要的作用。

1. 根据阴阳的命名 就人体而言，内为阴，外为阳；脏为阴，腑为阳；背为阳，腹为阴。因此，循行于上下肢内侧的经脉属阴经；循行于上下肢外侧的经脉属阳经；循行于背侧的经脉属阳经；循行于腹侧的经脉属阴经。腧穴的命名亦随此而定，如上肢内侧有阴郄；上肢外侧有阳溪、阳池、阳谷；下肢内侧有阴陵、阴包、阴谷、阴廉；下肢外侧有跗阳、委阳、阳关、阳辅、阳陵；背部有至阳、阳纲、腰阳关；腹部有阴都。

2. 根据五行的命名 经脉有五行之属性，在经脉循行线上的腧穴也有五行之属性，故依五行命名腧穴者亦有之。如依五音所命名之少商、商阳、商丘、大羽（强间）、角孙；又如依五色命名之侠白、浮白、阳白、隐白等。

（三）根据藏象学的命名

经络内属于脏腑，外络于肢节，脏腑与体表各部位的联系是由经络完成的。因此，腧穴既能体现脏腑的功能作用，又能反映脏腑的疾病变化。故依据藏象学命名的腧穴占有相当多的数量。

1. 依脏腑名称的命名 五脏六腑各有名称，依脏腑原名直接命名腧穴，能直接代表脏腑功能作用与体表联系的部位。这种命名以足太阳膀胱经背部第一侧线上的脏腑背俞穴最为明显，如肺俞、心俞、肝俞、脾俞、肾俞及六腑俞等；另外还有胃仓、胃脘（中脘）及奇穴的胃上、胃管下俞等。

2. 依脏腑所藏五神的命名 五脏皆有所藏，心藏神，肺藏魄，肝藏魂，脾藏意，肾藏志。依五脏所藏五神来命名腧穴的也很多，如神藏、本神、神门；又如魂门、魄户、意舍等。新发现的奇穴安眠亦属此类。

3. 依脏腑化生气血津液的命名 脏腑受纳水谷化生精微，化为气血津液，因此依气血津液的形象命名腧穴者亦有之。如血海、气海、水道、承浆、金津、玉液等。

4. 依五脏所主五体的命名 五脏各有其所主，肝主筋，心主脉，脾主肉，肺主皮毛，肾主骨。依五体之名称而命名的腧穴也有不少，如筋缩、申脉、滑肉门、发际等。

5. 依五脏所主五官的命名 五脏开窍于五官，肝开窍于目，心开窍于舌，脾开窍于唇四白，肺开窍于鼻，肾开窍于耳。依五官的名称而命名的腧穴亦不少。如目窗、睛明、舌本（风府）、条口、听宫、耳门等。

（四）根据天人相应学的命名

把自然界各种景物以及人事的活动形象用来比喻腧穴部位及功能的形象，并依据这些形象而命名腧穴。

1. 依天文命名 依据天空中客观存在的日、月、星辰，以及依据天、地之名而命名的腧穴很多。如上星、日月、太白、太乙、地仓等。

2. 依地理命名 依据自然界客观存在的各种地理条件而命名的腧穴，所占数量很多。除前面所述依水流形象之外，尚有高出地面的山、陵、丘用来形容突出体表的部位；低于地面的谷、溪、墟、盆等。如大陵、承山、梁丘、丘墟、缺盆、后溪等。

3. 依气象命名 依据自然界气候变化所形成的六气有风、寒、暑、湿、燥、火，其中以风、寒及温热之名用来命名腧穴者不少见。如风府、温溜、热府、寒府等。另外，依据雷电之形象命名的腧穴有列缺、丰隆、云门等。

4. 依动物命名 依动物的全身与局部的形象命名的腧穴有伏兔、鸠尾、犊鼻、鹤顶、百虫窝等。

5. 依植物命名 依植物名称命名的腧穴有攒竹、禾髎等。

6. 依造物命名 依据人的劳动而造出的物件名称来命名腧穴，分为两类。一是以建筑物形象命名者居多，如府、房、库、舍、里、堂、井、阙等；一是以所造用物形象命名，如颊车、大杼、丝竹、大钟、悬钟、天鼎等。

（五）根据古代人体部位名称的命名

直接依据古人对人体各部位所命的名称，用来命名腧穴，简易明快，容易记忆。另外，依据腧穴所居部位而能起到的功能以及主治作用而命名者，亦属此项。

1. 依腧穴部位命名 依据腧穴所在人体的位置，按该位置解剖学形态的名称直接命名腧穴者很多。如横骨、曲骨、腕骨、完骨、臂臑、大椎、腰俞等。

2. 依腧穴功能命名 依据经络脏腑命名者以及依据五脏所藏、所主五体、五官命名者，皆已包含有腧穴本身功能在内了。此外，如关元、气海、丹田、命门、支正、飞扬、膻中等。奇穴中的聚泉、牵正、夺命等亦属此项。

3. 依腧穴主治命名 依据腧穴主治作用突出的特点而命名的腧穴，如光明、迎香、归来、哑门、承扶以及诸水穴皆治水。奇穴中的翳明、神聪、阑尾穴、胆囊穴、血压点、利尿穴等皆是此项。

　　总之，腧穴的分类及其命名是腧穴学理论与实践相结合的重要组成部分，在腧穴学中十分重要。它不是可有可无的，更不能以简单符号及序号所取代的。不论是十四经穴，还是奇穴的命名，都有其理论根据，并以各种方法来简单明快地表明每个腧穴的特异性。这些特异性有与穴位的位置特点、取穴方法有关的，有与穴位的功能、主治有关的，有与穴位的属性有关的，皆与针灸、按摩及气功医疗保健密切相关。所以腧穴的分类命名直接或间接关系着每个腧穴防治疾病的功效。近年来，很多学者对穴名进行了大量研究，引起学术界的重视，则是明显的证明。

第三章　腧穴的定位法

在针灸治疗过程中，通过四诊检查收集疾病症状表现，经过归纳、分析进行分经辨证，然后拟订出治疗法则，最后选穴配方施以补泻。其中循经取穴则是全部施治过程的中心环节，它关系到能否保证取得预期的治疗效果。循经取穴的关键则在于选取腧穴的准确位置，所以腧穴的定位法，从古至今一直为历代针灸医家所重视。

《内经》时代就已经提出了度量人体的各种方法。《素问·通评虚实论》首次提出了"形度""骨度""脉度""筋度"；《素问·方盛衰论》也提出了"脉度""脏度""肉度""筋度""俞度"。《灵枢·逆顺肥瘦》云："圣人之为道者，上合于天，下合于地，中合于人事，必有明法，以起度数，法式检押，乃后可传焉。故匠人不能释尺寸而意短长，废绳墨而起乎木也。"这里虽以"匠人"做比喻，实际是要求医生在诊治疾病中必明以法而起度数，即必须掌握上述各种度量方法。

所谓"形度"，指医生审视病人身体之外形；"筋度"与"肉度"，是指病人肌肉的厚薄、大小、长短、刚柔之度数；"脏度"，是指病人五脏六腑之广狭、大小、长短、厚薄、坚脆。都是取穴时的重要参考。

所谓"脉度"，是指经脉的长度。《灵枢·脉度》云："手之六阳，从手至头，长五尺，五六三丈；手之六阴，从手至胸中，三尺五寸，三六一丈八尺，五六三尺，合二丈一尺；足之六阳，从足上至头八尺，六八四丈八尺；足之六阴，从足至胸中，六尺五寸，六六三丈六尺，五六三尺，合三丈九尺；跷脉从足至目，七尺五寸，二七一丈四尺，二五一尺，合一丈五尺；督脉任脉，各四尺五寸，二四八尺，二五一尺，合九尺。凡都合一十六丈二尺，此气之大经隧也。"根据上述各经脉循行的度数，按照《灵枢·五十营》与《卫气行》所载，依人的呼吸定息，每次所行的脉度寸数，则可寻出腧穴开阖的时辰，从而为按时取穴针法奠定了理论基础。

以上所述几种度量法，是选取腧穴进行针刺治疗时的粗略度量法，但不可忽视。关于腧穴的具体定位则在于"骨度"与"俞度"。骨度，是指按人体体表标志为准而拟订的各部位之间长短距离的度数；俞度则是各腧穴量取的度数，其量取方法多种多样。这两种度量法后世均有所发展。延用至今被定名为几种常用的定位法，有"骨度分寸法""体表标志法""手指比量法""简易取穴法"等。

第一节　骨度分寸法

《灵枢·骨度》云："众人之度，人长七尺五寸者，其骨节之大小、长短……头之大骨围二尺六寸，胸围四尺五寸，腰围四尺二寸。髮所覆者，颅至项尺二寸，发以下至颐长一尺；君子终折结喉以下至缺盆中，长四寸；缺盆以下至髑骬长九寸，过则肺大，不满则肺小。……腋以下至季胁，长一尺二寸；季胁以下至髀枢，长六寸；髀枢以下至膝中，长一尺九寸；膝以下至外踝，长一尺六寸；外踝以下至京骨，长三寸；京骨以下至地，长一寸。……项发以下至背骨，长二寸半，膂骨以下至尾骶二十一节，长三尺；上节长一寸四分分之一，奇分在下，故上七节至于膂骨，九寸八分分之七。此众人骨之度也，所以立经脉之长短也。"这种骨度之分寸，有可能是古人按古代度量衡的长度尺寸，以一般正常人七尺五寸高度为准进行量取的尺寸数据。实际应用时，不论身体的高矮、肥瘦均以上述的尺寸数作为相对长度数据的。在量取腧穴时，根据这些规定下来的相对长度，仍以相对寸、尺之度数为准。（表3－1）

表3－1 《灵枢》骨度表

部位	起止点	折量分寸（寸）	度量法
头面部	发所覆者，颅至项（前发际至后发际）	12.0	直寸
	耳后当完骨者（两乳突间）	9.0	横寸
	头之大骨围（头围）	26.0	横寸
	发以下至颐	10.0	直寸
	两颧之间	7.0	横寸
	耳前当耳门者（头部两侧听宫穴间）	13.0	横寸
	角以下至柱骨（额角至颈项根部）	10.0	直寸
颈项部	项发以下至背骨（后发际至大椎）	2.5	直寸
	结喉以下至缺盆中（喉结至胸骨上切迹）	4.0	直寸
胸腹部	缺盆以下至髑骬（胸骨上切迹至剑突）	9.0	直寸
	髑骬以下至天枢（胸胁角至脐水平）	8.0	直寸
	天枢以下至横骨（脐水平至耻骨）	6.5	直寸
	胸围	45.0	横寸
	两乳之间	9.5	横寸
	横骨长（耻骨长度）	6.5	横寸
	行腋中不见者（颈项根部至腋窝）	4.0	直寸
	腋以下至季胁	12.0	直寸
	季胁以下至髀枢	6.0	直寸
背腰部	膂骨以下全尾骶二十节（第1~21椎）	30.0	直寸
	腰围	42.0	横寸
上肢部	肩至肘	17.0	直寸
	肘至腕	12.5	直寸
	腕至中指本节（掌长）	4.0	直寸
	本节至其末	4.5	直寸

续表

部位	起止点	折量分寸（寸）	度量法
下肢部	横骨上廉以下至内辅上廉（耻骨上缘至股骨内上髁）	18.0	直寸
	内辅上廉以下至下廉	3.5	直寸
	内辅下廉以下至内踝	13.0	直寸
	内踝以下至地	3.0	直寸
	两髀之间	6.5	横寸
	髀以下至膝中	19.0	直寸
	膝腘以下至附属（膝腘窝至跟骨结节上缘）	16.0	直寸
	膝以下至外踝	16.0	直寸
	跗属以下至地	3.0	直寸
	外踝以下至京骨（外踝至第五跖骨头）	3.0	横寸
	京骨以下至地	1.0	直寸
	足长	12.0	直寸
	足广（宽）	4.5	横寸

在《内经》骨度分寸法的基础上，后世医家进行了改进。晋代皇甫谧的《甲乙经》，为取穴方便，容易掌握，对一些骨度的分寸重新做了规定。如《灵枢·骨度》定两乳之间为9.5寸，改为8.0寸；天枢以下至横骨，《灵枢·骨度》定为6.5寸，《甲乙经》改为5.0寸；季胁以下至髀枢，《灵枢·骨度》定为6.0寸，《甲乙经》改为9.0寸，历史发展到今天，这种骨度分寸法仍然是腧穴定位的基本方法。现代常用的骨度分寸是更较明确，又简便易行的。（表3-2，图3-1~3-4）

表3-2 常用骨度表

部位	起止点	折量分寸	度量法	说明
头部	前发际至后发际	12寸	直	如前后发际不明、从眉心至大椎穴作18寸，眉心至前发际3寸，大椎穴至后发际3寸
	前额两发角之间	9寸	横	用于量头部的横寸
	耳后两完骨（乳突）之间	9寸	横	
胸腹部	天突至歧骨（胸剑联合）	9寸	直	胸部与胁肋部取穴直寸，一般根据肋骨计算，每一肋骨折作1.6寸（天突穴至璇玑穴可作1寸，璇玑穴至中庭穴，各穴间可作1.6寸计算）
	歧骨至脐中	8寸	直	
	脐中至横骨上廉（耻骨联合上缘）	5寸	直	
	两乳头之间	8寸	横	胸腹部取穴横寸，可根据两乳头间的距离折算，女性可用锁骨中线代替。横骨长度为少腹的腹股沟毛际部横量的标志
	横骨（耻骨）长	8寸	横	
背腰部	大椎以下至尾骶	21椎	直	背腰部腧穴以脊椎棘突作为标志，作定位的依据

续表

部位	起止点	折量分寸	度量法	说明
身侧部	腋以下至季胁	12 寸	直	季胁指第 11 肋端
	季胁以下至髀枢	9 寸	直	髀枢指股骨大转子
上肢部	腋前纹头（腋前皱襞）至肘横纹	9 寸	直	用于手三阴、手三阳经的骨度分寸
	肘横纹至腕横纹	12 寸	直	
下肢部	横骨上廉至内辅骨上廉	18 寸	直	用于足三阴经的骨度分寸
	内辅骨下廉至内踝尖	13 寸	直	
	髀枢至膝中	19 寸	直	用于足三阳经的骨度分寸。臀横纹至膝中，可作 14 寸折量。膝中的水平线，前平膝盖下缘，后平膝弯横纹，屈膝时可平犊鼻穴
	膝中至外踝尖	16 寸	直	
	外踝尖至足底	3 寸	直	

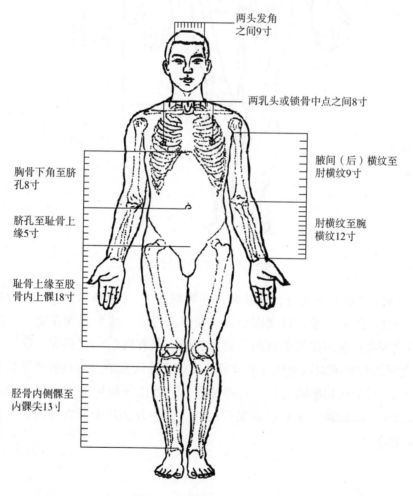

图 3-1　骨度分寸（正面）

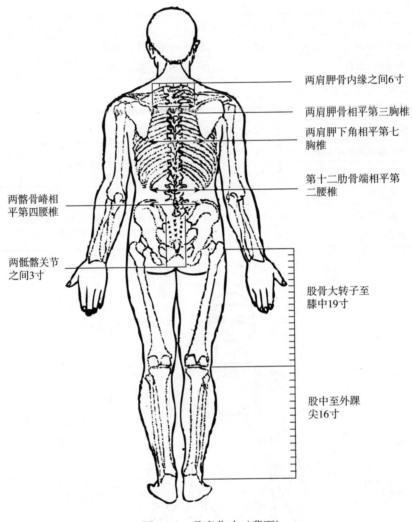

两肩胛骨内缘之间6寸

两肩胛骨相平第三胸椎

两肩胛下角相平第七胸椎

第十二肋骨端相平第二腰椎

两髂骨嵴相平第四腰椎

两骶髂关节之间3寸

股骨大转子至膝中19寸

股中至外踝尖16寸

图3-2　骨度分寸（背面）

　　杨上善说："以此为定分，立经脉，并取空穴。"《标幽赋》说："大抵取穴之法，必有分寸，先审自意，以观肉分，或屈伸而得之，或平直而安定。在阳部筋骨之侧，陷之为真；在阴部郄腘之间，动脉相应。取五穴用一穴必端，取三经用一经可正。"足见古代医家对选取腧穴的准确位置是十分认真的。并且提出了比较取穴的方法，为选一穴能达到准确定位，应同时选五穴做比较而后定准位置；为选一经应取三经做比较则能准确选定此经的循行位置。这种方法是十分客观的，而且是临床实践中常用的。

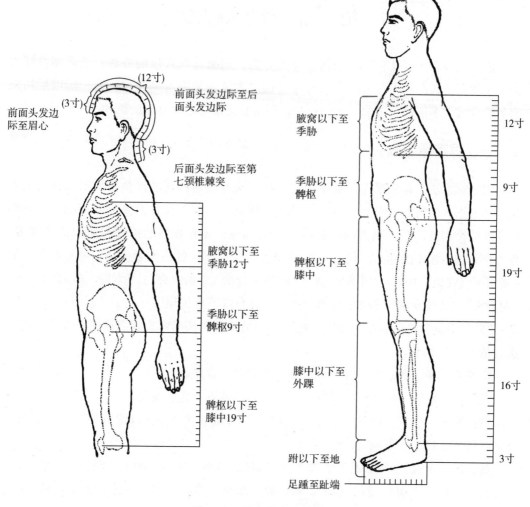

前面头发边际至眉心

(3寸)

(12寸) 前面头发边际至后面头发边际

(3寸)

后面头发边际至第七颈椎棘突

腋窝以下至季肋12寸

季肋以下至髀枢9寸

髀枢以下至膝中19寸

腋窝以下至季肋　12寸

季肋以下至髀枢　9寸

髀枢以下至膝中　19寸

膝中以下至外踝　16寸

跗以下至地　3寸

足踵至趾端

图 3－3　骨度分寸（侧面）

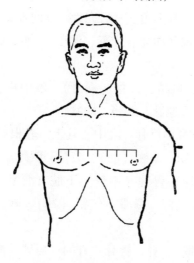

图 3－4　骨度分寸（两乳间）

第二节 体表标志法

依据人体表面所具有特征的部位作为标志，用来选取穴位的方法，是谓体表标志法。这种方法起源甚为古远，由于它是直接以人体表面突出部位作标志，所以最初未定名的腧穴大多依此而选取。此法可分作固定标志法与活动标志法两种。

一、固定标志法

固定标志法，是依据人体表面固定不移，又有显明特征的部位作为取穴标志的方法。如依据人的五官、毛发、爪甲、乳头、脐窝、二阴以及骨骼突起或凹陷，关节部位周围的突起或凹陷，肌肉的隆起或凹陷的部位，还有骨骼的边缘与肌肉的边缘等，皆可作为选取腧穴的标志。这种方法早在《内经》时代就已大量应用，并被载入。如《素问·气穴论》中载："中䏚两旁""两髀厌分中""顶中央"；《素问·气府论》载："两眉头""入发至项""项中大筋两旁""夹脊以下至尻尾"……；《素问·骨空论》载："腰尻分间""上夹颐""楗""机"……皆是依此法而定灸刺部位的。体表固定标志（依古名）如下。

1. 头部 巅、顶、囟、额颅、额角、额骨间、颞颥。

发际：前发际、后（项）发际、耳前发际、锐发、鬓、发角。

目：眉头、眉本、眉间、眉中、眉尾、目内眦（大眦）、目锐（外）眦、匡上、匡下、目下、目本（系）、瞳子（仁）。

鼻：鼻空（孔）、颊、鼻旁、方上（鼻翼）、鼻准、印堂、阙上、阙中、下极。

口：人中（水沟）、唇、唇下、吻、颐、龈交、舌、舌本、舌下、舌下两脉、齿、（上下）。

耳：耳前、耳中、耳后、耳上角、耳后完骨、耳间青脉、耳前动脉。

颧、颃、頄骨、颊、曲颊（曲牙、牙车、颊车）、颐、颔、项、玉枕、枕骨、项大筋、颊里、唇内、断基。

2. 颈项部 颈：颈前、喉结、舌骨（横骨）、喉中央、咽喉（嗌）、喉咙、项中央、项大筋、大椎、柱骨、人迎脉、缨筋、缺盆。

3. 胸胁部 胸：膺、膺乳、巨骨、乳中、乳上、乳根、乳下、两乳间、掖（腋）、渊腋、掖（腋）下、胠、胁肋、季胁（肋）、蔽骨、髑骭、歧骨、曲掖、肋、乳旁。

4. 腹部 脘、上脘（管）胃脘（中管）下脘（管）、脐、脐中、脐旁（夹脐）、关元、丹田、曲骨、毛中、毛际、横骨、气街（冲）、胗、茎、篡、篡间、屏翳、阴卵、宗筋、阴器。

5. 背腰部 背：椎（膲）、脊、膂骨、脊间、肩膊、肩胛、肩胛上角、曲胛、肩胛下角、肩胛冈、歧骨、夹脊（挟背）、腰、腰中、骶、腰髁骨、尾骶骨、橛骨、尻、骨、尻骶骨、脊中、脊里（背里）、髂嵴。

6. 上肢部 肩、肩解、肩髃（髃骨）、肩上、腋前纹、腋后纹、臑、膊、肘、肘中、肘内大骨、肘外高骨、肘横纹、肘尖、臂、臂骨、前臂、臂内上骨、臂内下骨、臂内两筋间、掌后两骨间、腕、腕横纹、表腕、腕后锐骨（高骨）、手踝骨、鱼际、手鱼、掌中、掌内横纹、本节、指、指间、爪甲角、指端、歧骨、虎口、寸口（气口）、指骨。

7. 下肢部 髋（胯）、髋骨、髁骨、髀枢、髀厌、髀关、髀阳、髀外、股、阴股、鱼腹股、髀骨（股骨）、伏兔、臀、臀下横纹、股内大筋、内辅骨、外辅骨、膝、膝膑（髌骨）、胫（胻、𬕀、骭）骨、胫内辅骨、外辅骨（成骨）、犊鼻、腘窝（腘中央）、腘横纹、绝骨、踹（腨、膊肠、腓肠）、跗上、附属、然骨、京骨、跟、跟骨、大筋、踵、内踝、外踝、骸关、连骸、本节、趾（指）、跖、核骨、趾（趾间）、三毛（丛毛）、足心（足下）。

二、活动标志法

活动标志法，是依人体某局部活动后出现的隆起、凹陷、孔隙、皱纹等作为取穴标志的方法。它是通过肌肉筋腱的伸缩、关节的屈伸旋转及皮肤皱起的纹理等活动后形成的标志。这种方法亦早有记载，如《灵枢·本输》载五输穴的取法中，取中封、冲阳"摇足而得之"；取曲池"屈臂而得之"；取天井"屈肘而得之"；取小海"伸臂而得之"。这些取法，皆以上下肢关节活动后出现的一些标志方可取穴。《素问·骨空论》云："取膝上外者，使之拜；取足心者，使之跪。"虽所言似为取穴的姿式要求，实际"使之拜"，则腘窝伸直，腘中横纹明露取委中穴；"使之跪"，足心向上明显露出涌泉穴之陷凹标志。《灵枢·邪气脏腑病形》云："取之三里者，低跗取之；巨虚者，举足取之；委阳者，屈伸而索之；……"。这里所言取三里之低跗是伸直足背后，胫前肌隆起于膝下三寸处取穴；取下巨虚之举足是指足背屈起则胫前肌收缩后，出现肌腹凹陷之标志取穴；取委阳需将膝关节一屈一伸后，从腘横纹之外侧索取之。以上皆属于活动后的有标志者。

《甲乙经》对活动标志取穴法又有所发展，在所列出的349个腧穴的取穴法中，凡需活动后寻取活动标志者，皆载于后。如"上关……开口有孔""下关……合口有孔""听会……张口得之""角孙……开口有孔"，这里虽然包括很多取穴的姿式动作要求，但是每个动作之后也已经指出了标志的所在。后世历代医家遵照此法又有所发展，如肩髃穴需举臂取其肩前凹陷处；养老穴需转腕掌心向胸取掌后高骨凹陷处；取承山要足尖着地看腓肠肌下分肉间，皆为活动标志法。

第三节　手指比量法

手指比量法，是用手指某局部之长度代表身体各局部之长度而选取穴位的方法。通常称"指寸法"或"同身寸法"。由于生长相关律的缘故，人类机体的各个局部间是相互关联而生长发育的，因此人的手指与身体的其他部位在生长发育过程中，在大小、长度上有相对的比例。这样选定同一人体的某手指一部分用来作长度单位，量取本身其他部位的长度是合理的，也是可行的。故这种方法叫"同身寸法"。《图翼》云："同身寸者，谓同于人身之尺寸也。人之长短、肥瘦各不相同，而穴之横直尺寸亦不能一，如今以中指同身寸法一概混用，则人瘦而指长，人肥而指短，岂不谬误，故必因其形而取之，方得其当。"又说："所谓中指同身寸法，虽不可混用，而亦有当用之处。"可是，在针灸临床实践中，大多是医生用自身的手指去量取病人的腧穴。这就要求医生一定要客观地参照病人身材之高矮、肥瘦来与自身的中指（或他指）进行长度比较后，再在病人身上量取方为妥当。由于选取的手指不同，节段亦不同，本法分作以下几类。

一、中指同身寸法

此法源于唐代，孙思邈所著《千金方》，"中指上第一节为同身寸"，是将中指之末节（远端）的长度定为一寸。王焘的《外台》亦宗此法。可见唐代医家为寻找比较简便的取穴方法而创立了本法，并且较为通用。至宋代，《圣惠》提出"手中指第二节，内度两横纹相去一寸"，这便是后人所常用的"中指同身寸"，或简称"中指寸"。明代徐凤著的《大全》又进一步加以说明："大指与中指相屈如环，取中指中节横纹，上下相去长短为一寸。"其具体取法是：将拇指与中指屈曲，以中指指端抵在拇指指腹，形成一环状，将食指伸直，显露出中指的挠侧面，取其中节上下两横纹头之间的长度，即为同身之一寸。这种方法较适用于四肢及脊背横量取穴（图3-5）。

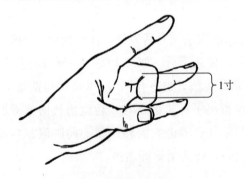

图3-5　中指同身寸

二、拇指同身寸法

拇指同身寸法亦源于《千金方》，"中指上第一节为一寸，亦有长短不定者，即取于大拇指第一节横度为一寸"。其具体取法是：将拇指伸直，横置于所取部位之上下，依拇指关节外形的横向长度为一寸，用来量取穴位。（图3－6）

三、横指同身寸法

横指同身寸法又称"一夫法"。夫，即扶的意思。《礼记》注："铺四指曰夫。"创立此法以量取穴位亦源于《肘后方》，"凡量一夫之法，覆手并舒四指，对度四指上中节上横过为一夫"。其具体取法是：将食、中、无名、小指相并拢，手掌心向下，以此四指横向之中的中指第二节横纹处为准，量取四横指之横度，定为3寸。此法常用于腹、背及下肢部位的取穴（图3－7）。

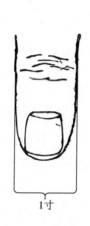

图3－6　拇指同身寸

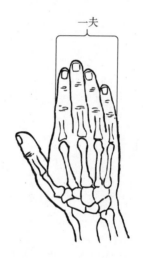

图3－7　横指同身寸

手指比量法，是比较粗略不甚精确的量取腧穴位置的方法，但十分简便易行，不需任何工具。在临床治疗取穴中常用此法。然而，在运用此法量取穴位时必须在骨度分寸法的基础上，按骨度分寸之长度作标准，才比较适宜。因此手指比量法只能被看作是骨度分寸法的补充，不适宜在全身各个局部均采用此法，否则在不同人体身上及不同部位上量取腧穴时，会造成失度而不准，影响治疗效果。

第四节　简易定位法

简易取穴法，是总结历代医家在临床实践中所积累的简便易行的量取穴位的方法。这些方法大多用在比较主要的腧穴取法上。如合谷穴，可用病人一手拇指关节横纹，对准另一手虎口横纹后，将拇指末节压向手背第一、二掌骨间，拇指尖到达处按之酸感颇强即是本穴。又如列缺穴，可用病人两手虎口横纹对准后，相交叉，如左手在上则量取右手列缺，依左手食指压向右手背腕后高骨之正中上方，食指尖到达之处有一小的凹陷，按之酸感即是本穴。又如垂肩屈肘，肘尖到达躯干侧面的位置即是章门穴；垂肩伸臂拇指向前，掌心向股外侧贴紧，中指尖到达的位置即是风市穴。虽然这类方法取穴并不十分精确，但由于腧穴并非针尖大的范围，是直径在 0.5 厘米的范围内，所以完全可以寻找到有较强的感应处，因此是实用的。

第四章 特定穴

近代针灸界所通用的"特定穴"，是指有特殊称号及有特殊作用的重要腧穴。特定穴是将十四经中占有特殊地位、特殊性质，又有独特治疗作用的腧穴，赋予有代表性的称号，究其实质，是腧穴的不同分类。陆瘦燕在其所著《腧穴学概论》中就持此看法，将"特定穴"内容归入"腧穴的分类"一节内①。特定穴包括四肢肘膝以下的五输穴、原络穴、郄穴、八脉交会穴、下合穴；在胸腹与背腰部的俞募穴；在四肢躯干部的八会穴以及涉及全身的经脉交会穴和标本、根结所在部位与腧穴；另外还包括禁针、禁灸之腧穴。

第一节 五输穴

手足三阴三阳经在肘膝关节以下各有五个重要经穴，分别称井、荥、输、经、合穴，统称"五输穴"。它们之所以被称作五输，是由于长期实践经验积累所总结出来的有特殊性质与作用的经穴。

一、五输穴名称的意义

《灵枢·九针十二原》云："五脏五腧，五五二十五腧，六腑六腧，六六三十六腧，经脉十二，络脉十五，凡二十七气以上下，所出为井，所溜为荥，所注为输，所行为经，所入为合，二十七气所行，皆在五腧也。"五输之称起源于此篇。从这段经文可以看出，每一输的称号皆有其不同的含义，即表明了各腧穴在经脉中的地位，又代表了它们的性质和作用。

1. 所出为井　井，是指民间凿地取水之处，即取地下水，为源头所出之所在，形容水之初流。《难经集注》杨玄操说："井者，山谷之中，泉水初出之处。"古人依据这种形象用来形容经脉之气血开始流注时的状态，即脉气初发之时浅而小的意思，故称井，即所出之意。井穴多在四肢末端或爪甲之侧。《类经》："脉气由此而出，如井泉之发，其气正深也。"

2. 所溜为荥　溜，水流貌；荥，音萦（yíng 营），小水貌；也音形 xíng，地名，如荥阳。故此处之意是说明水出于井泉之后，流成小水流之状。古人依此形象用来形容经脉之气血流注开始后，先成为不盛之状类若小水，故曰荥。《难经集注》："泉水即

---

① 陆瘦燕：《腧穴学概论》，上海科学技术出版社，1961.4，第 1 版。

生，留停近荥，还未成大流，故名曰荥。"小水常留停于表浅之处，故气血流注在指、掌、跖之前后。《类经》："急流曰溜，小水曰荥，脉出于井而溜于荥，其气尚微也。"荥字，后代医家常与"荣"字混用，故又名曰荣。

3. 所注为输 注，流入、灌入之意；输，运送、转运之意。即由小水流逐渐流成较大的水流，形如灌入之意，又似转输运送之意。古人依此形象用来形容经脉之气血流注渐盛的状态。《类经》："注，灌注也；输，转运也。脉注于此而输于彼，其气渐盛也。"另外，还有形容水流流入较深部位之意，故曰注，因此气血所注之部位多在腕、踝关节。

4. 所行为经 行，音形 xíng，行走、运行之意；又音航 háng，即路之意。《诗经·豳风·七月》："遵彼微行"，就是沿着小路的意思。从这两种最常见的解释分析，应以后者为确切。经，亦有多种释义，在此处皆以经过或经营之意解释。《类经》曰："脉气大行，经营于此，其正盛也。"《难经集注》杨玄操说："经者径也，亦经营之义也。"若按水流形象解释"所行为经"，那么行即大流之水路；经则为经水，即古人以水命名大流之河、江，如淮水、渭水。若依前文所注即灌注、流入之意，则水流注入于经水之意才能较为确切解释"所行为经"，古人依此形象用来形容经脉之气血流注大盛之状态。所以其部位多在肘膝与腕踝关节之间。

5. 所入为合 入，由外进内，由浅至深之意；合，合拢、合并、会合之意。若依水流解释"所入为合"则是江河流入于大海，百川汇聚于海之意。《灵枢·海论》云："人亦有四海，十二经水。经水者，皆注于海。"《难经集注》杨玄操说："经行即达，合会于海，故名之曰合，合者会也。"古人依此形象用来形容经脉的气血流注越行越深，最后会合而流入于海。《类经》："脉气至此，渐为收藏，而入合于内也。"所以，经脉之气血流注至肘膝部位类似江河之水汇合而注入于海，故合穴部位在肘膝关节周围。

总之，五输穴的各名称，皆有其特殊的含义。所出、所溜、所注、所行、所入乃是形容经脉气血之流注有由浅到深、由小到大、由微到盛的渐进过程。井、荥、输、经、合之称，形象地代表了这个渐进过程。这种含义在临床实践中运用五输穴时有着重要的意义，因此，《灵枢·九针十二原》云："二十七气所行，皆在五腧也。"

二、五输穴的理论根据

五输穴依其井、荥、输、经、合名称顺序，将十二经脉气血流注由浅入深的过程形象地表示出来。其理论根据应从以下几点加以说明。

1. 四末为阳气之始 古人通过长期医疗实践的观察，发现人体的阳气是从四肢的末端开始运行的。《灵枢·终始》云："阳受气于四末，阴受气于五脏。"《灵枢·动输》云："四末阴阳之会者，此气之大络也。"经络学理论说明，人体阴阳十二经脉的交接经气之所在均在四肢末端，故言为"气之大络也"。《素问·厥论》明确指出"阳气起于足五指之表""阴气起于五指之里"。此处所说的"阳气",是指手足三阳经之脉气;"阴气",是指手足三阴经之脉气。进一步解释了四肢末端为阴阳经脉之气所起始的部位。《灵枢·邪客》叙述了这个过程:"营气者,泌其津液,注之于脉,化以为血,以荣四末……卫气者,出其悍气之慓疾,而先行于四末分肉皮肤之间,而不休者也。"说明循行于经脉内外的营卫二气,一个化血荣于四末,一个化气先行于四末,故足以说明经脉之气是由四肢末端开始运行的。

2. 经脉屈折之数从四末始　《灵枢·经脉》将人体十二经脉循行之起始,到循行一周,以阴阳经脉顺序相互交接的形式记载下来。《灵枢·逆顺肥瘦》做了总结:"手之三阴,从脏走手,手之三阳,从手走头,足之三阳,从头走足,足之三阴,从足走腹。"描写了十二经脉营气的循行过程,所以《灵枢·营气》所载述的也是"气从太阴出注手阳明……上行至肝,从肝上注肺……"的循环过程。《灵枢·卫气》总结说:"其精气之行于经者,为营气。阴阳相随,外内相贯,如环之无端。"若从经络学最早的专著,即长沙马王堆汉墓帛书所载《足臂十一脉灸经》及《阴阳十一脉灸经》分析,十一条经脉的循行几乎皆从四肢末端起始。这个循行过程应该理解为卫气"先行于四末分肉皮肤之间"。若从历史发展角度看,《内经》较马王堆汉墓帛书已前进了一大步,经络学已发展到成熟阶段。所以经络与脏腑的属络关系确定后,形成了"外内相贯,如环无端"的气血循行规律,因此十二经脉不是全从四末起始了。现在看来,十二经脉中只有手之三阴与足之三阳不从四末始,那么按"阳气始于四末"之理,则当有顺行逆数屈折之序。所以,《灵枢·邪客》云:"黄帝问于岐伯曰:余愿闻持针之数,内针之理……脉之屈折,出入之处……别离之处,离而入阴,别而入阳,此何道而从行,愿尽闻其方。岐伯曰:帝之所问,针道毕矣。……手太阴之脉,出于大指之端,内屈循白肉际,至本节之后太渊,留以澹,外屈上于本节下,内屈与阴诸络会于鱼际,数脉并注,其气滑利,伏行壅骨之下,外屈出于寸口而行,上至于肘内廉,入于大筋之下,内屈上行臑阴,入腋下,内屈走肺,此顺行逆数之屈折也。心主之脉,出于中指之端,内屈循中指内廉以上,留于掌中,伏行两骨之间,外屈出两筋之间,骨肉之际,其气滑利,上二寸,外屈出行两筋之间,上至肘内廉,入于小筋之下,留两骨之会,上入于胸中,内络于心脉。"然后又云:"其余脉出入屈折,其行之徐疾,皆如手少阴心主之脉行也。"这便是针灸临床实践中用本输的道理,说明十二经脉皆从四末始,凡手三阴、足三阳末从四末行者,亦因讲行针灸治疗的需要而有顺行逆数之屈折之脉行。这种屈折之数从四末始,经内屈、外屈之后皆以肘膝为界。所以,《灵枢·官能》云:"明于五输,徐疾所在,屈伸出入,皆有条理。"由此而知,经脉之屈折之数即是选取五输穴之理论根据。

三、五输穴的内容

《灵枢·本输》所载的"五输穴"只有十一条经脉之五输,其中缺手厥阴之经脉名，然而却以手厥阴经所属之五输穴代替了手少阴心经之五输。这种情形与马王堆汉墓帛书所载两种古"灸经"是相同的。古"灸经"十一条经脉只缺手厥阴经，却以手厥阴经之循行部位代替了手少阴经。《内经》对存在的这种情形进行了解释。《灵枢·邪客》云："手少阴之脉独无输，何也？……少阴，心脉也。心者，五脏六腑之大主也，精神之所舍也，其脏坚固，邪弗能客也。客之则心伤，心伤则神去，神去则死矣。故邪之在于心者，皆在于心之包络。包络者，心主之脉也。故独无输焉。"依此理论，手厥阴经为心包络经，也名为心主脉，故代心行令，代心受邪，手少阴之五输则取手心主之脉的五输了。至晋代《甲乙经》时补上了手少阴心经之五输穴，这样才使十二经五输穴齐全了。（表4-1~4-2）

表4-1　六阴经五输穴五行配属表

六阴经	井（木）	荥（火）	输（土）	经（金）	合（水）
肺（金）	少商	鱼际	太渊	经渠	尺泽
肾（水）	涌泉	然谷	太溪	复溜	阴谷
肝（木）	大敦	行间	太冲	中封	曲泉
心（火）	少冲	少府	神门	灵道	少海
脾（土）	隐白	大都	太白	商丘	阴陵泉
心包（相火）	中冲	劳宫	大陵	间使	曲泽

表4-2　六阳经五输穴五行配属表

六阳经	井（金）	荥（水）	输（木）	经（火）	合（土）
大肠（金）	商阳	二间	三间	阳溪	曲池
膀胱（水）	至阴	通谷	束骨	昆仑	委中
胆（木）	窍阴	侠溪	足临泣	阳辅	阳陵泉
小肠（火）	少泽	前谷	后溪	阳谷	小海
胃（土）	厉兑	内庭	陷谷	解溪	足三里
三焦（相火）	关冲	液门	中渚	支沟	天井

四、五输穴的临床应用

五输穴在临床上的应用十分广泛，因此在全身腧穴中占有极为重要的位置，一直为古今医家所重视。《素问·离合真邪论》云："气之盛衰，左右倾移，以上调下，以左调右，有余不足，补泻于荥输。"荥输，实指五输穴。就是说人体经络之气的虚与实，阴阳经脉的左右偏倾或变动，都能引起各种疾病，其治疗若取针灸方法，则可上病取下或以上调下，或左病取右或右病取左，其补虚泻实皆在于选取五输穴进行治疗。所以《灵枢·官针》所载诸种刺法中首举"输刺"与"远道刺"。"一曰输刺，输刺者，刺诸经荥输脏腧也；二曰远道刺，远道刺者，病在上，取之下，刺府输也。"这两种刺法皆取五输穴，为针灸家每日临床最常用的腧穴。在临床上运用五输穴分以下几种形式。

（一）分经辨证用五输

顾名思义，分经辨证在于辨明病位。经络系统作为定向的体表内脏的相关体系，除了经络受病可内传于脏腑之外，更有脏腑疾患可反映于外在经络，并且通过选取经脉腧穴施以治疗。在辨证施治过程中，五输穴既是脏腑疾病的反映部位，又是脏腑疾病重要的施治部位。

1. 在辨证中用五输　十四经各有自身的发病及主治病证范围。十二正经的"是动则病"是本经脉经气变动失常而发生的病证；"是主所生病"是本经脉所主治的各种病证。不管是本经发病或主治病证，都可通过本经脉的五输穴切诊之法而辨明病位。尤其是各种病证混杂不清难以辨识之时，定向切循五输穴是能够帮助明确诊断的。这其中也包括着络脉之病证反应，故《灵枢·九针十二原》云："二十七气所行，皆在五腧也。"

2. 在治疗中用五输　分经辨证可用五输穴切诊，切诊中所发现的"应动"之腧穴则是最佳的施治穴位。五输穴自身均有其主治病证，《难经·六十八难》云："井主心下满，荥主身热，俞主体重节痛，经主喘咳寒热，合主逆气而泄。"这可以被视为是五输穴的主治总纲。实际上，井、荥、输、经、合的主治范围要广泛得多。《灵枢·邪气脏腑病形》云："荥输治外经，合治内腑。"就是说荥穴输穴多治疗经络在外的病证，合穴多治脏腑在内的疾患。若按《灵枢·顺气一日分为四时》所论"刺有五变，以主五腧……人有五脏，五脏有五变，五变有五腧，故五五二十五腧，以应五时。"《灵枢·五变》则将"风厥""消瘅""寒热""痹""积聚"等病的"五变"述明后，总结说："是谓因形而生病，五变之纪也。"《灵枢·本脏》则将五脏之二十五变全部载录。由此而知，五输主治五变疾患范围之广。因此在日常针灸临床治疗中，凡是按传统方法，分经辨证后循经取五输穴施以补泻治疗，是最多用的刺法。

3. 五行补泻用五输　虚则补之，实则泻之，是治疗的总则。其中依五行生克制化的原理进行补泻之时，在针灸治疗中一可依经脉之五行属性选穴针治，二可依五输穴之五行属性进行补泻。最多见的是两者同时运用。关于五输穴的五行属性最早见于《灵枢·本输》，但该篇只是将各经井穴之五行记载下来，其他腧穴之五行属性至《难经·六十四难》按五行相生规律而补全。即"阴井木，阳井金；阴荥火，阳荥水；阴输土，阳输木；阴经金，阳经火；阴合水，阳合土"。

根据五输穴的五行属性，按分经辨证后所拟订的治疗法则，如补母泻子、培土生金、滋水涵木、壮水泻火、培土抑木……选取五输以进行补泻，是针灸临床常用之法。

（二）按时取穴用五输

《灵枢·岁露论》云："人与天地相参也，与日月相应也。"因此，中医学认为人体气血在循经络运行过程中，随时间条件的变化，有着相应的周期性盛衰变化的规律。

正如《灵枢·逆顺肥瘦》所云："气有逆顺，脉有盛衰……气之逆顺者，所以应天地四时阴阳五行也；脉之盛衰者，所以候血气之虚实有余不足。"这是按时取穴的雏形。《素问·针解》篇云："补泻之时者，与气开阖相合也。"这是说针刺补泻的治疗要与时相应，相应之时辰与经气开阖之时辰相合。经气盛时则为开，经气衰时则为阖。《灵枢·本脏》云："卫气者，所以温分肉，充皮肤，肥腠理，司开阖者也。"可见前述之"经气"是指"卫气"。《内经》时代的按时取穴法，除了四时刺法之外，已将四时刺法的不同运用于一日之内了。《灵枢·顺气一日分为四时》已将早晨比作春，中午比作夏，傍晚比作秋，半夜比作冬。并且说："顺天之时，而病可与期。"后来又以五脏与十干主日相比，肝日甲乙，主春；心日丙丁，主夏；脾日戊己，主长夏；肺日庚辛，主秋；肾日壬癸，主冬。以一日分为四时的刺法是：冬刺井，春刺荥，夏刺输，长夏刺经，秋刺合。《难经·七十四难》依五脏主时之顺序改变为："春刺井，夏刺荥，季夏刺输，秋刺经，冬刺合。"总之，这一时期按时取穴用五输穴十分不精确。

到金元时代，按时取穴法以子午流注针法出现了，并出现了专著，即何若愚著《流注指微赋》（《子午流注针经》）。这是子午流注针法发展到较为成熟阶段的代表作，也是五输穴临床应用的重大发展。直到明代徐凤在其所著《大全》中编出了"子午流注逐日按时定穴诀"，又进一步完善了五输穴按时取穴法。至令子午流注针法分为纳甲（纳干）法与纳子（纳支）法两类取穴法，皆不离五输。

子午流注纳甲法，是将十二经脉纳入天干，故又名纳干法。十天干主日，以五日为一周，十日为再周。十天干又主时，五日为六十个时辰，由十天干与十二地支配合主时而来，故五日为一候。以日主经，以时主穴，依经脉的五行属性与五输穴的五行属性，按五行相生规律，经生经，穴生穴，则能按时取穴了。这样就出现阴日阴时取阴经之穴，阳日阳时取阳经之穴，时上有穴，穴上有时等规律。经脉纳干及五行属性列表如下，见表4-3。

表4-3 经脉纳干表

五行	木		火		土		金		水	
阴阳	阳	阴	阳	阴	阳	阴	阳	阴	阳	阴
天干	甲	乙	丙	丁	戊	己	庚	辛	壬	癸
经脉	胆	肝	小肠	心	胃	脾	大肠	肺	膀胱、三焦	肾、心包

在取穴时，日上起时是按阳进阴退的规律而来。天干为阳，地支为阴，故自甲日起，时辰则自天干之首甲，地支则从最后一阳支戌时起，所以甲日起于甲戌时。第二日为乙日，则自乙酉时起，丙日则自丙申时起，余皆类推。按时顺序相生取穴必然出现"日干重见"，实际是时干重见现象，那么，阳日则气纳三焦，他生我，即三焦五输生本日经；阴日则血归包络，我生他，即本日经生包络五输穴。这样则形成了"子午流注环周图"，即纳甲法按时取穴的周期规律，也就是十二经脉之经气在五输穴上形成

周期性开阖的规律。在临床具体运用时要"谨度病端，与时相应"（《灵枢·寿天刚柔》），于是又有"合日互用""表里相合""刚柔相济""妻闭针其夫，夫闭针其妻""用时则先主而后客，用穴则弃主而从宾"等灵活取穴的原则。另外，还有"阳经遇输过原，阴经以输代原"，以及闭时开穴，癸日起亥时等法则，使此法逐渐趋于完善，能够主治全身各种疾患，而独成一派。

子午流注纳子法是将十二经脉纳入地支的按时取穴法，故又名纳支法。它是以一日为一周期的。因为一日十二时辰，十二地支相配永远不动，故选十二经脉五输穴也不动。其补泻方法仍按五输穴五行属性以补母泻子法。按辨证论治之需要候时而取。十二经脉纳支表即纳子法补泻表如下，见表4-4。

表4-4 十二经补母泻子、本穴、原穴表

经别	五行	流注时间	病候举例	补法		泻法		本穴	原穴
				母穴	时间	子穴	时间		
肺	辛金	寅	咳嗽、心烦、胸满	太渊	卯	尺泽	寅	经渠	太渊
大肠	庚金	卯	牙痛、咽喉痛	曲池	辰	二间	卯	商阳	合谷
胃	戊土	辰	腹胀、腹痛	解溪	巳	厉兑	辰	三里	冲阳
脾	己土	巳	腹胀满、腹泻	大都	午	商丘	巳	太白	太白
心	丁火	午	咽干、舌痛、掌热	少冲	未	神门	午	少府	神门
小肠	丙火	未	项强、颔肿	后溪	申	小海	未	阳谷	腕骨
膀胱	壬水	申	头痛、目眩、癫疾	至阴	酉	束骨	申	通谷	京骨
肾	癸水	酉	心悸、腰痛	复溜	戌	涌泉	酉	阴谷	太溪
包络	丁火	戌	痉挛、心烦、胁痛	中冲	亥	大陵	戌	劳宫	大陵
三焦	丙火	亥	耳聋、目痛	中渚	子	天井	亥	支沟	阳池
胆	甲木	子	头痛、胁痛	侠溪	丑	阳辅	子	临泣	丘墟
肝	乙木	丑	胁痛、疝气	曲泉	寅	行间	丑	大敦	太冲

第二节 原、络穴

原穴与络穴是针灸临床上经常运用的重要腧穴，并且经常以主客相配，治疗效果显著又可靠，但各有其性质与特点。

一、原穴

手足十二经脉在腕、踝关节附近各有一个重要腧穴，取名为原穴。是经气源出，所过而留止的部位，故谓之原。

（一）原穴的理论意义

原穴即为经气源出的部位，那么经气之源自何而来？《素问·离合真邪论》云："真气者，经气也。"《灵枢·刺节真邪》解释说："真气者，所受于天与谷气并而充身者也。"因此，经气之源是与先后天之精气密切相关的。先天之精气来源于父母，谓之元气，也称原气，为生气之本源。《难经·八难》云："诸十二经脉者，皆系于生气之原。所谓生气之原有，谓十二经之根本也，谓肾间动气也，此五脏六腑之本，十二经之根，呼吸之门，三焦之原，一名守邪之神。"这是说经气首先是来自先天。人的生命活动，其中包括十二经脉、五脏六腑及呼吸等功能，全都来源于先天，所以谓之生气之原。"三焦之原"，是说明三焦的功能，即上焦出气，中焦生血，下焦藏精等皆赖先天元气；三焦又是决渎之官，六腑之一，有以其气主持水液正常运行于十二经之功能。三焦之气出于原穴，《难经·六十六难》云："五脏俞者，三焦之所行，气之所留止也。三焦所行之俞为原者，何也？然：脐下肾间动气者，人之生命也，十二经之根本也，故名曰原。三焦者，原气之别使也，主通行三气，经历于五脏六腑。原者，三焦之尊号也，故所止辄为原。"说明了原穴命名为"原"的意义。实际是古人经过长期临床实践的总结，此十二原穴是各条经脉主治其所属脏腑疾患的主要腧穴，也是各脏腑疾患反映于体表的重要腧穴。先天元气有赖于后天水谷精气之润养，并与后天精气并而充身，所以后天的五脏六腑及十二经脉之气与三焦原气是相通的。因此，原穴于后天同样为生气之原，故《灵枢·九针十二原》云："十二原者，五脏之所禀三百六十五节气味也。"就是说十二原穴能反映全身的疾患，并能治疗全身疾患。

（二）原穴的内容

《灵枢·九针十二原》载有："阳中之少阴，肺也，其原出于太渊，太渊二；阳中之太阳，心也，其原出于大陵，大陵二；阴中之少阳，肝也，其原出于太冲，太冲二；阴中之至阴，脾也，其原出于太白，太白二；阴中之太阴，肾也，其原出于太溪，太溪二；膏之原，出于鸠尾，鸠尾一；肓之原，出于脖映，脖映一。凡此十二原者，主治五脏六腑之有疾者也。"这是十二原穴的最早记载。从其腧穴数目看，五脏经脉之原穴各有二，加膏、肓之原穴各一，合之为十二穴，并非十二经脉皆有原穴，不符前述原穴为生气之原，三焦为原气别使之意。其中手少阴经原穴是以手厥阴经之大陵代替的，符合手少阴独无输的说法，也符合原是十一条经脉的记载。然而，《灵枢·本输》在论述手足六阳经时均有"所过"之原穴，即大肠经原穴过合谷，胃经原穴过冲阳，小肠经原穴过腕骨，膀胱经原穴过京骨，三焦经原穴过阳池，胆经原穴过丘墟。其中阴经的"输穴"即是原穴，但却无膏、肓之原，也缺手少阴心经之原穴。《难经·六十六难》除保持原十一条经脉之原穴外，又加入了"少阴之原，出于兑骨"。这是根据《灵枢·邪客》所载："少阴独无输者不病乎？……其外经病而脏不病，故独取其经于掌后锐骨之端"而来。《甲乙经》已补充了手少阴经五输穴，其中神门穴为输，在

"掌后锐骨之端"，又为原穴。滑伯仁认为"掌后锐骨之端"即手少阴心经之原穴所在，乃指神门穴。至此，十二经脉之原穴才算补足，为后世医家所尊。关于六阴经输原为一穴，而六阳经却独置一穴为原穴的原理，《难经·六十二难》做解释说："腑者，阳也。三焦行于诸阳，故置一俞，名曰原。腑有六者，亦与三焦共一气也。"意思是说脏属阴，输原共一穴，其经气过输即为原；足够气血留止，三焦原气留止了；六腑属阳，阳经阳气盛，则独置一腧为原穴，故过输需过原，此则按时取穴，子午流注纳甲法的基本原则之一。十二经原穴见表4-5。

表4-5　十二经原穴表

手三阴经	肺经	太渊	心经	神门	心包经	大陵
手三阳经	大肠经	合谷	小肠经	腕骨	三焦经	阳池
足三阴经	脾经	太白	肾经	太溪	肝经	太冲
足三阳经	胃经	冲阳	膀胱经	京骨	胆经	丘墟

（三）原穴的临床应用

原穴在临床上应用十分广泛，大致分为诊断与治疗两个方面。

1. 诊断中用原穴　《灵枢·九针十二原》云："五脏有疾也，应出十二原，十二原各有所出，明知其原，睹其应而知五脏之害矣。"这是说五脏患病后，反映在十二原穴。十二原穴各有所在部位，经过切、循、扪、按的检查，则可定向诊断五脏所患病害。五脏患病能反映于十二原穴，是因为十二原穴乃三焦原气别使所居之处。《素问·五脏生成》篇云："人有大谷十二分，小溪三百五十四（实为三百五十三，疑为误抄），名少十二俞，此皆卫气之所留止，邪气之所客也，针石缘而去之。"人体有十二经脉，三百六十五穴，此篇所言三百五十三穴，名少十二腧穴，此十二腧穴即十二原穴，为三焦之所行，气之所留止之部位，亦是邪气所客之部位。可见原气之别使乃指卫气而言，故又名"守邪之神"。《灵枢·禁服》云："内刺五脏，外刺六腑，审察卫气，为百病母，调其虚实，虚实乃止。"足见针刺之时即是调卫气之虚实。

2. 治疗中用原穴　《灵枢·九针十二原》云："五脏有六腑，六腑有十二原，十二原出于四关，四关主治五脏，五脏有疾，当取之十二原……"。五脏六腑患病反映于十二原穴，同时也是针灸施治的部位，十二原穴均在四肢腕、踝关节处，故谓十二原出于四关。五脏之病求治于原穴的实例，在《内经》也有所记载。如《素问·经脉别论》云："太阳脏独至，厥喘虚，气逆，是阴不足，阳有余也，表里俱当泻，取之下俞……"，其余经脉所属之脏腑有病时亦是"取之下俞""宜治其下俞"。"下俞"，若按"五脏有疾也，当取之十二原"来说，则应是原穴，《类经》注均指此。由此推论可知《灵枢·邪气脏腑病形》中所举五脏六腑之病变皆应求取各经原穴治疗。《素问·脏气法时论》所举各脏之病均"取其经"而治，亦当以取各经原穴为主。因此原穴主治范围很广。在具体运用时大约分三种取穴配方法中用原穴：一是分经辨证后取原穴与他穴配方施治；二是与络穴组成配方施治，即依经脉表里相合关系以主客相应配穴；三是在按时取穴时用原穴，即在子午流注纳甲法中"遇输过原"中用原穴。

二、络穴

络脉由经脉别出的部位均有一腧穴，名为络穴。一般各经脉之别络均以络穴之名称之，即有十五络为经穴中重要腧穴之一。

（一）络穴的理论意义

络穴因其为各经脉别出络脉之处而被视为特定要穴之一。正经别出的络脉网络于周身各部。《灵枢·经脉》云："诸脉之浮而常见者，皆络脉也。"就是说浮在人体表面的可以见到的血络，不论大小皆称络脉。因此，《素问·皮部论》云："凡十二经络脉者，皮之部也。"六经皮部皆有"视其部中有浮络者"的载述。《灵枢·经脉》又云："经脉为里，支而横者为络，络之别者为孙。"由此而将络脉与经脉区别开，凡于深部直行之主干则为经脉，凡于浅部横行之分支则为络脉。络脉又分为主络、浮络、孙络。浮络、孙络密布周身各部，为主络之大小分支，故归属于以经脉为纪之主络，故主络皆以经脉而定名。主络于经脉别出的部位则是络脉与经脉相联络的部位，又是阴阳表里相合两经之间相互联络的部位。因有十五支主络，简称十五络，则有十五络穴。说明经脉与络脉间气血流注之不可分割，又使得阴阳经脉间表里相合，经气相通，从而形成阴阳相贯，如环无端的气血流注关系。所以络穴为气血汇聚与转输、分流的重要部位。

（二）络穴的内容

络脉有十五大络，首载于《灵枢·经脉》："手太阴之别，名曰列缺。……手少阴之别，名曰通里。……手心主之别，名曰内关。……手太阳之别，名曰支正。……手阳明之别，名曰偏历。……手少阳之别，名曰外关。……足太阳之别，名曰飞阳。……足少阳之别，名曰光明。……足阳明之别，名曰丰隆。……足太阴之别，名曰公孙。……足少阴之别，名曰大钟。……足厥阴之别，名曰蠡沟。……任脉之别，名曰尾翳。……督脉之别，名曰长强。……脾之大络，名曰大包。"其中任脉之别尾翳，《甲乙经》认为是鸠尾穴，鸠尾之别名为尾翳。《素问·气府论》王冰注亦同。但《类经》张介宾注："尾翳，误也，任脉之络名屏翳，即会阴穴。"其说可能与督脉络穴长强相对比较而来，长强居背之下部，会阴则为腹之下部。然今日仍宗《甲乙经》之鸠尾说为准。十二正经之络穴分布在手足肘膝以下，任之络主躯干胸腹诸络，督之络主躯干背腰部诸络，脾之大络主躯干胁肋部诸络，从而使十五大络网络了周身各部之络脉。另外《难经·二十六难》以阴阳跷脉之络代替任、督二络，并无穴名及部位，为后世医家所不尊。现将十五络穴列表见4-6。

表 4-6　十五络穴表

手三阴经	肺经　列缺	心经　通里	心包经　内关
手三阳经	大肠经　偏历	小肠经　支正	三焦经　外关
足三阴经	脾经　公孙	肾经　大钟	肝经　蠡沟
足三阳经	胃经　丰隆	膀胱经　飞扬	胆经　光明
任、督、脾大络	任脉　鸠尾	督脉　长强	脾大络　大包

另有一种说法为十六络脉。系指上述十五络脉之外，再加"胃之大络"。《素问·平人气象论》云："胃之大络，名曰虚里，贯膈络肺，出于左乳下，其动应衣，脉宗气也。""虚里"并非腧穴名称，乃是脉之宗气所居之处。"脉之宗气"是指脉动所宗之气，由于居于足阳明胃经之循行线上，故称胃之大络。又因胃为饮纳水谷之府，为五脏六腑之海，又称水谷之海，乃为后天之本，为全身宗气之源，故亦应为脉之宗气所在，为气口脉象中之"胃气"来源。《素问·平人气象论》云："平人之常气禀于胃，胃者，平人之常气也，人无胃气则逆，逆者死。春胃微弦曰平……"余四时之脉象皆以胃气为本。否则脉象中无胃气则为宗气泄，宗气泄则真脏脉见，即为死脉然。所以，胃之大络是言脉之胃气的本源所在，非为腧穴，亦非人体某局部络脉归属之主络，故云"十六大络"并不准确，仍应以十五络脉有十五络穴为准。

（三）络穴的临床应用

络穴主治本络脉所发生的虚实病证。《灵枢·经脉》所载："手太阴之别……其病实则手锐掌热，虚则欠欬，小便遗数。……手少阴之别……其实则支膈，虚则不能言。……手心主之别……实则心痛，虚则为头强。……手太阳之别……实则节弛肘废，虚则生疣。……足太阴之别……厥气上逆则霍乱，实则肠中切痛，虚则鼓胀。……足少阴之别……其病气逆则烦闷，实则闭癃，虚则腰痛……。脾之大络……实则身尽痛，虚则百节尽皆纵。"总之，络脉之病分作三类：一为血络不荣于筋者，二为血络不荣于皮部者，三为血络不润养于腑者。取络穴补虚泻实，以充血脉，以通血络，则可主治络脉之诸病证。除此之外，一络通于二经，除治本络脉之病证外，亦可兼治表里相合之经脉的病证。如列缺治肺经之喘咳、小便遗数，又可治大肠经之头项、齿痛之证；光明可治胆经之痛厥、痿躄之证，又可治肝经目视不明之证。余皆类推。在临床上根据辨证施治法，常与原穴相配主治表里相合阴阳二经之病证，称为"原络配穴法"，效果显著而又可靠。所以，《针灸大成》中单立一目专述原络主客配穴之主治范围，实为后世医家所宗常规取穴法之一。

第三节　俞、募穴

俞穴又名背俞穴，募穴为胸腹之募穴，均为针灸临床上常用之要穴，并且经常配伍组方，称为"俞募配穴法"。

一、俞、募穴的理论意义

脏腑之气血输注于背腰部的腧穴，称背俞穴，简称俞穴。脏腑之气血输注于胸腹部的腧穴，称募穴。"俞"，有转输之意，即脏腑之气血由内向外注入于此，且由此可转输于彼；"募"，有汇集之意，即脏腑之气血由内向外汇聚集结于此。背为阳，故俞穴为阳；腹为阴，故募穴为阴。经气可从阳行于阴，从阴亦可行于阳。腹背之经脉经气之相通是通过"气之径路"完成的。《灵枢·动输》云："四街者，气之径路也。"是说四街是经气运行的捷径通道。《灵枢·卫气》云："请言气街，胸气有街，腹气有街……气在胸者，止之膺与背俞；气在腹者，止之背俞与冲脉于脐左右之动脉者……"就是说身躯前面的胸腹部与身躯后面的背腰部之间，是通过气街这个经气运行之捷径而相通的，因此俞募穴之气是相通的。并成为针灸治则大法中"从阳引阴，从阴引阳"的理论依据。所以，《难经·六十七难》云："五脏募皆在阴，而俞皆在阳者，何谓也？然：阴病行阳，阳病行阴。故令募在阴，俞在阳。"这是从治疗实践角度推理而来的，腹病可取背俞穴治之，背部病可取募穴治之，即是阴病行阳，阳病行阴之法。《难经本义》滑伯仁解释说："阴阳经络，气相交贯，脏腑腹背，气相通应。"这便是俞募穴相配的理论根据。

俞、募穴的分布规律与五脏六腑所在位置密切相关。心、肺与心包居于胸中，则其俞募穴在膈之上的胸膺部及背部；肝胆、脾胃居脐上脘腹部，则其俞募穴亦在背部夹脊两侧之中间部及脘腹与两胁部；大小肠、肾与膀胱居小腹部，则其俞穴在腰以下，募穴亦在脐以下。所以，相对应的脏腑俞募穴经气相通，这在诊断与治疗过程中有着重要意义。

二、俞、募穴的内容

背俞穴与募穴的提出源于《内经》，但是《内经》未能将俞募穴全部记载下来，后世医家逐渐补充完备了。兹分述如下。

（一）背俞穴

《内经》中首载五脏背俞穴。《素问·金匮真言论》云："东风生于春，病在肝俞……南风生于夏，病在心俞……西风生于秋，病在肺俞……北风生于冬，病在肾俞……中央为土，病在脾俞……"各背俞穴的具体位置与取法，载于《素问·血气形志》篇："欲知背俞，先度其两乳间，中折之，更以他草度去半已，即以两隅相拄也，乃举以度其背，令其隅居上，齐脊大椎，两隅在下，当其下隅者，肺之俞也。复下一度，心之俞也。复下一度，左角肝之俞也，右角脾之俞也。复下一度，肾之俞也。是谓五脏之俞，灸刺之度也。"看来这是最早的五脏俞的位置及取法，与今日背俞穴位置及取法大不相同。《素问·长刺节论》云："深专者，刺大脏，迫脏刺背，背俞也。"这是指寒热病时传变至深，迫近五脏则应取背俞穴刺之，此背俞穴的位置则应以上述五脏俞位置为准。《灵枢·背腧》云："五脏之俞，出于背者……肺俞在三焦之间，心俞在五焦之间，膈俞在七焦之间，肝俞在九焦之间，脾俞在十一焦之间，肾俞在十四焦之间。背夹脊相去三寸所，则欲得而验之，按其处，应在中而痛解，乃其腧也。"这里所载五脏俞的位置与前述不同。"背夹脊相去三寸所"则是今日膀胱经循背而行之第一侧线诸穴，即依夹脊两侧俞穴的距离为三寸而定（每侧一寸半）。六腑背俞穴在《内经》中只提到数目，而未具名称。《素问·气府论》云："夹背以下至尻尾二十一节，十五间各一，五脏之俞各五，六腑之俞各六……"。至晋代王叔和著《脉经》，才补入了六腑俞之名称与位置。胆俞在第十椎，胃俞在第十二椎，大肠俞在第十六椎，小肠俞在第十八椎，膀胱俞在第十九椎，仍缺三焦俞。《甲乙经》才补全。至唐代孙思邈在《千金方》中又补入了厥阴俞才算最后补全了。脏腑背俞穴位置在夹脊相去一寸五分是从《甲乙经》开始的。

（二）募穴

《素问·通评虚实论》云："腹暴满，按之不下，取手太阳经络者，胃之募也。"但未指出胃募是何穴。王冰注："手太阳经络之所生，故取中脘穴，即胃之募也。"《素问·奇病论》云："此人者，数谋虑而不决，故胆虚，气上溢而口为之苦，治之以胆募俞。"但亦未指出胆募是何穴。晋代王叔和著《脉经》提出了五脏六腑之募穴名称，肝募期门、胆募日月、心募巨阙、小肠募关元、脾募章门、胃募太仓（中脘）、肺募中府、大肠募天枢、肾募京门、膀胱募中极。缺三焦腑之募穴，《甲乙经》补为石门穴。后人又补充膻中穴为心包募。至此胸腹部脏腑募穴，始臻完备。俞、募穴表见表 4 - 7、表 4 - 8。

表 4 - 7　十二背俞穴表

六脏	背俞	六腑	背俞
肺	肺俞	大肠	大肠俞
肾	肾俞	膀胱	膀胱俞
肝	肝俞	胆	胆俞
心	心俞	小肠	小肠俞
脾	脾俞	胃	胃俞
心　包	厥阴俞	三焦	三焦俞

表 4 - 8　十二募穴表

两侧		正中	
脏腑	募穴	募穴	脏腑
肺	中府	膻中	心包
肝	期门	巨阙	心
胆	日月	中脘	胃

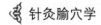

续表

两侧		正中	
脾	章门	石门	三焦
肾	京门	关元	小肠
大肠	天枢	中极	膀胱

三、俞、募穴的临床应用

俞、募穴在针灸临床上应用十分广泛，基本上分为诊断与治疗两方面。四诊中望诊应包括望胸腹背腰俞募穴的反应，如红疹、丘疹、紫斑、白斑……；切诊更有切俞募的内容，除《灵枢·背腧》所载按取应动处是穴外，《素问·缪刺论》亦有记载："邪客于足太阳之络，令人拘挛、背急，引胁而痛，刺之从项如数脊椎，夹脊疾按之应手如痛。"另外，关于扣按胸腹的记载更多，散见于各篇之中，如《素问·举痛论》《灵枢·水胀》等。

俞募穴相配在治疗方面主治病证颇多，兹分述如下。

（一）本脏腑疾患

俞募穴接近脏腑，《灵枢·胀论》云："夫胸腹，脏腑之郭也；膻中者，心主之宫城也。"所以位居胸腹背腰部的俞募穴可诊治脏腑发生的疾患。如肺俞、中府可治肺脏的喘咳、寒热；胃俞、中脘可治胃脘痛、脘腹胀满；肝俞、期门可治胸胁支满而痛引少腹；脾俞、章门可治飧泄、腹胀。类似上述情况，脏腑之风、痹、痛、痿、厥、疟等病证，皆可选取俞募穴治之。

（二）脏腑所主五体五官之疾患

肝主筋，开窍于目；心主脉，开窍于舌；脾主肉，开窍于口（唇四白）；肺主皮毛，开窍于鼻；肾主骨，开窍于耳及二阴。如筋挛瘛疭，目赤羞明选肝俞、胆俞与期门、日月相配治之；四肢不举，肌肉痿软，人中满唇反可选脾俞、胃俞与章门、中脘治之；寒热、汗出、衄衊、消瘅、飧泄可选肺俞、大肠俞与中府，天枢治之；口舌生疮、小溲赤涩，可选心俞、小肠俞与巨阙、关元治之。凡似如上病证，皆可选取俞募穴治之。

（三）经脉局部疾患

俞募穴所在的经脉局部患病，或受风寒湿邪气之侵袭，或闪腰、岔气，或扭伤等，均可于邻近处选取俞募穴治之，亦可病在前取之后，亦可病于后取之前，而以病于前取后者为多。如胁肋部多见岔气疼痛，可选背俞穴针治可收速效。

总之，俞募穴相配组成处方，治疗范围广泛。取穴时可单侧取，亦可双侧取；可先取后，次日取前；亦可前后同时取。用法灵活，视病情需要而定。

第四节　郄、会穴

郄穴是经脉之气血输注较深部位的腧穴。会穴是人体脏腑、气血、筋脉、骨髓等精气所汇聚部位的腧穴。二者在针灸临床中均属常用之特定要穴。兹分述如下。

一、郄穴

经脉循行中，在四肢肘膝以下有迂曲的部位，是经气汇聚、输注较深之处，均有一腧穴，名为郄穴。郄，即有隙、空、孔的含义。

（一）郄穴的理论意义

郄，作为针灸治疗部位的名称，首载于《内经》。《素问·刺疟》篇云"足太阳之疟……刺郄中出血"，王冰注："《黄帝中诰图经》云，委中主之，则古法以委中为郄中也。"又云："先腰脊痛者，先刺郄中出血。"张介宾注："腰背皆属太阳，故当刺委中穴。"所以"郄中"成为委中穴之别名了。在《素问·刺腰痛》中多处载有"郄中""郄外廉""郄阳筋之间上郄数寸""郄下五寸"等，多数注家皆以此郄为腘中央委中穴论之。然今日各经脉之郄穴，并非《内经》之"郄"，只采其"郄"之含义而已。郄穴作为特定要穴，其名称与位置首载于《甲乙经》。从"郄穴"的含义论，是气血注入于较深的部位之意。在经脉循行线上，气血流注于肘膝以下（个别经脉在膝上）遇到迂曲部位时，气血汇聚，输注之形象，犹如灌注于孔隙之中，故称为"郄"，将此位置之穴称作郄穴。

（二）郄穴的内容

手足阴阳十二经脉各有一郄穴；奇经八脉中之阴、阳跷脉及阴、阳维脉亦各有一郄穴，合称十六郄穴。（表4-9）

表4-9　十六郄穴表

阴经	郄穴	阳经	郄穴
手太阴肺经	孔最	手阳明大肠经	温溜
手厥阴心包经	郄门	手少阳三焦经	会宗
手少阴心经	阴郄	手太阳小肠经	养老
足太阴脾经	地机	足阳明胃经	梁丘
足厥阴肝经	中都	足少阳胆经	外丘
足少阴肾经	水泉	足太阳膀胱经	金门
阴维脉	筑宾	阳维脉	阳交
阴跷脉	交信	阳跷脉	跗阳

（三）郄穴的临床应用

由于郄穴是各经气血流注过程中汇聚，输注较深的部位，因对本经所属络之脏腑及循行部位之病证，除可以切循扪按郄穴，查其"应动"以助诊断外，急取该穴施以针灸补泻治疗常获显著效果。大致规律是阴经郄穴多治血证，如孔最治咳血，阴郄治吐血、衄血、地机、水泉、交信治经血不调等。阳经郄穴多治气形两伤病证，即气伤痛，形伤肿。如温溜治头痛、面肿，梁丘治胃痛、膝肿，养老治肩背腰痛等。这些病证大多属急性病，可见郄穴的治疗颇为重要。除此之外，郄穴尚有治疗邻经及表里相合经脉之病证的效能，亦不可忽视。

二、八会穴

人体的脏、腑、气、血、筋、脉、骨、髓八种精气所汇聚的部位，均有一腧穴，称"八会穴"。

（一）八会穴的意义及内容

八会之称及腧穴，首载于《难经》。《难经·四十五难》云："经言八会者，何也？然：腑会太仓，脏会季胁，筋会阳陵泉，髓会绝骨，血会膈俞，骨会大杼，脉会太渊，气会三焦外一筋直两乳内也。热病在内者，取其会之气穴也。"可知八会穴为治热病的重要腧穴。后世医家将脏会季胁解为章门穴；将气会解为膻中穴。这样八会穴才各有穴名，延用至今。（表4－10）

表4－10　八会穴表

八会	穴名	经属
脏会	章门	脾经募穴
腑会	中脘	胃经募穴
气会	膻中	心包经募穴
血会	膈俞	膀胱经穴
筋会	阳陵泉	胆经合穴
脉会	太渊	肺经输（原）穴
骨会	大杼	膀胱经穴
髓会	绝骨	胆经穴

1. 腑会太仓　太仓即中脘穴之别名。中脘穴为胃之募穴，又为手太阳、少阳、足阳明之所生，与任脉之会。胃为水谷之海，属阳土之腑，能灌四旁，六腑皆禀气于胃，同为仓廪之官，故取中脘为腑会，其理昭然。

2. 脏会季胁　季胁部为章门穴之所居，故季胁又为章门之别名。章门穴为脾之募穴，又为足厥阴、少阳之会。脾为后天之本，属阴土之脏，能灌四旁，五脏皆禀气于脾。脾之统血，乃统肝所藏之血，故取肝经之穴为其募，并以此穴为脏会，其理亦然。

3. 筋会阳陵泉　阳陵泉位居膝旁，"膝者，筋之府"，主屈伸之键，若"屈伸不能，行将偻附，筋将惫矣"（《素问·脉要精微论》）。大筋之会即在于膝，故云"诸筋皆会于阳之陵泉"。依此而定阳陵泉为筋会，其理若揭。

4. 髓会绝骨　绝骨又名悬钟穴，为足少阳胆经腧穴，居外踝上辅骨（腓骨）之尽处，即绝骨之端。《甲乙经》以"辅骨前，绝骨端"为阳辅穴，在外踝上四寸处，故绝骨亦被视为阳辅穴。然近代医家皆以悬钟穴为绝骨。"骨者，髓之府"，"诸髓者，皆属于骨"。悬钟穴刺之近骨，《灵枢·经脉》云："胆足少阳之脉……是主骨所生病者……"。故髓会取胆经之绝骨穴，其理可解。

5. 血会膈俞　膈俞位居足太阳膀胱经背俞部，在第七椎下旁开寸半处。此处恰与横膈膜相近，故名膈俞。心主血脉居肺下膈上；肝为藏血之官，脾为统血之器，皆附于膈膜之下。三脏主持血气，皆居膈之上下，故取膈俞为血会，上下主血，其理可通。

6. 骨会大杼　大杼穴居足太阳膀胱经之背俞部，在项第一椎下两旁。根据《内经》所载此大杼穴似非是骨会，历代早有争议。《灵枢·癫狂》云："筋癫疾者，身倦挛急，刺项大经之大杼脉。""项大经"为督脉；"大杼脉"指大椎穴，因大椎亦名杼骨，大椎穴之别名亦为大杼，为手足三阳经与督脉交会之处，位于柱骨、脊骨与两肩杼骨之交接处，故为人身骨骼之中心，加上督脉连于肾经，肾主骨，大椎穴与肾经经气相通，所以命大椎穴为骨会，其理方通。

7. 脉会太渊　太渊穴为手太阴肺经原穴，手太阴脉气由此而发，其位居于寸口，亦名气口处。肺朝百脉，寸口为脉之大会处。《难经·一难》云："寸口者，脉之大会，手太阴之脉动也……寸口者，五脏六腑之所终始。"故独取寸口可"以决五脏六腑死生吉凶"，因此取太渊穴为脉会，其理已明。

8. 气会膻中　膻中穴为任脉重要腧穴，位居胸部两乳之中央，为上焦宗气所居之处，是四海中气海所居部位，又为心包络之募，主持全身诸气。故取膻中穴为气会，其理了然。

（二）八会穴的临床应用

八会穴依其脏、腑、筋、脉、气、血、骨、髓之名而主治各种疾患，包括热病及其他病证。如胃肠之胀满、泄泻、寒热疼痛可取中脘，诸种血证皆可取膈俞，胸闷、气短可取膻中，骨软筋挛或偏瘫皆可取骨会、筋会、髓会治之。临床上，常将八会穴与其他腧穴组成配方，调治八种精气逆乱之证，效果显著而又可靠。

第五节　八脉交会穴

奇经八脉与十二正经经气交会于手足八个腧穴，称八脉交会穴。这八个腧穴均分布在肘膝以下重要部位，功能显要，主治范围广泛，故属特定要穴。

一、八脉交会穴的理论意义及内容

八脉交会穴又名交经八穴，始见于金元时代窦汉卿著的《针经指南》。该书在流注八穴序中说："交经八穴者，针道之要也。然不知孰氏之所述，但序云：乃少室隐者之所传也，近代往往用之弥验。予少时尝得其本于山人宋子华，以此术行于河淮间四十一年。起危笃患，随手应者，岂胜数哉！"由此而知，此八穴早传于世，至窦氏善用此法，取效卓著，声誉倍增，故又称作"窦氏八穴"。此八穴皆为十二正经之腧穴，奇经八脉之经气均交会于此八穴，故与正经经气相通。

1. 公孙　本属足太阴脾经之络穴，位于足大趾本节后一寸，别走足阳明胃脉。胃脉于气冲部与冲脉交会而至少腹关元，夹脐上行胸部。故公孙穴与冲脉经气相通。

2. 内关　本属手厥阴心包经之络穴，位于腕后两筋间。其经脉起于胸中下行至手臂内侧，络脉由此别走手少阳三焦经。阴维脉起于诸阴之交，其脉气发于足少阴经筑宾穴，上行入少腹而上胸膈，故于胸中与手厥阴经相交会，因此内关穴与阴维脉经气相通。

3. 足临泣　本属足少阳胆经之腧穴，位于足第四趾本节后陷者中。其经脉由头侧交肩上，下渊腋抵季胁，过髀枢循股胫外侧，下至第四趾。带脉出于季胁，围身一周，状若束带。其所属带脉、五枢、维道等穴皆属足少阳胆经腧穴，故足临泣与带脉经气相通。

4. 外关　本属手少阳三焦经之络穴，位于腕后二寸陷者中。其经脉循臂上行至肩。阳维脉起于诸阳之会，其脉气发于足太阳之金门穴，循膝外廉上髀厌，行身侧过胁肋，达肩前与手少阳三焦经交会于臑会、天髎、肩井等穴。故外关与阳维脉经气相通。

5. 申脉　本属足太阳膀胱经之腧穴，位居足外踝下陷者中，为阳跷脉所生之处，故申脉与阳跷脉经气相通。

6. 后溪　本属手太阳小肠经之腧穴，位于手小指外侧本节后陷者中。其经脉循臂外后廉上行交于肩上而会督脉于大椎穴，故后溪与督脉经气相通。

7. 照海　本属足少阴肾经之腧穴，位于足内踝下一寸处。为阴跷脉所生之处，故照海穴与阴跷脉经气相通。

8. 列缺　本属手太阴肺经之络穴，位于腕上一寸半。其经脉起自中焦，下络大肠，还循胃口，上膈属肺，从肺系横出腋下而循臑臂内前廉而行至列缺。任脉起自会阴上少腹至关元达中焦，故列缺穴与任脉经气相通。

八脉交会穴列表见表 4 - 11。

表4－11 八脉交会穴表

经属	八穴	通八脉	会合部位
足太阴	公孙	冲脉	胃、心、胸
手厥阴	内关	阴维	
手少阳	外关	阳维	目外眦、颊、颈、耳后、肩
足少阳	足临泣	带脉	
手太阳	后溪	督脉	目内眦、项、耳、肩胛
足太阳	申脉	阳跷	
手太阴	列缺	任脉	胸、肺、膈、喉咙
足少阴	照海	阴跷	

二、八脉交会穴的临床应用

由于奇经八脉之经气，在十二正经所属的八个腧穴部位，与正经经气相通，因此这八个交会穴不但主治奇经的病证，而且也主治本经及与本经表里相合经脉的病证。八穴中有四个络穴，两个输穴，两个阴阳跷脉所生处之穴，都属重要腧穴。《难经·二十八难》云："比于圣人图设沟渠，沟渠满溢，流于深湖，故圣人不能拘通也。而人脉隆盛，入于八脉，而不环周，故十二经亦不能拘之。"这是将十二经脉比作江河，环流不息；将奇经八脉比作湖泊，与江河相通。江河之水满溢则流入湖泊，江河之水缺少，湖泊则能补之，依此比作气血运行之流注。若气血隆盛，则十二经气血漫溢于奇经八脉而蓄之；若气血衰少，则奇经八脉之气血补入于正经，从而维持人体阴阳之平秘。故此八脉交会穴可治本经气血虚实之证，亦可治十二正经气血虚实之证。明代李梴著《医学入门》说："八法者，奇经八穴为要，乃十二经之大会也。"又说："周身三百六十穴统于手足六十六穴（五输穴加原穴），六十六穴又统于八穴"，其本意则在于说明八脉交会穴可以主治全身之疾患。

《针经指南》中详细列述八穴主治之证：公孙穴主治九种心痛、痰膈涎闷、脐腹痛并胀、胁肋疼痛、产后血迷……疟疾心痛等二十七证；内关穴主治中满不快、伤寒不解、心膈痞满、吐逆不定、胸满痰膈……疟疾寒热等二十五证；临泣穴主治足跗肿痛、手足麻、手指战掉、赤眼并冷泪……耳聋等二十五证；外关穴主治肢节肿痛、臂膊冷痛、鼻衄、手足发热……雷头风等二十七证；后溪穴主治手足挛急、手足颤掉、头风痛、伤寒不解……手麻痹等二十四证；申脉穴主治腰背强痛、手足不遂、身体肿满、肢节烦痛……产后恶风等二十五证；列缺穴主治寒痛泄泻、妇人血积或败血、咽喉肿痛、死胎不出及衣不下……诸积聚脓痰膈等三十一证；照海穴主治喉咙闭塞、小腹冷痛、小便淋涩并不通、妇人血晕……足热厥等二十九证。

临床用手足上下主客相配的方法，将八穴组成四对。公孙与内关为一对，主治胃、心、胸部病证；临泣与外关为一对，主治目锐眦、耳后、颊、颈、肩及往来寒热之证；后溪与申脉为一对，主治目内眦、耳、肩膊、颈项及寒热诸疾；照海与列缺为一对，主治肺系、咽喉、胸膈及阴虚内热之病证。

临床上，用八脉交会穴的另一种常用配穴方法是按时取穴法，即"灵龟八法"和"飞腾八法"，也称"八法神针"，由于用此八法取穴声誉最高的是窦汉卿，故又名"窦文真公八法流注"。这种按时取穴法是将奇经八脉纳于八卦以计时取穴，故又称"奇经纳卦法"。这种方法与子午流注针法同属按时取穴法，是针灸时间治疗学的主要内容之一。

第六节　下合穴

手足六阳经在下肢部均有一腧穴与其经气相通，称为下合穴。由于阳经属腑，故又称"六腑下合穴"。下合穴主治六腑疾患卓有奇效，故被列为特定之要穴。

一、下合穴的理论意义及内容

《灵枢·本输》云："六腑皆出于足之三阳，上合于手者也。"就是说六腑有胃、大肠、小肠、胆、三焦、膀胱，均居于腹中，其经脉之气应出自足之三阳经，其中大肠、小肠及三焦属于手之三阳经，乃是其经气上合于手臂之意。因为大肠为传导之官，小肠为受盛之官，是传导化物、泌别清浊之腑，均与五谷之腑的胃密切相关。所以《灵枢·本输》云："大肠小肠，皆属于胃。"三焦为决渎之官，水道出焉，属膀胱；膀胱为州都之官，津液藏焉，二者关系至为密切，均主水液之腑。另外，胃、胆、膀胱三腑已是足之三阳经所属之腑，故此六腑中大肠、小肠二腑之经气下合于足阳明胃脉，三焦之经气下合于足太阳膀胱经。《灵枢·邪气脏腑病形》云："胃合三里，大肠合于巨虚上廉，小肠合于巨虚下廉，三焦合于委阳，膀胱合于委中央，胆合于阳陵泉。"至于"三焦下腧"，《灵枢·本输》云："三焦下腧，在于足大指之前，少阳之后，出于腘中外廉，名曰委阳，是太阳络也，手少阳经也。三焦者，足少阳太阴之所将，太阳之别也，上踝五寸，别入贯腨肠，出于委阳，并太阳之正，入络膀胱，约下焦。"这就是说三焦下合穴之经气出自足大趾本节附近，即足太阴脾经循行线上，然后行于足少阳胆经之后，故后文说"三焦者，足少阳太阴之所将"，然后继续上行至上踝五寸近于足太阳经别络飞扬穴处，深入穿过腨肠部而出于委阳穴，以后又与足太阳经别合并上行而入络于膀胱。由此可推想到大小肠之经气虽出于上下巨虚穴，很可能与足阳明胃脉循行于足跗部位相关，更与足阳明经别之上行入腹属胃有关。（表4-12）

表 4 - 12　下合穴表

手足三阳经		六腑	下合穴
手三阳经	太阳	小肠	下巨虚
	阳明	大肠	上巨虚
	少阳	三焦	委阳
足三阳经	太阳	膀胱	委中
	阳明	胃	足三里
	少阳	胆	阳陵泉

二、下合穴的临床应用

《素问·咳论》云："治腑者，治其合。"《灵枢·邪气脏腑病形》云："合治内腑。"说明下合穴对六腑之病证是重要的治疗腧穴。《灵枢·邪气脏腑病形》云："大肠病者，肠中切痛而鸣濯濯，冬日重感于寒，即泄，当脐而痛，不能久立，与胃同候，取巨虚上廉；胃病者，腹䐜胀，胃脘当心而痛，上支两胁，膈咽不通，食欲不下，取之三里也；小肠病者，小腹痛，腰脊控睾而痛，时窘之后，当耳前热，若寒甚，若独肩上热甚，及手小指次指之间热，若脉陷者，此其候也，手太阳病也，取之巨虚下廉；三焦病者，腹气满，小腹尤坚，不得小便，窘急，溢则水留，即为胀，候在足太阳之外大络，大络在太阳、少阳之间，亦见于脉，取委阳；膀胱病者，小腹偏肿而痛，以手按之，即欲小便而不得，肩上热，若脉陷及足小指外廉及胫踝后皆热，若脉陷，取委中央；胆病者，善太息，口苦，呕宿汁，心下澹澹，恐人将捕之，嗌中吤吤然，数唾，在足少阳之本末，亦视其脉之陷下者，灸之，其寒热者，取阳陵泉。"此外，《灵枢·本输》云："三焦下腧……入络膀胱，约下焦，实则闭癃，虚则遗溺。"亦归三焦下合穴委阳主治范围。实际上，凡属六腑所患的病证皆可取下合穴治之。并可治与本经表里相合之阴经病证，如三里治脾胃，阳陵泉治肝胆，委中治腰肾等。

第七节　标本与根结

十二经脉的标与本、根与结的部位，均有重要腧穴。这些腧穴都有特殊性质与作用，故列为特定要穴之内。

一、标本的理论意义及腧穴

经络学的标本理论，在针灸临床实践中占有一定的位置，主要用来说明经气在四肢、头身、躯干之间的联系，是针刺临床远端取穴、局部取穴，上病治下，下病治上，上下配穴的理论根据之一。所以《灵枢·卫气》云："能知六经标本者，可以无惑于天下。"经脉的标本是指部位而言，与一般所说"急则治其标，缓则治其本"的"标本"其意义完全不同。它是依人体十二经脉循行部位之上下为根据的，在下者四肢末梢为本，在上者头身躯干为标。"本"，代表经脉之经气初发之所在部位。《说文》云"本，木下曰本"，象形草木之根底也，是"初""基"之意；"标"，代表经脉之经气循行至终末所在部位。《说文》云"标，木杪（miǎo）末也"，高远之木枝曰标，即树之末梢的意思。所以用"标本"来论述经脉之上下，是古人取类比象的方法。张隐庵说："本者，犹木之根干，气血从此而出也；标者，犹树之梢杪，绝而出于络外之径路也。"

标本的部位载于《灵枢·卫气》。该篇云："足太阳之本，在跟以上五寸中，标在两络命门，命门者，目也；足少阳之本，在窍阴之间，标在窗笼之前，窗笼者，耳也；足少阴之本，在内踝下上三寸中，标在背俞与舌下两脉也；足厥阴之本，在行间上五寸所，标在背俞也；足阳明之本，在厉兑，标在人迎颊夹颃颡也；足太阴之本，在中封前上四寸之中，标在背俞与舌本也；手太阳之本，在外踝之后，标在命门之上一寸也；手少阳之本，在小指次指之间上二寸，标在耳后上角下外眦也；手阳明之本，在肘骨中，上至别阳，标在颜下合钳上也；手太阴之本，在寸口之中，标在腋内动也；手少阴之本，在锐骨之端，标在背俞也；手心主之本，在掌后两筋之间二寸中，标在腋下下三寸也。"这段原文记载中各经脉标与本大多是部位，个别是腧穴，所以后世医家作解者颇多。今摘其较为准确并能定出腧穴之注解，依前文之序列述如下。

"跟以上五寸中"，马元台注："踝下至跟有二寸，而踝上有三寸，则当是跗阳穴也。"此论甚是可定。

"命门者，目也"，杨上善注："肾为命门，上通太阳于目，故目为命门。"足太阳脉起于目内眦，故可定为睛明穴。

"窗笼之前"，《甲乙经》："窗笼者，耳前上下脉，以手按之动者是也。"原文指出"窗笼者，耳也"，故在耳之前者，按之脉动之处当是听宫穴。

"内踝下上三寸中"，张介宾注："内踝下上三寸中，为踝下一寸照海也，踝上二寸复溜交信也。"即"内踝下"指本经之照海穴，照海在踝下一寸，由此上数三寸，即"上三寸中"，为复溜及交信二穴。若依内踝直上二寸为准，应是交信穴可定。复溜偏于跟腱侧似非。

"背俞与舌下两脉也"，足少阴经背俞即肾俞穴无疑。本经"夹舌本"，故标在舌下系带两侧之脉可解，今称奇穴左金津、右玉液。

"行间上五寸所"，张介宾注："行间上五寸所，当是中封穴。"此论极是可定。

"标在背俞也"，足厥阴经之标在背俞，当是肝俞无疑。

"中封前上四寸之中"，张介宾注："中封，足厥阴经穴，前上四寸之中当是三阴交也。"中封在内踝下一寸，三阴交在内踝上三寸，合为四寸，故足太阴本经三阴交穴为本可定。

"标在背俞与舌本也"，足太阴经背俞即脾俞穴无疑。本经"连舌本"，故标在舌本即舌根部，应是中央廉泉穴可定。

"外踝之后"，张介宾注："手外踝之后，当是养老穴。""踝"似指足踝关节内外踝，此处实指手踝骨，即手外踝为尺骨小头。故张氏注为养老穴甚是可定。

"命门之上一寸"，张介宾注："命门之上一寸，当是睛明穴上一寸，盖睛明为手足太阳之会也。"手太阳经一分支"别颊上𫐐，抵鼻，至目内眦"与足太阳交会。其标在命门上一寸应是攒竹穴可定。

"小指次指之间上二寸"，马元台与张介宾皆注为"液门穴"，似非。液门穴居四五指缝间，指蹼缘上不及一寸，故小指次指之间上二寸应是液门穴后一寸之中渚穴可定。

"耳后上角下外眦"，张介宾注："耳后上角当是角孙穴，下外皆当是丝竹空也。"此论极是可定。

"肘骨中"，马元台与张介宾皆注为"曲池穴"，甚是可定。

"上至别阳"，杨上善注："手阳明之脉……上至背臑，背臑手阳明络，名曰别阳。"大肠经无背臑穴，此"背"为"臂"之误，故为臂臑穴为是。

"颜下合钳上"，张介宾注："颜，额庭也；钳上，即《根结篇》钳耳之义，脉由足阳明大迎之次，夹耳之两旁也。"按《太素》文为"颊下合于钳上"，似是。杨上善注："末在颊下一寸，人迎后，扶突上，名为钳。钳，颈铁也，当此铁处，名为钳上。"此注不明亦不确切。《灵枢·根结》云："颡大者，钳耳也。"故此"钳"仍应宗《内经》原文之义解为"钳耳"为是。手阳明自颊下向上合足阳明于钳耳，当为头维二穴为宜可定。

"寸口之中"，张介宾注："寸口之中，太渊穴也。"太渊为手太阴之原穴可定。

"腋内动"，杨上善注："末在掖下天府动脉也。"故为天府穴可定。

"锐骨之端"，杨上善注："手少阴脉出于手小指之端，上至腕后锐骨之端神门穴为根也。"神门为手少阴之原穴可定。

"标在背俞"，手少阴心经背俞即心俞无疑。

"掌后两筋之间二寸中"，明指内关穴，诸注皆是，可定。

"腋下三寸"，杨上善注："末在掖下三寸天池也。"此论极是可定。

按以上所定标本腧穴列表于下，见表4-13。

表4-13　十二经标本表

经名		本部	标部
足三阳	足太阳	跟以上五寸中：跗阳穴	两络命门（目）：睛明穴
	足少阳	窍阴之间	窗笼（耳）之前：听宫穴
	足阳明	厉兑	人迎、颊、夹颃颡

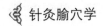

续表

经名		本部	标部
手三阳	手太阳	外踝之后：养老穴	命门（目）之上一寸：攒竹穴
	手少阳	小指次指之间上二寸：中渚穴	耳后上角下外眦：丝竹空穴
	手阳明	肘骨中（曲池）上至别阳：臂臑穴	颜下、合钳上：头维穴
手三阴	手太阴	寸口之中：太渊穴	腋内动脉：天府穴
	手少阴	锐骨之端：神门穴	背俞（心俞）
	手厥阴	掌后两筋之间二寸中：内关穴	腋下三寸：天池穴
足三阴	足少阴	内踝上下三寸中：交信穴	背俞（肾）与舌下两脉：金津、玉液
	足厥阴	行间上五寸所：中封穴	背俞（肝）
	足太阴	中封前上四寸之中：三阴交穴	背俞（脾）与舌本：廉泉穴

二、根结的理论意义及腧穴

经络学的根结理论，与标本理论意义雷同，同样是针灸临床上远端取穴、上病取下、下病取上、上下同取的理论根据之一。所以，《灵枢·根结》云："不知根结，五脏六腑，折关败枢，开阖而走，阴阳大失，不可复取，九针之玄，要在终始，故能知终始，一言而毕，不知终始，针道咸绝。"十二经脉皆有根结，均以部位而论，在下者四肢末梢为根，在上者头身躯干为结。"根"，《说文》云"木株也"，为"本""始""元"之意；"结"，为"缔""续""终""聚"之意。在经脉上用"根结"来形象地说明经脉经气运行之始终。故"根"多在四肢末端，"结"多在头面躯干。确为"上下相应而俱往来也"之意。

《灵枢·根结》所载足三阴三阳经都有根结部位："太阳根于至阴，结于命门，命门者，目也；阳明根于厉兑，结于颡大，颡大者，钳耳也；少阳根于窍阴，结于窗笼，窗笼者，耳中也；……太阴根于隐白，结于太仓；少阴根于涌泉，结于廉泉；厥阴根于大敦，结于玉英，络于膻中。"其中命门指目可定睛明穴；颡大钳耳为头维穴；窗笼耳中为听宫穴；太仓为中脘；玉英即玉堂，腧穴皆明确。另外，《灵枢·根结》所载手足六阳经皆有根、溜、注、入之部位；"足太阳根于至阴，溜于京骨，注于昆仑，入于天柱飞扬也；足少阳根于窍阴，溜于丘墟，注于阳辅，入于天容光明也；足阳明根于厉兑，溜于冲阳，注于下陵，入于人迎丰隆也；手太阳根于少泽，溜于阳谷，注于少海，入于天窗支正也；手少阳根于关冲，溜于阳池，注于支沟，入于天牖外关也；手阳明根于商阳，溜于合谷，注于阳溪，入于扶突偏历也。"以上皆为腧穴，但却少手三阴经之根结。一说疑有脱简；一说以足之三阴统手之三阴，尚无定论。今依前文根结之腧穴列表，见表 4 – 14、表 4 – 15。

表4-14 六经根结表

经别 \ 类别	根	结
太阳	至阴	命门（目）、睛明穴
阳阴	厉兑	颡大（钳耳）、头维穴
少阳	窍阴	窗笼（耳中）、听宫穴
太阴	隐白	太仓（胃）、中脘穴
少阴	涌泉	廉泉
厥阴	大敦	玉英、膻中

表4-15 六阳经根、溜、注、入穴位表

经名 \ 类别	根	溜	注	入 上	入 下
足太阳	至阴	京骨	昆仑	天柱	飞扬
足少阳	窍阴	丘墟	阳辅	天容	光明
足阳明	厉兑	冲阳	下陵（三里）	人迎	丰隆
手太阳	少泽	阳谷	小海	天窗	支正
手少阳	关冲	阳池	支沟	天牖	外关
手阳明	商阳	合谷	阳溪	扶突	偏历

三、标本根结的临床应用

标本根结部位的腧穴有相重者，根溜注入部位的腧穴与五输及原络穴有相重者。《灵枢·卫气》云："下虚则厥，下盛则热；上虚则眩，上盛则热痛。故石者，绝而止之，虚者引而起之。"这是上下虚实寒热发病不同之纲领。"石者"即实证，当泻法治之，虚证当补法治之。《灵枢·终始》云："从腰以上者，手太阴阳明皆主之；从腰以下者，足太阴阳明皆主之。病在上者，下取之；病在下者，高取之；病在头者，取之足；病在足者，取之腘。病生于头者，头重；生于手者，臂重；生于足者，足重。治病者，先刺其病所从生者也。"又云："病在上者，阳也；病在下者，阴也；……病先起阴者，先治其阴，而后治其阳；病先起于阳者，先治其阳，而后治其阴。"这便是标本根结腧穴取法之大纲，主次分明，用法灵活，主治全身各类疾患。

第八节 交会穴

两条或两条以上的经脉在循行过程中相互交叉会合，在会合部位的腧穴称交会穴。它与八脉交会穴是以经气与十二正经相通之交会不同，而是实指循行路线上的交会。虽然《内经》中多篇载有"交巅上""交肩上""柱骨之会上"等，但是并未述明交会穴之名称。明确列出交会穴名称的是《甲乙经》，此后在《千金》《外台》《素问》王注等书中又略有补充。交会穴体现了经脉之间的联系，绝大多数交会穴分布于头面躯干部，主要是阴经与阴经交会，阳经与阳经交会，只有足阳明经、手太阳、少阳经与任脉交会属阴阳脉相交。表明各经脉之间气血相通。由于各阴经均会于任脉，各阳经均会于督脉，故通过交会穴充分体现了任脉为"阴脉之海"，督脉为"阳脉之海"的功能，使任督二脉在十四经中起着总纲的作用。此外，根据交会穴的分布特点，还表明了十二经"根"于四肢，"结"于头身的联系规律。尤其是奇经八脉中除任督二脉有单独所属腧穴外，其他六脉，即冲脉、带脉、阴跷脉、阳跷脉、阴维脉、阳维脉，均无单独所属腧穴，皆以交会穴与十四经相交。因此，从交会穴才能明确了解冲脉并于足少阴，带脉并于足少阳，阴跷脉为足少阴之别，阳跷脉为足太阳之别，"阴维起于诸阴之交"，"阳维起于诸阳之会"的涵义。

交会穴除了反映所属本经病证外，还反映相交各经之病证，所以交会穴所在人体部位较多发生病痛。如"阳维为病苦寒热"，其病证表现则与头肩部交会穴相关；"阴维为病苦心痛"，其病证表现则与胸腹部交会穴相关，切循这些交会穴则可得"应动"反应。所以，交会穴是头面躯干部就近取穴之重点腧穴，它既可治所属本经及本经属络脏腑之病证，又可治相交各经及其所属络脏腑之病证。尤其是在针灸临床治疗中，由于有交会穴的存在，扩大了经脉所属腧穴的治疗范围。如三阴交穴属足太阴脾经，又是足三阴经交会穴。足三阴经虽然共同治疗小腹部病证，共同交会于任脉的中极、关元二穴，但它们又各有其主治重点。足太阴经交会于下脘、日月、期门、中府，说明其所属腧穴能够主治脾胃及胸胁部病证；足少阴经交会于长强及上达廉泉，其所属腧穴能够主治肾、膀胱、腰脊、肺、喉舌等部病证；足厥阴经交会于曲骨、冲门、府舍及颠顶，其所属腧穴能够主治肝、胆、阴部、胁肋及头部病证。因此，三阴交则具有足三阴经所主治的共同作用。其他交会穴亦如是。今将交会穴列表于下，见表4-16。

表4-16　经脉交会穴表

经属	穴名	交会经脉	经属	穴名	交会经脉
手太阴	中府	手足太阴之会[①]	足阳明	下关	足阳明、少阳之会
手阳明	臂臑	手阳明络之会		头维	足少阴、阳明之会[②]
	肩髃	手阳明、阳跷脉之会		气冲	冲脉起于气冲[③]
	巨骨	手阳明、阳跷之会	足太阴	三阴交	足太阴、厥阴、少阴之会
	迎香	手足阳明之会		冲门	足太阴、厥阴之会
足阳明	承泣	阳跷、任脉、足阳明之会		府舍	足太阴、阴维、厥阴之会
	巨髎	阳跷、足阳明之会		大横	足太阴、阴维之会
	地仓	阳跷、手足阳明之会		腹哀	足太阴、阴维之会

①《甲乙经》原文为"手太阴之会"，据《素问·气府论》王冰注改。
②《甲乙经》原文为"足少阳、阳维之会"，据《素问·气府论》王冰注改。
③据《难经·二十八难》增。

经属	穴名	交会经脉	经属	穴名	交会经脉
手太阳	天容	手少阳脉气所发	足少阴	石关	冲脉、足少阴之会
	臑俞	手太阳、阳维、阳跷之会		阴都	冲脉、足少阴之会
	秉风	手阳明、太阳、手足少阳之会		腹通谷	冲脉、足少阴之会
	颧髎	手少阳、太阳之会		幽门	冲脉、足少阴之会
	听宫	手足少阳、手太阳之会		照海	阴跷脉所生
足太阳	睛明	手足太阳、足阳明之会		交信	阴跷之郄
	大杼	足太阳、手太阳之会		筑宾	阴维之郄
	风门	督脉、足太阳之会	手厥阴	天池	手厥阴、足少阳之会
	附分	手足太阳之会①	手少阳	臑会	手阳明之络
	上髎	足太阳、少阳之络		丝竹空	足少阳脉气所发
	跗阳	阳跷之郄		天髎	手少阳、阳维之会
	申脉	阳跷所生		翳风	手足少阳之会
	仆参	足太阳、阳跷所会		角孙	手足少阳之会②
	金门	阳维所别属也		和髎	手足少阳、手太阳之会
足少阴	大赫	冲脉、足少阴之会	足少阳	瞳子髎	手太阳、手少阳之会
	气穴	冲脉、足少阴之会		上关	手少阳、足阳明之会
	四满	冲脉、足少阴之会		颔厌	手少阳、足阳明之会
	中注	冲脉、足少阴之会		听会	手少阳脉气所发
	肓俞	冲脉、足少阴之会		悬厘	手足少阳、阳明之会
	商曲	冲脉、足少阴之会		曲鬓	足太阳、少阳之会
	横骨	冲脉、足少阴之会			

①《甲乙经》原文为"足太阳之会"，据《外台》改。

②《甲乙经》原文为"手足少阳、手阳明之会"，据《铜人》删。

经属	穴名	交会经脉	经属	穴名	交会经脉
足少阳	天冲	足太阳、少阳之会①	足厥阴	章门	足厥阴、少阳之会
	率谷	足太阳、少阳之会		期门	足太阴、厥阴、阴维之会
	浮白	足太阳、少阳之会	任脉	承浆	足阳明、任脉之会
	头窍阴	足太阳、少阳之会		廉泉	阴维、任脉之会
	完骨	足太阳、少阳之合		天突	阴维、任脉之会
	本神	足少阳、阳维之会		上脘	任脉、足阳明、手太阳之会
	阳白	足少阳、阳维之会		中脘	手太阳、少阳、足阳明所生，任脉之会
	头临泣	足太阳、少阳、阳维之会		下脘	足太阴、任脉之会
	目窗	足少阳、阳维之会		阴交	任脉、冲脉之会
	正营	足少阳、阳维之会		关元	足三阴、任脉之会
	承灵	足少阳、阳维之会		中极	足三阴、任脉之会
	脑空	足少阳、阳维之会		曲骨	任脉、足厥阴之会
	风池	足少阳、阳维之会		会阴	任脉、别络、夹督脉、冲脉之会
	肩井	手足少阳、阳维之会	督脉	神庭	督脉、足太阳、阳明之会
	日月	足太阴、少阳之会		水沟	督脉、手足阳明之会
	环跳	足少阳、太阳二脉之会②		百会	督脉、足太阳之会
	带脉	足少阳、带脉二经之会③		脑户	督脉、足太阳之会
	五枢	足少阳、带脉二经之会④		风府	督脉、阳维之会
	维道	足少阳、带脉之会		哑门	督脉、阳维之会
	居髎	阳跷、足少阳之会		大椎	手足三阳、督脉之会⑤
	阳交	阳维之郄		陶道	督脉、足太阳之会
				长强	督脉别络，少阴所结

①③④据《素问·气府论》王冰注增。
②《素问·气穴论》王冰注增。
⑤《甲乙经》原文为"手足少阳、手阳明之会"，据《铜人》补。

第九节　禁针禁灸穴

　　凡不可针刺的腧穴，称禁针穴；凡不可灸治的腧穴，称禁灸穴，统称禁针禁灸穴。由于这类腧穴在临床治疗时需严加注意，故列在特定穴中。《素问》中《刺要论》《刺齐论》《刺禁论》等篇是专论禁刺之理的，其他篇中亦不少见。由于有这些总结为后人提出了避免事故差错的根据，其意义是深远的。如《素问·刺要论》："是故刺毫毛腠理无伤皮，皮伤则内动肺，肺动则秋病温疟，沂沂然寒栗。刺皮无伤肉，肉伤则内动脾……"余皆如此。又如《素问·刺禁论》:"脏有要害,不可不察……刺中心,一日死……。刺中肝,五日死……。刺中肾,六日死……。刺中肺,三日死……。刺中脾,十日死……。刺中胆,一日半死。"后文列述了大量不可刺之人体部位。后世医家将这些禁刺部位具体化为腧穴,并做了补充。因人体部位之险要,不可火灼,熏灸者,皆列为禁灸部位,亦被后世具体化为腧穴,并做了补充。但是,时至今日,人体解剖学已然将人体各部洞察无余,前人所述禁针禁灸之腧穴,通过实践,并非皆然,故不可泥于古人。

一、禁针穴

人体的腧穴有近于脏腑者,古人认为不可刺者则定为禁刺腧穴。还有些腧穴或在大的血脉之上,或在大的血脉附近以及居于特殊位置不可刺者亦定为禁刺腧穴。这些是今日所称的禁针穴。实际上,在于刺之浅深之分,如《素问·刺要论》:"病有浮沉,刺有浅深,各至其理,无过其道,过之则内伤。""过之"则是指刺之过深。《素问·诊要经终论》云:"凡刺胸腹者,必避五脏。"同样是刺之过深而致伤害脏腑而提出的要求。如《素问·刺禁论》:"刺头中脑户,入脑立死";"刺脊间中髓为伛";"刺缺盆中内陷,气泄,令人喘咳逆";"刺少腹中膀胱,令人少腹满"等,皆属刺之过深而中于脏腑。该篇又云"刺跗上中大脉,血出不止死",属于刺中大的血脉。后来经过历代医家实践经验的补充,禁针穴有所增加,到了明代杨继洲著《大成》载有禁针穴如下:脑户、囟会、神庭、玉枕、络却、承灵、颅息、角孙、承泣、神道、灵台、膻中、水分、神阙、会阴、横骨、气冲、箕门、承筋、手五里、三阳络、青灵、乳中等穴。实际上,若取深刺还有许多禁穴,如人迎、缺盆、肩井、冲阳、云门、极泉、天池……。凡胸腹部位及与大血管接近的腧穴均要慎重。但若取毛刺、浮刺、沿皮刺等浅刺法,除居特殊部位的神阙、乳中不宜针外,皆可进针。在现代针灸临床实践中,已有很多针灸家不受上述禁针穴的限制,取得了宝贵经验。

二、禁灸穴

凡接近五官七窍及大动脉的腧穴,均不宜用灸法施治,故称禁灸穴。《甲乙经》所载各腧穴的刺灸法中有"不可灸""禁灸""不宜灸"或"禁不可灸"者,也有不载灸法者。计有脑户、风府、哑门、五处、承光、脊中、心俞、白环俞、丝竹空、承泣、素髎、人迎、乳中、渊腋、鸠尾、经渠、天府、阴市、伏兔、地五会、膝阳关、迎香、巨髎、禾髎、地仓、少府、足通谷等。经后世医家的修改补充,到《大成》时所载,其中去脑户、承泣、巨髎、地仓、少府、足通谷;又加入了天柱、头临泣、头维、攒竹、睛明、颧髎、下关、天牖、周荣、腹哀、肩贞、阳池、中冲、少商、鱼际、隐白、漏谷、阴陵泉、条口、犊鼻、髀关、申脉、委中、殷门、承扶等，达到四十五穴之多。近代针灸临床中也已突破了禁灸穴的限制，除了睛明、素髎、人迎、委中等不宜灸外，余穴均可适当采用灸治法。如灸犊鼻治膝痛，灸隐白治崩漏，灸心俞治心悸、梦遗，灸少商治鼻衄等，皆取得了良好效果。

第五章　腧穴的功能与作用

腧穴作为脏腑经络之气血输注于人体的部位，有其特殊的功能，并在防治疾病中起着重要的作用。

第一节　腧穴的功能

腧穴既然是经络气血流注过程中，气血汇聚、出入、转输分流的部位，那么它的功能就与经络系统的功能分不开。既然经络"内属于腑脏，外络于肢节"，那么腧穴则有沟通内外，行气血而营阴阳，抗病邪而调虚实等功能。

一、行营卫，调气血

十二皮部布满了浮络与孙络，所以《素问·皮部论》云："凡十二经络脉者，皮之部也。"既然经络系统是运行气血的通道，因此作为经络系统组成部分的皮部也同样有运行、渗灌气血的作用。因此，无论位于主干经脉上的腧穴，还是位于其他部位的奇穴，都是气血汇聚、转输的部位，都具有行营卫，调气血的功能。虽然这项功能表面看来是经络的功能，但是，作为经络的特殊部位的腧穴，是这项经络功能集中表现的场所，因此经络和腧穴的功能是不可分割的。

1. 行营卫　《素问·气穴论》云："肉之大会为谷，肉之小会为溪，肉分之间，溪谷之会，以行荣卫。"又云："孙络三百六十五穴会，亦以应一岁，以溢奇邪，以通荣卫。"这就是说经络循行线上的腧穴部位，即是荣卫沿经络运行中会合、分流、输入、输出的部位。这种形象类交通干线与支线，腧穴则是各个站点，站点的作用恰似腧穴的功能。《灵枢·本神》云："凡刺之法，必先本于神。"这里所提到的"神"，是营卫二气在腧穴的表现。这表现是针刺中的关键要求。

2. 调气血　经络运行气血过程中，气血的有余与不足，时刻都在进行着调节。《素问·调经论》云："五脏之道，皆出于经隧，以行血气。血气不和，百病乃变化而生，是故守经隧焉。""守经隧"，其关键部位在腧穴，因此腧穴作为神气游行出入之所，时刻都在保持神气平复，使血气保持调匀。《素问·八正神明论》云："血气者，人之神，不可不谨养。"其原理则在于此。营者血，卫者气，异名同类，血气之功能分为营卫，故将神气比作营卫之表现是合理的。

二、会大气，抗病邪

腧穴居于体表，是体内外相通的重要部位。因此，自然界中的各种生活条件都可以作用于体表腧穴部位。古人称腧穴为人体之"门户"，则是此意。大自然中最重要的经常作用于人体的是气候条件。这些气候条件，古人称之为"大气"，当不超过人体适应能力时，是人体所必需的；当超过人体适应能力时则能侵害人体，从而成为"邪气"。腧穴的功能则是在正常状态下"会大气"，在异常状态下则是"抗病邪"。

1. 会大气　《素问·气穴论》云："溪谷之会，以行营卫，以会大气。""大气"是指自然界之大气。肺开窍于鼻，并主皮毛，以行呼吸，皆是人体与外界大气相交换的意思。《灵枢·决气》云："五谷入于胃也。其糟粕、津液、宗气分为三隧。故宗气积于胸中，出于喉咙，以贯心脉，而行呼吸焉。"组成人体之宗气中有呼吸大气之成分，是体外大气与谷气合并而成的。肺所主之皮毛，不但输精于皮毛，还要行气于气府即腧穴。皮毛与外界大气直接交换，并受大气变化之影响，随时间之推移，气血运行于经脉内外有盛有衰，其集中表现在腧穴的开阖上，气血盛则腧穴开，气血衰则腧穴闭，皆因大气的作用。正常生理状态下，每日每时都在进行着这种开与阖的调节。

2. 抗病邪　外界的"大气"在不侵害人体时，称"六气"，即风寒暑湿燥火，随着四时阴阳而交替循环着。若六气侵害人体，使人致病时则被称为"六淫邪气"。人体气血调和，腧穴正常开阖则拒病邪于体外而不病。腧穴开阖失调时，一因正气虚，二因邪气盛，则可导致人体生病。于是取其门户而调其气，则是针灸治疗之所在。所以，腧穴又是大气出入的部位。《素问·调经论》云："泻实者，气盛乃内针，针与气俱内，以开其门，如利其户；针与气俱出，精气不伤，邪气乃下，外门不闭，以出其疾；摇大其道，如利其路，是谓大泻，必切而出，大气乃屈。"这是在腧穴部位进行泻实手法时，针入腧穴后则开邪气出入之门，以摇针手法使孔穴开大，令邪气尽出，即是"大气乃屈"。王冰注："大气乃大邪气也，屈谓退屈也。"《素问·离合真邪论》云："候呼引针，呼尽乃去，大气乃出，故命曰泻。"这是说呼吸补泻手法中之泻法，亦是泻"大气"即邪气之法。

三、通内外，和阴阳

腧穴是经络气血流注过程中的各个"节"，在体表部位则是穴、空、孔，所以人体内外之间多从这些孔穴相沟通。这样，外有阴阳，内亦有阴阳，天人相应，多由腧穴部位进行调和。

1. 通内外　《灵枢·小针解》云："节之交，三百六十五会者，络脉之渗灌诸节者也。"就是说全身各个腧穴是皮部、分肉间大小络脉之气血渗灌于经脉的部位，也是《素问·调经论》所说"络之与孙脉俱输于经"的地方。同样应理解到腧穴是经脉气血转输于络脉的部位，从而荣养周身。因此，腧穴可以内通于脏腑，外居于皮肤、腠理和分肉间，是气血由内而运于外，又由外而入于内的枢纽。

2. 和阴阳　《素问·调经论》云："夫阴与阳皆有俞会，阳注于阴，阴满之外，阴阳匀平，以充其形。"是说阴经与阳经都有腧穴，是阴经气血输注于阳经，阳经气血输注于阴经，并互相和调气血的部位。因此，阴阳经脉之间的相互联系在腧穴，阴阳经脉气血之平衡，起协调作用的是腧穴。所以，治疗中能够从阴引阳，从阳引阴都是在腧穴部位，这是由它的这种功能决定的。

第二节　腧穴的作用

腧穴的作用与其本身的功能密切相关，在针灸、按摩临床实践中，一方面检查腧穴是重要的传统诊断方法；另一方面选作腧穴进行各种刺激，则可防治各种疾病。

一、反映病证，明确诊断

在长期医疗实践中，从经脉部位治疗逐渐发展到腧穴治疗的过程，不仅发现了腧穴是治疗疾病的刺激点，而且发现腧穴同时又是疾病的突出反应部位。于是通过检查腧穴和经络的反应则形成了传统的重要的诊断方法之一，这种诊断方法对针灸、按摩医生来说，尤其重要。

1. 反映病证　腧穴是沟通人体内外的重要部位，当人体受到外界邪气的侵袭时，皮毛首先受病而后内传，逐渐深入脏腑。这个内传过程中，腧穴恰是邪气出入之门户。当六欲七情内伤于脏腑时，脏腑之病必通过经络而反映于体表，其反映的主要部位又是腧穴。所以腧穴是疾病的重要反应点。

（1）病邪内传　《素问·皮部论》云："邪客于皮则腠理开，开则邪入客于络脉，络脉满则注于经脉，经脉满则入舍于脏腑也。"这是邪气由表入里的简略过程。《灵枢·百病始生》论述了内传中的发病证状："是故虚邪之中人也，始于皮肤，皮肤缓则腠理开，开则邪从毛发入，入则抵深，深则毛发立，毛发立则淅然，故皮肤痛；留而不去，则传舍于络脉，在络之时，痛于肌肉，其痛之时息，大经乃代；留而不去，传舍于经，在经之时，洒淅喜惊；留而不去，传舍于输，在输之时，六经不通四肢，则肢节痛……留而不去，传舍于肠胃之外，募原之间，留著于脉，稽留而不去，息而成积。"在病邪内传过程中，突出提到了由经传舍于输的内容。"输"，在这里依然指的是腧穴。邪气入客至腧穴之时止是内传过程的中心环节，所以造成"六经不通四肢"，更迫近腑脏的局面。因此，该篇后文又云："其著于输之脉者，闭塞不通，津液不下，孔窍干壅，此邪气之从外入内，从上下也。"可见作为邪气入出之门户的腧穴，在病邪内传过程中起着重要的枢纽作用。故《素问·阴阳应象大论》云："善治者治皮毛，其次治肌肤，其次治筋脉，其次治六腑，其次治五脏，治五脏者，半死半生也。"上工治未病亦含此意在内，针灸、按摩医生责任之重亦在于此。

（2）内病外映　《素问·阴阳应象大论》云："上古圣人，论理人形，列别脏腑，端络经脉，会通六合，各从其经，气穴所发，各有处名，溪谷属骨，皆有所起，分部逆从，各有条理，四时阴阳，尽有经纪，外内之应，皆有表里。"这里非常明确地指出脏腑、经络与腧穴的关系，即外内之应，体表与脏腑相关，医生则应当审查外在经络腧穴的反应而判断内在脏腑的疾患。有关这方面的论述涉及中医学各项基础理论与实践方法，如脉象学、舌象学、色象学及诊尺肤等，皆属审外而知内之法，其脏腑病所引起的外在反应，数不胜数。具体反应于腧穴的以各特定要穴为多，已列述于前。

2. 明确诊断　中医学从诞生之日起，就创立了独特的检查疾病的方法，即四诊方法。其中以望诊与切诊属于病证的客观指征检查，古来则十分重视，《内经》中常提到"色脉合参"即是定实虚、决死生的主要诊断方法。色脉合参的内容则是审外而断内，检查经络腧穴的反应而定向诊断内在脏腑发病情形的。《素问·五脏生成》云："夫脉之大小滑涩浮沉，可以指别，五脏之象，可以类推，五脏相音，可以意识，五色微诊，可以目察，能合脉色，可以万全。"《灵枢·邪气脏腑病形》也云："五脏之所生，变化之病形何如？……先定五色五脉之应，其病乃可别也。"所以《灵枢·九针十二原》云："凡将用针，必先诊脉，视气之剧易，乃可以治也。"这就是说针灸医生应当先做检查而后治疗。

（1）望诊　望诊中望经络之反应者多，其中也包括局部皮肤及腧穴部位在内。如色泽、疹斑、瘀点、肿块、凹陷、皮肤的其他变化等。如循经皮肤病的发现，其中以点状存在者见于腧穴部位并不少见，这就是望诊的结果。循经或腧穴部位出现的各种反应，常常定向与其所属络之脏腑疾患有关联。所以仅从望诊即可直接诊断皮部络脉之病，也可协助诊断脏腑部之疾患。

（2）切诊　切诊以经络腧穴为重点而进行全身之切诊，名为经络切诊，近代又有按诊、扪诊、触诊、撮诊之称。切诊内容很多，反应也多种多样，切诊的手法也很多。

①切寸口脉　手太阴经脉的太渊、经渠部位，脉之大会处。其反应多种多样，大小滑涩虚实迟数，弦钩毛石……为传统诊法之一。今已发展成脉象学，正在创制脉象诊断仪。

②切人迎脉　是足阳明经人迎穴部之动脉。切此脉本为常规传统诊法之一，其反应亦有大小滑涩、虚实迟数等。

③三部九候脉　上中下三部，每部又分天地人三候，故称三部九候脉。所诊之部位皆为经中之动脉，即显露于体表其动应手之处。

"上部天，两额之动脉"，《类经》注："额旁动脉，当颔厌之分，足少阳脉气所行也。""上部地，两颊之动脉"，《类经》注："两颊动脉，即地仓、大迎之分，足阳明脉气所行也。""上部人，耳前之动脉"，《类经》注："耳前动脉，即和髎之分，手少阳脉气所行也。"

"中部天，手太阴也"，《类经》注："掌后寸口动脉，经渠之次，肺经脉气所行也。""中部地，手阳明也"，《类经》注："手大指次指歧骨间动脉，合谷之次，大肠经脉气所行也。""中部人，手少阴也"，《类经》注："掌后锐骨下动脉，神门之次，心经脉气所行也。"

"下部天，足厥阴也"，《类经》注："气冲下三寸动脉，五里之分，肝经脉气所行也，好取太冲。""下部地，足少阴也"，《类经》注："内踝后，跟骨旁动脉，太溪之分，肾经脉气所行也。""下部人，足太阴也"，《类经》注："鱼腹上越筋间动脉，直五里下箕门之次，沉取乃得之，脾经脉气所行也。若候胃气者，当取足跗上之冲阳。"

这种切三部九候脉之诊法，已不采用，但其实用价值尚值得很好加以研究。从所诊部位分析皆是腧穴诊法。

④切俞募 背俞穴的切循法，《灵枢·背腧》早有载。至今已发展成全部背腰的切诊法了。背正中线督脉之扪按；脊柱旁五分夹脊穴之切循；足太阳膀胱经脊柱旁一寸五分第一侧线之切循及脊柱旁三寸第二侧线之切循。重点皆在腧穴部位，成为定向诊知脏腑疾患的重要切诊方法。其反应有压痛、酸、麻、条索、陷下、硬结、连珠及寒温等。只要切循到有反应的腧穴部位，同时也是最好的针灸治疗部位。

募穴的切诊也已发展为全部胸腹之扪按诊法了。胸部之手厥阴、手太阴、足太阴、足阳明、足少阴及任脉各线皆需切循，而以其所属腧穴为重点。侧腹到腹部之足厥阴、足少阳、足太阴、足阳明、足少阴、任脉各线亦是以所属各腧穴之切循为主。切诊反应与背俞不尽相同，既要看各腧穴部与背俞穴相同之反应，还要扪按腹内之各种反应，如拒按与喜按，有癥瘕积聚与否，有胀有水与否等。

⑤切四末 对于针灸医生说来，切循四肢所属各腧穴与胸腹腰背部的腧穴是更为重要的。所谓循经取穴、远端取穴；左取右、右取左，上病取下等，大多指此。也就是说切循四肢腧穴有反应者，即是最好的治疗部位。但在具体操作时是有目标的，根据辨证过程，选与病情有关的经脉及腧穴进行切循，不但是诊断所需，也是治疗所需。四肢部包括各条经脉的原络、五输、郄会、八脉交会及下合穴等，是脏腑病证及与脏腑相关的五官、所充、所主、所荣、所华各种病证切循之重点。此外，经脉与腧穴之外的其他所有四肢部位皆可切循，"以痛为输"的阿是之法，亦是诊断所需，如近代发现的阑尾穴、胆囊穴即是。

总之，以腧穴为重点的切诊是全身性的，是中医的传统诊法之一，在四诊中占有十分重要的位置。对于针灸、按摩医生说来，更是寻找治疗部位的重要手段。

3. 仪器检测 在传统诊法的基础上，近代创制出大量经络与腧穴检测仪器，用来诊断内在脏腑及五官等疾患。如井穴知热感度测定方法，最早用线香，现在也有了仪器；经络电阻抗之测定，已有多种仪器问世；皮肤电流的测定，也创制出多种仪器；耳针穴位检测已被大量应用于临床；最近又有生命信息诊断仪问世，其检测部位也是在腧穴；利用光学仪器、电磁仪器及其他各种仪器进行腧穴检测，越来越多。

二、接受刺激，防治疾病

针灸、按摩医生每日每时的工作，就是辨证后选取腧穴施以各种刺激，用来防治疾病的。这是腧穴的主要作用。

1. 接受刺激　腧穴作为人体上用来防治疾病的部位，需要接受来自体外的各种刺激。疾病的种类繁多，症状表现十分复杂多样，人们在长期实践中创制了有针对性的刺激方法。

（1）刺激种类　古代对腧穴的刺激种类较少，近代发展起来的各种刺激，种类相当多，但都不外于物理性、化学性及复合性三种。物理性的刺激包括无损伤的机械按揉刺激，轻微刺伤刺激、温热刺激，其中有属力学的、热学的、光学的、电磁学等。化学性的刺激有药物外敷式的、有腧穴注入式的刺激等。复合性刺激是将物理性与化学性两种刺激结合起来，同时作用于腧穴。

（2）刺激方法　从古至今对腧穴的刺激方法越来越多，现代已发展为独立的刺灸学。其基本方法分作四大类。

①针法　用金属制作的针具对腧穴进行轻微刺伤以防治疾病的方法，称针法，又称刺法。古代有九针，刺法各不同；近代针法种类更多，但均不外浅刺、深刺两种。凡在皮肤表面进行刺激而不深入皮下的为浅刺；凡刺入皮下进入深层组织的刺激为深刺。这是传统的刺激方法，以其对腧穴刺激后所产生的独特疗效，一直延用至今，并有很多发展。

②灸法　用燃烧物对腧穴进行热灼刺激以防治疾病的方法，称灸法，因其多用艾，故又称艾灸。古来灸法之种类既已多得出奇，近代发展起来的灸法种类也很多，但均不外直接灸、间接灸两种。凡将艾直接置于皮肤表面腧穴部位点燃施灸的方法，名为直接灸；凡将艾不直接接触皮肤表面腧穴部位而施灸的方法，名为间接灸。灸法也可分作损伤灸与无损伤灸两种。凡灸灼烧伤皮肤而形成瘢痕之灸法，即为损伤灸，俗称瘢痕灸，或称化脓灸；凡灸治不使灼伤皮肤之灸法为无损伤灸，俗称无瘢痕灸，也称非化脓灸。灸法分类颇多不一一列举。另外，拔罐法与温针法亦归入灸法之内。

③按摩　医生以手用力在人体表面而进行揉按，用来防治疾病的方法，称按摩。古来既称按摩，又称按跷。经过长期实践经验之积累，按摩手法越来越多，形成了各种派别。推拿手法广为应用，故将按摩也称推拿。按摩手法大多用于广面积的经络皮部，其中有以腧穴为主的按摩法，其疗效亦甚显著，并可用作保健按摩。按摩刺激属于无损伤性的力学刺激，颇受欢迎。

④腧穴刺激法　在以上三种基本方法的启示下，通过大量临床实践，人们创制了各种光学、电磁学、热学、力学、声学等等仪器，针对腧穴给予各种刺激，用来防治疾病。因为它不同于传统的针灸疗法，但都是刺激腧穴部位，所以称为腧穴刺激法。随着科学技术的进步，这种综合性刺激的医疗器械发展十分迅速，其前景十分令人

鼓舞。

利用药物外敷或注入体内药物的方法，而以腧穴为治疗部位。这种方法属于化学刺激，常可收到卓著之效果。古来就有药熨之法，但发展不甚显著。小剂量穴位注射是近代发展起来的，是针药治疗的结合。

2. 防治疾病　运用各种刺激方法作用于腧穴，可起到预防疾病和治疗疾病的作用。从目前情况看来，眼的保健操就是用按摩手法刺激眼周围的腧穴，用来预防近视等眼疾的方法。另外，在老年保健中也用一些按摩手法，刺激有扶正作用的一些腧穴，同样起预防疾病的作用。还有民间所用的捏挤太阳、风府、天突、廉泉及熨背俞以防病的方法。但是，刺激腧穴预防疾病尚不普遍，也无总结，仅就腧穴治疗作用分述如下。

（1）近治作用　人体所有的腧穴均对所在局部的病变具有治疗作用，称腧穴的近治作用。在针灸临床取穴治疗中，凡以局部取穴、邻近取穴或以阿是法取穴，均属近治作用取穴法。如眼疾取睛明、承泣、四白、球后、瞳子髎，以及攒竹、鱼腰、丝竹空等；鼻疾取迎香、上迎香、内迎香等；口喎取颊车、地仓等；耳疾取听宫、听会、翳风、耳门等；胃部疾患取三脘、建里、梁门等；绕脐痛取天枢、气海……皆属近治。"以痛为输"，取阿是穴之法是更为突出的近治作用。运用近治作用而选穴治疗是针灸、按摩医生最常用的方法，也是最基本的方法。特定穴中的俞募穴属近治。

（2）远治作用　人体腧穴有对远离自身所在部位的疾患，起到治疗作用，称腧穴的远治作用。在针灸、按摩临床实践中利用循经取穴法，从阴引阳，从阳引阴；上病取下，下病取上；左病取右，右病取左，都是在疾病发生的局部以外选取远端腧穴进行治疗的方法。如灸百会以治脱肛为下病取上；取合谷、内庭以治牙疼为上病取下；取列缺以治头项痛，取足三里治胃脘痛，取内关治胸胁痛，或左侧半身不遂选右侧腧穴治之，右侧口眼歪斜选左侧腧穴治之等，皆是远离腧穴所在部位之疾患，为远治。如前所述，十四经穴中在肘、膝以下的特定要穴大多是以远治作用而被定为特定穴的。如五脏病取十二原穴；六腑病取下合穴；头面五官及脏腑疾患皆可选取五输穴及八脉交会穴治之；十四经脉交会穴可同时兼治两经以上远端之疾患，标本与根结腧穴可上下同取治疗本经本脏本腑之疾患等，皆属腧穴的远治。

（3）全身治疗作用　全身性的疾患无法分出近治远治的作用，人体某些腧穴则具有这种全身治疗作用。如外感热病引起全身恶寒、发热、周身疼痛等症状，可以在辨证基础上选取治伤寒而发汗的风门、肺俞、列缺、合谷等穴治之，还可选取治温热较好的风池、大椎、足三里等穴治之。又如体质素虚，可选关元、气海、足三里、三阴交、命门等穴针或灸治；痰湿过盛之人多加丰隆、阴陵泉；瘀血性疾患多加用血海、曲池、膈俞、三阴交；癫狂类疾病可选用百会、鸠尾、人中等。总之，在辨证施治原则下腧穴的全身性治疗作用是十分显著的。

（4）特殊治疗作用　在长期临床经验积累的基础上，逐渐发现人体某些腧穴对某些疾患有独特的治疗效果，称腧穴的特殊治疗作用。如人中救昏厥；至阴之正胎；大椎之退热；十三鬼穴治狂、癫；八风、八邪治瘫痪；百会治脱肛等。很多经外奇穴常具有特殊治疗作用。另外，还有一些腧穴具有双向性特殊治疗作用，如内关可治脉动过数，亦治脉动过迟；天枢治泄泻，同样还治便秘；足三里治胃寒，也治胃热；针百会可治头昏脑涨，灸百会可治气虚眩晕；三阴交既可活血，又可补血；中极治遗溺，又可治闭癃等。

第六章 腧穴的主治规律

腧穴的主治范围与其所属经络和所在部位密切相关。一般规律是头面及胸腹部位的腧穴主治局部和邻近的疾患，四肢及背俞部位的腧穴不但可以治局部和邻近的疾患，还可主治脏腑与全身的疾患。总之，腧穴的局部、邻近、远隔及全身治疗作用，都是以经络学为依据的，因此是"经络所通，主治所及"。腧穴的主治规律大体可分为分经主治规律与分部主治规律。

第一节 分经主治规律

十四经穴的主治，通常是以所属经脉的是动则病与是主所生病为主要依据的，所以叫分经主治规律。一般情况下，阴经腧穴可主治本脏本经的疾患；阳经腧穴可主治本经所过部位及本腑的疾患。另外，由于腧穴所在部位有经脉的交会、交叉，因此这些腧穴既能主治本经病证，又能主治二经或三经的病证。所以手三阴、手三阳、足三阴、足三阳之间各有其特性，又有其共性。兹依十四经穴主治重点异同列表见表6-1~表6-14。

表6-1 手太阴肺经经穴主治异同分析表

穴名	主治特异性	主治共同性
中府	肺痈、肺胀满	胸、肺疾患和肩背局部疾病
云门	喉痹、瘿气	
天府	衄血	
侠白	胸痹、心痛、干呕	胸、肺疾患和上臂内廉局部疾病
尺泽	吐血、小儿惊风、瘛疭	
孔最	失音	
列缺	偏正头痛、口噤、前阴、小溲病	胸、肺疾患和前臂内廉局部疾病
经渠	暴痹、壮热无汗	
太渊	缺盆中引痛、白翳	
鱼际	喉痛、咽肿	胸、肺、咽、喉部疾患和大指内廉局部疾病
少商	鼻衄、喉痹、中风闭证	

表6-2　手阳明太肠经经穴主治异同分析表

穴名	主治特异性	主治共同性	
商阳	耳鸣、耳聋、口干、颐肿、青盲	上肢病、手指及手腕局部疾病	主治头面、耳、目、口、齿、鼻部、咽喉病和热病
二间	衄衊、牙疼、目昏、喉痹		
三间	目痛、齿龋		
合谷	首面疾患、痱痿不用		
阳溪	目赤眦痛、语言妄笑		
偏历	目视䀮䀮、咽干	上肢病、前臂外前廉局部疾病	
温溜	喉痹、齿痛、疔疮		
下廉	飧泄、溲血、头风		
上廉	肠鸣、脑风头痛		
三里	齿痛、颊肿、颔肿		
曲池	臂痪、目赤、齿痛		
肘髎	麻木	主治上臂部局部病	
五里	瘰疬、目视䀮䀮		
臂臑	瘰疬、臂痛不举		
肩髃	半身不遂、肩臂痛		
巨骨	吐血、屈伸不利		
天鼎	暴喑、喉痹、咽痛	主治颈部及咽喉部局部病	
扶突	咳逆上气、暴喑气梗		
禾髎	衄衊、鼻疾患	主治鼻部病	
迎香	喘息不利、鼻疾患		

表6-3　足阳明胃经经穴主治异同分析表

穴名	主治特异性	主治共同性
承泣	目翳，目视䀮䀮、泪出	头面、口、眼、鼻病
四白	口眼㖞僻、流泪	
巨髎	颐肿、鼻塞、眼睑眮动	
地仓	口㖞、流涎	
大迎	齿痛、唇吻眮动、口噤	
颊车	口噤、口眼㖞斜	
下关	牙车脱臼、齿痛颊肿	
头维	头痛、目痛	
人迎	颈项瘰疬、喉肿红痛	颈部病
水突	喘息、咽喉痛肿	
气舍	咳逆上气、喉痹咽肿	

续表

穴名	主治特异性	主治共同性
缺盆	缺盆中痛、胸中热满	胸肺病
气户	胸胁支满、喘逆上气	
库房	咳逆上气、唾浊脓血	
屋翳	肺痈唾血、胸胁支满	
膺窗	乳妒乳痈、胸满短气	
乳中		
乳根	乳痈、胸痛膺肿	
不容	疝瘕、痃癖、胁痛、小儿疳积	上腹及肠胃病
承满	肠鸣、下痢、饮食不下	
梁门	积气结痛、饮食不思、完谷不化	
关门	腹满积气、肠鸣泻利	
滑肉门	癫疾、呕逆、舌强	上腹及肠胃病
天枢	疝痛、肠鸣、泄痢、癥瘕	
外陵	腹痛、疝气	下腹、生殖、小溲病
大巨	遗精、早泄、少腹胀满	
水道	小便不利、狐疝、小腹胀	
归来	经闭、奔豚	
气冲	产崩、睾丸痛、癩疝、带下	
髀关	痿痹、下肢麻木	下肢膝股局部病
伏兔	腰胯引痛、脚气	
阴市	大腹水肿、寒疝腹痛	
梁丘	胃寒拘痛、乳部肿痛	
犊鼻	脚气湿痹、膝痛不仁	
三里	虚损劳瘦、一切肠胃病	下肢膝胻局部病及肠胃病
上巨虚	腹鸣泄泻、一切大肠病	
条口	跗酸转筋、两足无力	
下巨虚	少腹痛泄、腰痛控睾	
丰隆	痰饮喘嗽、狂癫瘁喑	
解溪	胃热谵语、头面浮肿、筋痹、瘲疭、惊悸、怔忡	足部病及头面、口、鼻、齿、喉病、神志病、热病
冲阳	热病无汗、偏风口㖞、振寒狂疾	
陷谷	高热、面肿、目痛、痰饮、痎疟、咳嗽、胸满	
内庭	腹胀、喘满、赤白痢疾、石蛊、便难、龋齿、隐疹	
厉兑	尸厥口噤、寤寐多梦、鼻衄、目眴	上腹及肠胃病

表6-4　足太阴脾经经穴主治异同分析表

穴名	主治特异性	主治共同性	
太乙	心烦吐舌、癫疾狂走	上腹及肠胃病	
隐白	月事过多、腹胀、呕吐、暴泄	下肢及足部的局部病	脾胃病为主，生殖、小溲病为次
大都	腹满、霍乱、津枯便难		
太白	暴泄、胸胁腹胀		
公孙	肠中切痛、喜呕、恶食		
商丘	痞满、黄疸、小儿痫瘛		
三阴交	腹胀溏泄、崩漏、大小便难、月经不调	下肢小腿内侧的局部病	
漏谷	腹满、疝癖、食不生肌		
地机	女子血瘕、腹胀溏泄、阴疝痔痛		
阴陵泉	水肿、胸胁腹胀、溏泄		
血海	崩漏、月事不调、五淋	下肢股内侧的局部病	
箕门	小便不通、遗溺、淋病		
冲门	胎气上冲、带下产崩、疝痛	腹部脾胃病为主，小溲病为次	
府舍	疝瘕、腹痛积聚、霍乱		
腹结	围绕脐痛、泄利		
大横	下利、大便闭结		
腹哀	腹痛、下利脓血、饮食不化		
食窦	胸胁支满、腹胀水肿	胸肺部疾病	
天溪	乳肿贲膺、咳逆上气		
胸乡	胸胁支满、背痛引胸		
周荣	唾多脓秽、咳逆上气		
大包	喘息胸痛，实则身痛，虚则百节尽皆纵		

表6-5　手少阴心经经穴主治异同分析表

穴名	主治特异性	主治共同性	
极泉	心痛、目黄、胁痛	肘臂部病	上肢、胸部、心脏、神志病和热病
青灵	胁痛、肩臂不举		
少海	风眩头痛、瘰疬颈痛		
灵道	心痛、悲恐、瘛疭		
通里	心悸征忡、心中懊侬		
阴郄	吐血、衄血、心痛惊悸		
神门	健忘、心痛、恐悸、癫疾、呕血、心烦		
少府	疟疾、掌热、小便不利	指掌局部病和肘臂病	
少冲	热病烦心、心痛、少气		

表6-6　手太阳小肠经经穴主治异同分析表

穴名	主治特异性	主治共同性
少泽	白翳、中风、喉痹舌卷	手臂局部病、头、项、耳、目、鼻、喉病，以及神志病和热病
前谷	耳鸣、热病无汗	
后溪	耳聋、癫疾	
腕骨	黄疸、口噤、颊肿	
阳谷	小儿瘛疭、吮乳难、齿龋	
养老	目视不明	
支正	癫狂	
小海	耳聋、耳鸣、癫痫	
肩贞	瘰疬、缺盆中痛	
臑俞	肩臂酸楚	肩胛局部病为主
天宗	肩痛	
秉风	肩痛不举	
曲垣	肩膊拘急	
肩外俞	颈项拘急	
肩中俞	咳上气急、目视不明	
天窗	中风失音、颊肿瘰疬	颈部及喉部局部病为主
天容	气逆喘喝、咽中如梗	
颧髎	颔肿齿痛、口眼歪斜	颜面局部病及耳目病为主
听宫	耳聋、耳鸣	

表6-7　足太阳膀胱经经穴主治异同分析表

穴名	主治特异性	主治共同性	
睛明	内眦赤痛、目眩、雀目	目区局部病	头、项、眼、鼻、脑病
攒竹	目视𥆧𥆧、眼睑𥆧动		
眉冲	头痛、鼻塞	头部局部病	
曲差	衄衃、鼻疮		
五处	头风、目眩、癫疾		
承光	风眩头痛、远视无睹		
通天	头重、头痛、鼻痔、流涕		
络却	目内障、头旋、耳鸣		
玉枕	脑风、鼻窒、目痛	头项局部病	
天柱	目瞑、鼻窒、头项重痛		

续表

穴名	主治特异性	主治共同性	
大杼	头痛振寒、脊强、壮热无汗	上焦病：心、肺、胸部病	五脏六腑病
风门	风眩头痛、咳逆、拘挛背急		
肺俞	咳嗽、哮喘、胸满，虚劳		
厥阴俞	胸中烦闷、心痛		
心俞	唾血、烦心、发痫、遗精、盗汗		
督俞	心痛、腹胀痛		
膈俞	翻胃、吐血、骨蒸、虚损	中焦病：肠、胃、肝、胆病及血病	
肝俞	黄疸、咳血、胁肋满闷		
胆俞	身黄、翻胃、目黄、胁痛		
脾俞	腹痛、反噫吐食、水肿、泄泻		
胃俞	吐逆、腹胀、气膈不食		
三焦俞	水肿、肠鸣腹胀、脏腑积聚	下焦病：生殖、大小便病	
肾俞	虚劳羸瘦、月经不调、腰痛、水肿		
气海俞	腰痛、痔漏		
大肠俞	腹中雷鸣、肠澼泄利、饮食不化		
关元俞	腰痛、腹胀、消渴、癥聚		
小肠俞	泻痢、消渴、淋沥遗尿		
膀胱俞	小便赤涩、泄利、癥瘕、前阴肿		
中膂俞	赤白痢、疝痛、消渴		
白环俞	遗精、淋沥、二便不利		
上髎	赤白带下、阴挺、二便不利	生殖、大小便及前后二阴病	
次髎	疝气、赤白带下、小便淋赤		
中髎	月经不调、大小便难、腰尻痛		
下髎	淋浊、下血、泄泻、肠鸣，腰痛		
会阳	气虚久痔、肠澼便血、阴汗湿痒		
承扶	痔痛、尻部中痛		
殷门	腰脊强痛		
浮郄	髀枢不仁、股外筋急		
委阳	癃闭、遗弱、膝筋拘挛		
委中	霍乱、半身不遂、腰脊强痛		

穴名	主治特异性	主治共同性	
附分	颈项强痛	上焦病：心、肺、胸部病	五脏六腑病
魄户	虚劳肺痿、喘逆上气		
膏肓俞	虚损、咳逆、梦遗，盗汗		
神堂	胸满、喘咳		
譩譆	喘逆、胁痛		
膈关	噎闷、呕哕、诸病血症	中焦病：肠、胃、肝、胆病及血病	
魂门	胸胁胀满、腹中雷鸣		
阳纲	身热目黄、小便赤涩、饮食不下		
意舍	腹胀、便泻、呕吐、消渴		
胃仓	腹满、饮食不下、水肿		
肓门	心下坚痛	下焦病：生殖、大小便病	
志室	腰脊强痛、腹中坚满、小便淋沥		
胞肓	癃闭、少腹坚满		
秩边	痔疾、腰痛、小便不利		
合阳	崩中、癥疝拘急、膝胻酸重	头、项、目、鼻、脑病，热病以及下肢局部病	
承筋	霍乱转筋、五痔篡痛、脚腨酸重		
承山	霍乱转筋、胫酸、腰背痛		
飞扬	头目眩晕、历节风、癫疾		
跗阳	痿厥不仁、霍乱转筋		
昆仑	腰脚痛、目眩		
仆参	足痿、腰痛、尸厥		
申脉	风眩、膝胻酸、腰脚痛		
金门	头痛、小儿发痫、膝胻瘦削		
京骨	衄衊、内眦赤、腰痛、髀痛		
束骨	腰膝强痛、头痛、目眩、项强		
通谷	头痛、目眩、衄衊		
至阴	头重、鼻塞、目痛、寒疟无汗		

表6-8 足少阴肾经经穴主治异同分析表

穴名	主治特异性	主治共同性	
涌泉	喘咳、奔豚、泄泻、大小便难、尸厥、疝气	生殖、小溲而有关肾脏病为主、肠病及肺病为次，足底及足内踝病	
然谷	喘烦、衄血、喉痹、消渴、癃闭、疝气、遗精、阴挺、月经不调、洞泄		
太溪	热病无汗、霍乱、溺黄、唾血、嗌痛、牙痛、疝癖 阳痿、月经不调		
大钟	癃闭、腰痛、气闷、腹满、唾血、便秘、食噎不下		
水泉	月经不调、阴挺、淋漏、目视不明、小腹满痛		
照海	目痛、视昏、咽干、卒疝、带下、阴挺、阴肿、阴痒、痫证夜发、不眠		
复溜	肠澼、痔、淋、水肿、肠鸣、伤寒无汗、脉微欲绝、足痿	生殖、小溲而有关肾脏病为主，肠病为次，小腿内廉病	
交信	五淋、癀疝、赤白痢、大小便秘、少气漏血、月事不调		
筑宾	小儿疝气、癫狂吐舌、呕吐、腨内痛		
阴谷	阴痿、溺难、妇人漏血、腹痛引阴、膝痛如锥		
横骨	腹痛溺难、阴器下纵、五淋、腰痛	生殖、小溲、有关肾脏病及肠病	
大赫	虚劳失精、阴器上缩，阴茎痛、女子赤带		
气穴	腰脊痛、泄利、奔豚、月经不调、不孕		
四满	积聚疝瘕、肠澼、腹痛、月经不调、恶血疗痛		
中注	月事不调、热结便秘		
肓俞	寒疝腹痛、大便燥结		目赤自内眦始
商曲	腹中积聚、肠中切痛	肠胃病	
石关	妇人不孕、腹中疗痛、脊强口噤、噫哕呕逆、积聚、气结		
阴都	寒热疟疾、妇人无子、恶血腹痛、心烦肺胀、小肠热满		
通谷	口喎、暴喑、积聚疹癖、食不消、风痉癫疾、舌肿		
幽门	呕吐多唾、食不下、心下痞胀、泄有脓血		
步廊	胸胁痛、咳逆、呕吐不食、臂不得举	胸、肺、食道病	
神封	胸胁满痛、咳逆气短、呕吐不食、乳痈		
灵墟	胸胁、支满、咳逆气短、呕吐不食、乳痈		
神藏	胸满咳逆、呕吐恶食		
彧中	胸胁支满、多唾呕吐、哮喘、唾血		
俞府	咳逆上气、呕吐不食、喘息、寒热气嗽		

表6-9　手厥阴心包经经穴主治异同分析表

穴名	主治特异性	主治共同性
天池	腋肿、瘰疬、胸膈烦满	胸、胁、腋部病及心病
天泉	胸胁满痛、咳逆	
曲泽	心痛、烦渴、呕逆	手臂局部病及心、胸、胃、神志、热病
郄门	心痛、疔疮、呕血、衄血	
间使	心痛、呕吐、久疟、结胸	
内关	心暴痛、心烦惕惕、久疟、痞块	
大陵	心烦、心痛、吐血、惊悸	
劳宫	吐、衄、噫逆	
中冲	心痛、烦满、热病无汗、中风急救	

表6-10　手少阳三焦经经穴主治异同分析表

穴名	主治特异性	主治共同性	
关冲	喉痹、舌卷、烦心、心痛、胸中气噎	手腕以下及手指局部病	耳、头、目、喉病及热病
液门	疟疾寒热、目眩赤涩、耳聋、咽肿		
中渚	热病无汗、头痛、目翳、耳聋		
阳池	消渴口干、寒热疟疾		
外关	目生翳膜、头痛、耳鸣、鼻衄		
支沟	热病无汗、口噤、暴喑、马刀肿瘘	前臂外侧局部病	
会宗	耳聋、五喑		
三阳络	耳聋、暴喑、齿龋		
四渎	暴喑、耳聋、下齿龋痛		
天井	目锐眦痛、疮肿、隐疹、瘰疬、癫疾		
清冷渊	肩臂臑痛	肩臂局部病	
消泺	颈项强急、癫疾		
臑会	项瘿气瘤、瘰疬		
肩髎	臂重肩痛		
天髎	身热无汗、颈项强急		
天牖	暴聋、目不明	耳病为主，侧头部病为次	
翳风	耳聋、耳鸣、口噤、口㖞		
瘈脉	小儿惊痫、头风、耳鸣		
颅息	耳鸣、喘息、疔耳、瘈疭		
角孙	目翳、龈肿、耳郭红肿		
耳门	耳聋、耳鸣、聍耳流脓		
和髎	头重、颔痛、耳中嘈嘈		
丝竹空	目视䀮䀮、风痫戴眼	目病	

表6-11 足少阳胆经经穴主治异同分析表

穴名	主治特异性	主治共同性
瞳子髎	外眦赤痛、头痛、目翳	以腧穴所在局部及邻近部疾病为主，包括侧头部病，耳、目、口、齿病等
听会	耳聋、耳鸣、口㖞	
客主人	口眼㖞斜、耳聋、耳鸣、齿痛	
颔厌	目眩、耳鸣、偏风头痛	
悬颅	头痛、齿痛	
悬厘	耳鸣、偏头痛、面肿	
曲鬓	巅风目眇、颈颔肿满	
率谷	小儿惊风、两头角痛	
天冲	龈肿、齿痛、头痛	
浮白	耳鸣、颈项瘰气	
窍阴	耳鸣、头痛引颈、喉痹	
完骨	颈项摇瘛、颊肿引耳、喉痹	
本神	头痛、目眩	
阳白	目肿痛痒、远视䀮䀮	
临泣	头痛、鼻塞、目眩、眵矇	
目窗	青盲、白翳膜、远视䀮䀮	
正营	偏头痛、唇吻急强、齿龋	
承灵	头痛、鼻塞	
脑空	鼻衄、癫风、头痛	
风池	鼻渊、内眦赤痛、洒淅恶寒、中风	颈项局部病
肩井	咳逆、肩背痛、乳痈、翻胃	
渊腋	马刀肿瘤、胸胁痛	胸胁病
辄筋	喘息、呕吐、胸中胀	胸胁病
日月	黄疸、呕吐吞酸、胁肋痛、胆病	
京门	肠鸣洞泄、腰髀引痛	生殖、小溲病
带脉	月经不调、带下赤白、小腹痛	
五枢	赤白带下、阴卵上缩、腰痛	
维道	水肿、带下、呕逆	
居髎	腰痛引腹、瘫痪、腿足诸疾	下肢腿股病
环跳	腰胯酸痛、半身不遂	
风市	瘫痪、浑身瘙痒、腰腿疼痛	
中渎	下肢痛风，筋痹不仁	
阳关	膝外廉痛、屈伸不利	

穴名	主治特异性	主治共同性
阳陵泉	胆病、胸胁胀满、半身不遂、口苦、呕吐	侧头部病、目、耳、胸、胁、项、下肢局部病及热病
阳交	惊狂、面肿、肢冷、喉痹	
外丘	颈项痛、胸胁支满、痿痹	
光明	眼痒、眼痛、痿癖、热病无汗	
阳辅	腋肿、百节酸痛、膝胻酸	
悬钟	筋骨挛痛、鼻衄、喉痹、颈项强急	
丘墟	胸痛、腋肿、足痿、目翳	
临泣	马刀腋肿、痃疟、目眩，胸满	
地五会	内损、眼痒、眼疼、耳鸣	
侠溪	胸胁满、目赤、颔肿、耳鸣	
窍阴	胁痛、耳聋、舌强、痈疽	

表6-12　足厥阴肝经经穴主治异同分析表

穴名	主治特异性	主治共同性
大敦	崩漏、寒疝、阴挺	下肢局部病、生殖、水小便病、前阴病、肝脏病
行间	口喎、泪出	
太冲	呕血、马刀侠瘿	
中封	五淋、阴缩	
蠡沟	疝气、癃闭、溲赤	
中都	便血、崩漏、痔疝	
膝关	膝内廉痛	
曲泉	阴痒、阴痛、尿闭	
阴包	月水不调	
五里	溺闭、肠中实满	
阴廉	经期不调、阴内廉痛	
急脉	疝气、阴挺、阴茎痛	前阴病
章门	积聚痞块、奔豚腹胀	肠、胃、胸、胁病
期门	热入血室、奔豚上下、胸胁积痛	

表6-13　任脉经穴主治异同分析表

穴名	主治特异性	主治共同性
会阴	疝气、前后阴病、经水不通	下腹部疾病：包括生殖、小溲、肠病等
曲骨	小腹满痛、遗精、赤白带	
中极	水肿、月事不调、恶露不止	
关元	虚损、五淋、七疝、带下、失精	
石门	崩中、水肿、气淋、泄泻	
气海	恶露不止、癥瘕、腹鸣、喘促、厥冷、月经不调	
阴交	肠鸣、水肿、崩中、带下	
神阙	尸厥、泄泻、鼓胀、脱肛	

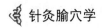

穴名	主治特异性	主治共同性
水分	小便不通、洞泄、肠鸣、水肿	上腹部疾病：以肠胃病为主，有补气益血的功效
下脘	完谷不化、腹胀、腹痛、癖块	
建里	腹胀、肠鸣、呕逆	
中脘	翻胃、五膈、积聚、腹疼	
上脘	饮食不化、腹鸣、奔豚、吐利	
巨阙	心痛、惊悸、胸满气短、痰饮	以神志病为主，兼治中上焦病
鸠尾	呕血、喘息、癫痫、惊悸	
中庭	胸胁支满、噎塞、吐逆	以胸部病为主，包括心、肺病，兼治食道和胃病
膻中	翻胃、痰喘、咳逆、妇人乳少	
玉堂	胸膺痛、喘急、咽壅、呕吐	
紫宫	胸膺痛、咳逆、喉痹	
华盖	哮喘、胸满痛	
璇玑	咳逆、胸痛、咽肿	
天突	哮喘、暴喑、咯血、喉痹	以咽喉病为主，兼治舌病
廉泉	咽食困难、舌根急缩、咳嗽	
承浆	口㖞、面肿、口噤、消渴	治口唇部疾患

表 6-14　督脉经穴主治异同分析表

穴名	主治特异性	主治共同性
长强	大小便难、脱肛、洞泄、腰脊强、肠风、癥疝	肠病、生殖病、腰脊病、脑病、小溲病
腰俞	腰脊痛、经闭、淋浊	
阳关	经病、带下，遗精、风痹不仁	
命门	腰痛、赤白带、泄精、角弓反折	
悬枢	泻痢、水谷不化、腰脊痛	脑病、腰脊病、肠胃病
脊中	癫痫、黄疸、脱肛、便血	
中枢	腰痛、俯仰不利	
筋缩	脊强、癫疾、癥疝	
至阳	黄疸、胸胁痛、胃塞纳滞	脑病、脊背病、肺脏病、热病
灵台	喘息、久咳、胸引背痛	
神道	惊悸、癫疾、咳嗽、健忘	
身柱	咳喘、脊强、癫痫、小儿惊风	
陶道	骨蒸、盗汗、痎疟、脊强	
大椎	五劳七伤、惊风、寒热、痎疟、肺胀满	
哑门	舌缓不语、癥疝、癫疾、衄血、暴喑	头、项、鼻、舌、喉病及脑病
风府	头重、项强、目眩、鼻衄、偏枯	

续表

穴名	主治特异性	主治共同性
脑户	头重、口噤、痉、目不明、暗不能言	头、鼻、眼、脑病
强间	头痛、项强、目眩、癫痫、呕吐	
后顶	颈项强急、目眩、瘛疭、头痛	
百会	耳聋、中风、癫疾、鼻塞、头风、脱肛	
前顶	头风、目眩、惊痫、鼻多清涕	
囟会	小儿惊风、癫疾、鼻痔、头痛	
上星	面肿、头痛、鼻塞、衄血、目眩	
神庭	风痫、目眩、泪出、鼻渊、不安眠	
素髎	鼻瘜肉、衄血、酒齄鼻	鼻、口、齿、脑病
水沟	发狂、不省人事、口噤、浮肿、腰脊内痛、唇吻抽搐	
兑端	齿龈痛、消渴、口疮、癫痫	
龈交	牙疳、鼻塞、内眦赤痒	

在上表所列分经主治异同之总纲外，各经所属腧穴的主治要点亦应明了。兹按经脉流注顺序分经列表如下，见表6-15。

表6-15 十四经穴主治重点异同表

经别		主治重点	特异性	共同性	
				部分相同	三经相同
手三阴经	手太阴经	喉、胸、肺	肺部病	手厥阴和手少阴二经同治心病和神志病	胸部病
	手厥阴经	胸、心、胃、神志病	心、胃病		
	手少阴经	胸、心、神志病	心		
手三阳经	手太阳经	头、项、目、耳、喉、鼻病、神志病、热病	头项、神志病	手太阳和手阳明二经同治鼻病	头、目、喉、耳病和热病
	手少阳经	头颞部、目、耳、喉、胸胁病、热病	头颞、胸胁病		
	手阳明经	头面、目、耳、口、齿、喉病、热病	头面、口、齿病		
足三阴经	足太阴经	腹、脾胃、小溲、生殖病	脾胃病	足太阴与足厥阴二经对若干肠胃病有共同治疗影响	腹部、生殖、小溲病
	足厥阴经	腹、胁肋、小溲、肝、生殖病	胁肋及肝病		
	足少阴经	腹、咽喉、肺、生殖、小溲病	肠、咽喉、肺、肾病		

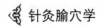

续表

经别		主治重点	特异性	共同性	
				部分相同	三经相同
足三阳经	足太阳经	头项、目、鼻、腰、背、后阴病及神志病、热病	头项、腰、背、后阴病（背俞穴治脏腑病）	足太阳、足阳明二经同治目病和神志病 足少阳、足阳明二经同治喉病	头、鼻部病和热病
	足少阳经	头颞、耳、目、鼻、喉、胸胁病及热病	头颞病、耳及胸胁病		
	足阳明经	头面、鼻、喉、口、齿病、肠胃病、神志病、热病	头面、口、齿、肠胃病		
任脉		回阳、固脱、有强壮作用		神志病 脏腑病 妇科病	
督脉		中风、昏迷、热病、头面病			

注：本表据《腧穴学概论》略做修改而成

第二节　分部主治规律

　　十四经穴与奇穴的分部主治有着共同点，亦各有其特点。头、面、颈、项部腧穴，除了常用的百会、人中、风池、风府有治全身性疾患和神志病外，皆以治局部疾患为主，耳区治耳，目区治目，口区治口；胸腹部腧穴多治本穴所在邻近之脏腑疾患及急性病证；背腰部腧穴除能主治脏腑疾患外，还可治头面、四肢及全身性疾患，急慢性病证皆为其主治范围；少腹部腧穴除能主治膀胱、胞宫及其他脏腑疾患外，还为丹田之所在主治全身疾患；四肢肘膝以上腧穴，除个别如血海、梁丘有治全身疾患作用外，绝大多数腧穴只有局部治疗作用；四肢肘膝以下腧穴其主治范围最广，除能治局部及邻近之疾患外，还主治脏腑及全身各种疾患，腕、踝以下的腧穴更突出的是治头面、五官、神志之疾患。兹按人体各部位腧穴的主治要点列表如下（表6－16～表6－25），十四经腧穴主治分部示意图见图6－1～图6－10。

表6－16　头面颈项部

分　部	主　治
前头、侧头区	眼、鼻病
后　头　区	神志、局部病
项　　　区	神志、喑哑、咽喉、眼、头项病
眼　　　区	眼病
鼻　　　区	鼻病
颈　　　区	舌、咽喉、喑哑、哮喘、食管、颈部病

表 6-17 胸膺胁腹部

分　部	主　治
胸　膺　部	胸、肺、心病
腹　　　部	肝、胆、脾、胃病
少　腹　部	经带、前阴、肾、膀胱、肠病

表 6-18 肩背腰尻部

分　部	主　治
肩　胛　部	局部、头顶痛
背　　　部	肺、心病
背　腰　部	肝、胆、脾、胃病
腰　尻　部	肾、膀胱、肠、后阴、经带病

表 6-19 胸胁侧腹部

分　部	主　治
胸　胁　部	肝、胆病，局部病
侧　腹　部	脾、胃病，经带病

表 6-20 上肢内侧部

分　部	主　治
上臂内侧部	肘臂内侧病
前臂内侧部	胸、肺、心、咽喉、胃、神志病
掌指内侧部	神志病、发热病、昏迷、急救

表 6-21 上肢外侧部

分　部	主　治
上臂外侧部	肩、臂、肘外侧病
前臂外侧部	头、眼、鼻、口、齿、咽喉、胁肋、肩胛、神志、发热病
掌指外侧部	咽喉、发热病、急救

表 6-22 下肢后面部

分　部	主　治
大腿后面	臀股部病
小腿后面	腰背、后阴病
跟后、足外侧	头、顶、背腰、眼、神志、发热病

表 6 – 23　下肢前面部

分　部	主　治
大腿前面	腿膝部病
小腿前面	胃肠病
足跗前面	前头、口齿、咽喉、胃肠、神志、热病

表 6 – 24　下肢内侧部

分　部	主　治
大腿内侧	经带、小溲、前阴病
小腿内侧	经带、脾胃、前阴、小溲病
足内侧	经带、脾胃、肝、前阴、肾、肺、咽喉病

表 6 – 25　下肢外侧部

分　部	主　治
大腿外侧	腰尻、膝股关节病
小腿外侧	胸胁、颈项、眼、侧头部病
足外侧	侧头、眼、耳、胁肋、发热病

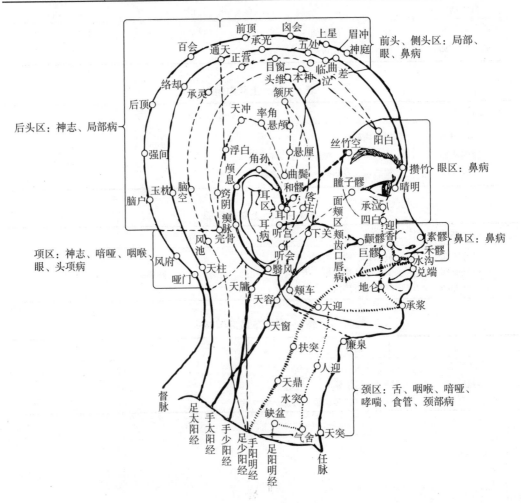

图 6 – 1　头面颈项部

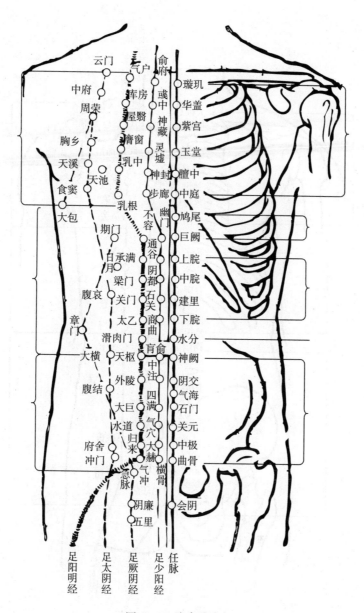

图 6-2　胸膺胁腹部

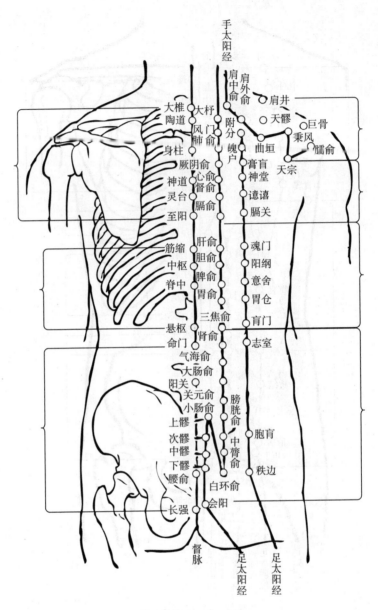

图6-3　肩背腰尻部

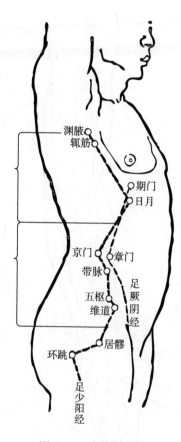

图6-4　腋胁侧腹部

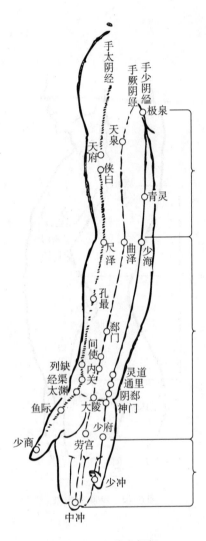

图6-5 上肢内侧部

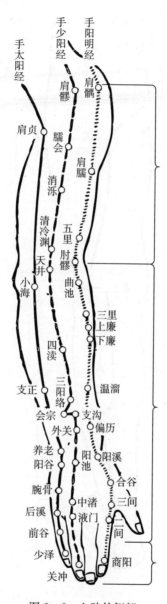

图 6-6 上肢外侧部

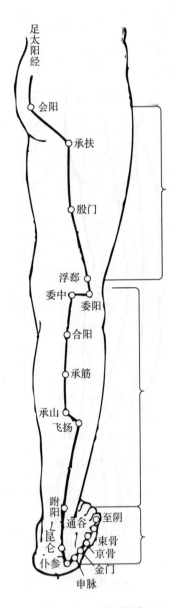

图6-7 下肢后侧部

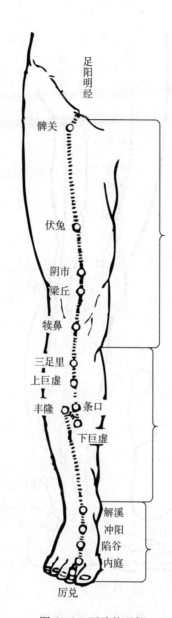

足
阳
明
经

髀关

伏兔

阴市
梁丘

犊鼻

三足里
上巨虚

丰隆　条口

下巨虚

解溪
冲阳
陷谷
内庭

厉兑

图 6－8　下肢前面部

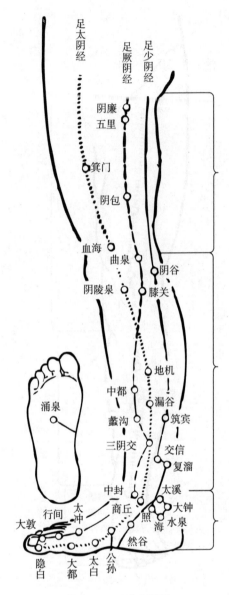

图6-9 下肢内侧部

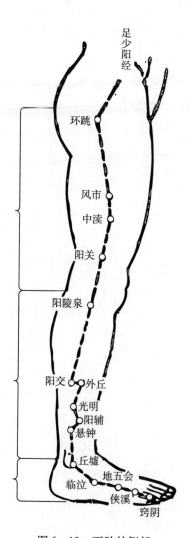

图 6-10　下肢外侧部

中 篇 各 论

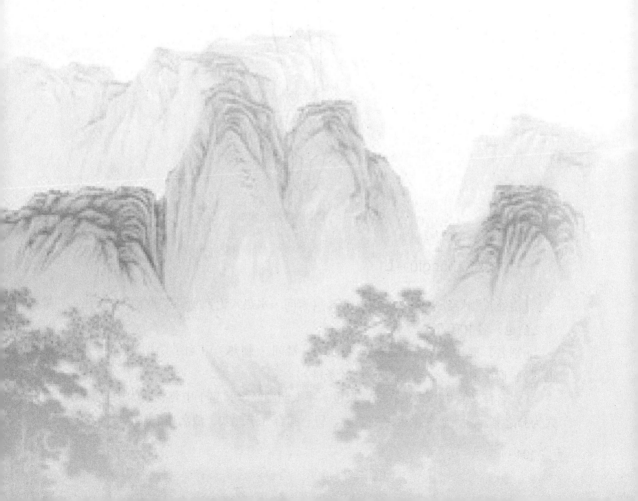

第七章 十二经穴

第一节 手太阴肺经经穴（图7-1）

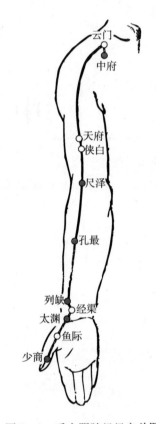

图7-1 手太阴肺经经穴总图

一、中府 Zhōngfǔ－L1

[出处]《脉经》：肺"募在中府"。《素问·水热穴论》所载"膺俞"，王注："膺中之俞也，名中府。"

[别名] 膺中俞（《甲乙》）；膺俞（《素问·刺热》王注："膺俞者，膺中俞也。"）；府中俞（《大全》）；肺募（《圣济》）。

[穴名释义] 中，中焦；府，聚也。手太阴肺经之脉起于中焦，穴为中气所聚；又穴为肺之募。募，脏气结聚之处。脾、胃、肺合气于此穴，故名中府。

《黄帝内经明堂》：“中府者。府，聚也。脾肺合气于此穴，故曰中府。”

《医经理解》：“中府，肺之募也。在乳上三肋间，手太阴脉自起于中焦，故谓中府，言中气之所聚。”

《会元针灸学》：“中府者，肺之络系。府者，从阳由内而达于外。又名膺俞者，膊膺之部，气所过之俞穴。”

［类属］①肺之募穴（《脉经》）。②交会穴之一，手、足太阴之会（《甲乙》原作“手太阴之会”，据《素问·气穴论》王注、《圣济》改）。

［位置］在胸壁外上部，平第一肋间隙。距胸骨中线6寸处。

《脉经》：“直两乳上二肋间。”

《甲乙》：“在云门下一寸，乳上三肋间陷者中，动脉应手。”《千金翼》《发挥》《铜人》《图翼》同。

《千金》：“在云门下一寸，一云一寸六分。乳上三肋间，动脉应手陷中。”《外台》同。

《素问·刺热》篇王注：“在胸中行两旁相去同身寸之六寸，云门下一寸；乳上三肋间，动脉应手陷者中。”《新针灸学》同。

《大成》：“云门下一寸六分，乳上三肋间，动脉应手陷中，去胸中行各六寸。”

《集成》：“在周荣上二寸少，外开三分，去中行六寸。”

《中国针灸学》：“胸壁前之外上部，第一肋骨下，与任脉之华盖穴平行，相去六寸。”

按：本穴位置，多宗《甲乙》，定位“在云门下一寸，乳上三肋间陷者中，动脉应手”。《脉经》云：“直两乳上二肋间。”“二”疑“三”之误。至于《千金》“云门……下一寸六分”之说，以嫌偏低，不能作据。《集成》之说，实乃舍简就繁，不作取法。今从《甲乙》。

［取法］①正坐位，以手叉腰，先取锁骨外端（肩峰端）下方凹陷处的云门穴，当云门穴直下约1寸，与第一肋间隙平齐处是穴。②仰卧位，自乳头（指男子）向外2寸处，在直线向上摸取三根肋骨的第一肋间隙处。

［刺灸法］向外斜刺0.5~0.8寸。

《圣济》：“肺募不可伤，伤即令人鼻塞不闻香臭，白汗透流，宜治囟门及心下一寸，深可一寸半。”

［层次解剖］皮肤→皮下筋膜→胸肌筋膜→胸大肌→胸小肌。皮肤出颈丛的锁骨上神经中间支分布。皮卜筋膜内除含有上述皮神经和少量的脂肪组织外，还有胸肩峰动脉的终末支穿胸肌及其筋膜至皮下筋膜及皮肤。胸肌筋膜是胸部深筋膜的一部分，覆盖于胸大、小肌，两肌之间有来自臂丛的胸前神经和胸肩峰动脉胸肌支，支配并营养此两肌。

［功用］泻胸中热，清肺，健脾。

[主治] 呼吸系统病症：咳嗽，气喘，少气不得卧，胸中烦满，胸痛，咳吐脓血，伤寒，胸中热，喉痹，鼻塞，鼻流浊涕，汗出等。

消化系统病症：腹肿、四肢肿，皮痛面肿，呕吐，食不下等。

其他病症：瘿瘤，奔豚上下，腹中与腰相引痛，肩背痛等。

现代常用于治疗：支气管炎、肺炎、哮喘、肺结核等。肺结核、肺与支气管疾患，常可在此穴出现压痛。此穴为心肺疾患常用穴之一。

[成方举例] 水肿：中府、间使、合谷；喉痹：中府、阳交（《千金》）。

喘逆：中府、魄户（《资生》）。

胸满噎塞：中府、意舍（《百症赋》）。

[现代研究] 有人用同位素血管内注射法，发现针刺中府穴，可使肝血流量明显增加，可改善肝的血液循环。针刺中府穴对支气管哮喘有较好的治疗效应，实验观察表明，针刺中府穴有缓解支气管平滑肌的作用，使肺通气量得到改善，哮喘缓解。

[附注]《圣惠·辨痈疽证候好恶法》："中府隐隐而痛者，肺疽也；上肉微起者，肺痈也。"

二、云门 Yúnmén – L2

[出处]《素问·水热穴论》："云门、髃骨、委中、髓空，此八者，以泻四肢之热也。"

[穴名释义] 云，云雾；门，门户也。云出天气，天气通于肺。穴为手太阴脉气所发，位于胸膺部内应上焦肺气，为肺气出入之门户，故名云门。

《会元针灸学》："云门者，云应气也，上焦属雾，云遇冷下降，遇热升腾而散走。门者，司守之门户，故名云门也。"

《经穴释义汇解》："云，山川气也，云出天气，天气通于肺。肺者气之本，穴为手太阴脉气所发，为手太阴肺脉所出之门户，喻气出如云，故谓之云门。"

[位置] 在锁骨肩峰端下缘，距胸骨中线6寸之凹陷处。（图7-2）

《甲乙》："在巨骨下，气户两旁各二寸陷者中，动脉应手。"《千金》《千金翼》《外台》《铜人》《发挥》《大全》《大成》《图翼》《金鉴》同。

《素问》王注："巨骨下，夹任脉旁，横出任脉各同身寸之六寸陷者中，动脉应手。"

《考穴编》广注："巨骨直下，正当璇玑旁开六寸。"《中国针灸学》同。

《金鉴》："中府上直行一寸六分，在手阳明大肠经巨骨之下陷中，动脉应手。"

《集成》："在巨骨穴下四寸，微向内，横气户二寸，璇玑旁六寸大些。"

《新针灸学》："锁骨下部的外端，中行旁开约六寸。"

按：本穴位置主要有以下几说。①《甲乙》："在巨骨下，气户两旁各二寸陷者中，动脉应手。"古今多从。②《考穴编》广注："巨骨直下，正当璇玑旁开六寸。"

③《金鉴》："中府上直行一寸六分"。细究原文，前两说词异位同。《金鉴》之说不确，说见中府。另外，《集成》之文虽较具体，落点仍同《甲乙》，但从巨骨穴下四寸作为定位据点，似无必要。

[取法] 正坐位，用手叉腰，当锁骨外端下缘出现的三角形凹窝的中点处。

[刺灸法] 向外斜刺 0.5~0.8 寸；可灸。

《甲乙》："云门刺不可深，深则使人逆息不能食。"《千金》："云门刺不可深。"《铜人》："刺深使人气逆。"《圣惠》："通灸禁针。"

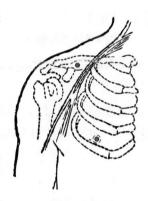

图 7-2 云门

[层次解剖] 皮肤→皮下筋膜→三角肌筋膜→三角肌（前份）→胸喙锁筋膜→喙突。皮肤由锁骨上神经的中间支和外侧支分布。皮薄，皮下筋膜内除上述皮神经外，还有头静脉经过。针由皮肤经头静脉外侧刺入锁骨下窝处的胸喙锁筋膜，直抵肩胛骨的喙突。

[功用] 清肺理气，泻四肢热。

[主治] 呼吸系统病症：咳嗽，气喘，胸痛胸满，胸中烦热等。

泻四肢之热：伤寒四肢热不已，肩痛不可举，引缺盆痛，胁痛引背等。

其他病症：暴心腹痛，疝气上冲心，瘿气，四肢逆冷，脉代不至等。

现代常用于治疗：咳嗽、胸痛、哮喘、肩关节周围炎等。肺及支气管疾患时常在此处过敏压痛。

[成方举例] 四肢热：云门、髃骨、委中、髓空（《素问》）。

喘逆：云门、人迎、神藏；短气：云门、风门、热府、肺募、巨阙、期门；肩痛：云门、秉风，治肩痛不能举（《资生》）。

胸长神经痛：云门、中府、周荣、胸乡、天溪（《新针灸学》）。

三、天府 Tiānfǔ - L3

[出处]《灵枢·本输》："腋内动脉，手太阴也，名曰天府。"

[穴名释义] 天，人体之上部；府，聚也。天以候肺，肺为五脏之华盖。穴属肺经位于上臂，为肺气聚结之所，故谓之天府。

《腧穴命名汇解》："天府，考昔时取此穴，多令患者以手伸直，用鼻尖点臂上到处是穴。……考鼻属肺窍，肺借鼻处通天气，肺为人身诸气之府。因名天府。"

《会元针灸学》："天府者，平肩与云门相平，云气所聚象天，故名天府也。"

《针灸穴名解》："肺居脏腑之最上，故名之以天，而曰'天府'。府者言居积之多，犹府库也。"

[位置] 在腋前皱襞上端下3寸，肱二头肌桡侧缘。（图7-3）

《灵枢·寒热病》："腋下动脉。"

《甲乙》："在腋下三寸，臂臑内廉动脉中。"《千金》、《千金翼》、《外台》、《素问》王注、《发挥》、《大全》、《图翼》、《金鉴》同。

《铜人》："在腋下三寸动脉中，以鼻取之。"

《大成》："腋下三寸，肘腕上五寸，动脉中，用鼻尖点墨到处是穴。"

《考穴编》广注："宜直手合掌，眼视中指，取鼻尖点到处是。一法，与乳相平取之亦可。"

《集成》："距腋下三寸，在臂上前廉直对尺泽，相去七寸半。"

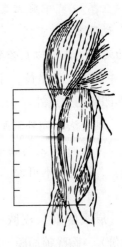

图 7-3　天府、侠白

《中国针灸学》："在肱内侧之上方约三分之一部，内侧肱二头肌沟处。""……当腋窝横纹之前端起，向尺泽穴点下行三寸是穴位。"

按：本穴位置《灵枢·寒热病》定于"腋下动脉"，位置不甚明确。自《甲乙》提出"在腋下三寸，臂臑内廉动脉中"，以后各家沿袭。但天府至尺泽的距离，却存有不同看法，如《大成》"腋下三寸，肘腕上五寸"，腋至肘当合八寸；《考穴编》亦在腋下三寸，而侠白穴在其下一寸，去肘五寸，总合自腋至肘当为九寸；《集成》载"腋下三寸，在臂上廉直对尺泽，相去七寸半"，合之腋至肘当为十寸半等。近代各家多数主张腋纹至肘为九寸，与《考穴编》之文切合。

[取法] ①坐位，臂向前平举，俯头鼻尖接触上臂内侧处是穴。②坐位，微屈肘，与肘横纹上6寸平高的肱二头肌外侧缘处是穴。

[刺灸法] 直刺0.3~0.5寸；可灸。

《甲乙》："禁不可灸，灸之令人逆气。"《资生》："要非大急不必灸。"

[层次解剖] 皮肤→皮下筋膜→臂筋膜→肱肌。皮肤由臂外侧皮神经分布。皮下筋膜疏松，有头静脉和臂外侧皮神经经过。针由皮肤、皮下筋膜穿臂深筋膜，在肱二头肌外侧沟内头静脉外后方，深进肱肌。该肌与肱二头肌之间有肌皮神经经过，并发肌支支配该二肌。

[功用] 理肺气，安神志。

[主治] 呼吸系统病症：气喘，咳嗽等。

神经系统病症：神思恍惚，善忘，悲哭等。

其他病症：鼻衄，吐血，瘿气，疟疾，上臂内侧痛，身肿身胀，身重嗜睡，目眩，不能远视，紫白癜风等。

现代常用于治疗：支气管炎，哮喘，鼻出血，吐血，精神病，煤气中毒，肩臂部疼痛等。

[成方举例] 瘿瘤：天府、臑会、气舍；风证：天府、曲池、列缺、百会（《千金

方》）。

鼻衄血：天府、合谷（《百症赋》）。

四、侠白 Xiábái – L4

[出处]《甲乙》："侠白，在天府下。"

[别名]《医学纲目》作"挟白"。"挟"，古通"侠"（《汉书·叔孙通传》："殿下郎中侠陛。"注：与挟同）。不作别名。

[穴名释义] 侠与夹通；白，肺色也。取穴时，两手下垂，夹胸肺之旁，于上臂内侧天府下一寸处是穴，故名夹白。

《黄帝内经明堂》："白，肺色也。此穴在臂，夹肺两箱，故为侠白。"

《针灸穴名解》："穴在上膊，臑部内侧，白肉凸起之前方。垂手夹腋之处，故名夹白，此穴位在处得名也。"

[类属] 手太阴之别（《甲乙》）。

[位置] 在天府下 1 寸，肱二头肌桡侧缘。（图 7 – 3）

《甲乙》："在天府下，去肘五寸动脉中。"《千金》《千金翼》《外台》《发挥》《铜人》《大全》《大成》《图翼》《金鉴》同。

《考穴编》："在天府下一寸，去肘五寸。"

《集成》："在尺泽上五寸大些。"

《中国针灸学》："在肱前内侧之中央部，肱二头肌与肱前肌间之处。从尺泽穴直上行五寸，重按有动脉处是穴位。"

《新针灸学》："天府穴下一寸，肱二头肌外侧沟。"

按： 本穴位置古今医家多从《甲乙》。唯《集成》云"在尺泽上五寸大些"，此与该书将上臂骨度定为 10.5 寸有关。（参看天府穴）。

[取法] 坐位，肘横纹上 6 寸，肱二头肌腱的外侧缘是穴。

[层次解剖] 皮肤→皮下筋膜→臂筋膜→肱肌。皮肤由臂外侧皮神经分布。皮下筋膜内的头静脉向上，穿三角肌与胸大肌间隙入深筋膜，至锁骨下窝处汇入腋静脉。（参看天府穴）

[功用] 理肺和胃。

[主治] 呼吸系统疾患：咳嗽，气喘等。

消化系统病症：干呕，烦满，心痛，气短等。

其他病症：上臂内侧痛，赤白汗斑等。

现代常用于治疗：气管炎，胃疼，恶心，心动过速，胸痛等。

[成方举例] 臂丛神经痛（正中神经）：侠白、郄门、间使、大陵、内关、天泉（《新针灸学》）。

五、尺泽 Chǐzé – L5

［出处］《灵枢·本输》："入于尺泽。"

［别名］鬼受（《千金》）；鬼堂（《千金翼》）；气堂（《经穴纂要》）。《素问·皮部论》张隐庵注作"天泽"，"天"乃"尺"，形误。

［穴名释义］尺，尺肤部；泽，水聚处也。喻手太阴脉气到此象水之归聚处，故名。

《黄帝内经明堂》："水出井泉，流注行已便入于海，十二经脉出四支，已流口而行至此，入五藏海。泽谓陂泽水钟处也。尺谓从此向口有尺也，一尺之中脉注此处，留动而下，与水义同，故名尺泽。"

《子午流注说难》："尺泽乃肺之合穴，可针可灸。盖阴合为水，肺为金藏，水乃金之所生，邪之实者针之，泻其子故也。肺乃藏气之藏，山泽通气，此穴恰在太阴尺中，脉之结点，故名。"

《会元针灸学》："尺泽者，尺即寸关尺，泽为水平，由寸口至尺泽为一尺九分……泽又象水，故名尺泽。"

［类属］五输穴之一，本经合穴（《灵枢·本输》）；五行属水（《难经·六十四难》）。

［位置］在肘横纹上，当肱二头肌腱的桡侧缘。（图7-4）

《灵枢·本输》："肘中之动脉也。"

《甲乙》："在肘中约上动脉。"《千金》《千金翼》《外台》《发挥》《大全》《大成》《图翼》《金鉴》同。

《外台》引甄权云："在臂曲横纹中，两筋骨罅陷者宛宛中。"《素问》王注、《铜人》同。

《玉龙经》："在肘中大筋外陷中。"

《新针灸学》："肘横纹的桡侧，两肌中间。"

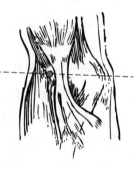

图7-4　尺泽

《中国针灸学》："在内肘部之前方，当肱二头肌腱之外缘，肱桡骨肌起始部之内缘，肘窝横纹中央。"

按： 本穴位置，其说有三：一为肘中约纹上动脉；二为在臂屈横纹中，两筋骨罅陷者宛宛中；三为肘中大筋外陷中。但均在肘横纹上，所云动脉，非重按难触。大筋之外，当指肱二头肌肌腱的桡侧，与今定位同。

［取法］手掌向上，肘部微弯曲，于肱二头肌腱桡侧缘的肘横纹上取穴。

［刺灸法］直刺0.5~0.8寸；或点刺出血。可灸。

《素问·刺禁论》："刺肘中内陷，气归之，为不屈伸。"王冰注："肘中，谓肘屈折之中，尺泽穴中也。刺过陷脉，恶气归之，气固关节，故不屈伸也。"《圣惠》："不宜灸。"

[层次解剖]皮肤→皮下筋膜→肘筋膜→肱桡肌→肱肌。皮肤由前臂外侧皮神经分布。皮下筋膜内除上述皮神经外，还有头静脉和前臂外侧皮神经经过。针由皮肤经头静脉、皮神经之间，穿肘深筋膜，进入肱桡肌。肱桡肌和其深面的肱肌之间有桡神经，该神经于此分为深、浅二支。深支支配肱桡肌，肱肌由肌皮神经支配。

[功用]清泄肺热，和胃理气，舒筋止痛。

[主治]呼吸系统病症：咳嗽，气喘，咯血，潮热，胸胁胀满等。

运动系统病症：膝膑肿痛，振寒瘛疭，身疼，腰脊强痛，肘臂挛痛，四肢暴肿，手不能伸等。

神经系统病症：心痛，悲愁不乐欲哭，无脉症，小儿慢惊风等。

泌尿生殖系统病症：遗尿，疝瘕积聚引阴部疼，经闭等。

消化系统病症：急性吐泻，舌干，吐血等。

现代常用于治疗：肺结核，咯血，肺炎，支气管炎，哮喘，咽喉肿痛，胸膜炎，膀胱括约肌麻痹（小便失禁），精神病，小儿搐搦，偏瘫，前臂痉挛，肩胛神经痛，丹毒等。

[成方举例]癫疾：尺泽、然谷（《千金》）。

慢惊风：小儿慢惊风，灸尺泽各一壮……炷如小麦大（《圣惠》）。

心烦：尺泽、少泽（《资生》）。

唾浊：尺泽、间使、列缺、少商；气逆：尺泽、商丘、太白、三阴交；风痹：尺泽、阳辅；挫闪腰胁痛：尺泽、委中、人中《大成》）。

肘挛疼：尺泽、曲池（《玉龙赋》）。

鹤膝肿劳：尺泽、曲池、风府（《肘后歌》）。

五般肘痛：尺泽、太渊；吐血定喘：吐血定喘补尺泽（《席弘赋》）。

[现代研究]临床观察针刺尺泽穴，有降血压的作用，对高血压病人有一定疗效。实验观察，针刺尺泽对结肠蠕动有调整作用，可使不蠕动或蠕动很弱的降结肠下部或直肠的蠕动增强。

六、孔最 Kǒngzuì – L6

[出处]《甲乙》："孔最……去腕七寸。"

[穴名释义]孔，孔隙也；最，甚也，聚也。穴属手太阴之郄，为本经气血深聚的所在，是理血通窍最得用之穴位，故名孔最。

《黄帝内经明堂》："孔者，空穴也。手太阴脉诸脉中胜，山之空，穴居此脉之郄，故为孔最之也。"

《会元针灸学》。"孔最者，最主要之孔窍也。肺气通七窍最宜，起寸口上七寸，得诸经之气，故名孔最。"

《经穴释义汇解》:"穴为手太阴之郄,去腕七寸。郄为孔隙,有孔穴的含义;最,聚也,穴为肺经气血汇聚之处,故名孔最。"

[类属] 手太阴之郄穴(《甲乙》)。

[位置] 在尺泽与太渊的连线上,距太渊7寸。

《甲乙》:"去腕七寸。"《千金》《千金翼》《外台》《发挥》《铜人》《大全》《大成》《图翼》《金鉴》《新针灸学》同。

《考穴编》广注:"去太渊七寸,外面些。"

《金鉴》:"从尺泽穴下行,腕前约纹上七寸,上骨下骨间陷中。"

《中国针灸学》:"在掌侧前臂之上,约前臂三分之一部,当回旋圆肌之停止部。""从尺泽穴直对鱼际穴,下行三寸是穴位。"

按: 本穴位置,古今基本一致,皆云腕上7寸。但细细推究,并非尽同,此乃古今各家所定骨度有异之故。如自肘至腕为12.5寸,《新针灸学》定为12寸,《中国针灸学》定为10寸。据此,以上各说词同位异,穴位落点并不一致。今从12寸之说,不仅定穴简便,也可免定穴不一之弊。"

[取法] 伸臂仰掌,于尺泽与太渊连线的中点向上1寸,当桡骨内缘处是穴。

[刺灸法] 直刺0.5~0.8寸;可灸。

[层次解剖] 皮肤→皮下筋膜→前臂筋膜→肱桡肌→桡侧腕屈肌→旋前圆肌→指浅屈肌→拇长屈肌。皮肤由前臂外侧皮神经分布。在皮下,针经头静脉内侧,穿前臂筋膜,入肱桡肌。在桡动、静脉及其伴行的桡神经浅支的内侧,经上列各肌,逐肌深达拇长屈肌。以上诸肌,除肱桡肌由桡神经深支支配外,其他诸肌均由正中神经支配。

[功用] 理气润肺,清热止血。

[主治] 呼吸系统病症:咯血,咳嗽,气喘等。

其他病症:热病无汗,头痛,咽喉肿痛,失音,肘臂挛痛,屈伸困难,腕痛,痔疮等。

现代常用于治疗:肺结核咯血,咽喉炎,扁桃体炎,肺炎,支气管炎,哮喘,肘臂痛,手关节痛等。

[成方举例] 咳逆:孔最、天泉、太溪、行间、俞府、神封、腹结、少商、浮白;失音:孔最、哑门(《资生》)。

急性咯血:孔最、尺泽、内关(用强刺激法,留针15分钟)(《辑要》)。

七、列缺 Lièquē – L7

[出处]《灵枢·经脉》:"手太阴之别,名曰列缺。"

[别名] 童玄(《古今医统》);裂缺(《千金》)。裂,同列。《管子·五辅》"大袂列",不作别名。

[穴名释义] 列,分解也;缺,器破也。穴为手太阴络穴,自此分支别走阳明,位

桡骨茎突上方，当肱桡肌腱与拇长展肌腱之间，有如裂隙处，故名列缺。

《黄帝内经明堂》："列，行列也，此别走络，分别大经，所以称缺之，别之缺经之上，故曰列缺。"

《医经理解》："列缺，大腕后侧上一寸，其筋间罅中，谓之列缺，言列于缺陷处也。"

《经穴释义汇解》："列缺，古谓天上之裂缝；天门。手太阴属肺，肺为藏之盖，居诸藏之上。至高无上曰天，肺叶四垂，犹如天象。穴为手太阴之络，腕上一寸五分。手太阴自此分支别走阳明，脉气由此别裂而去，似天上之裂缝。又列缺指闪电，而闪电之形，有似天庭破裂；故名。"

［类属］①本经络穴（《灵枢·经脉》）。②八脉交会穴之一（《针经指南》）；交任脉（《玉龙经》）。③《千金》作本经原穴。

［位置］在桡骨茎突上方，距腕横纹 1.5 寸处。

《灵枢·经脉》："腕上分间……去腕半寸（疑是寸半之误）。"

《甲乙》："去腕一寸五分。"《千金》《千金翼》《外台》《铜人》《大全》同。

《外台》引甄权云："腕后臂侧三寸交叉头两筋骨罅宛宛中。"

《圣惠》："在腕上一寸，筋骨罅间宛宛中。"

《玉龙经》："在大指直上，叉手，中指尽处是穴。"

按：本穴位置，《灵枢·经脉》云在"腕上分间……去腕半寸"，该书定经渠于"寸口"，本穴当在一寸以上无疑，故"去腕半寸"当属"去腕寸半"之误。《甲乙》云"去腕一寸五分"，古今多从。《圣惠》云"在腕上一寸"，因该书将经渠亦定于寸口，本穴则不应在腕上一寸，两穴落点一致，不可取法。近人多以两手交叉取穴，位置与《甲乙》基本相同。

［取法］①以病人左右两手虎口交叉，一手食指押在另一手的桡骨茎突上，当食指尖到达之处是穴。②立拳，把指向外上方翘起，先取两筋之间的阳溪穴，在阳溪穴上 1.5 寸的桡骨茎突中部有一凹陷即是本穴。（图 7-5）

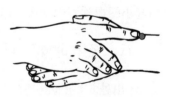

图 7-5 列缺

［刺灸法］向肘部斜刺 0.2~0.3 寸；可灸。

［层次解剖］皮肤→皮下筋膜→前臂深筋膜→旋前方肌→桡骨（骨膜）。皮肤由前臂外侧皮神经和桡神经的浅支双重分布。桡动脉有两条伴行静脉，位于肱桡肌的内侧。动脉后方下段有拇长屈肌和旋前方肌。桡动脉可由肘窝下方 2 厘米与桡骨茎突前方做连线，该线为桡动脉的体表投影，桡神经浅支与动脉伴行，该穴位于桡动脉和浅支的外侧。

［功用］宣肺理气，通经活络，利水通淋。

［主治］呼吸系统病症：咳嗽，气喘，咽喉肿痛等。

神经系统病症：半身不遂，口眼歪斜，口噤，偏正头痛，惊痫等。

泌尿系统病症：溺血，遗精，阴茎痛，小便热，小便难，小便涩痛等。

消化系统病症：腹痛泄泻，痢疾，吐血，噎膈等。

心血管病症：心胸疼痛等。

妇产科病症：产后不能言，死胎不下，乳痈等。

其他病症：牙疼，疟疾，腰疼，风疹，四肢暴肿等。

现代常用于治疗：感冒，哮喘，偏正头痛，面神经痉挛，面神经麻痹，三叉神经痛，遗精，牙痛，半身不遂，高血压，以及腕关节周围软组织疾患等。

[成方举例] 小儿惊痫：列缺、阳明络（《甲乙》）。

疟疾：列缺、后溪、少泽、前谷（《千金》）。

阴茎痛：列缺、阴陵泉、少府主阴痛（《资生》）。

偏风：列缺、冲阳；健忘失记：列缺、经渠、太渊（《大成》）。

肺结核咯血：列缺、太渊、尺泽、足三里（《针灸学》）。

淋痛：列缺、中封、膈俞、肝俞、脾俞、肾俞、气海，均灸（《针灸学》）。

偏正头疼：列缺、太渊；喘急：列缺、足三里（《杂病穴法歌》）。

[现代研究] 针刺列缺穴可使肺通气量得到改善，呼吸道的阻力下降，支气管平滑肌痉挛得到缓解，使支气管哮喘平复。针刺的平喘作用，可能与针刺对植物神经功能、血中乙酰胆碱、组胺和肾上腺素水平的调整有关，从而有利于细支气管痉挛的解除，支气管粘膜血管收缩，水肿减轻，通气功能改善。

有人通过临床观察和实验研究，针刺列缺配肾俞或照海可增强肾功能，酚红排出量较前增多，尿蛋白减少，血压也下降，这种效应可持续 2～3 小时，再针刺时仍有效。也有人实验，针刺列缺穴，可引起膀胱收缩反应，使排尿量增加。

针刺列缺穴又可调节血管的舒缩功能，有人通过血管容积描记方法，针刺列缺可引起小腿血管容积变化，出现血管收缩现象。

八、经渠 Jīnqú – L8

[出处]《灵枢·本输》："行于经渠。"

[穴名释义] 经，动而不居也；渠，沟渠也。穴为手太阴之经穴，所行为经，言其脉气在此流动不绝。又穴当桡骨茎突内侧与桡动脉之间长形凹陷处，如似沟渠之水，故名经渠。

《黄帝内经明堂》："水出流注入渠，徐行血气，从井出正流至此，徐引而行经，谓十二经脉也。渠谓沟渠，谓十二经脉血气流于此穴，故曰经渠。"

《子午流注说难》："言经渠者，乃经过之冲渠要道。"

[类属] 五输穴之一，本经经穴（《灵枢·本输》）；五行属金（《难经·六十四难》）。

[位置] 在前臂掌侧，腕横纹上 1 寸，当桡动脉搏动处。

《灵枢·本输》："寸口中也，动而不居。"

《甲乙》："在寸口陷者中。"《千金》、《千金翼》、《素问》王注、《外台》、《发挥》、《铜人》、《大全》、《图翼》、《金鉴》同。

《玉龙经》："在寸口陷中脉会处。"

《入门》："寸口下近关上脉中。"

《考穴编》："在寸口之动脉陷中。"《大成》同。

《集成》："在腕后五分，居寸脉上。"

《中国针灸学》："在桡骨茎状突起之内侧，腕横纹之上一寸处，当三指按脉时，中指所着处是穴位。"

按：本穴位置，文献上皆云在寸口陷中，但实非同一。如《灵枢》曰"寸口中"；《入门》曰"寸口下近关上脉中"；《集成》曰"腕后五分"。按此布穴，落点非一。《中国针灸学》综各家之说，定位于桡骨茎状突起之内侧，腕横纹之上一寸处。今从。

［取法］手侧伸，拇指与掌心向上，距腕横纹 1 寸的桡动脉搏动处，亦即医者按脉时中指所着之处。

［刺灸法］直刺 0.2～0.3 寸；禁灸。

《甲乙》："不可灸，灸之伤人神明。"杨上善曰："手太阴脉等五脏五神之气大会此穴，则神明在于此穴之中，火又克金，故灸之者，伤神明。"

［层次解剖］皮肤→皮下筋膜→前臂筋膜→肱桡肌（腱）→旋前方肌。皮肤薄，由前臂外侧皮神经分布。针在桡神经浅支内侧经皮下筋膜，在桡动、静脉的桡侧穿前臂筋膜，深进旋前方肌，该肌由正中神经的骨间前神经支配（参看列缺穴）。

［功用］宣肺利咽，理气降逆。

［主治］呼吸系统病症：咳嗽，气喘，胸部胀满，胸背疼痛等。

消化系统病症：胃脘痛，呕吐等。

其他病症：热病汗不出，咽喉肿痛，数欠，疟疾，掌中热，足心痛，前臂内侧痛，腕部疼痛等。

现代常用于治疗：胸痛，哮喘，支气管炎，扁桃体炎，食道痉挛，呕吐，膈肌痉挛，桡神经疼痛或麻痹等。

［成方举例］咳喘：经渠、天府《甲乙》）。

背痛：经渠、丘墟、鱼际，昆仑、京骨（《大成》）。

九、太渊 Tàiyuān – L9

［出处］《灵枢·本输》："注于太渊。"

［别名］鬼心（《千金》："掌后横纹名鬼心"，《经穴汇解》作本穴别名）；太泉、大泉（《太素》杨上善注）；天泉（《西方子》）；大渊（《脉经》）。唐高祖名李渊，古有避讳之习，故《千金》等改"太渊"为"太泉"。大、太，古通。"天泉"乃"大

泉"之误。

[穴名释义] 太，大也；渊，深也。穴为肺经原穴，八会之一脉会。言其脉气所大会，博大而深，故名太渊。

《子午流注说难》："太渊乃脉之所会。《本输》篇云：鱼后一寸陷者中也，为俞。盖其穴在手大指如鱼形之后，再下一寸，即寸口脉之起点。此五脏之俞穴，亦称原穴。盖六府水谷精华，注入五脏经腧之起原处，故称渊。"

《谈谈穴位的命名》："老子《道德经》将欲（歙）之章（三十六章）曰：鱼不可脱于渊，所以鱼际之后有太渊穴，如鱼不得离水也。"

《穴名选释》："太，谓大之甚。渊，回水也，深也。太渊意指回水甚深之处。《云笈七签》称：脐者，人之命也。一名太渊，系指性命所系，生之渊源。本穴位在气口（腕后桡动脉搏动处）为手太阴之俞，脉气深入留注之处，肺朝百脉，脉会太渊。王冰曰：气口者脉之大要会也，百脉尽朝，故以决死生。穴当此位，故以为名。"

[类属] ①五输穴之一，本经输穴（《灵枢·本输》）；五行属土（《难经·六十四难》）。②肺之原穴（《灵枢·九针十二原》）。③八会穴之一，脉会穴（《难经·四十五难》）。

[位置] 在腕横纹桡侧端，当桡动脉搏动处。（图7-6）

《灵枢·本输》："鱼后一寸陷者中。"

《甲乙》："在掌后陷者中。"《千金》、《千金翼》、《外台》、《素问》王注、《铜人》、《发挥》、《大全》、《图翼》、《金鉴》同。

《圣惠》："在手中掌后横纹头陷者中。"

《大成》："掌后内侧横纹头，动脉中。"《新针灸学》同。

《难经集注》虞曰："在手鱼际间，应手动脉。"

《中国针灸学》："在掌侧桡骨之桡侧，舟状骨结节之外上部。""腕之拇指侧横纹头，按其陷凹中有脉搏动处是穴位……"

按：本穴位置，多云掌后陷中，定位不确。自《圣惠》开始，多以掌后横纹作为定位依据。《难经》虞注更增动脉应手四字，则本穴位置应在掌后内侧横纹头动脉搏动处。今人有以桡动脉桡侧定位者，不确。

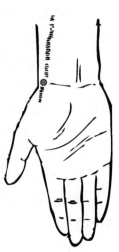

图7-6 太渊

[取法] 仰掌，当掌后第一横纹上，用手摸有脉搏跳动处是穴。

[刺灸法] 直刺0.2~0.3寸；可灸。

[层次解剖] 皮肤→皮下筋膜→前臂筋膜→桡骨骨膜。皮肤较薄，皮纹较深，由前臂外侧皮神经分布。针在皮下筋膜内，经桡神经浅支、头静脉与桡动脉掌浅支之间，继穿前臂筋膜，在桡动、静脉外侧，拇长展肌（腱）和桡侧腕屈肌（腱）之间达深部桡骨骨膜。前肌（腱）由桡神经支配，后肌（腱）由正中神经支配。（参看列缺穴）

[功用] 调肺气，通血脉。

［主治］呼吸系统病症：咳嗽，气喘，咳血，胸背痛等。

消化系统病症：腹胀，噫气，呕吐，呕血等。

心血管病症：无脉症，心痛等。

其他病症：牙疼，头痛，缺盆中痛，目痛生翳，咽干，喉痹，呃逆，热病汗不出，烦满，掌中热，手腕无力疼痛等。

现代常用于治疗：肺气肿，支气管炎，百日咳，流行性感冒，哮喘，肺结核，咳血，肋间神经痛，结膜炎，角膜炎，失眠，聋哑，经闭，无脉症，桡腕关节及周围软组织疾患及膈肌痉挛等。

［成方举例］唾血：大泉、神门（《千金》）。

不可卧：太渊、肺俞、上管、条口、隐白（《资生》）。

噫气上逆：太渊，神门；狂言：太渊、阳溪、下廉、昆仑；寒厥：太渊、液门（《大成》）。

神经性呕吐：针太渊、大陵、胆俞、尺泽，灸间使、隐白、章门、乳根（《新针灸学》）。

咳嗽风痰：太渊、列缺（《玉龙赋》）。

［现代研究］太渊为八会穴之一的脉会，对血液运行失常及出血等疾患有较好的疗效。临床观察，针刺太渊穴对咯血及脑出血，均有显著效应。对于血压的调整也有较好作用，临床观察表明，针刺太渊穴，对三期高血压有降压作用。太渊又是肺经的输穴（原穴），对肺功能有明显的调整作用，有人利用流速仪和气流阻断分别测定太渊、肺俞等穴，实验前后气道阻力的结果显示，吸气和呼气阶段气道阻力的增高都有下降，尤其呼气时下降更为明显，说明可改善肺通气量的作用，使肺呼吸机能加强。

十、鱼际 Yújì－L10

［出处］《灵枢·本输》："溜于鱼际。"

［穴名释义］际，边际也。凡两合皆曰际。穴在拇短展肌、拇指对掌肌之边缘，其处肌肉丰隆，形如鱼腹，又当赤白肉相合之处，故谓之鱼际。

《黄帝内经明堂》："水出井，流而动也，脉出指流而上行，大指本节后象彼鱼形，故以鱼名之。赤白肉畔，故曰鱼际也。"

《子午流注说难》："鱼际乃阴荥火穴，在手大指后鱼腹中，手大指接近次指时，则鱼腹丰满，离开次指时，则本节后内侧微陷中，有如鱼腹正中交际之形，故名鱼际。"

［类属］五输穴之一，本经荥穴（《灵枢·本输》）；五行属火（《难经·六十四难》）。

［位置］在手掌鱼际部，当第一掌骨中点，赤白肉际处。

《灵枢·本输》："手鱼也。"

《甲乙》："在手大指本节后内侧散脉中。"《千金》、《千金翼》、《外台》、《素问》

王注、《铜人》、《发挥》、《大全》、《图翼》、《金鉴》同。

《玉龙经》："在大指本节后内散脉，曲指大维尖。"

《大成》："大指本节后内侧白肉际陷中。"

《考穴编》广注："约居横纹后一寸。"

《中国针灸学》："在第一掌骨后部之掌侧，当短外转拇肌之停止部。""第一掌骨与舟状骨关节之内侧前方，即第一掌骨后端略前之掌侧赤白肉际是穴位。"

按： 大指本节后肌肉隆起处谓之鱼，鱼之边际谓之鱼际。但《灵枢》《甲乙》只云大体部位，未明具体落点。直至《考穴编》广注，始云"约居（腕）横纹后一寸"，定位才趋明确。与今之定位近同。

[取法] 侧掌，微握拳，腕关节稍向下屈，于第一掌骨中点之掌侧赤白肉际处取穴。

[刺灸法] 直刺 0.5 ~ 0.8 寸；可灸。

《素问·刺禁论》："刺手鱼腹内陷为肿。"王冰注曰："手鱼腹内，肺脉所流，故刺之内陷，则为肿也。"

[层次解剖] 皮肤→皮下筋膜→鱼际筋膜→拇短展肌→拇对掌肌→拇短屈肌。皮肤手掌与手背皮肤移行部，由桡神经浅支和正中神经的第一指掌侧总神经分布。上列诸肌除拇短屈肌深头由尺神经支配外，其他各肌则由正中神经指掌侧总神经的返支支配。

[功用] 清肺热，利咽喉。

[主治] 呼吸系统病症：哮喘，咳嗽，咳血，胸背痛等。

神经系统病症：精神失常，悲恐等。

其他病症：伤风，伤寒，身热汗不出，喉痹，失音，咽干，虚热消渴，头痛，腹痛，乳痈，肘挛，指肿，疟疾，呕血，心痹悲恐，阴湿痒等。

现代常用于治疗：肺结核，咯血，哮喘，咽喉炎，扁桃体炎，发热，头痛，头晕，心动过速，失眠，多汗症，小儿疳积等。

[成方举例] 唾血：泻鱼际、补尺泽；厥心痛：鱼际、太渊（《甲乙》）。

咳嗽：鱼际、列缺、少泽、缺盆；头痛：鱼际、液门、中渚、通里（《资生》）。

[现代研究] 针刺鱼际穴有平喘作用。有人应用放射免疫分析法，检测哮喘病人和正常人血浆环–磷酸腺苷，环–磷酸鸟苷的浓度。发现哮喘发作患者血浆环–磷酸腺苷较正常对照组明显降低（$P < 0.05$）。同样诱发豚鼠哮喘后，其肺组织环–磷酸腺苷含量亦较对照组（未诱发哮喘）降低（$P < 0.001$）。血浆和肺组织环–磷酸鸟苷虽较对照组增高，但无统计学意义。表明哮喘的发作与血浆和肺组织中环–磷酸腺苷降低有关。针刺两周后，血浆环–磷酸腺苷含量及环–磷酸腺苷/环–磷酸鸟苷比值均较针前显著升高，两者有显著相关性（$P < 0.001$，$P < 0.002$），其临床症状明显改善，哮鸣音消减，肺最大通气量增加。动物实验观察到，针刺豚鼠"鱼际"穴后，肺组织环–磷酸腺苷含量和环–磷酸腺苷/环–磷酸鸟苷比值均显著高于非针刺穴点（$P < 0.05$）。

而用普鲁卡因局部封闭"鱼际"穴能消除针刺的效应，其肺组织环－磷酸腺苷含量和环－磷酸腺苷/环－磷酸鸟苷比值均显著低于针刺鱼际组（$P < 0.01$，$P < 0.05$），与哮喘组相近。说明针刺"鱼际"穴对肺脏环－磷酸腺苷的影响具有特异性，而针刺治疗哮喘，对经络和经穴的调节功能，可能是通过神经体液途径而实现的。针刺鱼际还可以改善肺呼吸功能，使呼吸平稳。针刺郄门、鱼际、太溪，可改善因开胸而引起的纵隔摆动，其效果远比肺门周围神经封闭的古老方法优越。

十一、少商 Shàoshāng－L11

［出处］《灵枢·本输》："肺出于少商。"

［别名］鬼信（《经穴汇解》）；小商（《子午流注针经》）。少、小，古通。不作别名。

［穴名释义］少，小也；商，五音之一，肺音为商。穴为肺经井，所出为井，言其脉气外发似浅小水流，故名少商。

《会元针灸学》："少商者，阴中生阳，从少。五音六律，分宫商角徵羽，从商，属肺，肺经之根，故名少商。"

《谈谈穴位的命名》："肺属金，其音商，《素问·六元正纪大论》篇以太和少来分别五音的阳和阴，肺经属太阴，故名少商。"

《概述腧穴的命名》："乙年阴金，少商起初运，少商是肺经的井穴属乙太，肺为阴金，故所出之井，以初运为名。"

［类属］五输穴之一，本经井穴（《灵枢·本输》）；五行属木（《难经·六十四难》）。

［位置］在拇指桡侧，距指甲根角0.1寸处。（图7－7）

《灵枢·本输》："手大指端内侧也。"《大全》同。

《甲乙》："在手大指端内侧去爪甲角如韭叶。"《千金》、《千金翼》、《外台》、《素问》王注、《发挥》、《大成》、《图翼》、《铜人》、《金鉴》、《新针灸学》、《中国针灸学》同。

《外台》引甄权云："在手大拇指甲外畔，当角一韭叶，白肉际宛宛中。"

《玉龙经》："在大指端内侧去爪甲如韭叶大，与爪甲根齐，白肉际宛宛中。"

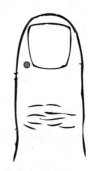

图7－7 少商

［取法］侧掌，微握拳，拇指上翘，手拇指爪甲桡侧缘和基底部各做一线，相交处取穴。

［刺灸法］向腕平刺0.2～0.3寸，或三棱针点刺出血；可灸。《外台》："不宜灸。"

［层次解剖］皮肤→皮下筋膜→指甲根。皮薄，由正中神经指掌侧固有神经的指背

支分布。动脉来自指掌侧固有动脉的指背支，并有同名静脉、神经伴行，与对侧同名动脉互相、吻合，形成血管网。

[功用] 清肺利咽，苏厥开窍。

[主治] 呼吸系统病症：咳嗽，气喘等。

神经系统病症：中风昏迷，晕厥，牙关紧闭，癫狂，痫证，小儿惊风等。

其他病症：重舌，中暑，呕吐，热病，血虚口渴，小儿乳蛾，烦心善哕，心下满，耳中风声，鼻衄，痄腮，牙痛等。

现代常用于治疗：脑出血，休克，精神分裂症，癔病，扁桃体炎，腮腺炎，感冒发热，支气管炎，肺炎，咯血，口颊炎，食道狭窄，黄疸，齿龈出血，舌下肿瘤，失眠，盗汗，小儿惊风，手指挛痛等。

[成方举例] 呕吐：少商、劳宫；喉中鸣：少商、太冲、经渠（《千金》）。

咳逆振寒：少商、天突（灸三壮）；双乳蛾症：少商、金津、玉液（《大成》）。

初中风急救针法：少商穴、商阳穴、中冲穴、关冲穴、少冲穴、少泽穴（《乾坤生意》）。

癔病：灸少商、心俞；针神门、涌泉、中脘（《新针灸学》）。

血虚口渴：少商、曲泽（《百症赋》）。

小儿惊风：少商、人中、涌泉（《杂病穴法歌》）。

[现代研究] 有实验报道，针刺少商等穴有助于 CO 中毒而致昏迷的病人苏醒，使血中 CO 性血红蛋白解离。实验证明：针刺组与对照组分别测得针刺前后不同时期血中 CO 含量，结果有显著差异，针刺组 53.8%，15 分钟后降至 25.5%；对照组仅由 45% 降至 30%。动物苏醒时间，针刺组 4.4 分钟，对照组为 11 分钟。

[附注]《聚英》："唐刺史成君绰忽颔肿大如升，喉中闭塞，水粒不下三日。甄权以三棱针刺少商，微出血，立愈。"

第二节 手阳明大肠经经穴（图 7 - 8）

一、商阳 Shāngyáng – LI1

[出处]《灵枢·本输》："出于商阳。"

[别名] 绝阳（《甲乙》）；而明（《医心方》）。

[穴名释义] 穴为手阳明大肠经之井，属金。商，五音之一。大肠经与肺相合，行于阳分。肺音商；金音商，故名商阳。

《采艾编》："商阳，大肠金为商，此阳明之井也。"

《子午流注说难》："商阳乃阳井金穴之始，本上有水曰井，水乃金之所生，阳常有余，商乃肺音，大肠合之，故曰商阳。"

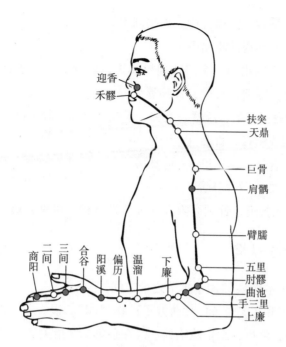

图 7-8　手阳明大肠经经穴总图

[类属] 五输穴之一，本经井穴（《灵枢·本输》）；五行属金（《难经·六十四难》）。

[位置] 在食指桡侧，距指甲根角 0.1 寸处。

《灵枢·本输》："手大指次指之端也。"

《甲乙》："在手大指次指内侧，去爪甲角如韭叶。"《千金方》、《千金翼》、《外台》、《素问》王注、《铜人》、《发挥》、《大全》、《大成》、《图翼》、《金鉴》、《新针灸学》、《中国针灸学》同。

按： 本穴位置，《灵枢·本输》定于手"大指次指之端也。"端，考《灵枢·经脉》："肺手太阴之脉……循大指次指出其端"，当于食指内侧末端，并非尖端。文云"去爪甲如韭叶"者，今易为距指甲根角 0.1 寸，似乎更为明确。

[取法] 微握拳，食指前伸，手食指爪甲桡侧缘与基底部各做一线，相交处是穴。

[刺灸法] 向上斜刺 0.2～0.3 寸，或点刺出血；可灸。

[层次解剖] 皮肤→皮下筋膜→指甲根。皮薄，由正中神经指掌侧固有神经的指背支分布。皮下筋膜内有少量的纤维束连于皮肤的真皮层和骨膜之间，除上述神经外，还有来自指掌侧固有动脉的指背支，并有同名静脉、神经伴行，与对侧同名动脉互相吻合，形成血管网。

[功用] 清肺利咽，开窍苏厥。

[主治] 呼吸系统病症：咳嗽，哮喘，胸中满闷，肩痛引缺盆等。

五官科病症：咽喉肿痛，颐颔肿，下齿痛，耳聋，耳鸣，青盲等。

神经系统病症：昏厥，中风昏迷，指端麻木等。

其他病症：疟疾，热病汗不出等。

现代常用于治疗：脑出血，高热，扁桃体炎，腮腺炎，口腔炎，喉头炎，急性胃肠炎，胸膜炎，喘息，牙痛，耳聋，耳鸣等症。

[成方举例] 青盲：商阳、巨髎、上关、承光、络却、瞳子髎（《千金》）。

耳聋耳鸣：商阳、阳谷、百会（《资生经》）。

肠伤寒：商阳、合谷、足三里（《辑要》）。

寒疟：商阳、太溪（《百症赋》）。

[现代研究] 有人报道，针刺商阳穴通过 X 线观察，可见胃蠕动增强。

二、二间 Erjiān－LI2

[出处]《灵枢·本输》："溜于本节之前二间。"

[别名] 间谷（《甲乙》）。间，《西方子》作"闻"，误。

[穴名释义] 间，隙也，意指隙陷处。穴在手第二掌指关节前陷处，当本经第二个穴位，故名二间。

《会元针灸学》："二间者，二者穴之次部，相交食指本节之节前，有间隙，故名二间。又名间谷者，筋骨隙空之间也。"

《子午流注说难》："二间乃阳荥水穴，金水相生，可针可灸。手次指亦名食指，共三节，此穴在二节与三节之间，故名二间。"

[类属] 五输穴之一，本经荥穴（《灵枢·本输》）；五行属水（《难经·六十四难》）。

[位置] 在第二掌指关节前缘桡侧，当赤白肉际处。（图7－9）

《灵枢·本输》："手大指次指本节之前。"

《甲乙》："在手大指次指本节前内侧陷者中。"《千金》、《千金翼》、《外台》、《素问》王注、《铜人》、《发挥》、《大成》、《金鉴》、《新针灸学》同。

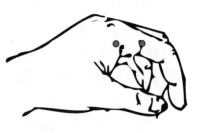

图7－9　二间、三间

《玉龙经》："在手大指次指骨缝中。"

《中国针灸学》："在食指第一节后部之拇指侧背侧骨间肌停止处。"

按：本穴位置，《灵枢·本输》定于手大指次指"本节之前"，后《甲乙》改为"手大指次指本节前内侧陷者中"，定位逐趋明确，后世多从。唯《玉龙经》云"在手大指次指骨缝中"，复参三间定位于"大指次指第三节后内侧，握拳横纹头中"，可以认为该书将二间穴定在食指指掌关节之间，昔今罕见，疑误。

[取法] 侧掌，微握拳，在食指掌指关节前方桡侧，正当食指第一节指骨小头的前方，赤白肉际处。

［刺灸法］直刺 0.2～0.3 寸；可灸。

［层次解剖］皮肤→皮下筋膜→指背腱膜→食指近节指骨骨膜。皮肤由桡神经的指背神经与正中神经的指掌侧固有神经双重支配。皮下筋膜内除上述神经过外，还有同名动、静脉经过。指背腱膜为指伸肌腱至食指的腱及食指伸肌腱延伸而成，并有第一骨间背侧肌腱，第一蚓状肌腱参与。

［功用］清热，利咽。

［主治］五官科病症：喉痹、颌肿，鼽衄，目痛，目黄，目昏，齿痛，口眼歪斜等。

消化系统病症：大便脓血。

其他病症：身热，口干，头痛，肩背痛，振寒，腰疼，多卧善睡，多惊等。

现代常用于治疗：喉头炎，扁桃体炎，食道狭窄，急性口轮肌萎缩，肩背部神经痛，牙痛，面神经麻痹，三叉神经痛等。

［成方举例］寒栗恶寒：二间、阴郄（《百症赋》）。

牙痛头痛兼喉痹：二间、三里（《长桑君天星秘诀歌》）。

多卧喜睡：二间、三间（《资生经》）。

肩背相引：二间、商阳、委中、昆仑（《大成》）。

三、三间 Sānjiān – LI3

［出处］《灵枢·本输》："注于本节之后三间。"

［别名］少谷（《甲乙》）；少骨（《外科大成》）。

［穴名释义］间，隙也。穴在手第二掌指关节后陷处，当本经第三个穴位，故名三间。

《会元针灸学》："三间者，手阳明之第三空处，即名三间，又名小谷者，小骨空窍而能传达深远，匡隐藏之疾邪也。"

《子午流注说难》："三间乃阳俞木穴，手阳明脉之所注。在食指本节第三骨之后，大次指歧骨之前，穴居其中，故名三间。"

［类属］五输穴之一，本经输穴（《灵枢·本输》）；五行属木（《难经·六十四难》）。

［位置］在第二掌指关节后缘桡侧，当赤白肉际处。（图 7–9）

《灵枢·本输》：手大指次指"木节之后。"

《甲乙》："在手大指次指本节后内侧陷者中。"《千金》、《千金翼》、《素问》王注、《铜人》、《发挥》、《大全》、《大成》、《图翼》、《金鉴》、《新针灸学》同。

《外台》："在手大指本节后内侧陷者中。"

《玉龙经》："在（手）大指次指第三节后内侧，握拳横纹头中。"

《考穴编》；"在食指本节后内侧。""广注，约去二分许陷中。"

《中国针灸学》："在第二掌骨拇侧之前端固有示指肌外缘。"

按：本穴位置，《灵枢·本输》定位在大指次指"本节之后"。《甲乙》依此并根据经脉循行情况易文为"在手大指次指本节后内侧陷者中"。后世多从。《玉龙经》云"在大指次指第三节后内侧，握拳横纹头中"，位置与《甲乙》出入不大。至于《外台》所谓"在手大指本节后内侧陷者中"，当属笔误。

[取汰] 侧掌，微握拳，在食指掌指关节后方桡侧，正当第二掌骨小头的后方，赤白肉际处。

[刺灸法] 直刺0.3~0.5寸；可灸。

[层次解剖] 皮肤→皮下筋膜→手背筋膜→第一骨间背侧肌→指浅、深层肌腱的背侧。皮肤由桡神经的指背神经与正中神经的指掌侧固有神经双重支配。针经皮下筋膜，手深筋膜达第一骨间背侧肌，在第一蚓状肌与第二掌骨间通过，直至指浅、深屈肌腱到食指的肌腱背面与第二掌骨之间。

[功用] 泄热，止痛。

[主治] 五官科病症：目急痛，下齿痛，咽喉肿痛，鼽衄，唇焦，口干等。

消化系统病症：腹满，肠鸣，洞泄，便秘，多卧善睡等。

呼吸系统病症：喘息，寒热，胸满等。

其他病症：疟疾，身热，嗜睡，肩痛，手背手指肿痛等。

现代常用于治疗：扁桃腺炎，牙痛，三叉神经痛，眼睑痒痛，手指红肿，肩臂神经痛等。

[成方举例] 喉痹：三间、阳溪；目急痛：三间、前谷（《千金》）。

善惊：三间、合谷（《千金翼》）。

齿龋痛：三间、大迎、正营；口干：三间、肺俞、不容、章门、商阳、窍阴、兑端（《资生经》）。

喘满：三间、商阳（《大成》）。

四、合谷 Hégǔ – LI4

[出处]《灵枢·本输》："过于合谷。"

[别名] 虎口（《甲乙》）；合骨（《宣城县志》）。

[穴名释义] 合，合拢也；谷，山谷也。穴在第一、二掌骨之间，言二骨相合形如山谷处是穴，故名。

《会元针灸学》："合谷者，手大指次指开阖之处，两手歧骨谷空，故名合谷。又名虎口者，手张之状，其形大如虎口之状也。"

《子午流注说难》："合谷乃大肠手阳明之原穴，居大指次指歧骨间，稍偏次指微前缺陷中，直下可达劳宫，与后溪成一直线，大指次指相合处，类似深谷，故称合谷。"

《经穴释义汇解》："合谷在大指次指歧骨间，言两骨相合如谷也，故曰合谷。又穴在手大指虎口两骨间，故又名虎口。"

［类属］大肠经之原穴（《灵枢·本输》）。

［位置］在第一、二掌骨之间，当第二掌骨桡侧之中点处。

《灵枢·本输》："在（手）大指歧骨之间。"《千金翼》《外台》《铜人》《难经》杨注同。

《甲乙》："手大指次指间。"《千金》、《素问》王注、《难经》丁注、《发挥》、《图翼》、《大成》、《金鉴》《新针灸学》同。

《千金》："在手大指虎口两骨间陷者中是。"

《大全》："虎口歧骨间。"

《玉龙经》："在大指次指虎口歧骨间动脉中。"

《考穴编》广注："宜并二指，取纹尽高肉上，须握拳下针。"

《中国针灸学》："在第一、二掌骨接合部之上端。"

按：本穴位置，古今多从《灵枢·本输》：在（手）大指歧骨间"之说。"大指歧骨"，即第一、二掌骨结合部。故《甲乙》"手大指次指间"及《千金》"在手大指虎口两骨间陷者中是"都属同一部位。另外，本穴简便定位方法甚多，如《千金翼》"在虎口后纵纹头"；《考穴编》广注"并二指，取纹尽高肉上"等，这些方法简便易行，但需结合定位综合考虑。

［取法］①拇、食两指张开，以另一手的拇指关节横纹放在虎口上，当拇指尖到达之处是穴。②拇、食两指并拢，在肌肉的最高处取穴。③拇、食两指张开，当虎口与第一、二掌骨结合部连线的中点。（图7-10）

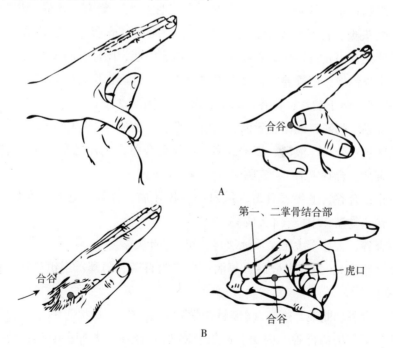

图7-10　合谷

［刺灸法］直刺 0.5～0.8 寸；可灸。

《铜人》："妇人妊娠不可刺之，损胎气。"

［层次解剖］皮肤→皮下筋膜→手背筋膜→第一骨间背侧肌→拇收肌。皮肤由桡神经浅支的指背侧神经分布，皮下筋膜内有桡神经浅支及其分支和手背静脉网桡侧部，手背的深筋膜较薄弱。针经上述结构以后，再入第一骨间背侧肌，在拇主要动、静脉的内侧达拇收肌。以上二肌由尺神经支配。

［功用］镇痛镇静，通经活络，清热解表。

［主治］五官科病症：头痛，眩晕，目赤肿痛，目翳，小儿疳眼、雀目，鼻衄、鼻渊，牙痛、牙关紧闭，痄腮，面肿，口眼歪斜，咽喉肿痛，失喑等。

神经系统病症：中风口噤，半身不遂，小儿惊风，破伤风，晕厥，狂证，脊背强痛，指挛臂痛等。

消化系统病症：胃疼，呕吐，腹痛，泻泄，便秘，痢疾等。

呼吸系统病症：外感热病，咳嗽，发热恶寒，无汗，多汗等。

妇产科病症：经闭，滞产，堕胎，胞衣不下，难产，产后脉绝不还，乳汁少等。

皮肤科病症：隐疹，风疹，荨麻疹，疥疮，疔疮，疖肿，丹毒等。

心血管系统病症：心痛，无脉症等。

其他病症：疟疾，水肿，消渴，黄疸等。

现代常用于治疗：感冒，哮喘，虚脱，失眠，结膜炎，电光性眼炎，角膜白斑，视力减退，眼肌痉挛，耳聋，耳鸣，聋哑，急慢性鼻炎，衄血，牙痛，齿龈炎，急性扁桃体炎，喉头炎，神经性头痛，三叉神经痛，面神经麻痹，面肌痉挛，半身不遂，小儿麻痹后遗症，小儿舞蹈病，心绞痛，高血压，痛经，闭经，肠炎等症。

合谷为全身镇痛、镇静要穴，又可退热解表，为针麻常用穴位。

［成方举例］喑不能言：合谷、涌泉、阳交（《甲乙》）。

口噤：合谷、列缺、颊车、禾髎；瘈疭：合谷、曲池（《资生经》）。

疟疾发寒热：合谷、液门、商阳；多汗：先泻合谷，次补复溜；少汗：先补合谷，次泻复溜；难产：合谷（补）、三阴交（泻）、太冲。

鼻衄不止：合谷、上星、百劳、风府；下片牙痛：合谷、龙玄、承浆、颊车；六脉俱无：合谷、复溜、中极（《大成》）。

中暑：合谷、太冲、大椎、风池、足三里（《针灸学》）。

肺结核（咯血）：主穴为合谷、复溜；配穴为百劳、阴郄。用镇静法，留针 20 分钟（《辑要》）。

流涎病：合谷、曲池、颊车（《新针灸学》）。

汗、吐、下三法：合谷、内关、阴交；鼻疾：合谷、太冲；痢疾：合谷、三里、中膂（《杂病穴法歌》）。

脾病：先合谷，后三阴交（《长桑君天星秘诀歌》）。

冷嗽：先补合谷、泻三阴交（《席弘赋》）。

［现代研究］关于合谷穴区感受器，用分离神经细束法观察到以肌梭为主。用组织学方法也可见到肌梭密集。对消化功能的调整作用：有人用 X 线重复摄影法观察，针刺合谷可使胃蠕动波幅升高，加强胃的蠕动。对胃分泌功能的调整作用，可使原来的总酸度、游离酸度、胃蛋白酶偏低的患者，通过针刺合谷穴，可很快恢复正常。对于以五肽胃泌索引起胃瘘狗胃液分泌亢进时，电针"合谷"穴，胃液分泌无明显下降，但胃中环 - 磷酸腺苷含量反显著升高。

对呼吸功能的调整作用：针刺合谷等穴，可使肺通气量增加，减少呼吸道阻力，缓解支气管、细支气管平滑肌的痉挛，支气管黏膜血管收缩，水肿减轻，从而改善肺通气功能，而达到平喘的目的。

对血液循环功能的调整作用：有人报道，针刺合谷穴能改善冠状动脉血循环，使冠状动脉供血不足患者心冲击图复合波波幅明显降低。对血管的舒缩活动亦有明显影响，有人应用血管容积描记技术，血流图仪，皮肤温度测定，或直接观察，如以皮肤温度为指标，针刺合谷，手、足、小腿等大部分血管出现收缩反应，而额部血管大多出现扩张，耳部血管也出现扩张反应。这种血管反应与手法轻、重有关，如轻刺激可引起血管收缩反应，具有较长时间的后作用，但重刺激可引起血管扩张反应，说明针刺对血管的舒缩有不同反应。用微循环观察，针麻甲状腺切除术患者的甲皱、皮肤微循环出现规律性的变化，针麻效果 II 级的患者，视野管襻清晰度好，管襻数目和长度没有变化，管襻口径和血流正常（≤1 秒）。而针麻效果差的病例，视野毛细血管模糊，管襻清晰度差，管襻数目减少，长度变短，甚至出现管襻消失情况。

针刺合谷穴，捻针 1 分钟，稍许留针，可使高血压和早期脑动脉硬化病人脑血流图波型改善，重搏波好转，波幅增高，上升时间缩短，主峰变锐。说明针刺能降低脑血管的紧张性，改善动脉弹力，提高搏动性，血液供应强度，从而改善脑供血。针刺合谷穴对血压也有影响，用狗造成失血性休克，血压降至 20～30mmHg 并稳定后开始针灸"合谷""内关"，持续 30 分钟，血压即上升，大部分动物血压上升超过35mmHg，而未施针的动物，血压虽也有回升，但均未超过 35mmHg。有人实验，用灸或雀啄法刺激正常狗的"内关""合谷"穴，针灸 10 分钟，血压可升 10～20mmHg。

针刺合谷穴对血细胞亦有影响，或有调整作用，特别是对白细胞的研究较多，虽然报道的结果不一致，但总的认为是调整作用，当白细胞偏低或偏高时，针刺的调整作用十分明显，原来白细胞偏高者，针刺后多见下降；原来偏低者，针后多见升高。对于炎症的机体也获得同样结果，对于因化疗而引起白细胞减少的病人，针刺合谷、大椎等穴，可使白细胞升高，有效率为 80%～94.7%。也有报道，针刺合谷穴，可使血小板减少性紫癜和脾性全血细胞减少病者的症状好转，血小板上升。

对内分泌的调整作用：有人报道针刺合谷穴对甲状腺机能有调整作用。当甲亢病人，针刺合谷穴，可使甲状腺体缩小，症状消失，基础代谢明显降低。有报道用针刺合谷穴对地方性甲状腺肿进行治疗，有效率可达86.9%，针后颈围缩小，症状减轻或消失，尿中排碘明显降低，甲状腺对碘吸聚和利用能力提高。有人对正常人空腹服含同位素^{131}I的碘化钠2微居里后，针刺合谷、扶突等穴在1~2天内，发现甲状腺对碘131的摄取量大多增高。针刺合谷穴对血糖也有调整作用，对原水平高者显著下降；原水平低者略有升高。针刺对血糖的影响主要是通过迷走神经–胰岛系统实现的。针刺合谷穴对垂体–肾上腺皮质功能亦有良好的调整作用，针刺正常人可使血中嗜酸性粒细胞减少，说明促肾上腺皮质激素增多，测定血中17–羟皮质类固醇含量也有明显提高，有的可高出原水平2~3倍，并有较长的后继作用。如以尿中17–酮类固醇和17–羟皮质类固醇的排出量为指标，针刺足三里、合谷等穴可看到，原水平低者，针后升高；高者针后降低，而临床症状也都随之好转或消失，可见针刺对肾上腺皮质功能，表现为良性调整作用。针刺对肾上腺髓质功能亦有影响，大多使肾上腺髓质功能增强，针刺合谷、足三里等穴，可使多数空腹正常人血糖升高，说明肾上腺髓质功能增强。

针刺合谷对性腺功能的影响：有人报道针刺合谷、石门等穴，可使子宫位置变更而达到避孕的目的。也有报道针刺合谷、三阴交，留针30分钟可使孕妇子宫收缩，而达到催产的目的。可能与垂体后叶催产素的分泌有关，经过实验也得到初步证实。针刺合谷、膻中等穴可使缺乳妇女血中生乳素增加，也证实与垂体后叶催产素分泌增加有关。

针灸合谷对体液免疫功能的影响：有人报道针刺合谷、内关，可使正常人血清球蛋白含量上升。对白细胞的吞噬功能亦有增强。有人用白细胞吞噬能力，吞噬指数进行观察，对正常人白细胞吞噬能力增强，如以正常人白细胞对金黄葡萄球菌、鼠疫杆菌吞噬指数明显增高，有的可增高1~2倍，其发展趋势一般为针后30分钟开始上升，24小时达高峰，48小时已回降，72小时恢复。吞噬能力亦呈平行变化。对阑尾炎、菌痢，白细胞吞噬能力更为活跃。针刺还能抑制白细胞游出作用，有人观察炎症灶白细胞的游出（设对照组），致炎后24小时，经炎症灶病理组织学所见，对照组炎症灶有多量炎性细胞浸润，其中以中性粒细胞为主，单核细胞和淋巴细胞偶有发现，但针刺组中性粒细胞浸润比对照组轻。说明针刺对炎症灶白细胞的游出有一定抑制作用。有人用穴位免疫方法，在人体足三里、合谷穴注射伤寒三联疫苗后，可使凝集素显著增高，其效价比皮下肌肉或腹腔注射为高。有报道针刺合谷穴对玫瑰花形成细胞、非活性玫瑰花、淋巴细胞转化率在一定程度上可具有调整作用，而总的来看可具有提高作用。

针刺对镇痛作用：用电针麻醉，取合谷、内关，有较好的镇痛效果。针刺合谷可以提高人体的痛阈、耐痛阈。有人以Ach和AchE的活力为指标，探讨与针麻的关系。对甲状腺针麻手术病人，在针麻诱导前与诱导20分钟后全血AchE活力无明显影响。在对动物实验证实，以脑分区Ach含量和AchE活力的测定表明，电针诱导30分钟的动物，下丘脑Ach含量及AchE活力比对照组均有明显增加。而丘脑、尾状核及大脑皮质的 Ach 含量和 AchE 活力在针刺组与对照组间无显著差异。说明电针诱导过程中外周某些胆碱能神经指标无明显改变，而中枢胆碱能神经原参与针麻调整和镇痛作用的可能性。还有报道，在脑干的某些部位特别是脑室与导水管周围灰质与痛及镇痛的关系研究中，适宜强度局限性电刺激中脑导水管周围灰质可产生镇痛作用，其镇痛作用与刺激部位有关。刺激上丘脑（APO）的导水管腹侧及两侧的内侧部灰质产生镇痛作用，以腹内侧部尤为明显，刺激背部中央灰质未见镇痛作用。对轻度麻醉动物，刺激"合谷""足三里"和伤害性刺激牙髓，都可在中脑导水管周围灰质记录到一个多相复合电位，三者在潜伏期、振幅、周期、相位等波形特征上有明显差别，表明不同的外周传入在中脑导水管周围灰质被激活的神经细胞群是不同的。说明中脑导水管周围灰质是针刺传入信号和伤害性传入信号发生会聚和相互作用的中枢部位之一。针刺合谷穴的传入途径：电针正常人的合谷，可以分别从正中神经、尺神经和桡神经在前臂行走的皮肤表面上，记录出复合动作电位。其中以正中神经电位最大，尺神经次之，桡神经最小。根据用普鲁卡因分别封闭入合谷区的皮神经和肌神经的实验结果看，阻滞支配合谷皮肤的桡浅神经，并不影响测试点的痛阈升高，而阻滞合谷穴深部组织的尺神经深枝和正中神经后，针刺合谷，不再使测试点痛阈升高，表明合谷穴的传入途径，主要是由穴位深部的神经传入。动物实验指出，切断家兔前肢的全部臂丛神经后，可以取消针刺"合谷"的效应。

［附注］《宋史·庞安时传》："尝诣舒之桐城，有民家妇孕将产，七日而子不下，百术无所效。安时之弟子李百全适在旁舍，邀安时往视之，才见即连呼不死，令其家人以汤温其腰腹，自为上下拊摩，孕者觉肠胃微痛，呻吟间生一男子，其家惊喜而不知其所以然。安时曰：儿已出胞，而一手误执母肠，不复能脱，故非符药所能为，吾隔腹扪儿手所在，针其虎口，痛即缩手，所以遂生，无他术也。取儿视之，右手虎口针痕存焉，其妙如此。"

《古今医统》："镇南王妃苦风疾，秃鲁御史以文中（徐文中，元代针灸家）闻，文中丐诊候，按手合谷，曲池而潜针入焉，妃殊不知也。未几，手足并举。次日起坐如常。"

五、阳溪 Yángxī — LI5

［出处］《灵枢·本输》："行于阳溪。"

［别名］中魁（《甲乙》）。

［穴名释义］手背为阳，筋骨间凹陷处类似山溪。穴在二骨（桡骨、腕骨）二筋（拇短伸肌腱与拇长伸肌腱）之间凹陷处，穴当阳位，故名阳溪。

《医经理解》："阳溪，在手腕上侧，两筋间陷中，溪为水所行，此则阳脉所经之溪也。"

《会元针灸学》："阳者阳经之阳，溪者水也。小水沟而伏阳气，故名阳溪。"

[类属] 五输穴之一，本经经穴（《灵枢·本输》）；五行属火（《难经·六十四难》）。

[位置] 在腕上桡侧，当拇短伸肌腱与拇长伸肌腱之间凹陷处。（图7-11A）

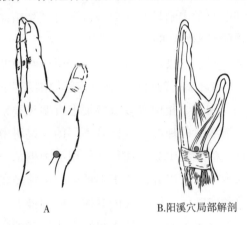

A   B.阳溪穴局部解剖

图7-11　阳溪

《灵枢·本输》："在（手大指次指本节后）两筋间陷者中。"

《甲乙》："在腕中上侧两筋间陷者中。"《千金》《千金翼》《外台》《铜人》《发挥》《图翼》《大成》同。

《千金翼》："一云在合谷上三寸。"

《大全》："（合谷）上侧腕中。"

《考穴编》广注："虎口后腕侧上两筋罅间，与太渊相并，直对食指本节，骨尖有动脉。"

《金鉴》："从合谷穴循行于手腕中上侧两筋间陷中。"

《新针灸学》："腕的桡侧两肌之间正对合谷穴。"

《中国针灸学》："在腕关节的桡骨侧当伸拇长、短肌腱间。"

按： 本穴位置，历代记载基本一致。所谓两筋，即今云之拇短伸肌腱与拇长伸肌腱。《千金翼》"一云在合谷上三寸"，"三寸"，疑"寸三"之误。否则于合谷相去过远。《考穴编》广注云"与太渊相并，直对食指本节"，可供取穴时参考。

[取法] 拇指上翘，在手腕桡侧，当两筋（拇长伸肌腱与拇短伸肌腱）之间，桡腕关节处取穴。

[刺灸法] 直刺0.3~0.5寸；可灸。

[层次解剖] 皮肤→皮下筋膜→手背筋膜→桡侧腕长伸肌腱。皮肤由桡神经浅支分布。皮下筋膜较疏松，有桡动脉的腕背支经过。手背深筋膜在腕背侧增厚形成腕背侧韧带，针穿该韧带在拇短、长伸肌腱之间达桡侧腕长伸肌腱背侧。以上该穴三肌（腱）均包有指腱鞘，并由桡神经深支支配。（图7-11B）

[功用] 清热散风。

［主治］五官科病症：头痛，耳聋，耳鸣，舌本痛，吐舌，咽喉肿痛，龋齿痛，目赤，目痛，目翳等。

神经系统病症：癫痫，惊瘈，狂言，喜笑等。

其他病症：热病心烦，寒热疟疾，寒嗽呕沫，臂痛不举，腕痛连肘，手腕疼痛无力，五指拘挛，掌中热，痂疥等。

现代常用于治疗：腕关节及周围软组织疾病，神经性头痛，眼痛，耳鸣，耳聋，牙痛，小儿消化不良，偏瘫，扁桃体炎等。

［成方举例］狂症：阳溪及手足阳明、太阴（《甲乙经》）。

神志病：阳溪、阳谷主吐舌、戾颈、妄言；目赤痛：阳溪、阳谷（《千金》）。

目痛：阳溪、二间、大陵、三间、前谷、上星（《大成》）。

［现代研究］有人在 X 线钡餐下观察，针刺阳溪穴可见胃蠕动减慢。

［附注］《资生》："辛帅旧患伤寒方愈，食青梅而牙痛甚。有道人为之灸屈手大指本节后陷中，灸三壮，初灸觉牙痒，再灸觉牙有声，三壮痛止，今二十年矣。恐阳溪穴。"

六、偏历 Piānlì – LI6

［出处］《灵枢·经脉》："手阳明之别，名曰偏历。"

［穴名释义］偏，偏斜也；历，经历也。穴为手阳明之络，言脉气由本穴偏侧别出，越历本经走向手太阴之脉，故名偏历。

《会元针灸学》："偏走阳明之经络，在扁臂之处，历行阳明之阴络，从气分导气化阴，导阴化气。性能清阳明之冲血，以舒脑筋与手足阳明之经筋，故名偏历。"

《穴名选释》："偏历，偏是侧的意思。历，有逾越的含义。本穴为手阳经的络穴，其脉别入太阴，上循臂，乘肩髃，上曲颊，偏齿。偏历之意是指手阳明脉气从本穴偏侧别出，越历本经，上行过臂乘肩而偏入于齿。"

［类属］本经络穴（《灵枢·经脉》）。

［位置］在阳溪与曲池穴连线上，当阳溪穴上 3 寸处。

《灵枢·经脉》："去（手）腕三寸。"《甲乙》《千金》《千金翼》《外台》《铜人》《发挥》《图翼》《大成》《新针灸学》同。

《考穴编》："在腕侧后三寸。广注：阳溪斜上，一法列缺后一寸五分。"

《金鉴》："从阳溪穴上行手腕后，上侧三寸。"

《中国针灸学》："在桡侧前臂下约三分之一处，约离腕横纹三寸。"

按：本穴位置，《灵枢·经脉》之说，定位于"去腕三寸"，即所谓"列缺后一寸五分"，古今一如此说。至于"从阳溪穴上行手腕后，上侧三寸"，义同。唯《中国针灸学》始"在桡侧前臂下约三分之一处，约离腕横纹三寸"，文字似有矛盾，此乃该书骨度与众不一之故，实际所指，仍属一处。

［取法］侧腕屈肘，于阳溪与曲池连线的下 1/4 与上 3/4 的交接处取穴。

［刺灸法］斜刺 0.3 ~ 0.5 寸；可灸。

［层次解剖］皮肤→皮下筋膜→前臂筋膜→拇短伸肌→桡侧腕长肌腱→拇长展肌腱。皮肤由前臂外侧皮神经分布。皮下筋膜较薄，有头静脉的起始部经过。针由皮肤、皮下筋膜穿前臂筋膜以后，经拇短伸肌腱到桡侧腕长伸肌腱，深达拇长展肌腱。以上三肌（腱）均由桡神经深支支配。

［功用］清热，利尿。

［主治］五官科病症：鼻衄，目赤，目不明，耳聋，耳鸣，口眼歪斜，牙痛，喉痹，嗌干，颊肿等。

神经系统病症：癫疾，多言等。

泌尿系统病症：小便不利，水肿等。

其他病症：肩膊肘腕酸痛，疟疾等。

现代常用于治疗：鼻出血，面神经麻痹，扁桃体炎，前臂神经痛，耳聋，耳鸣，牙痛等。

［成方举例］肘臂酸重：偏历、三里；耳鸣：偏历、阳溪、商阳、络却、腕骨、前谷；鼻衄：偏历、合谷、上间、昆仑、通谷（《资生经》）。

七、温溜 Wēnlū－LI7

［出处］《甲乙》："狂仆，温溜主之。"

［别名］逆注、蛇头（《甲乙》）。《千金翼》作"温留"；《入门》作"温流"。溜、留、流，古通。蛇头，《资生》作"池头"，《针灸全书》作"地头"，传误。《西方子》名逆注蛇头，均不作据。

［穴名释义］温，温热也；溜与留同，含停留之意。穴为手阳明经之郄，乃气血深聚之处。阳明为多气多血之经，阳气温热，穴为阳气所注，故名。

《采艾编》："温溜，温者温利之气，阳明至此而逆注也，曰留。"

《腧穴命名汇解》："温溜，考温溜乃言其功能，说明它具有温经散寒之效，因名温溜。"

［类属］手阳明经之郄穴（《甲乙》）。

［位置］在阳溪与曲池的连线上，当阳溪穴上 5 寸处。

《甲乙》："在腕后，少士五寸，大士六寸。"（大士、少士，谓大人，小儿也）。《千金》《千金翼》《外台》《铜人》《发挥》《图翼》《大成》同。

《圣惠》："在腕后五寸六寸间，动脉中。"

《大全》："腕后去五寸。"

《考穴编》："一法，偏历后二寸。"

《金鉴》："从偏历上行三寸。"

《新针灸学》："阳溪穴之上六寸，曲池穴之下六寸。"

《中国针灸学》："桡侧前臂之中央部，即桡侧关节上方五寸处。"

按： 本穴位置，古今有三种说法：一云腕后去五寸；一云去腕六寸；一云在五寸、六寸之间，即五寸五分。《甲乙》依人而定，所谓少士五寸，大士六寸。其位不定。此说《经穴纂要》已提出异议，曰："大人小人之分为非是，骨尺度大小与小儿各有其同身寸也。"《圣惠》折衷行事，定位在两者之间，亦非确的。今从《大全》《考穴编》《金鉴》等说，定位于腕后五寸。

［取法］侧腕屈肘，于阳溪与曲池连线的中点再向前1寸处取穴。

［刺灸法］直刺0.5~0.8寸；可灸。

［层次解剖］皮肤→皮下筋膜→前臂筋膜→桡侧腕长、短伸肌。皮肤由前臂外侧皮神经分布。皮下筋膜内除上述神经还有头静脉经过。针由皮肤，在头静脉的后方经皮下筋膜，穿前臂筋膜，进桡侧腕长伸肌腱，达桡侧腕短伸肌腱，直抵桡骨骨膜。以上二肌腱由桡神经深支支配。

［功用］清邪热，理肠胃。

［主治］五官科病症：头痛、面肿，鼻衄，牙痛，口舌肿痛，吐涎，咽喉肿痛等。

消化系统病症：肠鸣，腹痛等。

神经系统病症：癫狂，笑泣，痫证，吐舌等。

其他病症：疟疾，疔痈，四肢肿，肩臂痠痛不举，伤寒，项痛等。

现代常用于治疗：下腹壁痉挛，口腔炎，舌炎，腮腺炎，扁桃体炎，面神经麻痹，前臂疼等。

［成方举例］喉痹不能言：温溜、曲池（《甲乙》）。

狂症：温溜、掖门、京骨（《千金》）。

项强伤寒：温溜、期门（《百症赋》）。

八、下廉 Xiàlián – LI8

［出处］《甲乙》："溺黄，下廉主之。"

［别名］《圣惠》称"手下廉"。

［穴名释义］侧边曰廉。屈肘侧置，穴在前臂桡侧外缘，上廉下一寸处，故曰下廉。

《会元针灸学》："下廉者，廉是分内侧，内外两片，卜居者上廉之下，故名下廉。"

《腧穴命名汇解》："下廉，廉者，形如菱角之状。因该穴在曲池下四寸，屈肘握拳，是处肌肉隆起，形如廉状，因名下廉。"

［位置］在阳溪与曲池连线上，当曲池下4寸处。

《甲乙》："在辅骨下，去上廉一寸。恐辅齐兑肉其分外邪。"《千金》《千金翼》《外台》《铜人》《发挥》《图翼》《大成》《新针灸学》同。

《入门》："在曲池前五寸；兑肉分外斜。"

《考穴编》广注："曲池前来四寸，屈肘取之；若直取合五寸。"

《金鉴》："从温溜穴上行二寸五分，辅锐肉分。"

《中国针灸学》："在桡侧前臂中央部之上一寸。"

按：本穴位置，《甲乙》云："在辅骨下，去上廉一寸，恐辅齐兑肉其分外邪。"今之定位与此基本相同，即曲池穴下四寸。《考穴编》《金鉴》之说，义同。《入门》云"在曲池前五寸"，《考穴编》广注云"曲肘取之，若直取合五寸"，两书观点基本相同，仅供参考。今从《甲乙》。

[取法] 侧腕屈肘，在阳溪与曲池连线的上1/3与下2/3的交点处取穴。

[刺灸法] 直刺0.5～0.8寸；可灸。

[层次解剖] 皮肤→皮下筋膜→前臂筋膜→肱桡肌→桡侧腕短伸肌→旋后肌。皮肤由、前臂外侧皮神经分布。针在皮神经前方经皮下筋膜穿前臂筋膜，在桡侧腕长伸肌腱的背侧，经过桡侧腕短伸肌腱，进入旋后肌。以上诸肌均由桡神经深支支配。

[功用] 调肠腑，通经络。

[主治] 消化系统病症：腹痛，腹胀，腹中气块，腹痛如刀刺不可忍，腹胁痛满，夹脐痛，消化不良，泄泻等。

五官科病症：头风，头痛，眩晕，目痛，唇干，流口水等。

呼吸系统病症：痨瘵，气喘等。

泌尿系统病症：小腹满，小便黄，尿血等。

神经系统病症：上肢不遂，狂言，狂走等。

其他病症：肘臂痛，乳痈，毛发焦脱等。

现代常用于治疗：前臂及肘部肿瘤，头痛，眼痛，膀胱麻痹，血尿，下腹部痉挛，腹痛，心前区痛，哮喘，支气管炎，胸膜炎，肺结核，乳腺炎等。

[成方举例] 泄利脓血：下廉、幽门、太白；胃热不食：下廉、悬钟；狂言非常：下廉、丘墟；头风：下廉、五处、神庭（《资生经》）。

乳痈：下廉、三里、侠溪、鱼际、委中、足临泣、少泽（《大成》）。

[现代研究] 有人在X线钡餐下观察，针刺下廉穴可使胃蠕动增强。

九、上廉 Shànglián－LI9

[出处]《甲乙》："肠鸣相逐，上廉主之。"

[别名]《圣济》称"手上廉"。

[穴名释义] 侧边曰廉。屈肘侧置，穴在前臂桡侧内缘，下廉上方，故曰上廉。

《会元针灸学》："上廉者，廉是洁也，内廉外廉之间，阳明清阳之气所会也，上廉郄于肺，居上而通大肠。下廉郄于心包经络，居上廉之下而通小肠，利小便。居下廉之上，故名上廉。"

《针灸穴名解》："廉，侧也，又偶也，棱也。二穴在前膊外侧，肉棱凸起处。在侧棱下端者为下廉，在侧棱上端者为上廉，以其所在部位而得名也。"

［位置］在阳溪与曲池连线上，当曲池穴下 3 寸处。

《甲乙》："在三里下一寸。"《千金》、《千金翼》、《外台》、《素问》王注、《铜人》、《大成》同。

《大全》："池前四寸。"

《图翼》："在三里下一寸，曲池下四寸。"《新针灸学》同。

《金鉴》："下廉穴上行一寸。"

《中国针灸学》。"在前臂桡侧之上约三分之一处。"

按：本穴位置，古今基本一致，遵《甲乙》之说，定位"在（手）三里下一寸"，即"曲池前三寸"处。唯《入门》定位于"曲池前四寸"。这种差异，《考穴编》归之于取穴姿势（见下廉），仅供参考，今从《甲乙》。

［取法］侧腕屈肘，于阳溪与曲池连线的上 1/4 与下 3/4 的交点处取穴。

［刺灸法］直刺 0.5～0.8 寸；可灸。

［层次解剖］皮肤→皮下筋膜→前臂筋膜→桡侧腕短伸肌→旋后肌。皮肤由前臂外侧皮神经分布。针由皮肤，经皮下筋膜穿前臂筋膜以后，入桡侧腕短伸肌，再进旋后肌，直抵桡骨后方的拇长展肌。以上诸肌（腱）均由桡神经深支支配。

［功用］调肠腑，通经络。

［主治］神经系统病症：头痛，头晕，半身不遂，手足不仁，手臂肩膊酸痛，风水膝肿等。

消化系统病症：腹痛，肠鸣，泄泻，夹脐痛等。

呼吸系统病症：胸痛，喘息等。

泌尿系统病症：小便难，小便黄赤等。

现代常用于治疗：脑卒中后遗症，膀胱麻痹，淋病，哮喘，肠炎等。

［成方举例］小便难：上廉、下廉（《资生》）。

食泄：上廉、下廉（《大成》）。

［现代研究］在 X 线钡餐下观察，针刺上廉穴可使胃蠕动增强。

十、手三里 Shǒusānlǐ – LI10

［出处］《甲乙》："腰痛不得卧，手三里主之。"

［别名］《经穴汇解》："一名鬼邪。"非，鬼邪是足三里。《针灸全书》一名"于三里"，亦误。

［穴名释义］里，可作寸解。《灵枢·刺节真邪》云："取天容无过一里。"杨上善谓："一里一寸也。"若屈肘侧置，取手阳明经经穴，手三里即在肘端（肱骨外上髁）下三寸处，故名手三里。

《经穴名解》："手三里，一里一寸也，经云：刺天容者，无过一里，言不能过一寸也。手三里之穴，距肘髎为三寸，故以为名。"

《经穴释义汇解》："里，可作居解。穴为大肠手阳明脉之腧穴。因距手臂肘端三寸而居，故名手三里。"

[位置] 在阳溪与曲池连线上，当曲池穴下 2 寸处。

《甲乙》："在曲池穴下二寸，按之肉起兑肉之端。"《千金》《千金翼》《外台》《铜人》《发挥》《图翼》《大成》《金鉴》《新针灸学》同。"

《资生》："在曲池下三寸。（手阳明穴之二寸）按之肉起兑肉之端。"《大全》同。

《考穴编》广注："屈肘取，若直取合三寸。"

《中国针灸学》："前臂桡侧之上约四分之一处，当曲池穴下方二寸。"

按：本穴位置有两说。《甲乙》云"在曲池下二寸"；《资生》云"在曲池下三寸"。两者差异，《考穴编》归之于取穴姿势（见下廉），仅供参考。今从前说。

[取法] 侧腕屈肘，在阳溪与曲池连线的上 1/6 与下 5/6 的交点处取穴。

[刺灸法] 直刺 0.5~0.8 寸；可灸。

[层次解剖] 皮肤→皮下筋膜→前臂筋膜→桡侧腕长、短伸肌→旋后肌。皮肤由前臂外侧皮神经分布。针由皮肤经皮下筋膜，穿前臂筋膜，入桡侧腕长、短伸肌，在桡神经深支的外侧，针可深抵旋后肌。以上诸肌均由桡神经深支支配。

[功用] 调肠腑，通经络，清头明目。

[主治] 消化系统病症：腹胀，吐泻，胃疼，腹痛等。

运动系统病症：偏瘫，手臂麻痛，肘挛不伸，腰疼不得卧，肩背疾患等。

五官科病症：齿痛，失喑，颊肿，瘰疬，眼目诸疾，舌痛等。

现代常用于治疗：腰痛，肩臂痛，上肢麻痹，半身不遂，溃疡病，肠炎，消化不良，牙痛，口腔炎，颈淋巴结炎，面神经麻痹，乳腺炎，腮腺炎，感冒。弹拨手三里对消除针刺不当引起的不适感有效。

[成方举例] 喉痹：三里、温溜、曲池、中渚、丰隆（《千金》）。

妊娠水肿：针手三里、足三里、肾俞、脾俞、胃俞、悬钟；灸气海、交信、三阴交、阴陵泉、关元（《新针灸学》）。

[现代研究] 对消化系统的影响：在 X 线钡餐下观察，针刺手三里可使胃蠕动增强。用阻断血流方法，针刺手三里，可使直肠蠕动增强。也有报道针刺手三里可看到空肠、回肠的蠕动发生即时性改变，蠕动强者减弱，弱者增强。有报道通过家兔实验观察"手三里"穴，对大肠运动功能有明显的调整作用。

对针灸镇痛作用：针刺手三里可使皮肤痛阈升高。通过动物实验和临床研究，尾核在针刺镇痛中有一定的作用。电针家兔的"手三里""合谷""足三里""臂臑"，能在原核中记录出诱发电位，反应中心在尾状头部背侧，刺激尾核和电针穴位，均可使痛阈升高，且在镇痛中有协同作用。另外，也有人实验手三里的镇痛作用与下丘脑外侧区有关，用电解损毁该区，可使电针"臂臑"和"手三里"的针刺镇痛效应明显减弱。对镇痛的机理，有人探讨了动物脑内单胺类神经介质与镇痛的关系，针刺大鼠不同脑区（延脑、桥脑、下丘脑，海马、纹状体、中脑和皮层），观察5－羟色胺、5－羟琥珀酸胺、肾上腺素、多巴胺的不同水平的影响：电针25分钟，取双侧"手三里""环跳"穴，结果表明：6伏电针，无论频率是10赫兹，还是200赫兹，均可使延髓或皮质5－羟色胺含量升高，而3伏电针无论频率是10赫兹还是200赫兹，均不能使之升高。频率为10赫兹时，6伏电针延髓、桥脑5－羟色胺水平明显高于3伏电针动物，说明足够的电针强度是使脑内5－羟色胺升高的重要条件。而电针频率对5－羟色胺水平的影响不大。对5－羟琥珀酸胺的影响：6伏10赫兹电针可使纹状体或皮层内5－羟琥珀酸胺含量升高，10赫兹3伏或200赫兹6伏电针不能使之升高，而且6伏10赫兹电针使5－羟琥珀酸胺明显高于6伏200赫兹电针（在海马、纹状体、中脑和皮层），同时也明显高于3伏和10赫兹电针（在纹状体、中脑和皮层）。提示与脑内5－羟琥珀酸胺升高的电针强度和较低的频率有关。对肾上腺素：电针200赫兹，无论是3伏或6伏均可使纹状体肾上腺素含量下降；频率10赫兹时，3伏或6伏均不能使之下降，表明较高的频率是引起纹状体肾上腺素下降的重要因素。但10赫兹6伏电针使皮层肾上腺素含量显著低于10赫兹3伏电针，说明纹状体和皮层肾上腺素对电针强度和频率的反应有所不同。对多巴胺的影响：3伏和200赫兹使延脑、桥脑的多巴胺显著升高，也显著高于3伏和10赫兹电针。而在下丘脑，6伏200赫兹或3伏10赫兹电针明显高于3伏200赫兹电针。表明电针频率和强度对多巴胺的升高均有关系。有人实验证明，针刺手三里、环跳穴，在脑区单胺类递质的含量与镇痛关系，发现有效组端脑肾上腺素下降（$P < 0.05$）5－羟色胺/肾上腺素的比值升高（$P < 0.01$）；在脑干有效组5－羟色胺升高（$P < 0.01$），5－羟色胺/肾上腺素的比值也升高（$P < 0.05$），无效组均无变化。提示5－羟色胺可能是加强针刺镇痛的因素，而肾上腺素是对抗针刺镇痛作用的。如果用PCPA使脑内5－羟色胺大幅度耗竭（减少86%～100%）后，针刺镇痛作用几乎消失，但给PCPA后18－20天，当脑内5－羟色胺自然恢复到正常水平时，针刺镇痛作用亦随之恢复。如果给大鼠注射丙磺舒，使脑内色胺酸增加，从而促进5－羟色胺的代谢，也有明显加强针刺镇痛作用。另外，在测定针刺后大鼠中缝核区的5－羟色胺和5－羟琥珀酸胺，看到针有效组，中缝核区的5－羟色胺和5－羟琥珀酸胺都有明显升高，无效组则无明显变化。说明脑内5－羟色胺的正常功能，在针刺镇痛中，起到非常重要作用。而促进中缝核区5－羟色胺神经元的代谢，机能加强，是针刺镇痛作用的必要条件之一。经过各种实验也证实肾上腺素有降低针刺镇痛作用的趋势。也有实验证明电针"手三里""环跳"穴可促进胃幽门部、十二指肠的亲银细胞明显减少，表示电针引起亲银细胞分泌颗粒的释放，亲银细胞颗粒中含有5－羟色胺，说明5－羟色胺可能参与针刺对胃肠调整作用。有人通过动物实验探讨针刺与蓝斑、缝际核内递质及酶的关系，应用显微分光光度计测定，针刺手三里、环跳穴，对蓝斑、缝际背核内

单胺氧化酶、乙酰胆碱脂酶的定量显微变化，发现电针痛阈提高组蓝斑核及其中单细胞内乙酰胆碱脂酶反应，都比对照组有非常或非常显著的增强，小部分针刺而未提高痛阈的蓝斑内乙酰胆碱脂酶反应有所减弱，但无统计学意义。电针组缝际背核内乙酰胆碱脂酶阳性细胞数目要比对照组有明显增多，提示乙酰胆碱参与电针镇痛的调整作用的可能性。有人用放射免疫分析法，通过动物实验测定不同脑区内环 – 磷酸腺苷、环 – 磷酸鸟苷的含量与针刺镇痛的关系，电针两侧"手三里""环跳"，结果发现：动物大脑皮层、纹状体、间脑、脑干内环 – 磷酸腺苷的含量测定，针刺痛阈升高组和未升高组与未针刺组相比较均无统计学差异。各脑区内环 – 磷酸鸟苷的含量，针刺后痛阈未升高组与对照组，亦无统计学差异，但针刺后痛阈升高组的间脑、脑干的环 – 磷鸟苷含量与对照组相比则有显著升高（$P < 0.01$，$P < 0.05$），提示这两脑区内的环 – 磷酸鸟苷水平升高与针刺镇痛有关。有人以电针"手三里""环跳"的镇痛作用，用电子显微镜观察尾核突触超微结构的变化，结果表明尾核突触的单位面积中，颗粒小泡，电针痛阈提高组的颗粒小泡数量与对照组，经统计学处理，无显著差异；而无颗粒小泡在电针痛阈提高组的均值与对照组的均值，有显著差异（$P < 0.01$）。说明电针痛阈提高时无颗粒小泡明显减少。根据文献表明，中枢神经系组织内无颗粒突触小泡，含有高浓度的乙酰胆碱，无颗粒小泡的减少，可能意味着乙酰胆碱的释放，从而可能激发了尾核对痛阈的抑制，产生镇痛作用。

十一、曲池 Qūchí – LI11

[出处]《灵枢·本输》："入于曲池。"

[别名] 鬼臣、阳泽（《千金》）；鬼腿（《大成》）；肘尖（《神灸经纶》）。

[穴名释义] 曲，屈曲也；池，水池也。穴为手阳明之合，脉气流注此穴时，似水注入池中；又取穴时，屈曲其肘，横纹头处有凹陷，形似浅池，故名曲池。

《医经理解》："曲池，屈肘曲骨之中也。"

《会元针灸学》："曲池者，曲者曲肘之处也，池者阳经有阴气所聚，阴阳通化，治气亦能养阴，故名曲池。"

《十四经腧穴命名的涵义及其临床价值》："以地名为穴名的，有曲池、梁门、梁丘、金门、石门。"

[类属] 五输穴之一，本经合穴（《灵枢·本输》）；五行属土（《难经·六十四难》）。

[位置] 屈肘，在肘横纹桡侧端凹陷处。（图7–12）

《灵枢·本输》："在肘外辅骨陷者中。"

《甲乙》："在肘外辅骨肘骨之中……以手按胸取之。"

《千金》："在肘后，转屈肘曲骨之中。"《千金

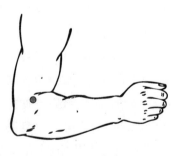

图7–12　曲池

翼》同。

《千金翼》注："一云在肘上横纹中。"

《外台》："在肘外辅骨屈肘曲骨之中。"《铜人》《发挥》《图翼》同。

《资生》引《明堂》："肘外辅骨曲肘横纹头陷中。"

《大全》："曲骨纹头尽。"

《考穴编》广注："在肘近辅骨中，以手拱胸曲肘取，约纹头尽是，下对少海穴。"

《金鉴》："手三里上二寸以手拱胸，屈肘纹头陷中。"《新针灸学》同。

《中国针灸学》："在外肘部之中央，即肱骨外上髁与桡骨小头之关节间，当肘窝横纹之端。"

按：本穴位置，根据《甲乙》所载，在以手按胸时，当"在肘外辅骨肘骨之中"，后世文献，文字上虽略有增损更易，但基本内容相同。自《资生》出"肘外辅骨曲肘横纹头陷中"之后，多以此作为取穴标志，即屈肘时当肘横纹之桡侧端凹陷处。

［取法］①屈肘成直角，当肘弯横纹尽头处。②屈肘，于尺泽与肱骨外上髁连线的中点处取穴。

［刺灸法］直刺 0.8~1.2 寸；可灸。

［层次解剖］皮肤→皮下筋膜→前臂筋膜→桡侧腕长、短伸肌→肱桡肌→肱肌。皮肤由臂后神经分布。皮下筋膜内还有前臂外侧皮神经经过。针由皮肤、皮下筋膜经前臂筋膜，深进桡侧腕长、短伸肌，由肱桡肌的后面进入该肌质，穿过桡神经干可抵肱肌。以上诸肌除肱肌由肌皮神经支配外，其他肌则由桡神经深支支配。

［功用］清热祛风，调和营血，降逆活络。

［主治］运动系统病症：半身不遂，肩周疼痛，臂细无力，肘臂挛急，或弛缓，肘中痛难屈伸，手臂红肿，腰背痛等。

消化系统病症：腹痛，吐泻，便秘，痢疾，肠痈等。

外科皮科病症：瘰疬，瘿气，湿疹，荨麻疹，丹毒，疥疮，疔疮，隐疹，皮肤干燥等。

五官科病症：头痛，眩晕，耳聋，耳鸣，耳前疼痛，目赤痛，目不明，牙痛，颈肿，咽喉肿痛等。

妇科病症：月经不调，乳少等。

神经系统病症：瘛疭，癫狂，善惊等。

呼吸系统病症：胸中烦满，咳嗽，哮喘等。

其他病症：热病，伤寒余热不尽，疟疾，消渴，水肿等。

现代常用于治疗：脑卒中后遗症，肩周炎，高血压，皮肤病，流行性感冒，肺炎，扁桃体炎，胸膜炎，肋间神经痛，神经衰弱，贫血，麻疹，过敏性疾患，甲状腺肿大，颈淋巴结核，小儿麻痹后遗症等。

为强壮穴之一，清热要穴，十三鬼穴之一，统治一切癫狂病。

[成方举例] 肩背痛：曲池、天髎（《千金》）。

癫疾：曲池、少泽；麻风：灸曲池、合谷、三里、绝骨（《资生经》）。

大热：曲池、三里、复溜；浑身浮肿：曲池、合谷、三里、内庭、行间、三阴交；咽中闭：曲池、合谷；浑身生疮：曲池、合谷、三里、行间（《大成》）。

高血压：曲池、合谷、内关、足三里、三阴交、行间；荨麻疹：曲池、三阴交、血海为主穴；委中、尺泽为配穴（《辑要》）。

高血压：曲池、人迎、足三里（《针灸学》）。

两手酸痛难执物：曲池、合谷、肩髃（《胜玉歌》）。

头面五官病：曲池，合谷（《杂病穴法歌》）。

[现代研究] 针刺对胃肠蠕动的影响。有报道针刺曲池等穴，可见空肠、回肠的蠕动有即时性的改变，蠕动弱者增强，强者减弱。有报道针刺足三里、曲池穴，对阑尾炎患者，无论在 X 线观察下或直接手术观察，可看阑尾的蠕动明显加强，紧张度增加，或阑尾弧度变动、移位，呈卷曲摆动，或见分节气泡移动加快，内容物排出。有的阑尾血管收缩，原来充血者，变为呈缺血状态。有报道灸曲池可使胃蠕动弛缓。

对血液循环系统有明显影响：针刺曲池对冠心病的治疗，可增强心肌收缩力，使心率减慢。对房性早搏、心房颤动有一定治疗作用。对血管舒缩有调节作用，如轻刺则引起血管收缩反应，且有较长时间的后作用，重刺多引起血管扩张。有报道针刺曲池、丰隆，对高血压病人有降压作用，经针治四周后，收缩压平均下降 23.6mmHg。远期疗效亦较好。

实验证明针刺曲池对血氧饱和度有调整作用：动物实验观察，针刺组比对照组（不针）提高血氧饱和度 6.31%。在开胸术中，看到手术则虽有开放性气胸存在，肺脏萎缩，但动脉血氧分压仍升高，不致缺氧。

有人观察急性中风病人的血液流变学及脑血流图，针刺曲池、阳陵泉后，可使脑血流量增加，脑血管阻力降低，起针后脑血流量增加，仍可维持 35 分钟，脑血管阻力降低却不显著，而针刺正常猫的脑血流动力学影响基本不大，也说明是调整作用。

对血液的影响，有人观察脾切除术后血小板过多症，经针刺足三里、曲池等穴，全部病例的血小板数目，随针刺治疗而渐趋下降，以至恢复正常。也有人观察针刺曲池对炎症灶白细胞的游出有一定抑制作用。

对神经－体液的影响：针刺曲池，可使多数空腹（正常人）的血糖升高，说明肾上腺髓质分泌功能增强。对血糖的影响，可因手法不同，其效果也不一样，如用烧山火手法，可使血糖上升，透天凉可使血糖下降。

[附注]《大成》："戊午春，鸿胪吕小山，患结核在臂，大如柿，不红不痛。医云是肿毒。予曰：此是痰核，结于皮里膜外，非药可愈。后针手曲池，行六阴数；更灸二七壮，以通其经气，不数日即平妥矣。若作肿毒，用以托里之剂，岂不伤脾胃清纯之气耶。"

十二、肘髎 Zhǒuliáo – LI12

［出处］《甲乙》："臂痛不可屈伸，肘髎主之。"

［别名］肘尖（《外科枢要》）。《圣惠》作"肘聊"，似以"聊"代"髎"。

［穴名释义］肘，肘部也；髎与窌同。意为孔穴也。穴在肘上肱骨旁凹陷中，故名肘髎。

《采艾编》："肘髎，肘大骨外廉陷中，大骨外廉有陷故曰髎，凡髎俱同窌。"

《孔穴命名的浅说》："髎穴，人身骶骨叫髎骨，骨与骨相接之关节处，骨骼突起旁有凹陷处，骨之空隙部等皆有髎义，所以凡是有以上意义的孔穴，皆以髎字来命名。肘髎，穴当肘关节旁，故名。"

［位置］屈肘，在曲池穴外上方，肱骨边缘处。

《甲乙》："在肘大骨外廉陷者中。"《千金》《千金翼》《外台》《铜人》《发挥》《大全》《大成》《金鉴》同。

《考穴编》广注："肘大骨外廉，就骨略上一二分陷中。一法，曲池外一镈中。"

《图翼》："在肘大骨外廉陷中，与天井相并，相去一寸四分。"

《集成》："在曲池上外斜一寸，横直天井。"

《新针灸学》："曲池穴上一寸，肘的大骨外侧陷中。"

《中国针灸学》："在前肱之下端，肱三头肌之外缘。"

按：本穴位置，《甲乙》定位于"肘大骨外廉陷者中。"后世多从，但具体位置欠详。因此出现以下几种说法：①《图翼》："在肘大骨外廉陷中，与天井相并，相去一寸四分。"②《考穴编》广注："肘大骨外廉，就骨略上一二分陷中。一法曲池外一镈中。"《集成》同其后说。综上分析，本穴去曲池一寸，后平天井。今之定位与此基本相同。至于《考穴编》广注的"就骨略上一二分陷中"，疑为一寸二分之误，如此，位亦已近。

［取法］屈肘，从曲池向外斜上1寸，当肱三头肌的外缘处取穴。

［刺灸法］直刺0.5~0.8寸；可灸。

［层次解剖］皮肤→皮下筋膜→肘筋膜→肱三头肌。皮肤由臂后皮神经分布。皮下筋膜稍厚，有少量的脂肪组织。针由皮肤、皮下筋膜，经肘后筋膜即进入肱三头肌。该肌由桡神经肌支支配。

［功用］通经，活络。

［主治］运动系统病症：肘臂痛不可举，肘部拘挛、麻木、疼痛，上肢瘫痪等。

其他病症：嗜卧。

现代常用于治疗：肘臂痛，肱骨外上髁炎。

十三、手五里 Shǒuwǔlǐ – LI13

[出处]《灵枢·本输》名"五里"。《灵枢·小针解》作"尺之五里"。《甲乙》："少气，灸手五里。"

[别名] 臂五里（《圣济》）。

[穴名释义] 里，可作寸解（参见手三里）。穴在曲池上三寸处，若自肘端（肱骨外上髁）向上量之，适得五寸，故名五里。

《腧穴命名汇解》："五里，里者邑也，居也。穴距天府下五寸，正居大脉之中央，《灵枢·本输》说：阴尺动脉在五里。因名五里。"

《经穴释义汇解》："里，可作居解。五喻中数。因穴在肘上三寸，行向里大脉中央，喻穴居手部大筋（肱二头肌）中央处，故名手五里。"

[位置] 在曲池与肩髃的连线上，当曲池穴上3寸处。

《甲乙》："在肘上三寸，行向里大脉中。"《千金》《千金翼》《铜人》《大成》《图翼》《金鉴》同。

《素问》王注："天府下五寸，尺泽后。"

《发挥》："肘上二寸，行向里大脉中央。"

《考穴编》广注："当在肘髎，斜上二寸五分。"

《新针灸学》："肘上三寸，臂臑穴下四寸。"

《中国针灸学》："前肱三分之……弱主所在，当肱三头肌之外缘。"

按：本穴位置，历代多依《甲乙》之说，定位于"肘上三寸，行向里大脉中央"，今从。唯《发挥》云："肘上二寸"，"二"，疑"三"字误。另外，《考穴编》广注："当在肘髎斜上二寸五分"，该书将肘髎定在曲池穴上一二分中之故，位置大体相当。至于《素问》王注"天府下五寸，尺泽后"及《新针灸学》云"臂臑穴下四寸"之说与定位有所出入，有误。

[取法] 屈肘，于曲池穴直上3寸，肱三头肌腱的外缘处取穴。

[刺灸法] 直刺0.5~0.8寸；可灸。

《灵枢·本输》："阴尺动脉五里，五腧之禁也。"《玉版》："迎之五里，中道而止，五至而已，五往（应据《素问·气穴论》王注引《针经》文改为"注"字）而藏之气尽矣，故五五二十五而竭其输矣，此所谓夺其天气者也，非能绝其命而倾其寿者也。"又"窥门而刺之者，死于家中；入门而刺之者，死于堂上。""传之后世，以为刺禁，令民勿敢犯也。"后《甲乙》云："禁不可刺。"《素问·气穴论》王注："所以谓之大禁者，禁不可刺。"故后世均列为禁刺。然今有云可刺3~5分者。

[层次解剖] 皮肤→皮下筋膜→臂筋膜→肱肌。皮肤由臂外侧皮神经分布。皮下筋膜较疏松，有少量脂肪。针由皮肤、皮下筋膜穿臂筋膜，直接进入肱肌，该肌由臂丛的肌皮神经支配。

［功用］通经活络，理气散结。

［主治］运动系统病症：肘臂挛急，疼痛不举，风湿肿胀等。

呼吸系统病症：咳嗽，吐血等。

消化系统病症：胃脘胀满，疼痛等。

其他病症：嗜卧，身黄，疟疾，惊恐，瘰疬等。

现代常用于治疗：咯血，肺炎，胸膜炎，腹膜炎，肋间神经痛，颈淋巴结核，恐怖症，扁桃腺炎，半身不遂，上肢疼痛，嗜睡等。

［成方举例］瘰疬：五里、臂臑（《百症赋》）。

嗜卧：五里、太溪、大钟、照海、二间；臂肘痛：五里、天井、下廉（《资生》）。

手臂红肿疼痛：五里、曲池、通里、中渚（《大成》）。

［现代研究］有实验证明，电针手五里、曲池等穴，对刺激牙髓、内脏大神经等引起大脑皮层体感区或联合区的诱发电位，均有一同程度的抑制作用。

十四、臂臑 Bì'nào – LI14

［出处］《甲乙》："适肩臂痛不可举，臂臑主之。"

［别名］头冲、颈冲（《千金》）；别阳（《太素》杨注）。《太素》杨注称"背臑"；《圣济》作"臂脑"。

［穴名释义］臑，指上臂内侧处。穴在上臂肱骨内侧（桡侧），故名臂臑。

《医经理解》："臑，臂上嫩白肉也。臂臑在肘上七寸臑肉之端也。"

［类属］交会穴之一，手阳明络之会（《甲乙》）。《外台》无"之"字。《圣惠》《铜人》无"之会"二字。《聚英》《大成》作"手阳明络、手足太阳、阳维之会。"《图翼》曰："手阳明络也，络手少阳之臑会。"

［位置］在曲池与肩髃的连线上，当曲池穴上7寸处。（图7–13）

《甲乙》："在肘上七寸䐃肉端。"《千金》《千金翼》《外台》《铜人》《发挥》同。

《圣惠》："在肩髃下一夫两筋两骨罅陷者宛宛中。"

《大全》："肘上三寸向里，肘上七寸量两筋两骨陷中取。"

《大成》："肘上七寸䐃肉端肩髃下一寸；两筋两骨罅间宛宛中。"《图翼》同。

《聚英》："肩髃下一寸，两筋两骨罅陷宛宛中。"

《金鉴》："五里上行四寸，两筋两骨罅宛宛陷中。"

《新针灸学》："肩髃下三寸，肘上三寸。"

《中国针灸学》："前肱之上，约三分之一部，为三角肌停

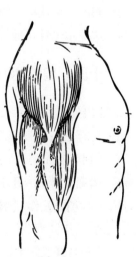

图7–13 臂臑

止处。"

按：本穴位置，《甲乙》定位于"肘上七寸䐃肉端"，䐃肉端，即今云之三角肌停止部。位置与今定位基本相同。《圣惠》说"在肩髃下一夫"，即《新针灸学》所说肩髃下三寸，近人常有以此定位者，唯"两筋两骨罅陷者宛宛中"之说，不若靠"䐃肉端"确切。至于《聚英》"肩髃下一寸"之说，疑"一寸"两字为"一夫"之误。否则按下文难以理解。

[取法] 垂臂屈肘，在三角肌下端，当肩髃与曲池连线上取穴。

[刺灸法] 直刺0.5~1寸，或斜刺0.8~1.2寸；可灸。

[层次解剖] 皮肤→皮下筋膜→三角肌筋膜→三角肌。皮肤由臂外侧皮神经分布。皮下筋膜稍厚，富有脂肪组织。针由皮肤、皮下筋膜，穿过三角肌表面的深筋膜，入三角肌近止点处的肌质。该肌由臂丛后束终支之一腋神经支配。

[功用] 通经，活络，明目，散结。

[主治] 寒热，瘰疬，瘿气，颈项拘急，肩臂疼痛，目疾等。

现代常用于治疗：眼病，颈淋巴结核，上肢瘫痪或疼痛，头痛，颅顶部诸肌痉挛等。

[成方举例] 肩臂不可举：臂臑、臑俞（《甲乙》）。

项强：臂臑、强间（《资生》）。

臂丛神经痛（前臂神经）：臂臑、手五里、手三里、上廉、温溜、合谷、阳溪（《新针灸学》）。

[现代研究] 臂臑穴对乳腺手术，有一定镇痛作用。有人观察针刺臂臑、内关、合谷等穴，对乳腺扩大根治术、根治术、改良根治术或乳腺单纯切除术等，均有良好镇痛作用。并通过实验观察这种镇痛作用，可能通过下丘脑外侧区实现的。如损毁下丘脑外侧区，可使电针镇痛效应明显下降，电刺激该区可提高痛阈，但较电针镇痛效应弱。这提示电针镇痛过程中，下丘脑外侧区可能在一定程度上参与作用。

十五、肩髃 Jiānyú – LI15

[出处]《灵枢·经别》："别于肩髃。"《灵枢·经脉》："出髃骨之前廉。"《素问·气府论》："髃骨之会各一。"中之"髃骨"，皆指本穴。

[别名] 中肩井、扁骨（《资生》："《千金》云：肩头正中两骨间一名中肩井，《外台》名扁骨。"）；肩井（《外科大成》）；肩尖（《外科枢要》）；尚骨（《考穴编》）。扁骨，《考穴编》作"偏骨"，《大成》作"偏肩"，《东医宝鉴》作"肩骨"。肩尖，《经穴汇解》作"扁尖"。

[穴名释义] 髃，髃骨也，为肩端之骨。穴在肩端部肩峰与肱骨大结节之间，故名。

《医经理解》："肩髃，肩骨端也。"

《针灸穴名解》："髃，骨间陷隙也。又同膈，肩头也。穴在肩端，举臂两骨间陷者中，故名肩髃。"

[类属] 交会穴之一，手阳明、(阳) 跷脉之会 (《甲乙》)。

[位置] 在肩峰前下方，当肩峰与肱骨大结节之间凹陷处。(图7-14)

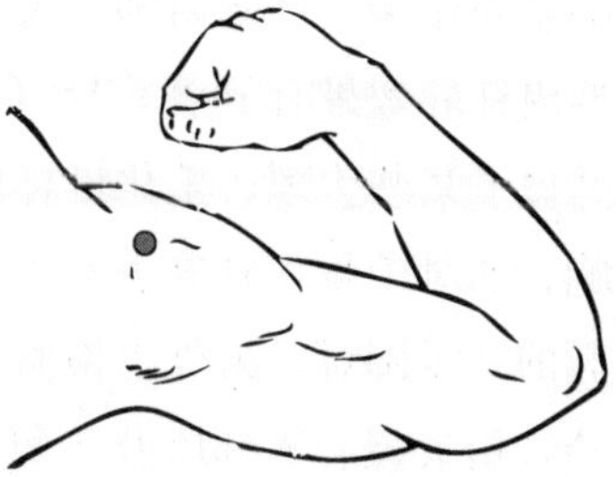

《甲乙》："在肩端两骨间。"《千金》《千金翼》《外台》《铜人》《大全》《图翼》《金鉴》同。

《千金》："在肩外头近后，以手按之有解宛宛中。"

《素问》王注："举臂肩上陷者，在肩端两骨间。"《发挥》《大成》《新针灸学》同。

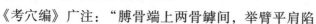
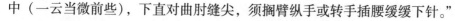

图7-14　肩髃

《考穴编》广注："髆骨端上两骨罅间，举臂平肩陷中 (一云当微前些)，下直对曲肘缝尖，须搁臂纵手或转手插腰缓缓下针。"

《中国针灸学》："在前肱之上端，三角肌上缘之中央。"

按： 本穴位置，《甲乙》定位在"肩端两骨间"。《素问》王注增说"举臂肩上陷者，在肩端两骨间"，"两骨"当指肩峰和肱骨大结节。故本穴当在肩峰与肱骨大结节之间，举臂呈凹陷处。

[取法] ①将上臂外展平举，肩关节部即可呈现出两个凹窝，前面一个凹窝中即为本穴。　②垂肩，当锁骨肩峰端前缘直下约2寸，当骨缝之间，手阳明大肠经的循行线上处取穴。

[刺灸法] 直刺0.5~0.8寸；可灸。

[层次解剖] 皮肤→皮下筋膜→三角肌筋膜→三角肌→三角肌下囊→冈上肌 (腱)。皮肤由锁骨上神经的外侧支分布。皮下筋膜较致密。针由皮肤、皮下筋膜经三角肌表面的深筋膜入该肌，穿经三角肌下囊，进冈上肌腱。前肌由腋神经支配，后肌由肩胛上神经支配。

[功用] 通经，活络，理气，散结。

[主治] 神经系统病症：中风，半身不遂，手臂挛急，臂细无力，筋骨酸痛，背及肩臂肿痛，不能上举，头不能回顾等。

其他病症：风热，隐疹，四肢热，瘰疬，诸瘿等。

现代常用于治疗：脑卒中后遗症，高血压，肩关节周围炎，多汗症，枕部和肩胛部诸肌肉的痉挛性疼痛等。

[成方举例] 偏风、半身不遂：肩髃、曲池、列缺 (《千金翼》)。

肩痹痛：肩髃、天井、曲池、阳谷、关冲 (《大成》)。

瘰疬：肩髃、曲池、天池、天井、三间 (《针灸学》)。

类风湿性关节炎：肩髃、曲池、臂中、合谷、环跳、足三里 (《针灸学》)。

肩周炎：肩髃透极泉 (《辑要》)。

瘾风：肩髃、阳溪（《百症赋》）。

[现代研究] 有人临床观察肩髃穴对肌电的影响，发现从针刺后 5 分钟开始，可使病人肌电幅度升高（$P < 0.05$）而持续 30 分钟。针刺肩髃等穴对食管癌手术，有良好的镇痛作用。针刺肩髃、天宗、足三里等穴，与针刺下翳风、三阳络、任脉、督脉穴，两组针麻效果有显著差异（$P < 0.01$），前者较后者为优，说明腧穴对针麻的特异性。并做了某些生理、生化指标的变化情况：针麻效果好的病例，对肺呼吸功能有良好影响，如对中段食管癌手术、开胸后一侧肺的通气量能代偿性增加，缓解因开胸后而引起的呼吸困难。另外也检验了血气分析，在术中测定了动脉血 pH、总缓冲碱、重碳酸盐、剩余碱、氧分压及二氧化碳分压、术前与术中关胸后各数据比较则无明显差异。说明针刺效果好者，可有调整作用。对血液循环系统，也有较好的调整作用，针麻组与全麻组相比较，针麻血压上升，幅度大，而全麻下降幅度大，说职针麻使血压基本稳高或偏高，促进循环系统作用，使手术顺利完成。

[附注]《铜人》："若灸偏风不遂，七七壮止，不宜多灸，恐手臂细。若风病筋骨无力久不差，当灸，不畏细也。"

《旧唐书·甄权传》："隋鲁州刺史库狄嵚苦风患，手不得引弓，诸医莫能疗。权谓曰：但将弓箭向垛，一针可射矣。针其肩髃一穴，应时即射。权之料疾，多此类也。"

十六、巨骨 Jùgǔ – LI16

[出处]《素问·气府论》："巨骨穴各一。"

[穴名释义] 巨，大也。巨骨，指缺盆骨，现称锁骨。穴在锁骨肩峰端与肩胛冈之间凹陷处，故名。

《孔穴命名的浅说》："巨骨，锁骨名曰巨骨，穴当其外端，取名巨骨穴。"

《经穴释义汇解》："巨，大也。肩端前横而大者曰巨骨，穴在肩端上行两叉骨间凹陷处，即在肩端前横而大之巨骨上，故名巨骨。"

[类属] 交会穴之一，手阳明、（阳）跷脉之会（《甲乙》）。

[位置] 在肩端上，当锁骨肩峰端与肩胛冈之间的凹陷处。（图 7 – 15）

《甲乙》："在肩端上行，两叉骨间陷者中。"《千金》《千金翼》《外台》《铜人》《发挥》《大成》《图翼》《金鉴》同。

《考穴编》广注："约肩髃上一寸许。"

《集成》："在肩髃上大骨尖前陷中。"

《新针灸学》："肩髃穴之上，锁骨与肩胛骨相联处陷中。"

《中国针灸学》："肩胛上部，当锁骨外端与肩关节之间。"

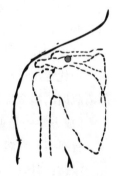

图 7 – 15　巨骨

按：本穴位置，《甲乙》云："在肩端上行，两叉骨间陷者中。"

后世多从。"两叉骨间"即指锁骨肩峰端与肩胛冈形成的骨叉之间，与现定位同。《集成》："在肩髃上大骨尖前陷中"及《考穴编》广注："约肩髃上一寸许"，义同。

[取法] 正坐垂肩，在肩锁关节后缘，当锁骨与肩胛冈形成的叉骨间取穴。

[刺灸法] 直刺0.4～0.6寸，不可深刺，以免刺入胸腔造成气胸；可灸。

[层次解剖] 皮肤→皮下筋膜→斜方肌筋膜→斜方肌→冈上肌。皮肤由颈丛的锁骨上神经分布。针由皮肤、皮下筋膜，经斜方肌筋膜入斜方肌，直达深面冈上窝内的冈上肌。前肌由第十一对脑神经－副神经支配，后肌由臂丛的锁骨上部分支，肩胛上神经支配。

[功用] 通经，活络。

[主治] 运动系统病症：肩背痛，手臂疼痛，不得屈伸，半身不遂等。

其他病症：瘰疬，瘿气，隐疹，惊痫，吐血等。

现代常用于治疗：肩关节及肩部软组织疾患，吐血，颈淋巴结结核，小儿惊风，下牙痛，胃出血，肩周炎等。

[成方举例] 臂不举：巨骨、前谷（《千金》）。

十七、天鼎 Tiāndǐng－LI17

[出处]《甲乙》："天鼎，在颈缺盆上。"《素问·气府论》所载"柱骨之会各一"，王注即本穴。

[别名] 天顶（《圣惠》）。

[穴名释义] 天，指上部；鼎，古代煮焚用具，其形特征有三足。此穴位于颈部胸锁乳突肌之胸骨头与锁骨头分歧之下方。胸锁乳突肌特征为一肌二头（一头附着于乳突骨，其他二头，分别附着胸、锁二骨）似三足鼎立，故名天鼎。

《会元针灸学》："天鼎者，肩之上谓之天部。两手阳明至肩上托头矗立，如鼎之状，故名天鼎。"

《穴名选释》："天鼎，天指位高。鼎为石食器，又名卦名，位在巽下离上，有取新之象。《易鼎大象传》疏：鼎乃烹调各物而成新食品者，故为取新之象。本穴属手阳明大肠经，穴在颈部，居身之上，上者应天；颈为水谷之通道，受取新食，有易鼎取新的象征，故名天鼎。"

[位置] 在颈侧面，扶突穴直下1寸，当胸锁乳突肌后缘处。

《甲乙》："在颈缺盆上，直扶突、气舍后一寸五分。"《外台》《素问》王注同。

《千金》："在颈缺盆直扶突，曲颊下一寸，人迎后。"

《铜人》："在颈缺盆直扶突后一寸。"《发挥》《大成》《图翼》同。

《考穴编》广注："扶突后寸半，合人迎后三寸。一法径取结喉旁开四寸五分。"

《金鉴》："从巨骨穴循颈，缺盆上直行扶突下一寸。"

《集成》："颈筋下，肩井内一寸四分。"

《新针灸学》："扶突穴之下，缺盆穴前上方与水突穴相隔一肌。"

《中国针灸学》："在锁骨上窝之上部中央，当胸锁乳突肌后缘。"

按：本穴位置，各家争论较大。但亦异中有同，均言"直扶突"，说明本穴在扶突之下无疑。《甲乙》定本穴于"气舍后一寸五分"，"气舍"疑"水突"之误，今不取。《千金》云"曲颊下一寸，人迎后"，定位过高。《考穴编》云"扶突后寸半，合人迎后三寸"，定位似与天窗相混。《集成》之说，更悬不着边际，今多取《铜人》之说，于扶突穴直下1寸定位。

[取法] 正坐，头微侧仰，先定结喉旁开3寸，约当胸锁乳突肌的胸骨头与锁骨头之间的扶突穴，再从扶突穴直下1寸，当胸锁乳突肌后缘处取穴。

[刺灸法] 直刺0.3~0.5寸；可灸。

[层次解剖] 皮肤→皮下筋膜→颈深筋膜→臂丛（神经）。皮肤由颈丛的锁骨上神经分布。在皮下筋膜内除皮神经外，还有颈阔肌和颈前浅静脉，前肌受面神经的颈支支配，后静脉是锁骨下静脉的属支。针经皮肤、皮下筋膜穿颈深筋膜的浅层，由胸锁乳突肌后缘，达深部的臂丛的神经根融合、分支的干、股部。胸锁乳突肌出第十一对脑神经副神经支配。

[功用] 清咽，散结，理气，化痰。

[主治] 咽喉肿痛，不得息，食饮不下，暴喑，气梗，喉中痰鸣，瘿气，瘰疬等。

现代常用于治疗：扁桃体炎，喉头炎，颈淋巴结结核，舌骨肌麻痹症，凡咽下困难者，均可取用。

[成方举例] 喉痹：天鼎、气舍、膈俞（《千金》）。

失音嗳嚅：天鼎、间使（《百症赋》）。

十八、扶突 Fútū – LI18

[出处]《灵枢·本输》："次脉手阳明也，名曰扶突。"

[别名] 水穴（《外台》）。《经穴汇解》作"水突"。

[穴名释义] 高处为突。二人挽行为扶。本穴适在胸锁乳突肌之胸骨头、锁骨头相合之高处。二头肌相合，形如二人挽扶，故名扶突。

《医经理解》："扶突，在曲颊下一寸，言头面突起于上，以此为扶也。"

《经穴释义汇解》："铺四指曰扶。扶即今之四横指，约当同身寸三寸，穴在结喉突起之旁三寸（一扶），故名扶突。"

[位置] 在结喉旁开3寸，人迎穴外侧，约当胸锁乳突肌的胸骨头与锁骨头之间处。（图7-16）

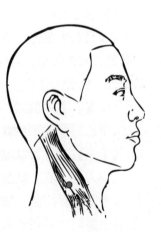

图7-16 扶突

《灵枢·寒热病》:"婴筋之后。"

《甲乙》:"在曲颊下一寸,人迎后一寸五分。"《外台》《大全》《大成》同。

《千金》:"在气舍后一寸半。"《发挥》同。

《素问》王注:"曲颊下同身之一寸,人迎后。"

《考穴编》:"一法径取结喉旁开三寸。"《新针灸学》同。

《图翼》:"在颈当曲颊一寸。"

《集成》:"人迎后寸半,距天鼎前一寸二分。"

《金鉴》:"从天顶上直行曲颊下一寸,人迎后一寸。"

《中国针灸学》:"在颈侧部之前上部,胸锁乳突肌中。"

按:本穴位置,在"结喉旁开",各家多无异议,但具体分寸则有"人迎后一寸五分"和"人迎后一寸"两说。今以解剖学名词定位于胸锁乳突肌两头之间与结喉平齐之处,较前更为明确。至于《千金》的"气舍后一寸半"之说,有误。不必过分拘泥尺寸。

[取法] 正坐,头微侧仰,先取甲状软骨与舌骨之间的廉泉穴,再从廉泉向外3寸,当胸锁乳突肌的胸骨头与锁骨头之间处。

[刺灸法] 直刺0.5~0.8寸;可灸。

[层次解剖] 皮肤→皮下筋膜→颈深筋膜→胸锁乳头肌→颈动脉鞘。皮肤由颈丛的颈横(皮)神经分布。皮下筋膜内除皮神经外,还有颈阔肌及颈外(浅)静脉,前者由面神经的颈支支配,后者注入锁骨下静脉。针由皮肤、皮下筋膜及其内的颈阔肌穿颈深筋膜浅层,入胸锁乳突肌后部,并深达颈动脉鞘后壁。胸锁乳突肌由副神经支配;颈动脉鞘内包括了颈总动脉、颈内静脉及两者后方的迷走神经,动脉居静脉的内侧。动脉投影在下颌角至乳突连线的中点至右胸锁关节的连线;左侧连线的下端稍偏外侧。此连线在甲状软骨上缘以下为颈总动脉的体表投影,该动脉供应头颈部血液的主干,针刺时,应注意避开。

[功用] 清咽,利膈,理气散结。

[主治] 咳嗽,气喘,喉中痰鸣,舌根出血,咽喉肿痛,暴喑气梗,呃逆,瘿气,瘰疬等。

现代常用于治疗:膈肌痉挛,甲状腺肿大,甲状腺功能亢进,嘶哑,咽喉炎,咳嗽,喘息,唾液分泌过少或过多,急性舌骨诸肌麻痹,低血压等症。

为甲状腺手术针麻常用穴之一。

[成方举例] 舌本出血:扶突、大钟、窍阴;喉咽病:扶突、天突、天溪(《千金》)。

[现代研究] 有人以表面电极刺激尺神经诱发小鱼际肌电,观察针刺脑血栓形成恢复期患者肌电幅度的影响。结果表明:针刺患者扶突、天柱,可使肌电幅度升高($P<0.05$),从针后5分钟开始,持续45分钟,针刺双扶突穴,引起健康人脑电图的α波

抑制，β波增加，说明使大脑皮层的兴奋过程增强。也有人实验，针刺扶突穴，使正常人甲状腺对碘131的摄取量大多提高。针刺扶突穴对甲状腺手术，有良好的针麻效果，而且相当稳定，表明有相对特异性。针刺扶突穴，可使胸内手术（肺、食管、纵隔）得到良好针麻效应，对胸交感神经有一定作用，设想是外周阻滞作用，可能使胸腔区域内获得良好镇痛效果。

十九、禾髎 Héliáo – LI19

[出处]《甲乙》："鼽衄有痈，禾髎主之。"

[别名] 和窌（《千金》）；颐（《外台》）；长频（《铜人》）；长髎（《大全》）。《外台》作"禾颐"，《圣惠》作"禾聊"，《圣济》作"禾胶"，《针灸全书》作"禾窌""长类"，《铜人》作"长频"，《聚英》作"长颊"，《大成》作"长频"。

[穴名释义] 禾，指粮言；髎同窌，意为孔穴。谷物从口入，穴近口处，内对两齿（门齿及尖齿）牙根间凹陷处，故名禾髎。

《孔穴命名的浅说》："禾髎，秦汉以前的禾字皆指粱而言，即今之小米。口为纳谷食之关，穴当其上际，似因此而得名。"

《经穴释义汇解》："髎，与窌同。窌，空穴也。穴为大肠手阳明之空穴，位在直鼻孔下夹水沟旁五分，言其间髭出如禾，又因穴近口处，故名禾髎。"

[位置] 在鼻孔外缘直下，与人中沟的上中1/3（水沟穴）相平处。

《甲乙》："在直鼻孔下，夹水沟旁五分。"《千金》《千金翼》《外台》《铜人》《发挥》《大全》《大成》《图翼》《金鉴》《新针灸学》同。

按：本穴位置，后世皆从《甲乙》，定于"夹水沟旁五分"处。今依此而明确于水沟穴旁0.5寸处取之。

[取法] 正坐仰靠或仰卧，先定人中沟中线上、中1/3交点处的水沟穴，再从水沟外移0.5寸处取穴。

[刺灸法] 直刺0.3~0.5寸；禁灸。

[层次解剖] 皮肤→皮下筋膜→口轮匝肌。皮肤薄而柔软，由上颌神经的眶下神经分布。皮下筋膜较疏松，其弹性纤维相连于皮肤的真皮层，并与肌纤维相交织，因此形成了皮肤的自然皮纹，面动脉的上唇动脉经过其内。针由皮肤，皮下筋膜直入口轮匝肌，该肌由面神经颊支支配。

[功用] 祛风开窍。

[主治] 鼻疮，息肉，鼻衄，鼻塞，不辨香臭，鼻流清涕，尸厥，口噤不开，口喝等。

现代常用于治疗：鼻炎，嗅觉减退，鼻出血，鼻息肉，面神经麻痹和痉挛，咀嚼肌痉挛，腮腺炎等。

[成方举例] 衄血：禾髎、兑端、劳宫（《资生》）。

二十、迎香 Yíngxiāng – LI20

［出处］《甲乙》："鼽衄有痈，迎香主之。"《素问·气府论》所载"鼻空外廉项上各二"，王注谓："迎香、扶突二穴也。"

［别名］冲阳（《甲乙》）。

［穴名释义］穴在鼻旁，因能主治鼻鼽不利，窒洞气塞，鼻塞不闻香臭，故名迎香。

《会元针灸学》："迎香者，迎者应遇，香者芳香之味。香气近鼻无知觉，刺之即知。又因足阳明宗气所和，开窍于口，脾味香，故名迎香。"

《穴名选释》："迎香，《说文》：迎，逢也。本穴位于鼻孔两旁，为手、足阳明之会。手阳明之脉，上夹鼻孔；足阳明之脉，起于鼻交频中，两脉相接于本穴，主治鼻塞不通，不闻香臭，故名迎香。"

［位置］在鼻翼外缘中点旁开，当鼻唇沟中。（图7－17）

《甲乙》："在禾髎上鼻下孔旁。"《难经》《外台》同。

《千金》："在和髎上一寸，鼻孔旁。"

《素问》王注："鼻下孔旁。"

《铜人》："禾髎上一寸，鼻孔旁五分。"《发挥》《大成》同。

《大全》："孔畔五分。"《金鉴》同。

《集成》："鼻窊纹中。"

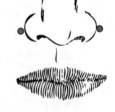

图7－17 迎香

按：本穴位置，《甲乙》定于"禾髎上鼻下孔旁"，《铜人》增说："禾髎上一寸，鼻孔旁五分。"定位若照《中国针灸学》以解剖名词定位，"在鼻翼根之外端，鼻唇沟之上部"更为确切，今同。

［取法］正坐仰靠，于鼻唇沟与鼻翼外缘中点平齐处取穴。

［刺灸法］直刺0.1~0.2寸，或斜刺0.3~0.5寸；不宜灸。

［层次解剖］皮肤→皮下筋膜→提上唇肌。皮肤薄而柔软由上颌神经的眶下神经分布。皮下筋膜内有面神经的分支和面动脉的鼻外侧动脉经过。针由皮肤、皮下筋膜而达提上唇肌，该肌由面神经的颊支支配。

［功用］通鼻窍，祛风热，理气止痛。

［主治］五官科病症：鼻塞，不闻香臭，鼻衄，鼻渊，鼻息肉，多涕，目赤肿痛，口眼歪斜，面部如蚁走感，面浮肿，面痛，唇肿，面肌痉挛等。

皮肤科病症：丹毒，荨麻疹。

现代常用于治疗：嗅觉减退，鼻炎，鼻旁窦炎，鼻息肉，面神经麻痹，胆道蛔虫症，喘息等。

［成方举例］面痒肿：迎香、合谷；鼻塞不闻香臭：迎香、上星、五处、禾髎

（《大成》）。

赤眼：迎香（出血）、临泣、太冲、合谷（《杂病穴法歌》）。

慢性鼻炎：迎香、合谷、上星、百会（《辑要》）。

［现代研究］临床疗效统计表明，针刺迎香穴对慢性支气管炎，临床有效率可达70%～90%。与中药组比较，无论近期疗效或远期疗效，都有显著差异。针刺或穴位注射小剂量胶性钙，其疗效均较中药组优越。

第三节　足阳明胃经经穴（图7－18）

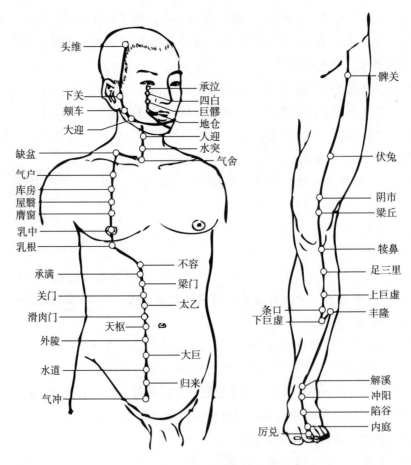

图7-18　足阳明胃经经穴总图

一、承泣 Chéngqì－S1

［出处］《甲乙》："目不明，泪出……喎僻不能言，刺承泣。"

［别名］鼷穴、面窌（《甲乙》）。承泣，《圣济》一作"承先"；鼷穴，《外台》作

"谿穴";《经穴纂要》作"溪穴";《逢源》作"鼠穴"。

[穴名释义] 穴在瞳孔下七分。意指泣时泪下，穴处承受之，故名。

《穴名选释》："承泣，《说文》：承，奉也。泣是无声流泪而哭，穴在目下七分。承泣意指哭泣时泪水下流，本穴承受。"

《针灸学简编》："本穴是取意于承接眼泪之部位而命名。"

[类属] 交会穴之一，阳跷、任脉、足阳明之会（《甲乙》）。

《外台》《圣惠》等作跷脉、任脉、足阳明之会。

[位置] 目正视，瞳孔直下 0.7 寸，当眼球与眶下缘之间。（图 7 - 19A）

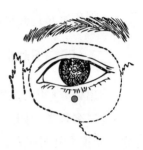

图 7 - 19A 承泣

《甲乙》："在目下七分（外台卷三十九又引甄权云'八分'）直目瞳子。"《千金》、《外台》、《发挥》、《素问》王注、《铜人》、《大全》、《大成》、《图翼》、《金鉴》同。

《千金翼》："在目下七分匡骨中，当瞳子直下陷中。"

《新针灸学》："按，直视时的瞳孔直下，下眼眶的边缘。"

《中国针灸学》："在下眼窝部之中央，眼轮匝肌中。"

按：本穴定位，古今悉云"目下七分"。唯《外台》引甄权云"八分"，一分之差，不多讨论。须加注意的是"目下七分"，系指瞳孔直下七分，而非下眼睑下七分。《千金翼》云"在目下七分匡骨中，当瞳子直下陷中"，即明确指出本穴在眶骨中，当眼球与眶下缘之间。《新针灸学》《中国针灸学》所言义同。

[取法] 正坐或仰卧，眼向前平视，当瞳孔直下，眼球下方，眶下缘上方处取穴。

[刺灸法] 紧靠眶下缘缓慢直刺 0.3 ~ 0.7 寸，不宜提插，以防刺破血管引起血肿；禁灸。（图 7 - 19B）

《甲乙》："承泣禁不可灸。"

《外台》："禁不宜灸，无问多少，三日以后眼下大如拳，息肉长桃许大，至三十日即定，百日都不见物。"

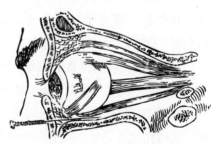

图 7 - 19B 承泣刺法图

《圣济》："承泣二穴，只可针三分，深即令目陷，陷即不治。"

[层次解剖] 皮肤→皮下筋膜→眼轮匝肌→下睑板肌→下斜肌→下直肌。皮肤细薄，由上颌神经的眶下神经分布。皮下筋膜疏松，但无脂肪；其下面亦无深筋膜，有皮肌及眼轮匝肌附着，该肌由面神经颞支和颧支支配。针穿上述结构以后，可经下睑板肌入眶内的下斜肌和下直肌。前肌为平滑肌受交感神经支配，后二肌是横纹肌，为动眼神经下支支配。针刺不易过深，容易触及沿眶下壁走行的眶下动脉及静脉等血管，而引起眶内出血。

[功用] 明目，祛风。

[主治] 五官科病症：眼睑瞤动，目赤肿痛，迎风流泪，雀目，近视眼，散光，青光眼，口眼歪斜，耳聋，耳鸣等。

其他病症：急性腰扭伤，尿崩症，膈肌痉挛等。

现代常用于治疗：急慢性结膜炎，近视，散光，青光眼，色盲，视神经炎，视神经萎缩，白内障，角膜炎，视网膜色素变化，眼睑及口角诸肌痉挛，尿崩症等。

[成方举例] 不能言：承泣、地仓、大迎、鱼际、通里（《资生》）。

[现代研究] 有报道，针刺承泣穴可使心率减慢。

二、四白 Sìbái – S2

[出处]《甲乙》："目痛口僻，戾目不明，四白主之。"

[穴名释义] 四，四方广阔之意；白，明也。穴在目下一寸，主"戾目不明"，针之可使视力复明四方，故名四白。

《会元针灸学》："四白者，四是面之四方易见之处，白者目下明白也，又与目之白轮相近，肝之开窍于目，至期门化期，出足阳明直通目中，化光色白，故名四白。"

《经穴释义汇解》："白，明也。穴在目下一寸，针四分，主目疾，使目明四方而光明，故曰四白。"

[位置] 在承泣直下3分，当眶下孔之凹陷处。（图7－20）

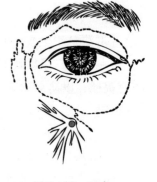

《甲乙》："在目下一寸，向顺骨（即颧骨）颧空（《发挥》卷中云'直瞳子'）。"《千金》、《千金翼》、《外台》、《素问》王注、《大全》、《铜人》、《大成》、《图翼》同。

《金鉴》："从承泣直下三分，颧空骨内，亦直瞳子。"

《新针灸学》："承泣穴下三四分。"

《中国针灸学》："在下眼窝缘之下际，下眼窝孔部。""正视，从瞳孔直下一寸，当下眼窝孔部取之。"

图7－20　四白

按：本穴定位虽有"目下一寸"与"承泣直下三分"二种提法，实指同一部位。今以解剖部位定穴，适在眶下孔中。以此为据，庶无差讹。

[取法] 正坐或仰卧，眼向前平视，当瞳孔直下，眶下缘下方之眶下孔中取穴。

[刺灸法] 直刺0.2～0.3寸；不宜灸。

《铜人》："凡用针稳审方得下针，若针深，即令人目乌色。"

[层次解剖] 皮肤→皮下筋膜→眼轮匝肌→提上唇肌→眶下孔及其内容。皮肤细薄，由上颌神经的眶下神经分布。皮下筋膜内的弹性纤维连于肌纤维和皮肤的真皮层。针由皮肤、皮下筋膜经眼轮匝肌和提上唇肌，深进眶下孔、眶下管，可能刺及孔、管内的眶下神经、动脉和静脉。针沿管下壁，可至近眶下壁后部结构，所经表情肌由面

神经的颧支和颊支支配。

　　[功用] 明目，祛风。

　　[主治] 目赤痛痒，目翳，眼睑瞤动，迎风流泪，夜盲症，眩晕，口眼歪斜，头面疼痛等。

　　现代常用于治疗：角膜炎，近视，夜盲，结膜瘙痒，角膜白斑，面神经麻痹及痉挛，三叉神经第一支疼痛，鼻旁窦炎，胆道蛔虫症，头痛眩晕等。耳鼻咽喉部针麻常用穴之一。

　　[成方举例] 头痛目眩。四白、涌泉、大杼（《资生》）。

三、巨髎 Jùliáo – S3

　　[出处]《甲乙》："面目恶风寒……瘈疭口僻，巨髎主之。"

　　[穴名释义] 巨，大也；髎同窌。窌，空穴也。穴在鼻旁颧骨内下缘（古称頄），指頄内鼻旁的部位。穴处凹陷甚大，故名巨髎。

　　《腧穴学》："巨为大，髎指凹陷。正值颧骨下，凹陷较大，故名。"

　　[类属] 交会穴之一，跷脉、足阳明之会（《甲乙》）。

　　[位置] 目正视，瞳孔直下，与鼻翼下缘平齐处。

　　《甲乙》："在夹鼻孔旁八分，直瞳子（《聚英》'平水沟'）"。《千金》《千金翼》《外台》《发挥》《铜人》《大全》《图翼》《金鉴》同。

　　《新针灸学》："按：直视时的瞳孔直下鼻孔之旁开约八分，横平水沟穴，直对四白穴。"

　　《中国针灸学》："在鼻孔之外方约一横指之处，当第一小臼齿齿龈部。"

　　按：本穴位置，古今所言词异义同。定位于瞳孔直下与鼻翼下缘相平齐处。

　　[取法] 正坐或仰卧，眼向前平视，于瞳孔垂线与鼻翼下缘平线之交点处取穴。

　　[刺灸法] 直刺0.3～0.6寸；可灸。

　　[层次解剖] 皮肤→皮下筋膜→提上唇肌→提口角肌。皮肤由上颌神经的眶下神经分布。皮下筋膜内弹性纤维连于皮肤的真皮层，并与表情肌的肌质相交织。针由皮肤、皮下筋膜，在面动脉及面前静脉的外侧，深进提上唇肌和提口角肌。该二肌由面神经颊支支配。

　　[功用] 明目祛风，通鼻窍。

　　[主治] 五官科病症：口眼歪斜，眼睑瞤动，目翳，目赤痛，青光眼，眶卜肿痛，鼻塞，鼻衄，齿痛，唇颊肿，颌肿等。

　　其他病症：脚气，膝肿，瘈疭等。

　　现代常用于治疗：青光眼，近视，白内障，视神经萎缩，角膜炎，角膜白斑，三叉神经痛，面神经麻痹及痉挛，上颌窦炎，牙痛，唇颊部肿痛等。为耳鼻喉科针麻手术常用穴之一。

[成方举例] 颊肿痛：巨髎、天窗（《资生》）。

[现代研究] 有报道针刺巨髎穴，对甲状腺手术有良好的针麻效应。以巨髎透眶下神经孔进行甲状腺针麻手术，其成功率99%，优良率92.5%，1级率占62%，比应用合谷、扶突，或合谷加内关三组穴位行甲状腺手术的针麻对照，效果有明显提高。

四、地仓 Dìcāng – S4

[出处]《甲乙》："口缓不收，不能言语，手足痿躄不能行，地仓主之。"

[别名] 会维（《甲乙》）。会维，《外台》作"胃维"。地仓，《圣惠》作"地苍"。

[穴名释义] 地，指地格；仓，藏谷处。古人面分三庭，鼻以上为上庭，鼻为中庭，鼻以下为下庭，合为天人地三格。穴在鼻下口吻旁（地格处），口以入谷，故谓之仓。又脾主口土，仓廪之官，故名地仓。

《医经理解》："地仓，夹口吻旁四分，外如近下，微右动脉，口以入谷，故谓之仓；唇在面之下部，故谓地也。"

《谈谈穴位的命名》："仓，《说文》：谷藏也。《内经》谓地气通于口，食五谷必经于口，故名地仓。"

[类属] 交会穴之一，跷脉、手足阳明之会（《甲乙》）。《聚英》作手足阳明、任脉、跷脉之会。

[位置] 巨髎直下，与口角相平，约当口角旁0.4寸处。

《甲乙》："夹口旁四分，如近下是。"《千金》《外台》《发挥》《铜人》《大全》《大成》《图翼》《金鉴》《新针灸学》《中国针灸学》同。

《千金翼》："一云在口角一韭叶，近下动脉。"

按：本穴位置，古今同。唯《千金翼》云"在口角一韭叶"，不甚明确。若依取井穴"去爪甲角一韭叶"，似当为一分许。故接近于口角，于临床所用不符。

[取法] 正坐或仰卧，眼向前平视，于瞳孔垂线与口角平线之交点处取穴。

[刺灸法] 直刺0.2寸，或向颊车方向平刺0.5~0.8寸；可灸。

[层次解剖] 皮肤→皮下筋膜→口轮匝肌→笑肌和颊肌→咬肌。皮肤由上、下颌神经的分支双重支配。因针横向外刺，所以针由皮肤经皮下筋膜，穿口角外侧的口轮匝肌，该部肌质则由降口角肌、颊肌、提上唇肌和提上唇鼻肌的纤维交错。在面神经外侧，针行经笑肌和颊肌之间，再入咬肌。以上表情肌由面神经的分支支配，而咬肌则由下颌神经的咬肌神经支配。

[功用] 祛风明目，活络镇痛。

[主治] 五官科病症：唇缓不收，口角㖞斜，眼睑瞤动，睑闭不合，夜盲，近视眼，流涎，齿痛，颊肿，失音等。

消化系统病症：胃脘痛，腹痛等。

其他病症：破伤风，手足痿躄不能行，小儿大便不通，狂走妄言等。

现代常用于治疗：面神经麻痹及痉挛，三叉神经痛，口角炎等。

[成方举例] 足痿：地仓、大泉主足痿躄不能行（《千金》）。

偏风：地仓、承山、上廉、下廉（《资生》）。

口喎：地仓、颊车（《玉龙赋》）。

五、大迎 Dàyíng – S5

[出处]《灵枢·寒热病》："臂阳明有入頄遍齿者，名曰大迎，下齿龋取之。"

[别名] 髓孔（《甲乙》）。

[穴名释义] 迎，迎合之意。穴在下颌角前下方，即"大迎骨"处，穴前有面动脉通过，按压该穴有大动脉搏动冲迎指面之感，故名大迎。

《会元针灸学》："大迎者，大是大冲脉也，迎者，迎其气血津液之来也，故名大迎。"

《医经理解》："迎，交会也。大迎为手足阳明之会，又本经自大迎循颊车上耳前，其支者自大迎前下人迎，故谓之大迎也。"

[位置] 在下颌角前下1.3寸，当咬肌附着部的前缘，下颌骨上。（图7-21）

《甲乙》："在曲颊前一寸三分（《千金》云'一寸二分'）骨陷者动脉中。"《千金翼》、《外台》、《素问》王注、《铜人》、《发挥》、《金鉴》、《新针灸学》同。

《考穴编》广注："一法以口下当两肩，穴居腮颐骨间，合耳下一寸五分。"

《大成》："曲颊前一寸三分，骨陷中动脉。又以口下当两肩是穴。"

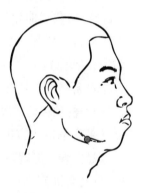

图7-21　大迎

《中国针灸学》："在下颚骨颚舌沟之下端咬肌部。""从下颚隅沿下颚骨之前缘，距颐前一寸三分之处，试闭口唇，使两腮鼓起，在下颚骨边缘现一沟形，按之有动脉应手之处是穴。"

按：本穴位置，有曲颊前"一寸三分"及"一寸二分"之别。一分之差，难以取舍。今以《甲乙》"一寸三分"为准。但临床取穴，可于面动脉搏动处定取，不必拘于尺寸，然针刺时须避开动脉。

[取法] 正坐或仰卧，闭口鼓腮，在下颌骨边缘现一沟形，按之有动脉搏动处是穴。

[刺灸法] 直刺0.2~0.3寸；可灸。

[层次解剖] 皮肤→皮下筋膜和颈阔肌→降口角肌。皮肤由下颌神经的下牙槽神经末支——颏神经分布。皮下筋膜内有颈阔肌，受面神经颈支支配。针由皮肤、皮下筋膜，在咬肌前缘下端，附着于下颌骨体下缘处，穿降口角肌，应避开该部位的面动脉

及其伴行的面前静脉。降口角肌由面神经的下颌缘支支配，咬肌由下颌神经的咬肌神经支配。

[功用] 祛风，通经，活络。

[主治] 五官科病症：齿痛，颊肿，牙关紧闭，失音不语，舌强难言，口不收，口眼歪斜，目不能闭，牙关脱臼，唇吻瞤动，面颊肿等。

其他病症：颈肿，瘰疬，发热，恶寒，中风，癫疾，胃中满，食不得嚼等。

现代常用于治疗：腮腺炎，牙痛，面部蜂窝织炎，面神经麻痹，面肌痉挛，眼睑痉挛等。

[成方举例] 癫疾发作，口喎喘悸：大迎及阳明、太阴（《甲乙》）。

瘰疬：大迎、五里、臂臑（《千金》）。

齿痛恶寒：大迎、颧髎、听会、曲池（《资生》）。

六、颊车 Jiáchē – S6

[出处]《灵枢·经脉》："胃足阳明之脉……出大迎，循颊车，上耳前。"《素问·气穴论》所载"曲牙二穴"，王注即本穴。

[别名] 曲牙（《素问·气穴论》）；鬼床（《千金》）；机关（《千金翼》）；齿牙（《神灸经纶》）。

[穴名释义] 耳前颧侧面为颊，下颌骨古称"颊车"骨。穴在其处，言其总载诸齿开合如机轴转运，故名颊车。

《采艾编》："言齿颊转关开合，此上下牙之运纽也。"

《经穴释义汇解》："穴在耳下曲颊端牙车骨处，故名颊车。又穴位于颊之机轴转动处，故又名机关。"

[位置] 在下颌角前上方一横指凹陷中。（图7－22）

《甲乙》："在耳下曲颊端陷者中，开口有孔。"《千金》、《千金翼》、《外台》、《素问》王注、《铜人》、《发挥》、《大全》、《图翼》同。

《千金翼》："在耳下八分小近前。"又云："在耳下二韭叶宛宛中。"

《大成》："耳下八分，曲颊端近前陷中，侧卧开口有空取之。"《金鉴》同。

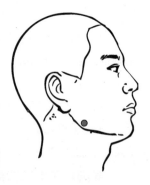

图7－22　颊车

《玉龙经》："在耳后坠下三分。"

《新针灸学》："耳下一寸左右，下颌角的前上方一横指陷中。"

《中国针灸学》："在下颚隅之后端，当下颚骨乌喙突起后端之下部。""在耳垂下曲颊端按取陷中，试以指按压之，口乃大张，其按压处即现陷孔，如上下齿用力咬紧，则按压处立即弹起，其处即是该穴位。"

按：本穴位置《甲乙》云"在耳下曲颊端陷者中，开口有孔"。虽未言明尺寸，但定位已经明确。耳下曲颊，即指下颌骨，穴当其中；开口有孔，用力咬牙时，该处咬肌隆起，松弛后则有凹陷可寻。后世沿用此说。但也有医籍增言尺寸，反致歧义。有云"耳下八分""一寸""耳后坠下三分"等。文字虽异，实指一处，最终都落于曲颊前陷中。此处活动时自然标志明显，尺寸则不易度量，故定取此穴，当以自然标志为据。

［取法］正坐或侧伏，于下颌角直上4分，向前一横指处。如上下齿用力咬紧，有一肌肉（咬肌）凸起，放松时，用手切掐有陷并酸胀处是穴。

［刺灸法］直刺0.3～0.4寸，或向地仓方向斜刺0.7～0.9寸；可灸。

［层次解剖］皮肤→皮下筋膜→咬肌筋膜→咬肌。皮肤由下颌神经的下牙槽神经的末支——颏神经分布，该神经与面神经的下颌缘支相交通。针由皮肤经皮下筋膜，穿咬肌表面的深筋膜深进该肌。营养咬肌的动脉是由上颌动脉分出的咬肌动脉，支配该肌的神经则是由下颌神经发出的咬肌神经。

［功用］祛风活络，开牙关。

［主治］口眼歪斜，齿痛，中风，牙关紧闭，口噤不语，失音，牙车痛不可嚼物，颔颊肿，颈项强痛，不得回顾等。

现代常用于治疗：牙痛，腮腺炎，下颌关节炎，耳下腺炎，咬肌痉挛，面神经麻痹，三叉神经痛，声音嘶哑，口颊炎，颈部诸肌挛缩或疼痛，偏瘫，甲状腺肿等。

为十三鬼穴之一，统治一切癫狂症。

［成方举例］口僻痛，恶风寒，不可以咀：颊车、颧髎（《千金》）。

颈项强，不得顾：颊车、大椎、气舍、脑空（《资生》）。

牙关脱臼：颊车、百会、承浆、合谷（《大成》）。

上齿痛：颊车、天容、下关、太阳，合谷；腮腺炎：颊车、合谷、大迎、翳风、风池、足三里、头维、下关、完骨、大杼、曲垣（《新针灸学》）。

口喎：颊车、地仓（《百症赋》）。

牙风：颊车、合谷、临泣（《杂病穴法歌》）。

［现代研究］针刺颊车穴组织学检查，可见甲状腺机能低下，对甲亢病人有治疗效应。针刺颊车对垂体—性腺功能有一定影响，有人针刺三阴交、悬钟、颊车，可使孕妇子宫收缩增强。有报道针刺颊车穴可使唾液分泌减少。电针颊车穴对三叉神经痛有明显镇痛效应，实验表明针刺对三叉神经脊束核痛敏细胞的诱发放电，有明显抑制作用，并进一步证实电刺激中缝大核和蓝斑核的抑制作用，时间延长，比较稳定，其抑制时程延长效应，可能通过5－HT来实现的。

七、下关 Xiàguān－S7

［出处］《灵枢·本输》："刺上关者，呿不能欠；刺下关者，欠不能呿。"

[穴名释义] 关，指机关之意。穴在下颌关节前"牙关"处，故名下关。

《会元针灸学》："下关者，用牙关上下两处，上关即客主人，下者下片部也。牙关是开阖之机关，属下，故名下关。"

《经穴释义汇解》："耳前曰关，穴在耳前动脉下空下廉，故名下关。"

[类属] 交会穴之一，足阳明、少阳之会（《甲乙》）。

[位置] 在颧弓下缘凹陷处，当下颌骨髁状突的前方。（图7-23）

《甲乙》："在客主人下耳前动脉下空下廉，合口有孔，张口即闭。"《千金》、《千金翼》、《外台》、《素问》王注、《发挥》、《铜人》、《大全》、《大成》、《图翼》同。

《金鉴》："从颊车上行，耳前动脉，侧卧合口有空。"

《集成》："在客主人下，听会上，耳前动脉。"

《新针灸学》："耳前，颧弓下陷中。"

《中国针灸学》："在颧骨弓之下缘、下颚骨髁状突起之前方。""以指按压耳珠之前约七八分处，当颧骨弓之下端，有一凹陷，口合有空，口张则闭。"

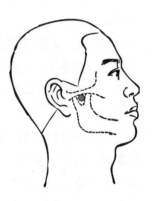

图7-23 下关

按：本穴位置，历代多宗《甲乙》，定"在客主人下耳前动脉下空下廉，合口有孔，张口即闭"，但具体位置仍不十分明确，所以《金鉴》增言"从颊车上行"，《集成》又云"听会上"，部位方趋明朗。《新针灸学》按上述部位，定"在颧弓下陷中"，今从此说，依自然标志，定在耳屏前，颧骨弓下缘凹陷处。

[取法] 正坐或侧伏，闭口，于耳屏前约一横指处，当颧骨弓下的凹陷处取穴。此穴合口有孔，张口即闭。

[刺灸法] 直刺0.3~0.5寸；可灸。

《甲乙》："下关，耳中有干擿抵，禁不可灸。"

[层次解剖] 皮肤→皮下筋膜→腮腺咬肌筋膜→腮腺→咬肌→颞下窝。皮肤由下颌神经的耳颞神经分布。在皮下筋膜内，有穿经腮腺的血管及面神经的分支，横行于腺体实质内的血管主要有上颌动静脉、面横动静脉、面神经及其神经丛。针经腮腺后，穿过颞肌腱入颞下窝。该窝内，深居有三叉神经运动纤维形成神经支配的翼内、外肌。围绕该二肌由面深部的静脉形成静脉丛，通过该丛的静脉或属支，沟通颅内和面部静脉的吻合。因此，面部有感染的患者，不宜采用此穴。

[功用] 祛风活络，开窍益聪。

[主治] 牙痛，牙龈肿痛，牙关开合不利，口眼歪斜；耳聋，耳鸣，耳痛，聤耳流脓；面痛，颊肿，眩晕等。

现代常用于治疗：牙痛，下颌关节炎，咬肌痉挛，面神经麻痹，三叉神经痛，中耳炎，聋哑；眩晕，足跟痛等。

［成方举例］耳鸣耳聋：下关、阳溪、关冲、液门、阳关（《甲乙》）。

牙齿龋痛：下关、大迎、翳风、完骨；下牙齿痛：下关、大迎、翳风（《千金》）。

下颌关节炎：主穴，取对侧下关、上关、颊车、对侧合谷，必要时配听会、翳风。隔日针治一次，10 次为一疗程（《辑要》）。

［现代研究］有人报道：针刺下关穴对大脑皮层运动区有一定影响，发现重刺激多引起运动从属时值增大，即大脑皮层运动区内发展抑制过程，但在健康人抑制过程发展较慢较弱。给病人轻刺激，半数在大脑皮质引起兴奋过程，半数引起抑制过程，健康人只有少数引起抑制过程。说明因刺激强度的不同而引起不同效应。

八、头维 Tóuwéi – S8

［出处］《甲乙》："寒热头痛如破……头维主之。"《素问·气府论》："额颅发际旁各三。"王注："悬颅、阳白、头维左右各三穴。"

［穴名释义］维，指维护之意。足阳明脉气行于人身胸腹头面，维络于前，故有"二阳为维"之称。穴为阳明脉气所发，在头部额角入发际处，故名头维。

《谈谈穴位的命名》："《素问·阴阳类论》：三阳为经，二阳为维……。二阳合明，谓之阳明。该穴是足阳明脉气所发，穴在头部，故称头维。"

《经穴选解》："头维，《淮南子》之四维，在乾、艮、巽、坤四隅，故维有隅角之意，此穴位于头角，故名。"

［类属］交会穴之一，足少阳、阳维之会（《甲乙》）；《素问·气府论》王注作足少阳、阳明之会。

［位置］在鬓发前缘直上入发际 0.5 寸，距神庭穴 4.5 寸处。

《甲乙》："在额角发际夹本神两旁各一寸五分（《圣惠》云'一寸'）。"《千金》《千金翼》《发挥》《铜人》《大全》《大成》《图翼》《金鉴》同。

《集成》："在额角入发际夹本神旁一寸五分。神庭旁四寸五分，直率谷微高些。"

《新针灸学》："神庭穴之旁开约四指半横径，额角之发际，骨缝陷中。"

《中国针灸学》："在额角发际，当前头骨与颅骨顶之缝合部。""从眉心直上发际五分为据点，向外侧平行横开，约四寸五分处，或有耳前之发鬓尖直上，与发际上五分横开平行线之接合点即是穴位。"

按：本穴位置，悉言在"额角入发际，夹本神旁一寸五分"，亦即神庭穴旁四寸五分处。至于"入发际"，抑或在"入发际五分"处，同样存在争议，今从众说，定在入发际五分之处。（说见哑门、神庭穴）。

［取法］正坐，先取头临泣，并以此为据点，向外量取头临泣至神庭间距离，入前发际 0.5 寸处。

［刺灸法］针刺向下或向后，平刺 0.5 ~ 0.8 寸；不可灸。

《甲乙》："禁不可灸。"

[层次解剖] 皮肤→皮下筋膜→颞筋膜→颞肌。皮肤由眼神经的眶上神经分布。皮下筋膜致密。颞筋膜为一层坚韧的纤维膜，紧紧地贴附于颞肌表面。针经上述结构，深进由下颌神经的颞深神经支配的颞肌质内。

[功用] 清头明目。

[主治] 偏头痛，目眩，目痛如脱，迎风流泪，眼睑眮动，视物不明等。

现代常用于治疗：偏头痛，前额神经痛，精神分裂症，面神经麻痹，脑溢血，结膜炎，视力减退等。

[成方举例] 头病目痛：头维、大陵（《千金》）。

眼睑眮动：头维、攒竹；迎风有泪：头维、睛明、临泣、风池（《大成》）。

[现代研究] 对胃溃疡、十二指肠溃疡患者，针刺头维对胃电抑制效应为 36.7%。针刺头维穴对白细胞也有一定影响，可使白细胞明显上升，中性白细胞比例也相应上升，对脾功能亢进而白细胞减少的患者，有同样效果。

九、人迎 Rénying – S9

[出处]《灵枢·本输》："次任脉侧之动脉，足阳明也，名曰人迎。"

[别名] 天五会（《甲乙》）；五会（《铜人》）。

[穴名释义] 穴在结喉旁两侧颈总动脉搏动处，正值切诊部位的人迎脉，古以此迎候人事三阳之气，故以为名。

《太素》：在"结喉两筋，足阳明脉迎受五脏六腑之气以养于人，故曰人迎。"

《医经理解》："人迎，一名天五会，天五，土也。胃土之会于上者也，穴在颈下夹颊结喉旁一寸五分，有大动脉应手，古者以此候三阳之气，故谓是人气所迎会也。"

[位置] 与喉结相平，在胸锁乳突肌前缘，距喉结 1.5 寸处。（图 7 – 24）

《灵枢·寒热病》："颈侧之动脉人迎。人迎……在婴筋之前。"

《甲乙》："在颈大脉动应手，夹结喉（《发挥》云'旁一寸五分'）。"《千金》、《千金翼》、《外台》、《素问》王注、《铜人》、《大全》、《大成》、《图翼》、《金鉴》同。

《新针灸学》："在喉头之两旁，与廉泉穴平高。"

按：本穴位置，古今无争议，以颈侧大动脉为标志定取。《发挥》更明确定在夹结喉"旁一寸五分"，《新针灸学》指出"与廉泉穴平高"。

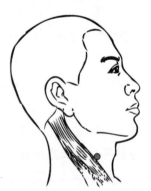

图 7 – 24 人迎

[取法] 正坐仰靠，于喉结旁开 1.5 寸，有动脉应手之处，避开动脉取之。

[刺灸法] 避开动脉直刺 0.2～0.4 寸。

《甲乙》："人迎禁不可灸。"又"刺过深杀人"。

［层次解剖］ 皮肤→皮下筋膜→颈深筋膜→颈动脉三角。皮肤较薄，有横行皮纹，其神经分布由颈丛的颈横皮神经。皮下筋膜内除颈丛的皮神经以外，还有颈前浅静脉及面神经颈支支配的颈阔肌。针于胸锁乳突肌前缘，在喉结水平，穿皮肤、皮下筋膜深进颈动脉三角。该三角内，有颈深筋膜形成的颈动脉鞘，鞘内包有颈总动脉、颈内静脉及二者之间后方的迷走神经，舌下神经襻位于颈动脉鞘的表面或鞘内。在此运针应避开大血管，以免引起大出血。

［功用］ 宽胸，降逆，化痰，利咽。

［主治］ 胸满喘息，咽喉肿痛，头痛，眩晕，瘰疬，狂言，霍乱，饮食难下，呕吐等。

现代常用于治疗：高血压，甲状腺功能亢进，甲状腺肿大，喉炎，扁桃腺炎，哮喘，肺结核，咯血，膝关节疼痛等。

［成方举例］ 气积胸中：泻人迎、天突、喉中（《甲乙》）。

甲状腺肿：主穴为人迎透天突；配穴为合谷、足三里、泽前、太溪、内关、三阴交。注：此方适用于甲亢病人，针人迎透天突时，针体要通过肿大的腺体，应避开浅静脉，并注意勿刺伤血管，用中刺激的方法，留针20分钟，可捻转数次，十五次为一疗程（《针灸学》）。

［现代研究］ 通过实验观察，针刺人迎穴可使肺通气量增加，电针也可使肺功能加强。对麻醉术患者，开胸后一侧肺的通气量代偿性增加。针刺人迎对心跳也有影响，有报道针刺人迎可使心率减慢。对脑电图有双相的调整作用，原来节律波幅较低者，呈现α节律及波幅增强，反之，则使α节律减弱。针刺人迎对血压的影响也十分显著，无论甲状腺功能亢进引起的高血压或实验性高血压（如夹闭麻醉家兔一侧颈动脉，使血压反射性增高）都有明显降压效果，尤其对收缩压最明显。针刺人迎对治疗甲状腺功能亢进也有很好疗效。

十、水突 Shuǐtū – S10

［出处］《甲乙》：“咳逆上气，咽喉痛肿，呼吸短气，喘息不通，水突主之。”

［别名］ 水门（《甲乙》）。

［穴名释义］ 穴在颈部胸锁乳突肌前，结喉突起之旁。当饮食下咽时，穴处向上突起冲动，故以为名。

《医经理解》：“水突，一名水门。直入迎下，夹喉咙，谓是水谷所冲突之门也。”

《会元针灸学》：“水突者，水是水也，突是仓卒而来。夫人饮水下咽，此穴必突而上也。胃伏寒水，此穴必跳动不休，故名水突。此通胃津液之官，司水津之出入，故名水门也。”

［位置］ 在人迎与气舍连线之中点，胸锁乳突肌前缘。

《甲乙》：“在颈大筋前，直人迎下，气舍上（《图翼》云‘内贴气喉’）。”《千金》

《千金翼》《外台》《铜人》《发挥》《大全》《大成》《金鉴》《新针灸学》同。

《千金》注："一本云水突在曲颊下一寸近后。"

《入门》："直人迎下，气舍上，二穴之中。"

《中国针灸学》："前颈部喉头隆起（喉结）之外下方，当胸锁乳突肌之内缘。""人迎与气舍之中间取之。"

按：本穴位置《甲乙》所云"直人迎下，气舍上"，定位不明。《千金》又注本穴"在曲颊下一寸，近后"，位仍不确。《入门》定在"人迎、气舍二穴之中"，后世依此而定于二穴之中点处，"颈大筋"即胸锁乳突肌之前缘取穴。

[取法] 正坐仰靠，于人迎穴直下，胸锁乳突肌前缘，平甲状软骨下缘处；当人迎与气舍两穴连线之中点处取穴。

[刺灸法] 直刺 0.3~0.4 寸；可灸。

[层次解剖] 皮肤→皮下筋膜→颈深筋膜→胸骨舌骨肌→胸骨甲状肌→甲状腺侧叶（下端）。皮肤由颈丛的皮神经之一，颈横神经分布。皮下筋膜内除颈丛的皮支外，还有颈阔肌、颈前静脉、颈静脉弓。针经深筋膜浅层入颈丛肌支支配的胸骨舌骨肌和胸骨甲状肌，再进甲状腺实质。腺体下端的后方，有甲状旁腺，并与颈动脉鞘相邻。因腺组织的血液供应丰富，针在腺实质内不能提插，更不能过深入颈动脉鞘内，以防出血难止。

[功用] 宽胸理气，化痰利咽。

[主治] 咳逆上气，喘息气短不得卧；咽喉肿痛，瘿瘤，瘰疬；肩肿，呃逆等。

现代常用于治疗：支气管炎，哮喘，百日咳，喉头炎，声带疾病，扁桃腺炎，甲状腺肿大等。

[成方举例] 声嘶：主穴为水突、人迎、廉泉、天鼎、扶突；配穴为间使、合谷、二间、颊车（《辑要》）。

[现代研究] 水突穴靠近甲状腺，因此针刺水突穴对甲状腺机能影响较大，对甲状腺机能正常的动物实验证明，可使甲状腺对 ^{131} 碘的摄取量明显降低，与其他组织（肾上腺、心、肝、脾、肺、肾等）比较有显著差别。也有人报道，应用组织学方法研究表明，针灸对甲状腺机能具有双向反应。不同刺激方法，对甲状腺机能影响也不同，如应用载波射流刺激家兔，"大椎""水突"，对甲状腺机能呈促进作用，而电针同样穴位，则呈抑制作用。

十一、气舍 Qìshè – S11

[出处]《甲乙》："瘤瘿，气舍主之。"

[穴名释义] 舍，居处也。穴为足阳明胃经脉气注留处所，又主胸胁支满，喘满上气，故名气舍。

《会元针灸学》："气舍者，气是胃气舍此而上，经络也，故名气舍。"

《腧穴命名汇解》："气舍，舍指居处。《甲乙经》记载：五谷入于胃也，其糟粕、津液、宗气分为三隧，故中气舍于胸中，出于喉咙，以贯心肺而行呼吸。因该穴主治咳逆上气，哽噎，犹如舍宗气于胸中而得名。"

［位置］在锁骨内侧端之上缘，当胸锁乳突肌的胸骨头与锁骨头之间。

《甲乙》："在颈，直人迎下，夹天突陷者中。"《千金》《千金翼》《外台》《铜人》《发挥》《大全》《大成》《新针灸学》同。

《图翼》："在颈大筋前，直人迎下，夹天突边陷中，贴骨尖上有缺。"

《金鉴》："从水突下直行，颈大筋前结喉下一寸许陷中，贴骨尖上有缺处。"

《中国针灸学》："在锁骨上窝，当胸锁乳突肌之二头间。""从人迎穴直下，当天突穴横开，一寸五分之处是穴位。"

按：本穴位置，后世多从《甲乙》。但"直人迎下，夹天突陷者中"，虽已有纵横二线之交，然取穴不准。故从《图翼》补"贴骨尖上有缺"；《金鉴》云"颈大筋前结喉下一寸许陷中"。实指即今锁骨内侧端上缘突起处。《中国针灸学》进一步说明"当胸锁乳头肌之二头间"，则更为明确了。

［取法］正坐仰靠，于人迎穴直下锁骨内侧端上缘，距天突约1.5寸处取穴。

［刺灸法］直刺0.3～0.4寸；可灸。

［层次解剖］皮肤→皮下筋膜→颈深筋膜→胸骨舌骨肌→颈动脉鞘。皮肤由颈丛的锁骨上内侧神经分布。皮下筋膜内除颈丛的皮支外，还有颈外浅静脉、颈静脉弓和颈阔肌，该肌由面神经颈支支配。针在胸锁乳突肌胸骨头和锁骨头之间的凹陷处，即锁骨上小窝；穿颈深筋膜浅层，入胸骨舌骨肌，并深进至气管前筋膜。在颈根部，胸廓上口的前缘深部，左右侧有无名静脉，在右侧静脉下方，有无名动脉在胸锁关节的后方分为右颈总动脉和右锁臂下动脉；左侧有左颈总动脉（发自主动弓）。在这些血管的深面，两侧均有胸膜顶和肺尖，因此切勿深刺。

［功用］理气止痛，降逆平喘。

［主治］咳逆上气，喘息，胸闷，呃逆，食难下咽，肩肿，颈强痛不得回顾，咽喉肿痛等。

现代常用于治疗：支气管炎，哮喘，百日咳，扁桃腺炎，喉头炎，膈肌痉挛，消化不良，甲状腺肿大等。

［现代研究］有报道针刺气舍、天突、合谷等穴，治疗地方性甲状腺肿有效率达86.9%。针后颈围缩小，症状减轻或消失，尿中排碘量明显降低，甲状腺对碘吸聚和利用能力都有所提高。

十二、缺盆 Quēpén – S12

［出处］《素问·气府论》："缺盆各一。"

［别名］天盖（《甲乙》）。

[穴名释义] 穴在肩上横骨（锁骨）凹陷处，因穴在其中，骨形如破缺之盆，故以为名。

《采艾编》："缺盆，言骨似破缺之盆，名之此位。"

《会元针灸学》："缺盆者，盆骨下缺处，故名缺盆。又名天盖者，肩盘象天之盖下，经气冲至而盖开，故又名天盖。"

[位置] 锁骨上方，锁骨上窝之最低处。

《甲乙》："在肩上横骨陷者中。"《千金》《千金翼》《图翼》《金鉴》同。

《发挥》："在肩下横胁陷中（《大成》横胁作"横骨"）。"《铜人》《大全》同。

《针方六集》："夹天突两旁各四寸。"

《集成》："在结喉旁横骨陷者中，对乳，气舍在里近喉，缺盆在外。"

《新针灸学》："气舍穴之后，天突穴两旁约四寸，锁骨上窝中央，肺尖部。"

《中国针灸学》："在锁骨上窝之中央，内当肺尖之部。""天突穴外开四寸。"

按：本穴位置，《甲乙》云"肩上横骨陷中。"横骨，指锁骨；陷中即锁骨上窝。后《针方六集》增"夹天突两旁各四寸"和《集成》"对乳"之文，定位益趋精确。今综上所说，各采一端，定位于锁骨上窝中点。至于《发挥》的"在肩下横胁陷中"，费解。

[取法] 正坐仰靠，于锁骨上窝中点，当锁骨中点上方，胸锁乳突肌锁骨头的外侧凹陷中取穴。

[刺灸法] 直刺0.2~0.4寸；可灸。

《素问·刺禁论》："刺缺盆中，内陷气泄，令人喘咳逆。"《图翼》："孕妇禁针。"

[层次解剖] 皮肤→皮下筋膜→颈深筋膜→气管前筋膜→臂丛。皮肤由颈丛锁骨上中间神经分布。皮下筋膜内有颈外静脉及面神经颈支支配的颈阔肌。该处由胸锁乳突肌锁骨头后缘、肩胛舌骨肌和锁骨之间形成锁骨上窝。窝底的浅层有颈外浅静脉穿颈深筋膜注入锁骨下静脉或静脉角；深层有臂丛，锁骨下动、静脉及胸膜顶和肺尖，因此，该穴位不宜深刺。

[功用] 宣肺理气，活络止痛。

[主治] 呼吸系统病症：咳嗽，气喘，咳血，咽喉肿痛，胸中热，胸满等。

其他病症：缺盆中痛，肩痛引项，上肢麻痹或挛急，腰痛不可俯仰，瘰疬等。

现代常用于治疗：哮喘，胸膜炎，呃逆，颈淋巴结结核，扁桃腺炎，肋间神经痛等。

[成方举例] 腰痛不可俯仰：先取缺盆，后取尾骶（《甲乙》）。

咳唾血：缺盆、心俞、肝俞、巨阙、鸠尾（《千金》）。

十三、气户 Qìhù－S13

[出处]《甲乙》："胸胁支满，喘满上气，呼吸肩息，不知食味，气户主之。"

［穴名释义］气户，指气出入之门户。穴主"喘逆上气，呼吸肩息"，有肃降肺胃气机之功，故名气户。

《经穴释义汇解》："穴在巨骨下输（俞）府两旁各二寸凹陷处。按，俞府乃肾足少阴经脉气会聚之处。本穴又属足阳明脉气所发之处，似可谓气之内户，即受纳气之门户，故名气户。"

《孔穴命名的浅说》："气户，习气之门户之义。"

［位置］在锁骨中线上，当锁骨下缘中点处。

《甲乙》："在巨骨下，俞府两旁各二寸陷者中。"《千金》《千金翼》《外台》《铜人》《发挥》《大全》《大成》《图翼》同。

《素问·气府论》王注："在巨骨下，下直膺窗，去膺窗上同身寸之四寸八分。"

《金鉴》："从缺盆下行，巨骨下一寸，旁开中行四寸陷中。"

《中国针灸学》："在胸前部锁骨之下，乳头之直上。""……璇玑外开四寸处。"

按：巨骨，古称缺盆骨，亦即今之锁骨。如此，明以前文献的定位与今之定位已基本相同。《金鉴》所谓"巨骨下一寸"，可能以锁骨前缘计始，否则似嫌过低。但不能作巨骨穴下一寸理解。

［取法］正坐或仰卧，于锁骨下缘中点，旁开胸骨中线 4 寸处取穴，直对乳头。

［刺灸法］直刺 0.2～0.4 寸；可灸。

［层次解剖］皮肤→皮下筋膜→胸肌筋膜→胸大肌→锁骨下肌。皮肤由锁骨上神经中间神经和内侧神经双重分布，皮下筋膜疏松。针由胸肌筋膜深进胸大肌的锁骨头及其深面的锁骨下肌，后肌由锁骨下神经支配，它的深面是胸膜顶及肺尖，所以该穴不可深刺，不可提插。

［功用］宣肺理气散结。

［主治］呼吸系统病症：气喘，咳嗽，胸胁胀满等。

消化系统病症：呃逆，食不知味，噎膈，吐血等。

其他病症：瘰疬，瘿瘤，喉痹，肩肿不得回顾，胸背、胁肋疼痛等。

现代常用于治疗：慢性支气管炎，膈肌痉挛，百日咳，哮喘，胸膜炎，肋间神经痛等。

［成方举例］胸前神经痛：气户、库房、屋翳、膺窗（《新针灸学》）。

胁肋疼痛：气户、华盖（《百症赋》）。

［现代研究］有报道气户穴，治疗支气管哮喘有一定疗效，缓解支气管痉挛及调整支气管作用。

十四、库房 Kùfáng－S14

［出处］《甲乙》："胸胁支满，咳逆上气，呼吸多喘，浊沫脓血，库房主之。"

［穴名释义］库，以藏物；房，指房舍。穴在气户之下，喻脉气自户而库渐深也，

故名库房。

《医经理解》：“库房，在气户下一寸六分。……库以藏物，翳为隐处。库之房，屋之翳，皆自户而言其深也。”

《会元针灸学》：“库房者，库是血津液之储库，房者近乳房也，妇人生子无经血，其原阴冲至膻中化气，而津液注库房，过屋翳，走膺窗，而通乳汁，故名库房也。”

[位置] 在锁骨中线上，第一肋间隙中点处。

《甲乙》：“在气户下一寸六分陷者中（《聚英》云：‘去中行各四寸’）。”《千金》、《千金翼》、《外台》、《素问》王注、《发挥》、《铜人》、《大全》、《大成》、《图翼》、《金鉴》同。

《新针灸学》：“气户穴之下约二横指，华盖穴旁开约四寸。”

《中国针灸学》：“在胸前部第一肋间，乳头之直上。”“……适与中线华盖穴平，相去四寸之处。”

按：胸部足少阴、阳明、太阴诸经穴位均依《甲乙》从前正中线任脉诸穴距离尺寸定位。本穴在“气户下一寸六分”，“华盖穴旁开四寸”处。依此今将本穴定于第一肋间隙之中点处，当锁骨中线上。

[取法] 正坐或仰卧，于乳头直上，当第一肋间隙中点处取穴。

[刺灸法] 向内斜刺0.5~0.8寸；可灸。

[层次解剖] 皮肤→皮下筋膜→胸肌筋膜→胸大肌→肋间外肌→肋间内肌。皮肤由第一、二肋间神经的前皮支双重分布。皮下筋膜疏松，胸肌筋膜是包绕着胸肌的胸部深筋膜。针经上述结构进入胸大肌的锁骨头，深进第一肋间隙内的肋间内、外肌。两肌由肋间神经支配，血液供应来自肋颈干的最上肋间动脉。肋间结构的深面，依序还有胸内筋膜、肋胸膜（胸膜壁层的一部分）和肺。该穴不可深刺，不可提插。

[功用] 理气宽胸。

[主治] 咳嗽，气逆，咳唾脓血浊沫，胸胁胀痛等。

现代常用于治疗：支气管炎，肺炎，胸膜炎，肋间神经痛等。

[成方举例] 咳逆上气呼吸多唾浊沫脓血：库房、中府、周荣、尺泽；上气咳逆：库房、屋翳、膏肓俞。（《资生》）。

十五、屋翳 Wūyì – S15

[出处] 《甲乙》：“身肿，皮肤不可近衣，淫泺苛获，久则不仁，屋翳主之。”

[穴名释义] 本穴上有库房之房，下有膺窗之窗。翳，含遮翳之意，喻其位如屋檐之遮翳，故名。翳亦含华盖之意，肺为华盖，穴主肺疾，内应于肺，故名屋翳。

《会元针灸学》：“屋翳者，因乳房隆起如屋，翳者如屋之顶盖，故名屋翳。”

《采艾编》：“库房与屋翳二穴，夹中行紫宫、玉堂，二行或中、神藏，故义房屋。库者，言仓廪之属也。翳，隐曲也。”

[位置] 在锁骨中线上，第二肋间隙中点处。

《甲乙》："在库房下一寸六分。"《千金》《千金翼》《外台》《发挥》《铜人》《大全》《大成》《图翼》《金鉴》同。

《素问·气府论》王注："在气户下同身寸之三寸二分（膺中骨间各一）。"

《聚英》："库房下一寸六分陷中，气户下三寸二分，去中行各四寸，巨骨下四寸八分。"

《新针灸学》："气户之下第二肋间，紫宫穴之旁开约四寸。"

《中国针灸学》："在胸前部第二肋间，心脏之部位。""……自库房按下一肋间。"

按：本穴位置，古今同。今定于第二肋间隙之中点，锁骨中线上。（参看库房穴）

[取法] 正坐或仰卧，于乳头直上，当第二肋间隙中点取穴。

[刺灸法] 直刺0.2～0.3寸，或向内斜刺0.5～0.8寸；可灸。

[层次解剖] 皮肤→皮下筋膜→胸肌筋膜→胸大肌→第二肋间结构。皮肤由第一、二、三肋间神经前皮支重叠分布。第二肋间结构由肋间内、外肌及肋间血管和神经构成。肋间外肌位于肋间结构的最外层，于肋软骨和肋骨连结部向前则移行于肋间外膜，直达胸骨缘；肋间内肌较薄，位于前肌的深面，于肋角的内侧向后移行肋间内膜并连于脊柱两侧。肋间动脉分出的上、下支则行于肋间内、外肌之间的上、下缘。所以针刺该穴时，针应由肋间隙上、下缘之间的中点进入肋间，以防刺破血管。但不可再盲目深进，若进入胸腔而刺破胸膜，易造成气胸。

[功用] 理气宽胸，调和营卫。

[主治] 呼吸系统病症：咳嗽，气喘，唾脓血痰，胸胁胀满等。

皮肤病症：遍身风痒，皮肤痛不可近衣。

外科病症：乳痈。

其他病症：瘕疝，身肿，身重等。

现代常用于治疗：支气管炎，胸膜炎，乳腺炎，肋间神经痛，咳嗽，吐血，全身浮肿，全身麻痹等。

[现代研究] 临床报道屋翳等穴，对乳腺增生有显著疗效。通过针刺屋翳等穴与豆提物注射组、西药睾丸糖衣片组进行对照观察，针刺组治疗效果显著（$P \leqslant 0.01$）。而且通过细胞免疫功能实验观察，具有提高免疫功能的作用。

十六、膺窗 Yīngchuāng – S16

[出处]《甲乙》："寒热短气，卧不安，膺窗主之。"

[别名]《圣惠》作"应窗"。

[穴名释义] 窗，通孔之谓。穴在胸部乳房之乳晕上缘，言系妇人通乳之孔窍，故名膺窗。

《会元针灸学》："膺窗者，膺是肩臂连胸之膺，窗是孔，窗窍也。足三阴由胸走手之经孔，又系列入通乳之孔窍，故名膺窗。"

《针灸穴名解》："穴在乳盘上缘，性善疏利，能泄胸中郁气。凡胸中积闷之症，本穴统能治之。喻犹在檐下，开窗通气，故名膺窗。以上诸穴，曰屋、曰房、曰库，喻其容纳储藏也。曰窗、曰户，喻其通利开阖也。"

［位置］在锁骨中线上，第三肋间隙中点处。

《甲乙》："在屋翳下一寸六分。"《千金》《千金翼》《外台》《发挥》《铜人》《大全》《大成》《图翼》《金鉴》同。

《素问·气府论》王注："在胸两旁夹中行各相去同身寸之四寸，巨骨下，同身寸之四寸八分陷者中。"

《中国针灸学》："在胸前部第三肋间，乳头之直上。""……自库房按下二肋间，即第三肋之下。"

按：本穴位置，古今无争议。依其位定于第三肋间隙中点，锁骨中线上。（参看库房穴）

［取法］正坐或仰卧，于乳头直上，当第三肋间隙中点取穴。

［刺灸法］直刺0.2~0.4寸，或向内斜刺0.5~0.8寸；可灸。

［层次解剖］皮肤→皮下筋膜→胸肌筋膜→胸大肌→胸小肌。皮肤由第二、三、四肋间神经的前皮支分布。胸部皮肤的神经分布阶段性明显，但又有重叠性。针由皮下筋膜经胸大肌表面的胸肌筋膜，进入该肌及其深面的胸小肌，该二肌均为胸前神经支配。针的外侧有胸外侧动、静脉及胸长神经形成的血管神经束。针若再深进，入第三肋间结构，但应注意肋间动脉分出的上支和下支分别行于肋间肌之间上、下缘。在第三肋间结构的深方，依次还有胸横肌、胸内筋膜、胸膜壁层的肋胸膜，深面即是肺。以上层次均较薄，不得深进。

［功用］宽胸理气，调和营血。

［主治］呼吸系统病症：咳嗽，气喘，胸胁胀痛，气短等。

消化系统病症：肠鸣，泄泻等。

外科病症：唇肿，乳痈等。

现代常用于治疗：支气管炎，乳腺炎，哮喘，肠炎，肋间神经痛等。

［成方举例］唇肿：膺窗、太冲（《资生》）。

急性乳腺炎：膺窗、乳根、肩井、曲池、上巨虚、太冲（《中国针灸学》）。

十七、乳中 Rǔzhōng – S17

［出处］《甲乙》："乳中，禁不可刺灸。"

［别名］乳头（《圣济》）。《铜人》载本穴位置"当乳是"，后人以"当乳"作本穴别名，非。

［穴名释义］乳，指乳房。穴在乳头之正中，故名乳中。

《医经理解》：“乳中，当乳之中。”

《针灸穴名解》：“穴在乳头正中也。”

［位置］在乳头正中处。

《素问·气府论》王注：“膺窗之下，即乳中也。”

《铜人》：“当乳是。”《发挥》《大全》《大成》《图翼》《金鉴》《新针灸学》同。

《中国针灸学》：“在胸前部第四肋间，乳头中央。”

按：本穴位置，古今同。乳头正中是。今同。

［取法］正坐或仰卧，乳头正中，男子约当第四肋间隙中点处取穴。

［刺灸法］《甲乙》：“乳中禁不可灸。”又“禁不可刺。”今同。

［层次解剖］皮肤→输乳孔→输乳窦→输乳管→腺组织。乳房皮薄，尤以乳头及其周围的乳晕更薄。乳房皮肤的神经分布来自锁骨上神经的分支及第三、四、五肋间神经前皮支的乳房内侧支和外侧皮支的乳房外侧支。该处皮肤还有汗腺、皮脂腺、平滑肌（以环形纤维为主）。交感神经纤维随胸外侧动脉和肋间动脉入乳房，分布于血管、平滑肌及腺组织。

［功用］调气醒神。

［主治］卒癫疾，小儿暴痫，中暑，胎衣不下等。

现代常用此穴作为胸部取穴标志，不作针灸治疗。

十八、乳根 Rǔgēn－S18

［出处］《甲乙》：“乳痈，凄索寒热，痛不可按，乳根主之。”

［别名］薛息（《千金》）。

［穴名释义］穴在乳房之根部，故名乳根。

《会元针灸学》：“乳根者，乳房下之根结也，故名乳根。”

《腧穴命名汇解》：“乳根，基底部曰根，以其该穴位于乳之根部。《医学正传》有：妇人在乳部下起肉处陷中。主治乳痈，乳少等症，因名乳根”。

［位置］在锁骨中线上，第五肋间隙中点处。（图7－25）

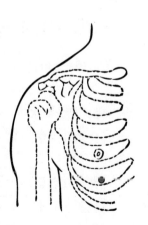

《甲乙》：“在乳下一寸六分陷者中。”《千金》《千金翼》《外台》《铜人》《发挥》《新针灸学》同。

《素问·气府论》王注：“乳中穴下，同身寸之一寸六分陷者中（《聚英》云：去中行各四寸）。”《大成》《图翼》《金鉴》同。

图7－25 乳根

《大全》：“乳根乳下六分相。”

《中国针灸学》：“在前胸部第五肋间，乳房之直下心尖之部。”

按：本穴位置，各家悉依《甲乙》，以“在乳（中）下一寸六分陷中”定位。唯妇女因乳头位置高下不定,当以锁骨中线第五肋隙中点处定位。骨度分寸之取法仅供参考。

[取法] 仰卧,于乳头直下,当第五肋间隙中点取穴。

[刺灸法] 斜刺 0.5～0.8 寸;可灸。

[层次解剖] 皮肤→皮下筋膜→胸肌筋膜→胸大肌→腹外斜肌 ↘第五肋间结构。皮肤由第四、五、六肋间神经前皮支分布。针经皮下筋膜、胸肌筋膜,至胸大肌及其深面的腹外斜肌,前肌由胸前神经支配,后肌由肋间神经支配。第五肋间结构包括肋间内、外肌及其间的肋间动、静脉和肋间神经。第五肋间结构的深面,除胸内筋膜、胸膜和肺外,左侧穴位内侧有心包及其内的心脏,右侧则有膈、肝的上缘。因此该穴不能深刺。

[功用] 理气,宽胸,通乳。

[主治] 呼吸系统病症:咳喘,吐脓血,胸闷,胸部肿痛等。

乳病:乳汁少,乳痈。

消化系统病症:噎膈食不下,反胃吐食,腹胀急,不得气息,上冲心胸等。

其他病症:臂肿痛,霍乱转筋,尸厥等。

现代常用于治疗:支气管炎,乳腺炎,乳汁不足,胸膜炎,肋间神经痛,臂丛神经痛等。

[成方举例] 气嗽痰哮:乳根、俞府(《玉龙赋》)。

乳汁过多:乳根、肩中俞、附分、魄户、中府、肝俞、心俞、少海、通里(《新针灸学》)。

[现代研究] 临床观察表明乳根穴对冠心病治疗有一定作用,能增强心肌收缩力,减慢心率,心电图也有一定改善。

十九、不容 Bùróng – S19

[出处]《甲乙》:"呕血……不可咳,咳则肾痛,不容主之。"

[穴名释义] 容,指容纳。喻水谷至此已满,不能再容纳。又穴内应胃之上口,主治腹满不能受纳水谷,故以为名。

《会元针灸学》:"不容者,在膈微下,澄胃之气满,不容浊气熏蒸五脏也,故名不容。"

《针灸穴名解》:"本穴治呕吐不食及两胁膜胀,有不可容物之势,故名不容。"

[位置] 在脐上 6 寸,巨阙穴(任脉)旁开 2 寸处。

《甲乙》:"在幽门旁各一寸五分,去任脉二寸,直四肋端相去四寸。"《千金》《千金翼》《外台》《铜人》《发挥》《大全》《图翼》同。

《素问·气府论》王注:"夹腹中行两旁相去同身寸之四寸""在第四肋端。"

《圣惠》:"在上管两旁各一寸。"

《金鉴》："从乳根行在第四肋端，旁开中行二寸，不容穴也。"

《大成》："幽门旁相去各一寸五分，去中行各三寸。"

《考穴编》云：素注"去任脉各三寸，下至滑肉门同。"

《入门》："平巨阙旁三寸。"

《新针灸学》："巨阙穴旁开约2寸。"

《中国针灸学》："在季肋部，第八肋软骨附着部之下端。""……脐上六寸，横开二寸是穴位。"

按：本穴定位众说不一，综合归纳，有以下几点：①多数认为在脐上6寸，旁开2寸（言巨阙旁二寸或幽门旁一寸五分，去任脉二寸，词异义同）。《甲乙》又言"相去四寸"，意指两穴间距，非旁开前正中线距离。②《大成》《入门》《考穴编》注等认为在脐上5寸，旁开2寸。③《圣惠》言"在上管（脘）两旁各一寸"，即脐上5寸，旁开1寸。④《素问》王注言：距腹中行四寸，第四肋端。但后两说为一家之言，弃考。前两说的分歧，实质在于幽门穴的定位。有些医籍将幽门穴定在前正中线旁开一寸半处，则幽门旁一寸半的本穴，自然就距前正中线3寸了。经考，幽门穴旁开中行的距离为0.5寸（说见横骨），故本穴定位当从①说，即于脐上6寸，旁开2寸处定取。以下腹部各穴（从承满至气冲）的横向定位均同此。至于《圣惠》在上管两旁一寸之说，误。

［取法］仰卧，平脐上6寸，旁开腹部中线2寸处取穴。

［刺灸法］直刺0.5～0.8寸；可灸。

［层次解剖］皮肤→皮下筋膜→胸肌筋膜→腹直肌鞘及腹直肌→第七肋间结构→胸横肌。皮肤由第六、七、八肋间神经前皮支分布。针由皮下筋膜，经胸大肌表面的胸肌筋膜，及其起于腹直肌鞘前层的肌腱，进入该鞘内的腹直肌，该肌由第五至十二肋间神经支配。鞘内除肋间血管、神经外，还有腹壁上、下动、静脉。针可继进，穿第七肋间隙内的肋间外膜（肋间外肌在胸前壁移行的腱膜），肋间内肌及其间的血管神经达胸横肌。若再深进，经胸内筋膜和胸膜腔、穿膈肌，右侧达肝脏，左侧达胃。前者为实质性器官，分泌有胆汁，器官内有丰富的血管丛。后者为中空器官，其内容物可随针路外溢。因此，针不能盲目深进。

［功用］调中和胃，理气止痛。

［主治］消化系统病症：胃痛，呕吐，痞癖，腹胀，肠鸣，呕血，口干，食欲不振，小儿疳积等。

心血管系统病症：心痛，胸背相引痛，胁下痛等。

呼吸系统病症：咳嗽，哮喘，吐血等。

其他病症：疝气，雀目等。

现代常用于治疗：胃炎，胃扩张，呕吐，咳嗽，哮喘，肋间神经痛，腹直肌痉挛，肩臂部诸肌痉挛或萎缩等。

［成方举例］心切痛喜噫酸：不容、期门；疝瘕：不容、中极（《资生》）。

［现代研究］针刺不容穴对心率有一定影响，有报道针刺不容穴对阵发性心动过速有疗效。

二十、承满 Chéngmǎn – S20

［出处］《甲乙》："肠鸣相逐，不可倾倒（侧），承满主之。"

［穴名释义］穴在不容穴下方，内应胃之上部，言承受水谷之量至此已充满。又主心下坚满，故名承满。

《腧穴命名汇解》："承满，承指受，满指盛。穴在不容之下，言承水谷已满，以其该穴主治胁下坚满。《千金》有胁下坚满痛。因名承满。"

《经穴释义汇解》："穴在不容下一寸，与上脘穴相对。上穴不容似水谷将溢，下穴则相承而满，犹言承者已满也，故名承满。"

［位置］在脐上5寸，上脘（任脉）旁开2寸处。

《甲乙》："在不容下一寸。"《千金》、《千金翼》、《外台》、《素问》王注、《发挥》、《铜人》、《大全》、《金鉴》、《新针灸学》同。

《大成》："不容下一寸，去中行各三寸。"

《中国针灸学》："在第八肋软骨附着部之下端一寸"，"脐上五寸横开二寸取之。"

按：本穴位置，古今意同。依骨度分寸，腹部正中线自髑骺至脐为同身寸8寸。本穴则在脐上5寸，旁开正中线2寸处。（参看不容穴）

［取法］仰卧，平脐上5寸，于腹部正中线旁开2寸处取穴。

［刺灸法］直刺0.5~0.8寸；可灸。

［层次解剖］皮肤→皮下筋膜→腹部深筋膜→腹直肌鞘前层→腹直肌→腹直肌鞘后层→腹横筋膜→腹膜下筋膜。皮肤由第六、七、八肋间神经的前皮支分布。皮下筋膜内有皮神经和胸腹壁浅静脉的属支。针由皮肤、皮下筋膜经腹深筋膜入腹直肌鞘前层。该层由腹外斜肌腱和腹内斜肌腱膜的前叶形成。针深进入腹直肌，至其鞘的后层，后层则由腹内斜肌腱膜的后叶和腹横肌腱膜形成。鞘内肌及鞘则由肋间神经分布，由肋间血管与腹壁上、下动脉营养。（参看不容、关门穴）

［功用］理气和胃。

［主治］消化系统病症：胃疼，呕吐，吐血，腹胀，肠鸣，痢疾，食欲不振，饮食不下，大便溏等。

呼吸系统病症：哮喘，胁下紧痛等。

其他病症：痰饮，身肿，皮肤疼痛不可近衣，瘕疝等。

现代常用于治疗：胃、十二指肠溃疡，胃神经痛，急慢性胃炎，消化不良，腹膜炎，黄疸，痢疾等。

［成方举例］鬲气：承满、乳根（《资生》）。

二十一、梁门 Liángmén – S21

［出处］《甲乙》："腹中积气结痛，梁门主之。"

［穴名释义］横木为梁。心之积曰梁，指脐上心下部积聚如横梁，穴能消积化滞。梁指膏粱之物，喻穴为津梁关要，胃气出入之重要门户。故名梁门。

《穴名选释》："梁门，《集韵》梁与粱通，是稻谷一类植物。门，指门户。本穴位在上腹部，承满下一寸，去中脘两旁各二寸，内当胃脘，主治饮食不思，完谷不化。胃者水谷之海，梁门者意指穴在膏粱之物出入之门户处。"

《十四经腧穴命名的涵义及其临床价值》："以地名为穴位的，有曲池、梁门、梁丘、金门、石门。"

［位置］在脐上4寸，中脘穴（任脉）旁开2寸处。

《甲乙》："在承满下一寸。"《千金》、《千金翼》、《外台》、《素问》王注、《铜人》、《发挥》、《大全》、《金鉴》、《新针灸学》、《中国针灸学》同。

《大成》："承满下一寸，去中行各三寸。"

按：本穴位置，顺不容而下，每隔一寸一穴，均与任脉穴相平。梁门在中脘平旁开2寸。（参看不容穴）

［取法］仰卧，于脐上4寸处，先取中脘，于其旁开2寸处取本穴。

［刺灸法］直刺0.5～0.8寸；可灸。

［层次解剖］皮肤→皮下筋膜→腹部深筋膜→腹直肌鞘及鞘内腹直肌→腹横筋膜→腹膜下筋膜。皮肤由第七、八、九肋间神经的前皮支重叠分布。皮下筋膜内浅静脉吻合丰富，形成网状。深部动脉有静脉伴行，并与浅静脉有广泛的交通。腹壁上动脉直接延续于胸廓内动脉，该动脉由胸腔，经膈肌附着部的胸肋三角至腹部，穿腹直肌鞘后层，继行于鞘后层和腹直肌之间而下降，然后穿入肌质内，分支并与腹壁下动脉的分支吻合。

［功用］健脾胃，助运化。

［主治］消化系统病症：胃痛，呕吐，食欲不振，大便溏，胁腹胀痛等。

妇科病症：妇人癥瘕。

其他病症：疝气，脱肛等。

现代常用于治疗：胃痛，溃疡病，胃炎，胃神经官能症等。

［现代研究］有报道针刺梁门穴，对肠功能障碍者，可能有调整作用，使之正常化。也有报道对胃溃疡、十二指肠溃疡患者，胃电幅值有抑制效应。有实验报道，针刺梁门穴可引起呼吸功能下降和代谢功能降低的现象。

二十二、关门 Guānmén – S22

［出处］《甲乙》："身肿，关门主之。"

[穴名释义] 穴在梁门下二寸，意同梁门穴，均系胃之津梁关要，为胃气出入之重要门户，故名。

《会元针灸学》："关门者，胃气出入食下关，胆汁入胃助消化而润肠之门，故名关门。"

《腧穴学》："此穴治泄泻，遗溺等门户不关之证，故名。"

[位置] 在脐上3寸，建里穴（任脉）旁开2寸处。

《甲乙》："在梁门下，太乙上。"《素问》王注、《铜人》、《发挥》、《大全》、《图翼》、《新针灸学》、《中国针灸学》同。

《千金》："在梁门下一寸。"

《千金翼》："在梁门上，太一下一寸。"

《外台》："在梁门下五分；一云一寸，太一上。"

《大成》："梁门下一寸，去中行各三寸。"

按：本穴位置，《甲乙》已明确"在梁门下，太乙上"，但因未定出尺寸，后世则有"太一下一寸""梁门下五分"之说。今依前述而定于梁门下1寸，与任脉建里穴平。（参看梁门穴）

[取法] 仰卧，于脐上3寸；于腹部正中线旁开2寸处取穴。

[刺灸法] 直刺0.8~1.2寸；可灸。

[层次解剖] 皮肤→皮下筋膜→腹部深筋膜→腹直肌鞘前层→腹直肌→腹直肌鞘后层→腹横筋膜→腹膜下筋膜。皮肤由第七、八、九肋间神经的前皮支重叠分布。腹直肌位于腹壁前正中线的两侧，起于耻骨联合和耻骨嵴，止于第五至第七肋软骨和胸骨剑突的前面。肌的全长被3~4条横行腱划断，该肌由第五至第十二肋间神经支配。

[功用] 理肠胃，利水道。

[主治] 消化系统病症：胃痛，腹痛，腹胀，肠鸣，泄泻，便秘，食欲不振等。

泌尿系统病症：遗尿，腹水，身肿等。

其他病症：疟疾，疝气等。

现代常用于治疗：急性胃炎，胃痉挛，消化不良，肠炎，肠疝痛，便秘，遗尿，水肿等。

[成方举例] 遗尿：关门、神门、委中（《甲乙》）。

遗尿：关门、中府、神门（《千金》）。

奔豚乳弦：关门、关元、水道、三阴交（《大成》）。

二十三、太乙 Tàiyǐ – S23

[出处]《甲乙》："狂癫疾，吐舌，太乙及滑肉门主之。"

[别名]《千金》作"太一"。

[穴名释义] 太，作通解；乙，意指鱼肠。穴在脐腹，内容小肠屈曲似乙形，肠以

通为顺,穴主肠疾,故名太乙。

《医经理解》:"太乙者,东方之木,生气之神也,正对下脘,胃留水谷,是主气所以始也。"

《经穴释义汇解》:"太,作通解。鱼肠谓之乙。穴在关门下一寸,肠屈曲似乙形,穴主肠疾,有通肠之意,故曰太乙;又释:太乙,星名,北辰神名。穴在腹、坤为腹,坤居正北,应古星象太乙,故名太乙。"

[位置] 在脐上2寸,下脘穴(任脉)旁开2寸处。

《甲乙》:"在关门下一寸。"《千金》、《千金翼》、《外台》、《素问》王注、《铜人》、《发挥》、《大全》、《图翼》、《金鉴》、《新针灸学》、《中国针灸学》同。

《大成》:"在关门下一寸,去中行各三寸。"

按: 本穴位置,古今同。(参看梁门穴)

[取法] 仰卧,平脐上2寸,于腹部正中线旁开2寸处取穴。

[刺灸法] 直刺0.8~1.2寸;可灸。

[层次解剖] 皮肤→皮下筋膜→腹部深筋膜→腹直肌鞘前层→腹直肌→腹直肌鞘后层→腹横筋膜→腹膜下筋膜。皮肤由第八、九、十肋间神经的前皮支分布。腹腔内相对应器官为大网膜和小肠。(参看梁门穴)

[功用] 镇惊,化痰,和胃,止痛。

[主治] 神经系统病症:癫狂,吐舌,心烦不宁等。

消化系统病症:胃痛,消化不良等。

其他病症:疝气,脚气,遗尿等。

现代常用于治疗:急性胃炎,胃神经痛,消化不良,肠鸣腹胀,疝气,精神病,脚气,遗尿等。

[成方举例] 狂癫疾,吐舌:太乙及滑肉门主之(《甲乙》)。

二十四、滑肉门 Huáròumén – S24

[出处]《甲乙》,文见"太乙"。

[别名] 滑幽门(《西方子》)。

[穴名释义] 滑,利也;肉,指肌肉。脾生肉,阳明主肉。穴主脾胃之疾,为通利脾胃之门,故名滑肉门。

《会元针灸学》:"滑肉门者,滑是光滑,肉是肌肉,门是门户也。胃下附肠部有软肉生质,而滑润胃肠曰门,故名滑肉门。"

《腧穴命名汇解》:"滑肉门,灵活为滑,以其舌为滑利之肉,考该穴主治吐舌、舌强之疾。《铜人》有:治癫疾、呕逆吐舌,因名其穴为滑肉门。"

[位置] 在脐上1寸,水分穴(任脉)旁开2寸处。

《甲乙》:"在太乙下一寸。"《千金》、《千金翼》、《外台》、《素问》王注、《铜人》、《大全》、《金鉴》、《新针灸学》、《中国针灸学》同。

《大成》："太乙下一寸，去中行各三寸。"

按：本穴位置，古今同。（参看梁门穴）

[取法] 仰卧，平脐上1寸，于腹部正中线旁开2寸处取穴。

[刺灸法] 直刺0.8～1.2寸；可灸。

[层次解剖] 皮肤→皮下筋膜→腹部深筋膜→腹直肌鞘前层→腹直肌→腹直肌鞘后层→腹横筋膜→腹膜下筋膜。皮肤由第八、九、十肋间神经的前皮支重叠分布。穴位相对腹腔内器官是大网膜、小肠。（参看梁门、关门穴）

[功用] 镇惊，化痰，健胃，止呕。

[主治] 神经系统病症：癫狂、痫证，舌强，吐舌等。

消化系统病症：胃疼，呕逆，吐血，脱肛等。

其他病症：腹水，月经不调等。

现代常用于治疗：癫痫，精神病，舌炎，舌下腺炎，慢性胃肠炎，水肿，肾炎，子宫内膜炎，月经不调等。

[成方举例] 吐舌：滑肉门、少海、温溜（《资生》）。

二十五、天枢 Tiānshū – S25

[出处]《灵枢·骨度》："天枢以下至横骨长六寸半。"

[别名] 长溪、谷门（《甲乙》）；循际、长谷、大肠募（《千金》）；循元、补元（《医学纲目》）；天根（《神灸经纶》）。

[穴名释义] 枢指枢纽。脐上应天，脐下应地，穴当脐旁为上下腹之分界，通于中焦，有斡旋上下，职司升降之功，故名天枢。

《会元针灸学》："天枢者，天是上部之气，枢是枢纽司转输，清气达胃府，上通肺金，转浊气出肠部，故名天枢。"

《经穴释义汇解》："天枢之上，天气主之；天枢之下，地气主之。这是以天枢喻作天地之气相交之中点，所谓气交之分，人生活在其中。穴在去肓俞一寸五分，夹脐两旁各二寸凹陷处，正居人身之中点，如象天枢正当天地交合之际，为分清理浊之司。按枢之古篆，其中有圆点犹如上下经气所通之枢纽；又坤为腹，坤居正北，天枢又为北斗七星之第一星，穴居腹部，应天枢之星象，故名天枢。"

[类属] 大肠之募穴（《脉经》）。

[位置] 在脐（神阙）旁2寸处。（图7－26）

《甲乙》："去肓俞一寸五分，夹脐两旁各二寸陷者中。"

《千金》《千金翼》《外台》《铜人》《发挥》《大全》《图翼》

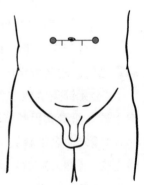

图7－26 天枢

《金鉴》《中国针灸学》同。

《素问·气府论》王注："在滑肉门下同身寸之一寸，正当于脐。"

《难经集注》虞注："齐旁左右各一寸，乃足阳明胃脉所发，夹齐乃天枢穴也。"

《入门》："平脐旁三寸。"

《大成》："去肓俞一寸，夹脐中两旁各二寸陷中。"

按： 本穴位置，多从《甲乙》，定于夹脐旁二寸处。《难经集注》虞注"齐旁左右各一寸"，似为笔误。

[取法] 仰卧，于脐中旁开2寸处取穴。

[刺灸法] 直刺0.8~1.2寸；可灸。

[层次解剖] 皮肤→皮下筋膜→腹部深筋膜→腹直肌鞘前层→腹直肌→腹直肌鞘后层→腹横筋膜→腹膜下筋膜。皮肤由第九、十、十一肋间神经的前皮支重叠分布。从脊髓发出的脊神经，在胸腹壁呈阶段性分布，第十胸脊髓段相连的脊神经的皮支正分布于脐平面。腹直肌鞘内的肌质，有肋间动脉、腹壁上下动脉互相吻合，并营养该肌。脐上为腹壁上动脉，脐下为腹壁下动脉，肋间动脉呈阶段性。腹腔内，穴位相对应的器官是大网膜、小肠。

[功用] 和胃通肠，健脾理气，调经导滞。

[主治] 消化系统病症：泄泻，便秘，腹胀，肠鸣，吐血，呕吐，赤白痢疾，久泄不止，肠痈等。

妇科病症：月经不调，过时不止，癥瘕，崩漏，痛经，经闭，血结成块，赤白带下，产后腹痛，不孕等。

神经系统病症：小儿惊厥，狂言，恍惚等。

泌尿系统病症：小便不利，水肿，淋浊，鼓胀等。

其他病症：脐疝，绕脐腹痛，脐上冲心，气疝，呕哕，面肿，奔豚，疟疾振寒，热甚狂言，黄疸，腰痛，眩晕，虚损等。

天枢为消化系统疾病常用要穴之一，现代常用于治疗：急慢性胃、肠炎，小儿单纯性消化，不良，细菌性痢疾，阑尾炎，肠麻痹，肠道蛔虫症；月经不调，崩漏，子宫内膜炎，肾炎，水肿，高血压，腰疼，小儿惊厥，间歇热等症。

[成方举例] 尺脉紧，脐下痛：灸天枢、针关元补之（《脉经》）。

水肿：天枢、丰隆、厉兑、陷谷、冲阳（《千金》）。

腹中尽痛：天枢、外陵（《资生》）。

卵巢炎：天枢、带脉、三阴交；急性菌痢：天枢、大巨、气海、足三里；急性胃肠炎：天枢、足三里（均双侧）（《辑要》）。

月潮违限：天枢、水泉（《百症赋》）。

[现代研究] 实验证明针刺天枢穴，对肠功能有调整作用，可使肠功能趋向正常化。电针急性菌痢患者的天枢穴，于针后3分钟内，肠鸣音就有明显变化，有的减弱，

有的增强，但于 15～30 分钟后，肠鸣音明显降低，停针后又恢复到针前水平。也有报道针刺天枢对缓解急慢性肠炎、菌痢、泄泻、便秘患者，使其各种症状均减轻，效果明显，提高存活率，加快康复。

针刺天枢穴对肺功能也有影响，可使肺功能下降，对安静肺通量、耗氧量、最大通气量都有下降趋势。

有报道对泌尿结石，以针刺天枢为主穴，配合肾俞、三焦俞等穴，排石率达到 50%。

对体液影响也有报道，给犬刺激"天枢"等穴，2 小时后即见血中游离组胺明显下降，针刺非穴位时，这种变化不显著。

针刺天枢穴，对机体免疫功能也有影响，如在实验性动物菌痢发病后，针刺"天枢""内关""足三里"等穴，结果发现实验动物机体中抗体产生速度较对照组提前 4 天，其凝集效价较对照组提高两倍，其抗体维持时间也较久。对正常人进行实验，针刺足三里、天枢，发现针后其补体效价较针前有所提高。在菌痢病人身上，针刺上巨虚、天枢，针后血清补体结合含量，均有不同程度的增高。针刺对特异性免疫也有影响，对急性菌痢病人，针刺气海、天枢等穴后免疫球蛋白（IgG、IgA、IgM）均有不同程度升高。针刺三天，增高极显著。IgA 针后 12 天仍较针前高 43%，但 IgM 于针后 5～7 天即开始下降，其出现早，消失快，反映参与了早期杀菌作用。

二十六、外陵 Wàilíng－S26

[出处]《甲乙》："腹中尽痛，外陵主之。"

[别名] 天溪（《甲乙》）。

[穴名释义] 外，意指腹中线外侧；陵，指高起处。穴在脐腹外下方，当腹直肌隆起处，做名外陵。

《腧穴命名汇解》："外陵，旁者为外，突起之处为陵。穴居腹部正中线之旁，当腹部隆起的外侧，因名外陵。"

《经穴释义汇解》："外，作表解。陵，冢也。穴在天枢下一寸，为地气所主，穴居腹表，其处腹肌隆起，喻腹直肌之隆起且长者如陵，穴当其处，故名外陵。"

[位置] 在天枢下 1 寸，阴交穴（任脉）旁开 2 寸处。

《甲乙》："在天枢下，大巨上。"《千金翼》同。

《千金》："在天枢下半寸，大巨上。"

《外台》："在长谿（天枢）下五寸。"

《素问·气府论》王注："在天枢下同身寸之一寸。"《铜人》《发挥》《新针灸学》《中国针灸学》同。

《大成》："天枢下一寸，去中行各二寸。"《图翼》《金鉴》同。

按：本穴定位除《千金》《外台》外，基本一致，均言"天枢下一寸"。《千金》

作"天枢下半寸";《外台》作"长谿（天枢）下五寸"。"寸"，有注家认为乃"分"之误，如是，则《外台》与《千金》义同。今从众说，于天枢下一寸处定取。

[取法] 仰卧，平脐下 1 寸，于腹部正中线旁开 2 寸处取穴。

[刺灸法] 直刺 0.8 ~ 1.2 寸；可灸。

[层次解剖] 皮肤→皮下筋膜→腹部深筋膜→腹直肌鞘前层→腹直肌→腹直肌鞘后层→腹横筋膜→腹膜下筋膜→（腹膜壁层）。皮肤由第十、十一、十二肋间神经的前皮支重叠分布。腹内筋膜是腹壁最内一层筋膜。穴位下，相对应的器官是大网膜、小肠。（参看天枢穴）

[功用] 调肠胃，理气止痛。

[主治] 胃脘痛，腹痛，腹胀，疝气，痛经等。

现代常用于治疗：腹直肌痉挛，腹痛，肠痉挛，疝气，痛经等。

[现代研究] 有报道针刺外陵、少海等穴，对痉挛性结肠炎有效，可缓解结肠痉挛。有人针刺外陵、阴陵泉等穴，治疗急性细菌性痢疾，结果发现针刺组凝集素平均效价最高，且增长最快。电针组次之，但均较药物组为优。

二十七、大巨 Dàjù – S27

[出处]《甲乙》："偏枯，四肢不用，善惊，大巨主之。"

[别名] 腋门（《甲乙》）。《医心方》作"液门"。

[穴名释义] 巨，指大言。穴在腹直肌隆起高突阔大处，故名大巨。

《会元针灸学》："大巨者，是肠系之旁，在肠曲上，大空阔之处，直行通经，空长如巨，故名大巨。"

《腧穴命名汇解》："大巨，巨指大言，穴当腹部鼓起最高大之处，因名大巨。"

[位置] 在天枢下 2 寸，石门穴（任脉）旁开 2 寸处。

《甲乙》："在长溪下二寸。"《千金翼》、《外台》、《素问》王注、《铜人》、《发挥》、《新针灸学》、《中国针灸学》同。

《千金》："在脐下一寸，两旁各二寸，长溪下二寸。"

《大全》："大陵下二寸名大巨。"

《大成》："外陵下一寸，去中行各二寸。"《图翼》《金鉴》同。

按：本穴位置的横向定位，参见不窞，纵行分寸，亦有不同。《甲乙》云在"天枢下二寸"，《大全》言"大陵下二寸"。今从众说，定位于天枢下 2 寸。至于《千金》"天枢下一寸"之说，乃系一家之言，不作据。

[取法] 仰卧，平脐下 2 寸，于腹部正中线旁开 2 寸处取穴。

[刺灸法] 直刺 0.8 ~ 1.2 寸；可灸。

[层次解剖] 皮肤→皮下筋膜→腹部深筋膜→腹直肌鞘前层→腹直肌→腹直肌鞘后层→腹横筋膜→腹膜下筋膜→（腹膜壁层）。皮肤由第十、十一、十二肋间神经的前皮

支分布。腹直肌鞘包裹腹直肌，可分为前层和后层。前层由腹外斜肌腱膜和腹内斜肌前叶形成，后层由腹内斜肌后叶和腹横肌腱组成。在脐下4.5厘米处，后层的鞘转移至前层，以加强鞘的前壁，而该处以下的腹直肌鞘后层缺少，由于腱膜的中断，下缘形成一弓状游离缘，称半环线。半环线以下的腹直肌后面，仅为增厚的腹横筋膜（腹内筋膜的一部分）。穴位下相对应的器官是大网膜、小肠。大网膜下缘因人而异，一般说成年人偏低，老人和小儿偏高。

[功用] 固肾，益气，安神。

[主治] 泌尿生殖系统病症：小腹胀满，烦渴，小便不利，遗精，阳痿，早泄，四肢倦怠等。

神经系统病症：偏枯，四肢不收，惊悸不眠等。

其他病症：癀疝，便秘等。

现代常用于治疗：肠梗阻，尿潴留，膀胱炎，遗精，失眠，四肢倦怠，腹直肌痉挛，疝气，便秘等。

[成方举例] 癀疝：大巨、地机、中都（《甲乙》）。

二十八、水道 Shuǐdào – S28

[出处]《甲乙》："三焦约，大小便不通，水道主之。"

[穴名释义] 道，通道也。穴有通调水道，使水液渗注于膀胱之功，故名水道。

《铜人》：水道"治少腹满引阴中痛，腰背强急，膀胱有寒，三焦结热，小便不利。"

《经穴释义汇解》："道，通也。肾主水，膀胱属水，三焦者水道出焉，穴主肾、膀胱、三焦之疾，通调水道，又位在大巨下一寸，正当膀胱出水之道，故名水道。"

[位置] 在天枢直下3寸，关元穴（任脉）旁开2寸处。

《甲乙》："在大巨下三寸。"《千金》、《千金翼》、《外台》、《素问》王注、《铜人》、《发挥》、《大全》、《大成》、《图翼》、《金鉴》同。

《聚英》："大巨下二寸。"

《考穴编》："在大巨下一寸。"

《新针灸学》："脐下三寸，旁开约二寸。"

《中国针灸学》："天枢直下三寸处，当腹直肌之外缘。"

按：本穴位置，归纳上说主要有三：①大巨下三寸；②大巨下二寸；③大巨下一寸（言天枢下三寸者义同）。说出于《甲乙》，后世医家多从之，然核于骨度，此说不确。该书骨度明言："天枢以下至横骨长六寸半"，与《灵枢·骨度》同。若水道定在大巨之下三寸，则天枢至气冲的总长当在七寸以上。一书之中，自语相违，显然有误。言大巨下二寸者，为《聚英》一家言，考之与《灵枢·骨度》尺寸近同，但据现今骨度，天枢（脐）至气冲（耻骨联合上缘）为五寸，则在大巨下一寸定穴更为适宜。这样一寸一穴，取用方便，且先贤已有前例，故宗之。

　　[取法] 仰卧，平脐下3寸，于腹部正中线旁开2寸处取穴。

　　[刺灸法] 直刺0.8～1.2寸；可灸。

　　[层次解剖] 皮肤→皮下筋膜→腹部深筋膜→腹直肌鞘前层→腹直肌→腹直肌鞘后层→腹横筋膜→腹膜下筋膜→（腹膜壁层）。皮肤由第十一、十二肋间神经前支和髂腹下神经前支重叠分布。脐以下的腹直肌由腹壁下动脉营养。该动脉除分成许多小支进入腹直肌，营养该肌外，还有分支与腹壁上动脉、下部肋间动脉吻合。动脉有两条静脉并行，归流髂外静脉。腹壁下血管束是确定腹股沟斜疝与直疝的标志。

　　[功用] 通二便，调经，止痛。

　　[主治] 小便不利，便秘，痛经，小腹胀满，痛引阴中，腰脊强痛，疝气等。

　　现代常用于治疗：肾炎，膀胱炎，尿潴留，腹水，睾丸炎，脊髓炎，疝气，脱肛，子宫病，卵巢病，便秘等。

　　[成方举例] 脊强：水道、筋缩（《百症赋》）。

　　[现代研究] 有报道针刺"水道"穴，引起动物输尿管蠕动加强。临床观察针刺水道、肾俞、次髎等穴对泌尿结石有止痛作用。

二十九、归来 Guīlái - S29

　　[出处]《甲乙》："奔豚，卵上入，痛引茎，归来主之。"

　　[别名] 溪穴（《甲乙》）。

　　[穴名释义] 归，还也；来，返也。有恢复和复原之意。穴主男子卵缩，女子子宫脱出诸症，刺本穴可使复原而愈，故以为名。

　　《医经理解》："归来，在水道下二寸，胃为足经，前此犹行于头腹，至此则将归而至足也。"

　　《会元针灸学》："归者，轨道，来去而复来，男子妇人胃气归原，谷化阴精，精化阳气，气和化质，质和精血，如归去而又复来，故名归来也。"

　　《十四经腧穴命名的涵义及其临床价值》："归来如当归，皆妇科之良方。"

　　[位置] 在天枢下4寸，中极穴（任脉）旁开2寸处。

　　《甲乙》："在水道下二寸。"《千金》、《千金翼》、《发挥》、《素问》王注、《铜人》、《大全》、《大成》、《图翼》、《金鉴》同。

　　《千金》云："夹玉泉五寸是其穴。"

　　《外台》："水道下五寸。"

　　《逢源》："在水道下一寸。"

　　《入门》："天枢下七寸。"

　　《新针灸学》："脐下四寸，曲骨穴上一寸，旁开约二寸。"

　　《中国针灸学》："在腹股沟窝中央之上约1寸""当天枢直下四寸取之。"

　　按：本穴定位说法颇多，归纳如下：①水道下一寸；②水道下二寸；③水道下三寸；④水道下五寸；⑤天枢下七寸；⑥夹玉泉（中极）旁五寸。历代文献多从《甲乙》，定在水道下二寸。根据现今骨度，以定在水道下一寸为宜。（参见水道穴）

　　[取法] 仰卧，先取耻骨联合上缘凹陷处的曲骨穴，于其旁开 2 寸，再向上 1 寸处是穴。

　　[刺灸法] 直刺 0.8～1.2 寸；可灸。

　　[层次解剖] 皮肤→皮下筋膜→腹部深筋膜→腹直肌鞘前层→腹直肌→腹横筋膜→腹膜下筋膜→（腹膜壁层）。皮肤由肋下神经和髂腹下神经的前皮支分布。腹膜下筋膜是位于腹横筋膜和腹膜壁层之间的疏松结缔组织，富有脂肪组织，尤以腹下部更为明显，可因人而不同。该层筋膜向后与腹膜后间隙的疏松结缔组织相续。针到此层，不损伤腹膜壁层和相应腹腔内脏—小肠，以减少由于针刺对腹膜及其腔隙感染的机会。在腹膜外脂肪组织层中，有髂外血管、腹壁下动静脉、生殖股神经和髂外的淋巴结及其连属淋巴管等结构。

　　[功用] 调经带，理气，止痛。

　　[主治] 少腹疼痛，经闭，白带，不妊；小腹奔豚，卵上入腹引茎中痛，七疝等。

　　现代常用于治疗：月经不调，附件炎，卵巢炎，子宫内膜炎，睾丸炎，阴茎痛，白带过多，闭经及男女其他生殖器疾病等。

　　[成方举例] 偏坠木肾：归来、大敦、三阴交（《大成》）。

　　前列腺炎：归来、子宫、关元、筑宾、三阴交（《针灸学》）。

　　[现代研究] 针刺归来、中极、血海等穴，可使继发性闭经病人出现激素撤退性出血现象。针刺家兔上述"穴位"，通过组织学观察，发现卵巢中间质细胞增生与肥大，卵泡腔挤大，周围多层颗粒细胞增殖，其中有新鲜黄体生成现象，说明针刺"归来"穴有促进性腺功能的作用。

三十、气冲 Qìchōng – S30

　　[出处]《甲乙》："妇人无子及少腹痛，刺气冲主之。"《灵枢·卫气失常》所载："积于下者，取三里与气街。"气街，《铜人》《发挥》等均作"气冲"。

　　[别名] 气堂（《资生》）。

　　[穴名释义] 气，指气街；冲，指冲脉。胃为水谷之海，其俞上在气街，下至三里。冲脉者，起于气冲，并足阳明之经。本穴既是胃之气街，又是奇经八脉之冲脉起始部，故名气冲。又名气街，街，市也，冲脉者，为十二经之海，冲脉起于本穴，故名气街。

　　《医经理解》："气冲又名气街，在归来下，鼠溪上一寸动脉处，气所冲行之街也，为胃脉所入，胆脉所出，冲脉所起。"

　　《腧穴命名汇解》："……《灵枢·海论》载有：胃为水谷之海，其俞上在气街，下至三里。此穴在气街之处，为气之出路，言其下行冲过肝脾二经，方达三里；同时又与气冲脉并行，主治疝气奔豚、妊娠子气上冲攻心，故名气冲。"

[位置] 在天枢穴下5寸，曲骨（任脉）旁开2寸处。

《甲乙》："在归来下（《千金》《外台》《图翼》等云下'一寸'）鼠鼷上一寸，动脉应手。"《千金翼》《铜人》《发挥》《大全》《金鉴》同。

《入门》："天枢下八寸动脉。"

《大成》："归来下一寸，去中行各二寸，动脉应手宛宛中。"

《新针灸学》："曲骨穴旁开约二寸。"

《中国针灸学》："在腹股沟窝内，腹股沟向韧带中央之内下部。""仰卧从耻骨缝际上边缘外开二寸取之。"

按： 本穴位置，与大巨、水道、归来一样，众说纷纭。同样是"归来下一寸"，其实落点并不在同一位置，参见上述各穴之按。至于《入门》的"天枢下八寸动脉"之说，已越出腹部范畴，误。

[取法] 仰卧，先取耻骨联合上缘凹陷处的曲骨穴，于其旁开2寸处是穴。

[刺灸法] 直刺0.8～1.2寸。

《素问·刺禁论》："刺气街中脉，血不出为肿鼠仆。"《甲乙》："气街禁不可灸，灸之不幸不得息。"

《圣济》："禁不可灸。"

[层次解剖] 皮肤→皮下筋膜→腹部深筋膜→腹外斜肌腱膜→腹内斜肌→膜横肌→腹横筋膜→腹膜下筋膜→（腹膜壁层）。皮肤由髂腹下神经的前皮支分布。在皮下筋膜内的脂性层和膜性层之间，除有上述皮神经外，还有腹壁浅动、静脉。针经血管内侧，穿腹外斜肌腱膜，进经腹内斜肌和腹横肌，或经该二肌下缘，刺入腹股沟管的内容（男性为精索，女性为子宫圆韧带）。该处为腹前下壁薄弱部分。

[功用] 舒宗筋，调经血，理气止痛。

[主治] 生殖系统病症：外阴肿痛，阳痿，阴茎中痛，睾丸痛，月经不调，不孕，妊娠子上冲心，难产，胞衣不下等。

其他病症：腹满，癥疝，身热，胃肠中热，吐血，腹痛，奔豚上攻心，腹胀满、痛不得息，腰痛不得俯仰，脱肛等。

现代常用于治疗：男女生殖器疾病，腰痛，疝气等。

[成方举例] 胃中热：气街、三里、巨虚上下廉（《素问》）。

不得卧：气冲、章门（《资生》）。

[现代研究] 针刺气冲等穴缓解结肠痉挛，可使降结肠远端顽固性迷走神经过敏现象消失。有人报道针刺气冲等穴有避孕作用，可能与性腺，尤其与卵巢功能有关。针刺气冲穴对血糖有一定影响，可起调节作用。有人对糖尿病患者，取列缺、气冲穴，发现针后毛细血管通透性升高，血糖明显降低，毛细血管及静脉的血糖含量差较大。

三十一、髀关 Bìguān－S31

[出处]《灵枢·经脉》："胃足阳明之脉……以下髀关。"

[穴名释义] 髀，指髀骨，即股骨；关，指股骨上端关节处。穴在髂前上棘下方近股骨关节部，故名髀关。

《医经理解》："髀，足股骨也。髀关者，髀之机关，在膝上一尺二寸伏兔后交叉中。"

《谈谈穴位的命名》："与髀枢关节相近者，有髀关。"

[位置] 在髂前上棘与髌骨外上缘的连线上，平臀横纹，与承扶（膀胱经）相对。（图7－27）

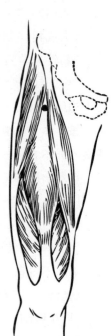

《甲乙》："在膝上伏兔后交分中。"《千金》、《千金翼》、《外台》、《素问》王注、《发挥》、《大全》、《大成》、《铜人》同。

《入门》："膝上伏兔后胯骨横纹中。"

《图翼》："一云在膝上一尺二寸。"

《金鉴》："从气街下行，膝上一尺二寸许，中行左右各三指。""按：捺上有肉起如伏兔之状，故名伏兔，在此肉起后交纹中。"

《新针灸学》："膝上外一尺二寸，与会阴平高。"

《中国针灸学》："在前大腿部之上端，肠骨前上棘之下部。""伏兔穴上行六寸处是穴。"

按：本穴位置，历代多宗《甲乙》。但有以自然标志定穴者，也有以骨度分寸定穴者，但落点均在一处。所谓"交分（纹）""胯骨横纹"，均今言之臀沟。与今之定位法基本相同。

图7－27 髀关

[取法] ①仰卧，于髂前上棘至髌骨底外缘连线与臀横纹延伸线之交点处取穴。②将手掌第一横纹中点按于伏兔穴，手掌平伸向前，当中指尖到处是穴。

[刺灸法] 直刺0.6～1.2寸；可灸。

[层次解剖] 皮肤→皮下筋膜→阔筋膜→阔筋膜张肌→股直肌→股外侧肌。皮肤由腰丛的股外侧皮神经分布。皮下筋膜除皮神经外，有股外侧静脉及旋髂浅静脉，均是大隐静脉的属支。大腿深筋膜厚而坚韧，特称阔筋膜，该膜包裹阔筋膜张肌，此肌由臀上神经支配。股直肌和股外侧肌由股神经支配。两肌之间有旋股外侧动、静脉。

[功用] 强腰膝，通经活络。

[主治] 腰腿疼痛，筋急不得屈伸，髀股痿痹，下肢麻木，膝内寒，小腹引痛等。

现代常用于治疗：腰疼，腹股沟淋巴结炎，偏瘫，股内外肌痉挛，下肢麻痹或疼痛，膝关节痛等。

三十二、伏兔 Fútù – S32

[出处]《灵枢·经脉》:"胃足阳明之脉……以下髀关,抵伏兔。"

[别名] 外勾(《资生》);外丘(《东医宝鉴》)。

[穴名释义] 伏,伏卧也。穴在股直肌肌腹中,其处肌肉隆起如伏卧之兔,故名。《医经理解》:"伏兔,在膝上六寸,起肉间,其上有肉起如兔伏也。"

《会元针灸学》:"伏兔者,伏是潜伏。大腿肉肥如兔,跪时肉起如兔之潜而不伏也,故名伏兔。"

[位置] 在髂前上棘与髌骨外上缘的连线上,膝髌上缘上6寸处。(图7-28)

《甲乙》:"在膝上六寸起肉间。"《千金》《千金翼》《外台》《铜人》《发挥》《大全》《大成》《图翼》《金鉴》《新针灸学》《中国针灸学》同。

《铜人》:"一本云膝盖上七寸。"

按:本穴位置,依《甲乙》"在膝上六寸",《铜人》却言"在膝上七寸。"按骨度分寸,当在六寸处,即在"起肉间",今股直肌肌腹隆起处。

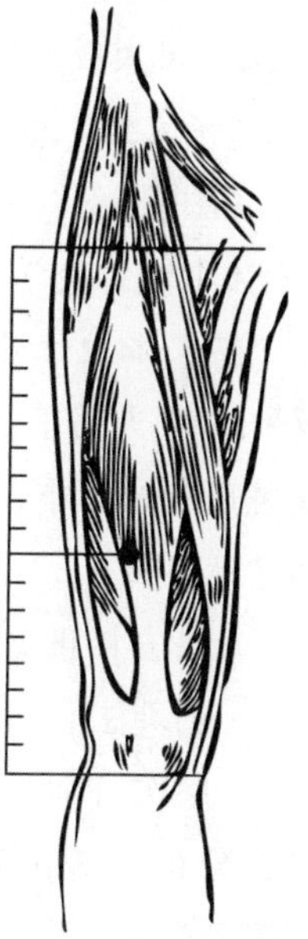

[取法] 正坐屈膝,医者以手掌第一横纹正中按在膝盖上缘中点处,手指并拢押在大腿上,当中指尖所止处是穴。

[刺灸法] 直刺0.6~1.2寸;可灸。

《甲乙》:"伏兔禁不可灸。""伏兔禁不可刺(本穴云刺入五分)。"

[层次解剖] 皮肤→皮下筋膜→阔筋膜→股直肌→股中间肌。

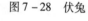

图7-28 伏兔

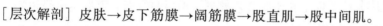

皮肤由腰丛的股神经前支分布。在股直肌和股中间肌之间,有旋股外侧动、静脉,两肌由股神经支配。

[功用] 强腰膝,理气血。

[主治] 腰胯疼痛,腿膝寒冷疼痛,麻木不仁,疝气,腹胀,狂言,手挛缩,隐疹,头重,脚气,妇人诸疾等。

现代常用于治疗:膝关节炎,下肢瘫痪,下肢痉挛,荨麻疹,脚气,腹股沟淋巴结炎等。

[现代研究] 有报道,针刺伏兔穴对血尿、毛细血管出血,均有显著疗效。

三十三、阴市 Yīnshì – S33

[出处]《甲乙》:"寒疝痛,腹胀满,痿厥少气,阴市主之。"

　　[别名]　阴鼎（《甲乙》）。

　　[穴名释义]　胃为水谷所归，五味皆入如市杂，故有"胃为之市"之说。集结之处为市，穴为足阳明脉气所发，又主"腰脚如冷水，膝寒……"。功在温经散寒，故名阴市。

　　《医经理解》："阴市在膝上三寸，伏兔下陷中，足为阴，此为阴之市肆也。"

　　《腧穴命名汇解》："阴市，集结之处为市，穴当大腿内侧，考内为阴，其穴主治寒疝，膝冷如冰之疾。针灸此穴可以散寒温经，故名其穴为阴市。"

　　[位置]　在髂前上棘与髌骨外上缘的连线上，髌骨外上缘上3寸。

　　《甲乙》："在膝上三寸，伏兔下。"《千金》《千金翼》《外台》《铜人》《发挥》《大全》《大成》《图翼》《金鉴》《新针灸学》同。

　　《考穴编》引《明堂》云："在膝上当伏兔下行三寸，垂手正面点到处是。"

　　《图翼》："一云在膝内辅骨后，大筋下，小筋上，屈膝得之。"

　　《中国针灸学》："在大腿前侧之下约四分之一处。""膝盖之上三寸……。"

　　按：本穴位置，多从《甲乙》定于"膝上三寸"，即髌骨外上缘直上三寸。《图翼》之"大筋下，小筋上"，原出《资生》注文。对照该书阴谷穴定位，一字不差，误将阴谷为阴市；《考穴编》所谓"垂手正面，点到处是"，此乃古时定风市之法，今用于此，虽云"垂手正面"，其中指到处，按骨度分寸而言，远高于阴市，恐有误。

　　[取法]　正坐屈膝。于膝盖外上缘直上四横指（一夫）处是穴。

　　[刺灸法]　直刺0.5~1寸；可灸。

　　[层次解剖]　皮肤→皮下筋膜→阔筋膜→股外侧肌。皮肤由股前皮神经和股外侧皮神经分布。皮下筋膜稍厚，富有脂肪组织。大腿的阔筋膜坚韧致密，上方附于腹股沟韧带及髂嵴。髂嵴前缘的纵行纤维特别发达，且增厚呈带状，称髂胫束。其上1/3分为两层，夹有阔筋膜张肌，向下止于胫骨外侧髁。所以行针时，髂胫束有抵抗感。

　　[功用]　逐经祛寒，理气止痛。

　　[主治]　腰脚如浸冷水，腿膝麻痹，酸痛，屈伸不利，下肢不遂，腰疼，消渴，寒疝，脚气，腹胀，腹痛，水肿等。

　　现代常用于治疗：腰腿、膝关节冷痛麻木，下肢瘫痪，脚气，子宫痉挛，糖尿病等。

　　[成方举例]　寒疝：阴市、肝俞（《资生》）。

　　寒疝腹痛：阴市、太溪、肝俞（《大成》）。

三十四、梁丘 Liángqiū – S34

　　[出处]　《甲乙》："大惊乳痛，梁丘主之。"

　　[别名]　跨骨（《中华针灸学》）。

　　[穴名释义]　穴在膝髌骨外上缘上二寸，股直肌和股外侧肌之间，穴前骨亘如梁，

穴后肉隆如丘，故名梁丘。

《医经理解》："梁丘，在膝上二寸两筋间，足阳明郄，故谓是关梁之处，丘聚之注也。"

《十四经腧穴命名的涵义及其临床价值》："以地名为穴名的，有曲池、梁门、梁丘、金门、石门。"

[类属] 足阳明之郄穴（《甲乙》）。

[位置] 在髂前上棘与髌骨外上缘的连线上，髌骨外缘上 2 寸凹陷处。

《甲乙》："在膝上二寸。"《千金翼》《发挥》《外台》《铜人》《大成》《图翼》《金鉴》《新针灸学》同。

《千金》："在膝上二寸（明云三寸）两筋间。"

《考穴编》广注："在膝盖骨上尽处陷中。"

按： 本穴位置，《甲乙》云"在膝上二寸"，后世虽多本此说，但位置仍不明确。近人在此基础上采用解剖学名词定位，定在髌骨外上缘二寸，简单明了，方便易取。《千金》载"明（堂）云三寸"，则位与阴市相同，恐系传抄有误。至于《考穴编》广注之"在膝盖骨上尽处陷中"，疑误。

[取法] 正坐屈膝，于膝盖外上缘直上 2 寸处是穴。

[刺灸法] 直刺 0.5～0.8 寸；可灸。

[层次解剖] 皮肤→皮下筋膜→大腿阔筋膜→股外侧肌。皮肤由股外侧皮神经和股神经前皮支双重分布。（参看阴市穴）

[功用] 理气止痛，通经活络。

[主治] 消化系统病症：胃疼。

运动系统病症：下肢不遂，膝肿，腰膝脚痛，冷痹不仁，难跪，不可屈伸等。

其他病症：大惊，乳肿痛等。

现代常用于治疗：急性胃痛，胃炎，腹泄，乳腺炎，乳头痛，膝关节及周围软组织疾病，下肢倦怠或疼痛等。

[成方举例] 膝不得屈伸：梁丘、曲泉、阳关（《千金》）。

乳肿：梁丘、地五会（《资生》）。

[现代研究] 针刺梁丘使胃机能正常化，而针刺梁丘旁则无效。也有报道针刺梁丘对胃酸分泌有抑制作用。

三十五、犊鼻 Dúbí－S35

[出处] 《灵枢·本输》："刺犊鼻者，屈不能伸。"

[别名] 外膝眼（《千金》云：膝眼"在膝头骨下，两旁陷者宛宛中。"原指有内外两穴）；《外台》称"膝目"。现以犊鼻称外膝眼，在内侧者称内膝眼。

[穴名释义] 犊，牛子也，即小牛。穴在髌韧带外侧凹陷中，有如牛犊鼻孔，故以

为名。

《谈谈穴位的命名》："犊，小牛也。易曰：'坤为牛'，坤道属土，本穴属足阳明胃经，故以犊名之。又因其穴在膝髌骨旁，形如牛鼻，为足阳明脉气所发，故不名猪鼻、羊鼻，而言犊鼻。"

［位置］在髌骨外下方，髌韧带外侧凹陷中。

《甲乙》："在膝髌下胻上夹解大筋中"。《千金》《千金翼》《铜人》《外台》《大全》同。

《入门》："膝头眼外侧大筋陷中。"《金鉴》同。

《考穴编》："膝髌下，胻骨上，骨罅大筋中，以其形如牛鼻，故名。"《发挥》《大成》《图翼》同。

《新针灸学》："膝下，胫骨上端外侧凹陷中，与髌骨尖平高。"

《中国针灸学》："在胫骨上端之外侧，膝盖固有韧带之外下方"。"当膝眼正中之下方，胫骨上端外侧陷中取之。"

按：本穴位置，古今文献所载词虽异意却同。即膝髌下胫骨上，膝关节髌韧带外侧下方。

［取法］正坐屈膝，于膝盖骨与胫骨之间，髌韧带外侧凹陷中取穴。

［刺灸法］稍向髌韧带内方斜刺 0.5～1.2 寸；可灸。

《素问·刺禁论》："刺膝髌出液为跛。"《聚英》等书作"刺犊鼻出液为跛"。

［层次解剖］皮肤→皮下筋膜→阔筋膜→膝关节囊。皮肤由股前皮神经分布。皮下筋膜内的脂肪较多。大腿深筋膜致密坚韧。针由皮肤、皮下筋膜，在髌下方髌韧带外侧深进，直抵关节囊。在关节囊的周围，有膝关节网，由旋股外侧动脉的分支，股动脉的膝降动脉、膝上下外和膝上下内动脉，以及胫前返动脉吻合而成。从腓总神经发出的膝上下外关节支与同名动脉伴行，分布于膝关节。

［功用］通经活络，理气止痛。

［主治］膝髌肿痛不仁，难跪起，脚气，下肢麻痹等。

现代常用于治疗：膝关节炎，膝盖部神经痛或麻木，脚气等。

［成方举例］膝不仁：犊鼻、髀关、阳陵泉；膝及膝下病：犊鼻、膝关、三里、阳陵泉（《资生》）。

三十六、足三里 Zúsānlǐ – S36

［出处］《灵枢·五邪》："补三里以温之。""皆调于三里。"《圣济》："足三里，土也。"

［别名］下陵（《灵枢·本输》）；下陵三里（《灵枢·九针十二原》）；三里（《灵枢·五邪》）；中俞髎（《素问·骨空论》）；鬼邪（《千金》）；下三里（《集成》）。

［穴名释义］三里即三寸，与手三里意同。所谓三里者，下膝三寸也。

《会元针灸学》："三里者，遂邪于四末，出三里之外，因其经从头至胸一气，至脐又一变，至里而转下，与太阴少阳邻里相通，所以针阳陵泉而运胆汁入胃，补三里而能健脾，泻三里而能平肝，降逆通肠，穴在膝盖边际下三寸，故名三里。"

《子午流注说难》："三里穴名，手足阳明皆有，名同穴异。继起针灸家增一足字以别之。盖阳明行气于三阳。里者，宽广之义，古井田制九百亩为方里。盖胃为水谷之海，大肠、小肠、三焦，无处不到也，六府皆出足之三阳，上合于手，故《本输》篇称之曰下陵三里，为高必因丘陵，大阜曰陵，高于丘也。陵冠一下字，盖足三里穴不如手阳明三里之高上，手三里又不如足三里之敦阜，且也足太阴脾合于膝内阴之陵泉，足少阳胆合于膝外阳之陵泉，皆高于足阳明腑骨外之三里，故正其名曰下陵三里。"

［类属］五输穴之一，本经合穴（《灵枢·本输》）；五行属土（《难经·六十四难》）。

［位置］在犊鼻下 3 寸，距胫骨前嵴约 1 横指，当胫骨前肌上。（图 7 - 29）

《素问·针解》："下膝三寸。"

《甲乙》："下膝三寸，胻外廉。"《千金》、《千金翼》、《素问》王注、《外台》、《大全》同。

《铜人》："在膝眼下三寸，胻骨外大筋内宛宛中。"《发挥》《大成》《图翼》《金鉴》同。

《新针灸学》："膝盖下三寸，胫骨之外约一寸。"

《中国针灸学》："在下腿外侧之前上部，胫腓两骨间之下方二寸处"，"……适至外膝眼之下方三寸，胫骨之外缘，当前胫骨肌与长总伸肌起始部之间。"

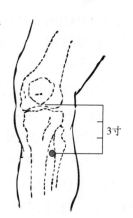

图 7 - 29 足三里

按：本穴位置，历代基本一致。虽有"下膝三寸"和"膝眼下三寸"等文字上的区别，其实际意义同一，不必强行拆解。

［取法］①正坐屈膝，于外膝眼（犊鼻）直下一夫（3 寸），距离胫骨前嵴一横指处取穴。②正坐屈膝，用手从膝盖正中往下摸取胫骨粗隆，在胫骨粗隆外下缘直下 1 寸处是穴。③正坐屈膝，以本人之手按在膝盖，食指抚于膝下胫骨，当中指尖着处是穴。

［刺灸法］直刺 0.5 ~ 1.5 寸；可灸。

《聚英》："六淫客邪，及上热下寒，筋骨皮肉血脉之病，错取于胃之合（足三里）大危。"

《图翼》："一云小儿忌灸三里，三十外方可，不尔反生痰。"

［层次解剖］皮肤→皮下筋膜→小腿深筋膜→胫骨前肌→蹞长伸肌→小腿骨间膜。皮肤由腓肠外侧皮神经分布。针由皮肤，皮下筋膜穿小腿深筋膜，在趾长伸肌内侧进入胫骨前肌及其深面的蹞长伸肌。腓总神经由坐骨神经分出以沿股二头肌腱内侧下行，

至腓骨颈外侧，分为外侧的腓浅神经和内侧的腓深神经，后者支配胫骨前肌和踇长、趾长伸肌。

[功用] 健脾和胃，扶正培元，理气降逆，通经活络。

[主治] 消化系统病症：胃中寒，胃脘胀痛，堵闷，呕吐，呃逆，腹胀肠鸣，腹中有气上攻，腹痛，泄泻，食不下，谷不消或食后善饥，疳疾，痃癖，便秘，痢疾，癖气等。

呼吸系统病症：咳嗽，气喘，痰多等。

心血管系统病症：心悸怔忡，胸闷气短，卒心痛等。

神经系统病症：中风偏瘫，类中风，头晕耳鸣，下肢肿，膝胫酸痛，腰疼不得俯仰，癫狂，妄笑，恐怒大哭，脏躁等。

泌尿系统病症：遗尿，小便不利，水肿等。

妇产科病症：产后血晕，产后腹痛，带下，妊娠恶阻，子痫等。

五官科病症：目不明，鼻中干燥，鼻塞，耳聋，耳鸣，口眼歪斜，口噤颌肿不可以顾，咽喉肿痛等。

皮肤病症：疔疖，荨麻疹等。

外科病症：肠痈，乳痈，胸中瘀血等。

其他病症：脏气虚惫，真气不足，五劳羸瘦，七伤虚乏，暑病，伤寒热不已，小腹坚，热病汗不出，壮热身反折，黄疸，脚气，小肠疝气，少腹肿痛，胁下满痛等。

现代常用于治疗：急慢性胃肠炎，胃、十二指肠溃疡，消化不良，胃痉挛，急慢性胰腺炎，食欲减退，羸瘦虚弱，口腔疾患，腹膜炎，便秘，尿闭，休克，动脉硬化，高血压，神经衰弱，贫血，坐骨神经痛，小儿麻痹，四肢倦怠或麻痹疼痛，神经性头痛，眼疾，脚气，半身不遂，黄疸，癫痫等症。

此穴主治甚广，为全身强壮穴，针灸可以保健，预防中风；又为消化系统疾病的常用要穴，对呼吸系统、心血管系统、泌尿生殖系统、神经系统，以及五官科、妇科、外科、皮肤科等多种疾病均有疗效。

[成方举例] 热病呕泻：先取三里，后取太白、章门（《素问》）。

腰痛不可以顾：三里、阴市、阳辅、蠡沟（《千金》）。

谷不化：三里、大肠俞、三阴交、下脘、三焦俞、悬枢、梁门；痎疟少气：三里、陷谷、侠溪、飞扬；痃癖：三里、太溪；䐜满：三里、行间、曲泉；足痿失履不收：三里、冲阳、仆参、飞扬、复溜、完骨；喉痹不能言：三里、温溜、曲池、中渚、丰隆（《资生》）。

中风先兆：急灸三里穴与绝骨穴，四处各三壮（《黄帝明堂灸经》）。

慢性肠炎：足三里、天枢、上巨虚、关元、行间、外陵；阑尾炎：足三里、肓俞、府舍、内关、曲池、气海俞、大肠俞；妊娠呕吐：足三里、内关、间使、大陵、三阴交、尺泽、胆俞；痛经：针足三里，灸关元（《新针灸学》）。

　　高血压：足三里、内关、三阴交、百会、合谷、行间（《针灸学》）。

　　急性黄疸型传染性肝炎：足三里、阳陵泉、太冲、至阳、肝俞；白细胞减少症：足三里、血海、三阴交、脾俞、膈俞（《三十年论文选》）。

　　泄泻肚腹诸疾：三里、内庭；催孕妊：三里、至阴（《杂病穴法歌》）。

　　[现代研究] 针刺足三里穴，从对动物实验，或对健康人，或对病人的观察，对胃的蠕动影响是肯定的，总的来看是调整作用，促使胃功能趋向正常化。如针刺胃瘘狗的"足三里"，原来胃运动功能低者，轻刺激可使之兴奋，胃收缩波幅升高，频率加快，但胃内压变化不大；原来胃运动功能低者，轻刺激可使之兴奋，胃收缩波幅升高，频率大多减低，胃内压下降。当狗处于饥饿收缩状态时，针刺"足三里"可使收缩波幅降低；进食后胃收缩减弱时，针刺又可使之加强。对健康人，针刺足三里，多数胃张力增强胃蠕动频率增快，蠕动波幅增高，而少数人胃张力减弱，蠕动频率减慢，胃蠕动波幅降低，总的趋势是加强胃功能。对胃炎、溃疡病和胃癌病人，针刺足三里可见胃电波增加，并使胃癌不规则的波形变得规则。对胃酸度的影响也起调整作用，如有人针刺胃瘘狗的"足三里"，当胃机能低下时，轻刺激可使胃的酸度上升；当胃的功能亢进时，轻刺激无反应，而重刺激却可使胃酸分泌减少，胃酸度下降。也有报道针刺足三里穴，发现正常人或萎缩性胃窦炎患者，使血清胃泌素增加，正常人组为空腹对照组的 2.08 倍，萎缩性胃炎组为 1.65 倍，两者和针前比较，均有统计学意义。针刺对胃电图也有影响，胃溃疡病人，针刺足三里，胃的基本电节有明显变化，针后比针前振幅明显提高（$P < 0.01$）；但也有报道，针刺足三里，使胃溃疡、十二指肠溃疡的胃电幅值有抑制效应，特别是胃电幅值针前较高者，抑制作用明显。

　　对小肠的影响：用具有盲端的游离空肠肠瘘狗的研究，采用间接气导法，描记肠管运动，以平补泻针刺足三里，发现针后肠管运动增强，波幅增大，但频率、张力变化不大。大部分实验例次，可见到进针或行针后首先出现一短暂肠管运动的抑制期（持续时间大多小于 50 秒），个别实验例则先出现肠管运动的亢进（1～2 分钟），而后出现一定时间的抑制。又有实验表明，针刺"足三里"，能加速实验性动物的空肠顺向与逆向套迭的还纳时间，说明有调整肠运动的作用。对小肠运动功能的调整作用，可因手法不同，而有不同效应，实验表明重捻转组，主要引起小肠运动减弱（占 71.43%）；轻捻转组，主要引起小肠运动增强（占 66.67%），留针组也引起小肠运动增强为主。针刺足三里对阑尾的影响也比较明显，比较针刺前后不同时间，观察 X 线的动态变化，针后，阑尾蠕动明显增强，不少阑尾张力增高，管腔变小，阑尾弧度变化增大，分节气泡移动加快，手术时直接观察也看到阑尾呈蚯蚓样蠕动，或同时有摆动，与实验观察相一致。针刺足三里穴对胃肠运动影响的传入途径，经实验研究，表明以躯体神经为主，但不排除血管及其周围神经结构的参与，交感传出纤维是针刺引起胃蠕动变化的重要作用途径。也有报道足三里的传入冲动，通过躯体神经和血管壁神经丛两条道路传入的。

　　针刺足三里穴对呼吸功能也有一定影响。有报道针刺足三里，捻针时，安静通气量增加24.9%，耗氧量增加22.8%；留针10分钟后，安静通气量比针前增加6.6%，耗氧量增加11.7%，最大通气量增加20%，屏息时间延长23%。也有报道针刺足三里，使支气管哮喘缓解，增加肺通气量，缓解支气管痉挛。

　　针刺足三里对血液循环功能的影响。针刺正常人的足三里对心率的影响，没有看出明显规律，多数人有一定改变，但有减慢者，也有少数人是增快的。对心律不齐、房性早搏或室性早搏，均有调整作用。针刺"足三里"对正常血压的动物，一般不会引起平均动脉血压的明显改变，但对去除颈动脉窦神经和切断颈迷走神经的狗，在针刺"足三里"30分钟内，引起动脉血压明显下降，同时血浆血管紧张素Ⅱ明显增加（$P < 0.05$）。说明肾素－血管紧张系统和压力感受器反射在针刺对血压的调整过程中起着一种重要的稳衡作用。针刺足三里对血管舒缩功能亦有明显影响，如以皮肤温度为指标，针刺足三里，手部皮肤血管收缩，但足部皮肤血管收缩和舒张两种反应都有。对健康人针刺足三里，可引起小腿血管容积的变化，出现血管收缩，但用2~5℃冷水刺激皮肤，引起血管收缩反应，针刺足三里等穴，可明显抑制这一反射，说明足三里穴对血管的舒缩也是调整作用。

　　对全血系统（脾性全血减少症）有调整作用，减少者可使上升。治疗血小板减少性紫癜，也常获血小板数目增多的良好效应，发挥促进健康的调整作用。对白细胞的影响也有双向性的调整作用，如对家兔实验表明，可使白细胞先减少后增加，如改用电针则有抑制白细胞增高的趋势。针刺不同手法对白细胞的影响也不一致，如用烧山火手法对成人足三里，使嗜酸性粒细胞减少，用透天凉手法，则可使之上升。用抑制手法针刺足三里，白细胞先稍减少而后增高，用兴奋手法，则使白细胞持续增加。针刺足三里对红细胞的影响以上升为主，但也有下降的。对血浆纤维蛋白原和纤维蛋白降解产物也有影响，如艾灸双足三里（每次灸20分钟，每天2~3次，10次为一疗程）可见血浆蛋白原原来正常者，艾灸无变化，高于正常者下降明显（$P < 0.01$），血中纤维蛋白降解产物高于正常者，灸后降低（$P < 0.05$），而且还有一定远期疗效，说明艾灸足三里有降低血液凝固，预防中风作用。

　　对神经－体液调节功能：足三里穴对内分泌有一定影响，如有报道用电针健康人足三里引起唾液淀粉酶含量显著增加，且可因捻转方向不同而有所差别，拇指向前，唾液淀粉酶含量骤然增加，左右捻转则不明显。也有报道使急性胰腺炎的淀粉酶下降。动物实验证明，连续七天针刺"足三里"等穴，由静脉注射[131]碘，动物甲状腺对[131]碘的摄取明显降低，表现为抑制对[131]碘的吸收作用。针刺足三里对血糖有调节作用，正常人用大量血糖后针刺足三里，获得耐糖曲线有三种：原来水平高者，显著下降；原水平低者，略升高；少数无变化。对休克病人，针后20分钟，血糖升高明显，对糖尿病病人，针刺足三里能显著降低血糖。因针刺手法不同，其效果不一，采用烧山火手法，可使血糖上升，透天凉手法则使之下降，平补平泻则无影响。

针刺足三里对垂体－肾上腺髓质功能影响，表现为一种良性调节作用，针刺足三里、内关，可使空腹正常人血糖升高，说明肾上腺髓质分泌功能增强。在动物实验中，用生化检查，可看到血中乳酸、丙酮酸含量相应增加，肝糖原、肌糖原和肌肉、脑内的供给物质磷酸、肌酸的含量显著降低。组织化学方法观察，可见肾上腺髓质内的"肾上腺素细胞"和"去甲肾上腺细胞"明显增多，胞体增大，胞浆反应加深，电针1小时后，效应最明显，2小时开始下降，3~4小时接近正常。针刺足三里对垂体－肾上腺皮质功能有促进作用，如动物针刺"足三里""肾俞"等穴后，尿中17－酮类固醇含量明显增高，肾上腺皮质变厚，细胞体积增大，腺体重量增加。组织化学方法观察可看到肾上腺皮质内的抗坏血酸、胆固醇和琥珀酸脱氢酶的活力增强。在镇痛作用，多数认为针刺足三里可提高痛阈，也增加脑5－羟色胺总量的转换率，而加强针刺镇痛效果。有报道电针"足三里"可使中缝大核内缝－脊神经元激活，而使其伤害性反应发生抑制，与电针前对照相比，自发放电增加和伤害性反应下降。有报道在家兔尾核注射毛果云香碱，观察对尾核内多巴胺浓度升高时所致的对抗电针镇痛作用的影响，结果表明电针5分钟后痛阈升至155%，随后下降，30分钟后恢复到112%。有人用大鼠做实验，观察镇痛对正中隆起纤维层的影响，针刺"足三里"，针刺前、后痛阈提高有非常显著差异（$P < 0.001$），并用电镜观察实验组和对照组的正中隆起纤维层内的组织形态变化，在实验组见到一些具有圆形清亮小泡的小膨大内，在突触处，这种突触小泡数量减少或排空，提示乙酰胆碱在针刺镇痛中增加释放，这种介质可促使神经分泌物质释放和脑啡呔的释放增加，在神经细胞内的线粒体膨大，内质网扩张，显示神经细胞的功能加强，在胶质细胞内的内质网显著扩张、胶质细胞的功能活动则显著加强。另外，也有通过家兔血小板细胞化学和外周粒细胞化学的研究，观察血小板或外周粒细胞中5－羟色胺、非特异性酯酶等变化，针刺"足三里"，使痛阈显著提高者，同时也看到非特异性酯酶、酸性磷酸酶、三磷酸腺苷酶、单胺氧化酶及单胺物质，从总的趋势看，其含量都显著提高（$P < 0.01$），因此，也反应中枢神经系统的5－羟色胺的变化，对针灸镇痛的关系。

针刺足三里对免疫功能也有一定影响：有报道用绵蓝细胞致敏的家兔，针刺"足三里"，可延长血中抗体维持时间。有人用穴位免疫方法，在人体足三里、合谷穴注射伤寒三联疫苗后，可使凝集素显著升高，其效价比皮下肌肉或腹腔注射为高。有人将艾利尔氏癌接种于小白鼠，9日后抽其腹水对家兔进行免疫，发现针刺"足三里""内关"，可使家兔血清抗体滴度比对照组增加10倍（第二过程）至32倍（第一过程）。针刺"足三里"，可看到动物白细胞吞噬能力的增强。对白细胞吞噬功能是调整作用。针刺"足三里"对肉芽囊肿的观察，针刺有抑制病灶通渗性，减少炎性渗出液的作用。针刺还促进肉芽组织形成，细胞修复性再生和瘢痕化过程。还可抑制炎性白细胞的游出。

［附注］《千金翼》："一切病皆灸三里三壮，每日常灸，下气，气止，停也。"又：

"人年三十以上，若灸头不灸三里穴，令人气上眼阇，所以三里穴下气也。"

《医说》："若要安，三里莫要干。患风疾人，宜灸三里者，五脏六腑之沟渠也，常欲宣通，既无风痰。"

三十七、上巨虚 Shàngjùxū – S37

[出处]《千金翼》："上廉，一名上巨虚。"《灵枢·本输》原称"巨虚上廉"。

[别名]巨虚上廉、上廉（《灵枢·本输》）；巨灵上廉、上林（《圣济》）；巨虚、足上廉（《圣惠》）。

[穴名释义]巨虚，巨大空虚之意。穴在下巨虚之上方，胫、腓骨之间大的空隙处，故名上巨虚。

《太素》："在三里下三寸，足胻外独陷大虚中，名曰巨虚、巨虚中。上廉，足阳明脉与大肠合。下廉，足阳明脉与小肠合。"

《会元针灸学》："膝胻骨屈曲如巨，骨与筋肉之内外分间，基虚空如巨长之状，故名上巨虚。"

[类属]大肠经之下合穴（《灵枢·邪气脏腑病形》）。

[位置]在犊鼻下6寸，当足三里与下巨虚连线的中点。

《灵枢·本输》："下三里三寸。"《千金》《千金翼》《甲乙》《外台》《铜人》《发挥》《大成》《图翼》《金鉴》《新针灸学》同。

《素问·气府论》王注："在膝犊鼻下胻外廉同身寸之六寸。"

《大全》："膝下四寸。"

《中国针灸学》："在大腿前外侧之上约三分之一处，当胫腓两骨之间。""……足三里直下三寸取之。"

按：本穴位置，有云足三里下三寸，有云犊鼻下六寸，部位基本一致。唯《大全》言膝下四寸，误。

[取法]正坐屈膝，于外膝眼（犊鼻）直下二夫（6寸），即足三里直下3寸处取之。

[刺灸法]直刺0.5~1.2寸；可灸。

[层次解剖]皮肤→皮下筋膜→小腿深筋膜→胫骨前肌→踇长伸肌→小腿骨间膜。皮肤由腓肠外侧皮神经和隐神经双重分布。针由皮肤、皮下筋膜穿小腿深筋膜，入胫骨前肌及其深面的踇长伸肌。两肌之间有胫前动、静脉及伴行的腓深神经经过。胫前动脉在腘窝下部，由腘动脉发出，穿小腿骨间膜上端的孔，至小腿前面，沿小腿骨间膜前面下降至胫骨前肌和踇长伸肌之间，而投影在胫骨粗隆和腓骨小头连线的中点与内、外踝连线中点的连线上。该穴在动脉的体表投影的连线上，应注意避开。

[功用]调肠和胃，通经活络。

[主治]消化系统病症：肠痈，腹中切痛，腹胀肠鸣，气上冲胸，胸胁支满，喘息

不能行，伤寒胃中热，痢疾，脾胃虚弱，胃脘痛，便秘，泄泻，食欲不振，夹脐腹，两胁痛等。

神经系统病症：中风，偏瘫，腰腿手足不仁，腰膝疼痛，屈伸不利，膝部肿痛，下肢浮肿，下肢骨冷痛等。

其他病症：脏气不足，劳瘵，脚气，癃闭等。

现代常用于治疗：阑尾炎，胃肠炎，痢疾，疝气，食欲不振，消化不良，半身不遂，下肢麻痹或痉挛，膝关节炎，脑缺血，脚气等。

[成方举例] 小便难、黄：上廉、下廉（《千金》）。

[现代研究] 针刺上巨虚，可使胃蠕动增强。针刺上巨虚、足三里，均可促进肠蠕动，对大肠蠕动比较亢进或紧张度较高者，针刺则使之减弱。

针刺上巨虚影响巨噬细胞吞噬能力，电针家兔"上巨虚""天枢"三次，针后用墨汁定量比色法测定，发现肝巨噬细胞的吞噬能力于针后逐步增强，一周左右达到高峰，然后开始下降，二周左右下降至对照水平以下，出现抑制相。对非特异性免疫，电针家兔"上巨虚""天枢"，其血浆杀菌活力增强。对急性菌痢患者，针刺上巨虚穴，针刺二次后，30 分钟至 3 小时血浆较针前的血浆，对痢疾杆菌的杀灭能力明显增强。对特异性免疫亦有影响，针刺健康人上巨虚，连续 12 天后，血清 IgG 和 IgA 均有增高，但 IgM 基本无改变。针刺上巨虚、天枢（一日一次，连续 3 天）后血清 β、γ 球蛋白于停针后第一天即见有增高趋势；针后第六天，γ 球蛋白的增加显著。对特异性抗体（间接血凝法）滴度，急性菌痢患者，针前较正常人低，针刺第三天稍有增加，5～7 天由第三天平均值 $1:93 \pm 1.98$ 上升至 $1:349 \pm 3.15$，7～12 天继续上升 $1:425 \pm 2.7$。血清溶菌酶含量，急性菌痢患者针前含量高于正常人，针后第三天明显上升，病情好转，大便培养阴性，溶菌酶含量则下降，如大便未转阴者，则有持续升高趋势。针刺上巨虚、天枢，对急性菌痢患者的血清总补体含量，针刺第三天较针前有明显增高（$P<0.01$），直至针刺第十二天，仍有继续增高的趋势。

三十八、条口 Tiáokǒu – S38

[出处]《甲乙》："胫痛，足缓失履，湿痹，足下热不能久立，条口主之。"

[穴名释义] 条，指长条之形。穴在上、下巨虚之间，胫、腓骨间隙中，穴处肌肉凹陷有如条口形状，因名条口。

《会元针灸学》："条口者，腑肉与筋骨分间，两筋间中有筋，白如板一条，上通十胃口，下达足跗，故名条口。"

《经穴选解》："条口，大肠合于上巨虚，小肠合于下巨虚，此穴在大小肠之交，故曰口。又本穴位处胫骨前肌，皆长条之形，故名条口。"

[位置] 在犊鼻下 8 寸，犊鼻与下巨虚的连线上。

《甲乙》："在下廉上一寸。"《千金》《千金翼》《外台》《铜人》《发挥》《大成》同。

《圣惠》："在上廉下一寸。"

《大全》："膝下五寸许。"

《入门》："三里下五寸。"《图翼》同。

《金鉴》："从上巨虚下行二寸。"《新针灸学》同。

《中国针灸学》："在下腿前外侧中央之处，当胫腓两骨之间。""同上（上巨虚）直下二寸取之。"

按： 上述诸说多词异义同，言三里下五寸；上巨虚下二寸；下廉上一寸，实指一处。但《外台》所言"下廉上一寸"，词语虽同，实则有异。盖本书将下廉（下巨虚）定在上巨虚下二寸，较诸说上移一寸，故条口也相应上移，当为三里下四寸。《圣惠》言"在上廉下一寸"，推之也当为三里下四寸。《大全》云"膝下五寸"，则当三里下二寸。有异众说，疑误，从《甲乙》《大全》之说，定位于足三里下五寸，即犊鼻下八寸处。现为使本经膝下穴位测量标准一致，今统以犊鼻为测量起点。

[取法] 正坐屈膝，足三里直下，于外膝眼与外踝尖连线之中点同高处取穴。

[刺灸法] 直刺 0.5~0.9 寸；可灸。

[层次解剖] 皮肤→皮下筋膜→小腿深筋膜→胫骨前肌→趾长伸肌→姆长伸肌。皮肤由腓肠外侧皮神经和隐神经双重分布。（参看足三里、上巨虚穴）

[功用] 舒筋活络，理气和中。

[主治] 运动系统病症：肩臂痛，股膝肿，小腿肿，冷痛麻痹，转筋，足痿，足冷，足底发热疼痛等。

消化系统病症：脘腹痛，下痢等。

其他病症：脚气，肠癌痛，咽喉痛等。

现代常用于治疗：肩周炎，膝关节炎，下肢瘫痪，胃痛，肠炎，扁桃腺炎等。

[成方举例] 足软：条口、三里、承山、承筋（《千金》）。

肩关节周围炎：条口透承山（《辑要》）。

[现代研究] 有报道，针刺条口对室性早搏有效。

三十九、下巨虚 Xiàjùxū－S39

[出处]《千金》："下廉，一名下巨虚。"《灵枢·本输》原称"巨虚下廉"。

[别名] 巨虚下廉（《灵枢·本输》）；下廉（《千金》）；足下廉（《圣惠》）；下林（《圣济》）；巨虚（《西方子》）。

[穴名释义] 巨虚，巨大空虚之意。下与上相对而言。穴在上巨虚之下方，胫、腓骨之间大空隙处，故名下巨虚。

《经穴释义汇解》："巨虚，谓胻外方大空虚处。穴在上廉下三寸，因喻处空虚居巨虚上廉之下，故名巨虚下廉，或下巨虚。"

［类属］小肠经之下合穴（《灵枢·邪气脏腑病形》）。

［位置］在犊鼻下9寸，即条口下1寸处。

《灵枢·本输》："下上廉三寸。"《千金》、《千金翼》、《素问》王注、《甲乙》、《铜人》、《发挥》、《大成》、《图翼》、《新针灸学》同。

《外台》："在上廉下二寸。"

《大全》："膝下八寸。"

《金鉴》："从条口下行一寸，两筋骨陷中。"

《中国针灸学》："在大腿前外侧之中央约再下一寸之处，当胫腓两骨之间。""……三里穴直下六寸取之。"

按：本穴位置，各家悉依《灵枢》，定位在"下上廉三寸"，即犊鼻下9寸处。唯《外台》作"在上廉下二寸"，《大全》"膝下八寸"，均疑误。

［取法］正坐屈膝，先取足三里，于其直下二夫（6寸）处取穴。

［刺灸法］直刺0.5~0.9寸；可灸。

［层次解剖］皮肤→皮下筋膜→小腿深筋膜→胫骨前肌（腱）→踇长伸肌→小腿骨间膜。皮肤由腓肠外侧皮神经和隐神经双重分布。针由皮肤、皮下筋膜穿小腿深筋膜，在趾长伸肌的内侧进入胫骨前肌（腱）及其深面的踇长伸肌。两肌之间有胫骨前动、静脉及伴行的腓深神经。（参看上巨虚穴）

［功用］调肠胃，通经络。

［主治］消化系统病症：泄泻，大便脓血，痢疾，胃中热，胃脘痛，不思食，肉脱等。

运动系统病症：偏风，下肢痿痹，足不履地，足跟或足趾间疼痛，下肢浮肿等。

五官科病症：唇干，涎出，喉痹等。

神经系统病症：癫痫，暴惊，狂言等。

其他病症：小腹痛，腰脊痛引睾丸，胸胁痛，乳痈等。

现代常用于治疗：急慢性肠炎，急慢性肝炎，胰腺炎，下肢瘫痪或麻痹痉挛，脑缺血，肋间神经痛，下腹部痉挛，扁桃腺炎，脚气等。

［成方举例］狂：下廉、丘墟（《千金》）。

泄利脓血：下廉、幽门、太白；胃热不嗜食：下廉、悬钟；头风：下廉、五处、神庭（《资生》）。

［现代研究］针刺胃炎、溃疡病、胃癌患者的下巨虚穴，可见胃电波幅增加，亦使胃癌不规则的波形变得规则。在X线下观察，针刺下巨虚，可使胃的蠕动增强。

四十、丰隆 Fēnglóng－S40

［出处］《灵枢·经脉》："足阳明之别，名曰丰隆。"

［穴名释义］丰，丰满也；隆，指隆起。穴在趾伸长肌外侧和腓骨短肌之间，该处

肌肉丰满而隆起，故名丰隆。

《采艾编》："丰隆，外廉上至此而肉渐丰厚。"

《会元针灸学》："丰隆者，阳血聚之而隆起，化阴络，交太阴，有丰满之象，故名丰隆。"

[类属] 本经络穴（《灵枢·经脉》）。

[位置] 在条口穴后方1寸处。

《灵枢·经脉》："去踝八寸。"

《甲乙》："在外踝上八寸，下廉胻外廉陷者中。"《千金》《千金翼》《外台》《铜人》《发挥》《大全》《大成》《图翼》《金鉴》同。

《玉龙经》："在足腕解溪上八寸。"

《考穴编》广注："又法于膝骨尽处，量至脚腕中，折断当中是，合胻骨外廉陷中。"

《集成》："在下廉下微后斜对绝骨之中。"

《新针灸学》："外踝之上八寸，上廉穴之后。"

《中国针灸学》："在下腿前外侧，约中央之处，再向后方一横指之部。""……从外踝上五寸取之，适当下廉之外侧。"

按：本穴位置多本《灵枢》，定于外踝上八寸，即条口后一横指处。言解溪上八寸；膝与脚腕（踝）正中，词异义同。然也有异义者，《集成》言："在下廉下微后。"下廉位于外踝上七寸，言"廉下"，显然有误，恐"下"为"上"之讹。《中国针灸学》定位时明言"在下腿前外侧约中央之处，再向后方一横指之部"，与诸说义同，然取法却言"从外踝上五寸取之，适当下廉之外侧"。考该书下肢骨度与众有别，是书言，三里至解溪为一尺一寸。若膝至三里以三寸计，则小腿总长为一尺四寸，其中央当作七寸，此言"五寸"，一误也。该书对下廉的定位是"在下腿前外侧之中央约再下一寸之处"，本穴位于下腿中央，则不可能与下廉平，此二误也。故是书取法似有误。《新针灸学》言外踝上八寸，复又言上廉穴之后，亦误。

[取法] 正坐屈膝，于外膝眼（犊鼻）与外踝尖连线之中点同高，距离胫骨前嵴约二横指处取穴。

[刺灸法] 直刺0.5~1.2寸；可灸。

[层次解剖] 皮肤→皮下筋膜→小腿深筋膜→趾长伸肌→腓骨长肌→腓骨短肌。皮肤由腓肠外侧皮神经分布。针由皮肤、皮下筋膜穿小腿深筋膜，进入趾长伸肌外侧缘及其下面相重叠的腓骨长、短肌。前肌由伴行于胫前动、静脉的腓深神经支配，后二肌由腓浅神经支配。腓浅神经在腓骨颈处，由腓总神经分出，下降在腓骨长肌之深面，在小腿中部，位于该肌和趾长伸肌之间，于小腿中、下1/3交界处浅出，分布于小腿下部外侧的皮肤。

[功用] 健脾化痰，和胃降逆，通便。

［主治］消化系统病症：腹中切痛，泄泻，便秘，痢疾等。

呼吸系统病症：咳嗽，哮喘，痰多，喉痹，卒暗等。

神经系统病症：癫狂、痫证，善笑，烦心，中风，失眠等。

心血管系统病症：头痛，头晕，心痛，胸胁痛等。

运动系统病症：下肢痿痹，肿痛，胫枯，足不收等。

泌尿系统病症：癃闭，四肢肿，身重，面浮肿等。

妇科病症：经闭，血崩。

其他病症：脚气。

现代常用于治疗：精神病，癔病，高血压，脑溢血，半身不遂，腿膝酸痛，支气管炎，慢性支气管炎，胸膜炎，肝炎，阑尾炎，失眠，头痛，便秘，尿潴留等。

［成方举例］胸痛如刺：丰隆、丘墟（《千金》）。

风逆四肢肿：丰隆、复溜；四肢不收：丰隆、脾俞；面肿：丰隆、承浆、阳交（《资生》）。

［现代研究］针刺丰隆等穴，可引起小腿血管容积的变化，出现血管收缩。针刺丰隆、曲池穴对原发性高血压有明显疗效，有报道经针刺丰隆、曲池四周后收缩压平均下降 34.2mmHg，舒张压平均下降 19.4mmHg，平均动脉压下降 23.6mmHg。针刺八周停针观察 3~6 个月，血压下降到正常范围没有明显反复者 80%，尤其对二期高血压病患者的疗效更为显著。通过血流动力学观察，初步表明，针刺组对高血压病患者的治疗作用是通过末梢血管扩张而解除外周血管的痉挛，降低了外周血管的阻力，从而减轻了心脏的负荷，改善了左室功能，在血压下降后还增加了心排血量和全身血液灌注量，从客观上反应了针刺的疗效。

［附注］《名医类案》："一男子，年近五十，久痰嗽，忽一日感风寒，食酒肉，随厥气走喉，病暴喑。与灸足阳明别丰隆二穴各三壮，足少阴照海穴各一壮，其声立出。"

四十一、解溪 Jiěxī – S41

［出处］《灵枢·本输》："行于解溪。"

［别名］解谷（《甲乙》）；草鞋带（《玉龙经》）。

［穴名释义］穴在足腕部，当系解鞋带之处。穴处两筋（趾长伸肌腱与踇长伸肌腱）之间凹陷如溪谷之状，故名解溪。

《医经理解》："解溪，在冲阳后一寸五分，足腕上系鞋带处骨解陷中也。"

《会元针灸学》："解溪者，是足腕陷上系带之处，解之而开，故名解溪。"

［类属］五输穴之一，本经经穴（《灵枢·本输》）；五行属火（《难经·六十四难》）。

［位置］在足背与小腿交界处的横纹中，踇长伸肌腱与趾长伸肌腱之间。（图 7 –

30）

《灵枢·本输》："上冲阳一寸半陷者中。"《甲乙》《千金》《千金翼》《外台》《铜人》《发挥》《大成》《图翼》《新针灸学》同。

《素问·刺疟》篇王注："在冲阳后同身寸之三寸半，腕上陷者中。"

《圣惠》："在系鞋处陷者中（《入门》卷一又云'去内庭上六寸半'）。"

《玉龙经》："在足腕上大筋外宛宛中。"

《大全》："解溪去庭六寸半。"

《金鉴》："从丰隆内循下足腕上，中行陷中。"

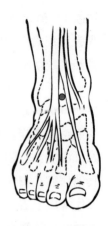

图7-30 解溪

《中国针灸学》："足关节前面之中央，十字韧带部。""从第二趾直上至足关节前面横纹，两筋之间陷凹中取之，即结鞋带之处。"

按：本穴位置，历代多宗《灵枢》，于冲阳上一寸半陷中定取。《入门》等言内庭上六寸半，义同。《素问》王注：一云"冲阳后三寸半"；一云"冲阳后二寸半"，自语相违，均误。《圣惠》言本穴"在系鞋处陷者中"，始以自然标志定取，较前略高一筹，今人结合现代解剖，进一步指出，在踝关节横纹中央，踇长伸肌腱与趾长伸肌腱之间，定位明确，援引作临床取穴标准。

[取法] 仰卧或正坐，从第二趾直上至踝关节前面横纹，于两筋（踇长伸肌腱与趾长伸肌腱）之间取穴。

[刺灸法] 直刺0.4~0.6寸；可灸。

[层次解剖] 皮肤→皮下筋膜→小腿十字韧带→胫腓韧带联合。皮肤由腓浅神经分布，皮下筋膜薄面疏松。小腿深筋膜致密，在踝关节前方形成小腿十字韧带。该韧带由附着于跟骨外侧前部的外侧束，和附着在内踝及足内侧缘的内侧上下支组成。针由皮肤、皮下、筋膜经外侧束分为内侧上、下支之间深进，在踇长伸肌（腱）和趾长伸肌（腱）之间，达胫、腓骨之间的胫腓韧带联合。胫前动、静脉及伴行的腓深神经，由胫骨前肌和踇长伸肌之间下降，经踇长伸肌腱的深面，继续下降至其和趾长伸肌腱之间，改名为足背动脉，该动脉起始部投影在内、外踝之间的连线中点下方。正是穴位所在处，应注意避开。

[功用] 清胃火，化痰浊。

[主治] 头面部病症：头面浮肿，面赤，目痛，目翳，头痛，眩晕，眉棱骨痛等。

消化系统病症：腹胀，便秘，善噫等。

运动系统病症：下肢痿痹，肿痛，沉重等。

神经系统病症：癫疾，瘛疭，惊风，胃热谵语，惊悸怔忡等。

其他病症：疟疾，霍乱转筋，热病汗不出等。

现代常用于治疗：胃炎，头面浮肿，癫痫，精神病，脑缺血，高血压，头痛，肠炎，腓神经麻痹，踝关节周围软组织扭伤，足下垂等。

[成方举例] 四肢病：解溪、条口、丘墟、太白主膝肿髀酸转筋（《千金》）。

积气上下行：解溪、悬枢；腹胀：解溪、血海、商丘（《资生》）。

厥气冲腹：解溪、天突；头风目眩：解溪、丰隆（《大成》）。

[现代研究] 有人观察了针刺对炎症灶增生过程的影响。针刺猫的"足三里""解溪"后第四天发现回肠末端人工溃疡面渗出物被清除，并为大量肉芽组织充填，而对照组肉芽组织刚开始新生。表明针刺有促进肉芽组织，细胞修复再生和瘢痕化过程。实验观察表明，针刺组新生上皮细胞碱性磷酸酶反应提早并增强。伤口的四周黏膜过碘希夫氏反应也远比对照组为强。

四十二、冲阳 Chōngyáng – S42

[出处]《灵枢·本输》："过于冲阳。"

[别名] 会原（《甲乙》）；跗阳（《逢源》）。冲阳，《删繁刺灸诸穴集要》作"卫阳"；会原，《类证活人书》作"会源"。

[穴名释义] 冲，冲动也；阳，指足背处。穴在足背高处，有动脉冲动应手，故名冲阳。

《医经理解》："冲阳，阳之冲，故动脉独大，在足跗上五寸高骨间动脉，去陷谷二寸。"

《经穴释义汇解》："穴在足跗上五寸，骨间动脉上，解溪下二寸。冲（衝），通道也。阳明多气多血，喻穴处为本经阳气之通道，故名冲阳。"

[类属] 胃经之原穴（《灵枢·本输》）。

[位置] 在足背部，距陷谷穴3寸，当足背动脉搏动处。

《灵枢·本输》："足跗上五寸陷者中。"

《甲乙》："在足跗上五寸骨间动脉上，去陷谷三寸。"《千金》、《千金翼》、《外台》、《素问》王注、《铜人》、《发挥》、《大全》同。

《入门》："内庭上五寸骨间动脉。"《新针灸学》同。

《大成》："足跗上五寸，去陷谷二寸，骨间动脉。"《图翼》同。

《金鉴》："从解溪下行足跗上，即脚面也，高骨间动脉。"

《中国针灸学》："在足背第二第三跖骨之间。""从第二第三跖骨之结合处微前，有动脉处陷中。"

按：本穴位置，历代多主张在足跗上五寸，去陷谷三寸，骨间动脉上，与内庭上五寸之说意同。足跗即指足背，起点从趾缝后（内庭）算起。《大成》《图翼》言"足跗上五寸，去陷谷二寸"，有误。陷谷位于内庭上二寸，既言跗上五寸，当距陷谷三寸。前已论及，足部穴位以自然标志定取简便准确。本穴结合现代解剖，位于足背最高处，第二、三跖骨间，足背动脉搏动处。

[取法] 仰卧或正坐，于足背的最高处，距陷谷穴 3 寸，当足背动脉搏动处取穴。

[刺灸法] 避开动脉，直刺 0.2～0.3 寸；可灸。

[层次解剖] 皮肤→皮下筋膜→足背深筋腹→第二楔骨。皮肤由腓浅神经分布。皮下筋膜较疏松，内有足背静脉网，外侧引出小隐静脉，内侧则有大隐静脉的起始。足背深筋膜浅层薄而坚韧。针由皮肤、皮下筋膜穿足背筋膜，避开在蹞长伸肌腱与趾长伸肌腱之间的足背动脉，在蹞短伸肌的上方深进，可达第二楔骨表面的骨膜。以上诸肌均受腓深神经支配。足背动脉投影在内、外踝连线中点至第一跖骨间隙的连线。

[功用] 和胃，化痰，宁神。

[主治] 消化系统病症：胃痛，腹胀，不嗜食等。

神经系统病症：半身不遂，口眼歪斜，足痿无力，脚背红肿，狂疾，登高而歌，弃衣而走，善惊、瘰疬等。

头面诸疾：头重，前额痛，面肿，上牙痛，口中热痛等。

其他病症：疟，身热汗不出，身前痛等。

现代常用于治疗：胃痛，食欲不振，头痛，面瘫，牙痛，齿龈炎，足背痛，疟疾，精神病，癫痫，热病，下肢疼或麻痹，足关节炎等。

[成方举例] 狂：冲阳、丰隆；足痿：冲阳、三里、仆参、飞扬、复溜、完骨（《千金》）。

偏风口㖞：冲阳、地仓；肘中痛：冲阳，曲池（《资生》）。

[现代研究] 有报道针刺冲阳穴，在 X 线下观察可见胃蠕动减慢。针刺冲阳穴，可引起心率减慢，增强心肌收缩力，在心电图上可看到 P 波、R 波、P－R 间期、Q－T 间期的持续延长，但不十分显著。

四十三、陷谷 Xiàngǔ－S43

[出处]《灵枢·本输》："注于陷谷。"

[别名] 陷骨（《普济方》）。

[穴名释义] 穴在第二、三跖骨结合部前方处，穴处凹陷如山谷，故以名之。

《会元针灸学》："陷谷者，陷是下也。谷者，空洞也。足跗上次指本节后，陷下之骨空处，故名陷骨。"

[类属] 五输穴之一，本经输穴（《灵枢·本输》）；五行属木（《难经·六十四难》）。

[位置] 在第二、三跖趾关节后方，二、三跖骨结合部之前的凹陷中。（图 7－31）

《灵枢·本输》："（足大指次指外间）上中指内间上行二寸陷者中。"

《甲乙》："在足大指次指外间本节后陷者中，去内庭二寸。"《千金》、《千金翼》、《外台》、《素问》王注、《铜人》、《发挥》、《大全》、《大成》、《图翼》、《金鉴》、《新针灸学》、《中国针灸学》同。

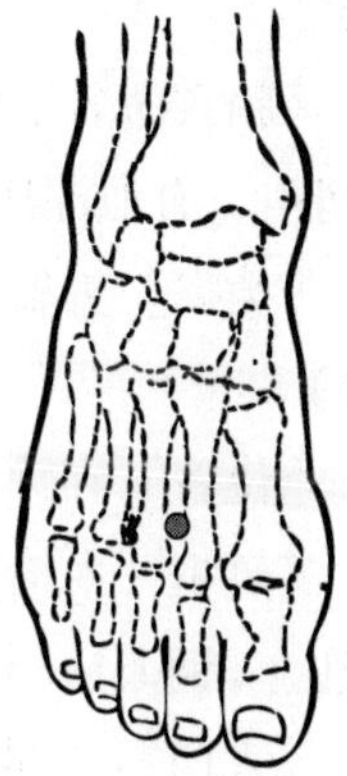

按： 本穴位置，多云"在足大指次指外间本节后陷者中，去
内庭二寸"。

"足大指次指"，指足第二趾。次指外间与《灵枢》所言"中
指内间"意同，即指第二、三趾间。结合现代解剖，于第二、三
跖骨结合部前方凹陷处定取本穴。《金鉴》云"从冲阳下行二寸"，
有误。

［取穴］仰卧或正坐，于二、三跖骨结合部前方凹陷处取穴。

［刺灸法］直刺 0.3~0.5 寸；可灸。

［层次解剖］皮肤→皮下筋膜→足背深筋膜→趾短伸肌→第二

图 7 - 31 陷谷

跖骨间隙。皮薄，由腓浅神经分布。皮下筋膜少而疏松，除皮神
经外，当有足背静脉网。足背深筋膜薄，但很坚韧，其形成的足背韧带的表面有足背
（动脉）网，由跗外侧动脉、弓形动脉的分支和腓动脉的穿支等吻合而成。此网并借跖
背动脉的穿支与足底动脉吻合。针经上述结构以后，在趾长伸肌腱第二、三趾骨的肌
腱之间，穿经趾短伸肌至第二跖骨间隙内的骨间肌。以上诸肌均由腓深神经支配。

［功用］和胃行水，理气止痛。

［主治］消化系统病症：胃脘痛，肠鸣，腹痛，腹胀，腹水，善噫等。

头面病症：面目浮肿，目赤痛，上眼睑无力等。

其他病症：足背肿痛，热病汗不出，疟疾，癫病，盗汗，季胁满痛，咳逆，疝
气等。

现代常用于治疗：上眼睑下垂，颜面浮肿，结膜炎，腹水，水肿，肠鸣，疝气，
癫病，热病，盗汗，足跟痛等。

［成方举例］肠鸣而痛：陷谷、温溜、溪谷、复溜、阳纲（《千金》）。

水肿：陷谷、列缺，主面痈肿；产后善噫：陷谷、期门；腹满：陷谷、悬钟；胸
胁支满：陷谷、石门（《资生》）。

［现代研究］有实验报道：针刺"陷谷""内关""足三里"等穴，可明显抑制刺
激猫的内脏大神经所引起的皮层钩状沟前缘内端及丘脑腹后外侧核或丘脑下部后部的
诱发电位。

四十四、内庭 Nèitíng – S44

［出处］《灵枢·本输》："溜于内庭。"

［别名］《千金》作"内廷"。

［穴名释义］内，入也；庭指门庭。穴当足背第二、三趾间缝纹端。趾缝如门，喻
穴在纳入门庭之处，故名内庭。

《医经理解》："内庭，在足大指次指外间，两歧骨后三分陷中，言此犹内而未及

外也。"

《腧穴命名汇解》："内庭，深处曰内，居处为庭，以其该穴主治四肢厥，喜静卧，恶闻声，有似深居内室，闭门独处不闻人声，因名其穴为内庭。"

[类属] 五输穴之一，本经荥穴（《灵枢·本输》）；五行属水（《难经·六十四难》）。

[位置] 在第二跖趾关节前方，当二、三趾缝间的纹头处。

《灵枢·本输》："（足大指内）次指外间。"《千金》、《千金翼》、《外台》、《素问》王注、《铜人》、《发挥》、《大全》、《大成》、《图翼》同。

《入门》："足次指三指歧骨陷中。"

《金鉴》："从陷谷下至足大趾之次趾，本节歧骨外间陷中。"

《新针灸学》："足二趾与三趾之合缝处陷中。"

《中国针灸学》："在第二趾第一节之后外侧。""……本节之前陷中，当次趾与中趾合缝处之上际取之。"

按：本穴位置，历代多宗《灵枢·本输》，定于足大指"次指外间"。然具体定位不确。《金鉴》指出在"足大趾之次趾，本节歧骨外间陷中"，至《新针灸学》明确在第二、三趾趾缝处之上际。今依此。

[取法] 仰卧或正坐，于第二、三跖趾缝间的缝纹端取穴。

[刺灸法] 直或斜刺0.3~0.5寸；可灸。

[层次解剖] 皮肤→皮下筋膜→足背深筋膜→趾短伸肌→第二跖骨间隙。皮肤由腓浅神经的足背内侧皮神经的外侧支分布。皮下筋膜薄而疏松，内有静脉网等。足背深筋膜，在趾蹼处与足的跖腱膜互相移行。针由皮肤、皮下筋膜穿足背深筋膜，在趾长伸肌（腱）和趾短伸肌腱的第二、三趾腱之间，深进于骨间肌。以上诸肌的神经支配为腓深神经。

[功用] 清胃泻火，理气止痛。

[主治] 消化系统病症：胃痛，腹胀，消化不良，腹痛，泄泻，便秘，痢疾，肠痛等。

头面五官科病症：牙齿痛，龈肿，口㖞，口噤，鼻衄，喉痹，面肿，耳鸣等。

运动系统病症：四肢厥逆，胫痛不可屈伸，足背肿痛等。

其他病症：隐疹，瘾病，肠疝，小便出血，发热，恶寒，疟不能食等。

现代常用于治疗：牙痛，三叉神经痛，扁桃腺炎，胃痛，急慢性肠炎，小肠疝气，脚气，面肿，间歇热，齿龈炎等。

[成方举例] 寒疟不嗜食：内庭、厉兑、公孙（《资生》）。

睛痛：内庭、上星；小腹胀满：内庭、三里、三阴交；赤白痢疾：内庭、天枢、隐白、气海、照海、内关；伤寒汗多：内庭、合谷（泻）、复溜（补）、百劳（《大成》）。

［现代研究］有实验报告，在正常家兔身上针刺"足三里""上巨虚""内庭"均可促进肠蠕动，对大肠蠕动比较亢进或紧张度较高者，针刺则使之减弱。说明针刺"内庭"等穴对肠运动有一定调节作用。

四十五、厉兑 Lìduì - S45

［出处］《灵枢·本输》："胃出于厉兑。"

［穴名释义］厉，（月）在戊曰厉。足阳明属胃为戊土，厉指土。兑，为口。足阳明脉"夹口环唇"，穴主口噤、口僻，故名厉兑。

《经穴释义汇解》："岸危处曰厉；兑，穴也。穴在足大指次趾之端，去爪甲角如韭叶，即第二趾外侧爪甲后方一分许，喻穴居岸危处；又穴与脾脉相通，兑为口，主口疾，故名厉兑。"

《穴名选释》："……厉兑者，指穴属戊经，上通于口而言。一解兑作锐，端锐亦作端兑。本穴位在足趾端，故厉兑者意指穴属戊经之井，位在足趾端兑。"

［类属］五输穴之一，本经井穴（《灵枢·本输》）；五行属金（《难经·六十四难》）。

［位置］在第二趾外侧，距爪甲角0.1寸处。

《灵枢·本输》："足大指内次指之端（《甲乙》又云'去爪甲角如韭叶'）。"《难经》、《千金》、《千金翼》、《外台》、《素问》王注、《铜人》、《发挥》、《大成》、《图翼》、《金鉴》、《新针灸学》同《甲乙》。

《中国针灸学》："在第二趾之外侧爪甲根部。"

按：本穴位置说法一致，即在足大趾次趾之端去爪甲如韭叶处。《灵枢·本输》云"足大指内次指之端"，"内"为衍文，当删。下文明言内庭在"次指外间"，可为佐证。

［取法］仰卧或正坐，于第二趾爪甲外侧缘与基底部各作一线，当二线之交点处是穴。

［刺灸法］向上斜刺0.2～0.3寸；可灸。

［层次解剖］皮肤→皮下筋膜→趾背筋膜→趾长伸肌第二趾肌腱的外侧束。皮肤由腓浅神经的足背内侧皮神经的外侧支分布。皮下筋膜薄而疏松，趾的两侧，趾筋膜的深面，有趾背动静脉及伴行的神经经过，它们各自形成网状结构，其深面为第二趾伸肌腱侧束附着处。以上诸肌腱由腓深神经支配。

［功用］清胃泻火，镇静化痰，活络开窍。

［主治］消化系统病症：心腹胀满，黄疸，消谷善饥等。

头面五官病症：面肿，牙痛，口㖞，唇胗，颈肿，喉痹，衄衄，鼻塞，流涕等。

神经系统病症：癫狂，梦魇，多惊好卧，尸厥口噤等。

运动系统病症：膝髌肿痛，足胫寒冷，循膺、乳、气街股、伏兔、骭外廉、足跗上皆痛等。

其他病症：热病汗不出，水肿，寒疟不嗜食，小便黄等。

现代常用于治疗：脑缺血，神经衰弱，扁桃腺炎，肝炎，齿龈炎，消化不良，癔病，精神病，下肢痛，腹水，水肿，口轮匝肌萎缩，急性鼻炎等。

［成方举例］疟不嗜食、恶寒：厉兑、内庭；喜寐．厉兑、人敦；心腹胀满：厉兑、溪谷；热病汗不出：厉兑、冲阳、解溪（《资生》）。

梦魇不宁：厉兑、隐白（《百症赋》）。

［现代研究］针刺厉兑对肺功能有一定影响，可增加安静通气量和耗氧量、最大通气量，但较足三里为差。也有报道针刺对 SH 酶原也有一定影响，针刺动物"足三里""厉兑"穴，针后各组织的还原型谷胱甘肽含量增加，琥珀酸脱氢酶活性增强，但针非穴则无此变化。

第四节　足太阴脾经经穴（图7－32）

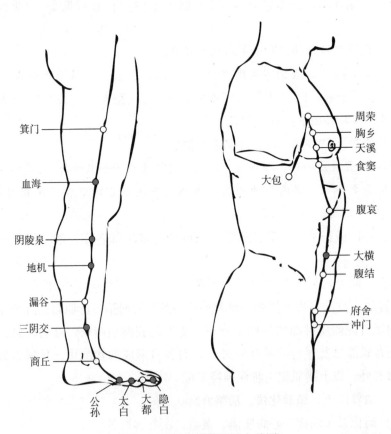

图7－32　足太阴脾经经穴总图

一、隐白 Yǐnbái – SP1

[出处]《灵枢·本输》："脾出于隐白。"

[别名] 鬼垒（《大成》）；鬼眼（《医灯续焰》）。

[穴名释义] 隐，指隐藏；白，为金之色。穴为足太阴之井。足太阴属土，土者金之母，言足太阴脉气所起，手太阴金气所隐，故名隐白。

《会元针灸学》："隐白者，隐是逸藏也。白者无色也。隐白穴属土，有生金荣肺之象，中隐术，有酸甘化阴之功，又在足大指内侧白肉际，故名隐白。"

《穴名选释》："隐白者，隐有潜藏孕育的含义。白为金色，指手太阴肺经而言。本穴为足太阴之井穴，脉气之所出。足太阴属土，土生金，其脉上走胸部，与手太阴肺金之脉相接于中府。隐白者，金隐于上，有脾母孕育肺子之义，穴为脾脉之根，故名。"

[类属] 五输穴之一，本经井穴（《灵枢·本输》）；五行属木（《难经·六十四难》）。

[位置] 在蹞趾内侧，去趾甲角0.1寸处。

《灵枢·本输》："足大指之端内侧也。"《大全》同。

《甲乙》："在足大指端内侧去爪甲角如韭叶。"《千金》、《千金翼》、《外台》、《素问》王注、《铜人》、《发挥》、《大成》、《图翼》、《金鉴》、《新针灸学》、《中国针灸学》同。

按：本穴位置古今一致，定于足大指内侧甲根处。

[取法] 正坐垂足或仰卧，于足大趾爪甲内侧缘线与基底部线之交点处取穴。

[刺灸法] 斜刺0.1寸，或用三棱针点刺出血；可灸。

[层次解剖] 皮肤→皮下筋膜→趾背筋膜→蹞趾纤维鞘→蹞长伸肌腱内侧束。皮肤为蹞趾背侧与其跖侧皮肤移行处，其神经分布为腓浅神经的足背内侧皮神经的内侧支。在趾背筋膜的深面有第一跖骨背动脉内侧支，经蹞长伸肌腱的深面，该动脉至蹞趾的内侧缘。蹞长伸肌腱由腓深神经支配。若斜刺，针行于末节趾骨与蹞趾纤维鞘终止部之间，该处神经，血管分布丰富，均来自足底内侧神经及血管。

[功用] 补脾，摄血，苏厥，通经。

[主治] 消化系统病症：腹胀，暴泄，善呕，食不下，便血，吐血等。

呼吸系统病症：胸满，胸中热，咳嗽，气喘等。

神经系统病症：烦心善悲，慢惊风，昏厥，癫狂，梦魇，尸厥，中风等。

妇科病症：月经过时不止，崩漏，带下等。

心血管系统病症；胸痛，心痛等。

其他病症：衄血，尿血，疝气，足寒不能行等。

现代常用于治疗：功能性子宫出血，子宫痉挛，半身不遂，小风惊风，癔病，腹膜炎，急性肠炎，足冷等。为十三鬼穴之一，统治一切癫狂病，临床上治血崩较好。

[成方举例] 尸厥：隐白、大敦；衄血不止：隐白、委中（《资生经》）。

厥证（暴厥不知人事）：隐白、涌泉、厉兑、手大指内侧去端如韭叶（少商）、中冲、神门（除神门外，入一分，留三呼，厉兑刺破）（《全生指迷方》）。

[现代研究] 针刺隐白穴在 X 线下观察，可见胃蠕动减慢。

二、大都 Dàdū – SP2

[出处]《灵枢·本输》："溜于大都。"

[穴名释义] 都，指都城。古有四县曰都之说，脾主四肢，故"都"含脾土之意。穴在足大趾内侧，第一跖趾关节前下方赤白肉际处，该处皮肉丰厚，骨关节隆起，故名大都。

《腧穴学》："原意为大的都城，该处皮肉丰盛，故名。"

《子午流注说难》："大都乃脾所溜之荥穴。古者，邑有先庙曰都，周礼地官，四县曰都。脾为土藏，乃四象之母，荥为火穴，又土之母，合乎先庙之义。经脉十二之次序，脾居四位，又合乎四县曰都义，其穴在足大指本节高起之后，赤白肉皆丰满，故名大都。"

[类属] 五输穴之一，本经荥穴（《灵枢·本输》）；五行属火（《难经·六十四难》）。

[位置] 在蹞趾内侧，第一跖趾关节前下方，赤白肉际处。

《灵枢·本输》：足大指"本节之后下陷者之中也。"《素问》《甲乙》《千金》《外台》《铜人》《发挥》《大全》同。

《千金翼》："在足大拇指本节内侧白肉际。"

《聚英》："足大指本节后内侧陷中，骨缝赤白肉际。"《大成》《图翼》《金鉴》同。

《新针灸学》："大趾第二节后，本节前内侧骨缝中。"

《中国针灸学》："在蹞趾第一节之后内侧。"

按：本穴位置，古今两说，一作（足大指）"本节后"；一作"本节前"。古多从后，今多从后。关于"本节前"说，始《医学纲目》。如若定在本节之后，则与太白穴位置相重。考太白作"足内侧核骨下陷中"。"核骨"指第一跖趾关节，即"本节"，以其形如梅核而名。"核骨下"即指本节后。故本穴当定在本节之前。《千金翼》等增言"白肉际"三字，与经脉循行吻合，今从。

[取法] 正坐垂足或仰卧，于足大指内侧缘，当第一跖趾关节前缘凹陷赤白肉际处取穴。

[刺灸法] 直刺 0.3～0.5 寸；可灸。

[层次解剖] 皮肤→皮下筋膜→趾跖侧筋膜→趾纤维鞘→蹞长屈肌腱。皮肤为蹞趾

背侧和跖侧移行处，由腓浅神经足背内侧皮神经的内侧支分布。针由皮肤、皮下筋膜经趾跖侧筋膜形成的趾纤维鞘的环部，进入该鞘内，并可刺及鞘内的，由胫神经支配的踇长屈肌腱，或从肌腱的上或下方经过。第一跖骨背动脉由足背动脉发出，在第一、二跖骨小头处分为二支，其中一支分布到踇趾背面的内侧缘。

［功用］健脾和中，泄热止痛。

［主治］消化系统病症：腹胀，腹中切痛，胃疼，食不化，呕逆，泄泻，便秘，便脓血等。

心血管系统病症：厥心痛，不得卧，胸满，心烦等。

其他病症：伤寒，手足厥冷，小儿惊厥，目眩，热病汗不出，身重，骨疼，体重肢肿，趾关节红肿等。

现代常用于治疗：全身倦怠，胃痉挛，腹直肌痉挛，腹胀，急慢性肠炎，中风，小儿惊风，四肢肿等。

［成方举例］厥心痛：大都、太白（《灵枢》）。

下利：灸足大都五壮，商丘、阴陵泉三壮《脉经》）。

胃心痛：大都、隐白（《甲乙》）。

暴泄心痛，腹胀心痛：大都、太白（《千金》）

热病汗不出：大都、经渠（《百症赋》）。

［现代研究］在 X 线钡餐观察下，针刺大都可使胃蠕动减慢。有实验表明。针刺大都穴比注射促肾上腺皮质激素 25 单位所产生的使嗜酸性粒细胞增多的效应强。因而，有人认为大都穴是嗜酸性粒细胞的敏感穴。

三、太白 Taìbái – SP3

［出处］《灵枢·本输》："注于太白。"

［穴名释义］太，大也，始也。穴属脾经土穴，土生金，金色白，穴为金气所始。又太白为星座名，即金星，亦含土能生金之意，故以名之。

《会元针灸学》："太白者，脾之和也。阴土遇阳而相合，以化土属肺应象天之太白星。此穴有全土生金之功，故名太白。"

《子午流注说难》："太白乃阴俞土穴，土能生金，西方金，其色白，足内侧肉色较足跗足底特白，望其色而名之，故称太白。"

［类属］①五输穴之一，本经输穴（《灵枢·本输》）；五行属土《难经·六十四难》）。②脾之原穴（《灵枢·九针十二原》）。

［位属］在踇趾内侧，第一跖趾关节后缘，赤白肉际处。（图 7–33）

《灵枢·本输》：足内侧"腕骨之下也。"

《素问》："在足内侧核骨下陷中。"《难经》丁注、《甲乙》、《千金》、《外台》、《铜人》、《发挥》、《大全》同。

《神应经》："在足大指内侧，大都后一寸，下一寸。"

《聚英》："足大指内侧，内踝前核骨下陷中。"《大成》同。

《考穴编》广注："当是足大指本节骨后内侧贴骨陷中亦白肉际。"

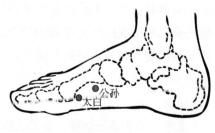

图 7-33 太白

《图翼》："足大指后内侧核骨下，赤白肉际陷中。"《金鉴》同。

《集成》："（足）大指后孤拐正中赤白肉际陷中。"

《新针灸学》："足大指本节后内侧梅核样小骨下陷中。"

《中国针灸学》："在第一跖骨内侧之下缘。"

按： 本穴位置，古今多云"核骨下陷中"。《灵枢·本输》"核骨"作"腕"，有误。《灵枢·经脉》："脾足太阴之脉……过核骨后"，可作旁证。"核骨下陷"，《考穴编》广注："当是足大指本节后内侧贴骨陷中赤白肉际"。参照本经循行，其说较妥。有云"孤拐正中赤白肉际陷中"者，误。"孤拐"乃踝骨俗名，非指核骨。至于言"大都后一寸，下一寸"等说，亦与原义不合。

[取法] 正坐或垂足，于足大趾内侧缘，当第一跖趾关节后缘凹陷处取穴。

[刺灸法] 直刺 0.3~0.5 寸；可灸。

[层次解剖] 皮肤→皮下筋膜→趾跖侧筋膜→趾纤维鞘→姆展肌腱→姆短屈肌。皮肤由腓浅神经的足背内侧皮神经的内侧支分布。针由皮肤，皮下筋膜进入趾跖侧筋膜及其形成的趾纤维鞘的十字部，再深进姆展肌（腱）和姆短屈肌（腱），该二肌为足底内侧神经支配。

[功用] 健脾和胃，活络止痛。

[主治] 消化系统病症：胃痛，腹胀，腹痛，肠鸣，呕吐，泄泻，痢疾，便秘，饥不欲食，善噫，食不化等。

肛肠科病症：痔漏。

心血管系统病症：心痛脉缓，胸胁胀痛等。

运动系统病症；腰疼，股、膝胻酸，体重节痛，痿证等。

其他病症：脚气，身热烦满等。

现代常用于治疗：胃痉挛，呕吐，消化不良，腹胀，便秘，疝气，肠出血，肠炎，痢疾，腰疼，下肢麻痹或疼痛等。

[成方举例] 肠鸣：太白、公孙（《千金》）。

腹痛：太白、温溜、三里、陷谷；身热：太白、阳纲（《资生》）。

肠澼痛：太白、陷谷、大肠俞（《大成》）。

[现代研究] 临床观察针刺太白对血糖有调节作用。可因手法不同而有不同效应，

如以烧山火手法则可见血糖上升，透天凉则可见血糖下降。针刺太白穴可使奥狄氏括约肌舒张，使胆管压力下降。

四、公孙 Gōngsūn – SP4

[出处]《灵枢·经脉》："足太阴之别，名曰公孙。"

[穴名释义] 公孙，黄帝轩辕氏之姓也。黄帝为五帝之一，位居中央，以土母之德王天下。本穴别于太阴脾土，络于阳明燥金，土以生金象征母德，故名公孙。

《医经理解》："公孙，在大指本节后内侧一寸，足太阴络别走阳明者，又合冲脉、会阴维，凡同支之脉，自孙而分之，自祖而分之，分于斯合于斯，故谓其穴为公孙也。"

《概述腧穴的命名》："以五帝为依据，则有公孙。"

[类属] ①本经络穴（《灵枢·经脉》）。②八脉交经（会）穴之一（《针经指南》），交冲脉（《玉龙经》）。③《千金》作本经原穴。

[位置] 在第一跖骨基底前下缘，赤白肉际处。

《灵枢·经脉》："去（足大指）本节之后一寸。"《甲乙》《千金》《千金翼》《外台》《铜人》《发挥》《大全》《大成》《图翼》《金鉴》《新针灸学》同。

《玉龙经》："在大指本节后去太白一寸。"

《集成》："在足大指后孤拐后旁脚边陷中。"

《中国针灸学》："在第一跖骨与第二楔状骨之关节部内侧。"

按：本穴位置，各书记载基本一致。多云在足大趾"本节后一寸"。《玉龙经》云"去太白一寸"，"一寸"当以《灵枢·骨度》"足长一尺二寸"折算。关键在于"本节后"，是从本节中央计量，还是除本节计量。若从本节中央计量，则"后一寸"的位置与太白穴接近，显然不可；放当除本节计量为是，即从太白穴后一寸定取。今教材结合解剖学知识，定位于第一跖骨基底前下缘赤白肉际处，取用方便，不失原意，可遵之。《中国针灸学》云：位于"第一跖骨与第二楔状骨之关节部内侧"，偏离本经循行线，欠妥。《集成》所言"孤拐"，实指核骨，说见太白。

[取法] 正坐垂足或仰卧，于足大指内侧后方，正当第一跖骨基底内侧的前下方，距太白穴 1 寸处取穴。

[刺灸法] 直刺 0.5～0.8 寸；可灸。

[层次解剖] 皮肤→皮下筋膜→趾背侧筋膜→踇展肌（腱）→踇短屈肌。皮肤由腓浅神经的分支，足背内侧皮神经的内侧支和隐神经双重分布。皮下筋膜内有血管网及少量的脂肪。趾跖侧筋膜在足底部形成跖腱膜，前方止于踇趾关节囊和屈肌腱鞘。针经上述结构，进入踇展肌和踇短屈肌，该二肌由足底内侧神经支配。

[功用] 健脾胃，调冲任。

[主治] 消化系统病症：胃疼，呕吐，泄泻，饮食不化，肠鸣腹胀如鼓，腹中切

痛，痢疾，便血，多饮等。

妇科病症：月经不调，崩漏，带下，痛经等。

神经系统病症：发狂，妄言，烦心，失眠，癫痫等。

其他病症：头面浮肿，水肿，嗜卧，黄疸，脚气，疟疾，足心发热或痛难履地等。

现代常用于治疗：急性胃疼，绕脐痛，急慢性肠炎，呕吐，心肌炎，胸腹炎，子宫内外膜炎，月经不调，胃癌，下腹痉挛，肠出血，头面浮肿，癫痫，腹水，足踝痛等。

［成方举例］久疟不食：公孙、内庭、厉兑；脚弱无力：公孙、三里、绝骨、申脉（《大成》）。

腹痛：公孙、内关（《杂病穴法歌》）。

［现代研究］针刺公孙穴对胃酸的分泌有抑制作用。但有实验表明针刺公孙，可使小肠液的分泌明显增加，小肠对葡萄糖的吸收率也明显升高，如刺其他穴位无此反应，说明公孙穴对小肠分泌和吸收功能具有一定特异性。对小肠蠕动也是有一定影响，针刺公孙穴多数情况下，使小肠蠕动增强，或对小肠运动有调节作用。

有报道，以刺激动物内脏大神经所引起的皮质及皮质下诱发电位为痛反应的指标，电针"公孙"，对皮质诱发电位有抑制效应。

五、商丘 Shāngqiū – SP5

［出处］《灵枢·本输》："行于商丘。"

［别名］商坵（《入门》）："坵"乃"丘"之异体字，不作别名。

［穴名释义］商，五音之一，金声；丘，土山也。穴为足太阴之经穴，五行属金，位于突起之内踝前下，故名商丘。

《会元针灸学》："商丘者，商者肺音也，丘者土丘。也土丘有宝土聚而生金之象，肺曜于此，故名商丘。"

《孔穴命名的浅说》："丘，阜也，土山也。商丘，内踝形似丘，商为五音之一，属金，据《灵枢》云，商丘为脾经之经金。"

［类属］五输穴之一，本经经穴（《灵枢·本输》）；五行属金（《难经·六十四难》）。

［位置］在内踝前下方凹陷处，约当舟骨结节与内踝高点连线之中点。（图7-34）

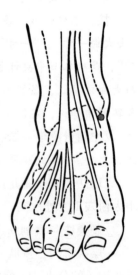

图7-34 商丘

《灵枢·本输》："（足）内踝之下陷者之中也。"

《甲乙》："在足内踝下微前陷者中。"《千金》、《千金翼》、《外台》、《素问》王注、《铜人》、《发挥》、《大全》、《金鉴》、《新针灸学》同。

《大成》："足内踝骨下微前陷者中，前有中封，后有照海，其穴居中。"《图翼》同。

《中国针灸学》："在内踝之前下部，前胫骨肌腱之内侧。"

按：本穴位置，古今较为一致，多云在足内踝前下方凹陷中。至于"前有中封，后有照海"，及"前胫骨肌腱之内侧"等，仅补充了前说，使定位更趋准确。

[取法] 正坐垂足或仰卧，于内踝前缘直线与内踝下缘横线之交点处取穴。

[刺灸法] 直刺 0.3~0.5 寸；可灸。

[层次解剖] 皮肤→皮下筋膜→足背筋膜→屈肌支持带。皮肤由股神经的皮支，隐神经分布。皮下筋膜较疏松，除皮神经外，还有足背静脉网及大隐静脉属支的起始部。足背筋膜深面有内踝（动脉）网。该网位于内踝的表面，由内踝前后动脉、跗内侧动脉、跟内侧支及足底内侧动脉的分支组成。针由皮肤、皮下筋膜穿足背筋膜后，在胫骨前肌（腱）的内后方，小腿十字韧带的内侧上、下支之间深进到距骨内侧面骨膜。

[功用] 健脾，利湿。

[主治] 消化系统病症：脾虚，腹胀，肠鸣，泄泻，便秘，食不化，黄疸，胃疼等。

神经系统病症：癫狂，善笑，小儿痫瘈，梦魇，心悲不乐，善太息，小儿慢惊风等。

运动系统病症：阴股内廉痛，内踝红肿疼痛，两足无力等。

肛肠科病症：痔疾。

呼吸系统病症：咳嗽。

妇科病症：不孕症。

其他病症：乳痈，疝气，舌本强痛，怠惰嗜卧等。

现代常用于治疗：胃炎，肠炎，消化不良，脚气水肿，便秘，痔疮，黄疸，小儿惊风，百日咳，腓肠肌痉挛，踝关节及周围软组织疾病等。

[成方举例] 痔：商丘、复溜；呕吐：商丘、幽门、通谷（《千金》）。

善悲太息：商丘、日月（《资生》）。

脾虚便秘：商丘、三阴交（三十壮）；绝子：商丘、中极（《大成》）。

脚痛：商丘、解溪、丘墟（《玉龙赋》）。

六、三阴交 Sānyīnjiāo – SP6

[出处]《甲乙》："湿痹不能行，三阴交主之。"

[别名]《千金》所载之"承命""太阴"与本穴同位，近人因作别名。"太阴"，《经穴汇解》作"大阴"。《文堂验方集》称"左里臁螺丝骨上排起四指"之处为"三阳交"，阳系阴之误。《中国针灸学》一名"下三里"。

[穴名释义] 穴为足三阴经交会之处，故名三阴交。

《问对》："足之三阴，从足走腹。太阴脾经循内踝上直行，厥阴循内踝前交入太阴之后，少阴肾经循内踝后交出太阴之前，故谓之三阴交。"

《考穴编》："足太阴、少阴、厥阴三经之交会，故曰三阴交。"

[类属] 交会穴之一，足太阴、厥阴、少阴之会（《甲乙》）。

[位置] 在内踝高点直上3寸，胫骨内侧面后缘处。（图7-35）

《甲乙》："在（足）内踝上三寸。"《千金翼》《外台》《铜人》《发挥》《大全》《大成》《图翼》《新针灸学》《中国针灸学》同。

《千金》："在足内踝上八寸。"又"足内踝上三寸宛宛中。"又"或一寸五分。"

《入门》："内踝上三寸骨后筋前。"

《金鉴》："内踝踝尖上三寸夹骨陷中。"

按： 本穴位置，古今多云在内踝上三寸。但细究原文，定位并不尽同。如有从踝尖计始者，有除踝计之者；有言骨后筋前者，有言夹骨陷中者。虽仅数字之差，但位置却随之变异。考《灵枢·骨度》"内辅下廉下至内踝长一尺三寸"，其中内踝止点，古今多指内踝之尖。因此，本穴位置当从踝尖计始，似无疑虑。所谓三寸和三寸五分之说，是因为定位从"踝尖"或"除踝"的关系，从踝尖则为三寸，除踝尖则为三寸五分。至于《千金》的八寸之说，该书两处出见，当非

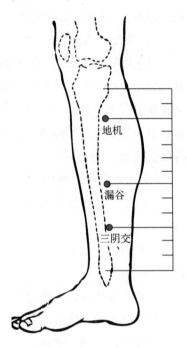

图7-35 三阴交

偶误。《灵枢·经脉》载足厥阴"上踝八寸，交出太阴之后"，可见八寸之处，乃二阴交叉之处而非三阴之所交会。或曰治"卵偏大上入腹，灸三阴交在内踝上八寸"，治他疾则以三寸计量，此亦当一说。

[取法] 正坐或仰卧，于胫骨内侧面后缘，内踝尖直上四横指（一夫）处取穴。

[刺灸法] 直刺0.5~1寸；可灸。

[层次解剖] 皮肤→皮下筋膜→小腿深筋膜→趾长屈肌（腱）→跗长屈肌（腱）。皮肤由隐神经分布。皮下筋膜薄弱，内有隐神经和起于足背静脉网内侧的大隐静脉，神经和静脉并行。针由皮肤、皮下筋膜穿小腿深筋膜以后，在小腿三头肌（腱）的前方，进入趾长屈肌（腱）和跗长屈肌（腱）。在趾长屈肌（腱）后方，有胫后动、静脉和胫神经经过。以上诸肌（腱）由胫神经支配。

[功用] 健脾胃，益肝肾，调经带。

[主治] 消化系统病症：脾胃虚弱，呕吐，呃逆，心腹胀满，胃脘疼痛，饮食不化，不思饮食，肠鸣，腹疼，飧泄，痢疾，霍乱，黄疸，水肿，疝癥，体惰身重等。

泌尿系统病症：癃闭，遗尿，五淋，白浊等。

生殖系统病症：遗精，阳痿，早泄，阴茎痛，七疝等。

妇产科病症：月经不调，痛经，经闭，赤白带下，阴挺，崩漏，横生逆产，血晕，胞衣不下，产后恶露不下或不止，不孕，癥瘕等。

神经系统病症：癫、狂、痫、不寐，心悲，痴呆，小儿客忤等。

其他病症：疮疡痈疽，隐疹湿痒，少腹疼痛，阴器痛，手足厥冷，咳嗽，虚劳寒损，鼻衄，喉痹，项强，舌本痛，髀、胫湿痹，膝、股、跗、踝内侧疼痛，肿胀，麻木，脚气等。

现代常用于治疗：急慢性肠炎，细菌性痢疾，肝脾肿大，腹水浮肿，肝炎，胆囊炎，肾炎，尿路感染，尿潴留，尿失禁，乳糜尿，糖尿病，月经失调，功能性子宫出血，痛经，带下，更年期综合症，阴道炎，盆腔炎，前阴瘙痒，胎位异常，子宫下垂，难产，癫痫，精神分裂症，神经衰弱，高血压，荨麻疹，神经性皮炎，血栓闭塞性脉管炎，膝、踝关节及其周围软组织炎等。

［成方举例］难产：三阴交（《千金翼》）。

水胀：三阴交、石门；打胎：泻三阴交，补合谷（《资生》）。

足踝以上痛；灸三阴交、绝骨、昆仑（《大成》）。

滞产：三阴交、合谷、太冲、昆仑、至阴；胎盘滞留：三阴交、中极、照海（《新针灸学》）。

蛊胀：三阴交、水分、足三里（《玉龙赋》）。

白浊遗精：三阴交、气海（《百症赋》）。

［现代研究］临床观察针刺足三里、三阴交对胃下垂病人有较好的疗效。在服钡餐 X 线下观察，经针刺治疗前后对比，胃角和胃下极在髂嵴连线下的距离、胃张力和潴留液等指标，均有明显改善（$P < 0.05$）。胃的形态，胃体与胃窦纵轴线夹角和胃蠕动也有不同程度的好转。针刺三阴交治疗小儿消化不良，原来偏低的胃总酸度、游离酸度、胃蛋白酶等很快恢复正常，说明对胃分泌机能有调整作用。

三阴交对下焦疾病效应更为明显，如尿频、遗尿症。针刺关元、三阴交等穴，对240 例遗尿症的治疗，有效率达 97.5%。实验证明对膀胱张力有调节作用，如松弛者可紧张，紧张者可松弛。动物实验证明，针刺"三阴交"可引起狗的输尿管蠕动加强。

针刺三阴交对生殖机能、子宫、月经都有影响。有人报道三阴交对妇女避孕有特效作用，再配肩外俞等穴，避孕率可达 66.6%。也有报道针刺三阴交等穴可使孕妇子宫收缩。对性腺功能也有影响，促进卵巢功能，有报告对无排卵子宫出血者于经后 18 天，取三阴交、中极、关元，连续治疗几个月后，可使病人排卵过程与月经周期恢复正常。针刺三阴交也可使继发性闭经病人出现激素撤退性出血现象。对男性生殖功能也有影响，如针刺三阴交、关元、肾俞，对阳痿治疗有显著疗效，对精子缺乏症也有一定疗效。

针刺三阴交对心脏功能也有影响，如阵发性房性心动过速、心房颤动以及室性早搏，针刺三阴交有一定疗效。

针刺三阴交对神经－体液的影响也是很明显的。如针刺三阴交可使末梢血嗜酸性粒细胞增加，其效应与注射 ACTH 效应相等。对非胰岛性糖尿病患者，针刺三阴交可使血糖下降。在测定血糖的同时，用放射免疫法测定血浆胰岛素的含量，结果凡是针刺后血糖比针刺前降低 10% 以上者，血浆胰岛素含量均显著增加；反之，胰岛素功能不全者，血浆胰岛素含量无改变或减少。说明针刺三阴交，似对生理功能正常的胰脏有调节胰岛素分泌的作用。

针刺三阴交对妇科疾病手术的镇痛作用十分明显，对剖腹产手术，针麻成功率可达 95.29% ~96.4%。通过实验表明，针麻效果可能与 cGMP 增加有关，如动物脑室注射 cGMP 可加强镇痛作用，其作用机制可能直接兴奋阿片受体或是兴奋胆碱能系统，而加强针刺镇痛作用。由脑室注射纳洛酮，可对抗 cGMP 的镇痛作用，使针效减弱，说明纳洛酮可阻断 cGMP 加强针刺镇痛作用。又有实验表明，大鼠脑内注射酶抑制剂，作为甲七肽及甲啡肽的保护剂，而针刺足三里、三阴交，从放射免疫方法观察纹状体中甲七肽及甲啡肽含量，结果表明，单用酶抑制剂并不提高痛阈，电针可引起明显痛阈提高，而电针加酶抑制组的镇痛作用明显提高痛阈并延长 15 分钟，在停针 5、10、15 分钟时与电针加盐水组相比（$P \leqslant 0.01$），这种延长可被纳洛酮所部分阻断。说明电针可释放脑内甲七肽，甲七肽又参与针刺镇痛作用。

针刺"三阴交"可使动物淋巴细胞和淋巴量显著增加，T 淋巴细胞针后较针前有显著增加。在非穴位点针刺观察，结果针刺前后变化不明显。从实验中可看到三阴交有一定特异性。

[附注]《三国志·魏书·华佗传》："李将军妻病甚，呼佗视脉，曰：伤妊而胎不去。将军言：闻实伤妊，胎已去矣。佗曰：案脉，胎未去也。将军以为不然。佗舍去，妇稍小差。百余日复动，更呼佗。佗曰：此脉故事有胎。前当生两儿，一儿先出，出血甚多，后儿不及生。母不自觉，旁人亦不寤，不复迎，遂不得生。胎死，血脉不复归，必燥着母脊，故使多脊痛。今当与汤并针一处，此死胎必出。汤针既加，妇痛急如欲生者。佗曰：此死胎久枯，不能自出，宜使人探之。果得一死男，手足完具，色黑，长可尺所。"

《南史·张融传》："宋后废帝出乐苑门，逢一妇人有妊，帝亦善诊之。曰：此腹是女也。问文伯（徐文伯），曰：腹有两子，一男一女，男左边青黑，形小于女。帝性急，便欲使剂。文伯恻然曰："若刀斧恐其变异，请针之，立落。便泻足太阴补手阳明，胎便应针而落，两儿相续出，如其言。"《针灸大成》杨氏注《通玄指要赋》"文伯泻死胎于阴交，应针而陨"句曰："文伯止曰：医请针之，于是泻足三阴交，补手阳明合谷，其胎应针而落。果如文伯之言。故今言妊妇不可针此穴。又曰：昔文伯见一妇人临产症危，视之，乃子死在腹中，刺足三阴交二穴，又泻足太冲二穴，其子随手而下。"此说与《南史》之文不同。

七、漏谷 Lòugǔ – SP7

[出处]《甲乙》："少腹胀急……漏谷主之。"

[别名] 太阴胳（《千金》）。"胳"，《铜人》《圣济》《资生》《聚英》《大成》等均作"络"。

[穴名释义] 漏，渗漏也；谷，指凹陷处。穴主小便不利，湿痹不能行，女人漏下赤白。功能渗湿利尿，穴在胫骨后缘与比目鱼肌之间凹陷中，故名漏谷。

《孔穴命名的浅说》："漏谷，漏者，渗漏也。漏谷穴主湿痹，不能行，可能因水渗漏致湿病而相关。"

《会元针灸学》："漏谷者，漏是缺也，经之细络由此漏出。谷者空也，胻骨内侧下缺处，故名漏谷。又名太阴络者，附骨帮筋交经髓之细络，所出于足太阴，故又名太阴络。"

[位置] 在内踝高点直上 6 寸，胫骨内侧面后缘处。

《甲乙》："在（足）内踝上六寸骨下陷者中。"《千金》《千金翼》《外台》《铜人》《发挥》《大全》《大成》《图翼》同。

《金鉴》："从三阴交上行三寸夹骨陷中。"

《新针灸学》："内踝之上六寸，蠡沟穴后上方一寸陷中。"

《中国针灸学》："在下腿内侧之中央，胫骨后缘与腓肠肌内缘之间。"

按：本穴位置，多云在内踝上六寸。和三阴交一样，当从踝尖计始，于胫骨后缘定取（说见三阴交）。至于《中国针灸学》"在下腿内侧之中央"之说，乃该书骨度与古有异之故，位置基本相同。

[取法] 正坐或仰卧，于三阴交直上 3 寸，当胫骨内侧面后缘处取穴。

[刺灸法] 直刺 0.5～0.8 寸；可灸。

[层次解剖] 皮肤→皮下筋膜→小腿深筋膜→趾长屈肌→胫骨后肌。皮肤由隐神经分布。皮下筋膜内的脂肪组织增多，有隐神经和大隐静脉伴行经过。针由皮肤、皮下筋膜穿小腿深筋膜，在小腿三头肌（腱）前方进入趾长屈肌和胫骨后肌。在趾长屈肌的后方有胫后动、静脉和胫神经并行经过，营养并支配以上诸肌。

[功用] 健脾利湿。

[主治] 消化系统病症：腹胀，肠鸣，偏坠，痃癖冷气，腹中热，食饮不下，肌肉瘦削等。

泌尿系统病症：小便不利。

生殖系统病症：遗精。

其他病症：湿痹，脚气，腿膝厥冷，麻痹不仁，足踝肿痛，心悲等。

现代常用于治疗：腹胀，肠鸣，消化不良，尿路感染，精神病，脚气，肩胛部疼痛，下肢麻痹等。

[成方举例] 冷气：漏谷、会阳；血瘕：漏谷、曲泉（《资生》）。

八、地机 Dìjī – SP8

[出处]《甲乙》："溏瘕，腹中痛，脏痹，地机主之。"

[别名] 脾舍（《甲乙》）；太阴郄（《千金》）；地箕（《入门》）。

[穴名释义] 地，土为地之体，意指足太阴脾土；机，要也。穴属足太阴之郄，为足太阴气血深聚之要穴，故名地机。

《医经理解》："地机者，地之机抒，太阴郄也，在膝下五寸，内侧辅骨下陷中。"

《会元针灸学》："地机者，是所居地部之中也。一身分上中下三部，自足至脐为下部，属于地部。机者，本能也。地机穴居地中部，运膝之机关，故名地机。"

[类属] 足太阴之郄穴（《甲乙》）。

[位置] 在阴陵泉直下3寸，当阴陵泉与三阴交的连线上。

《甲乙》："在膝下五寸。"《千金》《千金翼》《外台》《铜人》《发挥》《大全》同。

《圣惠》："在膝内侧转（《聚英》卷一上'转'作'辅'）骨下陷者中，伸足取之。"

《大成》："膝下五寸，膝内侧辅骨下陷中。"《图翼》同。

《考穴编》广注："一法，阴陵下五寸骨内大筋外，与巨虚相对。""又法合内踝骨尖上八寸，别斜走向前一寸。"

《金鉴》："从漏谷上行五寸，在膝下五寸内侧夹骨陷中。"

《新针灸学》："膝下五寸，内踝之上八寸，胫骨后缘。"

《中国针灸学》："在下腿内侧之上方约三分之一处，当胫骨后缘与腓肠肌之间。"

按：本穴位置，古代文献多从《甲乙》"在膝下五寸"之说。然从膝至内踝的骨度分寸，未见记载，故注说不一。有云阴陵泉下行五寸者；有云膝下五寸，内踝上八寸者；也有说内踝尖上八寸，再斜向前一寸者等。考《甲乙》云阴陵泉"在膝下内侧辅骨下陷者中"。可见，膝下五寸，显非阴陵泉下五寸。《灵枢·骨度》云："内辅骨下廉下至内踝长一尺三寸。"此非"膝下"至内踝的长度，故言膝下五寸，内踝上八寸者，同样是混淆了"内辅骨下廉"与"膝"的概念。今人根据《新针灸学》阴陵泉在"膝下二寸，内辅骨下陷中"之意，定本穴于"阴陵泉下三寸"，较切合原义。

[取法] 正坐或仰卧，于阴陵泉直下3寸，胫骨内侧面后缘处取穴。

[刺灸法] 直刺0.5～0.8寸；可灸。

[层次解剖] 皮肤→皮下筋膜→小腿深筋膜→趾长屈肌→胫骨后肌。皮肤由隐神经分布。（参看漏谷穴）

[功用] 健脾胃，调经带。

[主治] 消化系统病症：腹胀，腹痛，食饮不振，泄泻，痢疾等。

生殖系统病症：月经不调，痛经，遗精，女子癥瘕，白带过多，男子精不足等。

泌尿系统病症：小便不利，水肿。

其他病症：腰痛不可俯仰，疝、痔等。

现代常用于治疗：月经不调，白带多，痛经，功能性子宫出血，腰痛，遗精，精液缺乏，胃痉挛，食欲减退等。急性胃肠炎时常在此穴附近有过敏压痛，针之效好。

[成方举例] 不嗜食：地机、阴陵泉、水分、幽门、小肠俞（《资生》）。

经事改常：地机、血海（《百症赋》）。

[现代研究] 有人实验观察针刺对胰岛素分泌情况，结果表明针刺曲池、地机等穴，可引起胰岛分泌功能亢进。而针刺足三里并未见胰岛功能有明显变化，说明地机等穴与胰岛 β 细胞的分泌功能有密切关系。

九、阴陵泉 Yīnlíngquán － SP9

[出处]《灵枢·本输》："入于阴之陵泉。"

[穴名释义] 膝之内侧为阴，胫骨内侧髁高突如陵，髁下凹陷似泉。穴为足太阴之合，属水，故谓之阴陵泉。

《子午流注说难》："阴陵泉乃脾合水穴，脾为阴中之至阴，陵高于丘也，泉高处之水源也，故《灵枢经》曰：疾高而内者，取阴之陵泉。"

《会元针灸学》："阴陵者，是阴筋陵结甘泉，升润宗筋，上达胸膈，以养肺原，故名阴陵泉。"

[类属] 五输穴之一，本经合穴（《灵枢·本输》）；五行属水（《难经·六十四难》）。

[位置] 在胫骨内侧髁下缘凹陷处。（图 7－36）

《灵枢·本输》：膝下内侧"辅骨之下陷者之中也，伸而得之"。《甲乙》、《千金》、《千金翼》、《外台》、《素问》王注、《铜人》、《发挥》同。

《神应经》："在膝下内侧辅骨下陷中，对阳陵泉而稍高一寸许，曲膝取之。"《大成》《图翼》同。

《金鉴》："从地机上行膝下内侧曲膝横纹头陷中。"

《新针灸学》："膝下二寸，内辅骨下陷中。"

《中国针灸学》："在下腿内侧之上端，缝匠肌之附着部。"

按：本穴位置，历代多云在膝内侧辅骨下陷中，即胫骨内侧髁下缘凹陷处。唯《金鉴》定在"膝下内侧曲膝横纹头陷中"，混于曲泉，误。至于言"膝下二寸""对阳陵泉而稍高一寸许"等，细推究，文字虽有不同，但定位大体一致。今以骨性标志作为定位依据，方便正确，不必拘泥众说。

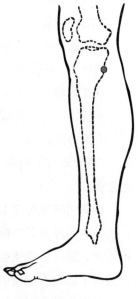

图 7－36　阴陵泉

[取法] 正坐屈膝或仰卧，于膝部内侧，胫骨内侧髁下缘，与胫骨粗隆下缘平齐处取穴。

[刺灸法] 直刺0.5~0.8寸；可灸。

[层次解剖] 皮肤→皮下筋膜→小腿深筋膜→缝匠肌（腱）→半膜肌及半腱肌（腱）→腘肌。皮肤由隐神经分布。皮下筋膜内除隐神经之外，还有与神经伴行的大隐静脉。该静脉正行于该穴的皮下，针刺应注意避开。然后针穿小腿深筋膜，经胫骨粗隆内侧的缝匠肌、半膜肌及半腱肌等各肌附着处的肌腱，向后经胫骨内侧缘进入腘肌。以上诸肌由股神经、坐骨神经等支配。膝下内动脉，发自腘动脉，向内下方，经胫侧副韧带和胫骨内侧髁之间，参加膝关节网，并发支营养胫骨及附近肌腱。

[功用] 健脾胃，利小便，调经血，通经络。

[主治] 消化系统病症：腹中寒，不嗜食，腹胀，腹痛，喘不得卧，呕吐，暴泄等。

生殖系统病症：阴茎痛，遗精，带下，妇人阴痛，阴挺等。

泌尿系统病症：小便不利或失禁，水肿等。

神经系统病症：类中风，怔忡，失眠等。

其他病症：虚劳，头痛，黄疸，疝瘕，气淋，腰疼不可俯仰，腿膝肿痛等。

现代常用于治疗：尿潴留，尿路感染，肾炎，上腹部冷，腹膜炎，消化不良，腹胀，腹水，肠炎，痢疾，遗尿，尿失禁，遗精，阳痿，阴道炎，膝关节炎，脚气，失眠等。

[成方举例] 遗尿：阴陵泉、阳陵泉；泄痢：阴陵泉、隐白（《千金》）。

疝瘕：阴陵泉、太溪、太阴郄；水肿：水肿不得卧，阴陵泉百壮（《资生经》）。

霍乱：阴陵、承山、解溪、太白；小便不通：阴陵泉、气海、三阴交（《大成》）。

急性菌痢：阴陵泉、天枢、足三里（《辑要》）。

膝肿痛：阴陵泉、阳陵泉（《玉龙赋》）。

水肿盈脐：阴陵泉、曲池（《百症赋》）。

小肠连气痛：阴陵泉、涌泉（《长桑君天星秘诀歌》）。

心胸痞满：阴陵泉、承山；小便不通：阴陵泉、三里（《杂病穴法歌》）。

[现代研究] 针刺阴陵泉有调整膀胱张力的作用，松弛者使张力增强，扩张者可使之紧张。

针刺阴陵泉可使不蠕动或蠕动很弱的降结肠及直肠的蠕动增强。

针刺阴陵泉对中枢神经系统功能也有一定影响。实验表明，强刺激多引起从属时值增大，即大脑皮质运动区内发展抑制过程，但健康人抑制过程较慢较弱；给病人轻刺激时半数病人皮质引起兴奋过程，半数病人引起抑制过程，但健康人多数为兴奋过程，只有少数人引起抑制过程，说明因功能状态不同，针刺轻重不同，其效应也不同。

还有报道，针刺阴陵泉、外陵等穴，治疗急性菌痢，结果发现针治组凝集素平均效值最高且增长最快，较电针组及药治组为优。

十、血海 Xuèhǎi – SP10

[出处]《甲乙》："妇人漏下，若血闭不通，逆气胀，血海主之。"

[别名] 百虫窠（《大全》）；血郄（《经穴纂要》）。

[穴名释义] 脾主裹血，温五脏。穴为足太阴脉气所发，气血归聚之海。穴主妇人漏下，或血闭不通，逆气腹胀。为妇人调经要穴，故名血海。

《会元针灸学》："血海者，是心生血，肝藏血，肾助血。肾之阴谷，肝之曲泉，脾之阴陵泉皆生潮之处，三阴并行，通血之要路。若刺委中久筋，亦赖脾运之血而涌出，故能止少腹胀与水泻绞痛，是其验也，故名血海。"

《孔穴命名的浅说》："血海，言治妇女经血病之广而取名。"

[位置] 在膝髌内上缘上 2 寸处。（图 7 - 37）

《甲乙》："在膝膑上内廉白肉际二寸半。"《千金》《大成》同。

《千金翼》："在膝膑上内廉白肉际二寸。"《外台》《铜人》《发挥》同。

《入门》："膝膑上三寸内廉骨后筋前白肉际。"

《考穴编》广注："以虎口按犊鼻骨，取中指点到是。"

《图翼》："在膝膑上一寸内廉白肉际陷中。（《金鉴》《新针灸学》同）一云在膝内辅骨上，横入五分。"

《中国针灸学》："在大腿内侧之前下部白肉际陷中。"

按：本穴位置，众说不一，虽都云在膝膑上内廉白肉际，但有上一寸、二寸、二寸半、三寸，及膝内辅骨上横入五分等说，取舍难定。现多从《千金翼》二寸之说。

[取法] ①正坐屈膝，于髌骨内上缘上 2 寸，当股内侧肌突起中点处点穴。②正坐屈膝，医生面对病人，用手掌按在病人膝盖骨上，掌心对准膝盖骨顶端，拇指向内侧，当拇指尖所到之处是穴。

[刺灸法] 直刺 0.8～1 寸；可灸。

[层次解剖] 皮肤→皮下筋膜→阔筋膜→股四头肌内侧肌（股内侧肌）。皮肤由股前皮神经分布。皮下筋膜内脂肪较厚，有隐神经和大隐静脉行经。大腿前面阔筋膜内纤维组织较外侧薄弱。针由皮肤、皮下筋膜穿大腿阔筋膜，进入股神经支配的股内侧肌。膝上内动脉起于腘动脉，在股骨内上髁上方紧贴骨内面深进，经半腱肌、半膜肌、大收肌腱与股骨骨面之间至膝关节前面，参加膝关节网。

[功用] 理血调经，散风祛湿。

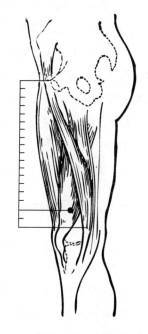

图 7 - 37　血海

[主治] 妇产科病症：月经不调，痛经，经闭，女子漏下恶血，暴崩不止，多下水浆之物，阴部瘙痒、疼痛，产后恶露不尽等。

消化系统病症：气逆，腹胀，痃癖，贫血等。

皮肤科病症：皮肤湿疹，隐疹，荨麻疹，湿疮，瘙痒，丹毒，股内廉诸疮，脚气等。

泌尿系统病症：小便淋涩。

现代常用于治疗：月经不调，功能性子宫出血，子宫内膜炎，睾丸炎，湿疹，荨麻疹，皮肤瘙痒症，神经性皮炎，下肢溃疡，贫血等。

[成方举例] 月经不调：血海、带脉（《资生》）。

风疹：血海、三阴交、曲池、合谷（《中国针灸学概要》）。

[现代研究] 有人实验研究针刺血海穴，对垂体－性腺功能有关，尤其是对卵巢功能有关。有人针刺归来、中极、血海等，可使继发性闭经病人出现激素撤退性出血现象。实验用 6 只原位卵巢及 3 只眼前房移植卵巢家兔，先用雌二醇处理二天，然后针刺"中极""血海""大赫""三阴交"。在针前和针后连续抽血，用放射受体法测定 LH（黄体生成素）含量，用放射免疫法测定孕酮含量，与此平行，在雌激素基础上静脉注射醋酸酮，以诱发排卵，或单纯雌二醇处理家兔，作组间和自身先后对照。通过上述实验表明：单纯用雌二醇处理的家兔无黄体生成素高峰出现，孕酮处理后有所增加，表明雌激素增强卵巢的反应性，在此基础上针刺可能通过某种机制兴奋下丘脑－垂体系统使黄体生成素分泌增加，促使排卵，形成黄体、孕酮分泌增加。

十一、箕门 Jīmén – SP11

[出处]《甲乙》："箕门，在鱼腹上越两筋间，动脉应手……"

[穴名释义] 箕，指簸箕。穴在大腿内侧血海上六寸处。取穴时，两膝足分开如箕状，左右两侧之穴犹当簸箕之门，故名箕门。

《医经理解》："箕门，在血海上六寸，在鱼腹上越两筋间动脉应手，谓箕坐则此穴两张如门也。"

《针灸穴名解》："箕，星名。在南天，凡四星，列如簸箕之形。人当敞腿兀坐时，两腿分张，形如箕状，故称箕坐。其两腿内侧，肌肉丰腴，有如鱼腹。本穴在腴肉上缘，犹当箕星之门，故名箕门。凡穴位之曰门，曰关者，俱以其具开阖出纳意也。"

[位置] 在血海上 6 寸，缝匠肌的内侧缘处。

《甲乙》："在鱼腹上越两筋间，动脉应手，太阴内市。"

《千金》："在鱼腹上筋间，动脉应手阴市内。"《外台》同。

《千金翼》："一云在阴股内起脉间。"

《资生》："在鱼腹上越筋间，阴股内经。"《铜人》同。

《聚英》："血海上六寸，筋间动脉。"

《大成》："鱼腹上越筋间，阴股内动脉应手。一云：股上起筋间。"

《新针灸学》："股内侧膝上六寸，两肌之间，动脉侧当阴廉穴到鹤顶穴之中点。"

《中国针灸学》："在大腿内侧之前上方约三分之一，当缝匠肌与股薄肌之间。"

按：本穴位置，文献记载不甚明确。《甲乙》谓"鱼腹上越两筋间，动脉应手，太阴内市"，后世多从其意，仅于个别字词上略作更变。"太阴内市"，《千金》《外台》等作"阴市内"。《经穴汇解》认为"盖字之讹""疑是入阴股内"，从其说。"鱼腹"指膝上股内肌肉隆起处，"两筋"指缝匠肌与股薄肌，定位尚欠明确。《聚英》进一步指出，本穴位于"血海上六寸"，今从此说。

[取法] 正坐屈膝，两腿微张开，于缝匠肌内侧缘，距血海上6寸处取穴。

[刺灸法] 直刺0.3~0.5寸。

[层次解剖] 皮肤→皮下筋膜→阔筋膜→大收肌。皮肤由股前皮神经分布。皮下筋膜的脂肪增厚，内有股前皮神经、隐神经与其伴行的大隐静脉，及该静脉与深静脉的交通支。大腿阔筋膜内侧与前面较外侧薄弱。针由皮肤、皮下筋膜穿大腿阔筋膜，在缝匠肌内侧入大收肌。前肌的中下部形成内收肌管的前壁，后肌和股内侧肌形成该管内外侧壁，管内有股动、静脉及隐神经通过。大收肌由闭孔神经与坐骨神经的分支支配。

[功用] 调营血，利小便。

[主治] 外科病症：鼠蹊部肿痛，两股生疮，阴囊湿疹等。

泌尿系统病症：小便不利，遗尿，五淋等。

现代常用于治疗：淋病，尿道炎，尿失禁，腹股沟淋巴结炎等。

[成方举例] 遗溺：箕门、通里、大敦、膀胱俞、太冲、委中、神门（《资生》）。

十二、冲门 Chōngmén－SP12

[出处]《甲乙》："寒气腹满……冲门主之。"

[别名] 慈宫（《甲乙》）；《古今医统》《聚英》作"上慈宫"。

[穴名释义] 穴在腹股沟外端，可触及动脉之冲动。喻足太阴之气，由此而上冲入腹，故名冲门。

《采艾编》："冲门，自箕门而上交过胃脉之前，复过肝脉，乃上于胸，此为腹直冲之门也。"

《腧穴命名汇解》："冲门，冲指动的意思。该穴位于横骨两端的纹中动脉处。《图考》记载：当大腿缝中约文端，以手切之动脉应手，且与气冲相等，是阳明胃气冲过脾经之处，故名冲门。"

[类属] 交会穴之一，足太阴、厥阴之会（《甲乙》）；《外台》作足太阴、阴维之会。

[位置] 在耻骨联合上缘中点旁开3.5寸处，约当腹股沟外端上缘，股动脉搏动

处。（图7-38）

《甲乙》："上去大横五寸，去府舍下横骨端，约纹中动脉。"《千金》《千金翼》《外台》《铜人》《发挥》同。

《大全》："横下五寸。"

《大成》："府舍下一寸，横骨两端约中动脉，去腹中行各四寸半。"

《图翼》："去腹中行三寸半。"

《新针灸学》："曲骨穴（耻骨上缘正中）旁开约四寸。"

《中国针灸学》："在腹股沟耻骨之外端。"

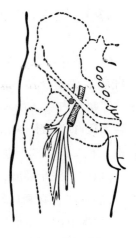

图7-38　冲门

按：本穴位置，古代文献都载为"大横下五寸，横骨端约纹中动脉"，即股动脉搏动处。今有人易位于股动脉外侧，不合原义。本经腹部诸穴横向定位，距腹中线有三寸半、四寸、四寸半三种不同说法，孰是孰非，争议不休。按本穴大横之下，大横在腹哀之下，腹哀在日月之下，日月在期门之下，而期门《甲乙》定位于"不容旁各一寸五分"，不容"在幽门旁一寸五分"，幽门"在巨阙两旁各五分"计算，本经腹部诸穴距腹中线当为三寸五分。但近人除本穴以外，其余该穴均作四寸。问题在于《甲乙》载期门穴在"第二肋端，不容旁一寸五分"之下，尚有"上直两乳"四字，因此，四寸之说遂出。至于四寸半之说，虽文献也间有从者，近世则鲜有效法。

[取法] 仰卧，先取曲骨穴，于其旁开3.5寸处取之。

[刺灸法] 直刺0.5~0.7寸；可灸。

[层次解剖] 皮肤→皮下筋膜→腹部深筋膜→腹外斜肌腱膜→腹内斜肌和腹横肌起始部。皮肤由髂腹下神经分布。皮下筋膜分为脂肪层和膜性层。前者以脂肪组织为主，其厚薄亦因人而异；后者以纤维组织为主，在腹股沟韧带下方一横指附着在阔筋膜。两层之间有腹壁浅动静脉、肋间动静脉（下位）及皮神经经过。上述由浅入深之腹壁肌由第六至十二胸神经和第一腰神经前支支配。穴位的内上方深部，腹肌的深面，有从髂外动脉发出的腹壁下动脉，并有静脉伴行。腹股沟下方，有股三角，其内有股动、静脉和股神经。

[功用] 调下焦，理气血。

[主治] 妇产科病症：胎气上冲，妊娠浮肿，赤白带下，产后大出血等。

泌尿系统病症：小便不利。

肛肠科病症：痔痛。

其他病症：疝气，腹痛，腹胀，腹中积聚疼痛等。

现代常用于治疗：尿潴留，子痫，子宫内膜炎，睾丸炎，精索神经痛，胃痉挛，乳腺炎，腹胀等。

[成方举例] 腹满积聚：冲门、府舍（《资生》）。

带下产崩：冲门、气冲；疝癖：冲门、气海（《百症赋》）。

十三、府舍 Fǔshè – SP13

［出处］《甲乙》："厥逆霍乱，府舍主之。"

［穴名释义］府，聚也；舍，指居处。穴为足太阴、厥阴、少阴、阳明、阴维之会。即为五条经脉气血聚会之处所，故名府舍。

《采艾编》："府舍，腹结下三寸，足太阴、厥阴、阴维三脉交会入腹络肝腹，络心肺，从胁上至肩，言其交过肝经之次舍也。"

《医经理解》："府舍，在腹结下三寸，上直两乳，此脉上下入腹络胸结心肺，从胁上至肩，为太阴郄，三阴阳明支别，故谓是诸脏腑之舍也。"

［类属］①交会穴之一，足太阴、阴维、厥阴之会（《甲乙》）。②《甲乙》作"太阴郄，三阴阳明之别"。

［位置］在冲门上0.7寸，任脉旁开4寸处。

《甲乙》："在腹结下三寸。"《千金》《千金翼》《外台》《铜人》《大全》同。

《发挥》："在腹结下三寸……去腹中行各四寸半（《图翼》云'三寸半'）。"

《大成》："腹结下二寸，去腹中行各四寸半。"

《金鉴》："从冲门上行七分，去腹中行亦旁开三寸半。"

《集成》："在腹结下三寸，去腹中行三寸半，横直气海。"

《新针灸学》："冲门穴之上七分去中行旁开约四寸。"

《中国针灸学》："在肠骨窝部，当耻骨平线之外上一横指。"

按：本穴位于腹部第三侧线，纵向定位无甚争议，除《大成》外，均为"腹结下三寸"，"冲门上行七分"义同。《集成》增言"横直气海"，误。横向定位出入较大，见冲门。

［取法］仰卧，先于曲骨穴上0.7寸处作点，此点旁开4寸处是穴。

［刺灸法］直刺0.5~0.8寸；可灸。

［层次解剖］皮肤→皮下筋膜→腹部深筋膜→腹外斜肌腱膜→腹内斜肌和腹横肌→腹横筋膜→腹膜下筋膜。皮肤由髂腹下神经的前皮支分布。皮下筋膜内有旋髂浅动、静脉。在腹内斜肌和腹横肌之间，有髂腹下神经和髂腹股沟神经由上外方向内下方走行。腹腔内，穴位对应器官有盲肠与阑尾（右侧），乙状结肠（左侧）。所以，不可由腹膜下筋膜再穿腹膜壁层深进。

［功用］理气散结。

［主治］消化系统病症：腹满积聚，霍乱吐泻等。

其他病症：疝气，腹中肿块疼痛，髀急痛引胁等。

现代常用于治疗：腹股沟淋巴结炎，附件炎，脾肿大，铅中毒，阑尾炎，便秘，霍乱，少腹胀痛等。

［成方举例］急性胰腺炎：府舍、章门、期门、足三里为主穴，神阙、行间、中脘、上脘为配穴（《辑要》）。

十四、腹结 Fùjié – SP14

［出处］《甲乙》；"绕脐痛……注利，腹结主之。"

［别名］腹屈（《甲乙》）；肠窟（《外台》）；肠结（《千金翼》）；临窟（《西方子》）。肠窟，《聚英》作"阳窟"。

［穴名释义］结，指结聚。穴在大横下一寸三分，为腹气之所结聚，主腹内诸疾，故名腹结。

《会元针灸学》："腹是肚腹，结是结聚，六腑回津质于此，以助脾膏，故名腹结。"

《采艾编》："腹结，言人小肠盘回曲结之所。"

［位置］在大横下1.3寸，距任脉4寸处，当府舍与大横的连线上。

《甲乙》："在大横下一寸三分。"《千金》《千金翼》《外台》《发挥》《新针灸学》同。

《铜人》："在大横下三寸"，一云"大横下三分"。《大全》同"下三分"。

《发挥》："在大横下一寸三分……去腹中行各四寸半。"

《图翼》："在大横下一寸三分，去腹中行各三寸半。"

《金鉴》："从府舍上行三寸，去腹中行亦旁开三寸半。"

《集成》："在大横下一寸八分，去腹中行三寸半，横直脐。"

《中国针灸学》："在腹侧部中央之微下腹内外斜肌部。"

按：本穴亦属腹部第三侧线，横向定位今从"四寸"（说见冲门）。纵向定位，多云"大横下一寸三分"（言"府舍上三寸"，义同）。《铜人》一作"下三寸"，一作"下三分"，恐传抄误。《集成》言"大横下一寸八分""横直脐"，自抵其说，不足取法。

［取法］仰卧，先取气海，于其旁4寸，再略向上0.2寸处取穴。

［刺灸法］直刺0.8~1.2寸；可灸。

［层次解剖］皮肤→皮下筋膜→腹部深筋膜→腹外斜肌→腹内斜肌→腹横肌→腹横筋膜→腹膜下筋膜。皮肤由第十、十一、十二肋间神经外侧支重叠分布。皮下筋膜分为脂性层和膜性层，脂性层内的脂肪组织已变薄。针经上列结构后，若再深进，可穿腹膜壁层，经腹膜壁、脏层之间的腹膜腔，达穴位相对应器官有升结肠（右侧）、降结肠（左侧），两者的前面还有大网膜，因该膜血管分布非常丰富，则易刺伤血管而引起出血，如有出血倾向的患者，更应注意。

［功用］理气散结，止痛。

［主治］消化系统病症：绕脐腹痛，向上冲心，腹寒泄泻等。

神经系统病症：心痛，胁肋痛，善悲，易惊等。

其他病症：疝气，咳逆等。

现代常用于治疗：脐周痛，腹泻，腹膜炎，痢疾，咳嗽，阳痿，脚气等。

［成方举例］心痛：腹结、行间（《资生》）。

［现代研究］临床治疗：急性胃肠炎，用针刺艾灸配合，取足三里、鸠尾、大横、腹结等穴，经过1~2次针灸后，症状消失很快，取得显著疗效。

十五、大横 Dàhéng – SP15

［出处］《甲乙》："大风逆气，多寒善悲，大横主之。"

［别名］肾气（《医学纲目》）。《西方子》作"人横"，误。

［穴名释义］横，平浅为横，谓旁侧也。穴在脐旁，横平四寸处。因平出脐旁的距离较肓俞（平出脐旁五分）、天枢（平出脐旁二寸）等穴都大，故名大横。

《医经理解》："大横上直两乳，横直脐旁，故谓之大横也。"

《会元针灸学》："大横者，是腹部肠膜横结，足太阴之膏泽，横贯肠胃以助消化，对人体健康有伟大之功用，故名大横。"

［类属］交会穴之一，足太阴、阴维之会（《甲乙》）。

［位置］在脐中旁开4寸处。（图7-39）

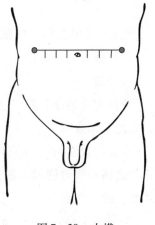

《甲乙》："在腹哀下三寸，直脐旁。"《千金翼》《外台》同。

《千金》："在腹哀下二寸，直脐旁。"

《铜人》："在腹哀下三寸五分，直脐旁。"《大全》同。

《发挥》："在腹哀下三寸五分，直脐旁……去腹中行各四寸半。"《大成》无"直脐旁"，余同。

《聚英》："腹哀下三寸五分，直脐旁二寸五分，去腹中行四寸半。"《图翼》"四寸半"，作"三寸半"，余同。

图7-39 大横

《金鉴》："腹结上行一寸三分，去腹中行亦旁开三寸半。"

《集成》："在腹结上一寸八分，横直水分，下脘之中。"

《新针灸学》："平脐，去中行旁开约四寸。"《中国针灸学》同。

按：本穴位置，各书所载虽有出入，但多云"直脐旁"。故今取穴以自然标志（脐）为据。横向距离说见冲门。唯《集成》之说与诸说异，不足取法。

［取法］仰卧，先取脐中（神阙），于其旁开4寸处是穴。

［刺灸法］直刺0.8~1.2寸；可灸。

［层次解剖］皮肤→皮下筋膜→腹部深筋膜→腹外斜肌→腹内斜肌→腹横肌→腹横筋膜→腹膜下筋膜。皮肤由第九、十、十一肋间神经的前皮支重叠分布。皮下筋膜渐

薄，内有腹壁浅动、静脉及胸神经前支和外侧支。腹肌由胸神经和第一腰神经前支支配。（参看腹结穴）

[功用] 温中散寒，调理肠胃。

[主治] 消化系统病症：中焦虚寒，泻痢，小腹痛，大便秘结等。

神经系统病症：多言善悲，惊恐少心力。

现代常用于治疗：流行性感冒，肠炎，习惯性便秘，久痢，肠麻痹，肠寄生虫，四肢痉挛，多汗症等。

[成方举例] 胃下垂：大横透神阙（《针灸学》）。

肠道蛔虫病：大横、足三里；急性肠梗阻：大横、天枢、足三里（《三十年论文选》）。

[现代研究] 针刺大横穴对肠功能障碍患者，可使肠功能正常化。对于急性胃肠炎的治疗有显著疗效。对于儿童肠道蛔虫治疗也有显著效果。临床观察，针刺一次排虫率为 25.19%，两次排出者增加为 42.5%，三次者增加为 53.3%，平均排虫为 36.9%，针刺三次较针刺一次为好。

十六、腹哀 Fùāi – SP16

[出处]《甲乙》："便脓血，寒中，食不化，腹中痛，腹哀主之。"

[穴名释义] 哀，指哀鸣之声。意指由腹中痛剧而发出难忍之哀鸣，本穴概能除之，故名腹哀。

《谈谈穴位的命名》："腹哀，是穴可治上腹部之痛苦，故名腹哀。一说：饥肠辘辘，由此发出哀鸣。"

《会元针灸学》："腹哀者，穴居腹部，哀是乞求也。因足太阴磨胃助消化之工作，腹求胃之精谷气养脾润五脏，以助四肢之行动。语云：足得血能行，手得血能舞。此之谓也。故名腹哀。"

[类属] 交会穴之一，足太阴、阴维之会（《甲乙》）。

[位置] 在脐中上 3 寸（建里），再旁开 4 寸处。（图 7 – 40）

《甲乙》："在日月下一寸五分。"《千金》《千金翼》《外台》《铜人》同。

《发挥》："在日月下一寸五分……去腹中行各四寸半。"《大成》同。《图翼》"四寸半"作"三寸半"，余同。

《大全》："日月下一寸。"《入门》同。

《金鉴》："从大横上行三寸半，去腹中行亦旁

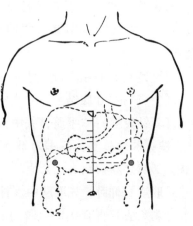

图 7 – 40　腹哀

开三寸半。"

《集成》："在日月下寸半，去腹中行三寸半，横直中脘。"

《新针灸学》："中行旁开约4寸，大横穴上一寸半。"

《中国针灸学》："在第九肋软骨附着部之下约一寸之处。"

按：本穴位置，各家多云"在日月下一寸五分"。据《甲乙》原载，日月在期门下一寸五分，则腹哀在期门穴下当三寸。期门《甲乙》云"在不容旁一寸五分"，如此，本穴当在大横上三寸，即平任脉建里无疑。至于"大横上行一寸半"或"大横穴上一寸半"之说，多属少数几家之见，今多不取。本穴距腹中线距离亦有出入，说见冲门。

[取法] 仰卧，先取脐中旁开4寸的大横，于其直上3寸处是穴。

[刺灸法] 直刺0.5~0.8寸；可灸。

[层次解剖] 皮肤→皮下筋膜→腹部深筋膜→腹外斜肌→腹内斜肌→腹横肌→腹横筋膜→腹膜下筋膜。皮肤由第八、九、十肋间神经的前皮支重叠分布。皮下筋膜内有胸腹壁浅静脉及皮神经经过。深筋膜的下面有胸外侧动、静脉经过。腹腔内穴位相对应的器官有胆囊底、肝（右侧，一般成人肝下缘不超过肋弓）、胃（左侧）。针若经上列结构后，穿经其深面的腹膜腔，可达左右侧在腹腔内相对器官，可造成内出血（尤其对有出血倾向的人），或胃内容或胆汁随针路溢出，形成腹膜炎，所以该穴不可深刺，更不能提插。

[功用] 理气，调肠。

[主治] 消化系统病症：绕脐痛，消化不良，便秘，痢疾等。

现代常用于治疗：脐周疼痛，消化不良，痢疾，胃溃疡，胃痉挛，胃酸过多或减少，消化不良，肠出血等。

[成方举例] 食不化：腹哀、太白（《资生》）。

十七、食窦 Shídòu – SP17

[出处]《甲乙》卷三第十七。

[别名] 命关（《扁鹊心书》）。

[穴名释义] 食，指饮食；窦，空也。喻本穴为饮食入胃之通路，具运化水谷，和胃下气之功，故名食窦。

《采艾编》："食窦，值乳根后平大包，脾者以至饮食之窦也。"

《会元针灸学》："食窦者，饮食入胃，胃之原气出注于肠，谷精入脾，养肺，使食谷之精气，穿透胸膈，以助肺气，故名食窦。"

[位置] 在中庭旁开6寸，当第五肋间隙中。

《甲乙》："在天溪下一寸六分陷者中。"《千金》《千金翼》《外台》《铜人》《发挥》《大全》《图翼》同。

《扁鹊心书》："即命关，在中府下六寸。"

《大成》："天溪下一寸六分，去胸中行各六寸。"

《考穴编》广注："一法乳下一寸六分，横过一寸，与中庭平。"

《金鉴》："从腹哀上行三寸，或从乳上三肋间动脉应手处往下六寸四分，去胸中行旁开六寸。"

《集成》："在天溪下一寸八分，自中庭外横开五寸半，微上些，中间有步廊。"

《新针灸学》："天溪穴直下，乳根穴旁开约一寸。"

《中国针灸学》："在第五肋间，胸壁前与胸壁侧之间。"

按：本穴位置，各家多宗《甲乙》在"天溪下一寸六分陷者中"。自《大成》出"去胸中行各六寸"之后，其位益明。《考穴编》："一法乳下寸六分，横过一寸。""一"疑"二"字误；《扁鹊心书》说"在中府下六寸"，与骨度分寸不合。而《金鉴》之"乳上三肋间动脉应手处（指中府穴）往下六寸四分"，实与《甲乙》《大成》同位。至于《集成》"在天溪下一寸八分，自中庭外横开五寸半"，难以苟同。

[取法] 仰卧，先取乳中，于其旁开2寸，再向下一肋，适当第5肋间隙处取穴。

[刺灸法] 斜刺0.5～0.8寸；可灸。

[层次解剖] 皮肤→皮下筋膜→胸肌筋膜→胸大肌→前锯肌→第五肋间结构→胸内筋膜。皮肤由第四、五、六肋间神经的外侧皮支重叠分布。皮下筋膜疏松，内有皮神经及胸腹壁浅静脉经过。针由皮肤、皮下筋膜经胸大肌表面的深筋膜和其下外缘，入前锯肌，再深进肋间内、外肌及其间的肋间血管和神经。前二肌由胸前神经和胸长神经支配，后二肌由肋间神经支配。在胸内筋膜的深面，正对第五肋间隙是胸膜腔及肺，因此不宜深刺与提插。

[功用] 利胸膈，健脾胃。

[主治] 消化系统病症：胸胁胀痛，腹胀肠鸣，腹痛，翻胃，食已即吐，噫气，脾气大损，水肿、膨胀，小便不通，气喘不得卧等。

现代常用于治疗：肺炎，胸膜炎，肋间神经痛，腹水，尿潴留等；右食窦治肝区痛效好。

[成方举例] 伤寒太阴证：灸命关五十壮、关元二百壮；休息痢，下五色脓者，乃脾气损也……亦灸命关、关元各三百壮；老人大便不禁，乃脾肾气衰，灸左命关、关元各二百壮（《扁鹊心书》）。

十八、天溪 Tiānxī - SP18

[出处]《甲乙》卷三第十七。

[穴名释义] 天，指上部；溪，指两肋间陷处。穴在胸部乳旁，第四肋间隙中，功在宽胸通乳，犹溪水畅流，故名天溪。

《会元针灸学》："天溪者，天是膈之上部也。溪者，水之小沟川也。肺得养气从天下降雾露于小川溪，不通，即生嗽痰，赖食窦冲和之气，以通透之，故名天溪。"

《经穴释义汇解》："肉之大会为谷，肉之小会为溪。穴在胸乡下一寸六分凹陷处，居天位。取穴时，需手外开，从膻中穴旁开六寸，在第六肋间肌肉之会合处，连于筋骨间是穴，应肉之小会，故名天溪。"

[位置] 在食窦向上一肋，任脉旁开 6 寸，当第四肋间隙中。

《甲乙》："在胸乡下一寸六分陷者中。"《千金》《千金翼》《外台》《大全》《图翼》同。

《铜人》："胃乡下一寸六分。"《发挥》同。

《大成》："胸乡下一寸六分陷者中，去胸中行各六寸。"

《金鉴》："食窦上行一寸六分，去胸中行旁开六寸。"

《新针灸学》："胸乡穴直下第四肋间。"

《中国针灸学》："在第四肋间，胸壁前与胸壁侧之处。"

按：本穴位置，历代文献多宗《甲乙》，定"在胸乡下一寸六分"，《大成》补"去胸中行各六寸"，其位更趋明确。依此《新针灸学》定在"第四肋间"，今从。至于《铜人》所云"胃乡"，恐为"胸乡"抄误。

[取法] 仰卧，先取乳中，于其旁开 2 寸处，适在第四肋间隙处。

[刺灸法] 平刺或斜刺 0.5～0.8 寸；可灸。

[层次解剖] 皮肤→皮下筋膜→胸肌筋膜→胸大肌→前锯肌→第四肋间结构→胸内筋膜。皮肤由第三、四、五肋间神经的外侧支分布。皮下筋膜内除皮神经外，还有胸腹壁浅静脉。在胸大肌和前锯肌之间，有胸外侧动、静脉及胸长神经。第四肋间结构包括肋间内、外肌及其之间的肋间动脉、静脉和肋间神经。在肋角处，肋间动脉进入上二肌之间，并分为上、下支。上支行于肋间静脉和肋间神经之间，三者上为静脉，中为动脉，下为神经并行于肋沟内，下支则行于下位肋骨的上缘。肋间隙的深面为胸内筋膜，与胸膜腔和肺相对应，因此行针不宜太深。

[功用] 理气，宣肺，通乳。

[主治] 呼吸系统病症：咳嗽，痰多，喉中痰鸣，胸部胀满疼痛等。

其他病症：乳痈，乳汁少。

现代常用于治疗：肺炎，支气管炎，哮喘，乳腺炎，乳汁分泌不足，肋间神经痛等。

[成方举例] 吐逆上气：天溪、中府；乳痈：天溪、侠溪（《资生经》）。

十九、胸乡 Xiōngxiāng – SP19

[出处]《甲乙》："胸胁支满，却引背痛，卧不得转侧，胸乡主之。"

[穴名释义] 乡，乡村之意，指胸廓之侧。穴在前正中线旁开六寸，居胸侧所在处而称胸之乡，故名。

《腧穴命名汇解》："胸乡，居处为乡，穴当胸侧，主治胸胁支满，因名胸乡。"

《会元针灸学》："胸乡者，胸者胸部，乡者响应也。调和荣卫，赖胸乡应之，传导生化归之家乡，故名胸乡。"

［位置］在天溪上一肋，任脉旁开6寸，当第三肋间隙中。

《甲乙》："在周荣下一寸六分陷者中。"《千金》《千金翼》《外台》《铜人》《发挥》《大全》《图翼》同。

《大成》："周荣下一寸六分，去胸中行各六寸"。《金鉴》同。

《考穴编》广注："一法，璇玑旁六寸，直下四寸二分。"

《新针灸学》："周荣穴直下，天溪上第三肋间"。《中国针灸学》同。

按：本穴位置与本经胸部诸穴依次而定。古定各肋间相距为一寸六分。本穴则在第三肋间隙处。（参看天溪穴）

［取法］仰卧，先取乳中，于其旁开2寸，再向上一肋，适当第三肋间隙处取穴。

［刺灸法］斜刺0.5~0.8寸；可灸。

［层次解剖］皮肤→皮下筋膜→胸肌筋膜→胸大肌→前锯肌→第三肋间结构→胸内筋膜。皮肤由第二、三、四肋间神经的外侧皮支分布。皮下筋膜内脂肪组织稍厚，有胸腹壁浅静脉经过，该静脉注入腋静脉。（参看天溪穴）

［功用］理气，止痛。

［主治］胸胁胀满，胸引背痛不得卧，转侧难，咳嗽等。

现代常用于治疗：肺炎，胸背疼，胸膜炎，肋间神经痛，膈肌痉挛，咽下困难等。

二十、周荣 Zhōuróng – SP20

［出处］《甲乙》原作"周营"。《千金》《外台》《铜人》等均作"周荣"。

［别名］周营（《经穴汇解》）。

［穴名释义］周，指同行；荣，指荣养。穴为足太阴脾经腧穴，位在肺募中府之下，当脾肺经气相接处。脾气散精，上归于肺，赖肺气敷布调节以荣养周身，故名周荣。

《谈谈穴位的命名》："周荣，是属足太阴脾经，脾脏有统血、散精之功，能营养周身肌肉，故称周荣。"

《穴名选释》："周荣，周是偏的意思，此间指周身。荣，一作营，系指营养。本穴位在手太阴肺经中府穴下一寸六分，为足太阴脉气所发，足太阴之脉属脾络胃，其支脉复从胃别上膈，至本穴，上交肺脉于中府穴（手足太阴之会），散精归于肺脉，输布荣养周身故而为名。"

［位置］在胸乡上一肋，任脉旁开6寸，当第二肋间隙中。

《甲乙》："在中府下一寸六分陷者中。"《千金》《千金翼》《外台》《铜人》《发挥》《图翼》同。

《大全》："中府穴下六分中。"

《大成》："中府下一寸六分，去胸中行各六寸。"

《新针灸学》："中府穴之下，中行旁开约六寸第二肋间。"《中国针灸学》同。

按：本穴位置，历代基本一致。唯《大全》言"中府穴下六分"，恐"一寸"二字漏缺。

[取法] 仰卧，于第二肋间隙中，旁开锁骨中线2寸处取穴。

[刺灸法] 平刺或斜刺0.5～0.8寸；可灸。

[层次解剖] 皮肤→皮下筋膜→胸肌筋膜→胸大肌→第二肋间结构→胸内筋膜。皮肤由第一、二、三肋间神经的外侧支和锁骨上神经的分支分布。皮下筋膜较厚，富有脂肪组织。（参看天溪穴）

[功用] 宣肺理气，化痰。

[主治] 呼吸系统病症：咳嗽气喘，胸胁胀满，不得俯仰，吐脓痰等。

其他病症：胁肋痛，食不下等。

现代常用于治疗：肋间神经痛，胸膜炎，肺脓疡，支气管扩张，胸背痛，食道狭窄，呃逆等。

二十一、大包 Dàbāo – SP21

[出处]《灵枢·经脉》："脾之大络，名曰大包。"

[穴名释义] 本穴为脾之大络，统络阴阳诸经，故名大包。

《太素》："脾为中土，四藏之主，包裹处也，故曰大包。"

《穴名选释》："大包，包有揽的含义。本穴为足太阴脾经之大络，《类经图翼》称：总统阴阳诸络，灌溉五脏。大包之意指总揽诸络的功能而言。"

[类属] 脾之大络（《灵枢·经脉》）。

[位置] 在腋中线上，腋下6寸，当第六肋间隙中。（图7－41）

《灵枢·经脉》："渊腋下三寸。"《千金》《千金翼》《外台》《发挥》《图翼》同。

《甲乙》："在渊腋下三寸……出九肋间及季肋端。"《铜人》《大成》同。

《大全》："腋下六寸"。

《考穴编》广注："当腋下六寸为真，居九肋之间，与巨阙相平。又云平期门"。

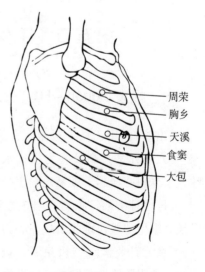

周荣
胸乡
天溪
食窦
大包

图7－41 大包

《金鉴》："从周荣外斜下行，过少阳胆经渊液穴下三寸，至腋下六寸许，出九肋间，季胁端。"

《集成》："在渊腋下三寸，横直日月。"

《新针灸学》："腋下六寸，第六、七肋骨间。"

《中国针灸学》："胸壁侧之正中当第六肋。"

按：本穴位置，古今多云在渊腋下三寸。渊腋，属足少阳胆经，位于腋中线上，平第四肋间隙。故本穴当平第六肋间隙。《甲乙》等言"出九肋间"，疑误。《集成》言"横直日月"，日月位第七肋间隙。本穴在渊腋下三寸，而非下三肋。

[取法] 侧卧举臂，于第六肋间隙之腋中线上取穴。

[刺灸法] 斜刺0.5~0.8寸；可灸。

[层次解剖] 皮肤→皮下筋膜→胸深筋膜→前锯肌→第六肋间结构→胸内筋膜。皮肤薄，活动性较大，由第五、六、七肋间神经外侧支分布。皮下筋膜疏松，内有胸腹壁浅静脉，该静脉注入腋静脉或胸外侧静脉。在胸深筋膜的深面，胸长神经与胸外侧动、静脉并行。第六肋间结构包括肋间外、内肌及其间的肋间血管和神经。肋间动脉发自胸主动脉，在肋角处分为上支和下支。上支在肋间静脉和肋间神经之间，三者行于肋沟内。所以，行针时，在肋角的前内侧胸壁，应在相邻肋骨之间，在肋角的后内侧行针，应经肋骨上缘，这样可避开肋间动脉及其分支。该穴位深部相对应的器官有胸膜腔、肺、膈、肝（右侧）、胃（左侧），故不可深刺。

[功用] 宽胸益脾，理气血。

[主治] 呼吸系统病症：气喘、胸闷。

其他病症：胸胁痛，全身疼痛，四肢无力。

现代常用于治疗：哮喘，心内膜炎，胸膜炎，肋间神经痛，全身疼痛、无力等。

第五节 手少阴心经经穴（图7-42）

一、极泉 Jíquán－H1

[出处]《甲乙》："极泉，在腋下筋间动脉。"

[穴名释义] 高及甚为极；水之始出曰泉。心经经穴中，极泉位置最商，心主血脉，手少阴心经起于极泉，喻手少阴脉气由此如泉中之水急流而出，故名。

《医经理解》："心者，君主之官，神明出焉，有建极之义，有通灵之称。水之始出曰泉。维皇建极，维此出泉，心为生血之源也。

《会元针灸学》："极泉者，极者极深，泉是水泉也，心阳化液，由心系通肺出腋下，心火生脾土，而续交经之孔窍，相酬以甘液，故名极泉。"

[位置] 在腋窝正中，当腋动脉搏动处。（图7-43）

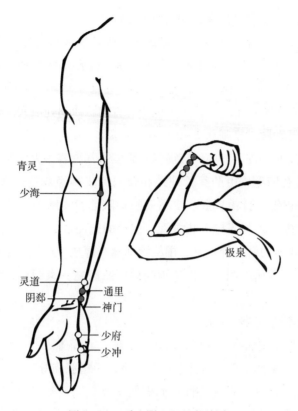

图 7 – 42　手少阴心经经穴总图

《难经》："在腋下筋间动脉是也。"

《甲乙》："在腋下筋间动脉入胸中。"《千金》《千金翼》《外台》《铜人》《发挥》《大全》《大成》《图翼》同。

《考穴编》广注："在腋下毛中。"

《集成》："在臂内腋下筋间动脉，横直天府三寸，微高于天府八分。"

《金鉴》："下行腋中。"

《新针灸学》："腋窝内两肌之间。"

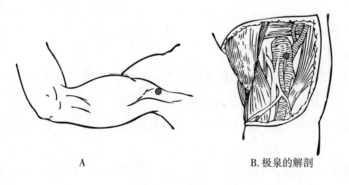

A　　　　　　　　　　　B.极泉的解剖

图 7 – 43　极泉

《中国针灸学》："腋窝之前端，胸大肌停止部。"

按：本穴定位，古今基本一致。虽有腋下筋间动脉（腋动脉）等说，实际定位同在一处。至于《集成》之"在臂内腋下筋间动脉，横直天府三寸，微高于天府八分"，文字拖沓，徒增其烦，位置未必正确。

[取法] 屈肘，手掌按于后枕，于腋窝中部有动脉搏动处取穴。

[刺灸法] 避开动脉，直刺 0.2~0.3 寸；可灸。

[层次解剖] 皮肤→皮下筋膜→腋筋膜→腋腔及其内容→大圆肌。皮肤较厚，皮内汗腺发达，表面长有腋毛，由肋间臂神经和臂内侧皮神经双重分布。皮下筋膜疏松，富有脂肪组织和淋巴结。针由皮肤、皮下筋膜穿腋筋膜入腋腔。该腔为胸廓与臂部之间由肌肉围成的腔隙，是颈部与上肢血管、神经的通路。因此，腔内除大量的脂肪内（含有淋巴结及其相连的淋巴管）外，围绕腋动脉有臂丛神经的三个束及其五条支配上肢肌的终支。而针经臂丛内侧，可探达腋腔后壁肌肉之一大圆肌，该肌由肩胛下神经支配。

[功用] 宽胸理气，通经活络。

[主治] 心血管系统病症：胸闷，气短、心悸，心痛等。

运动系统病症：偏瘫，肘臂冷痛，四肢不举，手指胀痛等。

消化系统病症：胃疼，干呕，咽干烦渴等。

现代常用于治疗：冠心病，心包炎，颈淋巴结核，乳汁分泌不足，肋间神经痛，瘾病，半身不遂等。

[成方举例] 咽干：极泉、太渊、偏历、太冲、天突；心痛：极泉、侠白（《资生》）。

[现代研究] 极泉穴有调整心率的作用，如给动物注射肾上腺素，使心率减慢的情况下，针刺"极泉"等穴，可以减弱肾上腺素所致心率减慢的作用，使心率迅速恢复正常水平。

二、青灵 Qīnglíng – H2

[出处]《圣惠》："青灵二穴。"

[别名] 青灵泉（《入门》）。

[穴名释义] 青，犹少也，喻青春之生气也；灵，神明之谓也。心者，生之本，神之变也。穴为手少阴心经腧穴，神灵所居之处，故名。

《医经理解》："青灵，在肘上三寸，青者最高之色，心为万物之灵，故谓其通于青玄之表也。"

《穴名选释》："青灵，《释名》：青，生也，象物之生时色也。《大雅·灵台》：神之精明者称灵。本穴属手少阴心经，《素问·六节藏象论》：心者，生之本，神之变也。青灵意指穴属心脉，神灵所居之处。"

［位置］在少海与极泉连线上，少海穴上三寸，肱二头肌腱的尺侧缘。（图7-44）

《圣惠》："在肘上三寸。"《发挥》《大全》《图翼》《大成》《新针灸学》同。

《金鉴》："从极泉下行至至肘，在肘上三寸。"

《中国针灸学》："肱内肌之下约三分之一处，为肱二头肌内缘沟部。"

按：本穴定位均以"肘上三寸"为准，但未分肘之内外。依本经行臑后廉，又根据腋至肘骨度为9寸计，本穴在上臂内侧后缘，在少海穴直上3寸处。

［取法］伸肘，先取肘横纹尺侧端的少海，于少海穴直上3寸，与极泉成直线位上取之。

［刺灸法］直刺0.3~0.5寸；可灸。

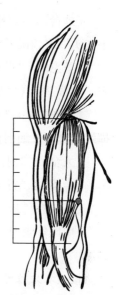

图7-44 青灵

［层次解剖］皮肤→皮下筋膜→臂筋膜→臂内侧肌间隔→肱肌。皮肤由臂内侧皮神经分布。皮下筋膜内除上述神经外，还有起自手背静脉网内侧的贵要静脉。针由皮肤、皮下筋膜穿臂筋膜及其形成的内侧肌间隔，再深进到肌皮神经支配的肱肌。紧邻针的前部是肱动、静脉和正中神经；后方是尺神经和尺侧上副动脉，因此行针时，很容易触及前、后方的诸结构。

［功用］清头明目，散风止痛。

［主治］目黄，头痛，振寒，胁痛，肩臂痛，不能上举，腋下肿痛等。

现代常用于治疗：神经性头痛，肋间神经痛，肩胛及前臂肌肉痉挛，间歇热等。

三、少海 Shàohǎi – H3

［出处］《甲乙》："少海者，水也。"《灵枢·根结》："手太阳根于少泽……注于小海。"少、小，古通，此处当指小海。

［别名］曲节（《甲乙》）。《东医宝鉴》作"曲折"，传讹。

［穴名释义］少，指手少阴经；百川之汇曰海。穴为手少阴之合，属水，为脉气汇聚之处，故名。

《会元针灸学》："少海者，少是手少阴也，海者由经达心脏之海，故名少海。"

《孔穴命名的浅说》："百川之会汇归曰海，形容万物繁伙相聚者亦曰海。少海，穴处凹陷；形似海，又为手少阴心经之穴，可能因此而名。"

［类属］五输穴之一，本经合穴；五行属水（《甲乙》）。

［位置］在肘横纹尺侧端凹陷处。（图7-45）

《甲乙》："在肘内廉节后陷者中，动脉应手。"《千金》《千金翼》《外台》《铜人》《图翼》同。

《外台》引甄权云："穴在臂侧曲肘内横纹头，屈手向头取之，陷者中。"

《圣惠》："在肘大骨外，在肝（肘）端五分陷者中。"《发挥》《大成》同。

《玉龙经》："在肘内廉节后大骨外，去肘端五分横纹动脉中，屈肘向头取之。"《新针灸学》同。

《大全》："肘内横纹。"

《金鉴》："青灵穴下肘内循臂内后廉。"

《集成》："在肘下内廉二寸，直青灵。"

《中国针灸学》："肘横纹内端，肱骨内上髁前内侧。"

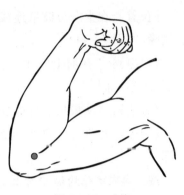

图 7-45 少海

按：本穴位置，《甲乙》云："在肘内廉节后陷者中，动脉应手"，所谓"肘内廉节后"，当以肘节后廉作解。《外台》引，甄权云在"肘内横纹头"，亦当为肘横纹后侧端之意。《玉龙经》："去肘端五分横纹动脉中"，"肘端"，当指肱骨内上髁，非指肘尖。因此，以上三说，词异义同。与今基本一致。至于《集成》之说与众不同，不知何出，似有讹误。

[取法] 屈肘举臂，以手抱头，在肘内侧横纹尽头处取穴。

[刺灸法] 直刺 0.5~0.8 寸。

[层次解剖] 皮肤→皮下筋膜→前臂筋膜→旋前圆肌→肱肌。皮肤出前臂内侧皮神经分布。在皮下筋膜内有贵要静脉，该静脉接受前臂正中静脉或肘正中静脉的注入。针由皮肤、皮下筋膜，在贵要静脉的前方，穿前臂深筋膜，深进旋前圆肌，继穿正中神经（或其内侧），及其深方的肱肌。

[功用] 益心，宁神，通络。

[主治] 神经系统病症：癫狂，痫证，手颤，健忘等。

心血管系统病症：心痛等。

五官科病症：头痛，目眩，齿龋痛，暴喑等。

运动系统病症：颈痛项强，臂麻手挛，四肢不举等。

其他病症：瘰疬，腋胁痛，呕吐，疔疮等。

现代常用于治疗：神经衰弱，精神分裂症，淋巴结炎，肺结核，胸膜炎，肋间神经痛，尺神经炎，牙痛，头痛，眩晕，三叉神经痛，落枕，疔疮，前臂麻木及肘关节周围软组织疾患等。

[成方举例] 吐沫：少海、兑端、本神（《资生》）。

龋齿痛：少海、小海、阳谷、液门、二间、内庭、厉兑（《大成》）。

臂丛尺神经痛：少海、神门、阴郄、通里、青灵（《新针灸学》）。

两臂顽麻：少海、手三里（《百症赋》）。

瘰疬：少海、天井（《胜玉歌》）。

心痛手颤：少海、阴市（《席弘赋》）。

［现代研究］针刺外陵、少海等穴，可缓解结肠痉挛，对痉挛性结肠炎的治疗有疗效。动物实验表明，针刺"少海""神门"等穴，可使注射肾上腺素动物心率减慢迅速恢复正常水平。

对体液也有一定的调整作用，有人以尿中 17 - 羟皮质类固醇和 17 - 酮类固醇的排出量和血中嗜酸性粒细胞的数目变化为指标，针刺人的足三里、合谷和少海穴，观察对肾上腺皮质功能的影响，结果表明原含量低者，针刺可使之增高，原含量高者，可使之降低。

四、灵道 Língdào – H4

［出处］《甲乙》："灵道者，金也。"

［穴名释义］灵，神灵之谓也；道，指通道。穴主心痛悲恐，功在宁心安神，为手少阴脉气出入之通道，故名灵道。

《采艾编》："灵道，言心灵所行之道路也。"

《腧穴命名汇解》："灵道，道指通路，穴属手少阴心经之所行，犹言心灵出入之道路。"

［类属］五输穴之一，本经经穴；五行属金（《甲乙》）。

［位置］在神门与少海连线上，距神门 1.5 寸处。

《甲乙》："在掌后一寸五分，或曰一寸。"

《千金》："掌后一寸半。"《千金翼》《外台》《发挥》《大全》《大成》《图翼》《新针灸学》《中国针灸学》同。

《考穴编》广注："当去腕骨一寸五分。一法：在阳谷后一寸，子骨之下，大筋上。"

《金鉴》："抵掌后锐骨之端。"

按：本穴位置，由于《甲乙》本身就有"掌后一寸五分"，或"曰一寸"的两种观点，后世虽间有人仿之，但多舍一寸而从寸半。盖一寸之说，位与灵道相叠，有误。《考穴编》一法："在阳谷后一寸，子骨之下，大筋上。"阳谷系小肠经之穴，并非心经之位，显误。今从"掌后一寸五分"之说。

［取法］仰掌，于尺侧腕屈肌腱桡侧缘，腕横纹上 1.5 寸处取之。

［刺灸法］直刺 0.3~0.4 寸；可灸。

［层次解剖］皮肤→皮下筋膜→前臂筋膜→指深屈肌→旋前方肌。皮薄，由前臂内侧皮神经分布。针由皮肤、皮下筋膜穿前臂的深筋膜，在尺侧腕屈肌和指浅屈肌之间，进入指深屈肌及其下方的旋前方肌。针经内侧，尺侧腕屈肌的深面，有尺动、静脉和尺神经经过。尺动脉体表投影在腋窝顶，经肱骨内上髁及尺骨鹰嘴之间，至豌豆骨桡

侧缘的连线。在手掌，神经位于动脉的内侧。指深屈肌的尺侧半与尺侧腕屈肌由尺神经支配，其他前臂肌均由正中神经支配。

[功用] 宁心安神。

[主治] 心血管系统病症：心痛，心悸，怔忡等。

神经系统病症：癫病，癫疾，悲恐善笑，暴喑，舌强不语等。

消化系统病症：胃痛，干呕等。

其他病症：头昏目眩，目赤肿痛，腕臂挛急，疼痛，手麻不仁，足跗上痛等。

现代常用于治疗：心内膜炎，癫病，精神分裂症，急性舌骨肌麻痹或萎缩，恶心，肘关节炎，尺神经麻痹或疼痛等。

[成方举例] 暴喑、口噤：灵道、天突、天窗（《资生》）。

五、通里 Tōnglǐ – H5

[出处]《灵枢·经脉》："手少阴之别，名曰通里。"

[别名] 里，《千金》等作"理"，后世以"通理"作别名，非。

[穴名释义] 通，指通路；里，指表里。穴为手少阴之络，心与小肠相表里，其络从本穴分出，走向手太阳经；其支脉别而上行，沿本经循还心中入里，故名通里。

《医经理解》："通里，在手内侧腕骨后一寸，谓是通灵之里道也。"

《穴名选释》："通里，通是达的意思，里有邑的含义，意指家乡。本穴为手少阴心经之络穴，手少阴之络，自通里别出，通经上行还入心中，与本经相并同属目系。通里之名意指本穴之络脉，通达本经，有如返还乡里之象。"

[类属] ①本经络穴（《灵枢·经脉》）；②《千金》作本经原穴。

[位置] 在神门与少海连线上，距神门 1 寸处。

《灵枢·经脉》："去腕一寸半。"

《甲乙》："在腕后一寸。"《千金》《千金翼》《外台》《铜人》《发挥》《大全》《大成》《新针灸学》《中国针灸学》同。

《考穴编》："一法：兑骨直下一寸，子骨之内，大筋之外。又法：居神门后一寸，沿子骨内直刺下是，当与列缺相对，微前些。"

《图翼》："在腕侧后一寸陷中。"

按：本穴定位，主要有两种观点，一是《灵枢·经脉》的"去腕一寸半"，一是《甲乙》的"腕后一寸"。按腕后一寸半，位与灵道相重，不作取法。后世多从《甲乙》之说。

[取法] 仰掌，于尺侧腕屈肌腱桡侧缘，腕横纹上 1 寸取之。

[刺灸法] 直刺 0.2～0.5 寸；可灸。

[层次解剖] 皮肤→皮下筋膜→前臂筋膜→尺侧腕屈肌→指深屈肌→旋前方肌。皮薄，由前臂内侧皮神经分布。针由皮肤、皮下筋膜穿前臂深筋膜，在尺动、静脉和尺

神经的桡侧穿尺侧腕屈肌（腱），进入指深屈肌，再经前臂屈肌后间隙达旋前方肌。（参看灵道穴）

[功用] 安神志，清虚热，通经活络。

[主治] 心管系统病症：心悸怔忡，心中懊忱，面赤，倦言嗜卧等。

神经系统病症：悲恐畏人，狂症，失眠，悲愁不乐等。

五官科病症：暴喑不能言，舌强不语，头痛，目眩，目痛，喉痹等。

妇科病症：经血过多，崩漏。

其他病症：遗尿，肩臑肘臂内后侧痛，腕痛，指挛等。

现代常用于治疗：头痛，眩晕，心绞痛，心动过缓，神经衰弱，癔病性失语，精神分裂症，扁桃腺炎，急性舌骨肌麻痹，咳嗽，哮喘，胃出血，子宫内膜炎等。

[成方举例] 经脉（血）过多：通里、行间、三阴交（《大成》）。

心律不齐：通里、心俞（《辑要》）。

倦言嗜卧：通里、大钟（《百症赋》）。

[现代研究] 通里穴配合内关、足三里，对冠心病心绞痛的治疗，有显著疗效。有实验报告，针刺正常人通里穴，使绝大多数受试者心电图各波出现不同的改变，如无 P 波者出现 P 波，原有 P 波者 P 波升高或降低，QRS 综合波也发生两相性改变，而以胸前导程为明显。也有报道针刺通里穴多引起心率加速。针刺通里对大脑皮质功能有调整作用，通过脑电图可见原来，α 节律的波幅较低者，呈现 α 节律及波幅增强。反之，则 α 节律减弱。也有报道针刺通里穴，可使部分癫痫大发作的病人脑电图趋于规则化。

六、阴郄 Yīnxī – H6

[出处]《素问·气府论》所载"手少阴各一"，王注即本穴。《甲乙》名"手少阴郄"。《外台》作"少阴郄"。《千金》："阴郄在掌后动脉"。

[穴名释义] 阴，指手少阴经；郄，孔隙也，意指气血深聚处。穴为手少阴之郄，故名。

《采艾编》："阴郄，言少阴心之郄络也。"

《医经理解》："阴郄，少阴之郄也。"

[类属] 手少阴之郄穴（《甲乙》）。

[位置] 在神门与少海连线上，距神门 0.5 寸处。

《甲乙》："在掌后脉中，去腕五分。"《千金》、《千金翼》、《外台》、《素问》王注、《铜人》、《发挥》、《大全》、《图翼》、《大成》、《新针灸学》同。

《考穴编》广注："当是神门斜下一寸。一法：与阳谷相并，在兑骨阳分间，阴郄在兑骨大筋下阴分间，阴郄在筋上，阳谷在筋下。"

《金鉴》："从通里内行五分，掌后脉中，腕后五分"。

按：本穴定位，历代多从《甲乙》。唯《考穴编》广注定位于"神门斜下一寸"，落点与通里同位，有误。

[取法] 仰掌，于尺侧腕屈肌腱桡侧缘，腕横纹上0.5寸处取之。

[刺灸法] 直刺0.2~0.5寸；可灸。

[层次解剖] 皮肤→皮下筋膜→前臂筋膜。皮薄，由前臂内侧皮神经分布。在皮下筋膜内除皮神经外，尚有起于手背静脉尺侧部的贵要静脉。针由皮肤、皮下筋膜穿前臂深筋膜，在尺侧腕屈肌的桡侧，可达尺神经和尺动、静脉之间。（参看灵道穴）

[功用] 清虚热，安神志。

[主治] 心血管系统病症：心痛心悸，胸中热等。

头面五官科病症：头痛，目眩，喉痹，失音不能言，衄血等。

消化系统病症：胃脘痛，霍乱吐泻，吐血等。

其他病症：虚劳，惊恐，骨蒸盗汗，洒淅恶寒等。

现代常用于治疗：神经衰弱，盗汗，心悸，肺结核，头痛眩晕，鼻出血，胃出血，急性舌骨肌麻痹，子宫内膜炎等。

[成方举例] 心烦、舌强：阴郄、中冲；多惊：阴郄、间使、二间、厉兑；衄血：阴郄、迎香（《资生》）。

盗汗：阴郄、后溪（《百症赋》）。

[现代研究] 针刺阴郄，可使部分癫痫大发作病人的脑电图趋向规则化。另有报道，阴郄穴有调整膀胱张力作用，当膀胱处于紧张时，可使膀胱张力下降；膀胱松弛时，可使张力上升。

七、神门 Shénmén – H7

[出处]《甲乙》："神门者，土也。"《素问·气交变大论》："神门绝者，死不治，"所指当为神门脉。《素问·缪刺论》所载"少阴锐骨之端各一痏"，王注即本穴。

[别名] 兑冲、中都（《甲乙》）；兑骨（《难经·六十六难》）。兑、锐古通，故《聚英》易"兑冲"为"锐冲"。

[穴名释义] 神，神明之谓也。心者，君主之官，神明出焉。穴为手少阴之俞，为心气出入之门户，故名。

《采艾编》："神门，神明之官，此其门路也。"

《孔穴命名的浅说》："神门，因其治神志病，又有入神出入门户之义。"

[类属] 五输穴之一，本经输穴；五行属土（《甲乙》）。心之原穴《难经·六十六难》）。

[位置] 在腕横纹上，当尺侧腕屈肌腱的桡侧缘处。（图7-46）

《甲乙》："在掌后兑骨之端陷者中。"《千金》《千金翼》《外台》《铜人》《发挥》《大全》《图翼》《大成》同。

《新针灸学》："掌侧尺侧锐骨之端陷中，阴郄前五分。"

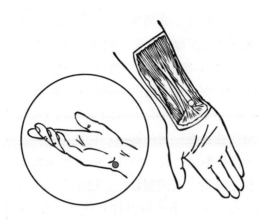

图 7 - 46　神门

《中国针灸学》："掌面横纹小指侧内尺骨肌之停止部。"

按：本穴位置，清以前均秉《甲乙》。近世文献，词异义同，论述更详。

[取法] 仰掌，于豌豆骨后缘桡侧，当掌后第一横纹上取穴。

[刺灸法] 直刺0.3～0.4寸；可灸。

[层次解剖] 皮肤→皮下筋膜→前臂筋膜。皮肤的皱纹致密，形成腕远侧横纹，该部皮肤由前臂内侧皮神经和尺神经的掌皮支分布。针由皮肤、皮下筋膜，于尺侧腕屈肌（腱）的桡侧穿前臂深筋膜，经尺神经、尺动静脉的内侧达尺骨小头的前面骨膜。尺侧腕屈肌（腱）由尺神经支配。（参看灵道穴）

[动用] 益心气，安神志，通经活络。

[主治] 心血管病症：心痛，心悸，心烦恍惚，惊悸，怔忡等。

神经系统病症：痴呆，悲哭狂笑，癫狂，痫证，失眠，健忘等。

消化系统病症：胃疼，咽干不嗜食，呕血，吐血，大便脓血等。

头面五官科病症：头痛，眩晕，目黄，面赤，失音等。

其他病症：无脉症，虚劳，疟疾，恶寒，身热，喘逆上气，胁痛，手臂痛，掌中热，黄疸，遗尿等。

现代常用于治疗：神经衰弱，心脏肥大，心绞痛，癔病，痴呆，舌骨肌麻痹，鼻内膜炎，产后失血，淋巴结炎，扁桃腺炎等。本穴为治精神病和心脏病的要穴。

[成方举例] 狂：神门、阳谷；喉痹：神门、合谷、风池（《千金》）。

惊悸：神门、蠡沟、巨阙（《资生》）。

喘逆：神门、阴陵、昆仑、足临泣；呆痴：神门、少商、涌泉、心俞；遗溺：神门、鱼际、太冲、大敦、关元（《大成》）。

肺结核（失眠）：主穴为神门、足三里、行间、百会（灸）、三阴交，配穴为照海、印堂（《辑要》）。

[现代研究] 针刺神门穴对冠心病心绞痛的治疗有显著疗效：在心电图上观察，可使P波、R波、P–R间期和Q–T间期的持续时间延长。有实验报道，针刺神门可使

冠状动脉供血不足患者心冲击图复合波幅增大。也有报道，针刺内关、神门，对纠正心律失常有效，特别是属于激动起源失常者，效果显著。动物实验，给健康家兔静脉滴注垂体后叶素，建立心肌缺血实验性病理模型，电针双"内关"、双"神门"、双"足三里"，设对照组，实验证明电针能缓慢心率增快。针刺"神门"对神经垂体性高血压动物，有降压作用。

针刺神门对人脑皮质功能也有一定的影响：发现重刺激，多引起运动从属时值增大，即大脑皮质运动区内发展抑制过程，但对健康人影响较小。给病人轻刺激，半数在大脑皮质引起兴奋过程，半数引起抑制过程，健康人只有少数引起抑制过程。从脑电图来看，起调整作用，凡原来 α 节律波幅较低者，呈现 α 节律及波幅增强；反之，则使 α 节律减弱。在部分癫痫病人身上，可使脑电图趋向规则化。针刺神门穴可增强肺功能，但需连续一周，使肺通气功能增加。对心源性喘息，刺神门穴引出心经感传，抵达胸部后，可立刻降低呼吸频率，效果显著。

八、少府 Shàofǔ – H8

[出处]《甲乙》："少府者，火也。"

[穴名释义] 少，指手少阴；府，聚也。穴为手少阴之荥，属火。心属火，穴为本经气血汇聚之处，故名。

《采艾编》："少府，为荥，少阴所流如传送之府也。"

《会元针灸学》："少府者，手少阴心脉。出腋走手小指，交少府而通心之府小肠也，故名少府。"

[类属] 五输穴之一，本经荥穴；五行属火（《甲乙》）。

[位置] 在手掌尺侧，第四、五掌骨之间，当掌骨头后缘之凹陷处。（图 7 – 47）

《甲乙》："在小指本节后陷者中，直劳宫。"《千金》《千金翼》《外台》《铜人》《发挥》《大全》《图翼》《大成》《新针灸学》同。

《考穴编》广注："居小指本节后，歧骨缝陷中，与劳宫相并。"

《金鉴》："从神门行手小指本节末，外侧骨缝陷中。"

《金鉴》："从神门穴入掌内后廉。"

《中国针灸学》："手掌第四、五掌骨间小指屈肌之停止部。"

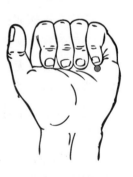

图 7 – 47 少府

按：本穴位置，古今多从《甲乙》，定在手小指本节之后，骨间陷中，横与劳宫相平。《考穴编》广注云："居小指本节后，歧骨缝陷中，与劳宫相并。"更是了然易得。至于《金鉴》"从神门行手小指本节末，外侧骨缝陷中"不确。

[取法] 仰掌，手指屈向掌心横纹，当小指与无名指指尖间凹陷处取穴。

［刺灸法］直刺 0.2～0.3 寸；可灸。

［层次解剖］皮肤→皮下筋膜→掌筋膜→第四蚓状肌→第四骨间肌。手掌皮肤厚而坚韧，尺侧半由尺神经的掌皮支分布。皮下筋膜致密，内含脂肪组织，并被由掌腱膜浅层发出的纤维束连向皮肤而分隔。针由皮肤、皮下筋膜穿掌腱膜，在指浅、深屈肌尺侧两根肌腱之间，经尺神经的指掌侧固有神经和指掌侧总动脉的尺侧，深进第四蚓状肌，再入第四掌骨间隙内的骨间肌。除指浅屈肌由正中神经支配外，其他诸肌均由尺神经深支支配。

［功用］清心泻火，理气活络。

［主治］心血管系统病症：心悸，胸痛，烦满少气等。

神经系统病症：善笑，悲恐善惊等。

生殖系统病症：阴痒，阴挺，子宫脱垂等。

泌尿系统病症：小便不利，遗尿，卒疝偏坠等。

其他病症：痈疡，疟疾，咽中有气如息肉状，肘腋挛急，掌中热，手小指拘挛等。

现代常用于治疗：阴道及阴部瘙痒症，风湿性心脏病，心绞痛，心律不齐，癔病，遗尿，尿潴留，月经过多，肋间神经痛，臂神经痛等。

九、少冲 Shàochōng – H9

［出处］《甲乙》："心出少冲。"

［别名］经始（《甲乙》）；手少阴（《千金翼》）。经始，《圣惠》作"经如"，误。

［穴名释义］少，指手少阴；冲，要冲也。穴为手少阴之井，为心脉冲出之所在。手少阴由此相交于手太阳，为阴阳二经气交通之要冲也，故名。

《采艾编》："少冲，为井，少阴心之冲也，冲之为言冲而未盈也，井蒙泉也。

《会元针灸学》："少冲者，因肝之母为肾，心之母为肝，肾肝相生而化冲气，合于任脉，而通心脏。肝性酸同木，木生火化养气，赖冲气之根原，而通经筋，合肾真阴所主，而交手小指。心生血入肝以填之，气血突满冲变，经脏交换，故名少冲。"

［类属］五输穴之一，本经井穴；五行属木（《甲乙》）。

［位置］在小指桡侧，距指甲根角 0.1 寸处。

《甲乙》："在手小指内廉之端，去爪甲角如韭叶。"《千金》《千金翼》《外台》《铜人》《发挥》《大全》《图翼》《大成》《新针灸学》同。

《金鉴》："从少府行小指内，中行去爪甲角如韭叶。"

《金鉴》："少府穴循小指之内端。"

《集成》："在手小指内正端。"

《中国针灸学》："小指之拇指侧，爪甲根部。"

按：本穴位置，古今一如《甲乙》之说，定位在手小指内廉之端，去爪甲如韭叶。近代易韭叶为 1 分，更较确切。

[取法] 微握拳，掌心向下，小指上翘，于小指爪甲桡侧缘与基底部各作一线，二线相交处取穴。

[刺灸法] 斜刺 0.1 寸，或三棱针点刺出血；可灸。

[层次解剖] 皮肤→皮下筋膜→指甲根。皮薄，由尺神经的指背支分布。皮下筋膜较致密，有少量的纤维束连于皮肤的真皮层和指骨的骨膜。除有尺神经的指背支经过外，还有指掌侧固有动脉的指背支和掌背动脉的指背动脉形成的血管网。

[功用] 醒神开窍，泄热苏厥。

[主治] 心血管系统病症：心痛，心悸，胸胁痛，烦躁不安等。

神经系统病症：中风昏迷，癫狂，悲喜无常等。

消化系统病症：吐血，大便脓血，嗌干，口干热等。

头面五官科病症：目黄，舌本痛，喉痹等。

其他病症：热病，黄疸，臑臂内后廉痛，掌中热，手踡不伸等。

现代常用于治疗：高热，脑出血，休克，小儿惊厥，癔病，心肌炎，胸膜炎，肋间神经痛，喉炎等。

[成方举例] 发热：少冲、曲池（《百症赋》）。

[现代研究] 针刺少冲、少商等穴，可使 CO 中毒动物，血中 CO 含量迅速减少，动物苏醒时间较对照组明显提前。

第六节　手太阳小肠经经穴（图 7 - 48）

一、少泽 Shàozé – SI1

[出处]《灵枢·本输》："手太阳小肠者……出于少泽。"

[别名] 小吉（《甲乙》）。小，通少，故《圣惠》作"少吉"。《神灸经纶》误作"少舌"。

[穴名释义] 少，小也；泽，润也。穴为手太阳小肠之井，手太阳小肠主液。井穴脉气始出而微小，液有润泽身体之功，故名少泽。

《采艾编》："少泽，为井，自少阴心而络通于此，彼以少冲名，此以少泽名，泽取井养，少从少冲也。"

《穴名选释》："少泽，泽指润泽。本穴为手太阳小肠经之井穴，手太阴之脉主液。《灵枢·决气》中说：谷入气满，淖泽注于骨，骨属屈伸，泄泽，补益脑髓，皮肤润泽，是谓液。液有润泽全身的功能，穴为手太阳之井，脉气刚出而微小，故曰少泽。"

[类属] 五输穴之一，本经井穴（《灵枢·本输》）；五行属金（《难经·六十四难》）。

[位置] 在小指尺侧，距指甲根角 0.1 寸处。

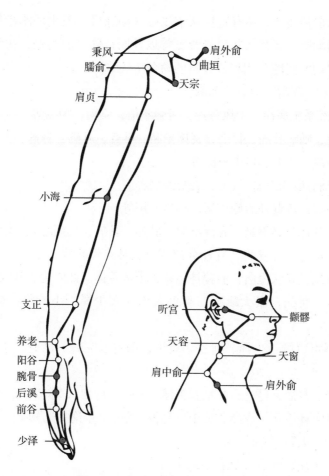

图 7 - 48　手太阳小肠经经穴总图

《灵枢·本输》："（手）小指之端也。"

《难经》："在手小指之端去爪甲下方是也。"

《甲乙》："在手小指之端，去爪甲下一分陷者中。"《外台》、《素问》王注、《铜人》同。

《千金》："手小指端外侧去爪甲角下一分陷中。"《千金翼》《发挥》《图翼》《金鉴》《新针灸学》同。

《大全》："小指外廉端。"

《中国针灸学》："小指外侧爪甲根部，当指总伸肌腱之停止部。"

按：本穴位置，《灵枢》《难经》《甲乙》皆云在"手小指之端"，至《千金》方增"外侧"，位才明确。

[取法] 微握拳，掌心向下，伸小指，于小指爪甲尺侧缘和基底部各作一线，两线相交处取穴。

[刺灸法] 斜刺 0.1 寸；或用三棱针点刺出血；可灸。

[层次解剖] 皮肤→皮下筋膜→指甲根。皮肤由指掌侧固有神经的指背支分布。在

皮下筋膜内，除皮神经外，还有直接从掌浅弓（动脉弓）发出的小指尺侧动脉、指掌侧固有动脉的指动脉、掌背动脉的指背支等以及同行同名的神经，在纤维束连于皮肤与骨膜之间的"闭密间隙"内形成各自的吻合丛状结构。

［功用］清热，利咽，通乳，苏厥。

［主治］神经系统病症：中风昏迷，舌强不语，癫疾，瘛疭等。

五官科病症：咽喉肿痛，目翳，胬肉攀睛，耳聋，耳鸣，鼻衄，头痛，项强等。

呼吸系统病症：咳嗽，口中唾涎等。

心血管系统病症：心痛，气短，胸膈闷痛等。

运动系统病症：肩臂外后侧疼痛，小指不用等。

其他病症：乳汁分泌不足，乳汁不通，乳痈，乳痛，热病心烦，疟疾，黄疸等。

现代常用于治疗：乳腺炎，乳汁分泌不足，神经性头痛，精神分裂症，咳嗽，扁桃腺炎，角膜白斑，翼状胬肉，前臂神经痛，中风昏迷。此穴为急救穴之一。

［成方举例］目痛，眼大眦痛：刺手太阳井穴少泽；小眦痛：刺少阳井穴关冲（《素问》）。

项强急痛不可以顾：少泽、前谷、后溪、阳谷、完骨、昆仑、小海、攒竹（《千金》）。

疟疾：少泽、复溜、昆仑；咳嗽：少泽、心俞、库房（《资生》）。

产后无乳或乳汁不足：少泽、膻中、乳根（《三十年论文选》）。

乳肿：少泽、太阳（《玉龙赋》）。

胬肉攀睛：少泽、肝俞（《百症赋》）。

［现代研究］有报道针刺少泽、膻中，可使缺乳妇女血中生乳素含量增加。电针少泽、间使，可使垂体后叶催产素分泌增加。

二、前谷 Qiángǔ – SI2

［出处］《灵枢·本输》："溜于前谷。"

［穴名释义］前，指第五掌指关节前方。穴在第五掌指关节前方，穴处凹陷如谷，故名前谷。

《会元针灸学》："前谷者，前是手小指本节之前也。谷者，谷之空洞也。为手小指本节前骨之空处，通于经孔与分泌之孔窍，故名前谷。"

《子午流注说难》："前谷荥水穴，乃手太阳脉之所溜，在小指本节前，故称前谷。"

［类属］五输穴之一，本经荥穴（《灵枢·本输》）；五行属水（《难经·六十四难》）。

［位置］在第五掌指关节前缘尺侧，当掌指横纹头赤白肉际处。

《灵枢》："在手外廉本节前陷者中也。"

《甲乙》："在手小指外侧本节前陷者中。"《千金》、《千金翼》、《外台》、《素问》

王注、《铜人》、《发挥》、《大成》、《图翼》、《金鉴》同。

《集成》："在手小指外侧第二节纹头。"

《新针灸学》："小指本节之前横纹外侧陷中。"

《中国针灸学》："小指第一节之后外部。"

按：本穴位置，古今都效法《甲乙》，基本一致。《集成》定在"手小指外侧第二节纹头"，疑误。

[取法] 握拳，于第五掌指关节前缘，当掌指横纹尺侧端赤白肉际处取穴。

[刺灸法] 直刺0.2~0.3寸；可灸。

[层次解剖] 皮肤→皮下筋膜→指背腱膜→指骨骨膜。皮肤由尺神经的指背神经和指掌侧固有神经分布。针由皮肤、皮下筋膜，在上述二神经之间，可达指背筋膜增厚的纤维韧带，其深方既是小指近节指骨外侧部骨膜。动脉血液直接由掌浅弓内侧发出的小指尺掌侧动脉及其分支供应。

[功用] 安神志，清头目，通经络。

[主治] 神经系统病症：癫狂，痫症等。

五官科病症：耳鸣，耳聋，目痛，目翳，鼻塞，鼻衄，咽喉肿痛，疟腮等。

运动系统病症：前臂酸痛，肘挛，指痛不能握拳，掌指关节红肿，手心发热，手指麻痒等。

呼吸系统病症：咳嗽，吐血等。

其他病症：热病汗不出，疟疾，头项强急，产后无乳等。

现代常用于治疗：癫痫，扁桃腺炎，乳腺炎，前臂神经痛，手指麻木，产后无乳，乳腺炎等。

[成方举例] 耳鸣：前谷、后溪、偏历、大陵；目中白翳：前谷、京骨（《千金》）。

尿赤难：前谷、委中；鼻塞不利：前谷、龈交（《资生》）。

癫疾：前谷、后溪、水沟、解溪、金门、申脉（《大成》）。

三、后溪 Hòuxī – SI3

[出处]《灵枢·本输》："注于后溪。"

[穴名释义] 后，指第五掌指关节后方。穴在第五掌指关节后方，握拳时，当尺侧横纹头处，其形有如沟溪，故名后溪。

《灵枢·本输》："手太阳小肠者……注于后溪，后溪者在手外侧本节之后也，为腧。"

《腧穴命名汇解》："……《甲乙经》记载：后溪者，木也。因穴位于小指本节后的横纹头处，较前谷高处，有小肉之会，故名后溪。"

[类属] ①五输穴之一，本经输穴（《灵枢·本输》）；五行属木（《难经·六十四

难》）。②八脉交经穴之一（《针经指南》）；交督脉（《玉龙经》）。

［位置］在第五掌指关节后缘尺侧，横纹头赤白肉际处。（图7-49）

《灵枢·本输》："在手外侧本节之后也。"

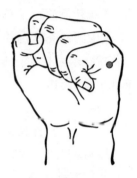

《甲乙》："在手小指外侧本节后陷者中。"《千金》、《千金翼》、《外台》、《素问》王注、《铜人》、《发挥》、《大成》同。

《圣惠》："在手外侧腕骨起骨下陷者中。"

《入门》："小指外侧本节横纹尖尽处。"《图翼》《金鉴》《新针灸学》同。

《大全》："节后掌纹后。"

《中国针灸学》："手背第五掌骨尺骨侧之前下部。"

图7-49　后溪

按：本穴位置，《甲乙》云在："手小指外侧本节后陷者中，"古今效法。但亦有异见者，如《圣惠》《大全》均言在腕前起骨下陷中，起骨指三角骨（说见腕骨）。似有误。

［取法］握拳，于第五掌指关节后缘，当手掌横纹头赤白肉际处取穴。

［刺灸法］直刺0.5~0.8寸；可灸。

［层次解剖］皮肤→皮下筋膜→手筋膜→小指展肌→小指短屈肌。皮肤由尺神经手背支和手掌支双重分布。皮下筋膜致密，除皮神经外，内有手背静脉网的尺侧部。该部深筋膜为手掌、背移行处。针由皮肤、皮下筋膜在第五掌骨小头后方穿深筋膜，进小鱼际肌的小指展肌，在小指对掌肌的前方，再进小指短屈肌与第五掌骨之间。以上三肌由尺神经深支支配。

［功用］安神志，清头目，通经络。

［主治］神经系统病症：癫、狂，痫证，失眠，癔病，小儿麻痹症，肘臂及手指挛急等。

五官科病症：耳聋、目赤、目翳、目眦烂、鼻衄等。

其他病症：疟疾，热病，小便赤涩，黄疸，头项强痛，不得回顾，目眩，疥疮，盗汗等。

现代常用于治疗：疟疾，癫痫，精神分裂症，癔病，腰疼，落枕，盗汗，衄血，耳聋，角膜炎，角膜白斑，疥疮，扁桃腺炎等。

［成方举例］痎疟寒热：后溪、合谷（《大成》）。

腰疼：后溪、环跳；黄疸：后溪、劳宫（《百症赋》）。

五痫：后溪、鸠尾、神门（《胜玉歌》）。

四、腕骨 Wàngǔ – SI4

［出处］《灵枢·本输》："过于腕骨。"

［穴名释义］穴在手外侧腕前起骨（豌豆骨）下凹陷之处，故名。

《医经理解》："腕骨，在手外侧腕前起骨缝中。"

《子午流注说难》："腕骨乃手太阳脉所过之原穴，手外侧腕前一小骨，手常屈伸转侧，则此骨宛转，穴在骨稍前故名腕骨穴，继起针灸家更名起骨，以免与穴名混同。"

［类属］小肠之原穴（《灵枢·本输》）。

［位置］在手腕尺侧前方，当三角骨的前缘，赤白肉际处。

《灵枢·本输》："在手外侧腕骨之前。"

《甲乙》："在手外侧腕前起骨下陷者中。"《千金》、《千金翼》、《外台》、《素问》王注、《铜人》、《发挥》、《大成》、《图翼》、《金鉴》同。

《难经》丁注："在小指腕骨内。"

《玉龙经》："在手腕起骨前陷中，番手得穴。"

《入门》："掌后外侧高骨下陷中。"

《考穴编》广注："后溪后二寸，掌锐骨前下角腕侧缝中。"

《集成》："在手掌后横纹头。"

《新针灸学》："手外侧腕骨头的旁侧。"

《中国针灸学》："手背内侧，第五掌骨与钩状骨之间。"

按：本穴位置，《甲乙》曰："在手外侧腕前起骨下陷者中。"曰阳谷："在手外侧腕中，兑骨下陷者中。"一在腕前，一在腕中；一云起骨之前，一云锐骨之下，显然不在同位。起骨当今之三角骨无疑，故古今文献多从之。《集成》将本穴定"在手掌后横纹头"，将阳谷定在"去腕骨一寸二分"，看来系有意更改。今从众说。

［取法］侧掌，掌心向前，由后溪穴直向上推，当两骨（第五掌骨基底与三角骨）结合部的凹陷中取穴。

［刺灸法］直刺0.3~0.5寸；可灸。

［层次解剖］皮肤→皮下筋膜→手筋膜→小指展肌。皮肤为手背和手掌皮肤移行处，由尺神经的手背支和掌支双重分布。皮下筋膜致密。针由皮肤、皮下筋膜穿深筋膜的纤维层，入小鱼际肌的小指展肌，该肌由尺神经深支支配。（参看后溪穴）

［功用］安神定惊，增液消渴。

［主治］神经系统病症：半身不遂，惊风瘛疭，狂惕，口噤，项强，肘臂不能屈伸，指挛臂痛，手腕无力等。

五官科病症：目流冷泪，目翳，耳鸣，鼻塞，衄衊，喉痹，颊肿引耳等。

其他病症：消渴，腰疼，颈项颔肿，热病汗不出，黄疸，疟疾，头痛，胁痛，呕吐等。

现代常用于治疗：糖尿病，胆囊炎，腕、肘及指关节炎，口腔炎，角膜白斑，耳鸣，头痛，呕吐，胸膜炎等。

［成方举例］胁痛不得息：腕骨、阳谷；耳鸣无所闻：腕骨、阳谷、肩贞、窍阴、侠溪（《千金》）。

肩臂痛：腕骨、天宗；五指挈：腕骨、中渚（《资生》）。

伤寒发黄：腕骨、申脉、外关、涌泉（《大成》）。

脾虚黄疸：腕骨、中脘（《玉龙赋》）。

［现代研究］针刺腕骨穴可使不蠕动或蠕动很弱的降结肠下部及直肠的蠕动增强，并有便意感。有报道局限性刺激腕骨穴，可引导出皮层诱发电位，与非穴位区有显著差异。

五、阳谷 Yánggǔ－SI5

［出处］《灵枢·本输》："行于阳谷。"

［穴名释义］穴为手太阳经经穴，位于手外侧豌豆骨与尺骨间凹陷中，其处形如山谷，故名阳谷。

《会元针灸学》："阳谷者，手太阳经，锐骨下空处如洞，故名阳谷。"

《腧穴命名汇解》："阳谷，穴属手太阳小肠之经火穴，《甲乙经》有阳谷者，火也。位于手外侧腕中，兑骨下陷处，因外为阳，故名阳谷。"

［类属］五输穴之一，本经经穴（《灵枢·本输》）；五行属火（《难经·六十四难》）。

［位置］在手腕尺侧，三角骨后缘，赤白肉际处。当豌豆骨与尺骨茎突之间处。

《灵枢·本输》："在锐骨之下陷者中也。"

《甲乙》："在手外侧腕中，兑骨下陷者中。"《千金》、《千金翼》、《外台》、《素问》王注、《铜人》、《发挥》、《大成》、《图翼》同。

《外台》："一云在腕上侧两筋间陷者中。"

《考穴编》广注："当是锐骨之下大筋下，取法颇同阴郄。"

《集成》："去腕骨一寸二分，踝骨下微后些。"

《金鉴》："手掌侧腕下，锐骨下陷中。"

《新针灸学》："手外侧腕中锐骨的前面陷中。"

《中国针灸学》："腕关节之尺侧，尺骨茎突起之前下际。"

按：本穴位置，《甲乙》云"在手外侧腕中，兑（锐）骨下陷者中"，古今皆从。兑骨，即今之尺骨茎突，因而今有以解剖名词定位在尺骨茎突之前下际者。至于《集成》之说，与众不同（说见腕骨）。

［取法］侧掌，手心向前，由腕骨穴直上，相隔一骨（三角骨）的凹陷处取穴。

［刺灸法］直刺 0.3~0.5 寸；可灸。

［层次解剖］皮肤→皮下筋膜→手掌筋膜→钩骨骨膜。皮肤由尺神经手背支和前臂内侧皮神经分布。在手掌筋膜深面，尺神经的深支和尺动脉的掌深支行于小鱼际肌浅面，支配并营养该肌群，动脉还组成掌深弓。针经上述诸结构，经小指的展肌、短屈肌与对掌肌的起点附着的豆钩韧带，达钩骨前缘的骨膜。腕掌侧（动脉）网较细小，

由尺、桡动脉的腕掌支，掌浅弓的返支和骨间掌侧动脉的分支组成。自该网发出小支至腕关节和腕骨。

［功用］安神志，清头目，通经络。

［主治］神经系统病症：癫狂妄言，小儿瘛疭，舌强不吮乳等。

五官科病症：目赤肿痛，目眩，耳聋，耳鸣，齿龋痛等。

肛肠科病症：痔瘘。

其他病症：颈颌肿，项肿胁痛，臂外侧痛，手腕痛，热病无汗，头晕，疥疮等。

现代常用于治疗：腮腺炎，精神病，癫痫，神经性耳聋，耳鸣，口腔炎，齿龈炎，肋间神经痛，尺神经痛，小儿惊风等。

［成方举例］狂、癫疾：阳谷、筑宾、通谷（《甲乙》）。

目急痛赤肿：阳谷、太冲、昆仑（《千金》）。

上齿痛：阳谷、正营（《资生》）。

狂言：阳谷、液门；胁痛：阳谷、腕骨、支沟、膈俞、申脉；瘛疭、五指掣：阳谷、腕骨、昆仑（《大成》）。

颔肿口噤：阳谷、侠溪（《百症赋》）。

六、养老 Yǎnglǎo – SI6

［出处］《甲乙经》："肩痛欲折，臑如拔，手不能自上下，养老主之。"

［穴名释义］养老，即奉养老人之谓。穴主耳聋，目视不明，肩臂疼痛等老年疾患。为奉养老人，调治老人疾病的要穴，故名养老。

《腧穴命名汇解》："养老，益者为养。以其该穴主治目视不明，耳闭不闻，肩欲折，手不能自上下。《铜人》有目视不明。《图翼》有起坐艰难。针此有益于老人健康，故名。"

《经穴选解》："养老，养，隐藏；老，穴窟。此穴隐藏于骨缝之中，取穴时必转手方得，故名。"

［类属］手太阳之郄穴（《甲乙》）。

［位置］以掌心向胸，当尺骨小头桡侧缘凹陷中。（图7–50）

《甲乙》："在手踝骨上一空，腕后一寸陷者中。"《千金》《千金翼》《外台》《铜人》《发挥》《大全》《图翼》《金鉴》《新针灸学》同。

《考穴编》："在手踝骨上有空，再后一寸陷中。"广注："居阳谷后一寸五分。"

《大成》："手踝骨前上。"

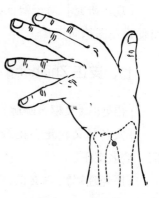

图 7–50 养老

《集成》："去阳谷一寸二分，行向外。"

《中国针灸学》："尺骨茎状突起直上之中央凹陷部。"

按：本穴位置各家多宗《甲乙》，即"在手踝骨上一空，腕后一寸陷者中"。考手踝骨上一空，系指尺骨小头上缘陷处。这一凹陷又与手掌姿势转向有关，故仅言腕后一寸，有失一空之意，取穴必须有特定姿势。《中国针灸学》说："以手肘屈，手掌对向颜面，以指尖按擦尺骨茎状突起部有一凹陷沟，即是穴位。如将手掌转向，其沟即闭。"足资效法。至于《考穴编》广注的"居阳谷后一寸五分"，《集成》的"去阳谷一寸二分，行向外。"皆与众说异位，鲜有从者。

[取法] ①屈肘，掌心向胸，在尺骨小头的桡侧缘上，与尺骨小头最高点平齐的骨缝中是穴。②掌心向下，用另一手指按擦在尺骨小头的最高点上；然后掌心转向胸部，当手指滑入的骨缝中是穴。

[刺灸法] 掌心向胸时，向肘方向，斜刺0.5~0.8寸；可灸。

[层次解剖] 皮肤→皮下筋膜→前臂筋膜→前臂骨间膜。皮肤由前臂后皮神经分布。皮下筋膜内除皮神经外，有贵要静脉和头静脉的起始部行经。针由皮肤、皮下筋膜穿前臂深筋膜，在指伸肌腱和小指伸肌腱之间经过，穿经其深面的骨间背侧动、下静脉及神经，而达桡、尺骨下端骨间膜。腕背侧（动脉）网位于腕骨及桡、尺骨下端的背面。由桡、尺动脉的腕背支、骨间掌侧和骨间背侧动脉的末端组成。

[功用] 清头明目。

[主治] 眼科病症：目视不明。

其他病症：急性腰疼，肩背肘臂痛。

现代常用于治疗：急性腰扭伤，眼球充血，视力减退，半身不遂，肩臂部神经痛，落枕，疝痛等。

[成方举例] 肩背痛：养老、天柱（《千金》）。

目视不明：养老、合谷、曲差（《资生》）。

目觉晄晄：养老、天柱（《百症赋》）。

[现代研究] 对于痹证的治疗，从局部选穴，如养老、外关等，可有显著疗效。而且使血流图趋向正常。

七、支正 Zhīzhèng－SI7

[出处]《灵枢·经脉》："手太阳之别，名曰支正。"

[穴名释义] 正，正经也；支，络脉也。穴为手太阳之络，正经由此别支而走少阴，故名支正。

《医经理解》："支正，在手腕后五寸，手太阳络，别走少阴者，走少阴者为支，此则其正也。"

《子午流注说难》："支正乃小肠别络，内注手少阴心，心为五脏六腑之大主，故曰正。支者离也。离小肠经脉而入络于心之正位，故其别络曰支正。"

［类属］本经络穴（《灵枢·经脉》）。

［位置］在阳谷与小海的连线上，距阳谷5寸处。

《灵枢·经脉》："上腕五寸。"

《甲乙》："在肘后五寸。"

《千金》："在腕后五寸。"《千金翼》《外台》《铜人》《发挥》《大全》《大成》《新针灸学》同。

《圣惠》："在手太阳腕后五寸，去养老穴四寸陷者中。"

《图翼》："在腕后外廉五寸。"

《金鉴》："从养老穴上行外廉四分。"

《集成》："去养老一寸七分。"

《中国针灸学》："前臂尺侧之中央，即外尺骨肌之中央部。"

按：本穴位置，《灵枢·经脉》定于"上腕五寸"，后世多从。《甲乙》定在"肘后五寸"，参照前后其他穴位，"肘"字当为"腕"字之误无疑。另外，《金鉴》定该穴于"养老穴上行外廉四分"，以《圣惠》"去养老穴四寸陷者中"之文比较，"四分"显系四寸之误。至于《集成》"去养老一寸七分"之说，不知何出？后无从者，难以成立。

［取法］手上举，本穴在阳谷上五寸，当阳谷与小海的连线上，尺骨的里侧而上。

［刺灸法］直刺0.3～0.5寸；可灸。

［层次解剖］皮肤→皮下筋膜→前臂筋膜→尺侧腕屈肌→指深屈肌。皮肤由前臂内侧皮神经分布。皮下筋膜内除上述皮神经外，还有贵要静脉，该静脉以不同形式与肘正中静脉相连，最后归流肱静脉。针由皮肤、皮下筋膜在贵要静脉的后方穿前臂深筋膜，入尺侧腕屈肌，再深至指深屈肌。尺侧腕屈肌和指深屈肌的尺侧半由尺神经支配，该肌桡侧由正中神经支配。

［功用］安神志，通经络。

［主治］神经系统病症：癫狂，易惊，好笑善忘，惊恐悲愁，项强肘挛，手指痛等。

其他病症：热病，头痛，目眩，颔肿，消渴，疥疮，五痨，四肢无力等。

现代常用于治疗：神经衰弱，精神病，眩晕，神经性头痛，麦粒肿，十二指肠溃疡等。

［成方举例］狂言：支正、鱼际、合谷、少海、曲池、腕骨（《千金》）。

惊掣：支正、内关、阳溪；目眩头痛：支正、三焦俞（《资生》）。

八、小海 Xiǎohǎi－SI8

［出处］《灵枢·本输》："入于小海。"

[别名] 肘曲泉（《灸法医学研究附录》）。

[穴名释义] 穴为手太阳之合，所入为合，喻小肠经脉气至此犹如江河之水入海，故名小海。

《会元针灸学》："小海者，小是手太阳小肠经，海者得金水木火相之气，合土会肘而通脾脏，正合火生土，土和脾，主运四末，五脏之海，合于经络之海，司运五脏之气。手太阳经，曲肘处，乃小肠经脉之海，故名小海。"

《子午流注说难》："小海合穴，乃手太阳小肠脉之所入，合治内府，其脉入缺盆者，络心，循咽，下膈，抵胃，属小肠，胃为水谷之海，小肠与胃相连缀，故肘内合穴名小海。"

[类属] 五输穴之一，本经合穴（《灵枢·本输》）；五行属土（《难经·六十四难》）。

[位置] 屈肘，当尺骨鹰嘴与肱骨内上髁之间凹陷处。（图7-51）

《灵枢·本输》："肘内大骨之外，去端半寸陷者中也。"《甲乙》《千金》《千金翼》《外台》《铜人》《发挥》《图翼》同。

《考穴编》广注："一法，叉手于腰，四指向前，大指向后，于肘尖量上去一寸，中取天井，天井外旁五分，乃取小海。"

《大全》："肘端五分外。"

《大成》："在肘外大骨外，去肘端五分陷中。"《金鉴》同。

《集成》："在肘后横去肘寸半。"

《新针灸学》："肘大骨侧，横去肘端五分。"

《中国针灸学》："在后肘部鹰嘴突尖端与内上髁间。"

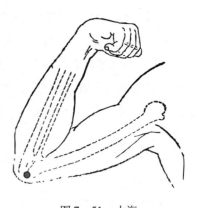

图7-51　小海

按：本穴《灵枢·本输》定位于"肘内大骨之外，去端半寸陷者中"。后世多宗此说。其中《考穴编》所谓"于肘尖量上去一寸，中取天井，天井外旁五分乃取小海"。位置明显偏高。《集成》所谓"在肘后横去肘寸半"，其说与众不同，疑误。

[取法] 微屈肘，与肘窝横纹平齐之尺骨鹰嘴与肱骨内上髁之间。用手指弹敲该部时有触电麻感直达小指。

[刺灸法] 直刺0.2～0.3寸；可灸。

[层次解剖] 皮肤→皮下筋膜→肘筋膜→肱骨的尺神经沟。皮肤由前臂内侧皮神经和臂内侧皮神经双重分布。皮下筋膜稍厚而疏松，内有少量脂肪，以保护深部经过的神经。针由皮肤、皮下筋膜穿肘筋膜及其包裹的尺神经和尺侧上副动、静脉形成的血管神经束，深达肱骨内上髁后面的尺神经沟底骨膜。注意避开血管及神经。

[功用] 安神志，清头目，通经络。

[主治] 神经系统病症：癫、狂、痫证等。

五官科病症：耳聋，耳鸣，目眩，目黄，齿龈肿等。

其他病症：头痛，头晕，颊肿，颌肿，颈项、肩臂外后侧痛，瘰疬，疡肿，小腹痛，心中烦等。

现代常用于治疗：尺神经疼痛、麻痹，癫痫，精神分裂症，舞蹈病，肩背痛，齿龈炎等。

[现代研究] 针刺小海穴，可使降结肠远端的顽固性迷走神经过敏现象好转，可治疗过敏性结肠炎。

九、肩贞 Jiānzhēn – SI9

[出处]《素问·气穴论》："肩贞二穴。"

[穴名释义] 贞，正也。穴在肩下，正对腋纹头上方一寸处，故名肩贞。

《采艾编》："肩贞，贞者，正也。当肩之正也。"

《腧穴命名汇解》："肩贞，贞指正，与邪相反。该穴主治肩中热痛，麻痹不举。《铜人》记载。治风痹手臂不举，肩中热痛。针此可以驱邪气，扶正气，使疾去肩端得以端正，因名肩贞。"

[位置] 在肩关节后下方，上臂内收时，当腋后皱襞尽端直上 1 寸处。（图 7－52）

《甲乙》："在肩曲胛下两骨解间，肩髃后陷者中。"《千金》《千金翼》《外台》《铜人》《资生》《聚英》《大成》《考穴编》《图翼》同。

《入门》："肩髃后两骨罅间。"

《金鉴》："从小海上行肩胛骨下，大骨傍，两骨解间，肩端后陷中。"

《集成》："直巨骨下，相去六寸，去脊横开八寸少，下直腋缝。"

《新针灸学》："臑俞穴的下方，肱骨与肩胛骨之间，直对腋缝。"

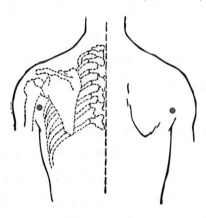

图 7－52 肩贞

《中国针灸学》："在肱后侧之上端，小圆肌部。"

按：本穴位置，《甲乙》定于"肩曲胛下两骨解间，肩髃后陷者中"，后世多宗。惟《集成》之说，以巨骨作为定位标志，甚为烦琐，但词尾有"下直腋缝"一语，较诸说略高一筹，为后世效法。近人有腋缝端上 1 寸定位之法，简捷易取，又不失原义。

[取法] 正坐垂肩，上臂内收，当腋后纹头直上 1 寸处是穴。

[刺灸法] 直刺 0.6～1 寸；可灸。

[层次解剖] 皮肤→皮下筋膜→三角肌筋膜→三角肌→肱三头肌→大圆肌→背阔肌。皮肤由腋神经的下支臂上外侧皮神经分布。皮下筋膜致密，富有脂肪。针由皮肤、皮下筋膜在三角肌的后部，穿该肌表面深筋膜入肌质内。以后，针可依序入桡神经肌支支配的肱三头肌长头，肩胛下神经支配的大圆肌和胸背神经支配的背阔肌（腱），可深达腋腔。

[功用] 清头聪耳，通经活络。

[主治] 五官科病症：耳鸣，耳聋，牙痛等。

其他病症：颌肿，肩胛痛，手臂痛麻、不能举，缺盆中痛，瘰疬，伤寒发热恶寒等。

现代常用于治疗：上肢瘫痪，肩关节软组织疾病，耳鸣，耳聋，头痛等。

[成方举例] 耳鸣无闻：肩贞、完骨（《甲乙》）。

肩中热，不可以顾：肩贞、关冲、肩髃（《千金》）。

肩胛下神经痛：肩贞、肩髃、天宗、肩髎、曲垣（《新针灸学》）。

十、臑俞 Nàoshū – SI10

[出处]《甲乙》："寒热肩肿，引胛中痛，肩臂酸，臑俞主之。"《素问·气府论》："手太阳，脉气所发……曲掖上骨穴各一。"王注即本穴。

[穴名释义] 臑，指肱骨上端；俞，指穴位。穴在肱骨上端后上方，故名臑俞。

《会元针灸学》："臑俞者，臑者骨之起处，前伏胸后通胁，中有空，如龟之前胸骨，有空可穿。俞者经气所过之穴道，在臑骨空穴，故名臑俞。"

《腧穴命名汇解》："肱骨上端为臑。是穴在肩端后，大骨下，肩上廉陷中，因名臑俞。"

[类属] 交会穴之一，手太阳、阳维、跷脉之会（《甲乙》）。《聚英》作："手太阳、阳维、阳跷三经之会。"《图翼》则作："手足太阳、阳维、阳跷之会。"

[位置] 在肩胛冈下缘，与肩贞穴相直处。

《甲乙》："在肩臑后大骨下胛上廉陷者中。"《素问》王注同。

《千金》："夹肩髎后大骨下，胛上廉陷中。"《千金翼》《外台》《铜人》《发挥》《图翼》同。

《大全》："夹骨髃后大骨下。"

《大成》："夹肩髃后大骨下胛上廉陷下。"

《考穴编》广注："肩贞下（为"上"字误）一寸五分是。"

《金鉴》："从肩贞上行肩端，臑上肩骨下，胛骨上廉陷中。"

《集成》："在肩贞上一寸，外开八分。"

《新针灸学》："肩关节后面正对腋缝，举臂取之，穴更明显。"

《中国针灸学》："在肩胛棘之下际，肩胛关节窝之后方。"

按：本穴位置，《甲乙》定在"肩髃后大骨下胛上廉陷者中"，《金鉴》据此补充"从肩贞上行肩端，髃上肩骨下，胛骨上廉陷中"，即指在肩贞穴直上，肩胛冈下外侧凹陷处，与现定位基本相同。《考穴编》广注有"肩贞下一寸五分是"，有误。《集成》"在肩贞上一寸，外开八分"，亦系独家之言，不足取。

[取法] 正坐垂肩，上臂内收，用手指从腋后纹端肩贞穴直向上推肩胛冈下缘处是穴。

[刺灸法] 直刺0.6~1寸；可灸。

[层次解剖] 皮肤→皮下筋膜→三角肌筋膜→三角肌→冈下肌。皮肤由腋神经上支（皮神经）分布。皮下筋膜厚而致密，并发出纤维束连于皮肤。针由皮肤、皮下筋膜穿三角肌筋膜入该肌质内。三角肌由腋神经支配。该神经起于臂丛的后束，与旋肱后动脉伴行，穿四边孔（或间隙），绕肱骨外科颈向后，在三角肌的深面分为上支和下支。除该肌后部由腋神经下支的肌支支配外，肌肉的其余部分及被盖该肌表面的皮肤均由上支的分支支配和分布。冈下肌由肩胛上神经支配。

[功用] 活络，散结。

[主治] 肩肿，肩臂酸痛无力，颈项瘰疬等。

现代常用于治疗：臂外展无力，肩周炎等。

十一、天宗 Tiānzōng – SI11

[出处]《甲乙》："肩重、肘臂痛不可举，天宗主之。"《素问·气府论》所载："肩解下三寸各一"，王注即本穴。

[穴名释义] 天，指上部；宗，指本，含中心之意。穴在肩胛冈中点下窝正中，故名天宗。

《采艾编》："天宗，天者至高之位也。宗者，手太阳脉气所发也。"

《会元针灸学》："天宗者，天是上部肩盘骨之边际，宗者，根宗于天部，合复宗气，故名天宗。"

[位置] 在冈下窝中央，约当肩胛冈下缘与肩胛下角之间的上、中1/3交点处。（图7-53）

《甲乙》："在秉风后大骨下陷者中。"《千金》、《千金翼》、《外台》、《素问》王注、《铜人》、《发挥》、《大成》、《图翼》同。

《大全》："大骨之下。"

《考穴编》广注："当是肩板骨下陷中。"

《金鉴》："从臑俞上行，肩骨下陷中。"

《集成》："在肩贞上一寸七分，横往内开一寸。"

《新针灸学》："肩胛冈下方当中，平第五椎间。"

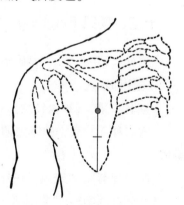

图7-53 天宗

《中国针灸学》："在棘下窝之中央，棘下肌部。"

按： 本穴位置，各家虽多宗《甲乙》，但定位还不甚明确，《考穴编》广注云："当是肩板骨下陷中。"考肩板骨者乃肩胛骨也，结合《甲乙》，定位已基本明确，即大骨（肩胛冈）下，当肩胛骨的陷窝之中，与今之定位吻合。《金鉴》定本穴于"从臑俞上行，肩骨下陷中"，参照该书对臑俞穴的定位在"……胛骨上廉陷中"，互相矛盾，不足效法。

[取法] 正坐或俯伏。①在冈下缘与肩胛骨下角的等分线上，当上、中1/3交点处。②肩胛冈下缘与肩胛骨下角连一直线，与第四胸椎棘突下间平齐处，与臑俞、肩贞成三角形处是穴。

[刺灸法] 直刺0.5~0.7寸；可灸。

[层次解剖] 皮肤→皮下筋膜→斜方肌筋膜→斜方肌→冈下肌。皮厚，由第三、四、五胸神经后支的外侧皮神经重叠分布。皮下筋膜致密。针由皮肤、皮下筋膜穿斜方肌表面的背部深筋膜入该肌，及其深面的冈下肌。前肌由第十一脑神经－副神经支配，后肌由臂丛的肩胛上神经支配。

[功用] 通经活络，理气消肿。

[主治] 运动系统病症：肩胛疼痛，肘臂外后侧痛，颊颌肿痛等。

呼吸系统病症：胸胁胀满，咳嗽气喘等。

其他病症：乳痈。

现代常用于治疗：肩臂及扁胛区酸痛，上肢不能举。

[成方举例] 臂痛：天宗、五里（《资生》）。

[现代研究] 有报道，针刺天宗、肩井、肾俞，对乳腺增生有很好疗效，可提高免疫功能。用皮内针，刺入左天宗后30分钟，X线检查可见胆囊阴影缩小，表示胆囊收缩。

十二、秉风 Bǐngfēng－SI12

[出处]《甲乙》："肩痛不可举……秉风主之。"《素问·气府论》所载"肩解各一"，王注即本穴。

[别名] 秉，《神灸经纶》作"乘"，误。

[穴名释义] 秉，执掌之谓；风，风邪也。穴主肩痛不可举，功在舒筋散风，故名秉风。

《医经理解》："秉风，在外肩上小颞骨后，盖肩骨当风处也。"

《会元针灸学》："秉风者，从风之所行也。肩夹后肉筋起如围瓶之状，风从背来，秉风迎之，顺风而高起天空，以防外邪所入。故名秉风。"

[类属] 交会穴之一，手阳明太阳、手足少阳之会（《甲乙》）。

[位置] 在肩胛冈上窝中点，与天宗穴相直，举臂时有凹陷处。

《甲乙》：“夹天髎，在外肩上小髃骨后，举臂有空。”《千金》、《千金翼》、《外台》、《素问》王注、《铜人》、《发挥》、《大成》、《图翼》同。

《大全》：“天宗之前。”

《考穴编》广注：“合是天宗前来一寸，夹肩髎外，举臂有空。”

《金鉴》：“从天宗上行，肩上小髃骨，举臂有空。”

《集成》：“在臑俞上直对相去一寸五分。”

《新针灸学》：“在天髎穴外，肩胛冈上。”

《中国针灸学》：“在肩胛棘外端之上方。”

按： 本穴位置后世多宗《甲乙》，定“在外肩上小髃骨后，举臂有空”。“小髃骨”，似指肩关节后上方突起处，即肩胛冈肩峰端，于其后方举臂有凹陷处，是依骨性标志为准。《大全》指出在“天宗之前”，位置更明确。《集成》云“在臑俞上直对相对一寸五分”位却不明，反增烦琐，鲜有从者。

［取法］正坐俯伏，于肩胛冈上缘中点向上1寸的肩胛冈上窝处取穴，与臑俞、天宗成一三角形处是穴。

［刺灸法］直刺0.3寸；可灸。

［层次解剖］皮肤→皮下筋膜→斜方肌筋膜→斜方肌→冈上肌。皮肤较厚，由第一、二、三胸神经后支重叠分布。皮下筋膜致密，纤维组织发达，并有纤维束连于皮肤。针由皮肤、皮下筋膜穿斜方肌表面的背部深筋膜入该肌，并继进其深面的冈上肌。前肌由副神经支配，后肌由肩胛上神经支配。

［功用］散风活络。

［主治］肩胛疼痛不举，上肢酸麻，项强不得回顾，咳嗽等。

现代常用于治疗：冈上肌腱炎，肩周炎等。

［成方举例］肩胛上神经痛：秉风、巨骨、大杼、肩外俞、肩中俞、曲垣（《新针灸学》）。

十三、曲垣 Qūyuán – SI13

［出处］《甲乙》：“肩胛周痹，曲垣主之。”

［穴名释义］曲，弯曲也；垣，垣墙也。穴在肩胛冈上窝内侧端，是处弯曲有如垣墙，故名。

《医经理解》：“曲垣，在肩中央曲胛陷中，其四旁骨起如垣也。”

《概述腧穴的命名》：“曲垣穴是因该处肩胛棘隆起，弯曲如墙垣一样，故以为名。”

［位置］在肩胛上窝内侧端凹陷处。

《甲乙》：“在肩中央曲甲陷者中，按之动脉应手。”《千金》《千金翼》《铜人》《发挥》《大成》《图翼》《金鉴》同。

《考穴编》广注：“须取肩中高骨下。”

《集成》："在下距天宗一寸五分，上距肩井三寸少，在二穴之中，微向外些。"

《新针灸学》："天髎穴之下约一寸，肩胛冈上缘靠肩胛内侧平第二椎间。"

《中国针灸学》："在肩胛上部，棘上窝中。"

按： 本穴位置，清以前基本一致。"高骨"，当指锁骨；"肩中央曲甲陷中"，当为冈上窝。与今之定位基本吻合。《集成》云在天宗、肩井穴之中，微向外，细究其位，与以前文献亦基本相同。

[取法] 正坐垂肩，约当臑俞与第二胸椎棘突连线之中点处是穴。

[刺灸法] 直刺0.3~0.5寸；可灸。

[层次解剖] 皮肤→皮下筋膜→斜方肌筋膜→斜方肌→冈上肌。皮肤由第一、二、三胸神经后支的外侧皮支重叠分布。斜方肌（腱）由副神经支配，冈上肌出肩胛上神经支配。该神经有肩胛上动脉伴随，经肩胛横韧带下方，至冈上窝内的冈上肌，并经肩胛颈切迹，至冈下窝。（参看秉风穴）

[功用] 舒筋活络，止痛。

[主治] 肩胛拘挛疼痛，肩背痛等。

现代常用于治疗：冈上肌腱炎，肩关节周围软组织疾病，呼吸困难等。

十四、肩外俞 Jiānwàishū – SI14

[出处]《甲乙》："肩胛中热痛，而寒至肘，肩外俞主之。"

[穴名释义] 因穴位于肩中俞之外侧，故名肩外俞。

《会元针灸学》："肩胛上肩中偏外，小肠脉所过之俞穴，故名肩外俞。"

《腧穴命名汇解》："肩外俞，穴在肩胛外缘，主治肩胛外部疼痛，因名肩外俞。"

[位置] 在第一胸椎棘突下陶道穴旁开3寸处。

《甲乙》："在肩胛上廉去脊三寸陷者中。"《千金》《千金翼》《铜人》《发挥》《大成》《金鉴》同。

《入门》："胛（胂之误）上廉，去大杼旁三寸。"

《图翼》："在肩胛上廉去脊三寸陷中，与大杼平。"

《考穴编》广注："肩柱之下，胛骨之上，与天髎相亲合平开大椎三寸。"

《集成》："在横直陶道四寸七分微高些。"

《新针灸学》："在肩胛上廉去脊三寸陷中即陶道旁开约三寸陷中。"

《中国针灸学》："在第一第二胸椎横突间之外端，肩胛骨内上髁之骨际。"

按： 本穴位置，《甲乙》定在肩胛上廉去脊三寸陷者中，后世多宗此说。《图翼》词义趋明，今同。《入门》"去大杼旁三寸"，有误。《考穴编》广注定于第七颈椎棘突下旁开三寸，较前高出一等。《集成》"横直陶道四寸七分微高些"，与《甲乙》之说相去较远，罕有从者。

[取法] 正坐俯伏，于肩胛骨脊柱缘的垂线与陶道穴的水平线相交处取穴。

［刺灸法］斜刺 0.3～0.6 寸；可灸。

［层次解剖］皮肤→皮下筋膜→斜方肌筋膜→斜方肌→肩胛提肌。皮肤较厚，由第八颈神经和第一、二胸神经后支的内侧皮支重叠分布。皮下筋膜致密，有少量脂肪。针由皮肤、皮下筋膜穿斜方肌表面的背深筋膜入该肌，继进至肩胛提肌。前肌由副神经支配，后肌由肩胛背神经支配。两肌之间有颈横动、静脉经过。

［功用］舒筋活络，止痛。

［主治］颈项强急，肩背酸痛，肩胛及上肢冷痛等。

现代常用于治疗：肩胛区神经痛、痉挛、麻痹，肺炎，胸膜炎，神经衰弱，低血压等。

［现代研究］有人对 45 名有生育能力的妇女的三阴交、肩外俞进行 270 次针刺，避孕有效率达 66.6%。

十五、肩中俞 Jiānzhōngshū – SI15

［出处］《甲乙》："寒热疬，目不明，咳上气，唾血，肩中俞主之。"

［穴名释义］因穴位在肩部大椎与肩井之中间，故名肩中俞。

《会元针灸学》："肩臂胛相直于肩中，手太阳脉所过之俞，故名肩中俞。"

《经穴释义汇解》："穴在肩胛内廉，去脊二寸凹陷处，即在肩井与大椎之中间，故名肩中俞。"

［位置］在第七颈椎棘突下的大椎穴旁开 2 寸处。

《甲乙》："在肩胛内廉去脊二寸陷者中。"《千金》《千金翼》《铜人》《发挥》《大成》同。

《入门》："胛（胂之误）内廉，去大杼旁二寸陷中。"

《图翼》："在肩胛内廉去脊大椎旁二寸陷中。"《金鉴》同。

《考穴编》广注："当是大椎旁开二寸。"

《集成》："在肩外俞上五分。"

《新针灸学》："肩胛内侧在大椎穴旁二寸，当肩井穴到大椎穴之中点。"

《中国针灸学》："第七颈椎与第一胸椎之棘状突起之外二寸。"

按：本穴位置，清以前多据《甲乙》，基本一致。其中《入门》之说"大杼，当指（大）杼骨"，位置同属一处。《集成》所云"在肩外俞上五分"，其位略嫌偏外。

［取法］正坐俯伏，先取第七颈椎棘突下间的大椎穴，再以大椎穴旁开 2 寸，约当第一胸椎横突端处是穴。

［刺灸法］斜刺 0.3～0.6 寸；可灸。

［层次解剖］皮肤→皮下筋膜→斜方肌筋膜→斜方肌→肩胛提肌→小菱形肌。皮肤由第八颈神经和第一、二胸神经后支的外侧支分布。皮下筋膜致密，纤维呈束状，束间有少量脂肪。针经皮肤、皮下筋膜，穿斜方肌表面的背部深筋膜入该肌，依序深进

其深面的小菱形肌及肩胛提肌相重叠部分。前肌为副神经支配，后肌为肩胛背神经支配。

[功用] 宣肺，理气，活络止痛。

[主治] 呼吸系统病症：咳嗽，气喘，唾血等。

眼科病症：目视不明。

其他病症·肩背疼痛，寒热等。

现代常用于治疗：支气管炎，哮喘，支气管扩张，吐血，落枕，视力减退等。

[成方举例] 肺结核：肩中俞、肩外俞、大杼、附分、肺俞、厥阴俞、心俞、膈俞、气户、俞府、库房；斜方肌麻痹：肩中俞、肩外俞、天髎、附分、魄户、膏肓、谚语、膈关（《新针灸学》）。

十六、天窗 Tiānchuāng – SI16

[出处]《素问·气穴论》："天窗二穴。"

[别名] 窗笼（《甲乙》）。笼，《外台》作"聋"，《西方子》作"簧"，均非。天笼（《考穴编》）。

[穴名释义] 窗，通孔也；小肠者，天气所生也。穴至耳聋，喉中痛，暴喑等孔窍病，故名天窗。

《会元针灸学》："天窗者，项颈筋间之孔穴，在天部之上，故名天窗。"

《腧穴命名汇解》："天窗，天指头，窗指头之孔窍。穴近天容，主治耳病，《外台》有主耳无闻，因名天窗。"

[位置] 在结喉旁开3.5寸，胸锁乳突肌的后缘，当扶突穴后0.5寸处。

《甲乙》："在曲颊下，扶突后，动脉应手陷者中。"《千金》《千金翼》《外台》《素问》王注同。

《铜人》："在颈大筋前，曲颊下，扶突后；动脉应手陷中。"《发挥》《大成》《图翼》《金鉴》同。

《大全》："颈上大筋。"

《入门》："完骨下，发际上，颈上大筋处动脉陷中。"

《考穴编》广注："盖此穴在风池、翳风之间。"

《集成》："在直耳下二寸。"

《新针灸学》："扶突穴的后方。"

《中国针灸学》："在颈侧部，胸锁乳突肌之中央。"

按：本穴位置，多沿用《甲乙》之说。但也有不同者，如《入门》《考穴编》定位偏高；《大全》《新针灸学》则过于简略；《中国针灸学》定位于胸锁乳突肌中央，与今亦异，唯《集成》之"直耳下二寸"之说，比较接近原义。

[取法] 正坐，平甲状软骨与舌骨肌之间的廉泉穴，于胸锁乳突肌后缘处取穴。

［刺灸法］直刺 0.3~0.5 寸；可灸。

［层次解剖］皮肤→皮下筋膜→颈深筋膜→头、颈夹肌。皮肤较厚，由耳大神经分布。皮下筋膜致密，除有皮神经走行外，耳后静脉向颈外静脉汇入。颈深筋膜因被覆的器官不同，可分为浅、中、深三层。胸锁乳突肌被包于浅层形成的鞘内。针由皮肤、皮下筋膜穿胸锁乳突肌鞘后缘，再穿深筋膜中层，进入第二至第五颈神经后支外侧支的肌支支配的头和颈夹肌。副神经支配胸锁乳突肌及斜方肌。其投影在自下颌角与乳突连线的中点，经胸锁乳突肌后缘的上、中 1/3 连接处，到斜方肌前缘中、下 1/3 连接点的连线。

［功用］通窍宁神，理气散结。

［主治］五官科病症：头痛，耳聋，耳鸣，咽喉肿痛，暴喑不能言等。

神经系统病症：癫狂，中风口噤，颈项强痛等。

其他病症：颊肿痛，瘾疹，颈瘿，痔疮等。

现代常用于治疗：咽喉肿痛，甲状腺肿，耳鸣，耳聋，颈项强痛，肋间神经痛，呼吸困难，口颊炎，齿龈炎等。

［成方举例］瘿：天窗、臑会（《甲乙》）。

失喑不语：先灸天窗五十壮讫，息火乃移灸百会五十壮毕，还灸天窗五十壮（《千金翼》）。

口噤：天窗、翳风；面皮热：天窗、天突（《资生》）。

十七、天容 Tiānróng – SI17

［出处］《灵枢·本输》："四次脉足少阳也，名曰天容。"

［别名］大容（《西方子》）。"大"似"天"之误。

［穴名释义］容，指面容、容貌。小肠者，天气所生也。穴为小肠脉之俞穴，位在下颌角后方，其脉自此入面容。又穴适当修貌时耳环所垂之处，故名天容。

《穴名选释》："天容，天指位高之意，容谓面容。本穴位在耳曲颊后，手太阳之脉从缺盆循颈，经本穴上面颊，天容者指穴在颈部，位高在上，脉气经此而注入面容。"

《针灸穴名解》："容，受盛也，又容貌也。本穴在耳下颊后，居全身之上部，多治颈、项喉、咽诸症。如喉痹寒热、咽肿不能言、胸痛、胸满不得息、呕逆、吐沫、齿噤、耳鸣、耳聋、喉中如梗、瘿、痈诸般实郁之症。多致五官失容，治之有效，俾复其容止之仪也。"

［位置］在下颌角后下方，当胸锁乳突肌前缘处。（图 7－54）

《甲乙》："在耳下曲颊后"。《千金》《千金翼》《铜人》《发挥》《大全》《大成》《图翼》《金鉴》同。

《入门》："耳下颊车后陷中。"

《考穴编》广注："约去颊分许陷中，居天窗之后，天牖之前，结喉旁开。"

《集成》："在颊车向后二寸大些。"

《新针灸学》："耳垂下约三四分，颊车穴之后上方陷中。"

《中国针灸学》："耳下腮部，胸锁乳突肌停止部前缘。"

按：本穴位置，历代虽多从《甲乙》，但文字过于简略，难以正确定位。《考穴编》定本穴于天窗之后，天牖之前，定位嫌高；《集成》之说，又过于偏后。比较而言，《入门》"耳下颊车后陷中"较符合原义。

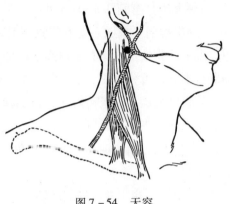

图 7-54 天容

[取法] 正坐或侧伏，平下颌角，在胸锁乳突肌停止部前缘，二腹肌后腹的下缘处是穴。

[刺灸法] 直刺 0.5~0.8 寸；可灸。

[层次解剖] 皮肤→皮下筋膜→颈深筋膜→茎突舌骨肌。皮肤由耳大神经分布。皮下筋膜疏松，内有面神经颈支支配的颈阔肌。浅静脉汇入面后静脉，该静脉又汇入面总静脉。颈深筋膜在颈部被覆的器官不同，按部位可以分为浅、中、深三层。针由皮肤、皮下筋膜穿颈深筋膜浅层包裹的胸锁乳突肌鞘前缘，与中层筋膜或称内脏筋膜包绕的舌骨肌群中二腹肌后腹的后外间隙深进，达颈深筋膜在颈部大血管周围增厚形成的颈动脉鞘。鞘内含有颈总动脉，颈内静脉及其后方的迷走神经。因此，针刺该穴时，应注意避开颈部大的血管，以免引起出血。

[功用] 通窍，理气，散结，清热。

[主治] 五官科病症：耳聋，耳鸣，咽喉肿痛，咽中如梗，瘿气等。

呼吸系统病症：胸痛胸满，气喘等。

其他系统病症：发热恶寒，颊肿，头项痛肿，呕逆吐沫，瘰疬等。

现代常用于治疗：扁桃腺炎，咽喉炎，哮喘，胸膜炎，肋间神经痛，耳聋，耳鸣，齿龈炎，颈项部疖肿，颈项部扭伤等。

[成方举例] 咳逆上气唾沫：天容、行间；肩痛不可举：天容、秉风（《甲乙》）。

耳鸣耳聋：天容、听会、听宫、中渚（《千金》）。

颈项肿不可顾：天容、前谷、角孙、腕骨、支正（《资生》）。

[现代研究] 针刺天容对奥狄括约肌有明显解痉作用，且能促进胆总管的收缩，有促进胆汁分泌和有良好的镇痛作用。电针天容穴对脑膜血管舒缩有一定影响，其变化与电针参数有关，如弱电流可引起软脑膜小动脉明显扩张，强电流可引起软脑膜血管收缩。

十八、颧髎 Quánliáo – SI18

[出处]《甲乙》："颊肿唇痈，颧髎主之"。《素问·气府论》所载"鼽骨下各一"，王注即本穴。

[别名] 兑骨（《甲乙》）；颧，《千金》作"权"。兑端（《逢源》）。

[穴名释义] 髎，与窌同。谓骨边孔穴也。穴在颧骨下凹陷处，故名颧髎。

《孔穴命名的浅说》："髎穴，人身骶骨叫髎骨，骨与骨相接之关节处，骨骼突起旁有凹陷处，骨之空隙部等皆有髎义，所以凡是有以上意义的孔穴，皆以髎字来命名。颧髎，穴当颧骨之下缘，故名。"

[类属] 交会穴之一，手少阳、太阳之会（《甲乙》）。

[位置] 由目外眦直下，颧骨下缘的凹陷处。（图7–55）

《甲乙》："在面颛骨下廉陷者中。"《千金》、《千金翼》、《素问》王注、《铜人》同。

《外台》："在面颛骨下廉兑骨端陷者中。"《发挥》《大成》《图翼》《金鉴》同。

《大全》："面颊下廉取。"

《考穴编》广注："法宜上直瞳子髎是。"

《集成》："直瞳子髎二寸少，在颧骨下。"

《新针灸学》："颧骨下侧陷中与丝竹空穴上下相直。"

《中国针灸学》："在下眼窠孔部当大颧骨肌之停止部。"

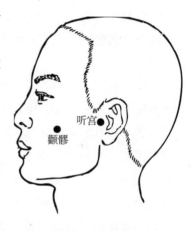

图7–55 颧髎

按：本穴位置，《甲乙》定于"面颛骨下廉陷者中"，考颛者，即颧骨。即颧骨下缘四陷之中，尚缺纵向定位。查《考穴编》广注与《集成》等书，皆曰："直瞳子髎"，不若今之直目外眦明确易取。

[取法] 正坐仰靠，于颧骨下缘平线与目外眦角垂线之交点处，约于迎香同高。

[刺灸法] 直刺0.2~0.3寸；可灸。

[层次解剖] 皮肤→皮下筋膜→颧肌→咬肌→颞肌（腱）。皮肤薄，由上颌神经的眶下神经分布。皮下筋膜疏松，以纤维束连于真皮和肌质，其间有面横动、静脉经过。面部一般无深筋膜，所以针由皮肤、皮下筋膜进入面神经颧支支配的颧肌，进而入咬肌及颞肌（腱），该二肌由下颌神经的咬肌支和颞深前、后神经支配。

[功用] 散风，明目，清热，消肿。

[主治] 五官科病症：口眼歪斜、眼睑瞤动，面赤，目赤，目黄，牙痛，颊肿，颊肿，唇肿等。

现代常用于治疗：面神经麻痹，面肌痉挛，三叉神经痛，上牙痛等。

[成方举例] 齿痛：颧髎、二间（《甲乙》）。

[现代研究] 针刺颧髎有镇痛作用，对三叉神经痛有明显疗效。其镇痛机理与人脑脊髓内单胺类递质有关，如针刺合谷、颧髎，或内关、颧髎，或合谷、内关、颧髎，可见脑脊髓液中色氨酸、5－羟色胺、5－羟吲哚乙酸含量增高，去甲肾上腺素下降。提高脑内5－羟色胺系统、降低去甲肾上腺含量的变化与临床针麻效果平行。实验也证明电刺激尾核与电针合谷、内关、颧髎等有协同的镇痛作用。

十九、听宫 Tīnggōng－SI19

[出处]《灵枢·刺节真邪》："刺其听宫，中其眸子，声闻于耳。"《素问·气穴论》所载"耳中多所闻二穴"，王注即本穴。

[别名] 多所闻（《素问》王注、《大成》）。

[穴名释义] 宫，五音之首。喻针此穴能聪耳听五音，为治耳疾要穴，故名。

《针灸穴名解》："穴在耳前上切迹之前。耳司听，故名听宫。宫，深室也，以喻耳窍……"

《医经理解》："听宫，又名多所闻，耳为听宫，穴在耳中珠子，故名也。"

[类属] 交会穴之一，手足少阳、手太阳之会（《甲乙》）。

[位置] 在耳屏正中前缘凹陷处。

《甲乙》："在耳中，珠子大，明如赤小豆。"《千金》、《千金翼》、《素问》王注、《铜人》、《发挥》、《大成》、《图翼》同。

《大全》："耳前珠子畔。"

《难经集注》："在耳内珠子上是也。"

《金鉴》："耳中之珠。"

《集成》："耳前肉峰内面。"

《新针灸学》："耳前小尖并（即耳珠）的前方"。

《中国针灸学》："在外听道之前下方，下颌骨髁状骨之直后。"

按：本穴位置，历代皆宗《甲乙》。所谓"耳中珠子"，即今之耳屏。本穴在耳屏前张口凹陷处。

[取法] 微张口，于耳屏前缘与下颌小头后缘之间凹陷处取穴。

[刺灸法] 直刺0.5～1寸；可灸。

[层次解剖] 皮肤→皮下筋膜→腮腺筋膜→腮腺。皮薄，由下颌神经的耳颞神经分布。皮下筋膜疏松，除耳颞神经经过外，还有颞浅动、静脉。面部在咬肌、腮腺等几个部位有深筋膜，所以在该二器官表面形成腮腺咬肌筋膜。针由皮肤、皮下筋膜穿腮腺筋膜入腮实质达腺体深面的外耳道软骨。纵行穿经腮腺的血管及神经有：颈外动脉、颞浅动静脉、面后静脉和耳颞神经；横行于腮腺内部的有：上颌动静脉、面横动静脉、面神经及其分支。

[功用] 安神活络，聪耳开窍。

[主治] 神经系统病症：癫狂，痫证。

五官科病症：耳聋，耳鸣，聤耳，耳痛，聋哑失音等。

其他病症：心腹满痛，臂痛，牙痛，腿痛等。

现代常用于治疗：聋哑，耳鸣，耳聋，中耳炎，外耳道炎，声音嘶哑，失音症等。

[成方举例] 耳聋、气闭：听宫、听会、翳风（《大成》）。

下颌关节炎：主穴：听宫、听会、耳门，配穴合谷、下关、天容（《辑要》）。

心下悲悽：听宫、脾俞（《百症赋》）。

[现代研究] 针刺听宫穴对治疗感觉神经性耳聋有一定疗效。实验观察表面，实验性动物的耳聋，针刺"听宫"穴与对照组相比较，观察耳蜗毛细胞损伤情况，发现针刺"听宫"组，其损伤曲线在第二回显著减轻（与对照组相比），证明针刺能改善耳蜗微循环及毛细胞营养供应，故能阻止毛细胞坏死。通过耳蜗电位的变化，也证明针刺组可使部分病人耳蜗电位加大，提示耳蜗机能提高。

第七节　足太阳膀胱经经穴（图 7 - 56）

一、睛明 Jīngmíng - B1

[出处] 《甲乙》："目不明，恶风、目泪出憎寒……皆痒痛，淫肤白翳，睛明主之。"《素问·气府论》所载"目内眦各一"，王注即本穴。

[别名] 泪孔（《甲乙》）；命名（《经穴纂要》）。睛明，《千金》作"精明"；《千金翼》作"睛明""泪孔"；《聚英》作"泪空"。

[穴名释义] 穴在目内眦，主治目疾，有明目之功，故以名之。

《会元针灸学》："睛明者，诸阳气上行而达目，明者五脏六腑之精华，乘阴跷之升冲而返光，如天气之晴朗，发生日光，地气之阴精，而化月光，日月如天地之双睛。人目有二，亦可谓日月。人之双睛能明者，赖五脏六腑之精华反射，诸阳发光而能明，故名精明。"

《孔穴命名的浅说》："精明、光明，因主治眼病，能使患眼复明，故名。"

[类属] 交会穴之一，手足太阳、足阳明之会《甲乙》。《素问·气府论》王注作手足太阳、足阳明、阴跷、阳跷五脉之会。《铜人》《圣济》等均作手足太阳、手足少阳、足阳明五脉之会。

[位置] 在目内眦的外上方凹陷中。（图 7 - 57）

《甲乙》："在目内眦外。"《千金》、《千金翼》、《素问》王注、《铜人》、《发挥》、《大成》均无"外"字，余同。

《圣惠》："在目内眦外畔陷者宛中。"

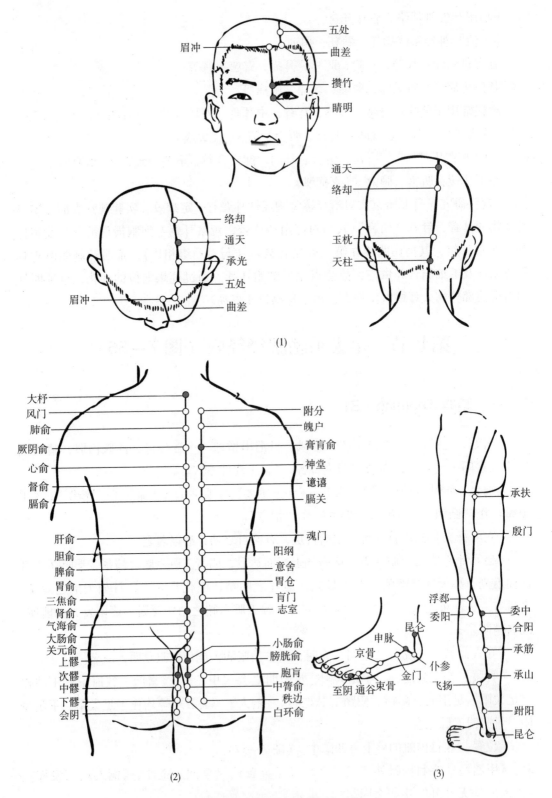

图 7-56 足太阳膀胱经经穴总图

《玉龙经》："在目内眦泪孔中。"

《入门》："在目内眦子红肉陷中。"

《图翼》："在目内眦外一分宛宛中。"《金鉴》《新针灸学》同。

《集成》："在目下眦外一分宛宛中。"

《中国针灸学》："在眼窠内壁与鼻根之间"，"掐取内眦角内约一分之处，鼻骨边际取之。"

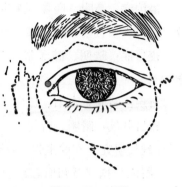

图 7-57 睛明

按：本穴之定位，纵观各家之说，虽语词有异，实多指一处，即在目内眦旁一分陷中。言目内眦"外"者，乃就目之内、外而言，意指在眼睛外面。《集成》言"目下眦外"，"下"疑"内"之讹。但《玉龙经》"在目内眦泪孔中"和《入门》"在目内眦子红肉陷中"，与诸说有别，均定位在目内眦以内，不合原义。近人对本穴定位也存在两种不同观点，《中国针灸学》从古，定在目内眦旁0.1寸（《针灸学》五版教材同）；《针灸学》（上海）从新，定在目内眦外上方一分凹陷中（《腧穴学》同）。就临床而言，后者是较前者更切实用，供参考。

[取法] 正坐或仰卧，于目内眦向内 0.1 寸，再向上 0.1 寸处，近目眶骨内缘处取穴。

[刺灸法] 嘱病人闭目，左手将眼球推向外侧固定，针沿眼眶边缘缓缓刺入0.3～0.5 寸，不宜做大幅度提插、捻转；禁灸。

[层次解剖] 皮肤→皮下筋膜→眼轮匝肌→睑内侧韧带。皮肤菲薄，富于弹性，由额神经的滑车上神经分布。皮下筋膜疏松，并以疏松结缔组织和肌层相连。该处无深筋膜。眼轮匝肌的睑部受面神经支配。其深层由致密结缔组织形成的睑内侧韧带，使睑板固定于眶缘上。营养眼球外结构的动脉来自眼动脉的终末支之一额动脉。针经眼睑深进在眼球和眶内侧壁之间，针刺方向应与眶壁平行，直入直出，不宜捻转，不宜提插，以免引起出血或刺伤眼球。

[功用] 明目，泄热，祛风，通络。

[主治] 眼科病症：目赤肿痛，目眩，迎风流泪，内眦痒痛，胬肉攀睛，目翳，目视不明，近视，夜盲，色盲，小儿疳眼等。

其他病症：憎寒头痛，腰痛。

现代常用于治疗：近视，远视，散光，色盲，视神经炎，视神经萎缩，视网膜炎，视网膜出血，青光眼，电光性眼炎，早期轻度白内障，角膜白斑，翼状胬肉，面瘫，迎风流泪，眼球充血或瘙痒，鼻塞，腰痛等症。

此穴位眼科常用要穴，统治一切眼病，临床观察对急性腰疼有效。

[成方举例] 目赤：睛明、后溪、目窗、瞳子髎（《资生》）。

冷泪：睛明、临泣、风池、腕骨；目生翳膜：睛明、合谷、四白（《大成》）。

溢泪症：睛明、迎香。速进针，轻捻转，不留针；急性结膜炎：睛明、鱼腰、承泣、攒竹、丝竹空、瞳子髎（《辑要》）。

夜盲症：睛明、瞳子髎、攒竹、丝竹空、鱼腰、四白、上星、阳白（《新针灸学》）。

目疾：睛明、太阳、鱼尾（《玉龙赋》）。

雀目肝气：睛明、行间（《百症赋》）。

[现代研究] 实验报告，针刺睛明穴，可使心率减慢。

[附注] 据《苏州府志》载："清代眼科针灸家方震，苏州人。江都吴绮，哭子失明，经数年，就震治，震出金针，长寸许，初从两目角入，坠入黑睛，约半寸许，卷出内障，效如云之过空，绮眼复明。"

二、攒竹 Cuánzhú（Zǎnzhú）－B2

[出处]《甲乙》："头风痛，鼻鼽衄，眉头痛……目系急，瘛疭，攒竹主之。"《素问·骨空论》所载："眉头二穴"，王注即本穴。

[别名] 员在、始元、夜光、明光（《甲乙》）；眉本、眉头（《素问·气穴论、骨空论》王注）；天光（《针灸全书》）。攒竹，《儒门事亲》作"攒竺"。员在，《外台》《铜人》作"员柱"；《古今医统》作"元柱"；《东医宝鉴》作"圆柱"。明光，《铜人》作"光明"。

[穴名释义] 攒，族聚也；竹，形容眉毛。穴在眉头陷处，眉似族聚之竹，故以为名。

《医经理解》："攒竹，在眉尖陷中，言聚眉如竹也。"

《会元针灸学》："攒竹者，诸阳之气攒聚于眉头，如新竹之茂，又如竹字以象其形，故名攒竹。"

《孔穴命名的浅说》："攒竹，攒为聚也。《汉书》云：攒立丛倚。《楚辞》有攒眉向月兮。拟穴在眉头，眉毛当比竹丛之意而取名。"

[位置] 在眉毛内侧端，眶上切迹处。（图7-58）

《甲乙》"在眉头陷者中。"《千金》、《千金翼》、《外台》、《素问》王注、《铜人》、《发挥》、《大全》、《大成》、《图翼》、《金鉴》、《新针灸学》同。

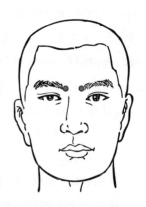

图7-58 攒竹

《考穴编》广注："内眦直上眉头宛穴中。"

《中国针灸学》："在眉头之内端。"

按：本穴定位古今同，定于眉头内端。

[取法] 正坐仰靠或仰卧，于眉头边缘，入眉毛约0.1寸处取穴。

［刺灸法］治疗眼病，可向下斜刺 0.3～0.5 寸；治疗头痛，面瘫，可平刺透鱼腰；禁灸。

［层次解剖］皮肤→皮下筋膜→枕额肌→眼轮匝肌→皱眉肌。皮薄，富有弹性，活动性亦大，由额神经的滑车上神经分布。皮下筋膜疏松，内无脂肪，因无深筋膜，所以直接与肌层相连。枕额肌的额腹和眼轮匝肌的眶部肌纤维互相移行，在该二肌的深面有皱眉肌。以上诸肌均属表情肌，由面神经的颞支支配。动脉来自眼动脉的终支额动脉。

［功用］明目，祛风泄热。

［主治］眼科病症：眉棱骨痛，目眩，目翳，目视不明，目赤肿痛，迎风流泪，瞳子痒痛，近视，夜盲，眼睑瞤动等。

头面病症：头痛：面瘫，面赤，颊肿，齁蚵等。

神经系统病症：尸厥，癫狂，痫证，瘛疭，小儿惊风等。

其他病症：痔痛，恶风寒，项强等。

现代常用于治疗：眉棱骨痛，膈肌痉挛，头痛，近视，夜盲，视力减退，急性结膜炎，视网膜出血，视神经萎缩，角膜白斑，流泪，眼肌痉挛，面瘫，尸厥等。

［成方举例］面病：攒竹、龈交、玉枕，主面赤颊中痛（《千金》）。

尸厥：攒竹、禾髎（《资生》）。

暴盲：攒竹与顶前五穴大出血（《儒门事亲》）。

心邪癫狂：攒竹、尺泽、间使、阳溪；醉头风：攒竹、印堂、三里（《大成》）。

电光性眼炎：攒竹、睛明、合谷，痛剧加阳白、风池。用捻转进针法，中等刺激，留针 10 分钟（《辑要》）。

目疼头痛：攒竹、头维（《玉龙赋》）。

目中漠漠：攒竹、三间（《百症赋》）。

［现代研究］针刺攒竹穴可使心率减慢。针刺攒竹穴对眼部手术及内脏手术，均有良好针麻效应。如以攒竹透睛明对斜视病人进行针麻手术，其优良率为 85.86%。并证明同侧较对侧好，留针比不留针好，耐痛阈、两点辨别测定均支持同侧效果优于对侧，与手术评级相符。对胃大部切除手术，应用攒竹透攒竹、听会，较采用腹部穴位针麻效果好，内脏牵拉反应较轻，其针麻优良率较高。

三、眉冲 Méichōng – B3

［出处］《脉经》："寸口脉紧，若头痛骨肉痛，是伤寒……针眉冲、颞颥，摩治伤寒膏。"

［别名］小竹（《圣惠》）。

［穴名释义］冲，指冲动。足太阳膀胱经气从眉头直冲向上至本穴，故名眉冲。

《腧穴命名汇解》："眉冲，冲指动也，因吾人眼眉运动时，可能冲到此穴处。《大成》有在直眉头上，神庭、曲差之间。"

[位置] 在眉头直上，入发际 0.5 寸处，当神庭（督脉）与曲差之间。

《圣惠》："在当两眉头直上入发际是穴。"《大全》同。

《入门》："直眉头上，神庭、曲差之间。"《大成》同。

《中国针灸学》："在前额部，眉端之直上发际处"，"从前额正中入发际五分之神庭穴外开五分之处，下与眉端直，取之。"

按：本穴始出《脉经》，但未明具体位置。《圣惠》载本穴"当两眉头入发际是穴"，后世多从。近人对头部发际缘诸穴，均定位在入发际五分之处。

[取法] 正坐仰靠或仰卧，于神庭穴平线与攒竹穴垂线之交点处取穴。

[刺灸法] 平刺 0.3~0.5 寸；禁灸。

[层次解剖] 皮肤→皮下筋膜→枕额肌→腱膜下结缔组织→骨膜。皮厚而致密，皮内有丰富的血管及淋巴管，其神经分布是额神经的滑车上神经。皮下筋膜内含有脂肪和粗大而垂直的纤维束，连于皮肤与帽状腱膜（该膜是枕额肌两腹之间相连的纤维膜）之间。纤维束之间的间隙有丰富的血管及神经丛，血管壁与纤维束相互愈着，致使血管损伤时，而难以止血。

[功用] 明目，安神，祛风。

[主治] 目赤肿痛，目视不明，鼻塞，痫证，头痛，眩晕等。

现代常用于治疗：头痛，鼻塞，眩晕，癫痫等。

[成方举例] 外感（头痛、身痛）：眉冲、颡颥（《脉经》）。

四、曲差 Qūchā（Qūchāi） –B4

[出处]《甲乙》："头痛身热，鼻塞，喘息不利，烦满汗不出，曲差主之。"

[别名] 鼻冲（《甲乙》）。

[穴名释义] 曲，指曲折；差，指差开。足太阳经脉直上抵眉冲，由此向外曲折、差开处，是为本穴，故以为名。

《会元针灸学》："曲差者，头为九阳之会，在眉冲穴两旁，曲发之处，故为曲差。"

《关于一些穴名的读音问题》："穴名曲差，因与督脉曲折相会而名。"

[位置] 在神庭旁 1.5 寸，入发 0.5 寸处。（图7–59）

《甲乙》："夹神庭两旁各一寸五分，在发际。"《外台》《铜人》《发挥》《大全》《大成》《图翼》《金鉴》同。

《集成》："夹神庭两旁各一寸，在发际。"

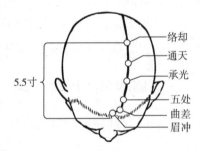

图 7–59　曲差

《新针灸学》："神庭穴之旁开约二横指，眼内眦角直上，入发际约五分。"

《中国针灸学》："在前额部，眉弓之直上发际。""从神庭穴外开一寸五分取之。"

按： 本穴位置《甲乙》云在"神庭两旁各一寸五分，在发际"，后世多从。但《集成》则云"神庭两旁各一寸"，疑误。至于"在发际"，今以入发际0.5寸定位（参见哑门、神庭穴）。

［取法］神庭与头维（足阳明胃经）弧形连线的中、内1/3的折点处取穴。

［刺灸法］平刺0.3~0.5寸；可灸。

［层次解剖］皮肤→皮下筋膜→枕额肌→腱膜下结缔组织→骨膜。皮肤厚而致密，由额神经的眶上神经和滑车上神经分布。皮下筋膜由脂肪和纤维束组成，内含丰富的血管及神经末梢。枕额肌的额腹由面神经的颞支支配。针经上列结构以后，水平向行刺于腱膜下疏松结缔组织内。

［功用］明目，泄热。

［主治］目眩，头痛，目视不明，鼻塞，鼻衄，鼻疮，头痛，身热汗不出，喘息不利，心中烦满等。

现代常用于治疗：头痛，感冒，面神经麻痹，三叉神经痛，视力减退，衄血，鼻炎，鼻息肉以及胸肺部疾病等。

［成方举例］鼻疾：曲差、上星、迎香、素髎、水沟、龈交、通天、禾髎、风府（《千金》）。

脑泻、鼻中臭涕出：曲差、上星（《大成》）。

五、五处 Wǔchù – B5

［出处］《甲乙》："痉，脊强反折，瘛疭，癫疾，头重，五处主之。"

［别名］《医学入门》作"巨处"。

［穴名释义］处，指处所。因穴居足太阳经起始第五个穴位处，故名五处。

《会元针灸学》："五处者，足太阳经，始于睛明、攒竹、眉冲、曲差，至此五穴，有五处，皆能越曝赤热也，故名五处。"

《腧穴学》："五，指五分；处，指停止。因该穴距曲差五分，因名。"

《针灸穴名解》："本穴前为曲差，后为承光，两旁为上星、目窗。加以本穴在其中，适为五处穴位。其所治症，均以目病为主。其通关窍，解郁热，则小异而大同，似有五处同功之意，而本穴居四者之中，故名为五处。五位数之中；处居也，止也。本穴居中，功兼其四。"

［位置］在曲差直上，入发际1寸处。

《甲乙》："在督脉旁去上星一寸五分。"《外台》、《素问》王注、《铜人》、《发挥》、《大全》、《大成》、《图翼》、《金鉴》、《新针灸学》同。

《普济》引《西方子》云："在头督脉旁去上星二寸半。"

《中国针灸学》："在前头结节之后内方。""上星穴旁开一寸五分处。"

按：本穴位置，历代多遵《甲乙》。唯《普济》引《西方子》之说不同，乃独家之见，有误。

[取法] 正坐仰靠，先取曲差，于其直上 0.5 寸处取穴。

[刺灸法] 平刺 0.3~0.5 寸。

[层次解剖] 皮肤→皮下筋膜→枕额肌→腱腱膜下结缔组织→骨膜。皮肤由额神经的眶上神经和滑车上神经分布。（参看曲差穴）

[功用] 清头明目，泄热祛风。

[主治] 目视不明，目眩，衄衅，脊强反折，癫痫，瘛疭，小儿惊风，头痛，喘息等。

现代常用于治疗：癫痫，头痛，眩晕，视力减退；鼻炎，肩背神经痛等。

[成方举例] 热病（汗出寒热）：五处、攒竹、正营、上脘、缺盆、中府（《千金》）。

脊强反折、瘛疭、癫疾、头重：五处、身柱、委中、委阳、昆仑（《资生》）。

伤寒、汗出寒热：五处、攒竹、上脘（《聚英》）。

六、承光 Chěngguāng – B6

[出处]《甲乙》："青盲，远视不明，承光主之。"

[穴名释义] 承，指承受；光，指光明。因本穴主治目疾，复使眼目承受光明，故名。

《采艾编》："承光，似言上穴通天之牖，此是承光照也。"

《医经理解》："承光，在五处上一寸五分，言其高将及天，可承天光地。"

[位置] 在五处后 1.5 寸，五处与通天之间。

《甲乙》："在五处后二寸。"《外台》《新针灸学》同。

《千金》："在五处后一寸，一本言一寸半。"《千金翼》同。

《铜人》："在五处后一寸五分。"《发挥》《大全》《大成》《图翼》《金鉴》同。

《中国针灸学》："在前头骨与颅顶骨之缝合部，大囟门之外方一寸五分处。""五处穴直上一寸五分之处取之。"

按：本穴位置，古代定位颇不一致。均以五处为据，有"向后二寸""一寸半""一寸"等说法。其位不确影响通天、络却、玉枕诸穴的定位。今于五处后"一寸半"，即入前发际2.5寸，于正中线旁开1.5寸处定取。

[取法] 正坐依靠，先取曲差，于其后 2.5 寸处取穴。

[刺灸法] 平刺 0.3~0.5 寸。

《甲乙》："禁不可灸。"

[层次解剖] 皮肤→皮下筋膜→帽状腱膜→腱膜下结缔组织→骨膜。皮肤由额神经

的眶上神经分布。皮下筋膜致密，由脂肪和纤维束组成。在该层筋膜内，眶上神经伴行的眶上动、静脉的分支形成各自的神经、血管丛，左右侧均有广泛的吻合。帽状腱膜由致密结缔组织形成，厚而坚韧，通过皮下筋膜内的纤维束与皮下筋膜、皮肤紧密相连。该膜前连枕额肌的额腹，后连枕腹。其下方为疏松结缔组织形成的腱膜下结缔组织。结缔组织中的导血管和头皮的浅静脉、颅顶骨的板障静脉与颅内的硬脑膜静脉窦等结构均有广泛吻合。行针多在此层进行。因此，头皮有感染灶时，不宜采用颅顶穴位。又因腱膜下结缔组织层疏松，而皮肤、皮下筋膜与帽状腱膜通过纤维束紧密相连，所以在外力作用下，易将此层与颅骨分开。

〔功用〕明目，祛风，泄热。

〔主治〕目视不明，青盲，目生白翳，鼻塞多涕，不闻香臭，口眼歪斜，头痛，目眩，呕吐烦心，热病无汗等。

现代常用于治疗：角膜白斑，头痛，眩晕，鼻息肉，鼻炎，感冒等。

〔成方举例〕呕吐：承光、大都（《资生》）。

七、通天 Tōngtiān – B7

〔出处〕《甲乙》："头项痛重，暂起僵仆，鼻窒衄衃，喘息不得通，通天主之。"

〔别名〕天臼（《甲乙》）。天臼，《外台》作"天白"；《铜人》作"天伯"；《普济方》作"天目"。

〔穴名释义〕通，指通达；天，指高位。穴处为足太阳之脉至高之位，故以为名。

《采艾编》："通天，上为脑，下为鼻，言气之通于巅也。"

《穴名选择》："通天，通指通达，天指位高。本穴在承光后一寸五分。足太阳之脉上额交巅，脉气从此上交督脉之百会，百会位于巅顶，为一身最高之处，寓有天象，通天之意指脉气经本穴通达天顶。"

〔位置〕在承光后1.5寸，承光与络却之间。

《甲乙》："在承光后一寸五分。"《千金》、《千金翼》、《外台》、《素问》王注、《铜人》、《发挥》、《大全》、《大成》、《图翼》、《金鉴》、《新针灸学》、《中国针灸学》同。

《图翼》："一曰横直百会旁一寸五分。"

《金鉴》："从承光后行一寸五分，夹督脉之百会穴旁开一寸五分。"

按： 本穴位置，古今多云"在承光后一寸五分"。但因承光定位各书记载不一，故本穴定位也随之有异，即有入前发际4.5寸、4寸、3.5寸之别。加上百会旁1.5寸（入前发际5寸）；承光后1.8寸（入前发际3.8寸）等说，计有五种观点。《金鉴》一书，自语相违，该书对承光的定位是五处后一寸半，即入前发际2.5寸，对通天的定位是"承光后行一寸五分，夹督脉百会旁开一寸五分"，既云在承光后一寸半，则当入前发际四寸，又云在百会旁，可见有误。《新针灸学》所误类似，就该书所言分寸，本穴当入前发际 4.5 寸处，也不与百会相平。今既将承光定于入前发际 2.5 寸，旁开中线 1.5 寸处，则本穴当位于入前发际 4 寸，旁开中线 1.5 寸处。其他诸说，有疑待考。

[取法] ①正坐仰靠，先取曲差，于其后 4 寸处取穴。②先取百会，在百会穴旁开 1.5 寸，再向前 1 寸处定取。

[刺灸法] 平刺 0.3 ~ 0.5 寸；可灸。

[层次解剖] 皮肤→皮下筋膜→帽状腱膜→腱膜下结缔组织→骨膜。皮肤由眶上神经分布。该神经为额神经的最大分支，行于眶顶壁和上睑提肌之间，经眶上切迹（或眶上孔）达额部，其终末支与眶上动脉伴行上升，分布于骨膜及颅顶部皮肤，包括额区、顶区直至人字缝。（参看承光穴）

[功用] 通鼻窍，泄风热。

[主治] 五官科病症：鼻塞多清涕，鼻衄，鼻疮，鼻痔，鼻渊，鼻窒等。

神经系统病症：头痛，头晕，头重，颈项转侧难，尸厥，中风口㖞，僵仆等。

其他病症：瘿气。

现代常用于治疗：鼻炎，衄血，头痛，口肌痉挛，慢性气管炎，三叉神经痛等。

[成方举例] 瘿瘤：通天主瘿灸五十壮，胸堂、羊矢灸一百壮（《千金》）。

暂起僵仆（尸厥）：通天、络却；口㖞、鼻多清涕：通天、承光（《资生》）。

[现代研究] 有报道针刺通天穴可使部分癫痫大发作病人的脑电图趋向于规则化。

八、络却 Luòquè – B8

[出处]《甲乙》："癫疾僵仆，目妄见，恍惚不乐，狂走瘈疭，络却主之。"

[别名] 强阳、脑盖（《甲乙》）；反行（《医心方》）。络却，《千金》作"胳却"，《入门》作"络郄"。

[穴名释义] 络，指联络；却，指还却，还出。穴在百会穴后旁开一寸半，适当足太阳经脉"从巅入络脑，还出"之处，故名络却。

《会元针灸学》："络却者，络者，阴络也，却者，去脑后也。脑血冲来，而生阳复去也，故名络却。"

《腧穴命名汇解》："络却，络者细小脉络也。考目白珠外侧有红肉，结于大眼角曰络。却者退也，言针此穴可使目赤血络消退。《铜人》有：治青风内障，目无所见。因名络却。"

[位置] 在通天后 1.5 寸，距督脉 1.5 寸处。

《甲乙》："在通天后一寸五分。"《外台》、《素问》王注、《铜人》、《发挥》、《大全》、《大成》、《图翼》、《金鉴》、《中国针灸学》同。

《神应经》："在脑后发际两旁起肉上各一寸三分，脑后枕骨夹脑户自发际上四寸半。"

《新针灸学》："通天穴之后二寸余，强间穴之外侧，旁开约二横指。"

按：本学定位除《神应经》《新针灸学》外，皆云："在通天后一寸五分"，文字虽同，位置实异，均因通天穴定位不一之故。本穴位置，推之入前发际有 6 寸、5.5 寸、5 寸、6.5 寸等说。今既将通天定于入前发际 4 寸，旁开中线 1.5 寸，则本穴当位于入前发际 5.5 寸旁开中线 1.5 寸处。《神应经》《新针灸学》所言，系一家之见，且自语相违，不以为据。

[取法] 正坐仰靠，先取百会，在百会穴旁开 1.5 寸，再向后 0.5 寸处取穴。

[刺灸法] 平刺 0.3 ~ 0.5 寸；可灸。

[层次解剖] 皮肤→皮下筋膜→帽状腱膜→腱膜下结缔组织→骨膜。皮肤厚而致密，由耳大神经、耳颞神经和枕大神经重叠分布。皮下筋膜由脂肪和纤维束组成。该层有与神经伴行的耳后动静脉、颞浅动静脉的顶支和枕动静脉等。帽状腱膜厚而坚韧，其下面为一层疏松结缔组织连于骨膜。组织内的导血管为颅内、外静脉血管吻合的途径之一。（参看承光穴）

[功用] 安神志，清头目。

[主治] 神经系统病症：癫狂，瘛疭，痫证，郁闷不乐等。

五官科病症：耳鸣，鼻塞，口喎，目视不明，青盲内障，目无所见等。

其他病症：头痛，眩晕，呕吐，项肿，瘿瘤等。

现代常用于治疗：眩晕，呕吐，面神经麻痹，鼻炎，甲状腺肿，枕肌和斜方肌痉挛，白内障，精神病，忧郁症等。

[成方举例] 狂症：络却、听会、身柱（《千金》）。

九、玉枕 Yùzhěn – B9

[出处]《甲乙》："头眩目痛，头半寒，玉枕主之。"

[穴名释义] 枕骨之两旁突起者，称"玉枕骨"，穴当其处，故以为名。

《会元针灸学》："玉枕者，玉者贵重也，枕者枕骨也。仰卧着枕，脑后之骨要保重甚于执玉，故名玉枕。"

《经穴释义汇解》："玉枕在络却穴后七分，在脑户穴两旁一寸三分玉枕骨处，又主失枕，故名玉枕。"

[位置] 在脑户（督脉）旁 1.3 寸，当枕外粗隆上缘之外侧。

《甲乙》："在络却后七分，夹脑户旁一寸三分，起肉枕骨，入发际三寸。"《素问》王注同。

《千金》："在络却后七分半，夹脑户旁一寸三分，起肉枕骨上，入发际三寸。"《千金翼》《外台》同。

《铜人》："在络却后一寸五分，夹脑户旁一寸三分，起肉枕骨上，入发际三寸。"《发挥》《大全》《金鉴》同。

《大成》："络却后一寸五分，夹脑户旁一寸三分，起肉枕骨上，入发际二寸。"

《新针灸学》："脑户穴旁开二横指。"

《中国针灸学》："从络却后下四寸，脑户穴之旁一寸三分取之。"

按：本穴定位有在络却后七分、七分半、一寸五分、一寸八分、四寸等说。对入后发际的距离有言三寸者，亦有言二寸者。众说纷纭，莫衷一是。但仔细推敲，却也异中有同，即均言"夹脑户旁一寸三分"。今就其同，于脑户旁1.3寸，当枕外粗隆上缘之外侧定取本穴。

［取法］正坐或俯伏位，先取枕外粗隆上缘凹陷外的脑户穴，当脑户旁开1.3寸处即本穴。

［刺灸法］平刺0.3～0.5寸；可灸。

［层次解剖］皮肤→皮下筋膜→帽状腱膜→腱膜下结缔组织→骨膜。皮肤由枕大神经、枕小神经和耳大神经重叠分布。皮下筋膜由脂肪和纤维束组成，纤维束之间有随神经走行而分布的枕动静脉、耳后动静脉的分支。针在皮下筋膜内，可刺及穴位下的枕大神经。枕额肌的枕腹起自上项线外侧与乳突上部，止于帽状腱膜的后缘，受面神经耳后支支配。腱膜下结缔组织层内的导血管为颅内、外静脉交通的重要途径之一。

［功用］祛风，清头目。

［主治］不能远视，目痛如脱，鼻塞，不闻香臭，头痛，眩晕，呕吐，恶风寒，癫疾，寒热骨痛，头半寒痛，卒起僵仆等。

现代常用于治疗：近视，眩晕，头痛，嗅觉减退，多汗症，脑充血等。

［成方举例］热病（汗不出，悽厥恶寒）：玉枕、大杼、肝俞、心俞、膈俞、陶道（《千金》）。

鼻塞：玉枕、百会、明堂、当阳、临泣；项痛：玉枕、完骨（《资生》）。

伤寒汗不出，凄凄恶寒：玉枕、大杼、肝俞、膈俞、陶道（《聚英》）。

十、天柱 Tiānzhù – B10

［出处］《灵枢·本输》："六次脉足太阳也，名曰天柱。"

［穴名释义］人体以头为天，颈项犹擎天之柱。穴在斜方肌起始部，天柱骨之两旁，故名天柱。

《穴名选释》："天柱，是指擎天之柱。《神异经》：昆仑之山；有铜柱焉，其高入天，所谓天柱也。人之头位高象天，颈柱骨支柱头部有擎天之象，故颈椎骨古称天柱骨。本穴位在夹项后发际、大筋外廉陷中，当第一、第二颈椎棘突水平旁一寸三分，穴处天柱骨旁，故名天柱。"

《十四经腧穴命名的涵义及其临床价值》："以天文方面假借星名的有太乙、天枢、太白、地机、天柱……"

［位置］在哑门（督脉）旁1.3寸，当项后发际内，斜方肌之外侧。（图7-60）

《甲乙》："在夹项后发际大筋外廉陷者中。"《千金》、《千金翼》、《外台》、《素

问》王注、《铜人》、《发挥》、《大全》、《大成》、《图
翼》、《金鉴》同。

《扁鹊心书》："在一椎下两旁齐肩。"

《考穴编》广注："脑后发际当中各开寸半，大筋外
廉陷中，合居风池下寸半。又法当结喉旁各开九寸，风
府之前，天牖之后。"

《集成》："在玉枕后二寸少，去中行风府七分，去风
池六分。"

《新针灸学》："项之后发际，哑门穴两旁，大肌外侧
陷中。"

《中国针灸学》："从项之正中入发际五分之哑门穴，
旁开一寸三分取之。"

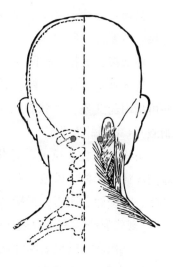

图7-60　天柱

按：本穴定位，历代穴从《甲乙》，定位于"夹项后
发际，大筋外廉陷者中"。大筋，指斜方肌。《新针灸学》《中国针灸学》所言"哑门
旁""大肌外"等语，实则义同。本穴距后正中线的距离有1.5寸、1.3寸之说，细究
之，后说较妥。因项上部较头部略窄，故旁开尺寸也应酌减。临床取穴当以自然标志
斜方肌外侧为准。除上说外，本穴定位还有几种不同看法。①《扁鹊心书》言"在一
椎下两旁齐肩"有误，此乃大杼穴。②《考穴编》广注又云"当结喉旁各开九寸，风
府之前，天牖之后"，但颈项部分寸，未见统一规定，"旁开九寸"，无法度量，故难从
其说。③《集成》言："在玉枕后二寸，去风府七分、风池六分。"玉枕后二寸，推
之，入后发际0.5寸，但去风府七分、风池六分说，无从稽考。故今本《甲乙》之意，
于哑门旁1.3寸，当项后发际内、斜方肌之外侧定取。

［取法］正坐，头稍前倾，先取哑门，再旁开1.3寸，当斜方肌外侧处取之。

［刺灸法］直刺0.5~1寸；可灸。

［层次解剖］皮肤→皮下筋膜→项筋膜→斜方肌→头夹肌→头半棘肌→头后大直
肌。皮肤厚而坚韧，有枕下神经皮支分布。皮下筋膜致密，富有脂肪，有纤维束连于
皮肤与项筋膜，斜方肌由副神经支配，该肌上部深面有枕动、静脉经过。头夹肌、头
半棘肌由第二颈神经后支的外侧支配。头后大直肌则由枕下神经支配。在肌肉深层，
寰椎侧块与第二颈椎横突之间有椎动脉经过，所以针刺不宜盲目过深。

［功用］强筋骨，安神志，清头目。

［主治］项强，足不任身；目赤肿痛，不知香臭，咽肿，鼻塞；癫狂，痫证，小儿
惊痫；哮喘，头重痛，眩晕，肩背痛，落枕等。

现代常用于治疗：后头痛，项肌强痛，咽喉炎，瘿病，神经衰弱，慢性鼻炎，鼻
出血等。

［成方举例］热病汗不出：天柱、风池、商阳、关冲、腋门（《甲乙》）。

目疾：天柱、陶道、昆仑主目眩、目不明、目如脱；头痛：天柱、陶道、大杼、孔最、后溪（《千金》）。

项如拔：天柱、强间（《资生》）。

胃下垂：天柱、大杼、膈俞、肝俞、三焦俞、承满、梁门。每日一次，加用温针，并可配用药艾条；甲状腺肥大：天柱、身柱、风门、廉泉、人迎、阳关、带脉，中等刺激（《中国针灸学》）。

头痛：天柱、风池、肩井、强间、大椎、百会、风府、头维、瞳子髎、太阳；眼球突出症：天柱、风池、大杼、大椎、身柱、天突、水突、人迎、廉泉、中注、带脉、外陵、瞳子髎、四白；子痫（发作时）：天柱、风府、风池、水沟（《新针灸学》）。

［现代研究］有人以表面电极刺激尺神经诱发小鱼际肌电，观察脑血栓形成恢复期患者肌电幅度，结果表明针刺患侧扶突、天柱，可使肌电幅度升高（$P < 0.05$），从针后5分钟开始，持续45分钟。

十一、大杼 Dàzhù – B11

［出处］《灵枢·刺节真邪》："取之于其天赋、大杼三痏。"《灵枢·背腧》所载："胸中大腧在杼骨之端"，即指本穴。

［别名］①背俞（《素问·刺疟》王注）；②本神（《西方子》）；③风府（《医心方》引（《扁鹊针灸经》）；④大俞（《灵枢·背腧》马莳注）；⑤百旁（《针灸全书》）。

［穴名释义］杼，即织机上的梭子。脊椎两侧有横突隆出，形似织杼，古称杼骨。穴为背中大输，在杼骨之端"，故名大杼。

《医经理解》："大杼，在项后第一椎下，两旁相去脊中各二寸。《海论》曰：冲脉者其输上出于大杼，《气穴论》注曰：督脉别络，手足太阳三脉之会，故为经脉之大机杼也。"

《孔穴命名的浅说》："大杼，第一椎之骨称杼骨，穴当主骨旁边而得名。"

［类属］①八会穴之一，骨会大杼（《难经·四十五难》）。②交会穴之一，足太阳、手太阳之会（《甲乙》）；《素问·气穴论》王注作督脉别络、手足太阳三脉气之会；《圣惠》作足太阳、手少阳之会；《铜人》作足太阳、少阳之会；《聚英》作督脉别络，手足太阳、少阳之会。

［位置］在第一胸椎棘突下，督脉旁开1.5寸处。

《甲乙》："在项第一椎下两旁各一寸五分陷者中。"《千金》、《千金翼》、《外台》、《素问》王注、《铜人》、《发挥》、《大全》、《大成》、《中国针灸学》同。

《资生》："凡大杼下穴，皆当除脊各寸半。"《考穴编》同。

《图翼》："在项第一椎下两傍各二寸。"《金鉴》同。

《难经》丁注："在项后第一椎两旁相去同身寸一寸五分。"

《入门》："第二节外一寸半陷中。"

《集成》："在距中行陶道二寸微底二分。"

《新针灸学》："第一椎之下，陶道穴旁开约二横指。"

按：本经躯干部第一侧线诸穴，上下间距出入不大，横向分寸众说纷纭。纵观各家文献，大致有以下几说：①两旁各一寸五分；②去脊中行各一寸五分；③除脊各寸半；④椎两旁相去同身寸一寸五分；⑤去脊中各二寸；⑥节外一寸半。归纳起来只有两类，一类是从脊柱中线计始，旁开 1.5 寸；一类是脊柱边缘计始，旁开 1.5 寸（从脊中计则为 2 寸）。今从原意，以《甲乙》为依据，本经自大杼至白环俞各穴，概以后正中线旁开 1.5 寸处定位。

[取法] 俯伏，于第一胸椎棘突下间，陶道穴旁开 1.5 寸处取穴。

[刺灸法] 斜刺 0.5~0.8 寸；可灸。

[层次解剖] 皮肤→皮下筋膜→斜方肌筋膜→斜方肌→菱形肌→上后锯肌→骶棘肌。皮肤由第七颈神经和第一、二胸神经后支的内侧支分布。皮下筋膜致密，由脂肪及纤维束组成。纤维束连于斜方肌表面的背深筋膜与皮肤。副神经在斜方肌前缘中下 1/3 连接处伸进该肌下面，与第三、四颈神经的分支形成神经丛，支配该肌。针若经上列结构深进，可进第一肋间隙（该间隙内的动脉发自锁骨下动脉的肋颈干），或经横突间肌及其韧带，如盲目进针，经胸内筋膜，穿胸膜腔至肺，极易造成气胸。

[功用] 强筋骨，通经络。

[主治] 运动系统病症：肩胛酸痛，颈项强急，腰背痛，膝痛不可屈伸等。

神经系统病症：心中抑郁，癫痫，中风等。

呼吸系统病症：咳嗽，喘息，喉痹等。

其他病症：伤寒汗不出，头痛如裂，虚劳，目眩，疝气等。

现代常用于治疗：膝关节骨质增生，颈椎病，骨结核，关节炎，肺炎，支气管炎，肢体麻木，头痛，眩晕，癫痫，胸膜炎，腰背肌痉挛、疼痛等症。

[成方举例] 热病（胸中热）：大杼、膺俞、缺盆、背俞（《素问》王注：风门）。

胸中郁郁：大杼、心俞（《千金》）。

支气管炎：大杼、肺俞、天突、尺泽、外关、经渠、三阴交，每日针治一次（《中国针灸学》）。

风痹痿厥：大杼、曲泉（《肘后歌》）。

小肠气痛：大杼、长强（《席弘赋》）。

[现代研究] 针刺或电针大杼穴，可调整肺功能，增加肺通气量。并可使针麻患者，开胸后一侧肺通气量能代偿性增加。有实验表明针刺大杼穴与钙代谢有关，如针刺大杼、飞扬、足三里等，留针 7 分钟，可使血钙增加 1mg%，留针 15 分钟增加 3mg%，再继续延长留针时间，血钙不再发生相应变动。

十二、风门 Fēngmén – B12

[出处]《甲乙》："风眩头痛，鼻不利，时嚏，清涕自出，风门主之。"

[别名] 热府（《甲乙》）。本穴名称，《甲乙》原作"风门热府。"《外台》作"风门，一名热府。"《考穴编》："一云左为风门，右为热府。"

[穴名释义] 穴在第二椎下两旁，主治风疾，为风邪出入之门户，故以为名。

《医经理解》："风门，一名热府俞。在二椎下，两旁去脊中各二寸，凡胸中之风热皆于此写之。"

《谈谈穴位的命名》："风门，是太阳主一身之表，为风邪入侵之藩篱，故曰风门。"

[类属] 交会穴之一，督脉、足太阳之会（《甲乙》）。

[位置] 在第二胸椎棘突下，督脉旁开1.5寸处。

《甲乙》："在第二椎下两旁各一寸五分。"《千金》《千金翼》《外台》《铜人》《发挥》《大全》《大成》《中国针灸学》同。

《千金》又云："在第一节下。"

《图翼》："在第二椎下，两旁各二寸。"《金鉴》同。

《新针灸学》："第二椎之下，旁开约二横指。"

按：本穴横向定位与第一侧线他穴同。（参看大杼穴）

[取法] 俯伏，于第二胸椎棘突下间，旁开后正中线1.5寸处取穴。

[刺灸法] 斜刺0.5~0.8寸；可灸。

[层次解剖] 皮肤→皮下筋膜→斜方肌筋膜→斜方肌→小菱形肌→上后锯肌→骶棘肌。皮肤由第一、二、三胸神经后支的内侧支分布。斜方肌由副神经支配；菱形肌由肩胛背神经支配，该神经由臂丛发出，由肩胛提肌前缘，经该肌（或穿经该肌）和菱形肌的深面，沿肩胛骨的内侧缘下降，几达该骨下角，分支支配大、小菱形肌和肩胛提肌。针若经上列各结构后，可深至第二肋间结构，其胸腔相对应器官是胸膜腔及肺，所以要掌握针的深度。

[功用] 益气固表，祛风解表，泄胸中热。

[主治] 呼吸系统病症：伤风咳嗽，哮喘，鼻塞，多涕，喷嚏，发热头痛，项强等。

热病：身热，胸中热，胸背痛，发背痈疽，黄疸等。

其他病症：中风，水肿，痹证，呕吐，目眩等。

现代常用于治疗：感冒，支气管炎，肺炎，胸膜炎，哮喘，百日咳，荨麻疹，淋巴结核，破伤风，肩背软组织疾患，痈疽等。

[成方举例] 嚏：风门、五处（《千金》）。

肩背酸疼：风门、肩井、中渚、支沟、后溪、腕骨、委中；伤寒热退后余热：风门、合谷、行间、绝骨（《大成》）。

肋间神经痛：风门、肺俞、厥阴俞、心俞、膈俞、肝俞、胆俞、或中、神藏、灵墟、步廊（《新针灸学》）。

［现代研究］针刺风门穴可调整肺通气量，但发生效应较迟，需连续针刺一周后，如获得效应，即使停针，仍可继续持续一定时间。

十三、肺俞 Fèishū – B13

［出处］《灵枢·背腧》："肺俞在三焦（椎）之间。"

［别名］肩中外俞（《脉经》）；肺念（《灸法残卷图》）。

［穴名释义］穴为肺脏之气转输、输注之处，是治肺疾之重要腧穴，故名肺俞。

《医经理解》："俞者言其气之所输也，凡背上俞穴，皆去脊中各二寸，若除脊骨言之，则一寸五分也。肺俞，在第三椎下。"

《孔穴命名的浅说》："肺俞，俞与腧、输通。穴之在背脊者为俞，言经气之所委输。肺俞，有主肺病之义。"

［类属］背俞之一，肺之背俞穴（《灵枢·背腧》）。

［位置］在第三胸椎棘突下，身柱（督脉）旁开1.5寸处。（图7-61）

《灵枢·背腧》："在三焦之间……夹脊相去三寸所。"

《脉经》："在背第三椎（或云第五椎也）。"

《甲乙》："在第三椎下两旁各一寸五分。"《千金》、《千金翼》、《外台》、《素问》王注、《铜人》、《发挥》、《大全》、《大成》、《难经》丁注、《中国针灸学》同。

《图翼》："在第三椎下两旁各二寸。"《金鉴》同。

《新针灸学》："到第三椎之下，旁开约二横指。"

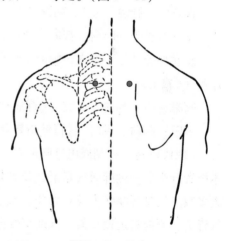

图7-61 肺俞

按：《灵枢》云"夹脊相去三寸所"，指左右两穴间距，《甲乙》改作"两旁各一寸五分"，妥。《图翼》等作"两旁各二寸"，说见大杼。《脉经》言"或云第五椎"，不知何出，存疑。

［取法］俯伏，于第三胸椎棘突下间身柱穴旁开1.5寸处取穴。

［刺灸法］斜刺0.5~0.8寸；可灸。

《圣济》："肺俞不可伤，伤即令人身心颤掉，宜针后心匈门穴救之。"

［层次解剖］皮肤→皮下筋膜→斜方肌筋膜→斜方肌→菱形肌→骶棘肌。皮肤有第二、三、四胸神经后支的内侧支重叠分布。骶棘肌起自骶骨背面和髂嵴后部，纤维向上分成三列，外侧列止于肋骨，称髂肋肌；中间列附于横突，向上可达颞骨乳突，称

最长肌；内侧列附于棘突，称棘肌。骶棘肌亦称竖脊肌，受颈、胸、腰部脊神经后支支配。针若经骶棘肌外侧列的髂肋肌，可至第三肋间隙内的结构。其胸腔内相对应器官是胸膜腔及肺，不宜深刺。

[功用] 调肺气，补虚损，清虚热，和营血。

[主治] 呼吸系统病症：咳嗽，胸满，痰多，气喘，肺痿，骨蒸潮热，盗汗吐血，喉痹等。

消化系统病症：胃脘痛，吐、泄、呃逆，不嗜食，口中流涎，痢疾，痞积等。

神经系统病症：狂走，癫疾，瘈疭等。

其他病症：皮肤瘙痒，荨麻疹，耳聋，消渴，黄疸，瘿气，腰背痛，小儿龟背等。

现代常用于治疗：外感咳嗽，肺结核，肺炎，肺出血，支气管炎，哮喘，胸膜炎，心内外膜炎，自汗，盗汗，皮肤瘙痒，口颊炎，呕吐酸水，腰背痛，小儿营养不良等。

[成方举例] 肺胀：肺俞主之，亦取太渊（《甲乙》）。

盗汗寒热恶寒；肺俞、阴都（《资生》）。

小儿龟背：灸肺俞、心俞、膈俞各三壮，诸如小麦大（《黄帝明堂灸经》）。

肺壅咳嗽：肺俞、膻中、支沟、大陵（《大成》）。

百日咳：肺俞（双）、列缺（双），每日一次（《针灸学》）。

支气管扩张：肺俞、督俞、脾俞、丰隆、中脘、气海、足三里（《中国针灸学》）。

浸润性肺结核：主穴：肺俞、膏肓，艾炷灸，每日灸 3 ~ 5 壮，每周二次，三月一疗程（《辑要》）。

咳嗽连声：肺俞、天突（《百症赋》）。

咳嗽：肺俞、风门（《行针指要歌》）。

[现代研究] 针刺或电针肺俞穴，使肺功能得到良好改善，增加肺通气量，针麻手术患者开胸后一侧肺通气量能代偿性增加。针刺肺俞可调整支气管平滑肌的作用，使大多数支气管哮喘病人停止发作，或显著减轻。用胶性钙注射迎香、肺俞穴，可防治气管炎，不但有近期疗效，远期疗效也很好。

有实验表明，针刺肺俞穴可延续动脉硬化，对冠状动脉粥样斑状的形成有一定抑制作用。

针刺肺俞穴，可使肝血流量明显增加。

对血细胞也有一定影响，如针刺大椎、肺俞、足三里等穴，治疗热带嗜酸性粒细胞增多症，针后嗜酸性粒细胞逐渐下降，效果十分显著。

[附注]《资生》："舍弟登山，为雨所搏，一夕气闷几不救，见昆季必注，有欲别之意。予疑其心悲，为判百会不效，按其肺俞，云其疼有锥刺。以火针微刺之即愈。因此与人治哮喘，只缪肺俞，不缪他穴。惟按肺俞不酸痛者，然后点其他穴。"

《大成》："己巳岁，蔡都尉长子碧川公，患痰火，药饵不愈。辱钱诚斋堂翁，荐予治之。予针肺俞等穴愈。"

十四、厥阴俞 Juéyīnshū – B14

[出处]《千金》："胸中膈气，聚痛好吐，灸厥阴俞随年壮。"

[别名] 阙俞（《千金》引扁鹊云）；阴俞（《神灸经纶》）。

[学名释义] 厥阴，指手厥阴心包。穴在肺俞、心俞之间，为手厥阴心包络气血输注之处，是治疗心、心包疾患之重要腧穴，故名厥阴俞。

《会元针灸学》："厥阴俞者，即手厥阴心包络之所系总……故名厥阴俞。又名厥俞者，心生血入膈藏肝下行，肺生水而益肾，厥阴是阴阳之末也，故名。"

《腧穴命名汇解》：厥阴俞"为手厥阴心包络脉气转输之处，主治心脏疾患，因名厥阴俞。"

[类属] 背俞之一，心包之背俞穴（《大成》）。

[位置] 在第四胸椎棘突下，旁开1.5寸处。

《千金》："在第四椎两边各相去一寸五分。"《铜人》《发挥》《大全》《大成》《中国针灸学》同。

《图翼》："在四椎下去脊中二寸。"《金鉴》同。

《新针灸学》："第四椎下旁开约二横指。"

按：本穴横向定位与第一侧线他穴同。（参看大杼穴）

[取法] 俯伏，于第四胸椎棘突下间，旁开后正中线1.5寸处取穴。

[刺灸法] 斜刺0.5~0.8寸；可灸。

[层次解剖] 皮肤→皮下筋膜→斜方肌筋膜→斜方肌→菱形肌→骶棘肌。皮肤由第三、四、五胸神经后支重叠分布。该穴正对第四肋间隙。其结构包括肋间肌、肋间血管和神经。肋间肌由外向内可分为肋间外、内和最内肌。肋间最内肌菲薄，或不成层，肋间血管、神经通行于肋间内和最内肌之间，因最内肌不成为完整的一层（一般把该二层认为肋间内肌），所以胸膜炎时，可波及肋间神经，出现肋间神经痛的症状。胸腔内相对应的器官是胸膜腔及肺。

[功用] 活血，理气，止痛。

[主治] 心血管系统病症：心痛心悸，胸满烦闷等。

消化系统病症：胃脘痛，呕吐等。

呼吸系统病症：咳嗽。

其他病症：牙痛，胁痛等。

现代常用于治疗：风湿性心脏病，心外膜炎，呕吐，呃逆，齿神经痛，神经衰弱，肋间神经痛等。

[成方举例] 心痛：厥阴俞、神门、临泣（《资生》）。

风湿性心脏病：厥阴俞、间使、三阴交（《辑要》）。

[现代研究] 针刺厥阴俞，对冠状动脉粥样斑块的形成有抑制作用。

十五、心俞 Xīnshū – B15

[出处]《灵枢·背腧》:"心俞在五焦(椎)之间。"

[别名]心念(《灸法残卷图》)。

[穴名释义]穴为心脏之气输注之处,是治心疾之重要腧穴,故名心俞。

《医经理解》:"俞者言其气之所输也……。心俞,在五椎下。"

《孔穴命名的浅说》:"心俞,俞与腧,输通。穴之在背脊者为俞,言经气之所委输,心俞,有主心病之义。"

[类属]背俞之一,心之背俞穴(《灵枢·背腧》)。

[位置]在第五胸椎棘突下,神道(督脉)旁开1.5寸处。

《灵枢·背腧》:"在五焦之间……夹脊相去三寸所。"

《脉经》:"在背第五椎(或云第七椎)。"

《甲乙》:"在第五椎下两旁各一寸五分。"《千金》、《千金翼》、《外台》、《素问》王注、《铜人》、《发挥》、《大全》、《大成》、《中国针灸学》同。

《千金》原称与《甲乙》相同;后又云:"在第五节,一云第七节,对心横三间。"

《图翼》:"在第五椎下,两旁各二寸。"《金鉴》同。

《新针灸学》:"第五椎之下,旁开约二横指。"

按:本穴横向定位与第一侧线他穴同。(参看大杼、肺俞穴)

[取法]俯伏,于第五胸椎棘突下间神道穴旁开1.5寸处取穴。

[刺灸法]斜刺0.5~0.8寸;可灸。

[层次解剖]皮肤→皮下筋膜→斜方肌筋膜→斜方肌→骶棘肌。皮肤由第四、五、六胸神经后支的内侧支重叠分布。该穴深部为第五肋间隙。肋间隙内的血管和神经走行的规律为:在肋间隙后部,即肋角内侧(后方),血管、神经位于每一肋间中间,其排列次序不定;在肋角前方,肋间动、静脉和神经进入肋间内肌和最内肌之间,紧贴肋沟前行,为肋骨下缘所保护,其排列顺序自上而下是动脉、静脉和神经。所以针经肋间结构时,应注意避开肋间血管和神经,但不能伤及其胸腔内相对应的胸膜腔、肺及肝(右侧)。(参看厥阴俞穴)

[功用]通心络,调气血,宁心神。

[主治]心血管系统病症:心痛心悸,胸引背痛,心胸烦闷等。

神经系统病症:癫狂,痫证,精神病,半身不遂,惊悸失眠,健忘,小儿心气不足,数岁不能语等。

呼吸系统病症:咳嗽,气喘,吐血等。

消化系统病症:呕吐,食不下等。

其他病症:遗精,白浊,黄疸,肩背痛等。

现代常用于治疗:冠心病,心绞痛,风湿性心脏病,心房纤颤,心动过速,神经衰弱，肋间神经痛，精神分裂症，癫痫，癔病，胃出血，呕吐，食道狭窄，痈疽等。

［成方举例］心胀者：心俞主之，亦取列缺（《甲乙》）。

悲愁恍惚：心俞、天井、神道；喜悲泣：心俞、神门、解溪、大陵（《资生》）。

遗精白浊：心俞、肾俞、关元、三阴交（《大成》）。

遗精：心俞、肾俞、腰阳关、关元、会阴、三阴交。每日或间一二日针治一次（《中国针灸学》）。

心律不齐：心俞、厥阴俞、身柱、神道、至阳；风湿性心脏病：心俞、内关、足三里（《辑要》）。

梦遗：心俞、肾俞（《玉龙赋》）。

［现代研究］临床实践表明针刺心俞对心房颤动有效，说明有控制心率作用。针刺心俞、膻中，可使左室壁振幅和心搏量明显增加，增强心肌收缩力。通过心电图的实验观察，针刺心俞对胸前导程发生显著变化，对心脏病人其变化更明显。有人观察心电图，发现针刺心俞和石门穴，可使 P－P 间期延长，QRS 波群变窄，Q－T 间期缩短，T 波增高和加宽。在动物实验观察，针刺"心俞"对暴露心脏的蛙心活动，可使蛙心跳动减慢，心脏收缩振幅增强。

有报道心俞、肺俞、厥阴俞穴埋针共进行十二周，发现冠状动脉粥样斑块比对照组少，有显著差异，全心肌中小动脉及左心室心肌中小动脉所出现的粥样斑块皆少于对照组（模型组），说明针刺对冠状动脉粥样硬化斑块的形成有一定抑制作用。有资料证明针刺可引起肾上腺皮质激素的释放，故本实验可认为针刺的效应，可能与肾上腺皮质激素作用有关。

在动物实验中，以胃、十二指肠的牵拉反应，使血压升高或喉返神经传出放电为指标，电针"心俞"可使大部分喉返神经放电被完全抑制，对血压反应亦约半数为完全控制，半数为部分控制，说明电针"心俞"，对牵拉胃肠所引起的痛反应具有一定的抑制效应，对胃肠疼痛有较好的治疗效应。

针刺心俞穴可缓解支气管平滑肌痉挛，可使支气管哮喘发作停止，或显著减轻。对镇痛机理也有报道，如用电针刺激（15～20V）猫内脏神经的中枢端，可在中脑中央灰质记录到多相诱发电位，包括有快反应与慢反应两部分，电针"心俞"能抑制慢负成分，但对快成分无明显影响。用小剂量纳洛酮能完全对抗吗啡及电针"心俞"对此慢负电位的抑制作用，因此，电刺"心俞"的这种抑制作用，很可能是出于内源性阿片样物质传递的。

十六、督俞 Dūshū－B16

［出处］《圣惠》："督俞二穴。"

［别名］高盖（《圣惠》）；督脉俞（《医心方》）。

［穴名释义］督，指督脉。穴为督脉之气输注之处，故名督俞。

《会元针灸学》："督俞者，督脉之连系也，因心生血注于膈，血合真阳从督俞贯脊而补脑，化血而升生气，督起诸阳，统阳气于足太阳经之所过，通督脉之系，故名督俞。"

《腧穴命名汇解》：督俞"为督脉经气转输之处，因名督俞。"

[位置] 在第六胸椎棘突下，灵台（督脉）旁开 1.5 寸处。

《圣惠》："在第六椎下两旁相去同身寸一寸半。"《大成》《大全》《中国针灸学》同。

《金鉴》："从心俞行六椎下，去脊中二寸。"

《新针灸学》："第六椎之下，旁开约二横指。"

按：本穴《圣惠》补入，其横向位置与第一侧线诸穴同。（参看大杼、肺俞穴）

[取法] 俯伏，于第六胸椎棘突下间灵台穴旁开 1.5 寸处取穴。

[刺灸法] 斜刺 0.5~0.8 寸；可灸。

[层次解剖] 皮肤→皮下筋膜→斜方肌筋膜→斜方肌→骶棘肌。皮肤由第五、六、七胸神经后支的内侧支重叠分布。该穴深部为第六肋间结构。（参看大杼、风门、肺俞、厥阴俞和心俞穴等）

[功用] 理气血，调肠胃。

[主治] 消化系统病症：胃脘痛，腹痛，腹胀，肠鸣，呃逆等。

心血管病症：心痛。

其他病症：发热恶寒。

现代常用于治疗：心内外膜炎，腹痛，肠鸣，膈肌痉挛，乳腺炎，皮肤瘙痒，牛皮癣等。

十七、膈俞 Géshū – B17

[出处]《灵枢·背腧》："膈俞在七焦（椎）之间。"

[穴名释义] 膈，指横膈。本穴内应横膈，故名。

《会元针灸学》："膈俞者……即横膈之所系于背，俞者过也，足太阳之所过，故名膈俞。"

《孔穴命名的浅说》："膈俞，有主膈肌病之义。"

[类属] 八会穴之一，血会膈俞（《难经·四十五难》）。

[位置] 在第七胸椎棘突下，至阳（督脉）旁开 1.5 寸处。（图 7－62）

《灵枢·背腧》"在七焦之间……夹脊相去三寸所。"

《甲乙》："在第七椎下两旁各一寸五分。"《千金》、《千金翼》、《外台》、《铜人》、《发挥》、《大全》、《大成》、《难经》丁注虞注、《中国针灸学》同。

《图翼》："在第七椎下两旁各二寸。"《金鉴》同。

《新针灸学》："第七椎之下旁开约二横指。"

按：本穴横向定位与第一侧线他穴同。（参看大杼、肺俞穴）

[取法] 俯伏，于第七胸椎棘突下间至阳穴旁开1.5寸处取穴，约与肩胛骨下角相平。

[刺灸法] 斜刺0.5~0.8寸；可灸。

[层次解剖] 皮肤→皮下筋膜→斜方肌筋膜→斜方肌→背阔肌→骶棘肌。皮肤由第六、七、八胸神经后支内侧支重叠分布。背阔肌由臂丛后束发出的胸背神经支配，该神经沿肩胛下肌腋窝缘下降，与肩胛下动脉的延续部——胸背动脉伴行至该肌。（参看大杼、厥阴俞、心俞、脾俞穴）

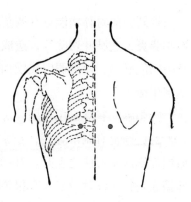

图7-62　膈俞

[功用] 调营血，理肠胃，通经络。

[主治] 消化系统病症：胃脘胀痛，呃逆，呕吐，吐血，便血，饮食不下，腹胀，腹中痞块，黄疸，噎膈等。

呼吸系统病症：气喘，咳嗽，咯血，喉痹，骨蒸痨热，自汗，盗汗等。

心血管系统病症：心痛，胸满胁痛等。

其他病症：背痛脊强，周痹，全身皆痛，热病，汗不出，四肢怠惰不欲动等。

现代常用于治疗：贫血，慢性出血性疾患，膈肌痉挛，神经性呕吐，食道癌，胃癌，胃炎，食道狭窄，肠炎，肠出血，荨麻疹，淋巴结结核，盗汗，四肢倦怠，小儿营养不良，心内外膜炎，心脏肥大，心动过速，胸膜炎，哮喘，支气管炎等。

[成方举例] 癫疾：膈俞、肝俞（《甲乙》）。

热病：膈俞、中府主寒热，皮肉骨痛，少气不得卧，支满（《千金》）。

疢疟：膈俞、命门、太溪（《资生》）。

留饮：膈俞、通谷（《大成》）。

急性腹膜炎：膈俞、小肠俞、三阴交、行间、阴廉（《新针灸学》）。

贫血：膈俞、脾俞、三焦俞、大肠俞、关元、足三里，每日各灸小艾炷五壮；白血病：膈俞、肝俞、脾俞、三焦俞、命门、关元、足三里，每日或间日用念盈药艾条灸治（《中国针灸学》）。

胃脘痛：膈俞、脾俞、胃俞、内关、阳辅、商丘，均灸《针灸学》）。

浸润性肺结核：主穴为膈俞、胆俞。艾炷灸，每穴3~5壮，每周2次，二月为一疗程（《辑要》）。

[现代研究] 膈俞为血之会，为一切血证之常用穴，有生血、止血作用。有实验表明，对实验性家兔急性缺血性心肌损伤，有加速恢复的过程，面对急性心肌损伤有特异性。又有实验报告，对人工放血造成贫血状态的家兔，针刺"膈俞""膏肓"后，可加速红细胞和血红蛋白数量的恢复。

针刺膈俞对肺功能也有调整功用，当一侧呼吸功能障碍（如一侧膈肌痉挛）、渗出性胸膜炎，或肺叶切除等，造成两侧呼吸不平衡时，针刺膈俞，可使患侧呼吸受限的呼吸功能增强，使健侧因代偿而增强的呼吸功能降低，使两侧不平衡的呼吸功能运动达到平衡。

针刺膈俞有降血压作用，对Ⅰ、Ⅱ期高血压降压作用较好。

对血糖也有调节作用，正常人服用大量食糖后，针刺膈俞等，可使血糖下降。对血糖偏低这又可使之上升。对糖尿病的治疗亦有一定的疗效，特别是对非胰岛素依赖性糖尿病临床疗效较好，有报道，其总有效率高达90％左右。对胰岛素依赖性糖尿病则疗效较差。

十八、肝俞 Gānshū – B18

[出处]《灵枢·背腧》："肝俞在九焦（椎）之间。"

[别名] 肝念（《灸法残卷图》）。

[穴名释义] 肝，指肝脏。本穴内应用，为肝脏之气输注之处，是指肝疾之重要腧穴，故名。

《医经理解》："俞者言其气之所输也……肝俞，在第九椎下。"

《孔穴命名的浅说》："肝俞，有主肝病之义。"

[类属] 背俞之一，肝之背俞穴（《灵枢·背腧》）。

[位置] 在第九胸椎棘突下，筋缩（督脉）旁开1.5寸处。（图7–63）

《灵枢·背腧》："在九焦之间……夹脊相去三寸所。"

《脉经》："在背第九椎。"

《甲乙》："在第九椎下两旁各一寸五分。"《千金》、《千金翼》、《外台》、《素问》王注、《铜人》、《发挥》、《大全》、《大成》、《难经》丁注、《中国针灸学》同。

《图翼》："在第九椎下两旁各二寸。"《金鉴》同。

《新针灸学》："第九椎之下，旁开约二横指。"

按：本穴横向定位与第一侧线他穴同。（参看大杼、肺俞穴）

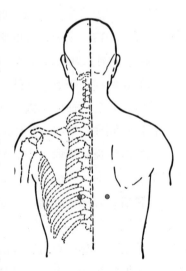

图7–63　肝俞

[刺灸法] 斜刺0.5～0.8寸；可灸。

[层次解剖] 皮肤→皮下筋膜→斜方肌筋膜→斜方肌→背阔肌→骶棘肌。皮肤由第八、九、十胸神经后支外侧支分布。穴位深部对第九肋间隙内的结构。在胸、腹腔内则对应胸膜腔、肺、膈、肝（右叶），脾与胃（左侧）。肝、脾为实质性器官，血液供应丰富。因此，当盲目针刺时，不能提插，不能捻转，应立即起针，应严密观察有无

内出血现象（参看肺俞、膈俞、脾俞穴）。

［功用］疏肝利胆，清头明目。

［主治］消化系统病症：肝病，黄疸，胁痛，胃脘痛，纳呆，腹痛、腹泻等。

眼科病症：目赤，目视不明，夜盲，青盲，目翳红肿，胬肉，迎风流泪等。

神经系统病症：癫狂，痫证等。

其他病症：胁肋痛，脊背痛，眩晕，头痛，咳嗽唾血，气短，中风，痿症，小腹疼痛，乳少等。

现代常用于治疗：急慢性肝炎，胆囊炎，视网膜出血，视神经萎缩，夜盲，慢性胃炎，胃扩张，胃痉挛，胃出血，肠出血，支气管炎，胁间神经痛，神经衰弱，月经不调，黄疸，精神病等。

［成方举例］小腹痛：肝俞、小肠俞、蠡沟、照海、下廉、丘墟、中都；唾血：肝俞、承满、肩中俞；目生白翳：肝俞、解溪（《资生》）。

青盲：肝俞、商阳（左取右、右取左）（《大成》）。

单蛊胀：肝俞、脾俞、三焦俞、水分、公孙、大敦，均灸；肝积：肝俞、章门、行间（《图翼》）。

传染性肝炎：肝俞、至阳、足三里。每日一次，急性肝炎 10 日为一疗程，慢性肝炎 14 日为一疗程（《针灸学》）。

急性传染性肝炎：肝俞、胆俞、足三里、太冲。用复式泻法，即针尖取逆经方向，一进三退，紧提慢按，留针 20~30 分钟（《辑要》）。

［现代研究］肝俞对消化道功能有一定影响，如肠功能障碍患者，刺肝俞穴可便肠功能正常化。针刺肝俞、脾俞、胃俞等背俞穴，配合外关、足三里等穴，对胃、十二指肠溃疡的治疗，有较好的疗效，使溃疡逐渐愈合，胃液分泌虽保持高分泌状态，但胃液的总酸度和自由酸多趋向正常化。

在国外有人报道，用皮内针刺入胆俞、肝俞等穴，在胆囊 X 线片上可见胆囊影像缩小，表现为胆囊收缩，也可见到奥狄氏括约肌舒张、胆管内压力下降。

针刺肝俞对肝血流量明显减少。对血液成分也有影响，如针刺肝俞，可使血小板减少性紫癜和脾性全血细胞减少病人症状好转。

针刺肝俞对血糖也有调节作用，使耐糖曲线高者下降，低者升高。对血胆固醇的影响，使高胆固醇者，下降明显，对正常机体的胆固醇含量影响不甚显著。

对免疫功能亦有影响，如针刺家兔"肝俞""足三里""肾俞"一次，可见家兔巨噬细胞吞噬功能有明显增加，但连续七天，每天一次，反看不出明显效果。

对机体适应性防卫功能的影响，有实验表明，针刺家兔"肝俞""肾俞""足三里"等，连续针刺 5 次，在末次针刺后 3 小时，脑皮层、肝和腓肠肌的琥珀酸脱氢酶活性均增强，连续 7 次后 3 小时皮层下组织和肾的琥珀酸脱氢酶活性亦出现增高。当针刺上述穴位时，每天一次连续 5 次针刺后 18 小时，肝、肾组织的还原型谷胱甘肽含量均明显增加，当注射 5 次 ACTH 或考的松时亦可得到同样效果，说明针刺可使防卫功能增强。又有以嗜酸性粒细胞的变化为指标，针刺"肝俞"和注射 ACTH 的效应相等。

又有实验表明，针刺"足三里""肝俞""肾俞"等穴，连续五天，可使肝、肾、肾上腺、横纹肌等组织中 SH 含量的平均值较对照组有所增加。

也有报道针刺"足三里""肝俞""脾俞"，能引起垂体－肾上腺系统的功能增强，肾上腺重量增加，束状带变宽，皮质增厚，细胞体积增大，球状带和束状带限界不清。

十九、胆俞 Dǎnshū－B19

[出处]《脉经》："胆俞在背第十椎。"

[穴名释义] 胆，指胆腑。本穴内应胆，为胆气输注之处，是治胆疾之重要腧穴，故名。"

《医经理解》："俞者言其气之所输也……。胆俞，在第十椎下。"

《孔穴命名的浅说》："胆俞，有主胆病之义。"

[类属] 背俞之一，胆之背俞穴（《脉经》）。

[位置] 在第十胸椎棘突下，中枢（督脉）旁开 1.5 寸处。

《脉经》："在背第十椎。"

《甲乙》："在第十椎下两旁各一寸五分。"《千金》、《千金翼》、《外台》、《素问》王注、《铜人》、《发挥》、《大全》、《大成》、《中国针灸学》同。

《图翼》："在第十椎下两旁各二寸。"《金鉴》同。

《新针灸学》："第十椎之下，旁开约二横指。"

按：本穴横向定位与第一侧线他穴同。（参看大杼、肺俞穴）

[取法] 俯伏或俯卧，于第十胸椎棘突下间中枢穴旁开 1.5 寸处取穴。

[刺灸法] 斜刺 0.5～0.8 寸；可灸。

[层次解剖] 皮肤→皮下筋膜→背阔肌筋膜→背阔肌→下后锯肌→骶棘肌。皮肤由第九、十、十一胸神经后支外侧支分布。下后锯肌的第一个肌齿从第十一胸椎棘突斜向外上方，止于第九肋骨角。该肌由第九至第十二胸神经后支支配。穴位深部对第十肋间隙和其相对应的胸、腹腔内的器官有膈肋窦、膈、肾上腺、肝（右侧）；脾（左侧）等。（参看膈俞、脾俞穴）

[功用] 疏肝，利胆，养阴清热。

[主治] 消化系统病症：黄疸，口苦，舌干，呕吐，饮食不下，胃脘及肚腹胀满等。

呼吸系统病症：肺痨，潮热，咽喉痛等。

其他病症：胸胁痛，腋下肿，头痛，振寒，汗不出，夜盲症，骨蒸劳热等。

现代常用于治疗：胆囊炎，黄疸，呕吐，食道狭窄，急慢性肝炎，胆道蛔虫症，胃炎，淋巴结核，腋窝淋巴结炎，肋间神经痛，喉头炎，胸膜炎，高血压等。

［成方举例］口干：胆俞、商阳、小肠俞（《千金》）。

传染性肝炎：胆俞、太冲、阳陵泉，每日一次，急性肝炎 10 日为一疗程，慢性肝炎，14 日为一疗程（《针灸学》）。

［现代研究］胆俞和肝俞相近，肝胆相表里，故其功能亦近似。对胃肠功能的影响，针刺胆俞对肠功能障碍者，可使功能正常化。对胃、十二指肠溃疡的胃液有调整作用，使总酸度及游离酸多趋向正常化。

对胆囊的影响也很明显，针刺胆俞在胆囊 X 线片上，可见到胆囊阴影缩小，胆囊收缩，可使奥狄氏括约肌舒张。也有通过慢性胆囊炎的针刺治疗，取得很好疗效。提示其机理可能通过调整人体免疫功能，同时反射性引起胆囊收缩、括约肌松弛、排出胆汁等一系列动态变化，使炎症消除，胆石排出，从而取得疗效。

针刺胆俞可使免疫功能增强，可使巨噬细胞吞噬功能加强。

针刺足三里、肝俞、胆俞可使垂体 – 肾上腺系统功能增强。

对慢性无黄疸性肝炎，无论甲肝、乙肝均有一定疗效。是治疗肝炎的常用穴之一。

二十、脾俞 Píshū – B20

［出处］《灵枢·背腧》："脾俞在十一焦（椎）之间。"

［穴名释义］脾，指脾脏。本穴为脾气输注之处，是治脾疾之重要腧穴，故名。

《医经理解》："俞者言其气之所输也……。脾俞，在第十一椎下。"

《孔穴命名的浅说》："脾俞，有主脾病之义。"

［类属］背俞之一，脾之背俞穴（《灵枢·背腧》）。

［位置］在第十一胸椎棘突下，脊中（督脉）旁开 1.5 寸处。

《灵枢·背腧》："在十一焦之间……夹脊相去三寸所。"

《脉经》："在背第十一椎。"

《甲乙》："在十一椎下两旁各一寸五分。"《千金》、《千金翼》、《外台》、《素问》王注、《铜人》、《发挥》、《大全》、《大成》、《中国针灸学》同。

《图翼》："在第十一椎下两旁各二寸。"《金鉴》同。

《新针灸学》："第十一椎之下，旁开约二横指。"

按：本穴横向定位与第一侧线他穴同。（参看大杼、肺俞穴）

［取法］俯伏或俯卧，于第十一胸椎棘突下间脊中穴旁开 1.5 寸处取穴。

［刺灸法］直刺 0.5～0.8 寸；可灸。

［层次解剖］皮肤→皮下筋膜→背阔肌筋膜→背阔肌→下后锯肌→骶棘肌。皮肤由第十、十一、十二胸神经后支的外侧支分布。穴位对第十一肋间隙的结构。胸膜为一层薄而透明的浆膜，富有神经末梢，被覆胸内筋膜的内面（壁胸膜）和肺的表面（脏胸膜），两层相互移行形成胸膜腔。腔有少量液体，呈负压。壁胸膜的下界，在背部肩

胛线上投影于第十二肋上，由该点向内做一水平线达第十二胸椎棘突；向外，在腋中线投影于第十肋骨；向前内，锁骨中线上投影在第八肋，以上各点联于第六胸胁关节既为胸膜壁下界在体表的投影。肋胸膜和膈胸膜移行处的胸膜腔为该腔的最低位，称肋膈窦。

[功用] 健脾，摄血，调营卫。

[主治] 消化系统病症：胃疼，腹胀，呕吐，腹痛，泄泻，痢疾便血，完谷不化，黄疸，噎膈，鼓胀，疢癖积聚，怠惰嗜卧，多食身瘦或不嗜食，小儿慢脾风等。

其他病症：水肿，咳嗽，肩背痛，腰背强，胸胁满痛等。

现代常用于治疗：胃溃疡，胃炎，胃下垂，胃痉挛，胃扩张，胃出血，神经性呕吐，消化不良，肠炎，痢疾，肝炎，贫血，浮肿，肝脾肿大，慢性出血性疾病，肾下垂，子宫脱垂，糖尿病，肢体乏力，黄疸，喘息，肾炎，水肿病，小儿夜盲，荨麻疹等。

[成方举例] 热痉：脾俞及肾俞主之（《甲乙》）。

食多身瘦（腹中气胀引脊痛、食多身瘦）：脾俞、大肠俞；腰脊急强：脾俞、小肠俞、膀胱俞、腰俞、神道、脊中、长强（《资生》）。

传染性肝炎：脾俞、期门、天柱，中强刺激，每日一次，急性肝炎 10 日为一疗程，慢性肝炎每 14 日为一疗程（《针灸学》）。

肺结核（脾胃虚证）：脾俞、中脘、天枢、足三里（《辑要》）。

脾虚谷不消：脾俞、膀胱俞（《百症赋》）。

[现代研究] 针刺脾俞对胃功能的调整作用是非常显著的，比针刺足三里等远端腧穴对胃的调整作用明显，提示脾俞是有相对特异性。对胃分泌功能也有影响，可使胃、十二指肠溃疡的总酸度及游离酸度趋向正常化。用重手法刺激巴氏小胃、海氏小胃的"脾俞"穴，对肉粉、组胺常引起的胃液分泌有抑制作用。

针刺脾俞穴，可使血小板减少性紫癜和脾性全血细胞减少病人症状好转，血小板数升高。

针刺狗"脾俞"可使血中胆固醇下降，对高胆固醇的病人，其下降较明显，对正常机体影响不明显。

针刺脾俞、膈俞、足三里对糖尿病也有调整作用，使血糖下降，对非胰岛素依赖性者较明显；对胰岛素依赖性者较差。

二十一、胃俞 Wèishū – B21

[出处]《脉经》："胃俞在背第十二椎。"

[穴名释义] 胃，指胃腑。本穴为胃气转输之处，是治胃疾之重要腧穴，故名。

《医经理解》："俞者言其气之所输，……。胃俞，在第十二椎下。"

《孔穴命名的浅说》："胃俞，有主胃病之义。"

［类属］背俞之一，胃之背俞穴（《脉经》）。

［位置］在第十二胸椎棘突下，督脉旁开 1.5 寸处。

《脉经》："在背第十二椎。"

《甲乙》："在第十二椎下两旁各一寸五分。"《千金》、《千金翼》、《外台》、《素问》王注、《铜人》、《发挥》、《大全》、《大成》、《中国针灸学》同。

《图翼》："在第十二椎下两旁各二寸。"《金鉴》同。

《新针灸学》："第十二椎之下，旁开约二横指。"

按：本穴横向定位与第一侧线他穴同。（参看大杼、肺俞穴）

［取法］俯伏或俯卧，于第十二胸椎棘突下间，旁开后正中线 1.5 寸处取穴。

［刺灸法］直刺 0.5~0.8 寸；可灸。

［层次解剖］皮肤→皮下筋膜→背阔肌筋膜→背阔肌→下后锯肌→骶棘肌。皮肤由第十一、十二胸神经和第一腰神经后支的外侧支分布。背部的皮下筋膜可以分为两层，其间有蜂窝状的脂肪组织。背部的深筋膜也可分为浅层和深层。浅层薄弱，被盖于斜方肌和背阔肌的表面，分别称该二肌筋膜；深层较发达，形成腱膜性质，尤其在腰背部更为增厚，包绕着骶棘肌的前、后面，于该肌外侧缘前、后两层愈着，并形成腰肋韧带。腹腔内相对应的器官为肾。（参看胆俞、三焦俞穴）

［功用］健脾胃，消积滞。

［主治］消化系统病症：胃中寒吐清水，胃脘痛，翻胃，呕吐，不思饮食，噎膈，多食羸瘦，小儿吐乳，腹胀，肠鸣，腹痛，泄泻，痢疾，完谷不化，疳积，慢脾风，脱肛，多年积块等。

呼吸系统病症：咳嗽，虚劳等。

其他病症：胸胁痛，脊痛，筋缩，痿症，经闭，水肿，鼓胀等。

现代常用于治疗：胃溃疡，胃炎，胃癌，胃扩张，胃下垂，胃痉挛，肝炎，胰腺炎，肠炎，痢疾，黄疸，水肿，喘息，小儿夜盲，糖尿病，食欲不振，失眠，脊背痛等。

［成方举例］呕吐：胃俞、肾俞、石门、中庭等；胃中寒胀、食多身瘦：胃俞、肾俞（《资生》）。

肺结核（食欲不振）：胃俞、足三里、中脘（灸）（《辑要》）。

［现代研究］胃俞穴对胃肠蠕动有较好的调整作用，当胃蠕动减弱时，针刺胃俞可使蠕动增强。通过动物实验，给狗静脉注射依色林，使胃紧张性增高后，针刺"足三里""胃俞"，可使胃紧张波与收缩波明显降低。对胃的调整作用与针刺手法有关，用提插补法刺足三里，胃电波以增强为主，而用提插泻法胃电波以减小为主。但有报道，对胃溃疡和十二指肠溃疡患者，针刺胃俞多数是胃电发生抑制作用，也有报道用重手法针刺巴氏小胃、海氏小胃狗的"胃俞"等穴，对肉粉或组胺引起的胃液分泌有抑制作用，说明与胃的功能状态有关。对胃溃疡愈合也较非穴位组有显著差异，促进溃疡

的愈合。

胃俞穴对心肌缺血的治疗也有较好疗效，有实验证明，对家兔造成急性缺血性心肌损伤，针刺"胃俞"，可促进急性心肌损伤的恢复，在心电图上有显著好转

针刺胃俞对内脏的镇痛作用较好，有动物实验表明，使动物在氯醛糖麻醉下，在大脑皮质钩状沟前缘及丘脑腹后外侧核或丘脑下部后部记录电刺激内脏大神经中枢端引起的诱发电位，通过电针并选择对胃部疾患有效穴进行针刺，结果"胃俞"穴皮质诱发电位抑制最好，具有一定特异性，说明对腹部疾患的镇痛作用较强。

有人进一步探索了丘脑的一些主要神经核团及大脑皮质在穴位电针抑制诱发电位中所起的作用，针刺右侧"胃俞""足三里"穴，在抑制左侧皮质体感Ⅰ区、体感Ⅱ区诱发电位的同时，亦抑制后外侧腹核、内膝体和中央外侧核，而且电针"胃俞"穴常可使诱发电位完全抑制。而损毁或切断上述丘脑核团与皮质体感区之间的联系后表明：破坏后外侧腹核、内膝体以后，使电刺激内脏神经引起的皮质诱发电位明显减小，但仍有部分反应，电针"胃俞"仍能使残留的皮质诱发电位抑制；破坏中央外侧核、内脏神经－皮质诱发电位除瞬时的变化外，无明显影响。结果提示：在穴位电针"胃俞""足三里"抑制内脏神经－皮质诱发电位的过程中，丘脑水平，特别是特异传导系统的后外侧腹核、内膝体等神经核团的整合作用占重要地位，而非特异传导系统（如中央外侧核）和皮质水平所占的比例显然较小。

二十二、三焦俞 Sānjiāoshū – B22

[出处]《甲乙》："头痛，食不下，肠鸣胪胀，欲呕时泄，三焦俞主之。"

[别名] 悬极输、大仓窬（《医心方》引《扁鹊针灸经》《华佗针灸经》）。

[穴名释义] 三焦，指三焦腑。本穴为三焦之气输转之处，是治三焦疾患的重要腧穴，故名。

《医经理解》："俞者言其气之所输也……。三焦俞在第十三椎下。"

《孔穴命名的浅说》："三焦俞，有主三焦病之义。"

[类属] 背俞之一，三焦之背俞穴（《甲乙》）。

[位置] 在第一腰椎棘突下，悬枢（督脉）旁开 1.5 寸处。

《甲乙》："在第十三椎下两旁各一寸五分。"《千金》、《千金翼》、《外台》、《素问》王注、《铜人》、《发挥》、《大全》、《大成》、《中国针灸学》同。

《图翼》："在第十三椎下两旁各二寸。"《金鉴》同。

《新针灸学》："第十三椎之下，旁开约二横指。"

按：本穴横向定位，与第一侧线他穴同，十二胸椎之下为第一腰椎。（参看大杼、肺俞穴）

[取法] 俯卧，于第一腰椎棘突下间悬枢穴旁开 1.5 寸处取穴。

[刺灸法] 直刺 0.8～1 寸；可灸。

[层次解剖] 皮肤→皮下筋膜→背阔肌筋膜→背阔肌→下后锯肌→骶棘肌。皮肤由第十二胸神经和第一、二腰神经后支的外侧支分布。腰背筋膜为胸背筋膜的深层，在腰背部增厚，其纤维组织致密，呈腱膜性质。因背阔肌和下后锯肌的起始腱而增强。所以针经该膜时，有阻力感。在骶棘肌前与后面两层筋膜，在该肌外侧缘愈合，形成骶棘肌鞘。该外侧缘的鞘膜为腹肌起始的腱膜。筋膜上部介于第十二肋和第一腰椎横突之间特别增厚，则称腰肋韧带。腹腔内相对应器官为肾。（参看胃俞穴）

[功用] 调三焦，利水道，益元气，强腰膝。

[主治] 消化系统病症：腹胀，肠鸣，完谷不化，呕吐，腹痛，腹泻，痢疾，不能食等。

泌尿系统病症：小便不利，水肿等。

运动系统病症：肩背拘急，腰脊强痛，不得俯仰，膝关节无力及疼痛等。

其他病症：寒热往来，头痛目眩，赢瘦少气，身热，黄疸，妇人癥瘕，小腹积块等。

现代常用于治疗：水肿，腹水，尿潴留，胃炎，胃痉挛，食欲减退，消化不良，呕吐，肠炎，肾炎，遗尿，遗精，神经衰弱，腰疼等。

[成方举例] 肠鸣腹胀欲泄注：三焦俞、小肠俞、下髎、意舍、章门（《资生》）。

胆石症：三焦俞、肾俞、气海俞、大肠俞、上脘、鸠尾、外关、足三里、右章门、右京门（《新针灸学》）。

慢性肾盂肾炎：三焦俞、督俞、次髎。轻刺激，再用艾条灸，并针足三里、委中（《针灸学》）。

[现代研究] 临床报道，对肾与输尿管结石用肾俞、三焦俞、京门、天枢、气海为主穴，对泌尿系结石的治疗，大部分有效，半数可排出结石。

二十三、肾俞 Shènshū – B23

[出处]《灵枢·背腧》："肾俞在十四焦（椎）之间。"

[别名] 少阴俞（《素问·通评虚实论》王注）；肾念（《灸法残卷图》）。

[穴名释义] 肾，指肾脏。本穴为肾脏之气输注之处，是治肾疾之重要腧穴，故名。

《医经理解》："俞者言其气之所输也……。肾俞，在第十四椎下。"

《孔穴命名的浅说》："肾俞，有主肾病之义。"

[类属] 背俞之一，肾之背俞穴（《灵枢·背腧》）。

[位置] 在第二腰椎棘突下，命门（督脉）旁开1.5寸处。

《灵枢·背腧》："在十四焦之间……夹脊相去三寸所。"

《脉经》："在背第十四椎。"

《甲乙》："在第十四椎下两旁各一寸五分。"《千金》、《千金翼》、《外台》、《素问》王注、《发挥》、《大成》、《中国针灸学》同。

《千金》又云："对脐两边向后夹脊相去各一寸五分。"

《玉龙经》："在命门两旁各一寸五分。"

《图翼》："在十四椎下与脐平，去脊中二寸。"

《新针灸学》："第十四椎下，旁开约二横指，命门穴之旁，约与脐平。"

按：本穴横向定位在第一侧线与他穴同取。（参看肺俞、三焦俞穴）

[取法] 俯卧，先取与脐孔基本相对的命门穴，再于命门穴旁开1.5寸处取穴。

[刺灸法] 直刺0.8~1寸；可灸。

[层次解剖] 皮肤→皮下筋膜→背阔肌筋膜→背阔肌→骶棘肌→腰方肌→腰大肌。皮肤由第一、二、三腰神经后支分布。肾位于腰方肌和腰大肌的前面，脊柱的两侧是腹膜后位器官。在腰背部的投影为：后正中线外侧2.5厘米和8.5厘米处各做两条垂直线，通过第十一胸椎和第三腰椎棘突做两条水平线。在上述纵横标志线所围成的左右四边形范围内，即相当于左右两肾脏的体表投影位置。肾门在肾区内，投影在肾区的内侧半，约相对于第一腰椎体的水平。经肾门的主要结构，从后向前排列有输尿管、肾动脉和肾静脉，还有围绕其间的神经纤维、淋巴结、淋巴管和脂肪组织。（参看气海俞穴）

[功用] 益肾气，强腰脊，壮元阳，利水湿，明耳目。

[主治] 泌尿生殖系统病症：遗尿，尿闭，小便频数，小便不利，小便淋沥，尿血，小便浊出流精，水肿，阳痿，梦遗，阴中痛；白带过多，月经不调，痛经，妇人积冷成劳，乘经交接等。

五官科病症：头晕，目眩，耳聋，耳鸣，目昏，夜盲症等。

呼吸系统病症：咳嗽少气，动则喘甚等。

消化系统病症：胃疼，腹胀，肠鸣，洞泄，食不化等。

神经系统病症：中风，失音，半身不遂，癫疾等。

其他病症：腰膝酸痛，脚膝拘急，两胁胀满引小腹急痛，腰中寒，腰背痛，骶部疼痛，五劳七伤，羸瘦，寒热往来，头痛身热，面黑，黄疸，疟疾，消渴，乳汁少等。

现代常用于治疗：肾炎，肾绞痛，肾下垂，遗尿，尿路感染，膀胱肌麻痹及痉挛；阳痿，早泄，遗精，精液缺乏；腰疼，水肿，肝大，月经不调，胃出血，肠出血，痔疮，哮喘，耳聋，贫血，腰部软组织损伤，肋间神经痛，半身不遂等。

[成方举例] 腰痛：肾俞、气海俞、中膂俞；阴痛：肾俞、志室、阴谷，太冲；心痛如悬：肾俞、复溜、大陵、云门；百病水肿：肾俞、胃仓（《资生》）。

遗精白浊：肾俞、关元、三阴交；耳内虚鸣：肾俞、三里、合谷（《大成》）。

糖尿病：一组：肾俞、关元、足三里；二组：肾俞、水道、中脘、三阴交。每日针1次，两组交替使用，强刺激，10日为一个疗程。尿路感染：肾俞、筑宾、复溜、归来、飞扬、中极，每日取2~3穴，强刺激。急性肾盂肾炎：肾俞、大肠俞、委中、血海、大钟、足三里、三阴交，强刺激（《针灸学》）。

遗尿症：灸肾俞、关元、中极，针三阴交；男性不育症：肾俞、精宫、关元、气海、中极、足三里、三阴交、血海；输尿管结石：肾俞、昆仑、交信、腹结、阴交、关元、阿是穴（《辑要》）。

［现代研究］针刺肾俞穴对肾脏功能有调整作用，针刺肾炎患者的肾俞、气海穴，可使患者泌尿功能明显增强，酚红排出量也较针前增多，尿蛋白减少，高血压也下降，这种效应一般可维持 2~3 小时，个别可达数日，患者浮肿也减轻，甚至消失。针刺对肾功能的这种调整作用，也被动物实验所证实，给造有输尿管瘘的狗从胃内或直肠内灌入一定量的水，在肾泌尿量增加的基础上，针刺"肾俞"，引起水利尿的抑制，同时伴有肾小球滤过率的降低。机体状态不同，针刺肾俞可有不同效应，如健康人在水负荷下，针刺肾俞、复溜则表现为抗利尿作用，在动物实验中也得到同样结果。

针刺肾俞对垂体－肾上腺皮质功能有一定促进作用，如家兔或大白鼠在针刺"足三里""肾俞"等穴后，尿中 17－酮类固醇含量明显增高，肾上腺皮质变厚，细胞体积增大，腺体重量增加。组织化学方法观察可看到肾上腺皮质内的抗坏血酸、胆固醇和脂类等含量显著减少，而核酸和糖元增加，碱性磷酸酶与琥珀酸脱氢酶的活力增强。

针刺肾俞穴对膀胱张力有调整作用，可使紧张者松弛，扩张者收缩，但其作用较轻微。动物实验也证明，针刺"肾俞"穴，是狗的输尿管蠕动加强。

有报道针刺肾俞能兴奋网织内皮系统的吞噬能力，如针刺"足三里""肾俞"一次，可见家兔巨噬细胞功能有明显增强，但连续针刺 7 次（1 次/日）反看不出明显反应。

针刺肾俞穴对肠功能障碍者，可使肠功能正常化，说明有调整肠功能的作用。

［附注］《大成》："壬戌岁，吏部许敬庵公，寓灵济宫，患腰痛之甚。同乡董龙山公推予视之。诊其脉，尺寸沉数有力。然男子尺脉固宜沉实，但带数有力，是湿热所致，有余之痰也。医作不足治之，则非矣。性畏针，遂以手指于肾俞穴行补泻之法，痛稍减；空心再与除湿行气之剂，一服而安。"

二十四、气海俞 Qìhǎishū – B24

［出处］《圣惠》："气海俞二穴。"

［穴名释义］本穴内应任脉气海穴，与气海穴相对，是人身原气输注之处，故名。

《会元针灸学》："气海俞者，是化生气之海，男子从腰之肾带直通睾丸而造精球，通任脉归丹田，而化气归气海，通下关元，过尾闾，而归命门。女子即血海，从气海俞之带入腹，绕阴篡名子宫带，通宫中阴卵，为女子之命门。化血之精，从阳明上冲至乳，会膻中通任脉，和心血归经入血海而化气，再归气海与背俞相对，足太阳脉气之所过，故名气海俞。"

《腧穴命名汇解》："是穴与腹部气海穴相对，为阳气转输之处，因名气海俞。"

［位置］在第三腰椎棘突下，督脉旁开 1.5 寸处。

《圣惠》："在第十五椎下两旁同身寸相去一寸半。"《大全》《大成》《中国针灸学》同。

《金鉴》："从肾俞行十五椎下，去脊中二寸。"

《新针灸学》："第十五椎之下旁开约二横指。"

按：本穴自《圣惠》补入，其横向定位与第一侧线他穴同。（参看大杼、肺俞穴）

［取法］俯卧，先取命门，于命门下一个棘突，在旁开 1.5 寸处取穴。

［刺灸法］直刺 0.8~1 寸；可灸。

［层次解剖］皮肤→皮下筋膜→背阔肌筋膜→背阔肌→骶棘肌→腰方肌→腰大肌。皮肤由第二、三、四腰神经后支分布。腰方肌起于髂嵴后部的内唇，髂腰韧带及第四、五腰椎横突，而止于第十二肋内侧半的下缘和第一至四腰椎横突，第十二胸椎体。腰动脉 4 对，由腹主动脉发出，经腰椎体的前面或侧面，在同名静脉和交感干的交通支相伴下，由腰大肌及其内的腰丛神经根的后方，至腰方肌内侧缘，经此肌背侧达其外侧缘，穿行于腹内斜肌和腹横肌之间，继而行于腹内、外斜肌之间，最后进入腹直肌鞘。并与下部肋间血管、髂腰动脉和旋髂深动脉的分支吻合。（参看肾俞、大肠俞穴）

［功用］理气活血，通络。

［主治］痛经，崩漏；痔疾，泻血；腰背痛，腿膝不利等。

现代常用于治疗：腰骶神经根炎，痔疮，月经不调，功能性子宫出血，下肢瘫痪，高血压等。

［成方举例］膀胱结石：气海俞、大肠俞、小肠俞、膀胱俞、上髎、中髎、足三里、三阴交（《新针灸学》）。

二十五、大肠俞 Dàchángshū – B25

［出处］《脉经》："大肠俞在背第十六椎。"

［别名］裂结窬（《医心方》引《华佗针灸经》）。

［穴名释义］大肠，指大肠腑。本穴内应大肠，是大肠之气转输之处，是治大肠疾患之重要腧穴，故名。

《医经理解》："俞者言其气之所输也……。大肠俞在十六椎下。"

《孔穴命名的浅说》："大肠俞，有主大肠病之义。"

［类属］背俞之一，大肠之背俞穴（《脉经》）。

［位置］在第四腰椎棘突下，腰阳关（督脉）旁开 1.5 寸处。（图 7-64）

《脉经》："在背第十六椎。"

《甲乙》："在第十六椎下两旁各一寸五分。"《千金》、《千金翼》、《外台》、《素问》王注、《铜人》、《发挥》、《大全》、《大成》、《中国针灸学》同。

《图翼》："在第十六椎下两旁各二寸。"《金鉴》同。

《新针灸学》："第十六椎之下，旁开约二横指。"

按： 本穴横向定位与第一侧线他穴同。（参看大杼、肺俞穴）

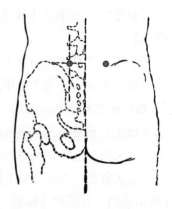

图 7 - 64 大肠俞

[取法] 俯卧，先取两髂嵴最高点连线，第四腰椎棘突下间的腰阳关穴，再从腰阳关旁开 1.5 寸处取穴。

[刺灸法] 直刺 0.8 ~ 1 寸；可灸。

[层次解剖] 皮肤→皮下筋膜→背阔肌筋膜→背阔肌→骶棘肌→腰方肌→腰大肌。皮肤由第三、四、五腰神经后支重叠分布。在骶棘肌和腰方肌之间，有腰动、静脉经过。腰大肌位于脊柱腰部两侧，呈纺锤状。起于第十二胸椎、上四个腰椎体和椎间盘的侧面以及全部腰椎横突，止于股骨小转子。腰丛的神经根位于肌质内，其分支穿行于它的内、外侧和肌腹。腰大肌的前面还有输尿管由肾门行经到盆腔。（参看气海俞穴）

[功用] 调肠腑，利腰膝。

[主治] 消化系统病症：腹痛，绕脐切痛，腹胀，肠鸣，泄泻，食不化，便秘，痢疾，肠痈，多食身瘦，脱肛等。

泌尿系统病症：遗尿，小便难等。

其他病症：腰膝疼痛，脊强不得俯仰，痛经等。

现代常用于治疗：腰痛，骶髂关节炎，骶棘肌痉挛，坐骨神经痛，肠炎，痢疾，便秘，小儿消化不良，阑尾炎，肠出血，淋病，遗尿，肾炎，脚气等。

[成方举例] 洞泄，食不化：大肠俞、肾俞；食不下，喜饮：大肠俞、周荣（《资生》）。

膀胱炎：大肠俞、膀胱俞、肾俞、八髎、承扶、殷门、会阳、关元、大横、三阴交（《新针灸学》）。

大小便疾患：大肠俞、小肠俞（《灵光赋》）。

二十六、关元俞 Guānyuánshū – B26

[出处]《圣惠》："关元俞二穴。"

[穴名释义] 本穴内应关元穴，与关元穴相对，为人身元气输注之处，故名。

《会元针灸学》："关元俞者，即通脐下二寸关元穴也。关元即膀胱下口，司气化卫气所出之门，小水外出之机关，亦全身重要之关窍，导阴于下，导阳于上，有系于背，足太阳之所过，故名关元俞。"

《经穴选解》："元，气之始也。此穴与任脉关元穴相对，与人体原气有密切关系，故名关元俞。"

[位置] 在第五腰椎棘突下，督脉旁 1.5 寸处。

《圣惠》："在第十七椎下两旁相去同身寸一寸半。"《大全》《大成》《中国针灸学》同。

《金鉴》："从大肠俞行十七椎下，去脊中二寸。"

《新针灸学》："第十七椎之下，旁开约二横指。"

按：说见大杼。

[取法] 俯卧，先取第四腰椎棘突，并于其下一椎棘突之下间旁开1.5寸处取穴。

[刺灸法] 直刺0.8~1寸；可灸。

[层次解剖] 皮肤→皮下筋膜→背阔肌筋膜→背阔肌→骶棘肌→腰方肌→腰大肌。皮肤由第四、五腰神经和第一骶神经后支重叠分布。腰丛位于腰大肌质内，其分支髂腹下神经、髂腹股沟神经和股外侧皮神经的神经干，依序排列于肋下神经血管的下方，腰大肌的外侧。股神经和闭孔神经则在腰大肌内、外侧缘的后方下降，而生殖股神经在腰大肌中部穿过，行于该肌的前面下降。（参看大肠俞、气海俞穴）

[功用] 培元固本，调理下焦。

[主治] 消化系统病症：腹胀，泄泻等。

泌尿系统病症：小便不利，遗尿，尿闭，小便数等。

妇科病症：妇人瘕瘕。

其他病症：风寒劳损腰疼，消渴等。

现代常用于治疗：慢性肠炎，糖尿病，贫血，慢性盆腔炎，膀胱炎，腰疼，痢疾，尿闭等。

[成方举例] 风劳腰痛：关元俞、膀胱俞（《资生》）。

二十七、小肠俞 Xiǎochángshū – B27

[出处]《脉经》；"小肠俞在背第十八椎。"

[别名] 三焦窌、八辽窌（《医心方》引《华佗针灸经》）。

[穴名释义] 小肠，指小肠腑。本穴内应小肠，为小肠之气转输之处，是治小肠疾患之重要腧穴，故名。

《医经理解》："俞者言其气之所输也……。小肠俞，在第十八椎下。"

《孔穴命名的浅说》："小肠俞，有主小肠病之义。"

[类属] 背俞之一，小肠之背俞穴（《脉经》）。

[位置] 平第一骶后孔，督脉旁1.5寸处。

《脉经》："在背第十八椎。"

《甲乙》："在第十八椎下两旁各一寸五分。"《千金》、《千金翼》、《外台》、《素问》王注、《铜人》、《发挥》、《大全》、《大成》、《中国针灸学》同。

《图翼》："在第十八椎下两旁各二寸。"《金鉴》同。

《新针灸学》："第十八椎之下，旁开约二横指，上髎穴之旁。"

按：本穴位置在第一侧线关元俞下。（参看大杼、肺俞穴）

［取法］俯卧，于第一骶椎下间后正中线旁开1.5寸处取穴。

［刺灸法］直刺0.8~1寸；可灸。

［层次解剖］皮肤→皮下筋膜→背阔肌筋膜→背阔肌→骶棘肌。皮肤由第五腰神经和第一、二骶神经外支的后侧支重叠分布。骶神经后支共5对，第一至第四对分别由骶后孔穿出，布于髂后上棘至尾骨尖，臀部内侧的皮肤。第一至第三对骶神经后支称臀中皮神经。第5对骶神经和尾神经不分支，从骶骨裂孔穿出，分布于覆盖尾骨的皮肤。

［功用］调肠腑，祛湿热，健腰腿。

［主治］消化系统病症：泄泻，痢疾，大便脓血，痔疮，便秘，不嗜食等。

泌尿系统病症：遗尿，尿血，小便赤涩，淋沥，尿闭等。

生殖系统病症：遗精，白带等。

运动系统病症：腰腿疼，腰骶痛，脚肿等。

其他病症：疝气，小腹胀满绞痛，疝痛上冲心，消渴，口干不可忍，心烦气短等。

现代常用于治疗：腰痛，骶髂关节炎，遗精，遗尿，肠炎，痢疾，痔疮，便秘，疝气，盆腔炎，淋病，子宫内膜炎等。

［成方举例］腰脊痛：小肠俞、中膂俞、白环俞（《千金》）。

短气：小肠俞、鱼际、大陵、肝俞（《资生》）。

二十八、膀胱俞 Pángguāngshū – B28

［出处］《脉经》："膀胱俞在第十九椎。"

［别名］傍光俞（《灸法图残卷》）。

［穴名释义］膀胱，指膀胱腑。本穴内应膀胱，为膀胱之气转输之处，是治膀胱疾患之重要腧穴，故名。

《医经理解》："俞者言其气之所输也……。膀胱俞，在第十九椎下。"

《孔穴命名的浅说》："膀胱俞，有主膀胱病之义。"

［类属］背俞穴之一，膀胱之背俞穴（《脉经》）。

［位置］平第二骶后孔，当督脉旁开1.5寸处。

《脉经》："在第十九椎。"

《甲乙》："在第十九椎下两旁各一寸五分。"《千金》、《千金翼》、《外台》、《素问》王注、《铜人》、《发挥》、《大全》、《大成》、《中国针灸学》同。

《图翼》："在十九椎下两旁各二寸。"《金鉴》同。

《新针灸学》："第十九椎之下，旁开约二横指，次髎穴之旁。"

按：本穴横向定位与第一侧线他穴同。（参看大杼、肺俞穴）

［取法］俯卧，于第二骶椎下间后正中线旁开1.5寸处取穴。

［刺灸法］直刺0.8~1寸；可灸。

［层次解剖］皮肤→皮下筋膜→背阔肌筋膜→背阔肌→骶棘肌。皮肤由第一、二、三骶神经后支的外侧支分布。该部位，背阔肌与骶棘肌以腱膜起始，所以肌性结构较少。其深面为骶髂关节，该关节的关节面较平浅，关节囊坚厚而紧张，关节腔狭小而呈裂隙状，周围有坚强的韧带附着，以适应负重。

［功用］通利水道，培元固本，强健腰膝。

［主治］泌尿系统病症：小便赤涩，遗尿，癃闭，淋症等。

生殖系统病症：遗精，女子瘕聚，阴部肿痛生疮，阴部湿痒等。

消化系统病症：腹痛，泄泻，腹满，便秘，消化不良等。

其他病症：劳损，腰脊强痛，腰骶痛，膝足寒冷无力，拘急不得屈伸等。

现代常用于治疗：腰骶痛，坐骨神经痛，腹泻，便秘，痢疾，糖尿病，脚气，子宫内膜炎，膀胱炎，遗尿等。

［现代研究］膀胱俞对膀胱功能影响比较显著，主要是调整作用。当针刺膀胱俞时，捻针可引起膀胱收缩，内压升高，捻针停止时膀胱松弛，内压下降。动物实验也得到证实，当给半清醒麻痹状态下的家兔，针刺"膀胱俞"，可使平静状态的膀胱收缩，内压上升，也可使处于节律性收缩状态的膀胱收缩增强，内压升高，其内压上升有效率达97.82%。针刺对照点（离膀胱俞1厘米处），对膀胱功能的影响不明显（升压有效率仅1.5%）。有人用家兔做实验，切断脑干，电刺激与单位放电引导以探讨针刺对排尿中枢的作用，在下丘脑后部或脑桥、延髓之间切断脑干，针刺"膀胱俞"引起的膀胱反应几乎减半。再在延髓、脊髓间切断，针效消失，恢复极微。在电刺激下丘脑乳头上区与底丘脑引起膀胱收缩的区域进行微电极探查，201个单位中有151个为兴奋型单位，50个为抑制型单位。针刺"膀胱俞"可使兴奋型单位放电增加，接着膀胱收缩。在电刺激延髓网状结构引起膀胱反应的区域引导单位放电，154个单位中有79个兴奋型单位，75个抑制型单位。针刺"膀胱俞"引起兴奋型单位放电增加，抑制型单位放电减少，膀胱内压上升。上述结果表明下丘脑后部及延髓网状结构存在着一些与膀胱功能有关的兴奋型与抑制型单位，它们对针刺"膀胱俞"有特异的效应。

二十九、中膂俞 Zhōnglǚshū – B29

［出处］《甲乙》："中膂俞，在二十椎下。"《灵枢·刺节真邪》所载"又刺中膂"，即指本穴。

［别名］中膂（《灵枢·刺节真邪》）；中膂内俞（《甲乙》）；脊内俞（《圣惠》）；旋俞（《经穴汇解》）；手少阴窬、重下窬（《医心方》引《华佗针灸经》）。

［穴名释义］膂，指夹脊肌肉。穴在夹脊椎两旁隆起之肌肉中，故以为名。

《医经理解》："中膂俞，在第二十椎下。膂，脊中肉也，故又名脊中俞。"

《针灸穴名解》："臀，旁脊肉也。本穴当人体全长之折中，故名之以中，内应脊臀之肉，故名之以臀，因名中臀俞。"

[位置] 平第三骶后孔，督脉旁开 1.5 寸处。

《甲乙》："在第二十椎下两旁各一寸五分，夹脊肿而起。"《千金》、《千金翼》、《外台》、《素问》王注、《铜人》、《发挥》、《大全》、《大成》、《中国针灸学》同。

《图翼》："在二十椎下去脊中二寸，夹脊肿起肉间。"《金鉴》同。

《新针灸学》："第二十椎之下，旁开约二横指，中髎穴之旁。"

按：本穴横向定位，与第一侧线他穴同定。（参看大杼、肺俞穴）

[取法] 俯卧，于第三骶椎下间后正中线旁开 1.5 寸处取穴。

[刺灸法] 直刺 0.8~1 寸；可灸。

[层次解剖] 皮肤→皮下筋膜→臀筋膜→臀大肌→髂骨翼骨膜。皮肤由第二、三骶神经后支的外侧支分布。臀大肌由臀下神经与其伴行的臀下动、静脉支配与营养。该肌以广泛的短腱起自髂后上棘到尾骨尖的部位，包括臀后线以后的髂骨背面，骶骨下部和尾骨背面，两骨间的韧带，腰背筋膜，骶结节韧带，止于股骨体上的臀肌粗隆。肌肉与富有脂肪的皮下筋膜形成臀部凸隆的外形。（参看胞肓、秩边穴）

[功用] 强腰骶，调下焦。

[主治] 运动系统病症：腰脊强痛，腰骶强不得俯仰等。

消化系统病症：痢疾，腹胀等。

其他病症：疝气，肾虚消渴，汗不出，胁痛等。

现代常用于治疗：腰骶痛，坐骨神经痛，糖尿病，腹膜炎，肠炎，脚气等。

[成方举例] 痉：中臀俞、长强、肾俞（《千金》）。

腹胀：中臀俞、譩譆、膈俞（《资生》）。

三十、白环俞 Báihuánshū－B30

[出处]《甲乙》："白环俞，在第二十一椎下。"

[别名] 环俞（《圣济》）；玉环俞、玉房俞（《经穴汇解》）；解脊窬（《医心方》）。

[穴名释义] 人体藏精之处谓之"白环"或"玉环"。本穴内应精室，为人体精气输注之处，主治妇女白带过多，男子遗精白浊，故以为名。

《会元针灸学》："白环俞者，其大板筋色白，下系于环跳，上通肾带，至九椎总连韧筋，系其背连胯之大板筋，足太阳之所过，故名白环俞。"

《穴名选释》："本穴又名玉环俞或玉房俞，张紫阳《玉清金华秘文》论神仙结丹处称：心下肾上，脾左肝右，生门在前，密户在后，其连如环，其自如绵，方圆径寸，包裹一身之精粹，此即玉环也，其处正与脐相对，人之命脉根蒂也。按：白环亦称玉环，或称玉房，道家认为系人体藏精之处。白环俞意指白环精华之气注输所出之腧穴，故可主治遗精白浊，月经不调，虚劳骨蒸等病。"

[位置] 平第四骶后孔，督脉旁开 1.5 寸处。

《甲乙》："在第二十一椎下两旁各一寸五分。"《千金》、《千金翼》、《外台》、《素问》王注、《铜人》、《发挥》、《大全》、《大成》、《中国针灸学》同。

《图翼》："在第二十一椎下两旁各二寸。"《金鉴》同。

《新针灸学》："第二十一椎之下，旁开约二横指，下髎穴之旁。"

按：本穴横向定位，与第一侧线他穴同。（参看大杼、肺俞穴）

[取法] 俯卧，于第四骶椎下间后正中线旁开 1.5 寸处取穴。

[刺灸法] 直刺 0.8~1 寸；可灸。

《甲乙》："白环俞禁不可灸。"

[层次解剖] 皮肤→皮下筋膜→臀筋膜→臀大肌→骶结节韧带。皮厚，由第三骶神经后支的外侧支分布。皮下筋膜发达，富有纤维束和脂肪，尤以臀部后下方更为坚硬而致密，形成脂肪垫。臀下动、静脉和神经出骨盆点，投影在髂后上棘至坐骨结节连线的中点上。（参看中膂俞、胞肓、秩边穴）

[功用] 强腰脊，固下元，调经带，利二便。

[主治] 生殖系统病症：白带，月经不调，崩漏，遗精，白浊等。

运动系统病症：腰腿痛，腰脊、腰髋痛，膝脚不利等。

其他病症：劳损，疝气，大小便不利，小便黄，疟疾等。

现代常用于治疗：腰骶痛，坐骨神经痛，子宫内膜炎，肛门诸肌痉挛，小儿麻痹后遗症，下肢瘫痪，便秘，尿闭等。

[成方举例] 大小便不利：白环俞、承扶、大肠俞（《资生》）。

腰背痛：白环俞、委中（《百症赋》）。

三十一、上髎 Shàngliáo – B31

[出处]《甲乙》："女子绝子，阴挺出，不禁白沥，上窌主之。"《素问·骨空论》所载"八窌在腰尻分间"，八髎，即八个骶后孔，亦上髎、次髎、中髎、下髎等八个穴位之所在。

[穴名释义] 髎，指髎骨，即骶骨。穴在骶骨第一孔中，居上，故名上髎。

《医经理解》："《缪刺论》注曰，腰下夹尻有空骨各四，盖四髎穴也。上髎，在腰踝骨下一寸，夹脊第一空中。"

《腧穴学》："髎指骨之孔，穴在第一骶后孔，故名。"

[位置] 在第一骶后孔中。

《甲乙》："在第一空腰踝下一寸夹脊陷者中。"《千金》《千金翼》《外台》《铜人》《发挥》《大成》《图翼》《金鉴》同。

《大全》："上髎、次髎中与下，一空夹腰踝。"

《集成》："在阳关下五分，去中行一寸，外直小肠俞。"

《新针灸学》："第十八椎之下，旁开约一横指，与髂后上棘平高。"

《中国针灸学》："在第一后骶骨孔中。"

按：八髎穴古今记载基本一致，都以自然标志作为取穴依据。古代所载的一、二、三、四空，即今之第一、二、三、四骶后孔。为了定取方便，《甲乙》等还另加辅词，如腰髁下一寸（即髂后上棘下 1 寸）。至于《集成》的定位方法，不如以自然标志为好。

[取法] 俯卧，以食指尖按在小肠俞与脊椎正中的中间，小指按在尾骨上方有小黄豆大的圆骨突起（骶角）的上方，中指与无名指相等距离分开按放，各指尖所到之处是：食指尖为上髎，中指尖为次髎，无名指尖为中髎，小指尖为下髎。

[刺灸法] 直刺 0.8~1 寸；可灸。

[层次解剖] 皮肤→皮下筋膜→腰背筋膜（胸背筋膜的一部分）→骶棘肌（腱）→第一骶后孔。皮肤由第一、二骶神经的外侧支臀中皮神经分布。左右第一骶后孔间距 39.7~40.1 毫米和第二骶后孔的纵距为 16.7~18.5 毫米，并距髂后上棘上缘一横指（约 15 毫米）。在活体骶后孔和骶前孔倾斜约 60°。骶管内，有骶神经的前、后根及固定脊髓下端的终丝等，前者经相应的骶前、后孔离开骶管，后者附着在尾骨的背面。两者形成马尾的一部分，外包有和脊髓相延的硬脊膜（外）、蛛网膜（中间）和软脊膜（内）。以上数据个体仍有差异。

[功用] 调下焦，强腰膝，通经络。

[主治] 生殖系统病症：月经不调，阴挺，赤白带下，阴门瘙痒，痛经，不孕，遗精，阳痿等。

运动系统病症：腰疼，腰膝冷痛，下肢痿软无力、疼痛，热病汗不出，痉，脊反折等。

其他病症：呕逆，鼻衄，疟疾，淋浊，大小便不利等。

现代常用于治疗：腰疼，腰骶关节炎，坐骨神经痛，膝关节炎，月经不调，子宫脱垂，子宫内膜炎，盆腔炎，白带过多，淋病，睾丸炎，卵巢炎，催产，引产，下肢瘫痪，小儿麻痹后遗症，便秘，尿潴留，呕吐，衄血等症。

[成方举例] 热病汗不出：上髎、孔最（《甲乙》）。

寒热症：上髎、偏历；鼻衄：上髎、后溪、风府（《资生》）。

[现代研究] 临床报道，上髎穴、三阴交、关元等穴，对阳痿病有一定疗效。另有报道，针刺四髎穴对妇科各种手术或炎症感染病例的治疗有较好疗效。如用一长针在皮下紧靠骶骨贯穿，从下、中、次髎到上髎，采用强刺激不留针，再刺足三里穴、曲池，连续 3~7 天，使病形逐渐好转，各种有菌腹部手术平均住院 10 天左右，总平均住院日期为 816 天，在 366 例中仅 7 例无效改用抗菌素治疗痊愈的，疗效达 98.1%。

三十二、次髎 Cìliáo – B32

[出处]《甲乙》："女子赤白沥，心下积胀，次髎主之。"（说见上髎）

[别名] 中空（《大成·胜玉歌》注）。

[穴名释义] 髎，指髎骨，即骶骨。穴在骶骨第二孔中，居次上，故名次髎。

《医经理解》："《缪刺论》注曰，腰下夹尻有空骨各四，盖四髎穴也，次髎、夹脊旁第二空。"

《腧穴学》（天津）："穴在第二骶后孔，故名。"

[位置] 在第二骶后孔中。（图7 – 65）

《甲乙》："在第二空夹脊陷者中。"《千金》《千金翼》《外台》《铜人》《发挥》《大全》《大成》《图翼》《金鉴》同。

《集成》："在上窍下，直膀胱俞。"

《新针灸学协》："第十九椎之下，旁开约一横指。"

《中国针灸学》："在第二后骶骨孔中。"

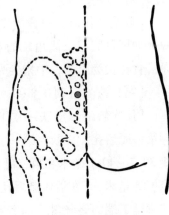

图7 – 65　次髎

按：本穴位置，参看上髎穴。

[取法] 见上髎。

[层次解剖] 皮肤→皮下筋膜→胸背筋膜→骶棘肌（腱）→第二骶后孔。皮肤由第一、二、三骶神经后支的外侧支臀中皮神经分布。左右两侧第二骶后孔之间距为33毫米和第三骶后孔的纵距为15.2～16.2毫米，在活体，第二骶后孔和骶前孔的倾向约65°。个体略有不同。

[功用] 调下焦，强腰膝，通经络。

[主治] 泌尿生殖系统病症：月经不调，赤白带下，痛经，阴痛，阳痿，小便赤涩，淋浊等。

运动系统病症；腰脊痛，不能转侧，背寒，腰以下至足不仁，半身不遂等。

消化系统病症：心下坚胀，肠鸣，泄泻等。

其他病症：疝痛。

现代常用于治疗：同上髎，为泌尿生殖系统疾病常用要穴之一。

[成方举例] 腰脊痛恶寒：次髎、胞肓、承筋（《千金》）。

绝子：次髎、涌泉、商丘（《资生》）。

[现代研究] 针刺次髎穴对膀胱功能有一定影响，一般可使膀胱收缩，对下肢轻瘫患者，可使膀胱残余尿显著减少，其针刺效应可随手法加强而加强，但如多次针刺穴位而间隔时间过长，或捻转幅度过大易使作用减弱。针刺次髎对无痛分娩有较好的针刺效应。腰骶部酸痛者针次髎，腹痛为主及两者兼有者以次髎加腹结透气冲。初产妇宫口开大3～4厘米，经产妇2厘米时进行扎针，效果Ⅰ级，即疼痛感完全消失者，共

85 例；Ⅱ级，即明显减轻者，共 107 例，有效率达 90%，无效者，共 8 例（占 4%），针刺后宫缩增强 38 例，无改变 59 例，3 例记录不详，未发现宫缩减弱病例。按产程图将Ⅰ程分为潜伏期及活跃期并进行抽样对照，证明针刺确有增强宫缩，缩短产程之功效。但对难产率并不能减少。

有报道用次髎等穴对腹式输卵管结扎术有较好效果，如以人中、承浆、次髎，其针麻Ⅰ、Ⅱ级率可达 91.4%，用三阴交、次髎其Ⅰ、Ⅱ级率可达 85.5%，说明次髎穴配合其他腧穴，对输卵管结扎术，有较好的镇痛效果。针此次髎穴对下腹部皮肤伤害性刺激引起的大脑皮质诱发电位亦有明显抑制作用。

三十三、中髎 Zhōngliáo – B33

[出处]《甲乙》："女子赤淫时白，气癃，月事少，中髎主之。"（说见上髎）

[穴名释义] 髎，指髎骨，即骶骨。穴在骶骨第三孔中，居中，故名中髎。

《医经理解》："《缪刺论》注曰：腰下夹尻有空骨各四，盖四髎穴也。中髎，夹脊旁第三空。"

《腧穴学》："不高不下为中，位于第三骶后孔，故名。"

[类属] 交会穴之一，《铜人》："厥阴少阳所结"；《聚英》作"足厥阴、少阳所结之会"。

[位置] 在第三骶后孔中。

《甲乙》："在第三空夹脊陷者中。"《千金》《千金翼》《外台》《铜人》《发挥》《大成》《图翼》《金鉴》同。

《集成》："在次窌下，直中膂俞。"

《新针灸学》："第二十椎之下，旁开约一横指。"

《中国针灸学》："在第三后骶骨孔中。"

按：本穴位置参见上髎。

[取法] 见上髎。

[刺灸法] 直刺 0.8 ~ 1 寸；可灸。

[层次解剖] 皮肤→皮下筋膜→胸背筋膜→骶棘肌（腱）→第三骶后孔。皮肤由第一、二、三骶神经后支的外侧支臀中皮神经分布。左右第三对骶后孔间距为 29 毫米，与第四对骶后孔纵距是 12.7 ~ 13 毫米，第三骶后孔，在活体，与第三骶前孔倾斜为 70°。个体也有差别。（参看上髎穴）

[功用] 调下焦，强腰膝，通经络。

[主治] 泌尿生殖系统病症：月经不调，赤白带下，不孕，小便不利，癃闭，淋浊等。

消化系统病症：便秘，腹胀，下痢，飧泄，大便难等。

其他病症：腰骶部疼痛，腰尻中寒，男子五劳七伤等。

现代常用于治疗：同上髎。

［成方举例］便秘：中髎、石门、承山、太冲、中管、大钟、太溪、承筋（《千金》）。

三十四、下髎 Xiàliáo – B34

［出处］《甲乙》："肠鸣泄注，下髎主之。"

［穴名释义］髎，指髎骨，即骶骨。穴在骶骨第四孔中，居下，故名下髎。

《医经理解》："《缪刺论》注曰：腰下夹尻有空骨各四，盖四髎穴也，下髎，夹脊旁第四空。"

《腧穴学》："第四骶后孔在最下方，故名。"

［类属］《素问·缪刺论》王注本穴为"足太阴（阳）、厥阴、少阳所结"。

［位置］在第四骶后孔中。

《甲乙》："在第四空夹脊陷者中。"《千金》《千金翼》《外台》《铜人》《发挥》《大成》《图翼》《金鉴》同。

《集成》："在中窌下一寸二分。"

《新针灸学》"第二十一椎之下，旁开约一横指。"

《中国针灸学》："在第四后骶骨孔中。"

按：本穴位置，参看上髎穴。

［取法］见上髎。

［刺灸法］直刺 0.8~1 寸；可灸。

［层次解剖］皮肤→皮下筋膜→胸背筋膜→骶棘肌（腱）→第四骶后孔。皮肤由第一、二、三骶神经后支的外侧支臀中皮神经分布。左右第四骶后孔间距为 27.5~28.6 毫米。在活体，第四骶后孔与相应的骶前孔基本上在一个平面上。个体略有不同。

［功用］调下焦，强腰膝，通经络。

［主治］泌尿生殖系统病症：小便不利，白带过多，痛经等。

消化系统病症：肠鸣，泄泻，便秘，大便下血，小腹急痛等。

其他病症：腰痛，不得转侧。

现代常用于治疗：同上髎。

三十五、会阳 Huìyáng – B35

［出处］《甲乙》："肠中有寒热泄注，肠澼便血，会阳主之。"

［别名］利机（《甲乙》）。

［穴名释义］会，指会合。本穴为足太阳经与督脉二条阳经交会穴，并与会阴穴相对应，故名。

《采艾编》："会阳，阴尾骨两旁，督脉气所发。会阳者向也，前会阴，此会阳，二行三行分为两，此前并而合会。"

《会元针灸学》："会阳者，足三阳冲于背，从谷道过尾闾而从督脉自会阳双关而上，故名会阳。"

〔位置〕在尾骨下端，督脉旁开0.5寸处。

《甲乙》："在阴尾骨两旁。"《千金》、《千金翼》、《外台》、《素问》王注、《铜人》、《发挥》、《大全》、《大成》、《图翼》同。

《入门》："阴尾骨外各开一寸半。"

《金鉴》："从下髎行阴尾尻骨两旁五分许。"

《新针灸学》："尾骨之下部，旁开约一横指。"

《中国针灸学》："在骶骨下端之外侧，臀大肌之起始部。""从骶骨端之外上方五分之处取之。"

按：本穴位置《甲乙》云："在阴尾骨两旁"，旁开尺寸未明，就文义看，当紧靠尾骨两旁。《金鉴》作旁开五分，较合原义，今从其说。《入门》作旁开一寸半，有误。

〔取法〕跪伏，于尾骨端外方0.5寸处取穴。

〔刺灸法〕直刺0.8~1寸；可灸。

〔层次解剖〕皮肤→皮下筋膜→胸背筋膜→骶棘肌（腱）。皮肤由第四、五骶神经后支和尾神经分布。第五骶神经和尾神经由骶骨裂孔穿出，分布于尾骨表面的皮肤。骶管下口的两侧，原为第五骶椎的下关节突，即骶角，形成骶管裂孔的外侧界，其间距为15.9~18.2毫米，裂孔的高度为23.5~25毫米，该孔为骶尾韧带所覆盖。

〔功用〕调理下焦。

〔主治〕生殖系统病症：赤白带下，阳痿，行经腰疼，阴部汗湿瘙痒等。

消化系统病症：痢疾，泄泻，便血，痔疾，腹中冷痛等。

其他病症：腿痛。

现代常用于治疗：经期腰痛，白带过多，阳痿，肠炎，肠出血，痔疮，阴部瘙痒和阴部神经性皮炎，淋病，坐骨神经痛等。

三十六、承扶 Chéngfú – B36

〔出处〕《甲乙》："阴胞有寒，小便不利，承扶主之。"

〔别名〕肉郄、阴关、皮部、扶承（《甲乙》）；阴关，《针灸全书》作"阴井"。

〔穴名释义〕承，指承受；扶，指扶持。穴在臀下横纹正中，意为本穴有承受上身而扶持下肢之用，故名承扶。

《医经理解》："承扶，在尻臀下股阴上约纹中，言此乃承身部而相扶也。"

《会元针灸学》："承于上而至于下也，扶护臀下。足太阳筋夹于骨，承上而辅之下，故名承扶。"

[位置] 在臀横纹正中处。(图7-66)

《甲乙》：“在尻臀下，股阴冲上约纹中。”《铜人》《发挥》《图翼》《金鉴》同。

《千金》：“在尻臀下，股阴下纹中。”《千金翼》同。

《圣惠》：“在尻臀下衡纹中。”《新针灸学》同。

《外台》："在尻臀下股阴上冲纹中，一云股阴下冲纹中。"

《大成》："尻臀下阴股上纹中。又曰尻臀下陷纹中。"

《中国针灸学》：“在大腿部后侧之上端，臀大肌之下际。”“从臀肉下缘之横纹中央取之。”

按：本穴位置，诸说文词略有差异，但部位实指一处。所谓“冲纹”“衡纹”“约纹”，均指臀横纹。“冲”，繁体字作“衝”，与“衡”形似而误。“衡”通“横”。用今解剖名词言，即位于臀大肌下缘，臀横纹中点。

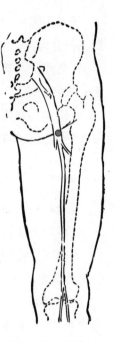

图7-66　承扶

[取法] 俯卧，于大腿与臀部交界之臀沟中点取穴。

[刺灸法] 直刺1.5~2.5寸；可灸。

[层次解剖] 皮肤→皮下筋膜→阔筋膜→坐骨神经→内收大肌。

皮肤厚，由股后皮神经的臀下皮神经分布。针由皮肤、皮下筋膜穿阔筋膜。在半腱肌和股二头肌之间，或穿经股二头肌长头刺入坐骨神经干。坐骨神经由梨状肌下孔离开骨盆，出现在臀大肌的深面，位于出入骨盆结构的最外侧。该神经在臀区和股后区的体表投影在髂后上棘与坐骨结节连线的中点（为出骨盆点），坐骨结节与股骨大转子之间连线中点稍外侧，和股骨内、外侧髁之间连线中点，以上三点的连线上。

[功用] 舒筋活络，通调二便。

[主治] 运动系统病症：腰骶臀股部疼痛，腰背疼，腰脚寒痛，会阴部肿痛等。

肛肠科病症：痔疾，大便难等。

泌尿系统病症；小便不利。

现代常用于治疗：腰背痛，痔疮，坐骨神经痛，下肢瘫痪，小儿麻痹后遗症，便秘，尿潴留，臀部炎症等。

[现代研究] 针刺“承扶”穴，可使动物的凝血时间明显缩短，对防止出血及止血有作用。

针刺小白鼠的“承扶”穴后，即可见脑组织内氨含量显著增加，表明脑功能处于短期兴奋状态；还可使正常小白鼠乳酸含量增高；也可使麻醉的动物已降低的脑乳酸明显升高；又可使惊厥状态下脑乳酸的高值下降。

有人实验，电针家兔“承扶”穴时，可见垂体利尿素的分泌增强。用电针或针刺大白鼠的“承扶”，发现肾上腺组织中抗坏血酸、胆固醇以及周围血液中嗜酸性粒细胞明显减少，一般在针刺后30~60分钟变化最为明显。

三十七、殷门 Yīnmén – B37

[出处]《甲乙》："腰痛得俯不得仰，仰则恐仆，得之举重，恶血归之，殷门主之。"

[穴名释义] 殷，盛大也。穴在承扶下六寸处，此处肌肉丰盛、阔大，为膀胱经脉气重要之出入处，故以为名。

《医经理解》："殷门，在承扶下六寸腘上两筋之间，殷盛也，其地最广，其气最深也。"

《腧穴命名汇解》："殷门，殷指大、红的意思。穴当大腿后面，适于委中、承扶正中间，主治络伤腰痛，恶血瘀结，腰脊不可俯仰，因名殷门。"

[位置] 在承扶与委中连线上，承扶下 6 寸处。（图 7 – 67）

《甲乙》："在肉郄（即承扶穴）下六寸（《集成》云；"五寸三分"）"。《千金》《千金翼》《铜仁》《发挥》《大全》《大成》《金鉴》《新针灸学》同。

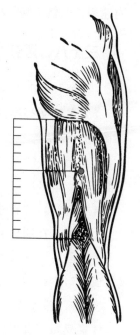

图 7 – 67　殷门

《图翼》："在承扶下六寸腘上两筋之间。"

《中国针灸学》："在大腿后侧，约中央处，当股二头肌与半膜肌之间。""……从承扶直下六寸取之。"

按：本穴位置历代皆宗《甲乙》，定于"肉郄（承扶）下六寸"，《图翼》增言"腘上两筋之间"，位置更明确在大腿后面约中央部。于承扶与委中连线上。

[取法]：俯卧，先取承扶、委中，于两穴连线的上 3/7 与下 4/7 的交点处取穴。

[刺灸法] 直刺 1.5 ~ 2.5 寸；可灸。

[层次解剖] 皮肤→皮下筋膜→阔筋膜→坐骨神经→内收大肌。皮肤由是骶丛的股后皮神经分布。皮下筋膜稍厚，脂肪组织较多。针由皮肤、皮下筋膜穿大腿阔筋膜，在股二头肌和半腱肌、半膜肌之间深进，入坐骨神经干。经股后肌间隔，深至内收大肌。营养动脉来自股深动脉的第一、二穿支。内收大肌由闭孔神经支配。（参看承扶穴）

[功用] 舒筋通络，利腰腿。

[主治] 腰脊强痛，不可俯仰，大腿疼痛，股外侧肿等。

现代常用于治疗：腰背痛，坐骨神经痛，下肢麻痹，小儿麻痹后遗症，股部炎症等。

[现伐研究] 临床报道针刺殷门、肺俞可缓解支气管哮喘证，一般多在 3 ~ 45 分钟内则获得缓解。有实验报告，针刺"殷门"穴，有调整脑功能作用，如有人测定大白鼠电针"殷门"穴前后脑血浆中谷氨酸转氨酶（GPT、GOT）含量，发现针刺组较对照组升高。说明针刺后加速了脑中某些与谷氨酸有关的物质代谢关系，增加了脑的代

谢速率，调整了脑的功能。

三十八、浮郄 Fúxī – B38

[出处]《甲乙》："不得卧，浮郄主之。"

[穴名释义] 浮，指上方；郄，指空隙。穴在委阳穴上一寸，当股二头肌肌腱内侧隙陷处，故以名之。

《会元针灸学》："浮郄者，三阳之气輶輶全门而返浮于上冲三寸，夫下而归经，故名浮郄。"

《腧穴学》："腘弯处称郄，浮指在其上方，故名。"

[位置] 在腘窝上方，股二头肌腱内侧，委阳上 1 寸处。

《甲乙》："在委阳上一寸。"《千金》《千金翼》《外台》《铜人》《发挥》《大全》《大成》《图翼》《金鉴》《新针灸学》同。

《考穴编》广注："合委中上二寸五分。"

《集成》："在殷门下一寸三分。"

《中国针灸学》："在膝骨窝之外上方，股二头肌之外缘。""由委阳上行一寸，略偏内侧取之。"

按： 本穴位置，历代悉依《甲乙》，定位"在委阳上一寸"。《考穴编》云"合委中上二寸五分"，此穴不在委中直上，有误。《集成》作"殷门下一寸三分"，与《甲乙》原义相去甚远，不能相从。

[取法] 俯卧，先取膝腘正中外开 1 寸的委阳穴，于委阳穴直上 1 寸，股二头肌腱内侧处取穴。

[刺灸法] 直刺 0.5 ~ 1 寸；可灸。

[层次解剖] 皮肤→皮下筋膜→腘筋膜→腓总神经。皮薄，易移动，有股后皮神经分布。皮下筋膜内富有脂肪、淋巴结、淋巴管以及疏松结缔组织。坐骨神经在腘窝上角处，分成腓总神经和胫神经。前者沿股二头肌（腱）形成的腘窝上外侧界向下外方行，达腓骨小头下方，分成腓浅、腓深神经。针由皮肤、皮下筋膜穿腘筋膜，在腘窝上外侧界的内侧深进，穿腓总神经至腘窝底部的深筋膜和股骨外侧髁后面的骨膜。营养血管来自膝上外侧动脉。

[功用] 舒筋，活络。

[主治] 臀股麻木，腘筋挛急等。

现代常用于治疗：急性胃肠炎，膀胱炎，尿闭，便秘，下肢外侧麻痹等。

三十九、委阳 Wěiyáng – B39

[出处]《灵枢·邪气脏腑病形》："取之委阳者，屈伸而索之。"

[穴名释义] 穴在膝腘横纹外侧端，平于委中。因穴在委中外侧，故以名之。

《会元针灸学》："委阳者，因浮郄反上轻浮与三焦之气相接，至委阳而稍平，斜伏委托于阳，而生阴络，故名委阳。"

《腧穴学》："委指委中穴，阳指外侧。是穴位于委中外侧，故名。"

[类属] 下合穴之一，三焦之下合穴（《灵枢·邪气脏腑病形》）。

[位置] 在腘横纹外侧端，股二头肌腱内缘处。

《灵枢·本输》："腘中外廉。"

《甲乙》："腘中外廉两筋间，承扶下六寸。"《千金》《千金翼》《外台》《铜人》《发挥》《大全》《图翼》《金鉴》同。

《聚英》："腘中外廉两筋间，承扶下一尺六寸。"《大成》同。

《考穴编》广注："一法合在委中上一寸五分，略斜向后，与殷门相并。"

《入门》："……委中外二寸。"

《集成》："在浮郄下一寸七分。"

《新针灸学》："腘中外廉两肌之间，曲膝取之。"

《中国针灸学》："在膝腘窝之外端，股二头肌腱之内侧。""从委中外开一寸取之。"

按： 本穴位置，前人多从《甲乙》"腘中外廉两筋间，承扶下六寸"。考"承扶下六寸"当为衍文，疑殷门注语。后者多以讹传讹，《聚英》《大成》察其谬误，改作一尺六寸，惜与今骨度亦不相符，难从其说。"腘中外廉两筋间"乃定位所在，符合经文"腘中外廉"，且与穴名也相吻合。委，屈也，本穴当屈膝取之，适当委中外侧，故名。今言在腘横纹外侧，股二头肌内缘，意同。言委中上一寸五，浮郄下一寸七，委肿外二寸，均系一家之说，不作据。

[取法] 俯卧，于腘窝横纹正中委中穴外开 1 寸处取穴。

[刺灸法] 直刺 0.5～1 寸；可灸。

[层次解剖] 皮肤→皮下筋膜→腘筋膜→腓总神经。腘窝由肌、腱围成，呈菱形，其上内侧界为半膜肌、半腱肌，上外侧界为股二头肌。下界分别由腓肠肌的内、外侧头形成。窝底从上向下可看到股骨腘平面、腘斜韧带、腘肌及其筋膜。腓总神经的表面投影在腘窝上角至腓骨小头后侧所画的一斜线表示之。（参看浮郄、委中穴）

[功用] 通利三焦，舒筋通络。

[主治] 泌尿系统病症：小便不利，癃闭，遗尿，小便淋沥，小腹胀满等。

消化系统病症：痔疾，便秘等。

其他病症：腰肌强痛，腰疼引腹，胸部胀满，腋下肿，身热，腿足拘挛疼痛，痿厥不仁，膝下肿痛等。

现代常用于治疗：腰背肌痉挛，腰背痛，膝腘肿痛，腓肠肌痉挛，下腹部痉挛，肾炎，膀胱炎，乳糜尿，癫痫，热病等。

［成方举例］腰痛不可以俯仰：委阳、殷门、太白、阴陵泉、行间（《千金》）。

小便淋沥：委阳、志室、中髎（《资生》）。

腋肿：委阳、天池（《百症赋》）。

四十、委中 Wěizhōng－B40

［出处］《灵枢·本输》．"入于委中。"

［别名］委中央（《灵枢·邪气脏腑病形》）；郄中（《素问·刺疟》王注）；血郄（《古今医统》）。

［穴名释义］委，指委曲；中，指正中。穴在腘窝横纹中央，委曲而取之，适当本穴，故名。

《会元针灸学》："委中者，委寄腘之中央，故名委中。又名血郄者，言三阴之血入于腹，而郄入膝腘中，运于两足而能步也。"

《针灸穴名解》："委，委顿也，又委屈也。猝触此穴，令人下肢委顿，立即跪倒。《灵枢经》谓：委而取之。更以本穴在膝腘窝正中，委曲之处，故名委中。……本穴又名血郄，以其多以放血为治也。但虚人不宜放血，应以补泻手法调之。"

［类属］五输穴之一，本经合穴（《灵枢·本输》）；五行属土（《难经·六十四难》）。

［位置］腘窝正中央，股二头肌腱与半腱肌腱的中间。（图7－68）

《灵枢·本输》："腘中央。"《大全》《金鉴》同。

《甲乙》："腘中央约纹中动脉。"《千金》、《千金翼》、《外台》、《素问》王注、《铜人》、《发挥》、《大全》、《图翼》、《金鉴》、《新针灸学》同。

《中国针灸学》："在腘中央腓肠肌两颈之间。"

按：本穴位置历代皆宗《灵枢》，定于"腘中央"，《甲乙》增言"约纹动脉，"位更明确。今从之。

［取法］俯卧，于腘窝横纹中点，两肌腱之间取穴。

［刺灸法］直刺0.5～1寸，或三棱针点刺出血；可灸。

《圣济》："委中不可伤，伤即令人脚挛，行履不遂，宜治三里分白穴。"

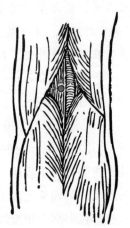

图7－68　委中

［层次解剖］皮肤→皮下筋膜→腘筋膜→腘窝→腘斜韧带。皮肤由股后皮神经分布，腘窝的皮肤较柔软。由足背静脉网外侧起始的小隐静脉，经外踝后下方上升至小腿后面，穿腘筋膜注入腘静脉。腘筋膜致密较厚。腘窝中央由浅入深有胫神经、腘静脉、腘动脉。靠近腘窝外侧有腓总神经通过。腘动、静脉有结缔组织包绕。动脉贴近股骨，在腘窝内发出五条关节支，即膝上内外侧动脉、膝中动脉和膝下内外侧动脉，它们和膝最上动脉、胫前返动脉等吻合，共同参加膝关节（动

脉）网。

［功用］舒筋活络，醒神泄热，凉血，解毒，利腰膝。

［主治］神经系统病症：中风昏迷，半身不遂，癫疾瘛疭，风痫转筋等。

运动系统病症：腰背疼痛，腰腿重痛，风湿痿痹，腰重不得举体，背腰骶部疼痛，髋关节屈伸不利，腘筋挛急，膝痛不可屈伸等。

消化系统病症：干霍乱，心腹痛，手足厥冷，呕吐，腹泻等。

外科病症：疔疮，发背，丹毒，湿疹，乳痈，阴门瘙痒等。

泌尿系统病症：遗尿，小便难等。

其他病症：热病汗不出，暑病，疟疾，衄血不止，下牙痛，咽喉肿痛，自汗盗汗，大麻风等。

现代常用于治疗：腰背疼，风湿性膝关节炎，坐骨神经痛，脑卒中及后遗症，癫痫，肠炎，腹痛，遗尿，尿潴留，痔疮，疟疾，湿疹等。

［成方举例］衄血不止：委中、隐白；筋急身热：委中、委阳（《千金》）。

风湿痹：委中、下廉（《资生》）。

小便五色：委中、前谷；腰背痛楚：委中、复溜（《大成》）。

［现代研究］针刺委中穴，对膀胱压力有一定调整作用，一般可使膀胱内压力有不同程度下降，对松弛性膀胱或尿潴留者，可使之升高。

委中对体温有一定调节作用，如人工造成家兔细菌性腹膜炎，使白细胞计数上升，针刺"委中"可使白细胞向相反方向变动，以致白细胞总数逐渐恢复正常。但如果给家兔腹腔注射金黄色葡萄球菌后，当动物体温下降时，电针坐骨神经或针刺"委中"穴，可使体温升高或恢复正常的时间提前。

［附注］《元史·方技传》："陕帅郭巨济病偏枯，二指着足底，底不能伸，杲（即李杲）以长针刺骱（wěi 委）中，深至骨而不知痛，出血一二升，其色如墨，又却缪刺之，如此者六七，服药三月，病良已。"

《癸辛杂识》："丘经历：宋益都（属山东）人，君维杨（今江苏扬州），妙针法。刘汉卿郎中患牙槽风，火之颔穿，脓血淋漓，医皆不效；经与针以委中及女膝穴，是夕脓血即止，旬日后颔骨蜕去别生新者。其后张师道亦患此证，亦用此法针之而愈。"

据《松江府志》载："明时有陈时荣者，善针灸。华亭（今上海松江县）人。途遇一老妪探视女疾，偕往时，女已晕绝，乃复女身，以布沾井水，渍委中，刺血如涌泉，逐苏醒。"

四十一、附分 Fùfēn－B41

［出处］《甲乙》："附分，在第二椎下。"

［穴名释义］附，靠近也；分，指分支。本穴在第二胸椎棘突下，附项内廉，两旁各三寸处，当在膀胱经循行于背部之第二行分支上，故名。

《会元针灸学》："诸阳斜屈而为经，足太阳之气独盛，故能上下循环。附者，附于脊肉相分，肺之上部两旁，连项附内廉，故名附分。"

《医经理解》："附分，在第二椎下，言附于背部，又分为二行也，背部二行去脊中各三寸半，若除脊量之，别相去各三寸也。"

[类属] 交会穴之一，足太阳之会（《甲乙》）。《外台》《铜人》作手、足太阳之会。

[位置] 在第二胸椎棘突下，督脉旁开 3 寸处。

《甲乙》："在第二椎下附项内廉两旁各三寸。"《千金》、《千金翼》、《外台》、《素问》王注、《铜人》、《发挥》、《大全》、《大成》、《新针灸学》、《中国针灸学》同。

《图翼》："第二椎下附项内廉两旁相去脊中各三寸半。"《金鉴》同。

按： 本经第二侧线自附分至秩边各穴，距离脊柱中线的分寸主要有两种观点：一种以《甲乙》为代表，去脊中三寸，后世各家多从；一种以《图翼》为代表，两旁相去脊中名三寸半。究其原故，与第一侧线定位有关（说见大杼）今从众说，依《甲乙》定位。

[取法] 俯卧，于第二胸椎棘突下间，旁开后正中线 3 寸处取穴。

[刺灸法] 斜刺 0.5~0.8 寸；可灸。

[层次解剖] 皮肤→皮下筋膜→斜方肌筋膜→斜方肌→菱形肌→上后踞肌→骶棘肌。皮肤由第一、二、三胸神经后支的内侧支分布。颈横动脉发自甲状颈干。在肩胛提肌的前缘分为升、降支。降支由肩胛提肌内侧至肩胛骨的内倒角，与肩胛背神经伴行，在菱形肌的深面，沿肩胛骨脊柱缘下降，达该骨下角。该动脉发肌支至附近诸肌，并与肩胛上、下动脉，旋肩胛动脉及肋间动脉互相吻合。（参看风门、厥阴俞、心俞）。

[功用] 舒筋活络，散寒。

[主治] 肩背拘急，颈项强痛，不得回顾，肘臂麻木不仁等。

现代常用于治疗：肩背痛，颈部肌肉痉挛，肺炎，肋间神经痛，副神经麻痹等。

四十二、魄户 Pòhù – B42

[出处]《甲乙》："肩膊间急，凄厥恶寒，魄户主之。"

[别名] 本穴《圣惠》作"魂户"；《医学入门》作"魄户"。

[穴名释义] 穴在肺俞两旁，应肺，因肺藏魄，故名。

《医经理解》："魄户，肺之户，肺藏魄，在第三椎下。"

《会元针灸学》："魄户者，穴在肺俞两旁，因肺藏魄，故名魄户。"

[位置] 在第三胸椎棘突下，身柱（督脉）旁开 3 寸处。

《甲乙》："在第三椎下两旁各三寸。"《千金》、《千金翼》、《外台》、《素问》王注、《铜人》、《发挥》、《大成》、《新针灸学》、《中国针灸学》同。

《图翼》："在第三椎下两旁各三寸半。"《金鉴》同。

按：本穴位置，与第二侧线他穴同取。（参看附分穴）

［取法］俯伏，于第三胸椎棘突下间身柱穴旁开3寸处取穴。

［刺灸法］斜刺0.5~0.8寸；可灸。

［层次解剖］皮肤→皮下筋膜→斜方肌筋膜→斜方肌→菱形肌→骶棘肌。皮肤由第二、三、四胸神经后支的内侧支重叠分布。（参看肺俞、厥阴俞、心俞）。

［功用］理肺，降逆，舒筋，补虚。

［主治］呼吸系统病症：咳嗽，气喘，肺痨，肺痿，虚劳，骨蒸发热等。

消化系统病症：霍乱，呕吐，烦满等。

运动系统病症：项强，不得回顾，肩背痛，臂痛等。

现代常用于治疗：支气管炎，哮喘，呕吐，肺结核，肺萎缩，胸膜炎，肩背上臂部疼痛或麻木等。

［成方举例］咳逆上气：魄户、气舍、噎嘻（《甲乙》）。

咳喘：魄户、中府（《千金》）。

颈项不得顾：魄户、肩井；咳逆上气：魄户、气舍、噎嘻、期门（《资生》）。

痨瘵传尸：魄户、膏肓（《百症赋》）。

四十三、膏肓俞 Gāohuāngshū – B43

［出处］《千金》："膏肓俞无所不治。"

［别名］本穴《入门》等称"膏肓"。

［穴名释义］心下为膏，心下膈上曰肓。穴在应肺之魄户与应心之神堂之间，为膏脂、肓膜之气所转输之处。又喻疾隐深难知为"病入膏肓"，是穴主治之，故名。

《经穴释义汇解》："心附著于脊之第五椎。膏肓在第四椎下，近五椎上，两旁相去脊中各三寸，临心。心下为膏，心下膈上曰肓，穴处心膈之间，为膏脂，肓膜之气所输；又喻疾在肓之上，膏之下，针药不能及，而以此穴灸之，即能见效，故名膏肓，或膏肓俞。"

《腧穴命名汇解》："考膏生于脾，肓根于肾，二者皆发于四椎之旁，穴当其处，因名膏肓俞。"

［位置］在第四胸椎棘突下，督脉旁开3寸处。（图7-69）

《铜人》："在第四椎下两旁相去各三寸。"《发挥》《大全》《新针灸学》《中国针灸学》同。

《大成》："四椎下一分，五椎上二分，两旁相去脊各三寸，四肋三间。"

《图翼》："在四椎下，五椎上，去脊中各三寸半。"《金鉴》同。

按：本穴由《千金》补入，横向定位与第二侧线他穴同。（参看附分穴）

［取法］俯伏，于第四胸椎棘突下间，旁开后正中线3寸处取穴。

［刺灸法］斜刺0.5~0.8寸；可灸。

《考穴编》："禁针，犯之极危。"

[层次解剖] 皮肤→皮下筋膜→斜方肌筋膜→斜方肌→菱形肌→第四肋间隙。皮肤由第三、四、五胸神经后支内侧支分布。（参看心俞、肺俞、厥阴俞穴）

[功用] 补虚益损，调理肺气。

[主治] 呼吸系统病症：肺痨咳血，吐血，四肢倦怠，骨蒸盗汗，咳嗽，气喘等。

消化系统病症：脾胃虚弱，完谷不化，噎膈，呕吐，虚损，五劳七伤等。

生殖系统病症：梦遗失精。

神经系统病症：健忘，头晕目眩等。

运动系统病症：肩胛背痛。

外科疾病：痈疽发背，乳痈，眼边暴肿发痒等。

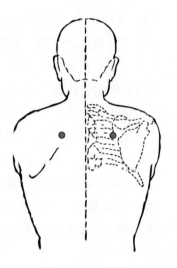

图 7-69　膏肓俞

现代常用于治疗：肺结核，支气管炎，哮喘，胸膜炎，乳腺炎，神经衰弱，胃出血，梦遗失精，健忘，呕吐，久病体弱，多用于各种慢性虚损性疾病。常灸此穴有强身保健，预防疾病的作用。

[成方举例] 杂病（无所不治）：膏肓俞、三里、涌泉；久嗽：灸膏肓俞、肺俞；肩背痛：膏肓俞、肩井（《资生》）。

传尸骨蒸、肺痿：膏肓、肺俞、四花穴（《针灸四书》）。

虚劳：膏肓、白劳（《行针指要歌》）。

[现代研究] 膏肓俞为一切血症常用穴，可增加红细胞数。有人报道，治疗恶性贫血，五日后红细胞由 100 万/mm^3 上升至 337 万/mm^3。对人工放血造成贫血状态的家兔，针"膈俞""膏肓俞"都可加速红细胞和血红蛋白数量的恢复。膏肓俞对支气管哮喘病人，有调整支气管作用，使支气管痉挛缓解。

[附注]《左传·成公十年》："公（晋景公姬獳）疾病，求医于秦。秦伯（秦桓公）使医缓（缓，医者之名，或谓姓高名缓）为之。未至，公梦疾为竖子（儿童），曰："彼（指缓）良医也。惧伤我，焉逃之？其一曰：居肓之上，膏之下，若我何？医至，曰：疾不可为也，在肓之上，膏之下；攻（指灸法火攻）之不可，达（指针刺）之不及，药不至焉，不可为也。公曰：良医也！厚为之礼而归（通馈）之。"

《千金方》："论曰：昔秦缓不救晋侯之疾，以其在膏之上，肓之下，针药所不及，即此穴是也。时人拙不能求得此穴，所以宿疴难遣，若能用心方便求得灸之，无疾不愈矣。又：此（穴），灸讫后，令人阳气康盛。"

《灸膏肓腧穴法》：叶余庆，字元善，平江人。自云："尝病瘵疾，其居对桥，而行不能度。有僧为之灸膏肓穴，得百壮。后二日，即能行数里，登降皆不倦，自是康强。"

四十四、神堂 Shéntáng – B44

[出处]《甲乙》:"肩痛胸腹满,凄厥脊背急强,神堂主之。"

[穴名释义] 穴在心俞两旁,应心,因心藏神,主治心疾,故名神堂。

《采艾编》:"神堂,神明之堂宇,言正也。"

《会元针灸学》:"神堂者,心为君主之官,神明出于心焉。穴居心俞之两旁,经气朝会之堂,故名神堂。"

[位置] 在第五胸椎棘突下,神道(督脉)旁开3寸处。

《甲乙》:"在第五椎下两旁各三寸陷者中。"《千金》、《千金翼》、《外台》、《素问》王注、《铜人》、《发挥》、《大全》、《大成》、《新针灸学》同。

《图翼》:"在第五椎下两旁各三寸半。"《金鉴》同。

按:本穴位置,与第二侧线他穴同取。(参看附分穴)

[取法] 俯伏,于第五胸椎棘突下间神道穴旁开3寸处取穴。

[刺灸法] 斜刺0.5~0.8寸;可灸。

[层次解剖] 皮肤→皮下筋膜→斜方肌筋膜→斜方肌→菱形肌→第五肋间隙。皮肤由第四、五、六胸神经后支的内侧支分布。在第五、六肋间隙后方,由肩胛骨的脊柱缘、背阔肌上缘和斜方肌下缘之间围成三角区,该区为听诊最清楚部位,故命名为听诊三角。但它又是胸后壁较薄弱部位,其胸腹腔内,相对应有胸膜腔、肺、膈、肝(右侧)、胃(左侧)等,因此,不应深刺。

[功用] 宁心神,调气血,通经络。

[主治] 心血管系统病症:心悸怔忡,心痛胸闷,气短等。

神经系统病症:心烦失眠。

呼吸系统病症:气逆上攻,咳嗽气喘,发热恶寒等。

运动系统病症:肩背痛,脊背强急,不可俯仰等。

其他病症:噎膈,胸腹满等。

现代常用于治疗:心脏病,支气管炎,哮喘,肋间神经痛,背肌痉挛,肩臂疼痛等,神堂主治同心俞。可前后参照。

[成方举例] 噎:神堂、中府(《资生》)。

四十五、譩譆 Yìxǐ – B45

[出处]《素问·骨空论》:"胁络季胁引少腹而痛胀,刺譩譆。"

[别名] 五胠俞(《素问·刺疟》王注)。

[穴名释义] 譩譆,指叹息声。以手压穴处,"令病人呼譩譆,譩譆应手",故以为名。

《医经理解》："譩譆，在六椎下，令病者呼譩譆，其动应手，是穴也。"

《谈谈穴位的命名》："譩譆，《素问·骨空论》：令病者呼譩譆，譩譆应手。王冰注：令病人呼譩譆之声，则指下动矣，故名。"

[位置] 在第六胸椎棘突下，灵台（督脉）旁开3寸处。

《素问·骨空论》："在背下夹脊旁三寸所，厌之令病人呼譩譆，譩譆应手。"

《甲乙》："在肩膊内廉夹第六椎下两旁各三寸。"《千金》、《千金翼》、《外台》、《素问》王注、《发挥》、《大成》、《新针灸学》、《中国针灸学》同。

《图翼》："在肩膊内廉夹第六椎下两旁各三寸半。"《金鉴》同。

按：本穴横向定位，与第二侧线他穴同。（参看附分穴）

[取法] 俯伏，于第六胸椎棘突下间灵台穴旁开3寸处取穴。

[刺灸法] 斜刺0.5~0.8寸；可灸。

[层次解剖] 皮肤→皮下筋膜→斜方肌筋膜→斜方肌→菱形肌→第六肋间隙。皮肤由第五、六、七胸神经后支的内侧支重叠分布。（参看督俞、神堂穴）

[功用] 理气活血，通络。

[主治] 呼吸系统病症：咳嗽，气喘，胸痛引背等。

五官科病症：目眩，目痛，鼻衄等。

其他病症：热病汗不出，疟疾，虚烦不眠等。

现代常用于治疗：心包炎，哮喘，疟疾，肋间神经痛，腋神经痛，腰背肌痉挛，呃逆，呕吐，眩晕，盗汗等。

[成方举例] 温疟：譩譆、中脘、白环俞；风疟：譩譆、支正、小海；腹满：譩譆、三里（《资生》）。

四十六、膈关 Géguān – B46

[出处]《甲乙》："背痛恶寒，脊强俯仰难，食不下，呕吐多涎，膈关主之。"

[别名] 阳关（《千金》）。

[穴名释义] 穴在膈俞旁，内应横膈，在治横膈疾患之要穴，故名膈关。

《采艾编》："膈关，膈膜之关也。"

《会元针灸学》："膈关者……关有耳目口鼻，听视言（闻）四关，不可不慎。又有鱼际至尺泽分寸关尺，关乎阴阳之出入也。膈关膈其心脏，肺为宝盖，肝为使臣，心为君主，而定其名。关清隔浊，气血出入之关也，故名膈关。"

[位置] 在第七胸椎棘突下，至阳（督脉）旁开3寸处。

《甲乙》："在第七椎下两旁各三寸陷者中。"《千金》、《千金翼》、《外台》、《素问》王注、《铜人》、《发挥》、《大全》、《大成》、《新针灸学》、《中国针灸学》同。

《图翼》："在第七椎下两旁各三寸五分陷者中。"《金鉴》同。

按：本穴横向定位，与第二侧线他穴同。（参看附分穴）

　　［取法］俯伏，于第七胸椎棘突下间至阳穴旁开3寸处取穴。约于肩胛骨下角平齐。

　　［刺灸法］斜刺0.5~0.8寸；可灸。

　　［层次解剖］皮肤→皮下筋膜→斜方肌筋膜→斜方肌→背阔肌→骶棘肌。皮肤由第六、七、八胸神经后支的外侧支分布。（参看膈俞穴）

　　［功用］理气，降逆。

　　［主治］消化系统病症：饮食不下，胸中噎闷，呕吐，呃逆，嗳气，多涎等。

　　其他病症：脊背强痛，身疼痛，小便黄，诸血症等。

　　现代常用于治疗：肋间神经痛，食道狭窄，胃出血，呕吐，膈肌痉挛，肠炎等。

　　［成方举例］背恶寒痛，脊强难俯仰：膈关、秩边、京骨（《资生》）。

四十七、魂门 Húnmén – B47

　　［出处］《甲乙》："胸胁胀满，背痛恶风寒，饮食不下，呕吐不留住，魂门主之。"

　　［穴名释义］穴在肝俞旁，应肝，肝藏魂，主治肝疾，故名。

　　《医经理解》："魂门，在九椎下下，肝藏魂也。"

　　《腧穴命名汇解》："魂门，门指出入之处。穴在肝俞之旁，考肝藏魂，主治肝病，胁痛胀满，有理气舒肝之效，因名魂门。"

　　［位置］在第九胸椎棘突下，筋缩（督脉）旁开3寸处。

　　《甲乙》："在第九椎下两旁各三寸。"《千金》、《千金翼》、《外台》、《素问》王注、《铜人》、《发挥》、《大成》、《新针灸学》、《中国针灸学》同。

　　《大全》："去脊左右各三寸……柱八（八椎）。"

　　《图翼》："在第九椎下两旁各三寸半陷者中。"《金鉴》同。

　　按：本穴位置去脊中距离计有三说，其中《大全》一说，不知何出，疑误。其余二说，参见附分穴。

　　［取法］俯伏或俯卧，于第九胸椎棘突下间筋缩穴旁开3寸处取穴。

　　［刺灸法］斜刺0.5~0.8寸；可灸。

　　［层次解剖］皮肤→皮下筋膜→背阔肌筋膜→背阔肌→骶棘肌。皮肤由第八、九、十胸神经后支的外侧支重叠分布。（参看肝俞穴）

　　［功用］舒肝理气，和胃调肠。

　　［主治］消化系统病症：饮食不下，呕吐，肠鸣泄泻等。

　　其他病症：胸胁胀痛，腰背痛，恶风寒，胸背连心痛，头痛头晕，尸厥，筋挛骨痛，小便赤等。

　　现代常用于治疗：肝炎，胸膜炎，心内膜炎，胆囊炎，胃痉挛，肠鸣，食道狭窄，食欲不振，消化不良，肌肉风湿病，肋间神经痛等。

　　［成方举例］呕吐：魂门、阳关（《千金》）。

胃冷食不化：魂门、胃俞（《百症赋》）。

四十八、阳纲 Yánggāng – B48

[出处]《甲乙》："食饮不下，腹中雷鸣，大便不节，小便赤黄，阳纲主之。"

[穴名释义]阳，指阳气；纲，指统领。穴在胆俞两旁，应胆。胆为甲木，禀少阳开发之气，统领阳气，故名阳纲。

《会元针灸学》："阳纲者，肝之阳为胆，胆又为中止之官，决断出焉。肝为将军之官，谋虑出焉。恃胆阳为之纲纪，故名阳纲。"

《腧穴命名汇解》："阳纲，统领为纲，穴属膀胱经，位居胆俞之旁，适当胃俞、三焦俞、大肠俞、小肠俞、膀胱俞之上，为诸阳之纲，因名阳纲。"

[位置]在第十胸椎棘突下，中枢（督脉）旁3寸处。

《甲乙》："在第十椎下两旁各三寸陷者中。"《千金》、《千金翼》、《外台》、《素问》王注、《铜人》、《发挥》、《大全》、《大成》、《新针灸学》、《中国针灸学》同。

《图翼》："在第十椎下两旁各三寸半陷者中。"《金鉴》同。

按：本穴位置，与第二侧线他穴同取。（参看附分穴）

[取法]俯伏或俯卧，于第十胸椎棘突下间中枢穴旁开3寸处取穴。

[刺灸法]斜刺0.5～0.8寸；可灸。

[层次解剖]皮肤→皮下筋膜→背阔肌筋膜→背阔肌→下后锯肌→骶棘肌。皮肤由第九、十、十一胸神经后支的外侧支重叠分布。（参看胆俞穴）

[功用]和胃调肠，清利湿热。

[主治]腹痛肠鸣，泄泻，痢疾，腹满虚胀，饮食不下，消渴，身热，黄疸，小便赤涩等。

现代常用于治疗：胃炎，消化不良，胃痉挛，肝炎，胆囊炎，胸膜炎，心脏内膜炎，肌肉风湿病，蛔虫性腹痛等。

[成方举例]食不下：阳纲、期门、少商、劳宫（《资生》）。

目黄：阳纲、胆俞（《百症赋》）。

四十九、意舍 Yìshè – B49

[出处]《甲乙》："消渴身热，面赤黄，意舍主之。"

[穴名释义]穴在脾俞两旁，应脾，因脾藏意，又主治脾疾，故名意舍。

《会元针灸学》："意舍者，意之舍出形于外也。又因脾藏意与志，而土生金，心气冲动，意不得舍脾藏，而舍于外，故名意舍。"

《概述腧穴的命名》："舍，比喻经气留住之处所，意舍就是脾气留住之穴位。"

[位置]在第十一胸椎棘突下，脊中（督脉）旁开3寸处。

《甲乙》："在第十一椎下两旁各三寸陷者中。"《千金》、《千金翼》、《外台》、《素问》王注、《铜人》、《发挥》、《大全》、《大成》、《新针灸学》、《中国针灸学》同。

《图翼》："在第十一椎下两旁各三寸半陷者中。"《金鉴》同。

按：本穴位置，与第二侧线他穴同取。（参看附分穴）

[取法] 俯伏或俯卧，于第十一胸椎棘突下间脊中穴旁开3寸处取穴。

[刺灸法] 斜刺0.5~0.8寸；可灸。

[层次解剖] 皮肤→皮下筋膜→背阔肌筋膜→背阔肌→下后锯肌→骶棘肌。皮肤由十、十一、十二胸神经后支的外侧支分布。（参看脾俞穴）

[功用] 健脾和胃，清热利湿。

[主治] 消化系统病症：腹满虚胀，肠鸣，泄泻，呕吐，饮食不下等。

其他病症：背痛，恶风寒，消渴，黄疸，身热目黄，小便黄赤等。

现代常用于治疗：消化不良，糖尿病，胃扩张，腹直肌痉挛，肝炎，胸膜炎，食道狭窄，肌肉风湿病等。

[成方举例] 肾虚、消渴、汗不出：意舍、中膂俞（《资生》）。

五十、胃仓 Wèicāng – B50

[出处]《甲乙》："胪胀水肿，食欲不下，多寒，胃仓主之。"

[别名] 食仓（《神灸经纶》）。

[穴名释义] 穴在胃俞两旁，应胃，因胃为仓廪之官，又主治胃疾，故名胃仓。

《腧穴命名汇解》："胃仓，储者为仓。穴在胃俞之旁，考胃为仓廪之官，五味出焉。穴主胃病，纳少不良，有健脾强胃之效，因名胃仓。"

《经穴释义汇解》："穴在第十二椎下两旁各三寸；在胃俞之旁，主胃疾；是胃气之仓，故名胃仓。"

[位置] 在第十二胸椎棘突下，督脉旁开3寸处。

《甲乙》："在第十二椎下两旁各三寸陷者中。"《千金》、《千金翼》、《外台》、《素问》王注、《铜人》、《发挥》、《大全》、《大成》、《新针灸学》、《中国针灸学》同。

《图翼》："在第十二椎下两旁各三寸半陷者中。"《金鉴》同。

按：本穴位置，与第二侧线他穴同取。（参看附分穴）

[取法] 俯伏或俯卧，于第十二胸椎棘突下间旁开后正中线3寸处取穴。

[刺灸法] 斜刺0.5~0.8寸；可灸。

[层次解剖] 皮肤→皮下筋膜→背阔肌筋膜→背阔肌→下后锯肌→骶棘肌。皮肤由第十一、十二胸神经和第一腰神经后支的外侧支重叠分布。（参看胃俞穴）

[功用] 健脾和胃，理气通络。

[主治] 消化系统病症：腹胀，胃脘痛，小儿食积，便秘等。

其他病症：水肿，腰脊背痛、不得俯仰等。

现代常用于治疗：胃痛，胃炎，呕吐，腹胀，肠鸣，水肿，腰背痛等。

［成方举例］食饮不下：胃仓、意舍、膈关（《资生》）。

五十一、肓门 Huāngmén－B51

［出处］《甲乙》："妇人乳余疾，肓门主之。"

［穴名释义］肓，指肓膜。穴在三焦俞两旁，三焦为阳气之父，因阳气熏于肓膜，穴为三焦之气出入之门户，故以为名。

《会元针灸学》："肓门者，膈之门也，是精气生育之根源，三焦之所属。上通膏肓，下通胞肓，皆精气发源阴阳朝会之处。邪弗能伤，因先天不足，六气七情而乘之，渐为劳形，症入膏肓，不可为也。心出为膏，肾出为肓，心肾相交而通于背，故名肓门。"

《腧穴命名汇解》："肓门，门指出入之处。穴在三焦俞旁，考肓之源根于肾，上生肝系，在十三椎旁。穴当其处，因名肓门。"

［位置］在第一腰椎棘突下，悬枢（督脉）旁开3寸处。

《甲乙》："第十三椎下两旁各三寸，入肘间。（《外台》《铜人》等'入肘间'作'叉肋间'）"。《千金》、《千金翼》、《外台》、《素问》王注、《铜人》、《发挥》、《大全》、《大成》、《新针灸学》、《中国针灸学》同。

《图翼》："在第十三椎下，两旁各三寸半。"《金鉴》同。

按：本穴横向定位，与第二侧线他穴同。（参看附分穴）

［取法］俯卧，于第一腰椎棘突下间悬枢穴旁开3寸处取穴。

［刺灸法］直刺0.8～1寸；可灸。

［层次解剖］皮肤→皮下筋膜→背阔肌筋膜→背阔肌→下后锯肌→骶棘肌。皮肤由第十二胸神经后支和第一、二腰神经后支的外侧支重叠分布。（参看三焦俞穴）

［功用］理气和胃，活血通便。

［主治］腹痛，胃脘痛，痞块，便秘，乳余疾（产后病）等。

现代常用于治疗：胃痉挛，便秘，腰痛，下肢瘫痪等。

五十二、志室 Zhìshì－B52

［出处］《甲乙》："腰痛脊急，胁不满，少腹坚急，志室主之。"

［别名］精宫（《入门》）；神关（《针经摘英集》）；志舍（《神灸经纶》）。志室，《入门》作"志堂"。

［穴名释义］穴在肾俞两旁，应肾，因肾藏志，穴为肾气留住之处，又主治肾疾，故名。

《会元针灸学》："志室者，肾为作强之官，技巧出焉。肾为藏志之室，与肾俞相通，故名志室。"

《腧穴命名汇解》："志室，藏者为室，穴在肾俞之旁。考肾藏志，穴主肾疾、失精，梦遗、记忆力减退等，针灸有壮肾添髓之效，因名志室。"

[位置] 在第二腰椎棘突下，命门（督脉）旁开3寸处。

《甲乙》："在第十四椎下两旁各三寸陷者中。"《千金》、《千金翼》、《外台》、《素问》王注、《铜人》、《发挥》、《难经》虞注、《大全》、《大成》、《新针灸学》、《中国针灸学》同。

《图翼》："在第十四椎下两旁各三寸半陷者中。"《金鉴》同。

按：本穴位置，与第二侧线他穴同去。（参看附分穴）

[取法] 俯卧，先取命门（与脐相对），再于命门穴旁开3寸处取穴。

[刺灸法] 直刺0.8~1寸；可灸。

[层次解剖] 皮肤→皮下筋膜→背阔肌筋膜→背阔肌→骶棘肌→腰方肌。皮肤由第一、二、三腰神经后支的外侧支分布。腰三角位于志室穴稍外侧，由背阔肌下缘、腹外斜肌后缘和髂嵴后部之间围成，其底为腹内斜肌。该三角为腹壁薄弱区，易发生腰疝。

[功用] 补肾益精，利湿通络，强壮腰膝。

[主治] 生殖系统病症：遗精，阳痿，阴部肿痛等。

泌尿系统病症：小便淋沥，水肿等。

消化系统病症：消化不良，呕吐等。

其他病症：背痛，腰脊强痛，不得俯仰，两胁急痛等。

现代常用于治疗：腰疼，遗精，阳痿，前列腺炎，阴囊湿疹，肾炎，肾绞痛，小便不利，下肢瘫痪，消化不良，呕吐，泻泄等。

[成方举例] 腰痛脊急：志室、京门（《千金》）。

阴痛下肿：志室、胞肓；腰脊痛，食不消，腹坚急：志室、胞肓（《资生》）。

无痛分娩、止腹痛方：志室、气海俞旁二横指处、上髎、次髎、太冲、（均双侧）（《辑要》）。

[现代研究] 针刺志室可使尿成分有一定变化，针刺正常人的复溜、志室后，多数人尿量增加，而尿中环磷酸腺苷、肌酐都有显著升高，其中有一例有循经感传者，针后肾功能变化更为明显。

五十三、胞肓 Bāohuāng - B53

[出处]《甲乙》："腰脊痛，恶寒，少腹满坚，癃闭下重，不得小便，胞肓主之。"

[穴名释义] 胞，脬也，指膀胱；肓，指维系膀胱之脂膜。穴在膀胱俞两旁，应膀胱，主治膀胱疾患，故名胞肓。

《腧穴命名汇解》："胞指膀胱。考膀胱与胞膜相连，胞膜著于腰下十九椎旁，穴当其处，主治癃闭下重，不得小便，针之有利膀胱，通小便之效，因名胞肓。"

《针灸穴名解》："本穴与膀胱俞平。胞，即胞宫。肓，即脂膜。胞宫位于小肠、直肠、膀胱各脏器之间。四位脂膜包绕，故名胞肓。治腰脊痛、大小便闭、阴肿、小腹坚等症。本穴与膀胱、二肠、子宫、精室俱有关连，则其治症，可想而知也。"

［位置］平第二骶后孔，督脉旁开3寸处。

《甲乙》·"在第十九椎下，两旁各三寸半陷者中。《千金》、《千金翼》、《外台》、《素问》王注、《铜人》、《发挥》、《大全》、《大成》、《新针灸学》、《中国针灸学》同。

《图翼》："在第十九椎下，两旁各三寸半陷者中。"《金鉴》同。

按：本穴位置，与第二侧线他穴同区。（参看附分穴）

［取法］俯卧，于第二骶椎下间旁开后正中线3寸处取穴。

［刺灸法］直刺0.8~1寸；可灸。

［层次解剖］皮肤→皮下筋膜→臀肌筋膜→臀大肌→髂翼骨膜。皮肤由第一、二、三腰神经后支的外侧支分布。皮下筋膜内含有丰富的脂肪，纤维组织致密和臀大肌共同形成臀部隆凸的轮廓。臀肌筋膜亦发达，它发出纤维束深入到臀大肌肌束内，所以该层筋膜和肌肉结合非常牢固而不易分离。

［功用］利二便，强腰脊。

［主治］泌尿系统病症：小便不利，小便涩痛，小腹胀满，尿闭等。

消化系统病症：肠鸣，腹胀，大便不利，便秘等。

生殖系统病症：阴肿。

其他病症：腰脊痛。

现代常用于治疗：腰痛，尿潴留，坐骨神经痛，肠炎，便秘，尿闭，淋病，睾丸炎，腹直肌痉挛，腰背疼痛等。

［成方举例］癃闭：胞肓、秩边；不得小便：胞肓、石门、关元、阴交、中极、曲骨（《资生》）。

五十四、秩边 Zhìbiān－B54

［出处］《甲乙》："腰痛骶寒，俯仰急难，阴痛下重，不得小便，秩边主之。"

［穴名释义］秩，指秩序，犹言次序；边，尽头之意。足太阳经脉背部诸穴皆依次排列，本穴正当背部第二条经线上的最后一穴，故以为名。

《采艾编》："秩边，似云如衣之边，此为裕也。"

《腧穴命名汇解》："秩边，秩指序。边有旁、远的意思。考膀胱经背部诸穴皆依次排列，该穴正当背侧最下边一穴，因名秩边。"

［位置］在胞肓直下，骶管裂孔旁开3寸处。

《甲乙》："在第二十一椎下两旁各三寸陷者中。"《千金》《千金翼》《外台》《新针灸学》《中国针灸学》同。

《铜人》："在第二十椎下，两旁相去各三寸陷中，伏而取之。"《发挥》《大全》《大成》同。

《图翼》："在第二十一椎下两旁各三寸半陷者中。"《金鉴》同。

按：本穴位置的纵向间距，《甲乙》与《铜人》有异。前者在二十一椎下，后者为二十椎下，历代各有相从。二十椎下之说，疑误。今从《甲乙》之说，定于二十一椎之下旁开脊中三寸。横向定位说见附分穴。

[取法] 俯卧，平骶管裂孔，旁开后正中线3寸处。

[刺灸法] 直刺1.5~3寸；可灸。

[层次解剖] 皮肤→皮下筋膜→臀肌筋膜→臀大肌。皮肤由第一、二、三腰神经后支形成的臀上皮神经分布。针由皮肤、皮下筋膜穿臀肌浅膜，经臀大肌直刺梨状肌（腱）或其下方的结构。梨状肌起于骶前孔外侧，经坐骨大孔，在臀大肌深面，向外止于股骨大转子。该肌将坐骨大孔分成梨状肌上、下孔，为支配和营养臀部和下肢主要神经、血管出入部位。在梨状肌下孔内，穿经该孔的结构由外向内依次有：坐骨神经、股后皮神经、臀下神经、臀下动静脉、阴部内动静脉和阴部神经。（参看中膂俞、白环俞、胞肓穴）

[功用] 舒筋通络，强健腰膝，疏调下焦。

[主治] 运动系统病症：腰骶痛不能俯仰，腰尻重不能举，下肢痿痹等。

前后二阴病：小便不利，小便赤，阴痛，大便难，痔疾等。

现代常用于治疗：腰痛，坐骨神经痛，半身不遂，下肢瘫痪，痔疮，脱肛，膀胱炎，生殖器疾病等。

[现代研究] 针刺秩边穴，可使孕妇子宫收缩增强，即时效果显著，但起针后，作用消失。针刺引起子宫收缩的时间与静脉滴注催产素相似，故有人认为针刺与垂体后叶催产素的分泌有关。有报道，针刺百会、神道、命门、秩边，对隐性骶椎裂引起的排尿困难有一定疗效。

五十五、合阳 Héyáng – B55

[出处]《甲乙》："跟厥膝急，腰脊痛引腹……合阳主之。"

[穴名释义] 合，指会合；阳，指小腿后、上部。本穴正当小腿后、上部，腓肠肌二头相会合处，故名会阳。

《采艾编》："合阳，此下委中二寸，言膀胱所合也。"

《经穴释义汇解》："穴在腘横纹中央小二寸。太阳之脉，外行的一支，从腰中下夹脊柱外侧下行贯串臀部，进入腘窝中；另一支从肩膊内左右分别下行，过肩胛内缘，向下经过股骨大转子部，沿大腿外侧后缘下行合腘中。穴当太阳经二条脉相合处之下，故名合阳。"

[位置] 在委中直下二寸，当委中与承山连线上。（图7-70）

《甲乙》："在膝约纹中央下二寸。"《千金翼》《外台》《图翼》《新针灸学》同。

《千金》："在膝约文中央下三寸。"《铜仁》《发挥》《大成》《金鉴》同。

《入门》："委中下一寸。"

《集成》："委中下四寸大些。"

《中国针灸学》："在下腿后侧之上端，腓肠肌之上端。""委中直下二寸取之。"

按：本穴位置有委中下一寸、二寸、三寸、四寸等说。今人参照承筋、承山位置，择从《甲乙》，于委中下二寸定取。余说录之备考。

[取法] 俯卧或正坐垂足，于腘横纹中点委中穴直下 2 寸处取穴。

[刺灸法] 直刺 0.5~1 寸；可灸。

[层次解剖] 皮肤→皮下筋膜→小腿深筋膜→小腿三头肌→跖肌→腘肌。皮肤由股后皮神经分布。皮下筋膜内，小隐静脉经外踝后下方升至小腿后面，穿腘筋膜注入腘静脉。小腿三头肌由腓肠肌的内、外侧头和比目鱼肌相结合形成。前肌内、外侧头起于股骨的内、外侧髁，两头在小腿中上部互相汇合，向下移行于腱膜，汇合处表面凹陷，即为该穴取穴标志。比目鱼肌位于腓肠肌的深面，起于胫、腓骨的后面，肌束向下移行于腱。该肌腱与腓肠肌腱膜合成跟腱，止于跟骨后面的跟结节。小腿三头肌使足跖屈（上提足跟），对维持人体直立姿势起重要作用。

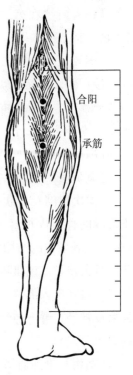

合阳
承筋

图 7-70 合阳

[功用] 活血调经，舒筋通络，强健腰膝。

[主治] 生殖系统病症：崩漏，带下，阴暴痛，睾丸炎，阳痿等。

运动系统病症：腰脊痛引少腹，下肢酸痛麻痹，膝胫酸重肿痛，腨急等。

神经系统病症：癫疾，瘛疭拘急等。

其他病症：疝痛，腹上下痛等。

现代常用于治疗：腰背痛，腰膝酸痛，肠出血，崩漏，疝痛，睾丸炎，子宫内膜炎等。

五十六、承筋 Chéngjīn－B56

[出处]《甲乙》："胫痹不仁，承筋主之。"

[别名] 腨肠、直肠（《甲乙》）。腨肠，《千金》作"踹肠"。直肠，《圣惠》作"真肠"。

[穴名释义] 承，指承接；筋，指腓肠肌，犹言经筋。足太阳经筋，其别者，结于

端外。足太阳经脉"是主筋所生病者"，本穴正当腓肠肌肌腹中，为足太阳经筋所结之处。又穴主治筋病，故以为名。

《会元针灸学》："承筋者，承于上肉之力筋也，故名承筋。又名腨肠者，言腿肚为腨，曲曲如肠，中空按之陷处，故又名腓肠。又言直肠者，其经外而形上直通委中，下通足跟如肠之空，如肉之腓，故又名直肠。"

《针灸学名解》："承，迎也，又佐也。本穴在腨肠肌之凸，为足太阳之经筋。其别者，结于腨外，两者相合，故名承筋，又名腨肠。腨肠主治筋，故本穴治症多在于筋。如霍乱转筋及转筋痛之牵及胃肠，因致吐泻者。在治疗上，均属承筋治范之内。"

[位置] 在合阳与承山之间，当腓肠肌肌腹中央处。

《甲乙》："在腨中央陷者中。"《千金翼》、《外台》、《素问》王注、《发挥》、《铜人》、《大全》同。

《千金》："在胫后从脚跟上七寸腨中央陷中。"《大成》《图翼》《金鉴》同。

《集成》："在合阳下二寸。"

《新针灸学》："在腓肠肌（小腿肚）中央。"

《中国针灸学》："在下腿后侧之中央，当腓肠肌部为中央。""……当合阳与承山穴之间。"

按：本穴位置古今皆定于腓肠肌肌腹中央（古称"腨中央"），约当合阳与承山穴之中点。《千金》等言"在胫后从脚跟上七寸腨中央陷中"，七寸二字，误。因此说混于承山。《素问·刺腰痛》云："……脉与太阳合腨下间，去地一尺所。"意指从腓肠肌下端（承山），至地为一尺。"脚跟上"至地的长度约为三寸（《灵枢·骨度》说："内踝以下至地长三寸"，张志聪注："足跟骨也"），减去之，则为七寸。可见"脚跟上七寸"乃承山所在。本穴位于腓肠肌中央，故非也。《集成》言"合阳下二寸"，部位有一定出入。当以腨中央定取为是。

[取法] 俯伏或正坐垂足，于腓肠肌之中央取穴，当合阳与承山之间。

[刺灸法] 直刺 0.5～1 寸；可灸。①《甲乙》："承筋禁不可刺。"②《圣济》："承筋不可伤，伤即令人手脚挛缩。凡针筋皮，须重手按开而取正穴，如伤即治手虎口，及手腕上下。"

[层次解剖] 皮肤→皮下筋膜→小腿深筋膜→小腿三头肌→胫骨后肌。皮肤由股后皮神经分布。胫神经在腘窝上角处由坐骨神经分出，然后垂直下降至腘窝下角，在腘窝内的位置最浅，即在腘动、静脉的浅层。神经和血管穿比目鱼肌腱弓，进入小腿深、浅两群肌肉之间。神经出腘动脉的后方，渐至动脉外侧下降，沿途发出若干分支，支配小腿后肌群、膝关节及小腿皮肤。胫神经和腘动脉的体表投影在股骨内、外侧髁连线中点，至内踝与跟腱连线中点的连线。（参看合阳、委中穴）

[功用] 舒筋通络，强健腰膝，通调大肠。

[主治] 运动系统病症：腰背拘急，腰疼，膝及小腿酸重疼痛或麻木，霍乱转筋，

脚肿，跗痛筋挛等。

肛肠科病症：痔疮，便秘，大便难等。

其他病症：头眩痛，衄血，癫疾，腋肿等。

现代常用于治疗：腰背痛，腓肠肌痉挛或麻痹，下肢麻痹，痔疾，呕吐，腹泻，便秘等。

〔成方举例〕痔：承筋、承扶、委中、阳谷（《千金》）。

霍乱转筋：承筋、涌泉、足跟后黑白肉际当中（《外台》）。

霍乱：承筋、仆参、阴陵泉（《资生》）。

五十七、承山 Chéngshān – B57

〔出处〕《灵枢·卫气》："气在胫者，止之于气街与承山、踝上以下。"

〔别名〕鱼腹、肉柱（《甲乙》）；肠山（《铜人》）。鱼腹，《针方六集·神照集》作"鱼腰"；《考穴编》作"鱼肠"；《圣惠》作"鱼腹山"。肉柱，《圣惠》作"玉柱"。肠山，《千金》作"伤山"；《删繁刺灸新穴集要》作"侸山"。

〔穴名释义〕承，指承接；山，指山路。穴在腓肠肌两肌腹分开的下端凹陷处，其形若山谷，故以为名。

《采艾编》："承山近于外丘，此当其下，故曰承也。"

《孔穴命名的浅说》："承山——小腿肚的丰肉（腓肠肌）比拟为山，承系承上的意思，穴在丰肉分叉下，可为承上丰肉之山而得名。"

〔位置〕在委中穴直下 8 寸，当委中与平昆仑处跟腱连线之中点。（图 7–71）

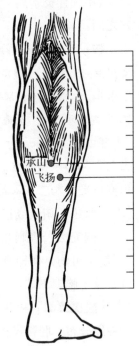

图 7–71 承山

《甲乙》："在兑腨肠下分肉间陷者中。"《千金》《千金翼》《外台》《铜人》《发挥》《大全》《大成》《图翼》《金鉴》《新针灸学》同。

《扁鹊心书》："在腿肚下挺脚趾取之。"

《玉龙经》："在仆参上八寸腿肚下分肉间。"

《入门》："腨股（疑为"肠"）下分肉间，拱足支地一尺取之。"

《集成》："在委中下八寸半。"

《中国针灸学》："在下腿后侧之中央，腓肠肌丰隆部之下缘。"

按：本穴位置，多从《甲乙》，定于"兑腨肠下分肉间"，《扁鹊心书》进一步言明取法"挺脚趾取之"，即穴当腓肠肌肌腹下，用力伸腿时，肌腹下出现交角处是穴。"去地一尺"说，源于《素问·刺腰痛》（说见承筋穴。）《玉龙经》云"在仆参上八寸"，《集成》言"在委中下八寸半"，与今骨度不符。此处自然标志明显，不必拘于骨度。

[取法]①俯卧，下肢伸直，足跖挺而向上，其腓肠肌部出现人字陷纹。从其尖下取穴。②直立，两手上举按着墙壁，足尖着地，在腓肠肌下部出现人字陷纹，当"人"字尖下取穴。

[刺灸法] 直刺0.7~1寸；可灸。

[层次解剖] 皮肤→皮下筋膜→小腿深筋膜→小腿三头肌→蹈长屈肌→胫骨后肌。皮肤由腓肠神经和股后皮神经重叠分布。前神经由胫神经发出的腓肠内侧皮神经，走在腓肠肌内外侧头之间的沟内，约在小腿中部穿出深筋膜，接受来自腓总神经发出的腓肠外侧皮神经的交通支，组成腓肠神经。腓肠神经伴随小隐静脉，经外踝与跟骨之间，行于足背外侧缘。腓肠肌的内、外侧头汇合，向下形成腱膜。腱膜处皮肤表面形成一凹陷，作为取穴的体表标志。(参看承筋穴)

[功用] 舒筋解痉，强健腰膝，理气调肠。

[主治] 运动系统病症：腰背痛，腿疼转筋，腨似裂，膝下肿，脚腨重，足跟痛，足挛引少腹痛等。

肛肠科病症：痔疾，脱肛，便秘，大便难等。

神经系统病症：癫疾，小儿惊厥等。

其他病症：衄衊，咽喉痛，胸膈痞满，不喜饮食，脚气，疝气，腹痛，疟疾初发等。

现代常用于治疗：腰腿疼，坐骨神经痛，腓肠肌痉挛，下肢瘫痪，痔疾，脱肛，呕吐，腹泻，便秘，淋病，脚气，小儿惊风等。

[成方举例] 脚气初发转筋：承山、承筋（《外台》）。

大便下重：承山、解溪、太白、带脉；痔血、腹痛：承山、复溜；腨肿：承山、昆仑；脏毒下血：承山、脾俞、精宫、长强；霍乱转筋：承山、中封（《大成》）。

转筋目眩：承山、昆仑（《席弘赋》）。

[现代研究] 针刺承山穴对室性早搏有效。有人选择6~12岁儿童为受试者，用低频电脉冲刺激至阴、承山，发现有11人，感传出现后1~2小时，尿量、尿中Na^+、K^+及环-磷酸腺苷皆有升高，而14名无感传者虽也有提高，但均低于有感传者，针后24小时，有感传组的尿量，尿中Na^+、K^+总量高出无感传组20%以上，而尿中环-磷酸腺苷却下降。

五十八、飞扬 Fēiyáng – B58

[出处]《灵枢·经脉》："足太阳之别，名曰飞阳。"

[别名] 厥阳（《甲乙》）。飞扬，《灵枢》原作"飞阳"；《入门》作"飞扬"。

[穴名释义] 穴为足太阳经之络，谓有飞而走足少阴经；又喻足太阳经脉由承山穴

沿腓肠肌外侧头内缘而斜行至本穴，大有飞扬之势，故以为名。

《采艾编》："飞扬，言太阳既附而上，此则可以飞越胆少阳经斜络也，言能行步如飞也。"

《经穴释义汇解》："穴在足外踝上七寸。为足太阳之络，谓有飞而走足少阴经；又喻针此穴能扬步似飞，故名飞扬。"

[类属] 木经络穴（《灵枢·经脉》）。

[位置] 在承山穴外下1寸，当昆仑上7寸处。

《灵枢·经脉》："去踝七寸。"

《甲乙》："在足外踝上七寸。"《千金》《千金翼》《外台》《铜人》《发挥》《大成》《图翼》《金鉴》《新针灸学》《中国针灸学》同。

《资生》："在足外踝上九寸。"《大全》同。

《集成》："在昆仑上五寸五分。"

按： 本穴位置，《灵枢》云"去（外）踝七寸"，后世多宗。考《资生》等云在外踝上九寸，其穴已超越承山之上，显误；《集成》云"在昆仑上五寸五分"，亦误。

[取法] 正坐垂足着地，于承山穴斜下1寸，直对昆仑穴处取穴。

[刺灸法] 直刺0.7~1寸；可灸。

[层次解剖] 皮肤→皮下筋膜→小腿深筋膜→小腿三头肌→胫骨后肌。皮肤由腓总神经的分支腓肠外侧皮神经分布。小隐静脉起自足背静脉网的外侧部，经外踝后下方，至小腿后面中线上行，与腓肠神经伴行。（参看承山穴）

[功用] 清头，安神，舒筋，退热。

[主治] 五官科病症：目眩，鼻塞，鼻衄等。

神经系统病症：癫狂，痫证等。

肛肠科病症：痔疾。

其他病症：发热无汗，头痛，腰背痛，腿软无力；脚腨肿痛，筋急不能屈伸，历节风痛等。

现代常用于治疗：风湿性关节炎，肾炎，膀胱炎，脚气，痔疾，眩晕，癫痫，腰腿痛等。

[成方举例] 颈项痛历节汗出：飞扬、涌泉、颔厌、后顶（《千金》）。

癫狂吐舌：飞扬、太一、滑肉门；头目眩：飞扬、肺俞（《资生》）。

[现代研究] 针刺飞扬穴可使肾泌尿功能增强。针刺飞扬可能与血钙代谢有关，如针大杼、飞扬、足三里，留针十分钟，可使血钙增加1mg%，留针15分钟增加3mg%。

五十九、跗阳 Fūyáng－B59

[出处] 《甲乙》："痿厥风头重……四肢不举，跗阳主之。"

[别名] 付阳（《千金》）；附阳（《素问·气穴论》王注）；外阳（《玉龙经》）。

[穴名释义] 跗，指跗属部；阳，指跗属上。穴在昆仑穴直上三寸处，正当跗属部上方；故名。

《医经理解》："在足外踝上三寸，筋骨之间，太阳前，少阳后，是两阳脉之相附而行者也。"

《腧穴命名汇解》："跗阳，考足太阳之络（飞扬）别走少阴，阳气待尽，从此阳经已络于阴经，穴有附属阳气之概，故在飞阳络穴以下，设一穴名为跗阳。"

[类属] 阳跷之郄（《甲乙》）。

[位置] 在足外踝后方，昆仑直上 3 寸处。

《甲乙》："在足外踝上三寸，太阳前，少阳后，筋骨间。《千金》、《千金翼》、《外台》、《素问》王注、《铜人》、《发挥》、《大全》、《大成》、《图翼》、《金鉴》同。

《圣惠》："在外踝上二寸后筋骨间宛宛中。"

《集成》："在昆仑上三寸。"

《新针灸学》："外踝之上三寸，与复溜穴相平。"

《中国针灸学》："在下腿后侧之下三分之一处，腓骨后面之外缘。""……昆仑穴直上三寸取之。"

按：本穴位置，古今多云在足外踝（昆仑）上三寸。唯《圣惠》言"在外踝上二寸"，"二"疑"三"字误。《新针灸学》既言外踝上三寸，又言与复溜相平，自语相违，有误。

[取法] 正坐垂足直地，于外踝尖与跟腱连线中点的昆仑穴直上 3 寸处取穴。

[刺灸法] 直刺 0.5~1 寸；可灸。

[层次解剖] 皮肤→皮下筋膜→小腿深筋膜→腓骨短肌→跚长屈肌。皮肤由腓肠外侧皮神经分布。该神经为腓总神经自腘窝内发出，向下走行于小腿后区外侧，并沿途发出分支，分布于小腿外侧的皮肤。腓肠外侧皮神经发交通支，于小腿中、下 1/3 交界处与腓肠内侧皮神经会合成腓肠神经，伴小隐静脉向下外方行至足背外侧缘。曲张的小隐静脉和皮神经可以反复交叉。（参看承山穴）

[功用] 舒筋，退热，强腰膝，清头目。

[主治] 神经系统病症：下肢瘫痪或痿痹，癫疾，瘛疭等。

运动系统病症：腰腿疼不能久立，霍乱转筋，寒湿脚气，踝部红肿，足部生疮，四肢不举等。

其他病症：头重，眩晕，头痛，眶下部疼痛，少腹痛等。

现代常用于治疗：腓肠肌痉挛，腰腿痛，下肢瘫痪，面神经麻痹，三叉神经痛，踝关节红肿等。

[成方举例] 瘛疭：跗阳、天井；头重痛：跗阳、脑户（《资生》）。

六十、昆仑 Kūnlún – B60

[出处]《灵枢·本输》:"行于昆仑。"

[别名] 上昆仑、内昆仑 (《圣惠》);下昆仑 (《资生》);足太阳 (《灸法图残卷》)。

[穴名释义] 昆仑,原为山名。喻外踝骨突起状如昆仑,穴在外踝骨高点之后方,故名。

《会元针灸学》:"昆仑者,上有踝骨,旁有跟骨,下有软骨,高起如山。足太阳之经水,有气质升高促阳面返下之象,故名昆仑。"

《针灸学名解》:"考足外踝突,较其他踝突为高。古人眼界未宽,以昆仑山为最高山峰,故取之以喻本穴为昆仑。"

[类属] 五输穴之一,本经经穴 (《灵枢·本输》);五行属火 (《难经·六十四难》)。

[位置] 在跟腱与外踝之间凹陷处。

《甲乙》:"在足外踝后,跟骨上陷中,细脉动应手。"《千金》、《千金翼》、《外台》、《素问》王注、《铜人》、《发挥》、《大全》、《新针灸学》同。

《千金翼》:"一云在外踝,从地直上三寸两筋骨中。"

《大成》:"足外踝后五分,跟骨上陷中,细脉动应手。"《图翼》《金鉴》同。

《考穴编》广注:"当外踝骨尖平,过后跟去一寸动脉中,穴与太溪对。"

《中国针灸学》:"在足外踝之后侧陷凹中。""适当外踝与跟腱之中央部分。"

按:上述诸说,细究之,皆词异义同。本穴当在外踝后方。《甲乙》《大成》言"跟骨上陷中,细脉动应手",与《中国针灸学》所云"外踝与跟腱之中央",部位汇于一处。言"外踝后五分"者,当除踝计之,言"外踝骨尖平,过后跟去一寸动脉中"者,当从踝尖计之,实则部位合一。《千金翼》又云"在外踝,从地直上三寸两筋骨中",既言明两筋骨中,显然不是当外踝骨上,而是踝与跟腱之间。与诸说义同。"从地直上三寸"说,源于《灵枢·骨度》云"附属以下至地长三寸",沈彤《释骨》注:"足上曰跗,其外侧近踝者曰跗属。"可见诸说,统汇一处。《考穴编》广注,有"与太溪相对"一语,不可机械理解,内、外踝高低有异,两穴也不一定在同一水平。

[取法] 正坐垂足着地或俯卧,于外踝尖与跟腱水平连线之中点处取穴。

[刺灸法] 直刺 0.5 ~ 1 寸;可灸。

《聚英》引《铜人》:"妊妇刺之落胎。"

[层次解剖] 皮肤→皮下筋膜→小腿深筋膜→腓骨长、短肌。皮肤由腓肠神经分布。该穴深层结构的血液营养来自腓动脉。该动脉是胫后动脉在腘肌下方 2 ~ 3 厘米发出的,经胫骨后面与拇长屈肌之间下降至外踝,终于跟外侧支。在外踝上方 4 ~ 6 厘米处,发出穿支,穿经肌肉和小腿骨间膜至小腿前面,与胫前动脉的分支吻合。该吻合

对于小腿侧支循环的形成和血液供应有实际应用意义。(参看承筋穴)

[功用] 清头目,理胞宫,安神志,舒筋脉。

[主治] 五官科病症:头痛目眩,目痛如脱,衄衊等。

神经系统病症:偏风,癫疾,瘛疭,小儿痫证等。

妇产科病症:难产,胎衣不下,阴肿痛等。

运动系统病症:项强,肩背拘急,腰尻疼痛,脚跟痛,足肿不能着地等。

消化系统病症:腹痛,泄泻,大便难等。

其他病症:疟疾,心痛引背,胸满暴喘,小儿阴肿等。

现代常用于治疗:甲状腺肿大,腰背痛,坐骨神经痛,下肢瘫痪,膝关节炎,踝关节炎,脚气,神经性头痛,眩晕,衄血,佝偻病,胎盘滞留,痔疮出血,膝关节周围软组织疾病等。

[成方举例] 目赤:昆仑、太渊、阳溪(《资生》)。

腰痛不可忍:昆仑、委中(《素问病机气宜保命集》)。

草鞋风:昆仑、丘墟、商丘、照海;便毒痈疽:昆仑、承浆、三阴交(《大成》)。

癫病发作:昆仑、后溪(《针灸学》)。

踝跟骨痛:昆仑、绝骨、丘墟(《胜玉歌》)。

脚膝痛:昆仑、太溪(《肘后歌》)。

[现代研究] 针刺昆仑可使不蠕动及蠕动很弱的降结肠下部及直肠的蠕动增强,并有便意。对原发性高血压,采用泻法,有降压作用。

六十一、仆参 Púcān – B61

[出处]《甲乙》:"癫疾,僵仆,转筋,仆参主之。"

[别名] 安邪(《甲乙》)。安邪,《千金》作"安耶"。

[穴名释义] 仆,卑称也,指仆从;参,指参拜。昔时仆从参拜主人,常行屈膝礼,此时足跟向上显露,穴当其处,故以为名。

《采艾编》:"仆参:至卑之地,如仆,此其恭随也。"

《关于一些穴名的读音问题》:"仆参的命名,意为仆人参见下跪时显露的跟部,因穴在脚跟外侧,故名。"

[类属] 交会穴之一,足太阳、阳跷脉所会(《外台》)。

[位置] 在外踝后下方,昆仑直下,当跟骨凹陷处。

《甲乙》:"在跟骨下陷者中。"《千金》、《千金翼》、《外台》、《素问》王注、《铜人》、《发挥》、《大全》、《大成》、《图翼》、《金鉴》同。

《集成》:"在昆仑直下二寸大些,脚跟边上。"

《新针灸学》:"昆仑穴直下二寸,申脉穴后,跟骨外侧陷中。"

《中国针灸学》:"在足外踝后下方,跟骨结节之外部","从昆仑穴直下一寸五分,当跟骨下陷中取之。"

按：本穴位置，清以前多从《甲乙》之说，定位于"跟骨下陷者中"。但过于笼统，不易定取。为使定位更加确切，后世医家共同点在"昆仑直下"，但所言分寸有"二寸大些""二寸""一寸五分"之别。推敲之，分寸定位乃辅助用语，最终落实到自然标志——"跟骨下陷中"或"脚跟边上"，与《经穴汇解》转载《明堂》云"白肉阡"，统指一处。今于昆仑直下，当跟骨凹陷中赤白肉际处定取。分寸之异，存疑。

［取法］正坐、垂足着地或俯卧，于昆仑穴直下，当跟部之赤白肉际凹陷处取穴。

［刺灸法］直刺0.3~0.5寸；可灸。

［层次解剖］皮肤→皮下筋膜→跟腓韧带。外踝后区的皮肤活动性大，角化层较小腿为厚，神经由腓肠神经分布。皮下筋膜疏松，小隐静脉起于足背静脉网的外侧，经跟腓韧带的前面上升，踝后区的深筋膜在踝与跟骨之间形成韧带。在外侧形成外侧韧带，该韧带起自外踝，以三束分别止于距骨前外侧面（即距腓前韧带），距骨后方（距腓后韧带）和跟骨外侧面（跟腓韧带），三束集中总称外侧韧带。此韧带较内侧薄弱，故损伤机会亦多。跟腱两侧的脂肪增多。跟结节周围的动脉称跟网，其形成包括外、内踝网的分支，即胫后动脉的跟内侧支和腓动脉的跟外侧支。穴位结构则由该网的外侧部血液供应。

［功用］利腰腿，舒筋骨。

［主治］运动系统病症：足跟痛，腰痛，霍乱转筋，脚气膝肿，下肢痿弱等。

神经系统病症：癫狂，痫证，尸厥等。

其他病症：淋浊，吐逆等。

现代常用于治疗：腰痛、足跟痛，脚气，尿路感染，膝关节炎，下肢瘫痪，癫痫等。

［成方举例］小儿马痫：仆参、金门（《甲乙》）。

转筋：仆参、窍阴、至阴、解溪、丘墟（《资生》）。

六十二、申脉 Shēnmài – B62

［出处］《甲乙》："癫狂互引僵仆，申脉主之。"《素问·气穴论》所载"阴、阳跷四穴"，王注阳跷即本穴。

［别名］阳跷（《素问·气穴论》王注）；鬼路（《千金》注）。

［穴名释义］申，与伸通，含屈伸跷捷之意；脉，指阳跷脉。穴通阳跷脉，为阳跷所生也，擅长治疗筋脉拘急，屈伸不利等病症，故名。

《医经理解》："申，伸也。申脉在足外踝下五分，为阳跷脉所生，阳跷自足上行，故谓脉之申而上者也。"

《谈谈穴位的命名》："经脉之气于申时注足太阳膀胱经，故名申脉。"

［类属］阳跷所生也（《甲乙》）。《外台》云："阳跷所出也。"八脉交会穴之一

（《针经指南》）；交阳跷脉（《玉龙经》）。

[位置] 在外踝正下方凹陷中。

《甲乙》："在足外踝下陷者中，容爪甲许。"《千金》《千金翼》《外台》《铜人》《发挥》《大全》同。

《素问》王注："在外踝下同身寸之五分容爪甲。"《图翼》《金鉴》同。

《玉龙经》："在足外踝骨节下赤白肉际横纹。"《新针灸学》同。

《大成》："外踝下五分陷中，容爪甲白肉际，前后有筋，上有踝骨，下有软骨，其穴居中。"

《集成》："在金门直下脚边上。"

《中国针灸学》："在足之外踝直下，外转小趾肌之上端处"，"外踝直下四分之部空陷中取之。"

按： 本穴位置，皆言在外踝下，然有"容爪甲许"，下"五分容爪甲""下四分空陷中""赤白肉际处"等不同。四分与五分，仅一分之差，且有自然标志可识，故无需争议。关键在于应除踝计，若从踝尖计。若从踝尖计，则下四五分，尚未越出踝骨下缘，故当除踝计为是。踝下四五分，与"容爪甲许"，合为一处。赤白肉际，部位较下，不取此说。《集成》云"在金门直下脚边上"，误。

[取法] 正坐垂足着地或仰卧，在外踝直下0.5寸，前后有筋，上有踝骨，下有软骨，其穴居中。

[刺灸法] 直刺0.2~0.3寸；可灸。

[层次解剖] 皮肤→皮肤筋膜→腓骨肌下支持带→腓骨长、短肌（腱）。皮肤由腓肠神经分布。深筋膜形成腓骨肌下支持带，限制腓骨长、短肌（腱）于外踝下方的踝沟内。二肌腱穿经支持带的内面时，有一总腱鞘包绕，以减少肌腱在运动过程的摩擦。二肌由腓浅神经支配。血液供应来自外踝前后动脉、跗外侧动脉、腓动脉的跟外侧支，以及足底外侧动脉的分支等形成的外踝网供应。（参看仆参穴）

[功用] 安神志，舒筋脉，利腰膝，清头目。

[主治] 神经系统病症：癫狂，痫证日发，头痛眩晕，项强，失眠，中风不语，半身不遂，下肢瘫痪，口眼歪斜，角弓反张等。

运动系统病症：腰髋冷痛，腰腿痛，足胫寒不能久立、坐，脚气，外踝红肿痛，脚膝屈伸难等。

其他病症：目赤痛，鼻衄，恶寒发热，颈及腋下肿，心悸，耳鸣等。

现代常用于治疗：头痛，脑脊髓膜炎，内耳性眩晕，癫痫，精神分裂症，踝关节痛，腰腿痛，动脉硬化，子宫疼挛，中风等。

[成方举例] 腰痛不能举：申脉、太冲、阳跷（《千金》）。

癫疾：申脉、后溪、前谷；目赤痛肿：申脉、太冲、曲泉、阳溪（《资生》）。

头风头痛：申脉、金门（《标幽赋》）。

头风、目眩、项强：申脉、金门、手三里（《杂病穴法歌》）。

六十三、金门 Jīnmén – B63

［出处］《甲乙》："尸厥暴死，金门主之。"

［别名］关梁（《甲乙》）；金阙（《针灸全书》）。关梁，《聚英》作"梁关"。

［穴名释义］金者，水所从出；金门，足太阳之"郄"，"阳维所别属也"。太阳经至此，将与足少阴之气交接，犹时届九秋，金风肃起，乃寒水所生之门，故以为名。

《医经理解》："金者水所从出。金门，在足外踝下一寸，足太阳郄，是寒水所生之门也。"

《经穴释义汇解》："穴为足太阳膀胱脉之郄，穴之上一寸是申脉，申支属金，足太阳膀胱脉申时气血注此门户，故名金门。"

［类属］①足太阳之郄（《甲乙》）；②阳维所别属（《甲乙》）。

［位置］在申脉前下方，当骰骨外侧凹陷中。（图7－72）

《甲乙》："在足外踝下"。《千金》、《千金翼》、《外台》、《素问》王注、《铜人》、《发挥》、《大全》同。

《玉龙经》："在足外踝附骨下陷中。"

《聚英》："外踝下，申脉下一寸。"《金鉴》同。

《大成》："外踝下少后、丘墟后、申脉前。"

《图翼》："在足外踝下一寸。"

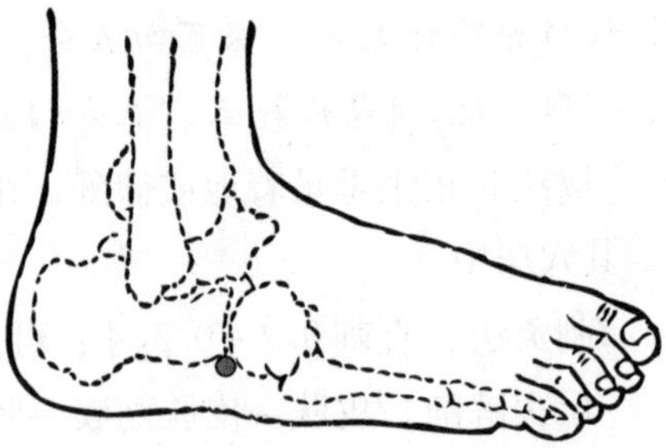

图7－72　金门

《新针灸学》："在足外踝下一寸，前五分骨下陷中。"

《中国针灸学》："跟骨与骰子骨之间"，"从申脉穴之前下方五分，弯形陷中取之。"

按：本穴位置，元以前多从《甲乙》，定位于"足外踝下"。明有医家，补充为外踝下一寸或申脉下一寸，均可理解为距离外踝下申脉穴一寸之处。今用解剖学名词，定于骰骨外侧凹陷中，两者较为吻合。

［取法］正坐垂足着地，或仰卧，于申脉穴前下方0.5寸，骰骨外侧凹陷中取穴。

［刺灸法］直刺0.3～0.5寸；可灸。

［层次解剖］皮肤→皮下筋膜→足底筋膜→小趾展肌→跟骨膜。皮肤坚厚致密，由足背外侧皮神经分布。皮下筋膜有致密的结缔组织和脂肪组织形成。致密的结缔组织形成纤维束，连于皮肤与足底深筋膜。足底深筋膜外侧厚于内侧，覆盖于小趾展肌表面，针由皮肤、皮下筋膜穿足底筋膜的外侧，在腓骨长、短肌腱的下方，达跟骨和骰骨之间，刺入足底外侧的小趾展肌，该肌有足底外侧动脉伴行的足底外侧神经支配。

（参看申脉穴）

［功用］开关窍，舒筋脉。

［主治］神经系统病症：癫痫、晕厥，尸厥，小儿惊风等。

运动系统病症：腰痛，下肢痹痛或麻木不仁，膝胫酸痛不能久立，霍乱转筋，外踝痛等。

其他病症：牙痛，前头痛，暴疝，少腹痛等。

现代常用于治疗：癫痫，小儿惊风，腰腿痛，足底痛，前头痛，呕吐，腹膜炎，膝关节炎等。

［成方举例］转筋霍乱：金门、仆参、承山、承筋（《甲乙》）。

暴疝痛：金门、丘墟；癫痫：金门、仆参（《资生》）。

转筋：金门、丘墟（《百症赋》）。

伤寒耳聋：金门、听会（《席弘赋》）。

六十四、京骨 Jīnggǔ – B64

［出处］《灵枢·本输》："过于京骨。"

［穴名释义］京，大也。位在足外侧大骨下，即第五跖骨粗隆前下方。此大骨本名京骨，故以为名。

《医经理解》："京，大也。京骨，在足小指外侧，本节后大骨下。"

《经穴释义汇解》："京，大也。位在足外侧大骨下。又京作原，古通用，京即原字。穴为足太阳膀胱脉之原，故名京骨。"

［类属］膀胱经之原穴（《灵枢·本输》）。

［位置］在足跗外侧，第五跖骨粗隆下，赤白肉际处。

《灵枢·本输》："足外侧大骨之下。"

《甲乙》："在足外侧大骨下赤白肉际陷者中。"《千金》、《千金翼》、《外台》、《素问》王注、《铜人》、《发挥》、《大全》、《大成》、《难经》丁注杨注、《金鉴》《、新针灸学》同。

《图翼》："在足小指外侧本节后大骨下赤白肉际陷中。"

《集成》："在申脉前三寸。"

《中国针灸学》："在第五跖骨后端之外侧处。"

按：上述诸说，悉指一处。"足外侧大骨"，指第五跖骨粗隆。《集成》言"申脉前三寸"，据《灵枢·骨度》"足长一尺二寸"推量，部位大致吻合。本穴自然标志明显，不必拘于分寸。

［取法］正坐垂足着地，或仰卧，于足外侧缘赤白肉际，当第五跖骨粗隆之前下缘处取穴。

［刺灸法］直刺0.3~0.5寸；可灸。

[层次解剖] 皮肤→皮下筋膜→足底筋膜→小趾展肌→第五跖骨（骨膜）。皮肤由足背外侧皮神经分布。（参看金门穴）

[功用] 清头目，开关窍，舒筋脉，利腰膝。

[主治] 神经系统病症：头痛，目眩，项强，癫狂，痫证，小儿惊厥，抽搐等。

运动系统病症：腰背急痛不可俯仰，腰腿痛，身后侧痛，膝痛脚挛，不得屈伸等。

五官科病症：目内眦赤烂，目翳，衄衄，黄涕等。

消化系统病症：泄泻，腹满，不思食等。

心血管系统病症：心痛，心悸等。

其他病症：疟疾，寒热头重，足寒等。

现代常用于治疗：心肌炎，脑膜炎，脑溢血，癫痫，小儿惊风，腰腿痛，佝偻病，头痛，项强，疟疾等。

[成方举例] 厥心痛，与背相控（肾心痛）：京骨、昆仑（《灵枢·厥病》）。

惊恐：京骨、大钟、大陵（《资生》）。

六十五、束骨 Shùgǔ – B65

[出处]《灵枢·本输》："注于束骨。"

[别名] 刺骨（《脉经》）。

[穴名释义] 束，指收束。穴在第五跖骨小头后下方。由京骨至本穴，第五跖骨渐呈收束状，故以为名。

《孔穴命名的浅说》："小趾本节后曰束骨，穴当其处，故名。"

《子午流注说难》："束骨穴乃足太阳所注之俞穴，前有足小指本节骨，后有京骨穴上之大骨，此穴居外侧赤白肉际陷者中，前本节骨后大骨如受约束之形，故名束骨。"

[类属] 五输穴之一，本经输穴（《灵枢·本输》）；五行属木（《难经·六十四难》）。

[位置] 在足跗外侧，第五跖骨小头后下方，赤白肉际处。

《灵枢·本输》："（足小指）本节之后陷者中。"

《甲乙》："在足小指外侧本节后陷者中。"《千金》《千金翼》《外台》《发挥》《大全》《大成》《图翼》《金鉴》《中国针灸学》同。

《素问》王注："在足小指外侧本节后赤白肉际陷者中。"《大成》《金鉴》《新针灸学》同。

《集成》："在京骨前二寸，小指外侧，大孤拐后。"

按：本穴位置历代皆定于足小趾外侧本节后赤白肉际处定取。《集成》言"在京骨前二寸"，以《灵枢·骨度》核之，部位基本合一。该书将跖趾关节称作"大孤拐"，误。

[取法] 正坐垂足着地，或仰卧，于足外侧缘赤白肉际，当第五跖骨小头后缘处

取穴。

[刺灸法] 直刺 0.3 ~ 0.5 寸；可灸。

[层次解剖] 皮肤→皮下筋膜→足底筋膜→小趾展肌→小趾短屈肌→第五跖骨骨膜。皮肤由足背外侧皮神经分布。腓肠神经沿跟腱外侧缘下降，经外踝与跟骨之间，在外踝下方转向前行，改称为足背外侧皮神经，沿足及小趾外侧缘，达小趾末节基底部。（参看金门穴）

[功用] 舒筋脉，利腰膝，清头目，调营血。

[主治] 运动系统病症：背腰疼痛如折，髋部肿痛不能屈曲，下肢后侧疼痛，腘如结，腨如裂等。

神经系统病症：颈项强痛不得回顾，癫狂等。

五官科病症：头痛，目眩，目内眦赤烂，泪出，耳聋等。

外科病症：痈疽发背，疔疮等。

消化系统病症：泄泻，痢疾，目黄等。

肛肠科病症：痔疮。

其他病症：热病恶风寒。

现代常用于治疗：神经性头痛、头晕，耳聋，眼结膜炎，泪管狭窄，目翳，癫痫，精神病，腰痛，腓肠肌痉挛，疔疮及肛门手术后剧痛等。

[成方举例] 腰痛如折：束骨、飞扬、承筋（《千金》）。

耳聋：束骨、翳风、上关、后溪、颅囟；内眦赤烂：束骨、京骨（《资生》）。

六十六、足通谷 Zútōnggǔ – B66

[出处] 《灵枢·本输》："溜于通谷。"本穴原名通谷，为与足少阴肾经通谷穴相别，《大全》则名足通谷。

[穴名释义] 通，指通达，意指经气流动；谷，喻穴处凹陷形若山谷。本穴在第五跖趾关节前下之凹陷处，足太阳脉至此更接近阴经，与谷含阴象之义相符，故以为名。

《会元针灸学》："通谷者，足前核骨前，有空而相通，如山下之峻谷，中含养蕴之气，故名通谷。"

《经穴释义汇解》："穴在足小指外侧，本节前凹陷处，喻为足太阳脉气所过并又通于肾足少阴经之然谷，故名通谷。"

[类属] 五输穴之一，本经荥穴（《灵枢·本输》）；五行属水（《难经·六十四难》）。

[位置] 在第五跖趾关节前下方凹陷处赤白肉际处。

《灵枢·本输》："（足小指）本节之前外侧也。"《甲乙》、《千金》、《千金翼》、《外台》、《素问》王注、《铜人》、《发挥》、《大成》、《图翼》、《金鉴》、《新针灸学》、《中国针灸学》同。

《集成》："在小指外侧本节前，孤拐前脚边纹头。"

按： 本穴位置，历代皆宗《灵枢·本输》定于第五趾跖关节外侧前缘。《集成》又言"孤拐前"欠妥。

[取法] 正坐垂足着地，于足外侧缘赤白肉际，当第五跖趾关节前缘处。

[刺灸法] 直刺0.2~0.3寸；可灸。

[层次解剖] 皮肤→皮下筋膜→足底筋膜→趾短、长屈肌腱→小趾近节趾骨骨膜。皮肤为足背和足底皮肤移行部位，皮厚，由足背外侧皮神经和足底外侧神经的浅支重叠分布。皮下筋膜内，足趾的浅静脉注入足背静脉网的外侧，并有纤维束连于皮肤和足筋膜。针由皮肤、皮下筋膜穿足底深筋膜，在小趾近节趾骨下方，经趾骨和趾长、短肌（腱）之间，该肌（腱）由胫后神经及其分支足底外侧神经支配。（参看金门穴）

[功用] 安神，泄热，清头明目。

[主治] 神经系统病症：癫狂，善惊等。

五官科病症：目眩、衄衊等。

呼吸系统病症：胸满、咳喘等。

其他病症：头重病，颈项痛，疟疾，食不化等。

现代常用于治疗：头痛眩晕，哮喘，精神病，颈项部疼痛，慢性胃炎，子宫功能性出血等。

[成方举例] 胸胁支满：通谷、章门、曲泉、膈俞、期门、食窦、陷谷、石门；心痛：通谷、巨阙、太仓、心俞、膻中、神府（《千金》）。

善恐：通谷、章门（《资生》）。

六十七、至阴 Zhìyīn – B67

[出处] 《灵枢·本输》："膀胱出于至阴。"

[别名] 独阴（《经穴纂要》）。

[穴名释义] 至，指到达；阴，指足少阴。穴在足小趾端，足太阳脉气由此交接足少阴肾经，故名至阴。

《会元针灸学》："至阴者，足太阳之根，深通于少阴也。从阳而至于阴分，由独阴斜交于涌泉，故名至阴。"

《腧穴命名汇解》："至阴，至有尽、到的意思。穴当足小趾外侧，去爪甲如韭叶，是穴为足太阳脉气终止处，由此交接足少阴肾经，表示阳气已尽，阴气将起，由此进入阴经，因名至阴。"

[类属] 五输穴之一，本经井穴（《灵枢·本输》）；五行属金（《难经·六十四难》）。

[位置] 在足小趾外侧，距趾甲根角0.1寸处。

《灵枢·本输》："足小指之端也。"

《甲乙》："在足小指外侧去爪甲角如韭叶。"《千金》、《千金翼》、《外台》、《素问》王注、《铜人》、《发挥》、《大全》、《大成》、《图翼》、《金鉴》、《新针灸学》、《中国针灸学》同。

　　按：本穴位置历代皆宗《甲乙》定位明确在足小趾外侧甲根处。

　　[取法]正坐垂足着地或仰卧，于足小趾爪甲外侧缘与基底部各做一线，两线交点处即是本穴。

　　[刺灸法]针0.2寸；可灸。

　　[层次解剖]皮肤→皮下筋膜→骨膜。皮下筋膜致密，由纤维束和脂肪组织形成。小趾端的动脉来自第四跖背动脉在跖趾关节附近分出的趾背动脉；跖骨底动脉在跖趾关节底面分出的趾底动脉以及弓状动脉发出至小趾的趾背动脉，在趾端这些动脉与对侧同名动脉互相吻合，而形成丰富而密集的血管网（丛）。

　　[功用]正胎位，催胎产，清头目，调阴阳。

　　[主治]妇产科病症：胎位不正，难产，胞衣不下等。

泌尿系统病症：小便不利。

生殖系统病症：遗精。

五官科病症：目痛生翳，内眦痛，胬肉攀睛，鼻塞，衄血等。

运动系统病症：脚膝肿，转筋，瘛疭等。

其他病症：头重，头项痛，足下热，胸胁痛，周身瘙痒，疝，汗不出，烦心等。

现代常用于治疗：胎位不正，难产，脑溢血，神经性头痛，眼结膜充血，角膜白斑，尿潴留，遗精，鼻塞，偏瘫等。

　　[成方举例]失精：至阴、曲泉、中极；汗不出：至阴、鱼际、曲泉、侠溪、中膂俞（《资生》）。

疮疡（从背而出）：至阴、通谷、束骨、昆仑、委中；外感（中风无汗恶寒）：太阳、至阴（出血）、昆仑、阳跷（《素问病机气宜保命集》）。

　　[现代研究]至阴穴对矫正胎位有显著疗效，有人用针、灸、激光穴位照射至阴穴转胎，有效率70%～80%。根据中医传统经络学说与辣根过氧化物酶轴突逆行传递方法相结合，以探索穴位与内脏相互关系的形态学依据。辣根过氧化物酶（HRP）对神经末梢或神经干有特殊的吸收能力，在兔相当"至阴"穴处埋入HRP干粉，发现L_2～S_1（共7节段）后根神经节内有酶标细胞。在另外的兔子宫浆膜下埋入HRP干粉，发现T_{11}～S_3（共13个节段）后根神经节内有酶标细胞，同时发现"至阴"穴的感觉节段性支配在子宫浆膜下感觉节段性支配范围以内，并重叠七个节段，刺激"至阴"穴能引起子宫活动增加，腹肌松弛，胎动活跃，促使胎儿转正。有报道艾灸至阴穴矫正胎位的机理研究，对妊期29～40周的各类胎位异常孕妇，接受艾灸治疗的总例数为2069人。用艾条灸双侧至阴穴，灼热的强度以不致产生灼痛为限，其矫正率为

90.3%，其中有86%的病例，胎位于1~4次艾灸后矫正，其余的14%于5~10次艾灸后矫正。在总数2069例中，2041例为臀位（矫正成功1841例），28例为横位（全部矫正成功），在初产妇及6胎以内的经产妇，其疗效无明显差异。对矫正成功病例中进行了实验观察，如对33例测定了一些内分泌活动的变化情况，发现妊娠妇女尿中17 -羟皮质类固醇及17 -酮皮质类固醇的数值，艾灸前即高于非妊娠妇女。艾灸后，妊娠妇女的这些激素数值进一步明显升高。测定灸前及灸后血浆游离皮质醇的数值，得出类似结果，这些结果提示，艾灸使垂体 - 肾上腺皮质系统兴奋，而增强子宫活动，同时胎儿活动也加强（胎儿心率加快），有助于胎位的自转转正。

针刺至阴穴，尿中 Na^+、K^+、环 - 磷酸腺苷皆有升高，而针感传组比无感传组有明显差异。

第八节　足少阴肾经经穴（图7 -73）

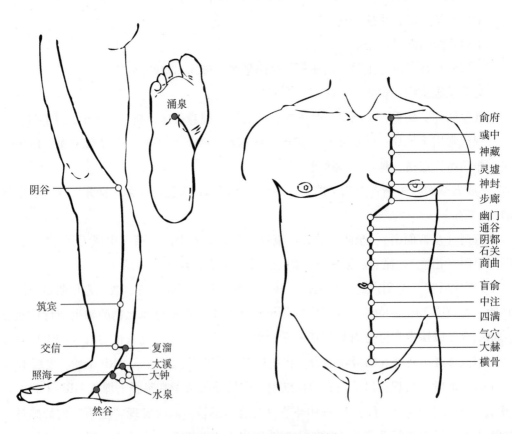

图7 -73　足少阴肾经经穴总图

一、涌泉 Yǒngquán – K1

［出处］《灵枢·本输》："肾出于涌泉。"《素问·缪刺论》所载"后刺足心"，王注足心即本穴。

［别名］地冲（《甲乙》）；足心（《史记·扁鹊仓公列传》）。

［穴名释义］穴为足少阴经之井，在足心凹陷处。肾属水，喻经期初出如泉水涌出于下，故以为名。

《子午流注说难》："涌泉乃肾所出之井穴，藏真下于肾，肾者主水，故穴在足心，名曰涌泉。"

《穴名选择》："涌泉，涌是水腾溢的现象，泉为水自地出。本穴为足少阴脉气所出之井穴，位在足掌心陷者中。足底位在人体最低处，低者为地，脉气从足底发出，有如地出涌泉之状，故以为名。"

［类属］五输穴之一，本经井穴（《灵枢·本输》）；五行属木（《难经·六十四难》）。

［位置］跷足时，在足心前三分之一的凹陷中。（图7-74）

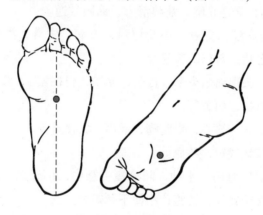

图7-74 涌泉

《灵枢·本输》："足心也。"

《甲乙》："在足心陷者中，屈足卷指宛宛中。"《难经》、《千金》、《千金翼》、《素问》王注、《铜人》、《发挥》、《大全》、《图翼》、《金鉴》同。

《外台》引甄权云："在脚心底宛宛中，白肉际跪取之。"《大成》同。

《玉龙经》："在脚底心转足三缝中。又以二指至足跟尽处折中是穴。"

《考穴编》广注："一法以线前按其中指头，后按足跟，对折之当中是穴。"

《新针灸学》："足心隙中，当第二趾尖到足跟后缘的前五分之二。"

《中国针灸学》："在足跖骨中央的微前，长屈蹈肌腱之外侧。"

按：本穴位置，多云在"足心陷中，屈足卷指宛宛中"。具体取法，各书记载不同，共有以下几说：①足第二趾至足跟尽处中点；②中趾头至足跟连线的中点；③第二趾尖至足跟后缘的前五分之二；④去足趾度量，在足底中线前 1/3 与后 2/3 交界处。
（《针灸学》1985 年）。以《甲乙》"屈足卷指宛宛中"为准绳，则前二种取法，定位偏后，不足取。后两说，一从趾尖计量，一去趾计量，位置基本与《甲乙》定位吻合，可参照。但因人之足趾长短有异，故以去趾度量更为适宜。《外台》等言"跪取之"，可作取穴体位的参考。

[取法] 仰卧，五趾跖屈，于足跖心前部正中凹陷处取穴，约当足底（足趾除外）的前、中 1/3 交点，当第二、三跖趾关节稍后处。

[刺灸法] 直刺 0.5 ~ 0.8 寸；可灸。

[层次解剖] 皮肤→皮下筋膜→跖腱膜→趾短屈肌→第二蚓状肌→蹈收肌（斜头）→骨间跖侧肌。足底皮肤坚厚致密，由足底内、外侧神经及其伴行的动脉分布和营养。跖腱膜的浅面发出许多纤维束，穿皮下筋膜内的脂肪，止于皮肤；其深面向足底深层肌发出两个肌间隔，分别止于第一、五跖骨，将足底分为三个足筋膜鞘。针经皮肤、皮下筋膜穿跖腱膜，入中间鞘内的上列结构。足底外侧神经支配蹈收肌、足的骨间肌；足底内侧神经支配趾短屈肌和第二蚓状肌。

[功用] 苏厥开窍，降逆止呕，泄热清心，回阳救逆。

[主治] 神经系统病症：昏厥，小儿惊风，癫痫，中暑，类中风，中风昏迷，善恐，心惕惕如人将捕之状，善忘，善怒等。

头面五官科病症：头顶痛，头晕，目眩，颜黑，目视晥晥，眼花，咽肿，喉痹，不能进食，舌干失音，鼻衄，面黄等。

消化系统病症：呕吐，恶心，胃脘痛，泄泻，大便难等。

呼吸系统病症：咳嗽气短，咳血等。

泌尿生殖系统病症：癃闭，水肿，阴跳痛引篡中，小腹痛，少腹中满，阴痿，妇人无子，男子如蛊，女子如妊，转胞，小便不利等。

心血管系统病症：心烦心痛，心中热，胸胁胀满等。

运动系统病症：身疼痛而寒酸，肩背痛，腰痛，股内后廉痛，膝至足冷，膝痛，脚气肿，霍乱转筋，五趾痛不能履地，足心热等。

其他病症：身热，身黄，风疹，疝气，奔豚等。

现代常用于治疗：休克，中暑，神经性呕吐，晕车，晕船，高血压，脑出血，失眠，癔病，癫痫，精神病，小儿惊风，头顶痛，神经性头痛，舌骨肌麻痹，声音嘶哑，失音，咳嗽，急性扁桃体炎，心悸，心肌炎，黄疸，子宫下垂，风疹，下肢痉挛，下肢瘫痪等。为急救穴之一。

此穴为回阳九穴之一，凡暴亡诸阳欲脱者，均以取之。

[成方举例] 霍乱转筋：转筋者，灸足厥心，当拇指大聚筋上六七壮名涌泉，又灸足大指下约中一壮，神验（《肘后》）。

咽痛不可纳食：涌泉、大钟（《千金》）。

脚气：脚气少力，或顽麻疼痛，灸涌泉穴五十壮。(《扁鹊心书》)。

风痫：涌泉、神聪、强间；胫酸：涌泉、太冲；风疹：涌泉、环跳 (《资生》)。

猪痫：涌泉、心俞、三里、鸠尾、中脘、少商、巨阙 (《大成》)。

中毒性休克：主穴为涌泉、足三里；备穴取耳穴，皮质下、肾上腺、内分泌。操作：开始，用强刺激，如效果不理想时，再加用耳针，部分病人加灸百会穴 (《辑要》)。

尸劳：涌泉、关元、丰隆 (《玉龙赋》)。

[现代研究] 涌泉穴有很好的降血压作用。艾条熏灸涌泉有矫正胎位的效应。大鼠动物实验表明，针刺"涌泉"穴对痛阈和脑 5－羟色胺、去甲肾上腺素均有不同影响，而且在一天的不同时辰有节律性变化。其变化规律符合子午流注纳子法的规律。在国外有人报道，以深度麻痹的狗静脉注射速尿，以引起持续而强有利的利尿，然后针刺一侧"涌泉"穴，即可引起对侧肾脏速尿利尿的深度抑制，而针刺"肾俞"穴，则能对抗针刺"涌泉"穴的这种效应。

[附注]《史记·扁鹊仓公列传》云："故济北王（一作齐王）阿母（乳母）自言足热而懑，臣意（淳于意）告曰：热蹶（厥）也。则刺其足心各三所，案（按）至无出血，病旋已。"

《圣济》："地户涌泉不可伤，伤及令人百神俱散，宜治人中、百会、三里、分白穴。"

二、然谷 Rángǔ – K2

[出处]《灵枢·本输》："溜于然谷。"

[别名] 龙渊、然骨 (《甲乙》)；龙泉 (《千金》)。

[穴名释义] 然，指然骨，即足舟骨粗隆；谷，意指凹陷处。本穴位于足舟骨粗隆前下，方凹陷处，故名。

《针灸穴名解》："《灵枢·本输》篇曰：然谷，然骨之下者也。谷而得然，犹龙雷之火出于渊也。养生家谓水中有真火，今学者谓地心有真热。观本穴所治，凡肾火衰微所生种种弱症，刺此穴俾以发动内热也，故名然谷。"

《经穴释义汇解》："然，即燃的本字。穴属荥火，在足内踝前起大骨（舟骨）下凹陷处，喻穴如火之燃于谷间，故名燃谷。"

[类属] 五输穴之一，本经荥穴 (《灵枢·本输》)；五行属火 (《难经·六十四难》)。

[位置] 在舟骨粗隆下缘凹陷中。(图 7－75)

《灵枢·本输》："然骨之下者也。"

《甲乙》："在足内踝前起大骨下陷者中。"《千金》、《千金翼》、《外台》、《素问》王注、《铜人》、《发挥》、《大成》、《图翼》、《金鉴》同。

《千金》："在内踝前直下一寸。"

《大全》："直上内踝前。"

《考穴编》："在足踝前大骨下陷中，去照海一寸赤白肉际，与外侧京骨相对，较涌泉当微前些。"

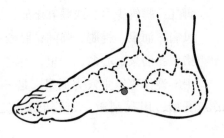

图7-75　然骨

《集成》："在公孙后一寸。"

《新针灸学》：符《甲乙》与《集成》。

《中国针灸学》："在足之内踝前下方，舟状骨之下际。"

按： 本穴位于舟骨粗隆下缘凹陷处，所谓"然骨""内踝前起大骨"均指舟骨粗隆，取穴时当以骨性标志为据，其他不同说法，如"内踝前直下一寸"，或"去照海一寸"，或"公孙后一寸"等则不必拘泥。

[取法] 正坐或仰卧，于内踝前下方，舟骨粗隆前下方凹陷处取穴。

[刺灸法] 直刺0.5～0.8寸；可灸。

《甲乙》："然谷，刺无多见血。"

[层次解剖] 皮肤→皮下筋膜→足底筋膜→踇展肌→踇长屈肌（腱）。皮肤有隐神经分布。该处为足底与足背皮肤移行部位：踇展肌由足底内侧神经支配，踇长屈肌（腱）由胫神经的肌支支配。

[功用] 退肾热，益肾阴，理下焦，利水湿。

[主治] 生殖系统病症：月经不调，阴挺，阴痒，子宫脱垂，不孕，阳痿，遗精白浊等。

神经系统病症：小儿脐风，口噤不开，恐惧，癫疾等。

消化系统病症：泄泻，痢疾，不嗜食，咽肿等。

泌尿系统病症：小便不利，癃闭，小腹胀满上抢胸胁等。

呼吸系统病症：咳血，喉痹，失音不语等。

心血管系统病症：心痛如针刺，自汗盗汗，舌纵烦满等。

运动系统病症：下肢痿痹，足跗痛，肿不能履地，转筋，寒湿脚气，痿厥不能久立等。

其他病症：消渴，黄疸，疟，热病烦心，胸胁胀痛，寒疝，少腹胀等。

现代常用于治疗：咽喉炎，膀胱炎，尿道炎，睾丸炎，月经不调，精液缺乏，遗尿，不孕症，阴门瘙痒，糖尿病，破伤风，心肌炎，扁桃体炎，呕吐，盗汗等。

[成方举例] 厥心痛（痛如锥刺，脾心痛）：然谷、太溪（《灵枢·厥病》）。

痓，互引身热：然谷、谚谚（《甲乙》）。

绝子：妇人绝子，灸然骨五十壮；石水：灸然谷、气冲、四满、章门；热病烦心，足寒多汗：然谷、太溪（《千金》）。

疟多汗：然谷、昆仑；涎出：然谷、复溜（《资生》）。

[现代研究] 针刺然谷穴对原发性高血压有降压作用。针刺然谷穴对嗜酸性粒细胞的影响，有一定的特异性。能提高内分泌系统功能，如 Lonesou 以血中嗜酸性粒细胞的变化为指标，把能提高内分泌系统功能的穴位和注射 ACTH（25 单位）所产生的效应做了对比发现：较注射 ACTH 的效应还强者，有然谷穴……"

三、太溪 Tàixī – K3

[出处]《灵枢·本输》："注于太溪。"

[别名] 吕细（《针经指南·通玄指要赋》）；内昆仑（《千金翼》）；本穴《千金》称"大溪"。

[穴名释义] 太，大也；溪，指山间之流水。穴为足少阴之原，气血所注之处。足少阴脉气出于涌泉，流经然谷，至此居留而成大溪，故以为名。

《会元针灸学》："太溪者，山之谷通于溪，溪通于川。肾藏志而喜静，出太深之溪，以养其大志，故名太溪。"

《腧穴命名汇解》："太溪，太指大、甚的意思。考肾水出于涌泉，通过然谷，聚流而成太溪，并由此处转注入海，因名太溪。"

[类属] ①五输穴之一，本经输穴（《灵枢·本输》）；五行属土（《难经·六十四难》）。②肾之原穴（《灵枢·九针十二原》）。

[位置] 在足内踝与跟腱之间的凹陷中。（图 7 – 76）

《灵枢·本输》：足"内踝之后，跟骨之上陷中者也。"《大全》《中国针灸学》同。

《甲乙》："在足内踝后，跟骨上动脉陷者中。"《千金》、《千金翼》、《外台》、《素问》王注、《铜人》、《发挥》同。

《入门》："内踝后五分，跟骨间动脉陷中。"《大成》《图翼》《金鉴》《新针灸学》同。

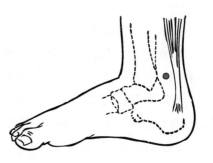

图 7 – 76　太溪

《考穴编》广注："踝骨尖平，过后跟去约一寸动脉中，与昆仑对。"

按：本穴位置，历代文献皆宗《灵枢·本输》，定位于内踝后，跟骨上、动脉搏动处。另外，有言"内踝后五分"者，在此内踝当作除踝论之，否则尚未越过边缘。今针灸教材定本穴于足内踝与跟腱之间，平对内踝尖处。可作为取穴标准。

[取法] 正坐或仰卧，于内踝后缘与跟腱前缘的中间，与内踝尖平齐处取穴。

[刺灸法] 直刺 0.5 ~ 0.8 寸；可灸。

[层次解剖] 皮肤→皮下筋膜→小腿深筋膜→胫骨后肌→趾长屈肌。皮肤由隐神经分布。皮下筋膜内的浅静脉向前归流大隐静脉，向后归流小隐静脉。跟腱前方及两侧

脂肪组织较发达。胫神经和胫后动脉体表投影的下点则在内踝和跟腱之间，神经在动脉的后方。胫骨后肌（浅层）、趾长屈肌（深层）肌腱均受胫神经支配。

[功用] 滋肾阴，退虚热，壮元阳，理胞宫，强腰膝。

[主治] 泌尿生殖系统病症：月经不调，癥瘕，遗精，阳痿，小便频数，尿黄等。

神经系统病症：失眠，健忘等。

五官科病症：头痛，目眩，咽喉肿痛，齿痛，耳聋，耳鸣等。

呼吸系统病症：咳嗽，气喘，咯血，胸痛，胸胁支满，吐黏稠痰等。

运动系统病症：腰脊痛，下肢痛，下肢厥冷，内踝及足跟肿痛等。

消化系统病症：霍乱，泄泻，大便难等。

心血管系统病症：心痛如锥刺等。

其他病症：热病汗不出，默默嗜卧，消渴，寒疝，疝癖，乳痈，两腮内侧湿痒生疮，少腹热等。

回阳九穴之一，凡暴亡诸阳欲脱者均宜用之。

现代常用于治疗：肾炎，膀胱炎，月经不调，遗精，遗尿，牙痛，慢性喉炎，口腔炎，耳鸣，肺气肿，咳嗽，喘息，神经衰弱，腰痛，下肢瘫痪，足跟痛，急救，热病后四肢厥冷，心内膜炎，胸膜炎，乳腺炎，膈肌痉挛，呕吐，便秘等。

[成方举例] 痉：先取太溪，后取太仓之原；脚病：太溪、次髎、膀胱俞主足胫不仁（《甲乙》）。

寒疝：太溪、行间、肓俞、肝俞；衄血不止：太溪、隐白、风门、兑端、脑空（《资生》）。

心痛：当灸太溪及昆仑……灸毕服金铃子散（《素问病机气宜保命集》）。

唾血振寒：太溪、三里、列缺、太渊；阴茎痛：太溪、鱼际、中极、三阴交；牙齿肿痛：吕细、颊车、龙玄、合谷；上片身疼：吕细、太渊、人中（《大成》）。

足肿难行：太溪、昆仑、申脉（《玉龙赋》）。

两足酸麻：太溪、仆参、内庭（《杂病穴法歌》）。

[现代研究] 针刺太溪穴可改善肺呼吸功能，如针刺郄门、太溪、鱼际，可改善因开胸而引起的纵隔摆动，其效果远比肺门周围神经封闭为优越。对肾功能也有一定影响，如有报道针刺太溪、列缺等穴，可使肾泌尿功能增强，酚红排出量也较针前增高，尿蛋白减少，高血压也下降，这种效应维持 2～3 小时，个别可达数日，浮肿也减轻，对肾炎病人有一定治疗效果。针刺太溪穴对嗜酸性粒细胞有一定影响，如在同一病人身上，同一手法，针刺太溪，留针 2 分钟，则见嗜酸性粒细胞减少 33.5%，若留针 10 分钟，则见减少 44.2%。

四、大钟 Dàzhōng – K4

[出处]《灵枢·经脉》："足少阴之别，名曰大钟。"

［穴名释义］钟，指汇聚之意。穴在足跟后冲（踵）中，为足少阴大络别注之处。足少阴脉气由太溪至此汇聚得以深大，再转注膀胱之脉，故名大钟。

《子午流注说难》："大钟之义有二：一钟者重也，一钟者饮器也。肾为立命之根，人之能立，赖有此后踵大骨，其责重大，故曰大钟；肾者主水，受五脏六腑之精而藏之，水之精者曰津曰液，膀胱为州都之官，津液藏焉，肾之精津，转注膀胱之脉，不有此一大钟之饮器，则津液无藏之处，故名其穴大钟。"

《经穴释义汇解》："钟，注也，聚也。穴在足跟后冲（踵）中，是少阴大络别注之处，亦是经脉之聚而分之处，故名大钟。"

［类属］本经络穴（《灵枢·经脉》）。

［位置］平太溪下0.5寸，当跟腱附着部的内侧凹陷中。

《灵枢·经脉》："当踝后绕跟。"

《甲乙》："在足跟后冲中。"《千金》《千金翼》《外台》《铜人》《发挥》《大全》同。

《素问·刺腰痛》王注："在足跟后街中动脉。"

《聚英》："足跟后踵中，大骨上两筋间。"《大成》《图翼》《金鉴》同。

《入门》："大溪下五分。"

《考穴编》广注："后跟陷中，约居太溪下五分，赤白肉际。"

《集成》："在照海后一寸半。"

《新针灸学》："太溪穴下，水泉穴上两穴之间。"

《中国针灸学》："足内踝之后下方后跟筋腱之内侧。"

按：本穴位置在早期文献中比较模糊，仅言"踝后绕跟"或"足跟后冲中"。后世医家为使部位更趋明确，增云："两筋间""太溪下五分赤白肉际""照海后一寸半"等，考之，部位归一，故不做讨论。今于太溪下0.5寸，跟腱附着部内侧凹陷中定取本穴。

［取法］正坐或仰卧，于内踝下缘平齐而靠跟腱前缘处取穴。或先取太溪、水泉，于二穴连线中点平齐而靠跟腱前缘处取穴。

［刺灸法］直刺0.3~0.5寸；可灸。

［层次解剖］皮肤→皮下筋膜→小腿深筋膜→跟腱。皮肤有隐神经分布。皮下筋膜疏松，其内的浅静脉向前注入大隐静脉，跟腱前及两侧脂肪组织较多。在跟腱前，有胫后动、静脉和胫神经。针经皮肤、皮下筋膜穿小腿深筋膜刺入跟腱和胫神经干之间，或刺于神经干上，神经的前方即与该神经伴行的胫后动脉和静脉。

［功用］益肾，清热，安神。

［主治］泌尿生殖系统病症：小便不利，癃闭，月经不调等。

运动系统病症：腰脊强痛，足跟痛等。

呼吸系统病症：咳血，气喘，胸中胀满等。

消化系统病症：大便不利，便秘，腹满，食噎不下，呕吐，口中热，舌干等。

神经系统病症：痴呆，善惊，善怒等。

其他病症：嗜卧，疟疾，咽痛，舌本出血，神气不足等。

现代常用于治疗：尿潴留，淋病，子宫痉挛，哮喘，咽痛，口腔炎，食道狭窄，便秘，疟疾，心悸，神经衰弱，精神病，痴呆，癔病等。

[成方举例] 惊恐：大钟、郄门（《千金翼》）。

咳唾血：大钟、然谷、心俞；喉鸣：大钟、大包（《资生》）。

五、水泉 Shuǐquán – K5

[出处]《甲乙》："月水不来而多闭……水泉主之。"

[别名] 水原（《外台》）。

[穴名释义] 泉，水源也。穴在太溪下一寸，足内踝下，为足少阴之郄，为肾之气血所深聚之处。足少阴脉由太溪经大钟而折下，穴似深处之水源。又穴主治"月水不来而多闭"，针此可使月水复行，故名水泉。

《概述腧穴的命名》："足少阴属肾，为水经，救命经气深集之郄穴为水泉。"

《针灸穴名解》："本穴为足少阴之郄。人身泉穴多在于郄，犹水源出于地下也。其所治症，为月事不调，小便淋漓等症，诸关于泉水者。取本穴犹疏水之极源也，故名水泉。"

[类属] ①足少阴之郄（《甲乙》）。②《千金》作本经原穴。

[位置] 在太溪直下方1寸，当跟骨结节之内侧前上部凹陷中。（图7-77）

《甲乙》："去太溪下一寸，在足内踝下。"《千金》《千金翼》《外台》《铜人》《发挥》《大全》《大成》《图翼》《金鉴》同。

《玉龙经》："在足内踝附骨横量一寸，直下一寸。"

《考穴编》广注："居内踝贴骨内，就是跟两骨陷中。"

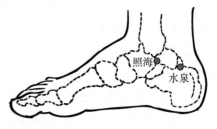

图7-77 水泉

《集成》："在内踝下微后，直太溪下。"

《新针灸学》："大溪穴之直下，照海穴之直后足跟内侧。"

《中国针灸学》："足跟骨结节之前上部凹陷处。"

按：本穴位置，《甲乙》言"去太溪下一寸，在足内踝下"，后世多从。但既言"太溪下"，就不可能在内踝直下，故有些医籍做了修正，或言"在内踝下微后，直太溪下"，或言"在足内踝附骨横量一寸，直下一寸"，或言在"照海穴之直后"。《中国针灸学》结合现代解剖，定在"足跟骨结节之前上部凹陷中"。上述诸说，虽描述词语有异，部位实指一处。

［取法］正坐或仰卧，先取太溪，于其直下1寸之跟骨上取穴。

［刺灸法］直刺0.3～0.5寸；可灸。

［层次解剖］皮肤→皮下筋膜→屈肌支持带→踝管及其内容。皮肤由隐神经分布。皮下筋膜疏松，其内的浅静脉流向大隐静脉，向后外方则归流小隐静脉。深筋膜发达，局部增厚，在内踝与舟骨、距骨、跟骨内侧面之间形成屈肌支持带（又称三角或内侧韧带），韧带和跟骨之间形成隧道似的踝管。管又由韧带深面的纤维向跟骨面发出间隔，将通过管内的肌腱之间和血管神经束分开。在踝管内，自前向后排列纤维鞘的内容有：胫骨后肌（腱）、趾长屈肌（腱）、胫后动静脉及胫神经、蹈长屈肌（腱）。胫后动脉和胫神经在未入踝管前，发出跟内侧动脉和神经布于跟骨内侧面。（参看太溪穴）

［功用］调经血，理下焦。

［主治］妇产科病症：月经不调，痛经，经闭，阴挺，崩漏等。

泌尿系统病症：小便不利，小便淋沥等。

眼科病症：目昏花，眈眈不能远视等。

其他病症：腹痛，心下闷痛等。

现代常用于治疗：闭经，月经过少，子宫脱垂，近视眼，膀胱痉挛等。

［现代研究］有实验报告，以嗜酸性粒细胞的变化为指标，针刺水泉与注射ACTH的效应相等。

六、照海 Zhàohǎi – K6

［出处］《甲乙》："疝，四肢淫泺，心闷，照海主之。"《素问·气穴论》所载"阴阳跷四穴"，王注阴跷即本穴。

［别名］阴跷（《甲乙》）。

［穴名释义］照，其异体字为焏，焏同昭，含明显之义；海者，百川之所归也。穴在足内踝下一寸，为阴跷脉所生，足少阴脉气归聚处。因穴处脉气阔大如海，其义昭然，故以为名。

《孔穴命名的浅说》："照海，照为光明所及，其穴治眼疾，海为百川之所会，言治目疾之广似海。"

《穴名选释》："照海，照是光及之象，海为水归聚之处。本穴属足少阴肾经，又为阴跷脉气所生，位居然谷之后，然谷为肾经之荥火穴，有水中龙火之象。龙火光照所及，故名为照；肾经脉气归聚于此而生发阴跷之脉，故以海名，照海之义，即此而来。"

［类属］①阴跷脉所生（《甲乙》）。②八脉交经（会）穴之一（《针经指南》）；交阴跷脉（《玉龙经》）。

［位置］在内踝正下缘之凹陷中。

《甲乙》："在足内踝下一寸。"《新针灸学》同。

《千金》："在足内踝下。"《千金翼》、《外台》、《素问》王注、《铜人》、《发挥》同。又云"在内踝下容爪甲。""在内踝下四分。"

《圣惠》：阴跷"在足内踝下陷者宛宛中。"

《大全》："内踝下微前。"

《玉龙经》："在内踝（下）四分赤白肉际。"

《入门》："内踝下四分微前小骨下。"

《大成》："足内踝下四分，前后有筋，上有踝骨，下有软骨，其穴居中。"

《中国针灸学》："在足内踝尖直下一寸之处，距骨结节与内踝骨之间。"

按：本穴位置，有以下几说：①内踝下一寸；②内踝下四分；③内踝下；④内踝下容爪甲；⑤内踝下赤白肉际；⑥内踝下微前小骨下。细究之，前二说言"下一寸"，系从踝尖计始，《中国针灸学》明言"内踝尖直下一寸"，可免误解。而言"下四分"，系从内踝下缘计时，《大成》言"前后有筋，上有踝骨，下有软骨，其穴居中"可为佐证。故尺寸虽异，部位归一。只言"内踝下"者，范围不确。言在足内踝下"容爪甲"或"赤白肉际"，可作取穴时参考。即本穴位于内踝与距骨关节之间，扪之有凹陷（可"容爪甲"），视之当赤白肉际处。第六种观点，不符经典，也不为今人所遵，当舍去。可见，上述诸说，除⑥说外，部位于现今定位趋于统一。

［取法］正坐，两足跖心对合，当内踝下缘之凹陷处，上与踝尖相直。或于内踝尖垂线与内踝下缘平线之交点略向下方之凹陷处取穴。

［刺灸法］直刺 0.5~0.8 寸；可灸。

［层次解剖］皮肤→皮下筋膜→屈肌支持带→踝管及其内容。皮肤由隐神经分布。在小腿深筋膜的下面，内踝的周围，由内踝前后动脉、跗内侧动脉、跟内侧支和足底内侧动脉的分支组成内踝网，营养内踝周围的结构。（参看水泉穴）

［功用］滋肾阴，清虚热，利小便，宁神志，调经血。

［主治］五官科病症：咽喉干燥，口噤喉风，面黑，目赤肿痛等。

泌尿系病症：小便频数，溺黄，淋沥不通等。

妇产科病症：月经不调，痛经，赤白带下，阴挺，阴痒，妇人难产，产后腹痛，恶露不下，气血虚弱，五心烦热，头目昏沉，肢体疼痛，手足转筋，周身胀痛，四肢浮肿等。

神经系统病症：痫证夜发，惊恐不宁，不寐，精神忧郁，善悲不乐，半身不遂等。

其他病症：便秘，奔豚，疝气偏坠，小腹热痛，胸闷汗不出，痰涎壅塞，嗜卧，四肢懈怠，饥不欲食，脚气等。

现代常用于治疗：慢性咽喉炎，扁桃体炎，神经衰弱，癔病，癫痫，月经不调，子宫脱垂，便秘等。

［成方举例］足踝以下病：照海、申脉（《资生》）。

闭塞：照海、章门；马痫：照海、鸠尾、心俞；心痫：针照海、列缺，灸心俞（《大成》）。

胎衣不下：照海、外关（《标幽赋》）。

大便秘：照海、支沟（《玉龙赋》）。

下胞衣：照海、内关（《杂病穴法歌》）。

七疝小腹痛：照海、阴交、曲泉、气海、关元（《席弘赋》）。

[现代研究] 对肾功能有调节作用，如给健康人饮水1500毫升后，针刺照海，可促进肾脏的泌尿功能，空腹饮水后3小时内，平均排尿量，对照组为1480毫升，而针刺组为1780毫升，较对照组增加19%。针刺肾炎患者照海、列缺、太溪等穴，使肾泌尿功能明显增强，酚红排出量也较针前增多，尿蛋白减少，血压也下降。又有报道针刺"照海"等穴可引起狗输尿管蠕动增强。

七、复溜 Fùliū－K7

[出处]《灵枢·本输》："行于复溜。"

[别名] 伏白、昌阳（《甲乙》）；外命（《外台》）。《素问·刺腰痛》所载："刺少阴于内踝上二痏"，王注即本穴。昌阳，《西方子》作"胃阴"，误。

[穴名释义] 复，指返还；溜，同流。足少阴脉气由涌泉经然谷、内踝后之太溪，下行大钟、水泉，再绕至照海，复从太溪直上而流于本穴，故名复溜。

《采艾编》："复溜，言汗出不止，溜而可复，水病不渗，复而可留也。"

《穴名选释》："复溜，复是返还的意思。溜，《难经》通作流。本穴位居照海之次，是足少阴所行之经穴。足少阴之脉至照海而归聚为海，并注输生发为阴跷脉，至本穴复返还而溜行，故名复溜。"

[类属] 五输穴之一，本经经穴（《灵枢·本输》）；五行属金（《难经·六十四难》）。

[位置] 在太溪上2寸，跟腱之前缘。（图7-78）

《灵枢·本输》："上内踝二寸，动而不休。"

《甲乙》："在足内踝上二寸陷者中。"《千金》《千金翼》《外台》《铜人》《大全》《大成》《图翼》同。

《素问·刺腰痛》王注："在内踝后上同身寸之二寸动脉陷者中。"《发挥》同。

《神应经》："在内踝上，除踝一寸，踝后五分，与太溪相直。"《大成》同。

《考穴编》广注："当比（三）阴交微前些，前旁骨是复溜，后旁筋是交信，二穴止隔筋一条耳。"

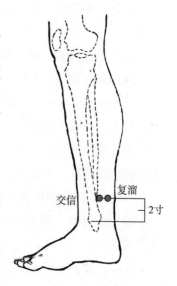

图7-78　复溜

《金鉴》:"从照海行足内踝后,除踝上二寸许前旁骨陷中。"

《集成》:"在交信后五分,与交信并排。"

《新针灸学》:"内踝后上二寸,交信后五分。"

《中国针灸学》:"足之内踝后上二寸,胫骨后侧靠后根筋腱之内侧。"

按:本穴位置均宗《灵枢·本输》定在"内踝上二寸"。《神应经》言"除踝一寸",细究之,也与从踝尖计量的"上二寸"位置基本合一。有争议的是,本穴与交信穴孰前孰后的问题。经考证,当复溜在后,交信居前。详见交信条。

[取法] 正坐或仰卧,先取太溪,于其直上2寸,当跟腱之前缘处取穴。

[刺灸法] 直刺0.8~1寸;可灸。

《甲乙》:"复溜刺无多见血。"

[层次解剖] 皮肤→皮下筋膜→小腿深筋膜→趾长屈肌→胫骨后肌。皮肤由隐神经分布。隐神经是股神经中最长的一支。该神经自股三角内下降,经其尖进入股腘管。在该管下端,与膝最上动脉共同穿股收肌腱板(股腘管的纤维腱膜顶),离开该管;继在膝内侧缝匠肌和股薄肌之间,穿深筋膜,伴大隐静脉下降至小腿内侧,至小腿下三分之处,分为二支。一支继续沿胫骨内侧缘下降至内踝;另一支经内踝的前面,下降至足的内侧缘。隐神经可与腓浅神经的足背内侧皮神经结合。上述的趾长屈肌和胫骨后肌等由胫神经的肌支支配。

[功用] 温肾,利水,调营卫。

[主治] 泌尿生殖系统病症:癃闭,五淋,遗精等。

消化系统病症:泄泻,肠鸣,腹胀,腹痛,便秘,痢疾便脓血,痔血,噎膈,嗌干等。

运动系统病症:腰脊强痛,不能俯仰起坐,足痿等。

神经系统病症:善怒多言,舌卷不能言等。

其他病症:水肿,四肢肿,脉微细时无,虚劳,身热无汗,汗出不止,盗汗,消渴,口干,舌燥,鼻衄,鼻孔中痛,目眈眈,疟,狂仆,脚气等。

现代常用于治疗:肾炎,睾丸炎,功能性子宫出血,尿路感染,白带过多,腰痛,小儿麻痹后遗症,脊髓炎,腹膜炎,痔疮出血等。

[成方举例] 小腹痛:复溜、中封、肾俞、承筋、阴包、承山、大敦(《千金》)。

嗌干:复溜、照海、太冲、中封;肠澼:复溜、束骨、会阳;善怒:复溜、劳宫(《资生》)。

鼓胀:复溜、中封、公孙、太白、水分、三阴交;足跗寒:复溜、申脉、厉兑(《大成》)。

肺结核(长期发作):复溜、大杼、大椎;用镇静法,留针15分钟;小儿急性肾炎:主穴为复溜、飞扬、关元,配穴为三阴交、足三里(《辑要》)。

疟疾三日发:寒多热少,复溜;热多寒少,间使(《肘后歌》)。

八、交信 Jiāoxìn – K8

［出处］《甲乙》："气癃癫疝，阴急，股枢腨内廉痛，交信主之。"《素问·气穴论》所载"踝上横二穴"，王注即本穴。

［别名］阴跷《素问·气府论》王注）；内筋（《考穴编》）。

［穴名释义］古以仁、义、礼、智、信"五德"配属五行，信属脾土。足少阴之脉由本穴交会于脾经三阴交，故而得名。

《采艾编》："交信，信之为言伸也，少阴前、太阴后，交伸而上行也。交者三阴之交也。"

《经穴释义汇解》："穴在足内踝上二寸，少阴前，太阴后，筋骨间。因肾经之脉从此穴交会到脾经三阴交穴去，脾属土，在五德中主信，故命名为交信。"

［类属］阴跷之郄穴（《甲乙》）。

［位置］在太溪上2寸，当复溜与胫骨内侧面后缘之间。

《甲乙》："在足内踝上二寸，少阴前、太阴后，筋骨间。"《千金》《千金翼》《外台》《铜人》《发挥》《大全》《大成》《图翼》同。

《素问·刺腰痛》王注："在内踝上同身寸之二寸，少阴前、太阴后筋骨之间陷者中。"

《圣惠》："在内踝上二寸后廉筋间陷者之中。"

《入门》："内踝上二寸，复溜前、三阴交后筋骨间。"

《考穴编》广注："当较（三）阴交微后些。"

《金鉴》："从复溜斜外，上行复溜穴之后二寸许后旁筋。"

《集成》："在三阴交下一寸后开些。"

《新针灸学》："内踝之上二寸，在复溜穴之前5分，三阴交穴的下方1寸。"

《中国针灸学》："足之内踝之上约二寸之处。"

按：本穴位置，归纳上述诸说，有两种观点：一是内踝上二寸，复溜穴前；一是内踝上二寸，复溜穴后。细究之，当以前说为是。理由有：其一，据《甲乙》言，本穴在"少阴前，太阴后"，显然，较"足少阴脉之所行"的复溜穴前。其二，从命名看，本穴名交信，"信"乃五常——仁、义、礼、智、信——之一，五行属土，应脾。"交信"，意指肾经之脉由此交会到脾经（三阴交）去，脾经居肾经之前，故知本穴位于复溜穴前。今每于太溪穴上二寸，复溜与胫骨内侧面后缘之间取之。

［取法］正坐或仰卧，先取复溜，于其前方0.5寸处取穴。或以复溜与胫骨内侧面后缘之间的中点定取。

［刺灸法］直刺0.8~1寸；可灸。

［层次解剖］皮肤→皮下筋膜→小腿深筋膜→胫骨后肌→趾长屈肌→踇长屈肌。皮肤由隐神经分布。（参看复溜穴）

　针灸腧穴学

[功用] 调经血，理下焦，通经脉。

[主治] 生殖系统病症：月经不调，崩漏，经闭，阴挺，阴痒，睾丸肿痛等。

泌尿系统病症：五淋，癃闭等。

消化系统病症：泄泻，便秘，大便难，泻痢赤白等。

其他病症：腰、股及胫内麻痛，疝气等。

现代常用于治疗：月经不调，子宫功能性出血，子宫收缩不全，尿潴留，淋病，睾丸炎，痢疾、肠炎，便秘，腹膜炎，脊髓炎、下肢内侧痛等。

[成方举例] 癀疝：交信、中都、大巨、曲骨；妇女漏血不止：交信、阴谷、太冲、三阴交（《资生》）。

少气漏血：交信、合阳（《百症赋》）。

[现代研究] "交信"穴对心率有一定影响，如给狗注射毒G、毒K造成房室传导阻滞和严重心律不齐，然后分别针刺"内关""交信"和非穴位点，发现"内关"可使房室传导阻滞和心律不齐完全消失，而"交信"效果差，非穴位点几乎无作用，说明穴位有一定特异性。单独针刺交信，对正常心率影响不大，但对因针刺内关而引起对心率的作用，可被针刺交信削弱，心率恢复正常的时间也被推迟。

九、筑宾 Zhùbīn – K9

[出处]《甲乙》："大疝绝子，筑宾主之。"《素问·刺腰痛》："在内踝上五寸，少阴之前，与阴维之会。"王注即本穴。

[别名]《入门》作"筑滨"。

[穴名释义] 穴为足少阴脉腧穴，又为阴维之郄。穴以足少阴脉为主，阴维脉为客。似在足少阴经上筑一宾舍，逢迎阴维脉来临，故名筑宾。

《会元针灸学》："筑宾者，筑是足内踝之上七寸，着地之十也，同身寸之一尺也。宾者，因阴跷脉主阴经，阴维脉主阴络，共护阴之经络，同在足少阴共事而异行，与内关经脏相交，络脉相通，故名筑宾。又因内关为阴维之主穴，心包为络脉之根原，卫气之所余，于膻中，内关为心包之主络，所郄在筑宾，肉如筑基之坚，阴维之郄如外来者，为宾，结于踝上，故另有筑宾一说也。"

《针灸穴名解》："古宾与膑通。人当腿部努力时，则本穴坚强奋起，如有所筑者。筑，杵也。杵之使，坚实也。本穴有利于膑。治踹痛、足痛，故名筑宾。又以本穴接近漏谷。漏谷与胫骨之漏血孔有关。因借髓传脑，故治癫痫、呕逆。循经上升，以为治也。"

[类属] 阴维之郄穴（《甲乙》）。

[位置] 在太溪上5寸，太溪与阴谷的连线上，约当腓肠肌内侧肌腹下端。

《甲乙》："在足内踝上腨分中。"《千金》、《千金翼》、《素问》王注、《铜人》、《发挥》、《大全》、《大成》、《图翼》同。

《聚英》："内踝上五寸腨分中。"

《入门》："内踝上腨分中，骨后大筋上、小筋下。"

《考穴编》广注："内踝上六寸际腨肉分间。"

《金鉴》："从交信斜外，上行过三阴交穴，上腨分中。"

《集成》："在三阴交直上二寸，后开一寸二分。"《新针灸学》同。

《中国针灸学》："在下腿内侧近中央部分，当比目鱼肌与腓肠肌下垂部之间。"

按：本穴位置有三种观点：①在足内踝上腨分中；②足内踝上五寸；③足内踝上六寸。第一说，出于《甲乙》，"腨"，指腓肠肌。《中国针灸学》言："在下腿内侧近中央部分，当比目鱼肌与腓肠肌下垂部之间。"义同。腨至内踝的长度，古今医籍未见明确载述。据《素问·刺腰痛》篇云，阳维之脉"与太阳合腨下间，去地一尺所"，及《灵枢·骨度》云"内踝以下至地长三寸"而推论，腨至内踝为七寸。因此《会元针灸学》言："筑宾者，筑是足内踝之上七寸，着地之十也。"但这种观点今人多不采纳。言内踝上五寸者，出《聚英》，此说源于《素问·刺腰痛》："刺飞阳之脉，在内踝上五寸，少阴之前与阴维之会。"王冰注："内踝之后，筑宾穴，阴维之郄。"《八脉考》也认为"足少阴筑宾穴，为阴维之郄，在内踝上五寸腨分中"。今针灸教学与临床均从此说，将本穴定在太溪上5寸。有言内踝上六寸者，为独家之言，系传抄误也。

[取法] 正坐或仰卧，先取太溪，于其直上5寸，胫骨内侧面后缘约2寸处取穴。

[刺灸法] 直刺0.5~0.8寸；可灸。

[层次解剖] 皮肤→皮下筋膜→小腿深筋膜→小腿三头肌→趾长屈肌。皮肤由隐神经分布。在皮下筋膜内，穴位后外侧，由胫神经在腘窝分出的腓肠内侧皮神经，与小隐静脉伴行于腓肠肌内、外侧头之间；腓肠外侧皮神经，由腓总神经分出，向下走行于小腿后区的外侧。在小腿中部，腓肠内、外侧皮神经合成腓肠神经，伴小隐静脉，继续向下外方走行，至足外侧缘。该穴下的小腿三头肌、趾长屈肌等由胫神经的肌支支配。（参看复溜穴）

[功用] 清神志，理下焦。

[主治] 神经系统病症：癫狂，痫证，呕吐涎沫等。

运动系统病症：小腿内侧痛，腿软无力等。

其他病症：疝痛，小儿脐疝等。

现代常用于治疗：癫痫，精神病，肾炎，膀胱炎，睾丸炎，盆腔炎，小儿胎毒，腓肠肌痉挛，舌炎等。

[成方举例] 呕吐涎沫：筑宾、少海；吐舌：筑宾、太一（《资生》）。

十、阴谷 Yīngǔ – K10

[出处]《灵枢·本输》："入于阴谷。"

[别名]《千金》作"阴舍"，误。

[穴名释义] 阴，指内侧；谷，指凹陷处。本穴在膝关节内侧，当半膜肌腱和半腱肌腱之间凹陷处，故而得名。

《腧穴命名汇解》："阴谷，深处为谷。肾为阴脏，穴居下肢后侧腘内凹陷处，因名阴谷。"

《子午流注说难》："按阴谷乃足少阴肾所入为合之水穴，穴在内辅骨后下，大筋小筋间，互相依倚，取穴者必先令病者微屈其膝，以指审其间应手之脉，再拨开上下大小筋，乃可进针。此乃足少阴经最高而深藏不露之穴，故名阴谷。"

[类属] 五输穴之一，本经合穴（《灵枢·本输》）；五行属水（《难经·六十四难》）。

[位置] 在腘窝内侧，当半腱肌腱和半膜肌腱之间，平委中。（图7-79）

《灵枢·本输》：膝内"辅骨之后，大筋之下，小筋之上也，按之应手。"《甲乙》、《千金》、《千金翼》、《素问》王注、《外台》、《铜人》、《发挥》、《大成》、《图翼》、《金鉴》同。

《考穴编》广注："当在曲泉前横纹尖处。岐伯云：屈膝有两缝尖，上为曲泉，下为阴谷。"

《集成》："在曲泉后横直一寸半微下些。"

《大全》："膝内骨后边。"

《新针灸学》："膝内辅骨之后，大肌之间。"

《中国针灸学》："膝腘横纹之内侧。"

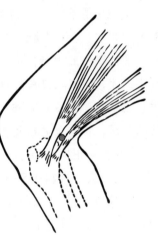

图7-79　阴谷

按：本穴位置多云"膝内辅骨之后，大筋之下、小筋之上"。即腘窝横纹内侧，半腱肌与半膜肌之间。《考穴编》所言"曲泉前"恐传抄之误，从其下引岐伯言推理，当作"曲泉下"。

[取法] 正坐屈膝，从腘横纹内侧端，按取两筋（半膜肌腱和半腱肌腱）之间取穴。

[刺灸法] 直刺0.8～1.2寸。

[层次解剖] 皮肤→皮下筋膜→腘筋膜→腓肠肌内侧头。皮肤由股内侧和股后皮神经分布。皮薄，皮下筋膜疏松。针由皮肤、皮下筋膜入腘筋膜的内侧部，在半膜肌和半腱肌的肌腱外侧深进起于股骨内侧髁后面的腓肠肌内侧头，直达骨面。半膜肌、半腱肌（腱）由坐骨神经的肌支支配；腓肠肌内侧头是组成小腿三头肌的一部分，由胫神经的肌支支配。

[功用] 调经血，利小便，除胀满，理下焦。

[主治] 生殖系统病症：月经不调，崩漏，赤白带下，阴中痛，阳痿，阴囊湿痒等。

泌尿系统病症：小便难，小便急引阴中痛，腹胀不得息等。

神经系统病症：癫狂等。

消化系统病症：腹胀，脘痛等。

其他病症：疝气，膝股内侧痛，不得屈伸，舌纵涎下等。

现代常用于治疗：股内侧疼痛，膝关节炎，下腹鼓胀，泌尿系感染，阳痿、阴茎痛，阴道炎，外阴炎，阴门瘙痒，子宫出血等。

［成方举例］小便难：阴谷、大敦、箕门、委中、委阳（《资生》）。

小便不通：阴谷、阴陵泉；痰涩：阴谷、然谷、复溜；小便黄赤：阴谷、太溪、肾俞、气海、膀胱俞、关元（《大成》）。

［现代研究］针刺阴谷穴，可引起膀胱的收缩效应；也有报道，针刺阴谷、公孙加足三里，主要引起肠液分泌的抑制作用；针刺阴谷有一定利尿作用，与照海穴相似，对健康人平均排尿量有所增加。

十一、横骨 Hénggǔ – K11

［出处］《脉经》："尺脉浮，下热风，小便难……针横骨、关元泻之。"

［别名］下极（《甲乙》）；屈骨（《千金》）；髓空（《经穴汇解》）；下横（《神灸经纶》）。屈骨，《西方子》名"曲骨"；《资生》作"曲骨端"。《经穴汇解》又曰："曲骨端一名尿胞。"

［穴名释义］横骨，指阴上横起之骨，现称耻骨，穴在其上方，故名。

《医经理解》："横骨，在阴上横骨中，在肓俞下五寸，夹中行五分。"

《腧穴学》（天津）："耻骨昔称横骨，穴当其上方，故名。"

［类属］交会穴之一，冲脉、足少阴之会（《甲乙》）。

［位置］在耻骨联合上际，当曲骨穴（任脉）旁开 0.5 寸处。（图 7 – 80）

《甲乙》："在大赫下一寸。"《千金》、《千金翼》、《外台》王注、《铜人》、《发挥》、《大成》、《大全》同。

《资生》："以上二十二穴（指本穴至幽门穴）去腹中行皆当为寸半。"

《入门》："阴上横骨中央，宛如仰月陷中，曲骨外一寸半。"

《大成》："大赫下一寸……去腹中行各一寸。"

《图翼》："大赫下一寸，肓俞下五寸，去中行五分，阴上横骨中。"《金鉴》同。

《考穴编》："按此上至肓俞六穴，《铜人》皆开中行一寸五分，《素注》又云半寸，三说不同，相承备考。愚意如《素注》则逼近任脉，如《铜人》则逼近胃脉，莫若以一寸之说为正也。"

《新针灸学》："曲骨穴旁开约五分，耻骨上方。"

《中国针灸学》："耻骨软骨结合之上缘，腹直肌之停止部。"

按：本穴位置，旁开前正中线的距离有三种说法：①旁开 0.5 寸；②旁开 1 寸；③旁开 1.5 寸。考之，当以旁开 0.5 寸为是。因为，其一，此说本于《甲乙》。其二，此

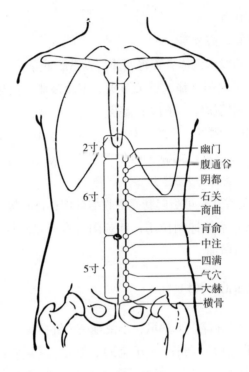

图 7 - 80　横骨

说从《内经》中可找到佐证。《素问·气府论》云"冲脉气所发者二十二穴，夹鸠尾外各半寸至脐寸一，夹脐下旁各五分至横骨寸一"，意指冲脉左右二十二穴均旁开鸠尾（前正中线）0.5 寸，相互间距为 1 寸。而冲脉"并少阴之经，夹脐上行"（《素问·骨空论》），其穴旁附于足少阴。由此推知，肾经腹部穴旁开前正中线 0.5 寸。

　　[取法] 仰卧，先取腹白线上耻骨联合上缘的曲骨，再于其旁 0.5 寸处取穴。

　　[刺灸法] 直刺 0.8～1.2 寸；可灸。

　　[层次解剖] 皮肤→皮下筋膜→腹部筋膜→腹直肌鞘前层→锥状肌→腹直肌→腹股沟镰（联合腱）→腹横筋膜→腹膜下筋膜。皮肤由髂腹下神经的前皮支（腹下支）分布。皮下筋膜由疏松结缔组织和脂肪组织构成。可分为脂性层和纤维层。两者在中线附着于腹白线，两侧向下，在腹股沟韧带下方约一横指处，附着在股前区的阔筋膜，但在耻骨联合与耻骨结节间的浅筋膜纤维层与阴囊（阴唇）、会阴浅筋膜相连。脂性层的个体差异与性别差异较大。两层之间有皮神经、浅静脉等经过。髂腹下神经的前皮支在耻骨结节上 3 厘米处，穿腹外斜肌腱膜，布于耻骨区的皮肤。其腹腔内对应器官是膀胱、小肠、乙状结肠下端。空虚的膀胱，其顶部不应超出耻骨联合上缘。

　　[功用] 益肾气，利下焦。

　　[主治] 生殖系统病症：阴部痛，经闭，遗精，阳痿等。

泌尿系统病症：遗尿，淋病，小便不通等。

消化系统病症：腹胀，小腹疼痛，脱肛历年不愈等。

其他病症：疝气，偏坠，少腹痛，目赤肿痛从内眦始，脚肿，腰疼等。

现代常用于治疗：尿道炎，盆腔炎，附件炎，疝气，尿潴留，遗尿，遗精，阳痿，巩膜充血，角膜炎等。

［成方举例］小便难：横骨、大巨、期门（《千金》《资生》）。

气滞腹疼不能立：横骨、大都（《席弘赋》）。

［现代研究］对隐性骶椎裂引起滴尿者，针刺中极、横骨、三阴交，用膀胱残余尿量及尿流率为指标，经治疗后有明显效果。

十二、大赫 Dàhè – K12

［出处］《甲乙》："女子赤淫，大赫主之。"

［别名］阴维、阴关（《甲乙》）。阴关，《铜人》作"阴闹"，误。

［穴名释义］大赫，盛大也。穴为冲脉少阴之会，内应胞宫精室，因本穴阴气盛大，故而得名。

《针灸穴名解》："赫，盛也，明也。《内经》：火太过，曰赫曦。《诗经》：赫赫明明、赫赫炎炎、王赫斯怒，俱为隆盛奋发之意。本穴平于中极，为足少阴脉气所发，与胞宫精室相应，蕴有赫赫之势。其所治症，多属子宫、阴器、局部之虚证。有助热生阳之功，即龙雷在下，水中发火之意。亦即《庄子》所谓：赫赫出乎地也。故名大赫。"

《腧穴命名汇解》："大赫，赫，有显的含意，穴属肾经，内临子宫，考妇人妊娠后，此处突起显而易见，因名大赫。"

［类属］交会穴之一，冲脉、足少阴之会（《甲乙》）。

［位置］在横骨上1寸，中极（任脉）旁开0.5寸处。

《甲乙》："在气穴下一寸。"《千金》、《千金翼》、《外台》、《素问》王注、《铜人》、《发挥》、《大全》同。

《资生》："以上二十二穴（包括本穴）去腹中行皆当为寸半。"

《大成》："气穴下一寸，去腹中行各一寸。"

《考穴编》广注："去腹中行各一寸，与中极相平。"

《图翼》："在气穴下一寸，去中行五分。"《金鉴》《新针灸学》同。

《中国针灸学》："耻骨软骨结合部上缘之上一寸，白线两侧。"

按：足少阴经腹部穴，上下间隔1寸，与前正中线旁开0.5寸处。（说见横骨穴）

［取法］仰卧，先取腹白线上耻骨联合上缘直上1寸的中极，再于其旁0.5寸处取穴。

［刺灸法］直刺0.8～1.2寸；可灸。

［层次解剖］皮肤→皮下筋膜→腹部深筋膜→腹直肌鞘前层→腹直肌→腹横筋膜→腹膜下筋膜。皮肤由髂腹下神经的前皮支分布。腹腔内相对应的器官为小肠、乙状结

肠。(参看横骨穴)

[功用] 益肾气，理下焦。

[主治] 生殖系统病症：阴部痛，子宫脱垂，月经不调，带下，痛经，不妊，男子虚劳，遗精，阴器短缩，茎中痛等。

消化系统病症：泄泻，痢疾，小腹胀急疼痛等。

其他病症：目赤痛从内眦始等。

现代常用于治疗：遗精，白带，精索神经痛等。

[成方举例] 精溢阴上缩：大赫、然谷（《资生》）。

[现代研究] 针刺大赫等穴对卵巢排卵机能有一定影响。针刺大赫、中极、关元，结果表明单纯针刺或针刺与促黄体生成素释放激素并用，均可引起血浆黄体生成素、卵泡激素水平发生变化，尤其两者同时并用变化更为显著，说明针刺对妇女内分泌系统有明显的影响。如果对上述穴位进行埋针，则可改善迟发排卵，黄体功能不全或两者并存障碍。可见埋针可以用来治疗卵巢功能异常。

十三、气穴 Qìxué – K13

[出处]《甲乙》："月水不通，奔气上下引腰脊痛，气穴主之。"

[别名] 胞门、子户（《甲乙》）；子宫（《针灸全书》）。奇穴亦有胞门、子户二穴，与本穴当别。

[穴名释义] 穴在关元旁开五分处，邻近"丹田"。因肾主纳气，本穴为纳气要穴，故名。

《会元针灸学》："气穴者，百脉之精华朝于阴而化气，结精之穴，故名气穴。"

《经穴释义汇解》："穴在四满下一寸，正当膀胱下口，为水气所出；又穴为肾脉之腧穴，肾主纳气，是为纳气之穴，亦谓肾气归聚之穴，故名气穴。"

[类属] 交会穴之一，冲脉、足少阴之会（《甲乙》）。

[位置] 在横骨上 2 寸，关元（任脉）旁开 0.5 寸处。

《甲乙》："在四满下一寸。"《千金》、《千金翼》、《外台》、《素问》王注、《铜人》、《发挥》、《大全》同。

《资生》："以上二十二穴（注：包括本穴），去腹中行皆当为寸半。"

《大成》："四满下一寸，去腹中行各一寸。"

《考穴编》广注："去腹中行各一寸，与关元平。"

《图翼》："四满下一寸，去中行五分。"

《中国针灸学》："耻骨上缘之二寸，白线两侧。"

按：说见横骨、大赫。

[取法] 仰卧，先取脐中直下 3 寸的关元，再于其旁 0.5 寸处取穴。

[刺灸法] 直刺或斜刺 0.8~1.2 寸；可灸。

［层次解剖］皮肤→皮下筋膜→腹部深筋膜→腹直肌鞘前层→腹直肌→腹横筋膜→腹膜下筋膜。皮肤由第十一、十二胸神经前支和第一腰神经的前皮支的分布。腹腔内相应的器官为大网膜、小肠等。（参看水道、大巨穴）

［功用］益肾气，理下焦，降逆气，暖胞宫。

［主治］生殖系统病症：月经不调，白带，阳痿，妇人子宫久冷不孕等。

泌尿系统病症：小便不通，五淋等。

消化系统病症：泄泻、痢疾，小腹逆气攻冲两胁痛，肠绞痛等。

其他病症：腰脊痛，奔豚，目赤痛从内眦始等。

现代常用于治疗：月经不调，带下，不孕症，尿路感染，腹泻，遗精，阳痿，阴茎痛，肾炎，膀胱麻痹，眼球充血，角膜炎等。

［成方举例］"月水不通，泄气，上下引腰脊痛，刺气穴入一寸，灸五壮……"（《千金》）

十四、四满 Sìmǎn－K14

［出处］《甲乙》："振寒，大腹石水，四满主之。"

［别名］髓府（《甲乙》）；髓中（《聚英》）。

［穴名释义］四，指序号；满，指溢满。本穴为足少阴脉入腹部后第四穴，当膀胱水液储蓄溢满之处。又穴主治"脐下积聚疝瘕"，诸胀满之症，故而得名。

《采艾编》："四满：血气食积水湿，凡人胀满此可治也，意其所治而命之也。"

《会元针灸学》："四满者，四肢百骸之精华，皆朝于丹田化神，余精化髓入骨，会通八脉，精气血质常充满于此，故名四满。"

［类属］交会穴之一，冲脉、足少阴之会（《甲乙》）。

［位置］在横骨上3寸，石门（任脉）旁开0.5寸处。

《甲乙》："在中注下一寸。"《千金》、《千金翼》、《外台》、《素问》王注、《铜人》、《大全》同。

《千金》："在丹田两边相去各一寸半。丹田在脐下二寸是也。"

《发挥》："在中注下一寸，气海旁一寸。"

《考穴编》广注："去腹中行各一寸，与石门平。"

《大成》："中注下一寸，去腹中行各一寸。"

《图翼》："在中注下一寸，去中行五分。"《金鉴》《新针灸学》同。

《中国针灸学》："在耻骨之上缘三寸，白线之外侧。"

按：说见横骨穴。

［取法］仰卧，先取脐中直下2寸的石门，再于其旁0.5寸处取穴。

［刺灸法］直刺0.8~1.2寸；可灸。

［层次解剖］皮肤→皮下筋膜→腹部深筋膜→腹直肌鞘前层→腹直肌→腹直肌鞘后

层→腹横筋膜→腹膜下筋膜。皮肤由第十、十一、十二胸神经前皮支重叠分布。穴位与腹腔内相对应的器官是大网膜、小肠等。（参看水道穴）

[功用] 调经，利水，理气，消胀。

[主治] 生殖系统病症：月经不调，崩漏，带下，不孕，产后恶露不净，遗精，白浊等。

泌尿系统病症：遗尿，水肿，鼓胀，小便不禁等。

消化系统病症：便秘等。

其他病症：奔豚，脐下积聚，疝瘕，脐下切痛，气攻两胁疼痛，目赤痛从内眦始等。

现代常用于治疗：痛经，月经不调，肠炎，疝气，角膜白斑等。

[成方举例] 水肿：四满、然谷（《千金》）。

疝瘕：四满、中极；子脏有恶血，内逆满痛：四满、石门（《资生》）。

十五、中注 Zhōngzhù – K15

[出处]《甲乙》："大便难，中注……主之。"

[穴名释义] 穴为冲脉、足少阴之会，冲脉与足少阴肾经相并上行于本穴相交，足少阴脉气由此经冲脉注入胞中，故名中注。

《会元针灸学》："中注者，肾脉依任脉而化冲脉，注阴交于胞中，故名中注。"

《针灸穴名解》："本穴以任脉之阴交及足阳明之外陵相平，内应胞宫、精室，为肾水精气之集中。而肾之精气，藉本穴以达胞中，因名中注……"

[类属] 交会穴之一，冲脉、足少阴之会（《甲乙》）。

[位置] 在横骨上4寸，阴交（任脉）旁开0.5寸处。

《甲乙》："在肓俞下五分。"《千金》《千金翼》《外台》同。

《素问·水热穴论》王注："在脐下同身寸之五分，两旁相去任脉各同身寸之五分。"

《铜人》："在肓俞下一寸。"《发挥》《大全》同。

《资生》："以上二十二穴（注：包括本穴），去腹中行皆当为寸半。"

《大成》："肓俞下一寸，去腹中行各一寸。"

《考穴编》广注："去腹中行各一寸，与阴交平。"

《图翼》："在肓俞下一寸，去中行五分。"《金鉴》《新针灸学》同。

《中国针灸学》："在耻骨之上缘四寸，白线之两侧。"

按：说见横骨穴。

[取法] 仰卧，先取脐中直下1寸的阴交，再于其旁0.5寸处取穴。

[刺灸法] 直刺0.8～1.2寸；可灸。

[层次解剖] 皮肤→皮下筋膜→腹部深筋膜→腹直肌鞘前层→腹直肌→腹直肌鞘后

层→腹横筋膜→腹膜下筋膜。皮肤由第十、十一、十二胸神经的前皮支重叠分布。（参看水道、大巨穴）

［功用］调经，利尿，理肠，泄热。

［主治］妇科病症：月经不调等。

泌尿系统病症：小便淋涩等。

消化系统病症：泄泻，痢疾，大便燥结等。

其他病症：腰腹疼痛，小腹热，目赤痛从内眦始等。

现代常用于治疗：月经不调，卵巢炎，输卵管炎，睾丸炎，腰痛，腹痛，便秘，肠炎，结膜充血，角膜炎等。

［成方举例］大便难：中注、太白（《甲乙》）。

小腹热、大便坚：中注、浮郄（《资生》）。

十六、肓俞 Huāngshū－K16

［出处］《甲乙》：“大肠寒中，大便干，腹中切痛，肓俞主之。”

［穴名释义］肓，指肓膜。穴在脐旁，当大腹与少腹间，内应肓膜，故名。

《采艾编》：“肓俞，背有肓门，言肾所注也。”

《腧穴命名汇解》：“《医经精义》：肓俞谓肓膜之要会在心也，入于肾，上络心，循喉咙，挟舌本。因肾脉由此深入肓膜，故名肓俞。”

［类属］交会穴之一，冲脉、足少阴之会（《甲乙》）。

［位置］平脐，神阙（任脉）旁开0.5寸处。

《甲乙》：“在商曲下一寸（《图翼》云：‘当作二寸’），直脐旁五分。”《千金》《千金翼》《外台》《铜人》《发挥》《大全》《图翼》《金鉴》同。

《资生》：“以上二十二穴（注：包括本穴），去腹中行皆当为寸半。”

《大成》：“商曲下一寸，直脐旁去脐中五分。”

《新针灸学》：“商曲穴之下2寸，平脐旁开约五分。”

《中国针灸学》：“在脐之两侧五分之处。”

按：说见横骨穴。

［取法］仰卧，于脐中旁开0.5寸处取穴。

［刺灸法］直刺0.8～1.2寸；可灸。

［层次解剖］皮肤→皮下筋膜→腹部深筋膜→腹白线→腹横筋膜→腹膜下筋膜。皮肤由第九、十、十一肋间神经的前皮支重叠分布。脐部为腹白线形成的疏松瘢痕，与表面的皮肤愈合，形成皮褶。脐周围的浅静脉通过胸腹壁浅静脉，附脐静脉、腹壁浅静脉和腹壁上下静脉、腰静脉、肋间静脉等的属支，沟通了上下腔静脉系和门静脉系之间的吻合。腹腔内穴位对应的器官主要是大网膜、小肠等。

［功用］调肠理气，通经活络。

[主治] 消化系统病症：呕吐，腹胀，绕脐腹痛，小腹热，痢疾，泄泻，便秘等。

生殖系统病症：月经不调等。

其他病症：腰脊痛，疝气，目赤痛从内眦始等。

现代常用于治疗：胃痉挛，疝气，肠炎，痢疾，习惯性便秘，呃逆，眼球充血，角膜炎，黄疸等。

[成方举例] 心下大坚：肓俞、期门、中脘（《甲乙》）。

五淋：肓俞、横骨（《百症赋》）。

十七、商曲 Shāngqū－K17

[出处]《甲乙》："腹中积聚，时切痛，商曲主之。"

[别名] 高曲（《千金》）；商谷（《集成》）。

[穴名释义] 商，金之音，大肠属金；曲，弯曲也。本穴内应大肠横曲处，故而得名。

《会元针灸学》："商曲者，胃之下肠之曲处，通水湿运输糟粕之发原处，通畅津液，故名商曲。"

《经穴释义汇解》："商曲，在石关下一寸。穴临腹，内应肠，肠回转而曲。商，大肠金也。本穴正值腹肠之曲折处，故名商曲。"

[类属] 交会穴之一，冲脉、足少阴之会（《甲乙》）。

[位置] 在肓俞上2寸，下脘（任脉）旁开0.5寸处。

《甲乙》："在石关下一寸。"《千金》《千金翼》《外台》《铜人》《发挥》《大全》同。

《素问·气府论》王注：两旁"相去同身寸之一寸"。

《发挥》："在石关下一寸（《集成》作'二寸'），去腹中行各五分。"《图翼》《金鉴》《新针灸学》同。

《考穴编》广注："合水分旁开各一寸五分。"

《大成》："石关下一寸，去腹中行各一寸五分。"

《中国针灸学》："在脐轮之上二寸处，白线之两侧。"

按：说见横骨穴。

[取法] 仰卧，先取脐上2寸的下脘，再于其旁0.5寸处取穴。

[刺灸法] 直刺0.5~0.8寸；可灸。

[层次解剖] 皮肤→皮下筋膜→腹部深筋膜→腹直肌鞘及鞘内腹直肌→腹横筋膜→腹膜下筋膜。皮肤由第八、九、十肋间神经的前皮支分布。腹直肌鞘前、后层在腹直肌内侧缘愈合，向内移行腹白线。穴位深部，腹腔内相对应器官有大网膜、小肠，胃充盈时，可达此穴深面。（参看肓俞穴）

[功用] 理气调肠。

[主治] 泄泻，便秘，腹中积聚，腹痛，不嗜食，目赤痛从内眦始等。

现代常用于治疗：胃疼，疝气，腹膜炎等。

十八、石关 Shíguān – K18

[出处]《甲乙》："妇人子脏中有恶血，内逆满痛，石关主之。"

[别名]《千金》作"石阙"；《圣惠》作"右关"；《西方子》作"石门"。均非。

[穴名释义] 石，指石硬，含坚满之意；关，指关要。穴近胃脘为饮食之关，又主治"妇人子脏中有恶血，内逆满痛"，为攻坚消满之要穴，故以名之。

《腧穴命名汇解》："石关，不通为石。考该穴主治大便闭塞、气结肠满、妇人不孕，因名石关。"

《经穴释义汇解》："穴在阴都下一寸，肾为水脏，主水，水亦称石；穴又值胃脘，是饮食之关也，故名石关或食关。"

[类属] 交会穴之一，冲脉、足少阴之会（《甲乙》）。

[位置] 在肓俞上3寸，建里（任脉）旁开0.5寸处。

《甲乙》："在阴都下一寸。"《千金》《千金翼》《外台》《铜人》《发挥》《大全》同。

《素问·气府论》王注：两旁"相去同身寸之一寸"。

《发挥》："在阴都下一寸……去腹中行各五分。"《图翼》《新针灸学》同。

《卫生宝鉴》："在心下二寸，两旁各五分。"

《大成》："阴都下一寸，去腹中行各一寸五分。"

《考穴编》广注："合建里旁开一寸五分。"

《集成》："在阴都下二寸少，去中行五分。"

《中国针灸学》："在脐上三寸，白线的两侧。"

按：说见横骨穴。

[取法] 仰卧，先取脐中直上3寸的建里，再于其旁0.5寸处取穴。

[刺灸法] 直刺0.5~0.8寸；可灸。

[层次解剖] 皮肤→皮下筋膜→腹部深筋膜→腹直肌鞘及鞘内腹直肌→腹横筋膜→腹膜下筋膜。皮肤由第七、八、九肋间神经的前皮支重叠分布。穴位深部，腹腔内相对应器官有胃、横结肠及胰体。（参看肓俞、商曲穴）

[功用] 调肠胃，理气血。

[主治] 消化系统病症：呕吐，呃逆，脾胃虚寒，饮食不消，翻胃吐食，口吐清涎，心下坚满，腹痛，便秘等。

妇产科病症：产后腹痛，妇女不孕，月经不调，痛经等。

其他病症：痉，脊强，口噤不开，胸满气结，目赤痛从内眦始等。

现代常用于治疗：胃疼，膈肌痉挛，便秘，食管痉挛，眼结膜充血，尿路感染，痛经等。

[成方举例] 大便闭塞、气结心满：灸石关百壮，又灸足大都随年壮（《医心方》）。

十九、阴都 Yīndū－K19

[出处]《甲乙》："身寒热，阴都主之。"

[别名] 食宫（《甲乙》）；食吕、石宫（《铜人》）；通关（《针经摘英集》）。

[穴名释义] 都，指汇聚。本穴为足少阴经与冲脉之会，故名阴都。

《采艾编》："阴都，少阴肾之都会也。"

《医经理解》："阴都，一名食宫。在通谷下一寸，夹中脘。谓之阴都者，主肾经而言，谓之食宫者主胃分而言也。"

[类属] 交会穴之一，冲脉、足少阴之会（《甲乙》）。

[位置] 在肓俞上4寸，中脘（任脉）旁开0.5寸处。

《甲乙》："在通谷下一寸。"《千金翼》《外台》《铜人》《发挥》《大全》同。

《千金》："夹胃管两边相去一寸，胃管在心下三寸。"

《资生》："以上二十二穴（注：包括本穴），去腹中行皆当为寸半。"

《发挥》："在通谷下一寸……去腹中行各五分。"《图翼》《新针灸学》同。

《大成》："通谷下一寸，去腹中行各一寸五分。"

《集成》："在通谷下二寸少，去中行五分。"

《中国针灸学》："在第七肋软骨附着部下三寸之处。"

按： 说见横骨穴。

[取法] 仰卧，先取脐中直上4寸的中脘，再于其旁0.5寸处取穴。

[刺灸法] 直刺0.5～0.8寸；可灸。

[层次解剖] 皮肤→皮下筋膜→腹部深筋膜→腹直肌鞘及鞘内腹直肌→腹横筋膜→腹膜下筋膜。皮肤由第七、八、九肋间神经的前皮支重叠分布。（参看商曲、肓俞穴）

[功用] 调肠胃，理气血。

[主治] 消化系统病症：腹胀，肠鸣，腹痛，便秘，心下烦闷等。

妇科病症：妇人不孕等。

呼吸系统病症：哮喘等。

其他病症：身寒热，胸胁痛，疟疾，目赤痛从内眦始等。

现代常用于治疗：腹胀腹痛，呕吐，黄疸，肺气肿，胸膜炎，腹膜炎，疟疾，眼结膜充血，角膜白斑等。

[成方举例] 疟身热：阴都、少海、商阳、三间、中渚；心中烦满：阴都、巨阙（《资生》）。

肺胀膨膨气抢胁下热满痛：阴都（灸）、太渊、肺俞（《大成》）。

二十、腹通谷 Fùtōnggǔ – K20

[出处]《甲乙》："食饮善呕，不能言，通谷主之。"本穴原名通谷，为与足太阳膀胱经通谷穴相别，《大全》则名为腹通谷。

[穴名释义] 通，指通过；谷，指水谷。穴平上脘穴，内应胃脘上部，为水谷通过之道，故以为名。

《腧穴命名汇解》："通谷，通指宣达，是处为肾脉冲脉通过之所，上胸而散，因名通谷。"

《针灸穴名解》："本穴在幽门穴位之下。幽、谷，俱阴象也。《诗经》云：出于幽谷。本穴与上脘平，有关气向上通也。《内经》谓：谷道通于脾。即水谷由食道下行入胃，化气之后，脾气散精，如行幽谷之中也。本穴治症，关于脾胃者居多，且能上通下达，故名通谷……"

[类属] 交会穴之一，冲脉、足少阴之会（《甲乙》）。

[位置] 在肓俞上五寸，上脘（任脉）旁开 0.5 寸处。

《甲乙》："在幽门下一寸陷者中。"又云："当上脘旁五分。"《千金》《千金翼》《外台》《铜人》《发挥》同。

《素问·气府论》王注：两旁"相去同身寸之一寸"。

《圣惠》："夹上管两旁相去三寸。"

《发挥》："在幽门下一寸……去腹中行各五分。"《图翼》《新针灸学》同。

《大全》："幽门寸半巨阙边。"

《大成》："幽门下一寸，去腹中行各一寸五分。"

《集成》："在幽门下二寸少，去中行五分。"

《中国针灸学》："在腹上部第七肋软骨附着部之直下二寸之处。"

按：说见横骨穴。

[取法] 仰卧，先取脐上 5 寸的上脘，再于其旁 0.5 寸处取穴。

[刺灸法] 直刺或斜刺 0.5~0.8 寸；可灸。

[层次解剖] 皮肤→皮下筋膜→腹部深筋膜→腹直肌鞘及鞘内的腹直肌→腹横筋膜→腹膜下筋膜。皮肤由第六、七、八肋间神经的前皮支重叠分布。皮下筋膜内除皮神经外，腹前外侧壁的浅静脉网已渐汇集成胸腹壁浅静脉，向上注入腋静脉。腹腔内相应器官有肝（右侧）、胃（左侧）等。胃的 3/4（包括胃底、贲门部、胃体的大部分）位于左季肋区，1/4（胃体的小部分、幽门部）位于腹上区。在活体，由于体位的改变，胃体的部分稍变化，但贲门与幽门（胃的入、出口）是固定不变的。若刺破胃壁，胃内容物沿针路外溢，易形成腹膜的炎症。（参看幽门穴）

[功用] 调肠胃，理气血，通经络，宁神志。

[主治] 消化系统病症：腹痛，腹胀，呕吐、口吐清涎，食饮不化等。

心血管病症：心痛，心悸，胸胁急痛等。

五官科病症：口眼歪斜，暴喑，舌下肿难言，目䀮䀮，目赤痛从内眦始，鼻流清涕等。

呼吸系统病症：善咳，喘逆等。

神经系统病症：癫痫，惊惧等。

其他病症：寒热，项似拔不能回顾等。

现代常用于治疗：急慢性胃炎，消化不良，胃扩张，哮喘，肺气肿，癫痫，心悸，肋间神经痛，呕吐，腹泻，急性舌骨肌麻痹，笑肌萎缩，眼结膜充血等。

二十一、幽门 Yōumén － K21

[出处]《甲乙》："胸胁背相引痛……饮食不下，幽门主之。"

[别名] 上门（《甲乙》）。

[穴名释义] 幽，指隐微。足少阴脉气行至本穴以后，即出腹部之阴而达于胸廓之阳。冲脉在本穴与足少阴交会后即散于胸中，"两阴交尽，故曰幽"。足少阴脉气由此行入胸廓之门，故而得名。

《腧穴命名汇解》："幽门，考胃之下口幽门，穴当其处，因名幽门。"

《经穴释义汇解》："穴在巨阙两旁各五分凹陷处，当冲脉至胸中散处，属冲脉、肾经交会之穴。因两阴交尽称幽，故以为名。"

[类属] 交会穴之一，冲脉、足少阴之会（《甲乙》）。

[位置] 在肓俞上6寸，巨阙（任脉）旁开0.5寸处。

《甲乙》："在巨阙两旁各五分陷者中。"《千金翼》《外台》《发挥》《图翼》《金鉴》《新针灸学》同。

《千金》："在巨阙旁半寸陷中。"注又云："夹巨阙两边相去各一寸。"

《素问》王注："夹巨关两旁相去各同身寸之半寸陷者中。"《铜人》同。

《圣惠》："在巨阙旁各一寸半陷者中。"《大全》《大成》同。

《中国针灸学》："在腹上部，第七肋软骨附着部之下际。"

按：说见横骨。

[取法] 仰卧，先取脐上6寸的巨阙，再于其旁0.5寸处取穴。

[刺灸法] 直刺0.5～0.8寸，不可深刺，以免伤及内脏；可灸。

[层次解剖] 皮肤→皮下筋膜→腹部深筋膜→腹直肌鞘及鞘内的腹直肌→腹横筋膜→腹膜下筋膜。皮肤由第六、七、八肋间神经的前皮支重叠分布。腹腔内相对应器官有肝（右侧）、胃（左侧）。肝在胸腹前壁的体表投影以三点作标志：第一点在右锁骨中线与第五肋相交处；第二点在右腋中线与第十肋相交处下方1.5厘米处；第三点在左第六肋软骨距前正中线左侧约5厘米处。第一点和第二点连成弧线，和胸腹右侧壁一致，该线为肝的右缘；第二点和第三点的连线相当于肝的下缘。该下缘可以分成三

份，右侧份相当于右肋弓，中份相当于右第九肋与左第八肋前端的连线，该连线以上至胸廓下口为肝脏左叶，紧贴腹前壁的内侧面。因此，针刺该穴时，不能超过上列层次解剖的结构。若已盲目深刺，经腹膜腔入肝脏，千万不能提插，针由原路退出，并要严密观察病人情况，以防内出血的可能。

［功用］调胃肠，通乳汁，理气血。

［主治］消化系统病症：腹痛，呕吐，善哕，消化不良，泄泻，痢疾，胃痛，胃脘胀，不嗜食，小腹胀坚，积聚疼痛等。

妇科病症：妇人乳汁不通，乳痈，乳疬等。

其他病症：胸痛引腰背，健忘，目痛从内眦始等。

现代常用于治疗：胃痉挛、慢性胃炎，胃扩张，胃溃疡，肋间神经痛，眼结膜充血，支气管炎，肝炎，妊娠呕吐等。

［成方举例］大烦心呕吐：幽门、玉堂《百症赋》)。

［现代研究］针刺幽门可使胃蠕动减慢。

二十二、步廊 Bùláng – K22

［出处］《甲乙》："胸胁支满，膈逆不通，呼吸少气，喘息不得举臂，步廊主之。"

［别名］《千金》作"步郎"。

［穴名释义］步，指步行；廊，指庭堂两侧之走廊。足少阴经由腹上行胸部，穴在中庭两旁，故名步廊。

《医经理解》："廊，堂下屋也。步廊，在神封下一寸六分陷中，夹中行二寸，言此已步于堂之廊庑也。"

《针灸穴名解》："步，度量也；廊，侧屋也。本穴在膈上，与任脉之中庭平。本经左右两线夹任脉，沿胸骨两侧，各肋骨歧间，均有穴位。犹中庭两侧房廊相对也。胸骨两侧，本经各穴，排列匀整，如有尺度，故曰步廊。治喘咳、呕逆、鼻塞、懒食、胸胁痛、支满、臂不举。"

［位置］在第五肋间隙中，中庭（任脉）旁开2寸处。（图7-81）

《甲乙》："在神封下一寸六分陷者中。"《千金》《千金翼》《外台》《铜人》《发挥》《大全》同。

《素问·气穴论》王注："俞府，在巨骨下夹任脉两旁横去任脉各同身寸之二寸陷者中，下五穴（指或中、神藏、灵墟、神封、步廊）递相去同身寸之一寸六分陷者中。"

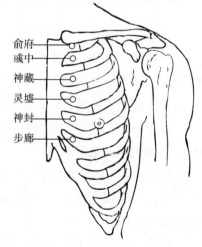

俞府
或中
神藏
灵墟
神封
步廊

图7-81　步廊

《聚英》："神封下一寸六分陷中，去胸中行（"卷一"入门云"去中庭外"）二寸。"《大成》《图翼》《金鉴》《新针灸学》同。

《中国针灸学》："在胸骨外缘之第五肋间。"

按：本穴定位，王注："在巨骨下夹任脉两旁横去任脉各同身寸之二寸陷者中，下五穴（指彧中、神藏、灵墟、神封、步廊）递相去同身寸之一寸六分陷者中"，较切合实际，故为大多医家遵循。

[取法] 仰卧，于胸骨中线与锁骨中线之间的中点，当第五肋间隙中取穴。

[刺灸法] 斜刺或平刺0.5~0.8寸，不可深刺，以免伤及内脏；可灸。

[层次解剖] 皮肤→皮下筋膜→胸肌筋膜→胸大肌→肋间外膜→肋间内肌→胸横肌→胸内筋膜。皮肤由第四、五、六肋间神经的前皮支重叠分布。穴位下胸腔内相应器官有：右侧第五肋间隙深面的胸内筋膜相邻于肺前缘及其表面的胸膜，其深面是心脏右侧缘。左侧第五肋间隙深面的胸内筋膜除相邻于肺与胸膜外，由于肺前缘有心切迹，心及其外面包裹的心包膜直接贴于胸前壁，心尖最远在第五肋间隙的投影可距胸前正中线7~9厘米。该穴不能深刺。（参看神封、灵墟穴）

[功用] 宽胸，利气，降逆。

[主治] 呼吸系统病症：胸胁满痛，咳嗽，气喘，鼻塞，不通等。

消化系统病症：呕吐，不欲食等。

其他病症：乳痈，不得举臂等。

现代常用于治疗：胸膜炎，肋间神经痛，鼻炎，嗅觉减退，胃炎，呕吐，食欲不振，支气管炎，腹直肌痉挛等。

[成方举例] 膈上不通、呼吸少气、喘息：步廊、安都（教材引《千金》为阴都）（《资生》）。

二十三、神封 Shénfēng – K23

[出处]《甲乙》："胸胁支满，不得息，咳逆，乳痈，洒淅振寒，神封主之。"

[穴名释义] 神，指神明；封，指疆界、范围。本穴接近心脏，地处心脏所居之封界，因心主神明，故而得名。

《采艾编》："神封，神明之封疆也。"

《经穴释义汇解》："穴为肾脉之腧穴。肾者，封藏之本。穴临心，主心疾；心者，神之变，藏神，故名神封。"

[位置] 在第四肋间隙中，膻中（任脉）旁开2寸处。

《甲乙》："在灵墟下一寸六分陷者中。"《千金》《千金翼》《外台》《铜人》《发挥》《大全》同。

《聚英》："灵墟下一寸六分陷中，胸中行各开二寸。"《大成》《图翼》《金鉴》《新针灸学》同。

《考穴编》广注："合膻中旁开各二寸。"

《集成》："在步廊上二寸少，去中行二寸。"

《中国针灸学》："在胸骨外缘之第四肋间。"

按：说见步廊穴。

［取法］仰卧，于胸骨中线与锁骨中线之间的中点，当第四肋间隙中取穴。

［刺灸法］斜刺或平刺 0.5～0.8 寸；可灸。

［层次解剖］皮肤→皮下筋膜→胸肌筋膜→胸大肌→肋间外膜→肋间内肌→胸横肌→胸内筋膜。皮肤由第三、四、五肋间神经前皮支重叠分布。穴位下，胸腔内相应器官有：右侧与肺及胸膜相对应；左侧在第四肋间隙与胸内筋膜的深面是心脏及其表面包裹的心包膜。心的左侧界在该穴下，距胸前正中线 5～6 厘米，其前面有不同程度地被胸膜及肺覆盖，不宜深刺。（参看屋翳、膺窗、灵墟穴）

［功用］利气，通乳，降逆。

［主治］呼吸系统病症：咳嗽，气喘，胸满不得息等。

消化系统病症：呕吐，不嗜食等。

其他病症：胸胁支满，乳痈，淅淅寒热等。

现代常用于治疗：支气管炎，鼻塞，嗅觉减退，胸膜炎，肋间神经痛，乳腺炎，呕吐，食欲不振，腹直肌痉挛等。

［成方举例］乳痈：神封、膺窗（《千金》）。

二十四、灵墟 Língxū – K24

［出处］《甲乙》："胸胁支满，痛引膺，不得息，闷乱烦满，不得饮食，灵墟主之。"

［穴名释义］灵，指神灵；墟，指城址。穴在心旁，因心藏神，灵与神同义，穴为神灵之墟址，故名。

《采艾编》："灵墟，灵妙之墟址也。"

《会元针灸学》："灵墟者，阳气化神，阴气化灵，肾阴之精华藏于胸内墟起中，故名灵墟。"

［位置］在第三肋间隙中，任脉旁开 2 寸处。

《甲乙》："在神藏下一寸六分陷者中。"《千金》《千金翼》《铜人》《发挥》《大全》同。

《外台》："在神藏下三寸六分陷者中。"

《聚英》："神藏下一寸六分陷中，去中行各开二寸。"《大成》《图翼》《金鉴》《新针灸学》同。

《考穴编》广注："合玉堂旁开各二寸。"

《集成》："在神封上二寸少，去中行二寸。"

《中国针灸学》："胸骨外缘第三肋间。"

按：说见步廊穴。

[取法] 仰卧，于胸骨中线与锁骨中线之间的中点，当第三肋间隙处取穴。

[刺灸法] 斜刺或平刺 0.5~0.8 寸；可灸。

[层次解剖] 皮肤→皮下筋膜→胸肌筋膜→胸大肌→肋间外膜→肋间内肌→胸内筋膜。皮肤由第二、三、四肋间神经前皮支重叠分布。在第三肋间隙深面，胸内筋膜后面有胸膜、肺、心脏及其外面的心包膜。心脏在该左侧间隙距胸前正中线为 3~4 厘米。胸廓内动脉起于锁骨下动脉，在肋软骨及其之间的肋间结构的后方，和胸内筋膜、胸横肌前方下降，距胸骨两侧缘约 1~2 厘米处下行，并有同名静脉伴行。沿途分支至肋间隙，和胸主动脉的肋间后动脉相互吻合。膈神经位于动脉的后方下降，经肺根前面下降至膈肌、胸膜壁层、心包及膈下腹膜。

[功用] 宽胸，利气，降逆。

[主治] 呼吸系统病症：咳嗽，气喘，痰多等。

消化系统病症：呕吐，不嗜食等。

其他病症：胸胁胀痛，烦满，乳痈等。

现代常用于治疗：支气管炎，鼻塞，嗅觉减退，肋间神经痛，胸膜炎，乳腺炎，呕吐，食欲不振，腹直肌痉挛等。

二十五、神藏 Shéncáng – K25

[出处]《甲乙》："胸满咳逆，喘不得息，呕吐，烦满，不得饮食，神藏主之。"

[穴名释义] 神，指神明。穴在心旁，内应心脏。因心藏神，故名神藏。

《医经理解》："神藏，则君主之室矣。"

《经穴释义汇解》："穴为肾脉之腧穴，肾者，封藏之本。位在或中下一寸六分凹陷处，近心。穴主心疾，心藏神，故名神藏。"

[位置] 在第二肋间隙中，任脉旁开 2 寸处。

《甲乙》："在或中下一寸六分陷者中。"《千金》《千金翼》《外台》《铜人》《发挥》《大全》同。

《聚英》："或中下一寸六分陷中，去胸中行二寸。"《大成》《图翼》《金鉴》《新针灸学》同。

《集成》："在灵墟上二寸少，去中行二寸。"

《中国针灸学》："在胸骨外缘第二肋间。"

按：说见步廊穴。

[取法] 仰卧，于胸骨中线与锁骨中线之间的中点，当第二肋间隙中取穴。

[刺灸法] 斜刺或平刺 0.5~0.8 寸；可灸。

[层次解剖] 皮肤→皮下筋膜→胸肌筋膜→胸大肌→肋间外膜→肋间内肌→胸内筋

膜。皮肤由第一、二、三肋间神经的前皮支重叠分布。第二肋间结构的动脉供应来自甲状颈干的最上肋间动脉的第二肋间动脉。心脏左侧界在该间隙的深面距前正中线 2～3 厘米；右侧界仅在胸骨体右缘的深面（含有部分上腔静脉）。左右侧的前面，都有胸膜及肺前缘覆盖。心脏右侧缘上部由上腔静脉形成。该静脉由左右头臂静脉在右侧第一肋软骨与胸骨柄结合的后方，两静脉汇合成上腔静脉。然后在右侧第一、二肋间隙前端的后方，垂直下降，末端注入右心房。故该穴不宜深刺。

〔功用〕宽胸，利气，降逆。

〔主治〕呼吸系统病症：咳嗽，气喘，胸胁痛，烦满等。

消化系统病症：呕吐，不嗜食等。

现代常用于治疗：支气管炎，胸膜炎，肋间神经痛，喘息，呼吸困难，呃逆，呕吐，食欲不振等。

〔成方举例〕呕吐胸满：神藏、灵墟（《资生》）。

胸满项强：神藏、璇玑（《百症赋》）。

二十六、彧中 Yùzhōng – K26

〔出处〕《甲乙》："咳逆上气，羡出多唾，呼吸喘悸坐卧不安，彧中主之。"

〔穴名释义〕彧，富有文采貌。本穴平任脉之华盖穴，近肺脏。因肺为华盖，相傅之官，为文郁之府，故而得名。

《腧穴命名汇解》："彧中，彧指都的意思。所谓彧中，出其肾经脉气至此郁其中而得名。

《腧穴学》（天津）："彧，音郁，意为文采、茂盛。因穴近肺脏，肺为华盖，是文郁之府，而得名。"

〔位置〕在第一肋间隙中，任脉旁开 2 寸处。

《甲乙》："在俞府下一寸六分陷者中。"《千金》《千金翼》《外台》《铜人》《发挥》《大全》同。

《圣惠》："在俞府下一寸陷者中。"

《聚英》："俞府下一寸六分，去胸中行二寸。"《大成》《图翼》《金鉴》《新针灸学》同。

《考穴编》广注："合华盖旁开二寸。"

《集成》："在神藏上二寸少，去中行二寸。"

《中国针灸学》："在胸骨外缘第一肋间陷中。"

按：说见步廊穴。《圣惠》所言，系一家之言，不足为凭。

〔取法〕正坐或仰卧，于胸骨中线与锁骨中线之间的中点，当第一肋间隙处。

〔刺灸法〕斜刺或平刺 0.5～0.8 寸；可灸。

〔层次解剖〕皮肤→皮下筋膜→胸肌筋膜→胸大肌→肋间外膜→肋间内肌→胸内筋

膜。皮肤由第一、二胸神经前支的前皮支和锁骨上神经的前支重叠分布。第一肋间结构的动脉供应来自甲状颈干最上肋间动脉的分支，第一肋间动脉。上腔静脉位于右侧第一、二肋间结构前部的后方。左、右侧的肋间结构后方，都有胸膜及肺前缘，不宜深刺。

［功用］利气，平喘。

［主治］呼吸系统病症：咳嗽，气喘，痰壅，胸胁胀满等。

消化系统病症：不嗜食，涎出多唾等。

其他病症：乳痈等。

现代常用于治疗：支气管炎，胸膜炎，肋间神经痛，呃逆，呕吐，食欲不振，盗汗等。

［成方举例］咳逆上气：彧中、石门（《千金》）。

咳逆、喘悸：彧中、云门（《资生》）。

二十七、俞府 Shūfǔ – K27

［出处］《甲乙》："咳逆上气，喘不得息，呕吐胸满，不得饮食，俞府主之。"

［穴名释义］俞同输，转输之意；府，聚也。足少阴脉气由足至胸转输会聚于本穴，故名。

《会元针灸学》："俞府者，俞者过也，府者会也，足少阴之交于手厥阴，而络终会过于此，故名俞府也。"

《经穴释义汇解》："穴在巨骨下，去璇玑傍各二寸凹陷处，谓肾气之传输于聚合之处，故名输府或俞府。"

［位置］在锁骨下缘，任脉旁开2寸处。

《甲乙》："在巨骨下去璇玑旁各二寸陷者中。"《千金》《千金翼》《外台》《铜人》《发挥》《图翼》《金鉴》《新针灸学》同。

《大成》："气会下，璇玑旁各二寸陷中。"

《大全》："璇玑之旁三寸所。"

《考穴编》："在巨骨下一寸六分陷中。"

《集成》："在彧中上二寸少，去中行二寸。"

《中国针灸学》："在胸骨之旁，锁骨与第一肋软骨附着部之间。"

按：说见步廊穴。

［取法］正坐或仰卧，于胸骨中线与锁骨中线之间的中点，当锁骨下缘处取穴。

［刺灸法］斜刺或平刺0.5～0.8寸；可灸。

［层次解剖］皮肤→皮下筋膜→胸肌筋膜→胸大肌→锁骨下肌。皮肤由锁骨上神经的前皮支分布。锁骨下肌起于第一肋，向上外方而止于锁骨的肩峰端，由臂丛的锁骨下神经支配。膈神经由颈丛发出以后，在颈根部走行于胸膜顶的前内侧、锁骨下动静

脉之间、迷走神经的外侧进入胸腔，在胸廓内动脉的后方下降，经肺根前面下至膈肌。除支配膈肌外，其感觉纤维还分布到胸膜、心包膜及膈下腹膜等。

［功用］利气，平喘，降逆。

［主治］呼吸系统病症：咳嗽，气喘，胸痛，胸满不得息等。

消化系统病症：腹胀，呕吐，不嗜食等。

现代常用于治疗：支气管炎，胸膜炎，肋间神经痛，哮喘，呕吐，腹胀，食欲不振，呼吸困难等。

［成方举例］呕吐：俞府、灵墟、神藏、巨阙（《千金》）。

上气喘不得息：俞府、神藏、天府；咳逆上气，喘不得息：俞府、神藏（《资生》）。

［现代研究］有调整心率的作用，心房颤动常用俞府穴。

［附注］《大成》："壬申岁，四川陈相公长孙，患胸前突起，此异疾也。人皆曰：此非药力所能愈。钱诚翁堂尊推予治之。予曰：此乃痰结肺经，而不能疏散，久而愈高，必早针俞府、膻中。后择日针，行六阴之数，更灸五壮，令帖膏，痰出而平。乃翁编修公甚悦之。"

第九节　手厥阴心包经经穴（图7–82）

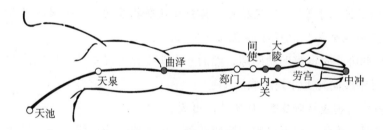

图7–82　手厥阴心包经经穴总图

一、天池 Tiānchí – P1

［出处］《灵枢·本输》："手心主也，名曰天池。"

［穴名释义］天，指高位；池，指水聚处。穴在胸廓，胸廓为清虚境界，居天位。穴承足少阴脉气转注而来，又近乳房，乳房为泌乳之所，喻之为"池"，故而得名。

《医经理解》："大池，池为水所钟，泉为水所出，心主脉行于上，故高而言天池。"

《穴名选释》："天池，池，指心而言，《黄庭经》：中池有士衣赤衣，田下三寸神所居。注：中池，心也。本穴属心包经，心包代心行令，其脉起于胸中，循胸出胁，在乳后一寸经本穴浅出体表，为手厥阴之标部所在。一说为心包之募穴，以其位高，为手厥阴之首穴，故以天名；位当心区而为心包之募，故名为池，天池之名由此而来。"

[类属] 交会穴之一，手厥阴、足少阳之会（《甲乙》）。

[位置] 在乳头（乳中）外开1寸，当第四肋间隙中。（图7-83）

《灵枢·本输》："腋下三寸。"

《甲乙》："在乳后一寸，腋下三寸，著胁，直掖撅肋间。"《千金》《千金翼》《外台》《铜人》《发挥》《大全》《大成》《图翼》同。

《素问·气府论》王注："在乳后同身寸之二寸，腋下三寸，搓胁直掖撅肋间。"

《金鉴》："在乳旁一二寸许，直腋下行三寸，胁之撅起肋骨间。"

《集成》："在乳后一寸，下五分。"

《中国针灸学》："在第四肋间，乳房之外一寸处。"

《新针灸学》："天溪穴与乳中穴横径之间的肋间。"

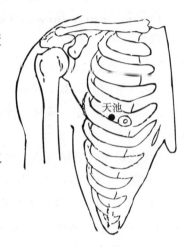

图7-83 天池

按：本穴位置，《灵枢·本输》定于"腋下三寸"。但后世对其具体定位存有不同看法，如《甲乙》定于"乳后一寸，腋下三寸"；《素问·气府论》王注定于"在乳后同身寸之二寸，腋下三寸"；《金鉴》又云"在乳房一二寸许，直腋下行三寸等"。细究原文，其分歧点在乳旁横寸。根据脾经天溪穴位于乳旁两寸，故王冰《金鉴》之说非，应从《甲乙》。

[取法] 仰卧，先定第四肋间隙，然后于乳头中点外开1寸处取穴。妇女应于第四肋间隙，锁骨中线向外1寸处定取。

[刺灸法] 斜刺或平刺0.5~0.8寸；可灸。

[层次解剖] 皮肤→皮下筋膜→胸肌筋膜→胸大肌→前锯肌→肋间外肌→肋间内肌→胸内筋膜。皮肤由第三、四、五肋间神经的外侧支重叠分布。皮下筋膜内脂肪丰富，并含有乳腺的外侧部、胸腹部浅静脉及淋巴管。淋巴管把乳腺外侧部分的淋巴导向腋淋巴结群。针由皮肤，在胸腹壁浅静脉的内侧，穿皮下筋膜和胸肌筋膜，入胸大肌及前锯肌。前肌由胸前神经支配，后肌由胸长神经支配。第四肋间结构的深面为胸膜腔和肺，因此不能盲目深刺。

[功用] 活血，理气，化痰，散结。

[主治] 心血管病症：心痛，胸痛，胸闷，胸膈烦满等。

呼吸系统病症：咳嗽，气喘，痰多，喉中鸣等。

外科病症：乳痈，颈漏，瘰疬，腋下肿痛等。

其他病症：热病汗不出，头痛，四肢不举，胸胁疼痛，疟病等。

现代常用于治疗：心绞痛，心脏外膜炎，淋巴结核，腋窝淋巴结炎，肋间神经痛，乳腺炎，乳汁分泌不足，脑充血等。

二、天泉 Tiānquán – P2

〔出处〕《甲乙》："天泉……在曲腋下。"

〔别名〕天温（《甲乙》）。温，《外台》作"湿"；《东医宝鉴》作"泾"，皆为抄误。

〔穴名释义〕天，指上部；泉，水出之处。本穴承天池之气，如池中之水由此涌出下流。穴当臂之上部，故而得名。

《采艾编》："天泉，池水溢于臂此为泉源也。"

《会元针灸学》："天泉者，天部之泉，根通于肾经，如泉之居下，而冲上入肢流也，故名天泉。又名天湿者，言腋下居天部，常有津津湿液，显于外，如天阴时之潮湿，故又名天湿。"

〔位置〕在腋纹头下 2 寸，当肱二头肌腱的长、短头之间。（图 7 – 84）

《甲乙》："在曲腋下去臂二寸。"《千金翼》《外台》《铜人》《发挥》《大成》《图翼》同。

《千金》："在腋下二寸。"

《大全》："腋下三寸。"

《金鉴》："从天池穴斜上，绕腋循臂内廉下行二寸。"

《集成》："在臂内极泉直下一寸大些。"

《中国针灸学》："取穴法，从腋窝横纹之前端，与曲泽穴对成直线，直上七寸，横纹端下二寸之处，当二头膊肌沟中取之。"

《新针灸学》："在臂的前内侧，腋平线下二寸"。

按：本穴位置，各家多宗《甲乙》。但《千金》云"腋下二寸"，却缺"去臂"二字，致使定位模糊。《大全》的"腋下三寸"，"三"似"二"字之误。至于《集成》之说，与该书所定上臂骨度分寸与古今不符所致。（见天府穴）

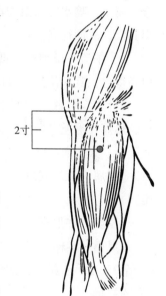

2寸

图 7 – 84 天泉

〔取法〕伸臂仰掌，于腋前皱襞上端与肘横纹上的曲泽连成直线，在肘横纹上 7 寸处取穴。

〔刺灸法〕直刺 0.5 ~ 0.8 寸；可灸。

〔层次解剖〕皮肤→皮下筋膜→臂筋膜→肱二头肌→喙肱肌（腱）。皮肤由臂内侧皮神经分布。皮下筋膜疏松，富有脂肪组成。针由皮肤、皮下筋膜穿臂筋膜，入肱二头肌，在肌皮神经的外侧深进喙肱肌（腱），以上两肌由肌皮神经支配。

〔功能〕活血通脉，理气止痛。

[主治] 心血管病症：心痛，心悸，胸胁胀满等。

呼吸系统病症：咳嗽、胸痛。

其他病症：呃逆，石水，足不收，痛不可以行，胸背及上臂内侧痛等。

现代常用于治疗：心绞痛，心动过速，心内膜炎，支气管炎，肋间神经痛，上臂内侧痛，视力减退等。

[现代研究] 动物实验表明，当给动物注射肾上腺素，使心率过慢，再针刺"天泉""曲泽""内关"等穴，可明显减弱肾上腺素所致的心率减慢作用，并促使心率迅速恢复到正常水平。

三、曲泽 Qūzé – P3

[出处]《灵枢·本输》："入于曲泽。"

[穴名释义] 曲，指屈曲；泽，水之归聚处，较"池"浅而广。本穴为手厥阴之合，属水，喻水之归聚如泽。穴在肘横纹上，肱二头肌腱尺侧缘凹陷中，微屈其肘始得其穴，故而得名。

《子午流注说难》："曲泽乃心包络所入之合穴，在肘内廉大筋之下陷者中，微屈其肘乃得之，其穴位深，故曰曲泽"。

《针灸穴名解》："穴在曲肘横纹正中凹陷处。因平于曲池及尺泽，故名曲泽。治时疫、热症、呕逆、风疹、臂手振颤诸症。凡治急症，多取放血。观本经数穴，由天池而天泉，天泉而天泽。以有形之水，喻无形之气，譬水得流通而解瘀热也。"

[类属] 五输穴之一，本经合穴（《灵枢·本输》）；五行属水（《难经·六十四难》）。

[位置] 在肘横纹上，当肱二头肌腱的尺侧缘处。（图7－85）

《灵枢·本输》："肘内廉下陷者之中也。"《甲乙》、《千金》、《千金翼》、《外台》、《素问》王注、《铜人》、《发挥》同。

《大全》："肘腕横纹中。"

《大成》："肘内廉陷中，大筋内侧横纹中动脉是。"《金鉴》同。

《考穴编》广注："肘内廉下横纹尽处大筋间，与尺泽相并，约去寸许。"

《图翼》："在肘内廉横纹陷中，筋内侧动脉。"

《集成》："在臂内廉横纹正中，居手太阴尺泽之后。"

《中国针灸学》："在肘窝之正中。""伸肘，从肘窝横纹正中，大筋（即肱二头肌腱）内侧取之，当尺泽与少海二穴之间。"

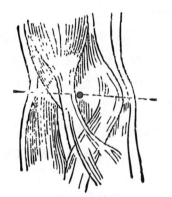

图7－85 曲泽

按：本穴位置多秉《灵枢·本输》。后《大成》补充"大筋内侧横纹中动脉是"，今同。

[取法] 仰掌，微屈肘，于肱二头肌腱的尺侧，当肘弯横纹上取穴。

[刺灸法] 直刺0.8~1寸，或者用三棱针刺血；可灸。

[层次解剖] 皮肤→皮下筋膜→肘筋膜→正中神经→肱肌。皮肤由臂内侧皮神经分布，皮纹较深。皮下筋膜内除上述皮神经外，贵要静脉由手背静脉网的尺侧部起始，在前臂尺侧后方上升，在肘窝下方转前面，于此接受肘正中静脉，再向上经肱二头肌内侧缘，至臂中点穿深筋膜入肱静脉。针由皮肤、皮下筋膜，在贵要静脉和肘正中静脉之间穿肘前筋膜，于肱动脉内侧直刺正中神经干及其深面的肱肌，该肌由肌皮神经支配。（参看郄门穴）

[功用] 清心泻火，调理肠胃。

[主治] 心血管病症：心痛，心悸等。

神经系统病症：善惊等。

呼吸系统病症：咳嗽等。

消化系统病症：胃疼，呕吐，呕血，霍乱，吐泻等。

其他病症：热病，烦渴，肘臂腕痛，上肢颤动，风疹，口干，气逆等。

现代常用于治疗：风湿性心脏病，心肌炎，小儿舞蹈病，急性胃肠炎，支气管炎，中暑等。

[成方举例] 惊悸：曲泽、大陵主心下澹澹喜惊；口干：曲泽、章门（《千金》）。

呕血：曲泽、神门、鱼际；心胸痛：曲泽、内关、大陵（《大成》）。

[现代研究] 针刺动物（家兔）的"曲泽""膈俞"，对急性缺血性心肌损伤，有抑制损伤发展的作用，使家兔心电图ST段升高受到抑制，表明有保护心肌的作用。并在起针后，ST段电位值有自然下降的趋势，"曲泽"组与对照组相比，有统计学的意义。表明针刺"曲泽"等穴可加速动物急性缺血性损伤的恢复过程。有人对大白鼠"曲泽"穴的神经分布及在脊髓节段的研究中，发现在"曲泽"穴注射辣根氧化酶，同侧颈$_6$~胸$_1$节段，分别于脊神经节，脊髓前角和交感神经颈下节发现标记细胞，在切断肌皮神经后，在上述相同部位只是发现少量标记细胞；如切断肌皮神经和桡神经后，在上述部位只有少数动物发现极少量标记细胞。说明针刺"曲泽"穴，其神经分布在脊髓为颈$_6$~胸$_1$与肌皮神经和桡神经传入有关。

四、郄门 Xīmén – P4

[出处]《甲乙》："神气不足，郄门主之。"

[穴名释义] 本穴为手厥阴之郄，当去腕五寸，两筋相夹分肉之间，如门之状，故名郄门。

《会元针灸学》："由经郄入分肉间，两筋相夹分肉相对，如门之状，故名郄门。"

《经穴释义汇解》："穴在去腕五寸，手厥阴郄穴。郄，通隙。穴居桡骨与尺骨间隙处，两侧如门，故名郄门"。

[类属] 手心主之郄穴（《甲乙》）。

[位置] 在前臂掌侧面，尺、桡两骨之间，距腕横纹5寸处。
（图7-86）

《甲乙》："去腕五寸。"《千金》《千金翼》《外台》《铜人》
《发挥》《大全》《大成》《图翼》《金鉴》同。

《考穴编》广注："合掌横纹上去五寸两筋间。"

《中国针灸学》："在前臂前面之正中，屈拇长肌与屈指浅肌
之间。""从肘窝横纹之中央与腕横纹之正中垂直线之中间取之，
当曲泽与大陵二穴之中间。"

按：本穴定位依前臂（即肘横纹至腕横纹）之骨度为12寸而
定。由大陵穴直上前臂掌侧面正中线上5寸处。当尺、桡骨之间。
间使、内关同此。

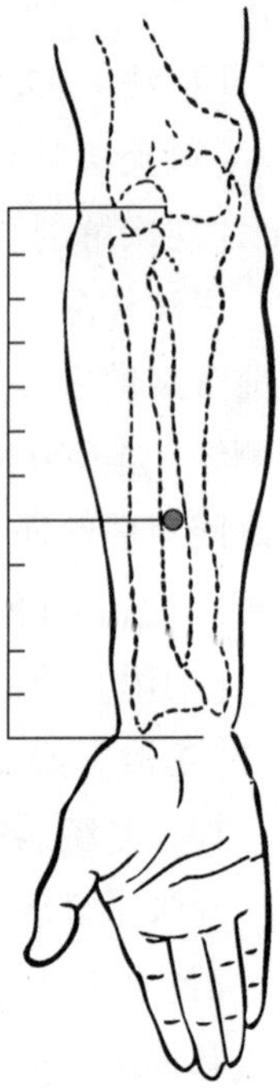

[取法] 伸臂仰掌，于掌后第一横纹正中（大陵）直上5寸，
当掌长肌腱与桡侧腕屈肌腱之间处取穴。

[刺灸法] 直刺0.5~1寸；可灸。

[层次解剖] 皮肤→皮下筋膜→前臂筋膜→桡侧腕屈肌→指浅

图7-86　郄门

屈肌→正中神经→指深屈肌→前臂骨间膜。皮肤由前臂内、外侧皮神经双重分布。在
皮下筋膜内除上述皮神经外，前臂正中静脉上行，注入肘正中静脉。针由皮肤、皮下
筋膜穿前臂深筋膜后，依序入肌层，直抵其深面的骨间膜。所经诸肌，除指深屈肌尺
侧半由尺神经支配外，其他均由正中神经支配。该神经的体表投影在：上肢外展90°，
掌心向上时，从锁骨中点，经肱骨内上髁与肱二头肌腱连线中点，和腕前远纹中点的
连线，该线由大圆肌下缘至腕前远纹中点的一段为该神经的体表投影。

[功用] 宁心安神，清营止血。

[主治] 心血管病症：心痛，心悸，心烦，胸痛，心气不足等。

神经系统病症：癫疾，惊恐畏人等。

其他病症：咳血，呕血，衄血，五心烦热等。

现代常用于治疗：风湿性心脏病，心肌炎，心绞痛，心悸，乳腺炎，胸膜炎，腰
肌痉挛，癔病，胃出血，鼻衄，精神病等。

[成方举例] 肺结核（咯血）：主穴为郄门、尺泽、肺俞，配穴为百骨、中府、中
脘（《辑要》）。

[现代研究] 针刺郄门穴对肺功能有调整作用，如可改善因开胸而引起的纵隔摆
动。对血氧饱和度也有调整作用，如针刺人工气胸家兔的"郄门""曲池"，可使动物
血氧饱和度比对照组提高6.31%。在开胸术中，看到手术侧虽有开放性气胸存在，肺
脏萎缩，但动脉血氧分压升高，不致缺氧，仅二氧化碳有不同程度的升高。针灸郄门

穴对心脏功能亦有调整作用，如对冠心病、心绞痛，可使心率减慢，增强心肌收缩力。在对家兔实验中，针刺"郄门""胃俞"，对急性缺血性心肌损伤的进行有抑制作用，表现在与对照组比较，心电图的 ST_{II}、ST_{aVF} 段升高不显著。起针后 ST 段恢复亦较快，说明针刺"郄门""胃俞"，具有促进急性缺血性心肌损伤的恢复作用。

五、间使 Jiānshǐ – P5

［出处］《灵枢·本输》："行于间使。"

［别名］鬼路（《千金翼》）。

［穴名释义］使，指臣使。穴在掌后三寸两筋之间凹陷处。心包络系心主之脉，为臣使之官，由心君主宰，间有臣使之意，故名间使。

《采艾编》："言此间行往之使也。"

《腧穴命名汇解》："又名鬼路。为扁鹊十三鬼穴之一。考该穴主治精神失常，癫病抽惊。《医宗金鉴》载：有如鬼神行使其间。因名间使。"

《针灸穴名解》："间，夹隙中也，又间隔也；使，使令，又治事也。《内经》：心包为臣使之官，与膻中之称臣使，小异。张隐庵谓：心主血，心包主脉，君相之相合。……间使者，君相兼行之使道也。因名间使。"

［类属］五输穴之一，本经经穴（《灵枢·本输》）；五行属金（《难经·六十四难》）。

［位置］在前臂掌侧，尺、桡两骨之间，距腕横纹 3 寸处。

《灵枢·本输》：掌后"两筋之间，三寸之中也。"

《甲乙》："在掌后三寸，两筋间陷者中。"《千金》、《千金翼》、《外台》、《素问》王注、《铜人》、《发挥》、《大全》、《图翼》、《大成》、《金鉴》、《新针灸学》同。

《中国针灸学》："在前臂前面三分之一下部，屈拇长肌与屈指浅肌之间，从腕横纹正中直上三寸两筋间取之。"

按：参看郄门穴。

［取法］伸臂仰掌，手掌后第一横纹正中（大陵）直上 3 寸，当掌长肌腱与桡侧腕屈肌腱之间处取穴。

［刺灸法］直刺 0.5~1 寸；可灸。

［层次解剖］皮肤→皮下筋膜→前臂筋膜→指浅屈肌→指深屈肌→旋前方肌→前臂骨间膜。皮肤由前臂内、外侧皮神经双重分布。前臂浅筋膜内，除上述神经外，还有前臂止中静脉行经。针由皮肤、皮下筋膜穿前臂筋膜，在掌长肌和桡侧腕屈肌之间，入指浅屈肌，穿正中神经，或经该神经的两侧，深进指深屈肌，经前臂屈肌后间隙入旋前方肌。除指深屈肌的尺侧半由尺神经支配外，其他均由正中神经的分支支配。（参看郄门穴）

［功用］益心气，清神志，调肠胃，理经血。

[主治] 心血管病症：心痛，心悸，心悬如饥，伤寒脉结等。

神经系统病症：癫狂，痫证，中风，小儿惊厥等。

消化系统病症：胃疼呕吐，霍乱吐泻等。

妇科病症：月经不调，带下，经闭，血结成块等。

其他病症：热病，心烦，咽痛，喑不能言，久疟，腋肿，臂痛，肘挛，掌热，面赤目黄，浑身瘭疥等。

现代常用于治疗：风湿性心脏病，心肌炎，心脏内外膜炎，癫痫，癔病，精神分裂症，中风偏瘫，胃炎，疟疾，荨麻疹，喉炎，子宫内膜炎等。

[成方举例] 胃反呕哕：又灸两腕后两筋中，穴名间使各七壮，灸心主尺泽亦佳（《肘后方》）。

客忤：灸间使七壮，肩井百壮、十指用下各三壮（《千金翼》）。

干呕：间使（三十壮）、胆俞、通谷、隐白、灸乳下一寸半；卒狂：间使、后溪、合谷（《大成》）。

五疟：间使、大杼（《胜玉歌》）。

狂言盗汗：惺惺、间使（《肘后歌》）。

[现代研究] 间使穴对心脏功能影响较大。如对冠心病的治疗能增强心肌收缩力，减慢心率，改善心电图，使左心室舒张期终末压降低。有实验证明，电针内关和间使，可使冠脉流量和心肌血氧供应量增加，使冠脉阻力、心肌氧提取率降低，最大冠状动静脉血氧含量差值减少，心肌氧耗量降低，从而改善、调整心肌对氧的供求失衡，有利于濒危区缺血心肌损伤程度的减轻，使心肌坏死区减少。

有实验报道：电针内关-间使，对体感诱发电位中和疼痛有关的成分有抑制作用，表明电针内关-间使对中指痛刺激有一定的镇痛作用。用反相累加和群体反相累加方法分离出受电针抑制的电位图，能直观地反映电针对痛刺激引起的体感诱发电位抑制的全貌。从而确证了上述结果。

六、内关 Nèiguān – P6

[出处] 《灵枢·经脉》："手心主之别，名曰内关。"

[别名] 阴维（《玉龙经》）。

[穴名释义] 内，指内脏；关，指关隘。穴为手厥阴之络，与阴维脉相通。阴维有维系、联络诸阴经之作用，因"阴维为病苦心痛"，病位在里，穴为主治内脏疾患之要穴，故名内关。

《会元针灸学》："内关者，阴维脉所发，是心包经之络脉通乎任脉，关于内脏、血脉之连络，故名内关。"

《针灸穴名解》："《灵枢·终始》篇：阴溢为内关。内关不通，死不治。按症之内关者，即内格也。即溢阴上犯症也。盖以阴气闭塞于内，不与外阳协调，致阴气逆气上犯，而为胸中各病，本穴可以治之，故名之为内关。犹内脏之关隘也。本穴为手厥阴之络穴，与手少阳之脉相沟通，且近于候脉之关位，关脉命名定位之义，其或取意于此也。"

[类属] ①本经络穴（《灵枢·经脉》）。②《千金》作本经原穴。③八脉交会穴之一（《针经指南》）；交阴维（《玉龙经》）。

[位置] 在前臂掌侧，尺、桡两骨之间，距腕横纹 2 寸处。（图 7 - 87）

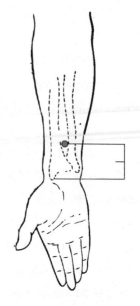

图 7 - 87 内关

《灵枢·经脉》："去腕二寸，出于两筋之间。"《脉经》《甲乙》《千金》《千金翼》《外台》《铜人》《发挥》《大全》《大成》《图翼》《金鉴》《新针灸学》《中国针灸学》同。

按：参看郄门穴。

[取法] 伸臂仰掌，于掌后第一横纹正中（大陵）直上 2 寸，当掌长肌腱与桡侧腕屈肌腱之间处取穴。

[刺灸法] 直刺 0.5 ~ 1 寸；可灸。

[层次解剖] 皮肤→皮下筋膜→前臂筋膜→指浅屈肌→指深屈肌→旋前方肌→前臂骨间膜。皮肤由前臂内、外侧皮神经双重分布。针由皮肤、皮下筋膜穿前臂深筋膜，在桡侧腕屈肌和掌长肌之间入指浅屈肌，在正中神经的尺侧（或穿神经干）进入指深屈肌，经前臂屈肌后间隙入旋前方肌，直抵前臂骨间膜。以上诸肌除指深屈肌尺侧半由尺神经支配外，其他肌肉均由正中神经的肌支支配。（参看郄门穴）

[功用] 益心安神，和胃降逆，宽胸理气，镇静止痛。

[主治] 心血管系统病症：心痛，心悸，怔忡，胸胁痛等。

神经系统病症：失眠，健忘，癫证，痫证，急惊风，郁证，偏头痛，眩晕，目眩，面赤，目赤，目眦疏，中风，偏瘫等。

消化系统病症：胃痛，脘胀，呕吐，呃逆，脾胃不和，腹胀，泄泻，痞块，便血等。

呼吸系统病症：咳嗽，哮喘，胸闷，气短等。

妇产科病症：月经不调，妊娠恶阻，产后血晕等。

其他病症：热病无汗，虚劳，中暑，疟疾，黄疸，脚气，脱肛，腋下肿，肘臂腕挛痛，舌裂出血，遗精等。

现代常用丁治疗：风湿性心脏病，心肌炎，心内、外膜炎，心绞痛，心动过速，心动过缓，心律不齐，休克，无脉症，高血压，中风，偏瘫，胃炎，胃痉挛，肠炎，痢疾，膈肌痉挛，呕吐，急性胆道疾患，癫痫，癔病，失眠，哮喘，咽喉炎，甲状腺功能亢进，血管性头痛，血栓闭塞性脉管炎，多发性神经炎，疟疾等。

此穴为针麻、镇痛常用穴之一。

[成方举例] 食不下：内关、鱼际、三里；腹内疼痛：内关、三里、中脘（《大成》）。

心律不齐：内关、神门（《辑要》）。

钩端螺旋体病：内关、足三里。用肌注青霉素的1/10剂量作穴位注射。无脉症：内关、太渊（《三十年论文选》）。

[现代研究] 对血液循环系统的影响：对心脏功能有明显的调整作用。有实验表明，心率在51次/分下者，针内关穴，可引起心率加快，但心率在75次/分以上者，多无明显改变，少数例次稍增快或变慢。当压迫眼球引起心率减慢时，针刺内关，可使减慢的心率明显加快，恢复正常水平。对于心律失常病人，其调整作用极其明显，如针内关（双）同时捻针，窦性心动过速者，常于针后3~5分钟，心率可由150~200次/分减至70~80次/分。但心动愈速，持续动作愈久者，收效愈迟，需持续捻针半小时以上。窦性心动迟缓者，采用中等强度刺激，不需留针，针后心率即可由40~60次/分增至70~80次/分。在动物实验中，给动物从耳静脉注入肾上腺素，以心电图表示心率变化，实验证明：静注肾上腺素后，不加针刺的对照组，家兔心率显著减慢，平均减慢15.9次/5秒；而以平补平泻手法针刺"内关""足三里"，能削弱肾上腺素对心率的影响，心率平均减慢10.4次/5秒。而针刺"光明"或非穴位与对照组相接近，平均减慢了15.3~15.1次/5秒，停针后心率恢复时间亦较快，仅需2.5分钟，而对照组为7.9分钟，"光明"穴为6.5分钟，说明"内关"穴对心率的影响，具有特异性。也有实验表明：给狗注射毒K、毒G，造成房室传导阻滞和严重心律不齐，分别针刺"内关"、"交信"、非穴位点，发现针刺"内关"可使房室传导阻滞和心律不齐完全消失，而"交信"较差，非穴位点则无作用，其穴位特异性也是明显的。

针刺对心功能有良好的调整作用，对Ⅰ、Ⅱ期心功不全效果显著。Ⅰ期心功不全，轻刺内关，留针20分钟，每日一次，3~4天，心功即有显著好转，7~8天为一疗程，效果良好；对Ⅱ期心功不全的患者，则需每天2次，8~10天为一疗程，1~2个疗程后，心悸、气急平息，肝肿缩小，浮肿消退，心脏代偿功能显著好转。对Ⅲ期心功不全，效果较差。在对风湿性心瓣膜病的治疗中，也充分显示针刺改善心肌的收缩力。有人对21例患者，在针前、针后即刻、疗程中及疗程结束后观察其临床症状，心功能（包括X线、胸片、心电图、心动超声图），血中cAMP/cGMP及血皮质醇变化，取内关（双）垂直进针1.5~3cm，两穴同时捻转（角度150°~180°，每分钟80~100次），共2分钟，留针15分钟，每周3次，共四周。结果显示：21例患者均有不同程度的得气，并有92%循心包经扩散。半疗程开始，症状好转者15例，显著好转者5例，19例原有肝大者13例有明显改善。在显效的5例中，均显示右上肺静脉扩张改善，其中3例原有kerley氏线者，2例消失。经治疗，有97%的病人收缩时间间期缩短，超声心动图显示57%病例左室舒张期内径缩小，79.96%病例二尖瓣前叶下降速度改善，这些变化均提示针后心肌收缩力有改善，血cAMP在第一次针后及疗程中均有增高现象，也提示心肌收缩力增强，而血中皮质醇水平经治疗后有趋向正常现象，可能和心功能改善有关。远期疗效也较好。有人针刺内关对左心功能影响进行了研究，对 106 例正常人及 100 例心脏病人进行左心功能测定，并做了针前左心功能变化的观察。针刺穴位取左侧内关，缓慢捻进法进针，留针 20 分钟，其中捻针 1~2 次，针刺前后各做一次心功能图以便对照。结果 100 例心脏病人针刺内关穴后左心室射血时间指数延长，射血前期时间指数缩短，PEPI/LVETI 减小，（$P < 0.05$）表示针刺可使心脏病人左室收缩功能得到改善，而 106 例正常人针刺内关后心功能图无明显变化，说明内关穴对心脏功能有调整作用。有人进行了心肌缺血损伤时等容收缩相心肌收缩的实验研究，结果表明：结扎冠脉造成心肌缺血性损伤时，心肌纤维收缩成分受损而致心肌收缩性能降低，心肌收缩力减弱从而导致左室内压降低，左室舒张终末压增加，更加重了左室的负荷，并随结扎时间的延长而加重。针刺"内关"穴能使心肌纤维收缩成分受损减轻，起到保护心肌、增强心肌收缩力以维持心脏泵血功能。同时还报道，电针双内关穴，对实验性心肌缺血性损伤时心肌节段长度和左室内压－长度环的影响。结果表明：电针内关穴能改善和保护缺血区心肌，增强心肌张力，使心肌收缩性能增强，阻滞并减少了缺血区心肌收缩期隆起，从而有利于心脏泵血功能的改善。还报道了电针双内关对实验性急性心肌缺血性损伤时血流动力学的影响。以心率（HR）、总外周阻力（TPR）、每搏指数（SI）、每搏作功（SW）、平均动脉血压（MBP）等为血流动力学指标，实验结果提示电针能降低 HR 和 TPR，增加心输出量、SW 和 MBP，并能够纠正急性心肌损伤时的低心排出量及高外周阻力的血流动力学紊乱，改善心脏的泵血功能，因此，对急性心肌缺血性损伤有明显的治疗作用。有实验表明，对健康动物于全麻下手术，结扎冠状动脉左旋支第二分支，造成心肌缺血，而针刺"内关"，对照组不针刺，结果表明，针刺"内关"组有促进急性心肌缺血过程中冠脉血流量增加作用。并从心脏病理标本，观察梗死范围，结果，针刺组梗死面积百分比值、心肌梗死区重量占全心室重量比值、心肌梗死区重量占左心室重量的百分比值，均小于对照组，二者均有显著差异。从心肌梗死组织观察，显示针刺组心肌坏死病变程度较对照组为轻，可见针刺可使心肌梗死区范围减小，对心肌坏死程度有一定减轻。针刺"内关"对家兔实验性心肌缺血的组化观察中，发现针刺"内关"可促进急性缺血的早期恢复，糖原从心肌纤维中排空、脱失占心室面积百分比，显著少于不针刺组（$P < 0.05$）。并从与糖代谢有关酶的组织化学观察，可见到针刺组比不针刺组有显著差异，在松结后 40 分钟的不针组缺血区心肌磷酸化酶有很大恢复，比糖原减少区显著缩小，说明糖原减少区已存在磷酸化酶，针刺组恢复得更好些，但没有恢复到正常，磷酸化酶脱失和减少面积，针刺组和不针刺组相比差异非常明显（$P < 0.05$）；在乳酸脱氢酶方面，针刺组的恢复也比不针刺组的快；在琥珀酸脱氢酶方面，从针刺组琥珀酸脱氢酶反应显示心肌纤维也明显好转。与糖原代谢有关酶在三组的组化反应观察，说明结扎心室支后缺血区心肌代谢迅速变化，首先是磷酸化酶激活，随糖原分解进入无氧糖酵解的途径，以供应继

续跳动中的心肌能源使心肌存活。但缺氧缺血 10 分钟已使部分心肌纤维水肿，小量心肌细胞坏死，糖原和磷酸化酶脱失都使缺血部分心肌处于濒危之中，松结 40 分钟已使缺血区心肌良性逆转为接近正常。在生理模型中可观察到电针"内关"可促进心肌细胞的代谢，积极提供能源。有人用电镜观察，电针内关穴对急性缺血心肌超微结构的变化。结果表明：心肌细胞与核的变化，结扎组肌细胞微呈水肿，肌丝增宽，核染色质出现凝集，而松扎与针刺组均明显改善，表明松扎和松扎加针时可促使心肌细胞和核的缺氧变化的恢复。对线粒体与嵴的变化，结扎组线粒体轻度肿胀，其基质出现凝集，嵴结构出现排列紊乱和断续，嵴膜间加宽，可见嵴膜的融合，溶解及嵴的消失，而松扎与针刺组嵴结构变化均见恢复，但有所不同，松扎组与松扎加针刺组的比较，松扎组轻度为 33.3%，松扎加针组轻度为 45.5%，经 χ^2 测验，$P < 0.05$。两组间有显著差异，针刺组可明显使嵴结构恢复，则有利于进行氧化磷酸化，合成高能磷酸键，形成三磷酸腺苷（ATP），供给心肌能量，从而加速因缺血损伤的心肌恢复。

对神经－体液系统的影响：有动物实验表明，电针"内关"穴改善缺血性心肌损伤，可能与视前区－下丘脑前部（PO－AH）的功能有关系，有赖于下丘脑的完整性，如 PO－AH 损毁后，可使电针效应大为减弱。另外，也证实电针和下丘脑刺激皆能加速缺血性心肌损伤的恢复过程，而在电针的条件下刺激下丘脑可进一步加强电针的效应。PO－AH 可能是电针"内关"穴区促进急性缺血性心肌损伤恢复的重要中枢环节之一。对"内关"穴的传入神经元的分布及在脊髓节段的分布，用辣根过氧化物酶的方法，实验结果发现旋前方肌与指浅屈肌腱的感觉和运动节段皆在颈$_6$～胸$_1$，交感干颈下神经节，分别出现标记细胞，其标记细胞数旋前方肌组较指浅屈肌腱组多得多。也有报道"内关"穴区的传入神经主要为颈$_6$～颈$_8$神经节及胸$_1$脊神经节，这与正中神经的节段性分布（C_5～T_1）有所差异，因此，我们认为针刺内关穴虽由正中神经传入，但其节段分布是有所差别的。

针刺内关穴对高血脂的调节作用，对冠心病高血脂有降脂作用，有人对 72 例病人有胆固醇增高 52 例，甘油三酯增高 65 例，β－脂蛋白高 68 例，针刺后，分别有 40 例（75.47%）、50 例（76.9%）、48 例（70.59%）显示不同程度下降，针刺前后比较三者含量下降均有显著差异（$P < 0.01$）。提示：内关穴对本症有较好的治疗作用，其作用机理可能在于调整内分泌系统和多种酶功能，亦可能影响肝及肠道中胆固醇和甘油三酯的合成、吸收和排泄。电针狗"内关"穴区观察去甲肾上腺素的变化，发现电针抑制狗的恶心、呕吐过程中，自由神经系统及其递质起重要作用，"内关"穴区的肾上腺素能神经，能够对电针起反应而且表现为双相反应。当机体的内环境失去平衡时，针刺对自主神经系统的调节作用将更有效。又报道针刺"内关"对中枢性心血管功能异常的调整作用，是通过肾上腺素能和胆碱能植物性神经系统而实现的。针刺内关穴，可使多数空腹正常人血糖升高，说明肾上腺髓质功能增强。

对胃肠功能的影响：有实验表明针刺内关，对胃酸分泌有抑制作用。对肠的运动有调整作用，如针刺内关、足三里，使直肠功能发挥促进作用，在便前直肠已有小量蠕动时，针内关、足三里后，直肠蠕动明显增强；便后直肠蠕动消失，针刺则不引起蠕动增强；再次大便中间的中点，直肠也有小量蠕动，针刺可促进这种蠕动，但不如便前针刺效果强，说明针刺有利于直肠功能正常化。

对呼吸功能的影响：据报道，对呼吸衰竭病人，针刺内关、太冲等穴，对呼吸频率、节律和各种异常呼吸，均有一定改善。但对体质过弱，呼吸中枢损害严重，自动呼吸停止者无效。

对免疫防卫系统的影响：针刺足三里、内关，可使吞噬细胞吞噬指数明显增高，有的可增高 1~2 倍，吞噬能力亦呈平行变化。针刺合谷、内关，可使正常人血清中球蛋白含量上升。也有人报道针刺内关，使正常人白蛋白多数趋于下降。

关于镇痛作用：实验表明，电刺激内脏大神经的传入信号，可达到对侧大脑皮质体感 I 区的中部（相当躯干感觉投射区），其诱发电位的慢成分可以反映腹腔内脏痛，且可被电针内关所抑制。内脏痛与内关穴的传入信号可以在大脑皮质会聚，两者相互作用的结果与电针抑制内脏痛有关。刺激丘脑前核对皮质内脏痛放电的影响，与电针内关穴的影响相似，两者效应基本一致。说明电针内关穴抑制皮质内脏痛放电过程中，丘脑前核可能参与作用。

［附注］《大成》："辛末，武选壬会泉公亚夫人，患危异之疾，半月不饮食，目闭不开久矣。六脉似有如无，此疾非针不苏。同寅诸公，推予即针之，但人神所忌，如之何？若待吉日良时，则论于鬼簇矣。不得已，即针内关二穴，目即开，而即能食米饮，徐以乳汁调理而愈。"

七、大陵 Dàlíng – P7

［出处］《灵枢·本输》："注于大陵。"

［别名］心主（《脉经》）；鬼心（《千金》）。大、太，古通，故《甲乙》亦作"太陵"。

［穴名释义］陵，指丘陵。穴在掌后两筋间凹陷中，当腕骨（月骨）隆起处后方，喻骨隆起如大丘陵之状，故而得名。

《子午流注说难》："大陵乃心包络所注之俞穴，在掌后两骨结点之下，两大筋间之始，近大指前有大渊，小指后有阴郄、神门，成一横线，穴位宽大，故名大陵。"

《孔穴命名的浅说》："大陵，穴当腕关节掌侧两筋（桡侧屈腕肌腱与掌长肌）间，此处隆伏较人，故曰大陵。"

［类属］①五输穴之一，本经输穴（《灵枢·本输》）；五行属土（《难经·六十四难》）。②心包之原穴（《灵枢·九针十二原》）。

［位置］在前臂掌侧，腕横纹中点。

《灵枢·本输》："掌后两骨之间方下者也。"

《甲乙》："在掌后两筋间陷者中。"《千金翼》、《外台》、《素问》王注、《铜人》、《发挥》、《大全》、《大成》、《金鉴》同。

《图翼》："在掌后骨下横纹中，两筋间陷中。"

《考穴编》广注："掌横纹两筋间陷中。"

《中国针灸学》："在腕关节前面，桡骨尺骨之间，横腕韧带中，从腕横纹正中，两筋间陷中取之。"

按：参《灵枢》《甲乙》，文异位同。《图翼》综两家之说，位益明。唯《考穴编》广注"掌横纹两筋间陷中"之说，疑有脱简，"掌"之后当有"后"字。

[取法] 伸臂仰掌，于掌后第一横纹，掌长肌腱与桡侧腕屈肌腱之间处取穴。

[刺灸法] 直刺 0.3～0.5 寸；可灸。

[层次解剖] 皮肤→皮下筋膜→前臂筋膜→正中神经干→腕骨间关节囊。皮肤由前臂内、外侧皮神经双重分布。腕前区的皮肤及皮下筋膜均较薄弱，筋膜内有前臂正中静脉的属支，尺神经和正中神经的掌皮支经过。前臂深筋膜在腕骨的前方增厚，形成腕横韧带。该韧带与腕骨沟共同构成腕管，管的后壁为腕关节前面的筋膜。在腕管内，有正中神经、指浅深屈肌腱和拇长屈肌腱等，腱周围有疏松的结缔组织形成腱旁系膜（或腱旁组织），以保证肌腱的血液供应和滑动功能。通过腕横韧带前面是掌长肌腱，其深面正对腕管内的正中神经。

[功能] 宁心安神，调胃肠，和营血，通经络。

[主治] 心血管病症：心痛，心悸，胸闷，气短，胸胁痛等。

神经系统疾病：惊悸，癫狂，痫证，喜笑无常，悲恐善怒，神态失常等。

消化系统疾患：胃痛，呕吐，肠痈，霍乱，吐血，口臭等。

皮肤科病症：皮肤湿疹，疥癣，疮疡等。

其他病症：头痛，身热汗不出，心烦暑病，目赤痛，舌本痛，乳痈，喉痹，疝瘕，跗肿，肘臂挛急，腕关节疼痛，掌中热等。

现代常用于治疗：心肌炎，心内外膜炎，心动过速，胃炎，胃出血，扁桃腺炎，腋淋巴结炎，咽炎，神经衰弱，肋间神经痛，精神分裂症，腕关节及周围软组织疾患，足跟痛，疥癣等。

[成方举例] 痂疥：大陵、支沟、阳谷、后溪；喉痹嗌干：大陵、偏历（《千金》）。

短气：大陵、尺泽；小便赤如血：大陵、关元；心胸疼痛：大陵、内关、曲泽；口吐清涎：大陵、膻中、中脘、劳宫（《大成》）。

阵发性心动过速：大陵、神门、膻中、巨阙（《辑要》）。

肚痛：大陵、外关、支沟；肚痛秘结：大陵、外关、支沟；口臭：大陵、人中（《玉龙赋》）。

[现代研究] 对心功能有一定影响。有人用心冲击图、心电向量示波器和 X 线示波

摄影术，观察针刺神门、大陵等穴对心脏病患者心脏活动的影响，多数情况下，心冲击图的收缩波增强，并在 X 线示波摄影方面，针刺前表现为左心室与主动脉峰减低变形，收缩性弯曲变斜和舒张期隆起减弱等。针刺后，左心峰增大，收缩性偏斜减弱，舒张期隆起也加大，说明针后引起心肌收缩加强，心脏功能改善。针刺大陵穴对部分癫痫大发作病人的脑电图趋向规则化。

八、劳宫 Láogōng – P8

［出处］《灵枢·本输》："溜于劳宫。"

［别名］五里（《甲乙》）；鬼路（《千金翼》）；掌中（《资生》）；营房（《东医宝鉴》）；手心（《圣济》）。《太素》杨上善注："一名五星也。""星"乃"里"误。

［穴名释义］劳，劳动也；宫，中室也。穴在掌心，当手劳动屈指时，中指尖所点之处是穴，故名。

《采艾编》："劳宫，手劳于把握，此其都宫也。"

《穴名选释》："劳宫，劳指劳动，宫是王者所居之室。本穴为手厥阴心包经之荥火穴，位在手掌中央，手为劳动之器官，故名为劳；心包为心之外卫，性属相火，火经火穴是心火的代表，故尊称为宫。劳宫者，意指位当手心，心神所居之宫阙。"

［类属］五输穴之一，本经荥穴《灵枢·本输》）；五行属火（《难经·六十四难》）。

［位置］在掌心横纹中，当第三掌骨的桡侧缘处。（图 7 – 88）

《灵枢·本输》："掌中中指本间之内间也。"

《甲乙》："在掌中央动脉中。"《千金》、《千金翼》、《外台》、《素问》王注、《资生》、《大全》、《大成》、《新针灸学》同。

《圣惠》："在掌中央横纹动脉中，以屈无名指头，著处即是穴"。《铜人》《图翼》《金鉴》同。

《资生》注： "无名指，当屈中指为是，今说屈第四指，非也。"

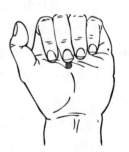

图 7 – 88　劳宫

《发挥》："在掌中央，屈无名指取之。《资生经》云：屈中指，以今观之，莫若屈中指、无名指两者之间取之为妥。"

《中国针灸学》："在手掌之中央，第二、三掌骨间。""以中指与第四指屈向掌心，当两指尖所着之中间取之。"

按：本穴定位，历代文献皆云"掌中"，有云"中指本间之内间"者，有云"屈中指"者，有云"屈无名指"者，皆混淆不清。掌中横纹因人而有不同，不足为据。《发挥》所言"屈中指、无名指两者之间取之"为妥，应在靠近第三掌骨桡侧缘处。

［取法］屈指握拳，以中指、无名指尖切压在掌心横纹，当二、三掌骨之间，紧靠

第三掌骨桡侧缘处是穴。

[刺灸法] 直刺0.3~0.5寸；可灸。

《圣济》："手心不可伤，伤即令人闷倒，眼直上，宜治前后心，可五分，又治神庭穴。"

[层次解剖] 皮肤→皮下筋膜→掌腱膜→第二蚓状肌→拇收肌（横头）→骨间肌。掌部皮肤厚而坚韧，无毛及皮脂腺，但汗腺丰富。穴位皮肤由正中神经的掌皮支分布。皮纹处的皮肤直接与深筋膜相连而不易滑动。皮下筋膜在掌心处非常致密，由纤维隔将皮肤和掌腱膜紧密相连，将皮下筋膜分成许多小隔样结构，其间穿行有浅血管、淋巴管和皮神经。当手掌的浅静脉与淋巴管受压时，除掌正中一小部血液与淋巴流向前臂外，大部分流向手背，并经指蹼间隙与深层的静脉与淋巴管相通。针由皮肤、皮下筋膜穿掌腱膜后，经桡侧两条指浅、深屈肌腱之间的第二蚓状肌，入拇收肌的横头，直抵第二、三掌骨之间的骨间肌。第二蚓状肌由正中神经支配；拇收肌、骨间肌由尺神经支配。

[功用] 开窍泄热，清心安神，和胃调营。

[主治] 神经系统病症：中风昏迷，癫狂，痫证，善怒，悲笑不休，脏躁症等。

口腔科病症：口疮、龈烂，口臭等。

消化系统病症：胃脘痛，呕吐，气逆，饮食不下，便血等。

心血管病症：胸胁痛，心痛等。

其他病症：鹅掌风，手颤，热病汗不出，烦渴，中暑，黄疸，鼻衄，嗌肿，劳倦，胸胁痛，少腹积聚，尿血等。

现代常用于治疗：中风，昏迷，中暑，心绞痛，口腔炎，小儿惊厥，癔病，精神病，手掌多汗症，手指麻木，高血压，吞咽困难，食欲不振，黄疸，齿龈炎等。

本穴为十三鬼穴之一，统治一切癫狂病；又为回阳九针之一，凡暴亡，诸阳欲脱者，均宜取之。

[成方举例] 妇人伤胎，腹满不得小便，心气实：劳宫、关元（《金匮》）。

口热、口干、口中烂：劳宫、少泽、三间、太冲（《千金》）。

心闷、疮疾：劳宫、大陵（《玉龙赋》）。

五般痫：劳宫、涌泉（《杂病穴法歌》）。

[附注]《圣惠》："手掌厚痹痹，手皮白屑起，针入二分，留三呼，得气即泻。针之只一度，针过两度，令人虚。不得灸，灸即令息肉日加。"

九、中冲 Zhōngchōng – P9

[出处]《灵枢·本输》："出于中冲。"

[别名] 手心主（《素问·缪刺论》王注）。

[穴名释义] 手厥阴脉气中道而行，径直冲达中指之端，故名中冲。

《会元针灸学》："中冲者，心阳从中指直而冲出也，故名中冲。"

《子午流注说难》："中冲乃心包络所出之井穴，膻中为臣使之官，其脉出手三阴之正中，手诸井穴皆在指侧，此穴独居指端之正中，故名中冲。"

[类属] 五输穴之一，本经井穴（《灵枢·本输》）；五行属木（《难经·六十四难》）。

[位置] 在中指尖端。一说在中指桡侧，距指甲根角0.1寸处。

《灵枢·本输》："手中指之端也。"

《甲乙》："在手中指之端，去爪甲角如韭叶陷者中。"《千金》、《千金翼》、《外台》、《素问》王注、《铜人》、《发挥》、《大成》、《图翼》、《金鉴》同。

《圣惠》："中指甲后一分。"

《大全》："中指内端是中冲。"

《中国针灸学》："中指之指端""于中指之尖端取之。"

《新针灸学》："中指正尖端，距指甲角约一分。"

按：本穴定位当在"手中指之端"，即中指尖端。又为奇穴十宣之一。一说本穴在中指内端，"去爪甲角如韭叶陷者中"处，即中指桡侧指甲根角外0.1寸处。

[取法] 仰掌，于中指尖的中点，距指甲游离缘约0.1寸处取穴。一说于中指爪甲桡侧缘与基底部各做一线，二线相交处是穴。

[层次解剖] 皮肤→皮下筋膜→指腱鞘及鞘内指深屈肌腱→末节指骨粗隆（骨膜）。皮厚，富有汗腺和指纹，但没毛和皮脂腺。穴位皮肤由正中神经指掌侧固有神经的指背支分布。该部位神经末梢非常丰富，触觉特别灵敏，可辨别物体的质地和形态。指掌侧的皮下脂肪积聚成球，有纤维隔介于其间，将皮肤连于指骨骨膜及腱鞘，指掌侧固有神经伴行的同名动脉，发出指掌支，在指端形成丰富的血管网（丛），营养指骨、关节、腱膜及皮肤。

[功用] 开窍苏厥，清心泄热。

[主治] 神经系统病症：中风昏迷，昏厥，舌强不语，类中风，小儿惊风等。

消化系统病症：胃脘疼痛，霍乱，吐泻等。

其他病症：高热，中暑，热病烦闷，热病汗不出，耳鸣，舌强，舌下肿痛，心痛，头痛如破，肘痛，掌热，疳积等。

现代常用于治疗：休克，中风昏迷，脑溢血，中暑，高血压，心绞痛，心肌炎，小儿消化不良等。

[成方举例] 卒心痛：灸手中央长指端三壮（《肘后方》）。

手病：中冲、劳宫、少冲、太泉、经渠、列缺（《千金》）。

惊风：灸中冲、印堂、合谷，各数十壮（《大成》）。

[现代研究] 针刺中冲穴对视野有一定影响，而且与经络感传有关，如针刺心包经井穴（中冲），感传前红、绿色周边视野均正常，诱发感传后，可测得红绿色周边视野

明显缩小。动物实验证明，针刺狗的"中冲"穴，可引起心率减慢。

第十节　手少阳三焦经经穴（图7-89）

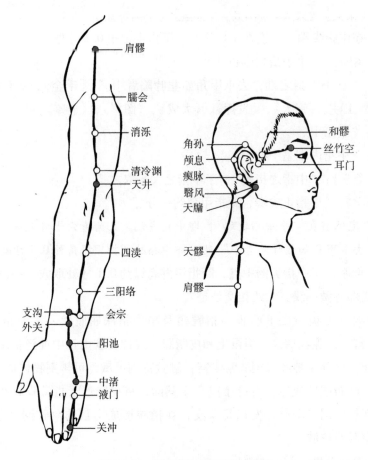

图7-89　手少阳三焦经经穴总图

一、关冲 Guānchōng－TE1

［出处］《灵枢·本输》："三焦者，上合手少阳，出于关冲。"

［穴名释义］关，指出入的要道。穴为手少阳之井，少阳乃出入之枢纽。穴承手厥阴脉气，手少阳经气由此而出，且在少冲、中冲之间，故而得名。

《会元针灸学》："关冲者，关乎上，而通下，从下而冲上，达于上中下，头腰腿也。内关于脑胸，外关于肢体，三焦经络从四肢外侧始发之根，故名关冲。"

《子午流注说难》："关冲乃三焦手少阳所出之井穴，外关、内关别络横通，心包络井穴曰中冲，心本脏之井曰少冲，此穴居少冲、中冲之间，故曰关冲。"

［类属］五输穴之一，本经井穴（《灵枢·本输》）；五行属金（《难经·六十四

难》）。

［位置］在无名指尺侧，距指甲根角0.1寸处。

《灵枢·本输》："手小指次指之端也。"

《甲乙》："在手小指次指之端去爪甲角如韭叶。"《千金》《千金翼》《外台》《铜人》《发挥》《聚英》《大成》《图翼》《金鉴》《中国针灸学》同。

《入门》："手四指端外侧去爪甲角如韭叶。"

按：本穴位置已明，参看井穴。

［取法］俯掌，沿无名指尺侧缘和基底部各做一平线，相交处取穴。

［刺灸法］浅刺0.1寸，或用三棱针点刺出血；可灸。

［层次解剖］皮肤→皮下筋膜→指甲根。皮薄，由尺神经指掌侧固有神经的指背支分布。皮下筋膜薄而疏松，并有纤维束连于皮肤和骨膜。手指的静脉多位于背侧。浅淋巴管与指腱鞘、指骨骨膜的淋巴管相通。手的动脉，每指均有4条，即两条指掌侧固有动脉和两条指背动脉分别与同名神经伴行。均位于指掌、背面与侧面的交界线上。因指背血管及神经较细短，所以指的掌侧及末二节指背侧皮肤和深层结构，均分布有掌侧的血管和神经。

［功用］泄热，开窍，利喉舌。

［主治］头面五官病症：头痛，头晕、目眩，耳鸣，耳聋，目赤痛，目生翳膜，视物不清，舌强舌卷，舌裂，舌本痛，口干，唇干裂，喉痹，疟腮，颔痛等。

运动系统病症：肩臂疼痛不能上举，掌中热等。

其他病症：热病汗不出，心烦，中暑，疟疾，霍乱吐泻，不嗜食等。

现代常用于治疗：热病，中暑，中风，头痛，喉炎，结膜炎，食欲减退，角膜白斑，小儿消化不良等。为急救穴之一。

［成方举例］喉痹：关冲、窍阴、少泽（《千金》）。

霍乱吐泻：关冲、支沟、尺泽、三里、太白，先取太溪，后取太仓（《大成》）。

二、液门 Yèmén – TE2

［出处］《灵枢·本输》："溜于液门。"

［别名］液，《外台》写作"腋"；《千金》作"掖"。液、掖、腋，古通，故不作别名。

［穴名释义］穴为三焦经荥穴，属水。三焦为决渎之官，水道出焉；穴在小指次指间凹陷处，二指分开似门，故名液门。

《穴名选释》："液门，液指水气，门为出入之处。本穴为手少阳三焦经的荥水穴，三焦者，决渎之官，水道出焉。脉属三焦，穴为水性，水气出入之门户，故以为名。"

［类属］五输穴之一，本经荥穴（《灵枢·本输》）；五行属水（《难经·六十四难》）。

[位置] 在手背第四、五指缝间，掌指关节前凹陷处。（图7-90）

《灵枢·本输》："小指、次指之间也。"《甲乙》、《千金》、《千金翼》、《外台》、《素问》王注、《铜人》、《发挥》、《图翼》同。

《考穴编》："手无名、小指本节前歧缝尖陷中。"《中国针灸学》同。

《集成》："在手小指、次指间合缝纹头。"

《金鉴》："从关冲上行，手小指次指歧骨间陷中。"

《新针灸学》："无名指本节前靠小指一侧。"

按：本穴定位各家分歧不大，《灵枢·本输》云"小指、次指之间"，《考穴编》详定在"手无名、小指本节前歧缝尖陷中"。现今亦从之。《新针灸学》有"无名指本节前靠小指一侧"提法，审之也为词异义同。

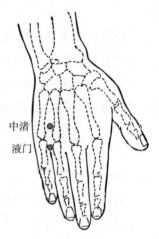

图7-90 液门

[取法] 微握拳，掌心向下，于第四、五指间缝纹端，当赤白肉际处取穴。

[刺灸法] 直刺0.3~0.5寸；可灸。

[层次解剖] 皮肤→皮下筋膜→手背深筋膜→骨间背侧肌。手背皮薄，有毛及皮脂腺，富有弹性，表面只有张力线，但无螺纹。该穴皮肤由尺神经的指背神经分布。在皮下筋膜内，手背浅静脉非常丰富，互相吻合成网状。手的血液回流，以手背静脉为主。手背的浅淋巴管与浅静脉伴行，手掌远侧的浅淋巴管网，经指蹼处也汇入手背的浅淋巴管。在手背，伸指肌腱之间有腱束相连，称腱联合。伸指时，使其动作协同而互相牵拉，尤以中、无名、小指的腱联合更为明显。针由皮肤、皮下筋膜，穿手背深筋膜，经伸肌腱第三与四根腱之间的腱联合，达深层尺神经支配的骨间肌。

[功用] 清头目，利三焦。

[主治] 头面五官病证：头痛，眩晕，面赤，泪出，目赤肿痛而涩，耳聋，耳鸣，耳痛，牙痛，咽肿，喉痹等。

其他病症：疟疾，寒热，热病汗不出，呼吸气短，善惊忘言，手臂痛，手背红肿，五指拘挛等。

现代常用于治疗：疟疾，头痛，咽喉炎，耳鸣，耳聋，前臂肌痉挛或疼痛，手背痛，手指肿痛，精神病，齿龈炎，角膜白斑等。

[成方举例] 喉咽病：液门、四渎主呼吸短气，咽中如息肉状；热病：液门、中渚、通里主热病先不头痛，面热无汗（《千金》）。

喉痛：液门、鱼际（《百症赋》）。

三、中渚 Zhōngzhǔ – TE3

［出处］《灵枢》："注于中渚。"

［别名］中注（《甲乙》）；下都（《奇效良方》）。

［穴名释义］渚，水中小洲也。穴为三焦经腧穴，属水。三焦水道似江，脉气至此输注留连，犹江中有渚，故名。

《子午流注说难》："中渚乃三焦所注之俞穴，若江之有渚，而居其中，故曰中渚。"

《经穴释义汇解》："渚，遮也，能遮水使旁回也。三焦者，决渎之官，水道出焉。穴为三焦脉之木穴，木能遮水，使水旁回，而穴居手小指次指本节后间凹陷处，如《诗·召南》载：江有渚，三焦水道似江，穴居其中，如渚，故名中渚。"

［类属］五输穴之一，本经输穴（《灵枢·本输》）；五行属木（《难经·六十四难》）。

［位置］在手背第四、五掌骨小头后缘凹陷中，液门穴直上1寸处。

《灵枢·本输》："手小指次指本节后陷者中"。《甲乙》、《千金》、《千金翼》、《外台》、《素问》王注、《铜人》、《发挥》、《大全》、《图翼》、《新针灸学》同。

《大成》："手小指次指本节后陷中，在液门下一寸。"

《金鉴》："从液门上行一寸陷中。"

《中国针灸学》："在小指与次指间，与液门相去一寸。"

按：本穴位置多从《灵枢·本输》定于"手小指次指本节之后陷者中"，《金鉴》补充为"从液门上行一寸陷中"，现同。《大成》所云"手小指次指本节后陷中，在液门下一寸"，"下"疑"上"之误。

［取法］俯掌，液门穴直上1寸，当第四、五掌指关节后方凹陷中取穴。

［刺灸法］直刺0.3~0.5寸；可灸。

［层次解剖］皮肤→皮下筋膜→手背深筋膜→第四骨间背侧肌。皮肤由尺神经的指背神经分布。皮下筋膜内的静脉网接受由手指、手掌浅层和深部的静脉。手背深筋膜可分为浅、深两层。浅层较厚，与伸指肌腱结合，共同构成手背腱膜；深层覆盖于第二至第五掌骨和第二至第四骨间背侧肌的背面。浅、深两层筋膜在指蹼处相互结合，在掌骨底，两层筋膜又以纤维隔相连。所以手背的皮下筋膜与深筋膜的浅、深两层之间则形成皮下间隙（位于皮下筋膜和手背腱膜之间）和腱膜下间隙（位于手背腱膜和深筋膜的深层之间）。针由皮肤、皮下筋膜，穿皮下间隙，经腱膜下间隙内的第三、四伸肌腱之间，深至第四掌骨间隙的骨间肌。（参看液门穴）

［功用］清热通络，开窍益聪。

［主治］头面五官病症：头痛，目眩，面赤，目赤，目痛，目翳，视物不清，耳聋，耳鸣，咽肿，喉痹等。

运动系统病症：脊膂痛，肩背肘臂疼痛，手指不能屈伸等。

其他病症：热病，疟疾等。

现代常用于治疗：神经性耳聋，聋哑症，头痛，头晕，两肩胛之间痛，肋间神经痛，喉头炎，角膜白斑，肘、腕部关节炎等。

[成方举例] 大便难：中渚、太白（《甲乙》）。

嗌痛：中渚、支沟、内庭（《千金》）。

不省人事：中渚、三里、大敦；久疟：中渚、商阳、丘墟；咽肿：中渚、太溪；手臂红肿及疽：中渚、液门、曲池、合谷（《大成》）。

手臂红肿：中渚、液门（《玉龙歌》）。

[现代研究] 中渚穴对眼科针麻手术镇痛效果较好，有报道以中渚、列缺为主穴，对眼科手术，其镇痛效果，较眼附近穴为优越。针刺中渚也可引起肠鸣音亢进。

四、阳池 Yángchí – TE4

[出处]《灵枢·本输》"过于阳池"；《素问·骨空论》所载"掌束骨下灸之"，王注即本穴。

[别名] 别阳（《甲乙》）。

[穴名释义] 穴在手背横纹上，当指总伸肌腱尺侧凹陷处。手背为阳，穴为三焦经之原，承中渚之气而停留之，穴处凹陷似池，故而得名。

《医经理解》："手背为阳，腕骨之上有如池焉，故谓阳池。"

《会元针灸学》："阳池者，阳经之质化膏泽注腕骨，与臂骨相接之中，两筋间如池，在手腕中表面属阳，故名阳池。又名别阳者，穴居阳明之下，太阳之上，三阳同至阳池，以别之。"

[类属] 原穴（《灵枢·本输》）。

[位置] 在手腕背侧横纹上，当指总伸肌腱尺侧凹陷处。（图7–91）

《灵枢·本输》："在腕上陷者之中。"

《甲乙》："在手表上腕上陷者中。"《素问》王注、《千金》、《千金翼》、《外台》、《铜人》、《发挥》、《大全》、《大成》同。

《聚英》："在手表腕上陷中，从指本节直摸下至腕中心。"

《金鉴》："从中渚由四指本节直上行手表腕上陷中。"

《入门》："手掌背横纹陷中。"

《新针灸学》："在手背腕上横纹陷中与阳溪穴相隔一肌。"

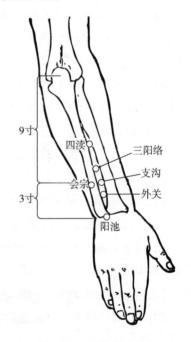

9寸

四渎

三阳络

支沟

会宗

外关

3寸

阳池

图7–91　阳池

《中国针灸学》："腕关节背面之中央。"

按： 本穴位置皆宗《灵枢·本输》所云"在腕上陷者之中也"。然具体部位不明，故后世有言在腕背中央者。今腕背中央系奇穴中泉所居。本穴当在腕背尺侧于三、四掌骨间直上与腕背横纹交点处。

[取法] 俯掌，于第三、四指掌骨间直上与腕横纹交点处的凹陷中取穴；或于尺腕关节部，指总伸肌腱和小指固有伸肌腱之间处定取。

[刺灸法] 直刺 0.3~0.5 寸；可灸。

[层次解剖] 皮肤→皮下筋膜→腕背侧韧带→三角骨（膜）。皮肤由前臂后皮神经和尺神经的手背支双重分布。皮下筋膜致密，手背静脉网的尺侧部和小指的指背静脉渐汇成贵要静脉的起始部。深筋膜增厚而形成韧带。针由皮肤、皮下筋膜穿深筋膜，在小指伸肌和指伸肌腱之间，直抵三角骨面。以上二肌（腱）均包裹有腱鞘，由桡神经支配。

[功用] 清热通络，疏调三焦，增液消渴。

[主治] 五官科病症：耳聋，目红肿，喉痹等。

运动系统病症：腕痛无力或红肿不可屈伸，手腕折伤，前臂及肘部疼痛，肩痛，颈痛等。

其他病症：消渴，口干，烦闷，热病无汗，疟疾寒热等。

现代常用于治疗：糖尿病，疟疾，腕关节炎，流行性感冒，风湿热，扁桃腺炎，前臂肌痉挛或麻痹等。

[成方举例] 手臂拘挛，两手筋紧不开：阳池、合谷、尺泽、曲池、中渚（《大成》）。

[现代研究] 针刺阳池穴可使不蠕动或蠕动很弱的降结肠下部及直肠的蠕动增强。给犬的"阳池"穴注射乙酰胆碱，可引起心率加快，如事先针刺"内关"，则可加强此效应。阳池穴对垂体 – 性腺功能有关，特别是性腺、卵巢功能有关，有避孕作用。

五、外关 Wàiguān – TE5

[出处]《灵枢·经脉》："手少阳之别，名曰外关。"

[穴名释义] 外，指体表；关，指关隘。穴为手少阳之络，与阳维脉相通。阳维有维系、联络诸阳经之作用，因"阳维为病苦寒热"，病位在外，穴为主治头肢、躯干疾患之要穴，故名外关。

《医经理解》："外关在腕后__寸两筋间，正与内关相通，手心主为阴血之关，手少阳为阳气之关也，故曰外关。"

《经穴释义汇解》："穴为手少阳之络，在腕后二寸凹陷处，别行心主，外关，此与内关相对而属外，故名外关。"

[类属] ①本经络穴（《灵枢·经脉》）；②八脉交经（会）穴之一（《针经指

南》），交阳维脉（《玉龙经》）。

[位置] 在手背腕横纹上2寸，尺、桡两骨之间。

《灵枢·经脉》："去腕二寸。"

《甲乙》："在腕后二寸陷中。"《千金》《千金翼》《外台》《铜人》《发挥》同。

《玉龙经》："在腕后二寸前，踝骨尖后两筋中。"

《大全》："腕后一寸。"

《大成》："腕后二寸两骨间，与内关相对。"

《图翼》："在腕后二寸两筋间陷中。"

《金鉴》："从阳池上行手腕后二寸，两骨间陷中。"

《新针灸学》："在阳池穴后二寸两肌间。"

《中国针灸学》："在前臂之后侧，腕之上方二寸之处。"

按：本穴《灵枢·经脉》定位于"去腕二寸"，《大成》更明确指出在"腕后二寸两骨间，与内关相对"。而《大全》却载"腕后一寸"，此论既悖逆经旨，又无根据，"一"恐为"二"之误，不从。

[取法] 伸臂俯掌，于腕背横纹中点直上2寸，尺、桡两骨之间，与内关穴相对处取穴。

[刺灸法] 直刺0.5~1寸；可灸。

[层次解剖] 皮肤→皮下筋膜→前臂筋膜→小指伸肌→指伸肌→食指伸肌。皮肌由桡神经发出的前臂后皮神经分布。该处皮肤皮下筋膜较掌侧厚而松弛，桡神经的浅支与头静脉起始部伴行，尺神经的手背支和贵要静脉起始部伴行。针由皮肤、皮下筋膜穿前臂深筋膜，经小指伸肌的桡侧，入指伸肌，深进在拇长伸肌的尺侧入食指伸肌，以上诸肌（腱）均由桡神经肌支支配。

[功用] 清热解毒，通经活络。

[主治] 五官科病症：目赤肿痛，耳鸣，耳聋，鼻衄，牙痛等。

运动系统病症：肘臂屈伸不利，上肢筋骨疼痛，手颤，五指痛，不能握物等。

消化系统病症：腹痛，便秘，肠痈，霍乱等。

其他病症：热病，头痛，痄腮，颊痛，胸胁痛，肩背痛，急惊风，咳嗽等。

现代常用于治疗：肺炎，腮腺炎，耳鸣，耳聋，高血压，偏头痛，牙痛，落枕，偏瘫，上肢痛，小儿麻痹后遗症，遗尿，失眠等。

[成方举例] 耳聋：外关、会宗主耳浑浑淳淳聋无所闻；口病：外关、内庭、三里、大泉、商丘主僻噤（《千金》）。

[现代研究] 针刺外关和光明穴对治疗青少年近视眼有效，针感可达眼部的38.2%，并可提高视力，改善屈光度。外关有一定镇痛作用，如以家兔用钾离子透入法测痛，电针一侧"合谷"及"外关"，以弱刺激、强刺激二种，针刺20分钟的痛阈提高率分别为150%和140%，而弱刺激易被纳洛酮所对抗，但强刺激不被纳洛酮对抗，

而且血浆皮质醇、去甲肾上腺素，环－磷酸腺苷都显著升高，与弱刺激组有显著差异。说明内啡呔不是应激镇痛的主要原因，它与"弱电针"即一般电针镇痛机理有所不同。

六、支沟 Zhīgōu － TE6

［出处］《灵枢·本输》："行于支沟。"

［别名］飞虎（《针方六集》）；飞处（《神灸经纶》）。

［穴名释义］支，通肢；沟，指沟渠。穴在上肢前臂尺桡二骨之间，因喻脉气行于两骨间如水行如渠，故而得名。

《会元针灸学》："支沟者，手臂表面，两筋如沟，肘前曰肢，故名支沟。"

《子午流注说难》："支沟乃三焦所行之经穴，穴前一寸有外关别络，入手厥阴，三焦水道流行至此，别有一分支之沟渠也。"

［类属］五输穴之一，本经经穴（《灵枢·本输》）；五行属火（《难经·六十四难》）。

［位置］在手背腕横纹上3寸，尺、桡两骨之间。

《灵枢·本输》："上腕三寸，两骨之间陷者中。"《甲乙》、《千金》、《千金翼》、《外台》、《素问》王注、《铜人》、《发挥》、《大全》、《大成》、《图翼》、《金鉴》、《新针灸学》同。

《千金翼》："一云在阳池上一寸。"

《中国针灸学》："前臂后侧之下的三分之一处，当尺骨之内缘。"

按：《灵枢·本输》云："上腕三寸，两骨之间陷者中也。"古今皆从。唯《千金翼》有"一云在阳池上一寸"，不知何出；依其经脉，此穴当排列在外关之后，故此说误。另外《中国针灸学》定于"前臂后侧之下的三分之一处，当尺骨之内缘"，与古今定位分寸均不相符，现亦不从。

［取法］伸臂俯掌，于腕骨横纹中点直上3寸，尺、桡两骨之间，与间使穴相对处取穴。

［刺灸法］直刺0.5~1寸；可灸。

［层次解剖］皮肤→皮下筋膜→前臂筋膜→小指伸肌→拇长伸肌→前臂骨间膜。皮肤由前臂后皮神经分布。皮下筋膜内有贵要静脉和头静脉的属支。针由皮肤、皮下筋膜穿前臂深筋膜，入小指伸肌，深抵其下面的拇长伸肌。前臂后区的血管神经束由桡神经深支（骨背侧神经）和骨间背侧动脉及两条静脉组成，该血管神经束行于前臂后区深、浅层肌之间。桡神经深支发出肌支支配前臂后区的伸肌。在前臂后区的下段，在拇长伸肌的深面，有骨间掌侧动脉的穿支，穿过骨间膜的下缘，进入前臂前区。

［功用］清三焦，降逆火，通腑气。

［主治］五官科病症：暴喑，耳聋，耳鸣，目赤，目痛，咽肿等。

消化系统病症：便秘，呕吐，泄泻等。

妇科病症：经闭，产后血晕不省人事。

其他病症：胁痛，肩臂腰背酸痛，项不得回顾，腋肿，热病，胸膈烦闷，四肢浮肿，逆气，咳嗽，卒心痛，面热，痂疥等。

现代常用于治疗：习惯性便秘，肋间神经痛，肩臂痛，心绞痛，心肌炎，胸膜炎，肺炎，乳汁分泌不足，丹毒，上肢瘫痪，急性舌骨肌麻痹，呕吐，产后血晕等。

为针麻常用穴之一。

[成方举例] 瘰疬：支沟、章门主马刀侠瘿；肩背痛：支沟、关冲主肩臂酸重；心病：支沟、太溪、然谷（《千金》）。

霍乱吐泻：支沟、天枢（《资生》）。

产后血晕不识人：支沟、三里、三阴交；胸胁疼痛：支沟、章门、外关（《大成》）。

习惯性便秘：支沟、足三里（《辑要》）。

大便虚秘：补支沟，泻足三里（《杂病穴法歌》）。

[现代研究] 配合足三里、三阴交等穴，留针30分钟，可使孕妇子宫收缩增强。对胸腔手术有镇痛作用。

七、会宗 Huìzōng – TE7

[出处]《甲乙》："聋……会宗……主之。"

[穴名释义] 会，聚也；宗，本也。三焦经脉气由支沟会聚本穴后，方能行入三阳络，支别沟通三阳经气，含事物之发展必先有宗本，而后有支别之意，故而得名。

《采艾编》："会宗，腕后三寸空中一寸前后为支曰络，此为会合之宗门也。"

《腧穴学》（天津）："该穴治耳聋，耳为宗脉所会聚，故名。"

[类属] 手少阳之郄穴（《甲乙》）。

[位置] 在手腕背侧横纹上3寸，支沟穴尺侧旁开一横指处。

《甲乙》："在腕后三寸空中。"《千金》《千金翼》《外台》《铜人》《图翼》同。

《发挥》："在腕后三寸，空中一寸。"《大全》《大成》同。

《入门》："支沟外旁一寸空中。"《金鉴》同。

《考穴编》广注："合去前穴（指支沟穴）五分。"

《集成》："在阳池后三寸，于支沟平微前五分。"

《新针灸学》："支沟穴旁偏小指一侧，腕后三寸。"

《中国针灸学》："前臂后侧之下三分之一部，与支沟并列。"

按：《甲乙》定本穴于"在腕后三寸空中"，与支沟定位几无差别。至《入门》则定"支沟外旁一寸空中"，明确将两者区别开来，但具体定位也还有不同观点。①《考穴编》广注云："合去前穴（指支沟穴）五分。"②《集成》也有"在阳池后三寸，于支沟平微前五分"。尽管目前医书多依《入门》之说，但根据前臂尺桡骨间的实际宽度，还以支沟旁开 5 分为妥。另外，《中国针灸学》"前臂后侧之下三分之一部，与支沟并列"之说，既悖《甲乙》"腕后三寸"定位，又未指出与支沟距离，位置模糊，现不从。

　　[取法] 伸臂俯掌，于腕上 3 寸支沟穴尺侧，当尺骨的桡侧缘取穴。

　　[刺灸法] 直刺 0.5~1 寸；可灸。

　　[层次解剖] 皮肤→皮下筋膜→前臂筋膜→尺侧腕伸肌→食指伸肌→前臂骨间膜。皮肤由桡神经发出的前臂后皮神经分布。皮下筋膜内有头静脉和贵要静脉的属支。针由皮肤、皮下筋膜穿前臂深筋膜，入尺侧腕伸肌，经食指伸肌，直抵前臂骨间膜。以上诸肌由桡神经的深支支配。（参看支沟穴）

　　[功用] 清三焦火，安神志，通经络。

　　[主治] 五官科病症：耳聋，耳鸣。

　　神经系统病症：癫痫。

　　其他病症：上肢肌肤痛。

　　现代常用于治疗：耳聋，癫痫，上肢疼痛等。

八、三阳络 Sānyángluò – TE8

　　[出处]《甲乙》："内伤不足，三阳络主之。"《素问·骨空论》所载："臂骨空在臂阳，去踝四寸两骨空之间。"王注"是谓通间"，即本穴。

　　[别名] 通间（《素问·骨空论》王注）。

　　[穴名释义] 穴为交络手三阳经之处，故名。

　　《腧穴命名汇解》："三阳络，又名通间，言在手之少阳、太阳、阳明之间通行，三经属阳，因名其穴为三阳络。"

　　《针灸穴名解》："手三阳之脉，并列上行，行至本穴，三经线较为接近，两旁二经之络脉，当有与本穴通处，因名三阳络。"

　　[位置] 在手背腕横纹上 4 寸，尺、桡两骨之间。

　　《甲乙》："在臂上大交脉，支沟上一寸。"《千金》《千金翼》《外台》《铜人》《发挥》《大成》《图翼》同。

　　《圣惠》："在肘前三寸外廉陷者中，支沟上一寸。"

　　《资生》："肘前五寸，外廉陷中。"

　　《大全》："腕后四寸。"

　　《入门》："阳池后四寸。"《新针灸学》同。

　　《考穴编》广注："一云上支沟二寸，透郄门。"

　　《金鉴》："从会宗内斜上行一寸，臂上大交脉。"

　　《中国针灸学》："在前臂后侧之中央下约一寸之处。"

　　按：本穴位置，《甲乙》明言"支沟上一寸"，后世多从。但亦有不同观点，如

《圣惠》作"在肘前三寸，外廉陷中，支沟上一寸"。绳以《灵枢·骨度》，肘、腕间距为十二寸半（今作十二寸），"支沟上一寸"与"肘前三寸"自语相违。另《资生》作"肘前五寸"，《考穴编》广注"云上支沟二寸透郄门"，均系一家之见，不从。《入门》《金鉴》所云，与"支沟上一寸"说，词异义同。

[取法] 伸臂俯掌，手腕背横纹中点直上4寸，尺、桡两骨之间处取穴。

[刺灸法] 直刺0.5~1寸；可灸。

《甲乙》："禁不可刺。"

[层次解剖] 皮肤→皮下筋膜→前臂筋膜→指伸肌→拇长展肌→拇短伸肌。皮肤由桡神经发出的前臂后皮神经分布。皮下筋膜内有头静脉和贵要静脉的属支。针由皮肤、皮下筋膜穿前臂的深筋膜，入指伸肌腱，深进经拇长展肌和深面的拇短伸肌，直达前臂骨间膜。以上诸肌由桡神经深支发出的肌支支配。

[功用] 通络，开窍，镇痛。

[主治] 五官科病症：暴喑，耳聋，龋齿等。

运动系统病症：挫闪腰痛，手臂痛不能上举。

其他病症：恶寒发热无汗，内伤，嗜卧等。

现代常用于治疗：耳聋，下牙痛，眼病，臂痛，失语等。

为肺切除手术针麻常用穴之一。

[现代研究] 三阳络对胸部手术有良好镇痛作用。如对二尖瓣扩张术，应用三阳络透郄门，取得良好针麻效果。镇痛作用的强弱与针刺的刺激量强弱有关，以电脉冲输出强度较大者效果好。在肺切除术中，以三阳络透郄门，对133例的针麻效应统计Ⅰ、Ⅱ级率为85.7%。对21例正常人针刺镇痛实验中表明：手捻三阳络对胸部确有显著的镇痛作用，针后疼痛出现率减少38.6%，$P < 0.01$。针刺三阳络穴，血中内啡素增高，其含量与镇痛效果有平行关系。针前后数值相比，均有显著差异（$P < 0.02$）；针刺三阳络穴后，测痛，血中组胺不升高（$P > 0.05$），而对照组（不针刺）测痛，则明显升高（$P < 0.05$），说明针刺三阳络可抑制痛刺激引起的血中组胺升高。而针刺时测定中组胺含量没有明显变化，说明针刺本身并不等于痛刺激。在健康人试验，针手三阳络一个穴确实有显著的镇痛作用，其针效好的，重痛的出现率低而血中内啡素活性高，说明血中内啡素含量似与镇痛有密切关系，针刺反应大，针麻效果则血中内啡素含量较少。有实验表明：针麻对肺切除病人的免疫反应，未出现明显的抑制作用，而全麻则出现较强的抑制作用。

九、四渎 Sìdú – TE9

[出处]《甲乙》："卒气聋，四渎主之。"

[穴名释义] 渎，指大川。昔以江、淮、河、济为四渎。穴为三焦经之腧穴。三焦者，决渎之官，水道出焉，犹如四渎之状。穴在尺、桡两骨之间，三阳络穴之后，故

名四渎。

《医经理解》："四渎，在肘前五寸外廉陷中，江河淮济为四渎，谓是水所注也。"

《针灸穴名解》："渎，为沟渠之大者，本穴前穴为三阳络，则犹江细流而为巨川也。故称江、淮、湖、济为四渎，以其有润通之力也。考本穴治症，多以润通为务。即犹灌溉航运也。主治呼吸气短，耳暴聋、下齿龋痛。"

四渎为星名。凡四星，在东井星之南，轩辕星之东，为江淮河济之精，其占为流水泛溢、津染舟楫之事，与本穴功能润通相符。治症与三阳络亦略同。"

［位置］在肘尖下方5寸，尺、桡两骨之间。

《甲乙》："在肘前五寸外廉陷者中。"《千金》《千金翼》《外台》《铜人》《发挥》《大全》《大成》《图翼》《金鉴》同。

《考穴编》广注："肘尖骨来前五寸筋骨陷间。"

《集成》："在三阳络前五分，上一寸四分。"

《新针灸学》："肘前五寸，在支沟穴三阳络一线。"

《中国针灸学》："在前臂后侧中央。"

按：本穴《甲乙》定于"肘前五寸外廉陷者中"，古今多从。唯《集成》云"在三阳络前五分，上一寸四分"，此说言语含混不清，不知何据，当非。

［取法］伸臂俯掌，于手背腕横纹上7寸，尺、桡两骨之间处取穴。

［刺灸法］直刺0.5～1寸；可灸。

［层次解剖］皮肤→皮下筋膜→前臂筋膜→尺侧腕伸肌→小指伸肌→骨间后血管神经束→拇长伸肌。皮肤由桡神经发出的前臂后皮神经分布。皮下筋膜内有头静脉和贵要静脉的属支。针由皮肤、皮下筋膜穿前臂后面深筋膜，经尺侧腕伸肌和小指伸肌交界部深进，穿经骨间后血管神经束，直抵深面拇长伸肌和前臂骨间膜的背面。血管神经束由桡神经深支（又称骨间背侧神经）和骨间背侧动脉以及两条伴行静脉，被前臂筋膜包裹而形成。行于前臂后区内浅层与深层肌之间，血管神经的分布营养并支配前臂后区的所有结构。

［功用］通耳窍，清咽喉。

［主治］五官科病症：暴喑，暴聋，齿痛，咽阻如梗等。

呼吸系统病症：呼吸气短。

其他病症：前臂痛。

现代常用于治疗：偏头痛，耳聋，牙痛，上肢瘫痪，神经衰弱，眩晕，肾炎，喉头炎等。

十、天井 Tiānjǐng – TE10

［出处］《灵枢·本输》："入于天井。"

［穴名释义］本穴为手少阳之合，属土。土地出水曰井。穴在上臂尺骨鹰嘴之上居

天位，其处凹陷颇深，犹似深井，故而得名。

《会元针灸学》："天井者，肘后叉骨空孔中如井，有阳气相生，故名天井。"

《子午流注说难》："天井乃手少阳三焦经脉所入为合之土穴，穴在肘外大骨后上一寸两筋骨罅间陷中，肘前五寸有穴曰四渎，沟渎归于下流，而天井独居其上，盖有用之水，天一所生，蓄之井里，以备生化之用，故曰天井。"

[类属] 五输穴之一，本经合穴《灵枢·本输》）；五行属土（《难经·六十四难》）。

[位置] 在尺骨鹰嘴后上方，屈肘呈凹陷处取穴。（图7-92）

《灵枢·本输》："在肘外大骨之上陷者中也。"

《甲乙》："在肘外大骨之后（一寸）两筋间陷者中。"《千金》、《千金翼》、《外台》、《素问》王注、《铜人》、《发挥》、《大成》、《图翼》、《金鉴》同。

《铜人》引甄权云："曲肘后一寸，叉手按膝头取之，两筋骨罅。"

《考穴编》："一法，宜叉手腰间，取肘外大骨尖上去一寸，两筋叉骨罅间。"

《集成》："在肘微后些正中陷中。"

《新针灸学》："肘肩上方（肩的方向）一寸陷中。"

《中国针灸学》："在尺骨上端之上方，肱三头肌停止部之腱间。"

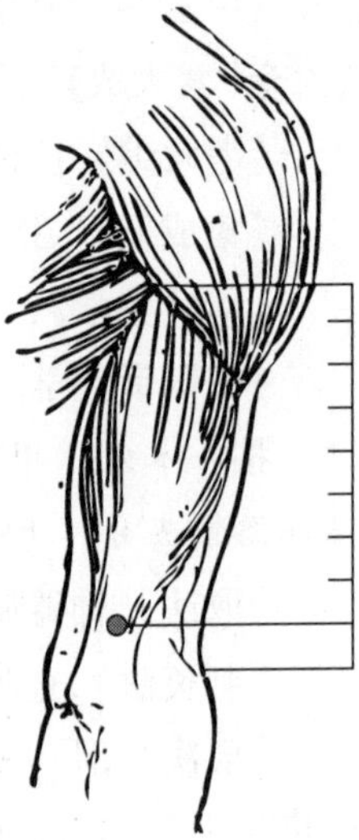

按：诸说词异义同。"肘外大骨"即尺骨鹰嘴，俗称肘尖。本穴在其上方凹陷处。

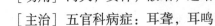

图7-92　天井

[取法] 以手叉腰，于肘尖（尺骨鹰嘴）后上方1寸之凹陷处取穴。

[刺灸法] 直刺0.5~1寸；可灸。

[层次解剖] 皮肤→皮下筋膜→肘筋膜→肱三头肌。皮肤由桡神经发出的臂后皮神经分布。肘后皮肤较厚，移动性很大。在皮肤深面，相当于鹰嘴窝的高度，有一黏液囊，称鹰嘴皮下囊，该囊与关节腔不相通。深筋膜与骨膜紧密相连。肱三头肌腱抵止于鹰嘴，腱下有鹰嘴腱下囊。鹰嘴外侧有起始于外上髁的伸肌，内侧在内上髁与鹰嘴之间有尺神经经过。在肘部可摸到肱骨内、外上髁和鹰嘴。当肘关节伸直时，这三个骨性标志位于一条横线上；如屈肘至90°时，三者则成为尖朝下的等腰三角形。此三点的位置关系，有助于鉴别肘关脱位和肱骨髁上骨折。针由皮肤、皮下筋膜（鹰嘴皮下囊）穿肘后深筋膜，入肱三头肌的肌腱、直抵肱骨后面下端的骨膜。肱三头肌由桡神经支配。

[功用] 泻火，安神，散结，通络。

[主治] 五官科病症：耳聋，耳鸣，目痛，喉痹，颊肿痛等。

神经系统病症：癫痫，惊悸，瘛疭等。

外科病症：瘰疬，瘿气，疮肿隐疹等。

呼吸系统病症：咳吐脓血。

心血管病症：心痛，胸痛。

其他病症：偏头痛，胁肋、颈项、肩臂痛麻木，肘痛等。

现代常用于治疗：肘关节及周围软组织疾患，偏头痛，外眼角红肿，眼睑炎，扁桃腺炎，荨麻疹，落枕，精神分裂症，忧郁症，颈淋巴结核，支气管炎，喉头痛，颈项神经痛，中风等。

［成方举例］臂痿：天井、外关、曲池主臂痿不仁《千金》)。

风痹：天井、尺泽、少海、委中、阳辅；心恍惚：天井、巨阙、心俞（《大成》)。

十一、清冷渊 Qīnglěngyuān – TE11

［出处］《甲乙》："头痛振寒，清冷渊主之。"

［别名］清冷泉（《千金》)；清昊（《西方子》)。昊，《普济方》作"灵"。简称冷渊（《天元太乙歌》)。

［穴名释义］清冷，寒冷之谓；渊，深潭也。穴在天井上一寸，其处凹陷似渊，穴主头痛振寒、肩不可举等寒证，故而得名。

《腧穴学》（天津）："清冷意为寒凉；渊指凹陷。因本穴主治头痛振寒，肩臂不举等寒证，故名。"

《针灸穴名解》："玩味此穴名三字，富有寒泉凛冽之意，思之使人肤慄。凡诸毒热之病，可以取比。古法种痘，取清冷渊、消泺二穴。以其能透解郁热之毒也。主治肩臂痛，臑肿不能举。《淮南子·齐俗训》曰：北人无极非舜，自投于清冷之渊。盖古代先有此渊之名，道家修养，借此渊名，名此穴位，前人又复取其功能，以为医疗解热之用。"

［位置］在天井穴上1寸。

《甲乙》："在肘上一寸。"

《千金》："在肘上三寸。"《大全》同。

《千金翼》："肘上二寸。"《外台》《铜人》《发挥》《大成》《图翼》《新针灸学》《中国针灸学》同。

《考穴编》广注："合肘骨尖后上去二寸。"

《金鉴》："从天井上行一寸。"

按：本穴《甲乙》定"在肘上一寸"；《千金》云"在肘上三寸"；《千金翼》定于"肘上二寸"。细考，《甲乙》云天井在"肘外大骨后一寸"，故"肘上一寸"之说，可能意指本穴在天井穴上一寸，即位"肘上二寸"与《千金翼》定位同，现今医家也均从"肘上二寸"之说。另《千金》"肘上三寸"不知何出，存疑。

[取法] 以手叉腰，手肘尖（尺骨鹰嘴）后上方2寸，与天井穴相直处取穴。

[刺灸法] 直刺0.5~1寸；可灸。

[层次解剖] 皮肤→皮下筋膜→肘后筋膜→肱三头肌。皮肤由桡神经发出的臂后皮神经分布。（参看天井穴）

[功用] 疏风散寒，通络止痛。

「主治」目痛，目黄，头痛，胁痛，肩臂痛不能举，肘痛不能屈伸等。

现代常用于治疗：头痛，眼痛，肩臂痛等。

十二、消泺 Xiāoluò – TE12

[出处]《甲乙》："头痛，项背急，消泺主之。"

[穴名释义] 消，散也；泺，泊名。穴在上臂外侧，当肱三头肌肌腹中间之浅凹处，三焦脉气流注此穴，似水流入散泊之中，故而得名。

《医经理解》："泺，陂泽也。消泺，言水可注处也。穴在肩下臂外间，腋斜肘分下行。三焦火府，池渚沟渎井泺皆水称也，火府而有水称，以经脉之流注也。"

《关于一些穴名的读音问题》："消泺，意为水退成低凹处，盖因上臂伸侧的凹陷部而名。"

[位置] 在尺骨鹰嘴与肩髎的连线上，当臑会与清冷渊段的中点处。

《甲乙》："在肩下臂外开腋斜肘分下胻。"《千金》、《千金翼》、《外台》、《素问》王注、《铜人》、《发挥》、《大全》、《大成》、《图翼》同。

《考穴编》广注："肩下三寸，肘尖约去六寸，臂外骨内肘斜分间。"

《集成》："在臂臑上行二寸，后开一寸少。"

《金鉴》："从清冷渊上行肩下背外肘上分肉间。"

《新针灸学》："天井穴上四寸，臑会穴下四寸。"

《中国针灸学》："在上膊外面，三角肌停止部之后下方一寸处。"

按：本穴位置，《甲乙》定"在肩下臂外开腋斜肘分下胻"，"胻"，为"行"字误。即位于肩下，从腋缝斜下臂的外侧。具体分寸未明。《考穴编》云"肩下三寸"位与臑会相混，误。但又云"肘尖约去六寸"，此说与现定位基本相同。至于《集成》云："在臂臑上行二寸，后开一寸少。"定位似嫌过高，不取。

[取法] 正坐垂肩，先取三角肌后下缘与肱骨交点处的臑会穴，当臑会与清冷渊之间的中点处是穴。

[刺灸法] 直刺0.8~1.2寸；可灸。

[层次解剖] 皮肤→皮下筋膜→臂后筋膜→肱三头肌长头→肱三头肌内侧头。皮肤由桡神经发出的臂后皮神经分布。皮较厚，移动性相当大。在皮下筋膜内除臂后皮神经外，还有臂外侧皮神经（腋神经的分支）。臂后区只有一块强大的肱三头肌，其长头和外侧头在表面，内侧头大部分隐藏在外侧头的深面。肱三头肌与肱骨桡神经沟形成

桡神经管，桡神经与肱深动脉及其两条伴行静脉一起进入桡神经管。该处桡神经体表投影：自腋后襞下缘外侧端与臂的连接点处，经臂后方，至肱骨外上髁的斜行连线。由于桡神经与肱骨的桡神经沟紧密相贴，故在肱骨中段骨折时，容易伴发桡神经损伤。所以针由皮肤、皮下筋膜穿臂后深筋膜，深刺肱三头肌长头与内侧头时，应尽量避开桡神经管内的血管神经束。

［功用］安神，清头，活络。

［主治］癫疾，头痛，头晕，齿痛，颈项强痛，臂痛，背部肿痛等。

现代常用于治疗：头痛，项背强痛，牙痛，癫痫等。

十三、臑会 Nàohuì – TE13

［出处］《甲乙》："腠理气，臑会主之。"

［别名］臑窌（《甲乙》）；窌（jiào 叫），《聚英》作"交"（liáo），误。臑髎（《外台》）；臑扁（《普济方》）。

［穴名释义］臑，指上臂；会，指会合。穴处上臂部，为手少阳、阳维之会，故名臑会。

《腧穴命名汇解》："臑会，臑指上臂，穴为三焦、阳维的会所，因名臑会。"

《针灸穴名解》："穴在臂臑之侧，臑俞之下，三臑穴位旁近，因名臑会。治肩项瘰肿，臂酸无力等症。按臑会之意，为三臑之会处。如臂臑属手阳明，为手足太阳及阳维之会穴；臑俞属手太阳，为手太阳及阳维之会；臑会属足（手）少阳，又为手足少阳及阳维之会。故治症广泛。"

［类属］①《素问·气府论》王注作手阳明、少阳二络气之会。《聚英》作手少阳、阳维之会。②手阳明之络（《甲乙》）。

［位置］在尺骨鹰嘴与肩髎的连线上，肩髎直下 3 寸，当三角肌后缘处。

《甲乙》："在臂前廉去肩头三寸。"

《千金》："夹肩髎后大骨下甲上廉陷中。"《千金翼》同。

《外台》："在肩前廉去肩三寸。"《铜人》《发挥》《大成》《图翼》同。

《素问》王注："在臂外廉去肩端同身寸之三寸。"《金鉴》《新针灸学》同。

《大全》："肩之前廉。"

《考穴编》广注："肩之前廉骨下，去肩头三寸。"

《金鉴》："从消泺上行臑外，去肩端三寸宛宛中。"

《集成》："在消泺上二寸微前。"

《中国针灸学》："在肱后侧外面之上部约三分之一处。"

按：本穴位置，各家所载文字多有出入，但细究部位，基本一致。所谓肩头（端）下三寸者，及肩峰突起后端（肩髎）下三寸同。

［取法］正坐垂肩，于肩头后侧肩髎穴直下 3 寸，下与天井穴相直处取穴。

［刺灸法］直刺 0.5 ~ 1 寸；可灸。

［层次解剖］皮肤→皮下筋膜→臂筋膜→肱三头肌。皮肤由桡神经的臂后皮神经分布。（参看消泺穴）

［功用］散结，通络，止痛。

［主治］瘰疬，瘿气，目疾，肩胛疼痛，腋痛等。

现代常用于治疗：肩臂痛，甲状腺肿。

［成方举例］臂肘痛：膈会、支沟、曲池，腕骨、肘髎（《千金》）。

［现代研究］给动物注射肾上腺素，使心率减慢，针刺天井、膈会等穴，可明显减弱肾上腺素所致心率减慢作用，并可使心率迅速回到正常水平。

十四、肩髎 Jiānliáo – TE14

［出处］《甲乙》："肩重不举，臂痛，肩髎主之。"

［穴名释义］髎，骨空处也。穴当肩关节部骨隙处，故名肩髎。

《医经理解》："髎言其骨之空阔者也，肩髎在肩端臑下陷中，斜举臂取之，是肩骨空也。"

《孔穴命名的浅说》："骨与骨相接之关节处，骨骼突起旁有凹陷处，骨之空隙部等皆有髎义。肩髎，穴当肩关节处，故名肩髎。"

［位置］在肩峰突起后端下方之凹陷处。（图 7 – 93）

《甲乙》："在肩端臑上。"

《千金》："在肩端臑上斜。"《千金翼》《外台》《铜人》《发挥》《大成》《图翼》同。

《考穴编》广注："臑会之上，举臂有空。"

《大全》："臑上举臂取。"

《集成》："在肩髃后一寸三分微下陷中。"

《新针灸学》："肩髃后约 1 寸，微向下举臂时更显凹陷。"

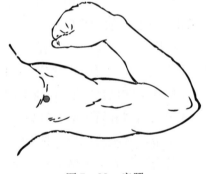

图 7 – 93　肩髎

《中国针灸学》："在肩峰突起之后下部，肩胛棘外端之下际。"

按：本穴定位依《甲乙》所言"在肩端臑上"，不甚明确。《大全》增云"举臂取"易与肩髃混，《集成》明确定于"肩髃后一寸三分微下些"，实指举臂凹陷处，前为肩髃，后为肩髎，因人体形大小不同，所云"一寸三分"应为大约数，故《新针灸学》云"肩髃后约一寸"，其意同。

［取法］①上臂外展平举，肩关节部即可呈现出两个凹陷窝，后面一个凹窝即是本穴。②垂肩，于锁骨肩峰端后缘直下约 2 寸，当肩峰与肱骨大结节之间处定穴。

［刺灸法］直刺 0.5 ~ 1 寸；可灸。

［层次解剖］皮肤→皮下筋膜→三角肌筋膜→三角肌（后部）→小圆肌→大圆肌→背间肌。皮肤由腋神经发出的臂外侧皮神经分布。皮肤较厚，皮下筋膜致密，并与皮肤紧密相连。三角肌深面的血管神经束有旋肱前、后血管和腋神经。腋神经为臂丛后束的分支，与旋肱后动脉一起通过四边孔，在三角肌后缘中点，紧靠肱骨外科颈后面走行。所以肱骨外科颈骨折或肩关节脱位时，都可以影响腋神经而导致三角肌麻痹和三角肌区域感觉消失。针由皮肤、皮下筋膜穿三角肌筋膜，入腋神经支配的三角肌后部和小圆肌。经旋肱后动、静脉及腋神经等形成的血管神经和肱骨外科颈之间。深抵肩胛下神经支配的大圆肌和胸背神经支配的背阔肌。

［功用］祛风湿，通经络。

［主治］荨麻疹，臂痛，肩重不能举，中风偏瘫等。

现代常用于治疗：肩关节周围炎，半身不遂，胸膜炎，肋间神经痛等。

［成方举例］臂痛：肩髎、天宗、阳谷（《千金》）。

十五、天髎 Tiānliáo – TE15

［出处］《甲乙》："身热汗不出，胸中热满，天髎主之。"《素问·气府论》所载"缺盆外骨空各一"，王注即本穴。

［穴名释义］髎，骨空处也。天，指上部。穴当髃骨端（即肩胛骨上角）上方凹陷处，故名天髎。

《孔穴命名的浅说》："天髎二人身以应天地，腰以上为天，穴当肩胛冈上凹陷处，故名。"

《经穴释义汇解》："髎，音寥，骨空处也。穴在肩缺盆中上髃骨之间凹陷处，即肩井与曲垣二穴之间，因穴属天部的骨空，故名天髎。"

［类属］交会穴之一，手少阳、阳维之会（《甲乙》）；《素问·气府论》王注作手足少阳、阳维之会。《外台》作足少阳、阳维之会。

［位置］在肩井与曲垣两穴连线的中点处。（图7-94）

《甲乙》："在肩缺盆中，髃骨之间陷者中。"《千金》《千金翼》《外台》《铜人》《发挥》《大全》《大成》《图翼》同。

《聚英》："肩缺盆中，上髃骨际陷中央，须缺盆陷处，上有空，起肉上是穴。"

《考穴编》广注："须取缺盆上髃骨际，肩壅肉上与大杼附分约间寸许。"

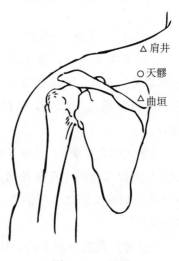

△肩井
○天髎
△曲垣

图7-94 天髎

《图翼》："一曰直肩井后一寸。"《金鉴》《新针灸学》同。

《集成》："在肩井内一寸后开八分，在肩外俞上一寸。"

《中国针灸学》："在肩胛骨之上部，肩胛棘中央之前方一寸之处。"

按：本穴位置，《甲乙》云"在肩缺盆中，毖骨之间陷者中"，所指模糊。后世更有多种定位：①《考穴编》云"肩壅肉上与大杼附分约间寸许"，因大杼与附分并非在同一平行线上，依此说位置难定，故今不从。②《图翼》"直肩井后一寸"，后当属下之误，即指在肩井下一寸，位置较为明确，与《甲乙》说法大致相同，故现定位依此。③《集成》云"在肩井内一寸后开八分，在肩外俞上一寸"，此独家之言，不知何据，存疑。

[取法] 正坐垂肩，于肩胛骨的内上角端取穴。

[刺穴法] 直刺0.5~1寸；可灸。《聚英》引《铜人》云："当缺盆陷上突起上针之，若误针陷处，伤人五脏气，令人卒死。"

[层次解剖] 皮肤→皮下筋膜→斜方肌筋膜→斜方肌→冈上肌。皮肤由颈丛锁骨上神经的外侧支分布。皮肤较厚，与致密的皮下筋膜紧密相连。分布于冈上、下肌的血管神经束包括肩胛上血管和肩胛上神经。血管经肩胛横韧带的上方，神经穿过韧带和肩胛切迹围成的孔，然后进入冈上窝，再绕肩胛颈，进入冈下窝。针由皮肤、皮下筋膜穿斜方肌筋膜，入斜方肌，在冈上肌表面血管神经束内侧，入肩胛上神经支配的冈上肌。勿向深刺。

[功用] 祛风湿、通经络。

[主治] 颈项强痛，缺盆中痛，肩臂痛，胸中烦满，热病无汗，发热恶寒等。

现代常用于治疗：冈上肌腱炎，颈项、肩胛部疼痛，热病等。

十六、天牖 Tiānyǒu – TE16

[出处]《灵枢·本输》："五次脉手少阳也，名曰天牖。"

[穴名释义] 天，指上部；牖，指窗口。穴在耳后乳突后下方，胸锁乳突肌后缘，主治"暴聋气蒙，耳目不明"。耳目诸窍似天部之窗牖，故而得名。

《腧穴命名汇解》："窗开旁墙曰牖。所以助明也，与天窗穴意同。穴在颈侧，有如旁墙之窗，故名天牖。以文义揆之，所治者，当为头面耳目颈项诸疾也。"

[位置] 在乳突后下方，胸锁乳突肌后缘近发际处。（图7-95）

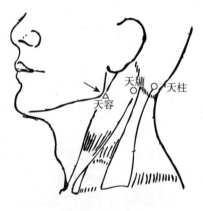

图7-95 天牖

《甲乙》："在颈筋间，缺盆上，天容后，天柱前，完骨下，发际上。"（《千金》云上"一寸"）《千金翼》《大成》同。

《千金翼》："一云在风池上一寸"。（《集成》云"下一寸微前些"）

《外台》："在颈筋缺盆上，天容后，天柱前，发际下。"《铜人》同。

《圣惠》："在完骨穴下发际宛宛中。"

《考穴编》广注："约上发际寸许，居翳风下，颔骨尽处壅肉上为是。又法，约结喉旁开七寸五分。"

《图翼》："在颈大筋外，缺盆上，天容后，天柱前，完骨下，发际中。"

《金鉴》："从天髎上行，颈大筋外，缺盆上。"

《新针灸学》："颈大肌后，发角上，完骨穴下，天柱穴前。"

《中国针灸学》："孔突之后下部胸锁乳突肌停止部后缘。"

按：本穴位置，《甲乙》定在"颈筋间，缺盆上，天容后，天柱前，完骨上，发际上"。"发际上"，指正当发际处，非发际以上。《圣惠》作"发际宛宛中"，《图翼》作"发际上"，义同。《千金》等作"发际上一寸"，误，天柱、天容位置可作旁证。

[取法] 正坐，与下颌角平齐，胸锁乳突肌后缘处取穴。

[刺灸法] 直刺 0.5 ~ 1 寸；可灸。

[层次解剖] 皮肤→皮下筋膜→项筋膜→头夹肌→头半棘肌。皮肤由耳大神经和枕小神经双重分布。皮肤厚而致密。皮下筋膜由脂肪组织和致密的结缔组织形成。其结缔组织的纤维形成纤维束，连于皮肤与深筋膜（项筋膜）。针由皮肤、皮下筋膜穿致密的项筋膜。在斜方肌和胸锁乳突肌之间，针入深层的头夹肌。在颈深动、静脉升支的后方，入头半棘肌。头夹肌和头半棘肌均由颈神经后支支配。

[功用] 清头明目，通经活络。

[主治] 头面五官科病症：目痛，目昏，暴聋，耳鸣，头痛，头晕，头风，面肿，鼻衄，不闻香臭，喉痹等。

其他病症：肩背、臂及臑疼痛，项强不能回顾，瘰疬，多梦等。

现代常用于治疗：耳鸣，耳聋，视神经炎，喉炎，颈项部痉挛，眼球充血，颜面浮肿等。

[成方举例] 肩臂痛：天牖、缺盆、神道、大杼、天突、水道、巨骨；暴聋：天牖、四渎；眩头痛：天牖、风门、昆仑、关元、关冲（《千金》）。

腰背掣痛难转：天牖、风池、合谷、昆仑（《大成》）。

[现代研究] 有人用动物作颅顶窗法，在解剖镜下观察电针刺激对脑血管的舒缩作用，电针刺激"水沟""天突""天牖""足三里"等穴时，弱刺激可使脑动脉血管充血（血管扩张 20% ~ 50%），强电流刺激反而使血管发生剧烈收缩（直径减少 30% ~ 50%）；切断交感神经后不再引起反应。

十七、翳风 Yìfēng – TE17

［出处］《甲乙》："痓，不能言，翳风主之。"《素问·气府论》所载"耳后陷中各一"，王注即本穴。

［穴名释义］翳，蔽也。穴在耳后凹陷处，善疗风邪。犹云耳后遮蔽处之风穴，故名翳风。

《腧穴命名汇解》："翳风，翳指大鸡毛扇，状如耳形，风属声。穴当耳后下方陷中，耳形同毛扇，主治耳鸣，因名翳风。"

［类属］交会穴之一，手足少阳之会（《甲乙》）。

［位置］在耳垂后，乳突与下颌骨之间凹陷处。（图7－96A）

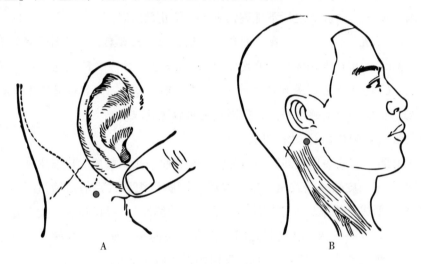

A   B

图7－96　翳风

《甲乙》："在耳后陷者中，按之引耳中。"

《圣惠》："在耳后尖角陷者中。"《千金》《千金翼》《外台》《素问》王注同。

《玉龙歌》："在耳后陷中，开口得穴。"

《铜人》："耳后尖角陷中。"《发挥》《大成》《图翼》《金鉴》同。

《考穴编》广注："耳下尖角贴耳坠后骨下陷中，开口有空。"

《集成》："在耳根后，距耳五分。"

《新针灸学》："耳垂根部后方陷中，按之通耳中。"

《中国针灸学》："在耳下腺部，耳垂之后面。"

按：本穴位置依《甲乙》皆定于"耳后陷者中"，词虽异而义同。《集成》所云"距耳五分"似偏后偏低。

［取法］正坐或侧伏，耳垂微向内折，于乳突前方凹陷处取穴。

［刺灸法］直刺0.8～1.2寸；可灸。

《圣济》："耳后宛处不可伤，伤即令人口颊㖞斜，宜治人中、承浆二穴。"

[层次解剖] 皮肤→皮下筋膜→腮腺咬肌筋膜→腮腺。皮肤由耳大神经分布。皮下筋膜疏松，耳后静脉和面后静脉汇合成颈外（浅）静脉，在胸锁乳突肌前而向下后斜行，至该肌后缘，锁骨上约2.5厘米处，穿深筋膜汇入锁骨下静脉。沿颈外静脉排列的淋巴称为颈浅淋巴结。针由皮肤、皮下筋膜穿腮腺咬肌筋膜，在乳突与胸锁乳突肌前缘，继进达腮腺的下颌后突部，可深抵起于棘突的肌肉。（图7-96B）

[功用] 聪耳，散风热，活络。

[主治] 五官科病症：耳聋，耳鸣，耳中痛，耳中湿痒，聋哑，目不明，目䀿，口眼歪斜，牙关紧闭，牙痛，乳蛾，口吃等。

神经系统病症：痉病，狂疾。

现代常用于治疗：聋哑，腮腺炎，下颌关节炎，口颊炎，笑肌麻痹，甲状腺肿，眼疾，牙痛，面神经麻痹等。

[成方举例] 聋：翳风、会宗、下关（《甲乙》）。

暴喑不能言：翳风、通里（《资生》）。

过敏性牙痛：翳风、曲鬓、头维、风池、太阳（《新针灸学》）。

[现代研究] 针刺翳风有调整大脑皮质功能作用。有人在实验性狗神经官能症基础上，针刺翳风，所有阳性条件反射均迅速提高，并稳定地恢复正常，刺激强度与反应之间的关系逐渐恢复，对分化刺激的鉴别逐渐达到完全。说明针刺"翳风"穴能恢复大脑皮质神经过程的平衡。对脑电波的观察，原来 α 节律波幅较低者，呈现 α 节律波幅增强，反之，则使 α 节律减弱，具有调整作用。

十八、瘈脉 Chìmài – TE18

[出处]《甲乙》："小儿痫瘈……瘈脉……主之。"《灵枢·五邪》所载"取耳后青脉以去其瘈"，即指本穴。

[别名] 资脉（《甲乙》）；资生（《神灸经纶》）；体脉（《经穴汇解》）。

[穴名释义] 瘈，指瘛疭抽搐；脉，指络脉。穴在耳根后鸡足青络脉，即耳后青络脉形如鸡爪处。主治小儿惊瘛疭诸症，故而得名。

《采艾编》："耳本后鸡足青络。《外台》禁灸，《明堂》许灸二壮。鸡足所形而名之也。"

《孔穴命名的浅说》："瘈脉，因其穴治瘈脉症，故名。"

[位置] 在翳风与角孙沿耳轮连线的中、下1/3交点处。

《甲乙》："在耳本后鸡足青络脉。"《千金》《千金翼》《外台》《铜人》《发挥》《大成》《图翼》《金鉴》同。

《考穴编》广注："一法贴耳后翳风上，前与听会相平。"

《集成》："在翳风上一寸，稍近耳根。"

《新针灸学》："耳郭根的后部，翳风穴上一寸，前方与外耳孔平。"《中国针灸学》同。

按：本穴定位《甲乙》云"在耳本后鸡足青络脉"，至《集成》详定"在翳风上一寸，稍近耳根"，后世的《新针灸学》《中国针灸学》均同。现定位亦与此相当，仅说法不同而已。

[取法] 正坐或侧伏，于耳后发际与外耳道口平齐处取穴。

[刺灸法] 平刺0.3~0.5寸，或点刺出血；可灸。《甲乙》："瘛脉禁不可以灸。"

[层次解剖] 皮肤→皮下筋膜→耳后肌。皮肤由耳大神经的耳后支分布。皮下筋膜后，除颈丛的耳大神经的分布外，还有耳后动、静脉经过。针由皮肤穿皮下筋膜，该处无深筋膜，所以直入耳后肌，该肌由面神经的耳后支支配。

[功用] 解痉，聪耳，活络。

[主治] 五官科病症：耳聋，耳鸣，目视不明等。

消化系统病症：呕吐，泄痢。

神经系统病症：小儿惊痫，瘛疭，惊恐等。

其他病症：头痛。

现代常用于治疗：耳鸣，耳聋，头痛，小儿惊风，呕吐，痢疾，脑充血等。

[成方举例] 小儿惊痫：瘛脉、长强（《甲乙》）。

[现代研究] 在腹部手术中，以腹部穴和头部腧穴相配合，能提高腹部手术针麻成功率。加以鸠尾、右章门或胃俞，右章门与瘛脉（双）相配。对上、下腹部的针麻效果都有显著提高。针麻下胃部切除术Ⅰ、Ⅱ级率91.1%，较未改进前效果有显著提高，$P < 0.01$。

十九、颅息 Lúxī – TE19

[出处]《甲乙》："身热痛，胸胁痛不可反侧，颅息主之。"

[别名] 颅颥（《甲乙》："小儿痫喘不得息，颅颥主之。"）《资生》以"颅颥"为正名，颅息为别名。《大全》作颅息别名。

[穴名释义] 穴在耳后头颅处，主治小儿痫喘不得息，故名颅息。

《采艾编》："颅息，耳后间青络脉足少阴脉气所发，庄子曰：真人之息以耳段为头息脉气也。"

《腧穴学》："一名颅颥，颥即囟字，息字当是传写错误。小儿之颅囟门至关重要，且此穴主治小儿惊痫等症，故名。"

[位置] 在翳风与角孙沿耳轮连线的上、中1/3交点处。

《甲乙》："在耳后间青络脉。"《千金》《千金翼》《外台》《铜人》《发挥》《大全》《大成》《图翼》《金鉴》同。

《集成》："在瘛脉上一寸大些。"

《新针灸学》："角孙穴的后下部，瘈脉穴上方一寸，当耳郭根的上三分之一骨陷中。"

《中国针灸学》："在颞颥骨部，耳翼根之后上部。"

按：本穴依《甲乙》定位于"耳后间青络脉"，位置不明确，《集成》指定"在瘈脉上一寸大些"，即约当一寸处，后世多宗此说。

［取法］正坐或侧伏，于耳后发际，当瘈脉与角孙沿耳轮连线的中点处取穴。

［刺灸法］平刺0.3～0.5寸；可灸。《甲乙》："刺入一分，出血多则杀人。"

［层次解剖］皮肤→皮下筋膜→枕额肌。皮肤由耳大神经分布。皮内含有大量的毛囊、汗腺和皮脂腺。皮肤筋膜由致密的结缔组织和脂肪组织构成，其内除上述皮神经外，还有耳后动、静脉经过。针由皮肤、皮下筋膜刺入枕额肌的枕腹，该肌腹由面神经的耳后支支配。

［功用］聪耳，镇惊，泄热。

［主治］五官科病症：耳鸣，耳痛，耳肿痛流脓等。

神经系统病症：小儿惊痫，瘛疭，呕吐涎沫等。

呼吸系统病症：喘息。

其他病症身热：身热，头痛，胁肋痛不得转侧等。

现代常用于治疗：小儿呕吐，头痛，耳鸣，牙痛，中耳炎，视网膜出血，癫痫，哮喘，脑充血，甲状腺肿等。

二十、角孙 Jiǎosūn – TE20

［出处］《灵枢·寒热病》："足太阳有入颅遍齿者，名曰角孙。"《素问·气府论》所载"耳廓上各一"，王注即本穴。

［穴名释义］角，指耳上角；孙，支别之络。"支而横者为络，络之别者为孙"，手少阳之脉，其支者，从膻中上出缺盆，上项系耳后，直上出耳上角，交会于足少阳、手阳明。穴当耳上角，在手少阳经支脉别行之处，故名角孙。

《会元针灸学》："角孙者，耳郭上角也。孙者，终于下也。即耳郭内上角稍下，即耳轮向耳屏对折时，耳郭上端的尖端处。因喻太阳、少阳经的孙脉会耳角，故名角孙。"

［类属］交会穴之一，手足少阳、手阳明之会（《甲乙》）；《素问·气府论》王注作手太阳，手、足少阳三脉之会。《铜人》作手、足少阳之会。

［位置］在耳尖直上之发际处。（图7-97）

《灵枢·寒热病》："在鼻与颅前。"

《甲乙》："在耳郭中间，开口有孔。"《千金》《千金翼》《外台》《铜人》《发挥》《大成》同。

《素问·气府论》王注："在耳上郭表之中间上，发际之下，开口有空。"《图翼》

《金鉴》间。

《集成》："在客主人上一寸。"

《新针灸学》："耳郭正上方陷凹处，口开闭时能触出牵动。"

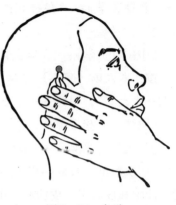

图 7-97 角孙

《中国针灸学》："在颞骨下，耳翼上角之上际。"

按：本穴在《灵枢·寒热病》中粗定"在鼻与顺前"，《甲乙》定"在耳郭中间上，开口有空"，根据其定颅息于"耳后间青络脉"，循颅息上，当知指本穴定于耳郭中间上所对发际处。而《大全》依此定于"耳郭当中"实属太简。《集成》将此穴定在"客主人上一寸"，与他书不同，不知何出，存疑。

[取法] 正坐或侧伏，以耳翼向前方折曲，当耳翼尖所直之发际处。若以手按着使口能合，其处牵动者是。

[刺灸法] 平刺 0.3～0.5 寸；可灸。

[层次解剖] 皮肤→皮下筋膜→耳上肌→颞筋膜→颞肌。皮肤由下颌神经的耳颞神经分布。皮下筋膜内除上述神经外，还有颞浅动、静脉，无深筋膜。针由皮肤、皮下筋膜穿由颞神经支支配的耳上肌（皮肌），继经颞筋膜入颞肌，直抵骨膜。颞肌属咀嚼肌，由颞深前、后神经支配。

[功用] 清热，散风。

[主治] 耳部肿痛，目赤肿痛，目翳，齿痛，齿龈肿痛，唇燥，唇吻强，疟腮，项强，头痛等。

现代常用于治疗：腮腺炎，牙痛，角膜白斑，视神经炎，视网膜出血，耳郭红肿，口周肌肉痉挛，口腔炎，咀嚼困难，呕吐，甲状腺肿等。

[成方举例] 龈痛：角孙、小海（《大成》）。

二十一、耳门 Ermén – TE21

[出处]《甲乙》："耳聋鸣，头颔痛，耳门主之。"《灵枢·骨度》所载"耳前当耳门者广一尺三寸"，一说即此穴，非。

[穴名释义] 穴在耳屏上切迹前，主治耳聋鸣，其处犹如耳之门户，故而得名。

《采艾编》："耳前起肉当耳缺中，当耳之门牖也。"

《孔穴命名的浅说》："耳门，穴当耳珠前上门之耳前切迹凹处，有耳之门户之义。"

[位置] 在耳屏上切迹与下颌骨髁状突后缘之间的凹陷处。

《甲乙》："在耳前起肉当耳缺者。"《千金》《千金翼》《外台》《铜人》《发挥》《大成》《图翼》《金鉴》同。

《大全》："目后寸半。"

《新针灸学》："耳前小尖并之前上方稍陷处。"

《中国针灸学》："在耳前小瓣（耳珠）之上缺处，旧名耳缺。"

按：本穴定位较少争议，《甲乙》云："在耳前起肉当耳缺者。"耳前起肉，即指耳屏；耳缺，即耳屏切迹。现同。《大全》将此穴定于"目后寸半"，正常人目至耳前当超过寸半，此说没有《甲乙》定位准确，故不从。

［取法］正坐或侧伏，微开口，当听宫穴直上0.5寸之凹陷处取穴。

［刺灸法］直刺0.5~1寸；可灸。《甲乙》："耳门，耳中有脓，禁不可刺。"

［层次解剖］皮肤→皮下筋膜→腮腺咬肌筋膜→腮腺。皮肤由三叉神经的上颌神经分支耳颞神经分布。皮下筋膜内除含有上述皮神经外，还有颞浅动、静脉经过。针由皮肤、皮下筋膜穿腮腺上端的筋膜入该腺，直抵外耳道软骨上方的骨膜。

［功用］聪耳，开窍，泄热，活络。

［主治］耳聋，耳鸣，聤耳流脓，耳生疮，耳中痛，聋哑，齿痛，唇吻强，颈、颌肿痛等。

现代常用于治疗：聋哑，中耳炎，下牙痛，下颌关节炎，口周肌肉痉挛等。

［成方举例］聤生疮、有浓汁：耳门、翳风、合谷；重听无所闻：耳门、风池、侠溪、翳风，听会、听宫（《大成》）。

［现代研究］有报道针刺动物"耳门"凝血时间明显缩短。对链霉素毒性耳聋，有显著疗效，有人以耳门、听宫为主穴，治疗50例耳聋患者，有效率达42%（显效14%，有效28%）。

二十二、和髎 Héliáo – TE22

［出处］《甲乙》："头重颔痛，引耳中，怅怅嘈嘈，和髎主之。"《素问·气府论》所载"锐发下各一"王注即本穴。

［穴名释义］和，指和调；髎，与窌同。窌，空穴也。穴为手少阳经之空穴，当耳郭根前颧骨弓后上方凹陷处。肾和则耳能闻五音，本穴主治耳疾，能和调听觉，故名和髎。

《医经理解》："和髎，耳前兑发下横动脉，耳听音声之和，而为锐骨之空也。"

《腧穴学》："和，有谐、调和之意。本穴能调和听觉，故名。"

［类属］交会穴之一，手足少阳、手太阳之会（《甲乙》）；《外台》作手、足少阳之会。

［位置］在鬓发后缘，当颞浅动脉搏动处。

《甲乙》："在耳前锐发下横脉。"《千金》、《千金翼》、《外台》、《素问》王注、《发挥》、《大成》、《图翼》、《金鉴》同。

《铜人》："耳前兑发陷中。"《大全》同。

《集成》："在眉直后发际。"

《新针灸学》："在上耳郭之前，鬓发之后动脉跳动旁陷中。"

《中国针灸学》："在颧骨下端与颧骨之关节部分。"

按：本穴《甲乙》定在"耳前锐发下横动脉"，锐发即鬓角，此穴位于耳前鬓角后动脉处。现定位在"鬓发后缘，平目外眦"处，位置与《甲乙》基本相同。《集成》定"在眉直后发际"一说，具体测量则距耳门较远，而且在鬓角上方发际处，现多不从。

[取法] 正坐或侧伏，在耳门前上方，平耳郭根前，鬓发后缘之动脉搏动处取穴。

[刺灸法] 斜刺 0.3 ~ 0.5 寸；可灸。

[层次解剖] 皮肤→皮下筋膜→耳前肌→颞筋膜→颞肌。皮肤由下颌神经的分支、耳颞神经、面神经分布。皮下筋膜薄，内有耳颞神经、面神经的颞支及颞浅动静脉经过。耳前肌为皮肌，受面神经的颞支支配。针由皮肤、皮下筋膜直刺耳前肌，经包裹颞肌的颞筋膜而入该肌。颞肌是属于咀嚼肌，由颞深前、后神经支配。

[功用] 祛风通络。

[主治] 耳鸣，牙关拘急，鼻准肿痛，流涕，口㖞，瘰疬，头重痛，颌颊肿等。

现代常用于治疗：头痛，耳鸣，外耳道炎，牙关紧闭，面瘫，面肌痉挛，鼻炎，鼻息肉等。

二十三、丝竹空 Sīzhúkōng – TE23

[出处]《甲乙》："眩，头痛，刺丝竹空主之。"《素问·气府论》所载"眉后各一"，王注即本穴。

[别名] 巨髎（《甲乙》）；目髎（《外台》）。《医心方》作系"竹空"；《圣惠》《儒门事亲》称"丝竹"。

[穴名释义] 丝，喻纤细之眉稍；竹，喻眉毛如竹丛。空，指凹陷处之孔穴。穴在眉后陷者中，故名丝竹空。

《腧穴命名汇解》："丝竹空，细小为丝。空指小窍，穴近眉稍处，眉毛状似丝竹，穴又为手足少阳脉气之所发，因名丝竹空。"

《经穴释义汇解》："丝竹，音乐之总称，丝谓瑟瑟，竹谓箫管。穴在眉后凹陷处，其穴似箫管之孔。孔与空通。又穴近耳，以此喻耳常闻丝竹之音，故名丝竹空。"

[位置] 在眉毛外端凹陷处。

《甲乙》："在眉后陷者中。"《千金》《千金翼》《外台》《铜人》《发挥》《大全》《大成》《图翼》《金鉴》同。

《考穴编》广注："眉稍后去眉二分陷者中。"

《新针灸学》："眉梢外端陷中。"《中国针灸学》同。

按：本穴位置古今均从《甲乙》，定于"眉后陷者中"，《考穴编》广注在"眉梢后眉二分陷者中"，不必拘泥。

[取法] 正坐或侧伏，于额骨颧突外缘，眉梢外侧凹陷处取穴。

[刺灸法] 平刺0.5~1寸。《甲乙》："禁不可灸，灸之不幸，令人目小或盲。"

[层次解剖] 皮肤→皮下筋膜→眼轮匝肌。皮肤由三叉神经眼支的眶上神经和上颌神经的颧面神经分布。皮薄，移动性较大。皮下筋膜内除皮神经外，还有颞浅动、静脉的额支经过。针由皮肤、皮下筋膜直入眼轮匝肌，抵达额骨骨膜。眼轮匝肌受面神经颞支支配。

[功用] 清头明目，散风镇惊。

[主治] 五官科病症：目眩，目赤痛，倒睫，羞明流泪，眼睑瞤动，睑闭不合，齿痛等。

神经系统病症：癫痫，发狂，烦渴，吞涎沫，偏正头痛等。

现代常用治疗：头痛，眩晕，眼结膜炎，电光性眼炎，视神经萎缩，角膜白斑，面神经麻痹，小儿惊风等。

[成方举例] 目疾：丝竹空、前顶（《千金》）。

吐涎：丝竹空、百会（《大成》）。

目内红肿：丝竹空、攒竹（《胜玉歌》）。

第十一节　足少阳胆经经穴（图7－98）

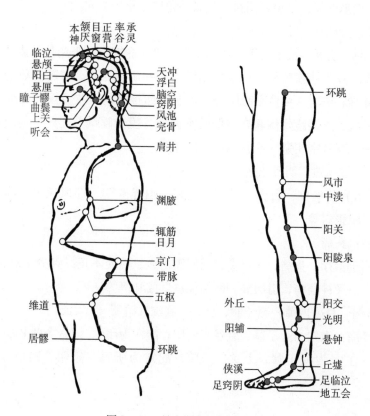

图7－98　足少阳胆经经穴总图

一、瞳子髎 Tóngzǐliáo – G1

[出处]《甲乙》：“瞳子髎，在目外去眦五分。”

[别名] 太阳、前关（《千金》注）；后曲（《外台》）；鱼尾（《玉龙经》）。太阳，《针灸全书》等作“大阳”；瞳子髎《神灸经纶》作“童子髎”。

[穴名释义] 髎，骨空也。穴当瞳子之外方，眶骨外凹陷中，故名瞳子髎。

《采艾编》：“瞳子髎，此为瞳子之窍也；手足少阳之会，有二焦交此。”

《孔穴命名的浅说》：“瞳子髎，穴在眼之瞳子外方，当颧骨额突外缘的凹陷处，故名。”

[类属] 交会穴之一，手太阳、手足少阳之会（《甲乙》）；《外台》作手、足少阳之会。

[位置] 在目外眦外侧，眶骨外侧缘凹陷中。

《甲乙》：“在目外眦五分。”《难经》、《千金》、《千金翼》、《外台》、《素问》王注、《铜人》、《发挥》、《大全》、《大成》、《图翼》、《金鉴》、《新针灸学》、《中国针灸学》同。

按：本穴位置，古今同定于目外眦外。

[取法] 正坐仰靠，令患者闭目，当眼外角纹之止处取穴。

[刺灸法] 直刺 0.5 寸；可灸。

[层次解剖] 皮肤→皮下筋膜→眼轮匝肌→睑外侧韧带→眶脂体。皮肤由眼神经的泪腺神经分布。皮下筋膜疏松，以疏松结缔组织和肌层相连。眼轮匝肌的睑部纤维为横纹肌，肌纤维收缩时，可使眼睑闭合。该肌受面神经的分支支配。睑外侧韧带由致密结缔组织形成，连接睑外侧联合与颧骨眶面的骨膜和眶结节之间，与睑内侧韧带配合，使眼睑和眼球紧密相贴。针刺不宜盲目过深。

[功用] 疏散风热，明目止痛。

[主治] 五官科病症：目赤、目痛、目痒，怕光羞明，迎风流泪，远视不明，内障，目翳，口眼歪斜等

其他病症：头痛。

现代常用于治疗：头痛，角膜炎，视网膜出血，屈光不正，青少年近视眼，夜盲，视神经萎缩，三叉神经痛，齿龈痛，面神经痉挛或麻痹等。

[成方举例] 目生内障：瞳子髎、合谷、临泣、睛明（《大成》）。

三叉神经痛：主穴为瞳子髎、合谷、太阳；配穴为印堂（《针灸学》）。

色盲症：主穴为瞳子髎、上关、天牖；配穴为听宫、睛明、四白、巨髎（《辑要》）。

二、听会 Tīnghuì – G2

[出处]《甲乙》："聋，耳癫溲，癫溲者若风，听会主之。"

[别名] 听呵、后关（《资生》）；听诃（《大全》）。

[穴名释义] 会，指会聚。穴在耳前陷中，主治耳聋，耳中颠飕风，针此可使听觉以会聚，因名听会。

《会元针灸学》："听会者，司听之神系，会和肝藏之魂，会意其若何，听知其所为，故名听会。"

《腧穴命名汇解》："听会，指聚也，考耳主听觉，穴当耳际，以其主治耳聋气闭，针此可使听觉得以会聚，因名听会。"

[位置] 在耳屏间切迹前，当听宫（太阳经）直下，下颌骨髁状突后缘，张口有空处。(图7–99)

《甲乙》："在耳前陷者中，张口得之，动脉应手。"《千金》《千金翼》《外台》《铜人》《大全》同。

《千金翼》："在上关下一寸动脉宛宛中。"《发挥》《大成》《图翼》同。

《金鉴》："耳前起骨上面下一寸，耳珠下动脉宛宛中。"

《新针灸学》："耳前小尖辨的前下方隙中。"

《中国针灸学》："颧骨弓与下颌关节窝之际。"

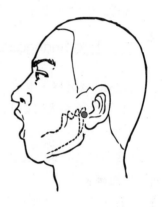

图7–99 听会

按：《甲乙》言"在耳前陷中，张口取之，动脉应手"。耳前陷中，共有三穴，即耳门、听宫、听会，分别位于屏上切迹、耳屏与屏间切迹前。因此，仅如《甲乙》所言，仍不能准确定位。后世又增言"耳珠下""耳前小尖辨的前下方"等，使本穴定位逐趋明确。所谓耳珠、耳前小尖辨者，均指耳屏。《千金翼》云"上关下一寸"，其位靠前，难从。

[取法] 正坐仰靠或侧伏，于屏间切迹前方，下颌骨髁状突后缘，张口时呈凹陷处取穴。

[刺灸法] 直刺0.5寸；可灸。

[层次解剖] 皮肤→皮下筋膜→腮腺筋膜→腮腺。皮肤由上颌神经的耳颞神经分布。纵行于腮腺内部的血管神经主要有颈外动脉、颞浅动静脉、面后静脉及耳颞神经；横行于该腺内部的血管神经有上颌动静脉、面横动静脉和面神经及其分支。面神经由颅底骨的茎乳孔穿出后，由腮腺的后内侧面进入腺体，在腺实质中，面神经跨越上述纵行血管神经的表面，向前呈放射状发出分支，支配头面部的表情肌。

[功用] 开窍聪耳，活络安神。

[主治] 五官科病症：耳聋，耳鸣，聋哑，聤耳流脓，耳内疼痛，齿痛，口眼歪

斜等。

神经系统病症：中风，手足不遂，眩仆，吐沫，狂走瘛疭等。

其他病症：下颌脱臼，面痛，腮肿，头痛等。

现代常用于治疗：神经性耳鸣，耳聋，中耳炎，聋哑症，牙痛，面神经麻痹，下颌关节脱臼疼痛，咀嚼肌痉挛，半身不遂等。

[成方举例] 耳蝉鸣：听会、听宫（《资生经》）。

中风口眼歪斜：听会、颊车、地仓（《乾坤生意》）。

耳红肿痛：听会、合谷、颊车（《大成》）。

耳聋：听会、阳池（《标幽赋》）。

耳聋气闭：听会、翳风（《百症赋》）。

耳聋：听会、迎香（《席弘赋》）。

三、上关 Shàngguān – G3

[出处]《灵枢·本输》："刺上关者，呿不能欠。"

[别名] 客主人（《灵枢·经脉》）；容主（《大全》）；太阳（《医垒元戎》）；客主（《资生》）。

[穴名释义] 关，指机关。穴在下颌关节前上方。牙关是开阖之机关，又与下关相对，故而得名。

《腧穴学》："穴当颧骨弓的上方，与下关相对而得名。"

《经穴释义汇解》："耳前曰关，穴在耳前上廉起骨端，故名上关。又因穴为手足三阳诸脉之会，少阳为主，阳明为客，如客与主人相聚，故又名客主人。"

[类属] 交会穴之一，手少阳、足阳明之会（《甲乙》）；《素问·气府论》王注为手足少阳、足阳明之会。

[位置] 耳前，颧骨弓上缘，当下关穴（胃经）直上方。

《甲乙》："在耳前上廉起骨端，开口有孔。"《千金》《外台》《铜人》《发挥》《大全》《大成》《图翼》同。

《千金翼》："在听会上一寸动脉宛宛中。"《金鉴》同。

《新针灸学》："耳前颧弓上侧鬓角微前发际处。"

《中国针灸学》："在颧骨弓中央之直上部，为颞、颧及蝶三骨之关节部。"

按：本穴位置，历代多从《甲乙》，定于"耳前上廉起骨端"。"耳前上廉起骨"，当指颧弓上缘。《千金翼》作"听会上一寸"，说见听会。所谓"开口有孔"源于《灵枢·本输》："刺上关者，呿不能欠"，"欠"疑"颌"之坏字，"颌"通"合"。今定本穴于颧弓上缘，似与开口、闭口关系不大。

[取法] 正坐仰靠或侧伏，按取耳前颧骨弓上侧，张口时有孔处取穴。

[刺灸法] 直刺 0.5～0.8 寸；可灸。《素问·刺禁论》"刺客主人内陷中脉，为内

漏，为聋。"《甲乙》："上关禁不可刺深，深则令人耳无所闻。"《铜人》："若针必须侧卧，张口取之乃得，禁不可深针。"

［层次解剖］皮肤→皮下筋膜→颞筋膜→颞肌。皮肤由下颌神经的耳颞神经分布。该神经伴颞浅动脉上行，布于颞区皮肤。皮下筋膜内，除上述血管神经外，还有面神经的颞支经过。颞浅动脉是颈外动脉的终支，发出颞中动脉以后，跨颧弓向上，穿颞筋膜入颞肌，该肌属咀嚼肌，运动下颌骨，受下颌神经前干的肌支支配。

［功用］聪耳，开窍，利牙关，安神志。

［主治］五官科病症：耳鸣，耳聋，聤耳，口眼歪斜，口噤不开，齿痛，青盲，目眩等。

神经系统病症：癫症，惊痫，瘛疭，痉等。

其他病症：偏头痛，面痛等。

现代常用于治疗：耳鸣，耳聋，聋哑，中耳炎，牙痛，牙关紧闭，面神经麻痹，面肌痉挛，偏头痛，眩晕，脑充血等。

四、颔厌 Hànyàn – G4

［出处］《甲乙》："善嚏，头面身热，颔厌主之。"

［穴名释义］颔，含也，口含物之车也；厌，合也。穴在曲角颞颥上廉，嚼物时，颔下与颞颥俱动，因颔车与本穴处有牵合之状，故而得名。

《穴名选释》："颔厌，颔指颔车，亦称颊车，牙车即下颌骨。厌有应合的含义。本穴属足少阳胆经，位在曲周颞颥上廉，当颞肌中，以口嚼物，下颌骨运动时，穴位所在处颞肌应合而动，故名颔厌。"

《腧穴学》："颔为点头，厌有抑制之意，此穴可治肝阳上逆之频频头摇或点头，故名。"

［类属］交会穴之一，手少阳、足阳明之会（《甲乙》）。《素问·气府论》王注作手足少阳、足阳明之会。《外台》作"足少阳、阳明之会"。

［位置］在鬓发中，当头维穴（胃经）与曲鬓穴连线的上 1/4 与下 3/4 的交点处。（图 7–100）

《甲乙》："在曲周（《外台》）作曲角颞颥上廉。"《千金翼》《外台》《图翼》《金鉴》同。

《千金》："曲周下颞颥上廉。"《铜人》《发挥》《大成》同。

《大全》："脑空上廉。"

《新针灸学》："头维穴之下，当头维穴到悬厘穴的上 1/3。"

《中国针灸学》："在额角发际之后上部。"

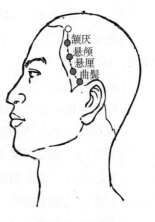

图 7–100 颔厌

按：本穴位置，清以前多从《甲乙》"在曲周颞颥上廉"。《千金》言"曲周下"，"下"字误。曲周又称曲角，指耳前上方鬓发处。颞颥相当于眉弓外，颧弓上之翼点外。现代描述更为明确，在头维与曲鬓弧形连线的上1/4与下3/4交点处，义同。《大全》言"脑空上廉"，误。盖脑空，一名颞颥，逐已相混。此处颞颥指部位非穴名。

[取法] 正坐仰靠或侧伏，先定头维和曲鬓，从头维向曲鬓凸向前做一弧线，于弧线之中点定悬颅，再在头维与悬颅之间取颔厌。试作咀嚼食物状，其处随咀嚼而微动。

[刺灸法] 向后平刺0.3~0.4寸；可灸。《素问·气府论》王注·"刺深令人耳无可闻。"

[层次解剖] 皮肤→皮下筋膜→颞筋膜→颞肌。颞浅动脉在颧弓上方，分为额支和顶支。顶支由耳颞神经伴行，分布于颅顶部。（参看上关穴）

[功用] 清热散风，止痛。

[主治] 五官科病症：目外眦痛，齿痛，耳鸣，口眼歪斜等。

神经系统病症：惊痫，瘛疭，眩晕等。

其他病症：头痛，颈项痛，手腕痛，历节风等。

现代常用于治疗：偏头痛，眩晕，耳鸣，鼻炎，牙痛，癫痫，小儿惊风，面神经麻痹等。

五、悬颅 Xuánlú – G5

[出处]《灵枢·寒热病》："足阳明有挟鼻入于面者，名曰悬颅。"

[别名] 髓空（《经穴汇解》）。

[穴名释义] 悬，指悬挂。足少阳之脉，起于目锐眦，"上抵头角，下耳后"。本穴位于头两侧，上不及头角，下不及耳后，犹如悬挂其处，故名。

《会元针灸学》："悬颅者，悬系偏阳半之头颅中，耳上外廓尖上，发际下肉部，上不及发，下不及耳根，如悬在头颅部，故名悬颅。"

《腧穴命名汇解》："悬颅，悬指挂，颅指头。该穴主治头晕旋转，以及风痉、瘛疭诸疾，因名悬颅。"

[类属] 交会穴之一，手足少阳、阳明之会（《考穴编》）。

[位置] 在头维穴与曲鬓穴之间，沿鬓发弧形连线之中点。

《甲乙》："在曲周颞颥中。"《素问》王注同。

《千金》："曲周上颞颥中。"《铜人》《发挥》《图翼》同。

《千金翼》："在曲角颞额上廉中。"《外台》同。

《大全》："脑空之中。"

《大成》："曲周下颞颥中廉。"

《金鉴》："从颔厌后行耳前曲角上，两太阳之中。"

《新针灸学》："额角之下颞颥之中，当头维到悬厘穴下三分之一。"

《中国针灸学》："颔厌穴下方。"

按：诸说文字，略有差异，但易造成误解。当以《甲乙》"在曲周颞颥中"，今言头维与曲鬓弧形连线之中。《千金》与《大成》一言"曲周上颞颥中"，一言"曲周下颞颥中"，"上""下"两字，疑为"之"之误。《素问》王注"曲角之颞颥之中"，可为佐证。《千金翼》言"颞颥上廉中"，误作颔厌。《大全》云"脑空之中"，更误。《金鉴》所谓"两太阳之中"，承接上文义理不明。

[取法]　见颔厌。

[刺灸法]　向后平刺 0.5 ~ 0.8 寸；可灸。《考穴编》："刺深令人耳无闻。"

[层次解剖]　皮肤→皮下筋膜→颞筋膜→颞肌。皮肤由耳颞神经分布。颞动脉的顶支及该动脉伴行的静脉和耳颞神经均行于颞肌筋膜的表面。颞肌受下颌神经的前干肌支支配。（参看下关、颔厌穴）

[功用]　清热，止痛。

[主治]　头面部病症：偏头痛，面肿，赤痛，目外眦痛，齿痛，鼽衄等。

其他病症：身热烦满，无汗等。

现在常用于治疗：偏头痛，牙痛，面肿，神经衰弱，脑充血，面赤，角膜炎等。

[现代研究]　有报道，针刺悬颅可使正常人肌电上升（$P < 0.05$）。从针后 5 分钟开始，持续 35 分钟。对脑血栓形成患者的治疗，也可使肌电幅度升高，一般从 5 分钟即可表现出来。

六、悬厘 Xuánlí – G6

[出处]《甲乙》："热病偏头痛，引目外眦，悬厘主之。"

[穴名释义]　厘，指毫厘。穴在曲角颞颥下廉，同悬颅仅差毫厘，故名悬厘。

《腧穴学》："厘，是治理订正之意。此穴悬于头部两侧，有正头痛、止眩晕的作用，故名。"

《经穴释义汇解》："穴在头部曲角颞颥下廉，同悬颅止争毫厘，故名悬厘。"

[类属]　交会穴之一，手足少阳、阳明之会（《甲乙》）。

[位置]　在鬓角之上际，当悬颅穴与曲鬓穴之中点。

《甲乙》："在曲周颞颥下廉。"《千金》、《素问》王注、《铜人》、《发挥》、《大成》、《图翼》同。

《千金翼》："曲角颞颥下廉。"《外台》同。

《大全》："脑空下廉。"

《金鉴》："从悬颅后行耳前曲角上，两太阳下廉。"

《新针灸学》："与耳廓根上界平高，曲鬓穴前一横指鬓发中。"

《中国针灸学》："悬颅穴之后下方。"

按：本穴位置基本定于"曲周颞颥下廉"，即头维与曲鬓弧形连线的下 1/4 与上

3/4交点处。《新针灸学》云"曲鬓穴前一横指"，误。在曲周颞颥上、中、下部各有一穴，即颔厌、悬颅、悬厘。

[取法] 正坐仰靠或侧伏，于头维至曲鬓弧形连线的上3/4与下1/4交点处取穴。

[刺灸法] 向后平刺0.5~0.8寸；可灸。

[层次解剖] 皮肤→皮下筋膜→颞顶肌→颞筋膜→颞肌皮肤由耳颞神经分布。颞顶肌属表情肌，起自帽状腱膜止于耳郭软骨（和耳上肌部位相同），其作用为上提耳郭，由面神经分支配。（参看上关、颔厌穴）

[功用] 清热散风，止痛。

[主治] 头部病症：偏头痛，面肿，目外眦痛，耳鸣，上齿痛等。

神经系统病症：癫疾。

消化系统病症：干呕，不欲食，善嚏等。

其他病症：热病无汗，心烦等。

现代常用于治疗：神经衰弱，偏头痛，三叉神经痛，鼻炎，牙痛，面浮肿等。

[成方举例] 热病，偏头痛：悬厘、鸠尾（《千金》）。

癫疾：悬厘、束骨（《资生》）。

七、曲鬓 Qūbìn – G7

[出处]《甲乙》："颈颔支满，痛引牙齿，口噤不开，急痛不能言，曲鬓主之。"

[别名] 曲发（《资生》引《明堂下经》）。发（髪）疑"鬓"字误。

[穴名释义] 曲，指弯曲；鬓，指鬓发。穴在耳前上方，近向后弯曲的鬓发处，故名。

《医经理解》："曲鬓，在耳上入发际曲隅陷中。"

《孔穴命名的浅说》："曲鬓，颞部有鬓骨，其处称鬓，穴当其处的曲鬓也，故名。"

[类属] 交会穴之一，足太阳、少阳之会（《甲乙》）。

[位置] 在耳前上方入鬓发内，约当角孙穴（手少阳经前一横指处）。

《甲乙》："在耳上入发际曲隅陷者中，鼓颔有空。"《千金》、《千金翼》、《素问》王注、《外台》、《铜人》、《千金》、《发挥》、《大成》、《图翼》、《金鉴》同。

《新针灸学》："和髎穴上方，角孙穴前方鬓前的弯曲部有凹陷。"

《中国针灸学》："在颞骨弓的后上方。"

按： 本穴位置，诸书所述词异义同，均定于鬓前发际弯曲处。

[取法] 正坐或侧伏，于耳上前入发际1寸，当三焦经角孙穴之前方约1寸处取穴。

[刺灸法] 向后平刺0.5~0.8寸；可灸。

[层次解剖] 皮肤→皮下筋膜→颞筋膜→颞肌。皮肤由下颌神经的耳颞神经分布。（参看上关、颔厌穴）

［功用］清热，散风，活络，止痛。

［主治］神经系统病症：牙关紧闭，暴喑不能言，项强不得顾，口眼歪斜等。

消化系统病症：呕吐。

眼科病症：目赤肿痛。

其他病症：偏头痛，颌颊肿等。

现代常用于治疗：颞肌痉挛，三叉神经痛，偏头痛，视网膜出血及其他眼病等。

［成方举例］头风，头痛连齿，时发时止，连年不已，宜白附子散及灸曲鬓穴，左痛灸右，右痛灸左（《校注妇人良方》）。

齿龋：曲鬓、冲阳（《千金》）。

［现代研究］对脑血管偏瘫病有较好治疗效应。有人对 500 例脑血管偏瘫病人应用百会透曲鬓穴进行治疗。结果头痛、头晕症有效率分别为 94% 和 89%。478 例有不同程度的肌力恢复（占 98%），其中 151 例生活自理占（31%）；87 例恢复工作占（17%），总痊愈率达 47%。平均动脉压下降 17.83 毫米汞柱（动脉压）/3.34 毫米汞柱（舒张压），$P < 0.01$。血液流变学显示细胞聚集状态明显改善，血液粘度降低。脑血流图（近效应）显示平均波幅增高，流入时间缩短（$P < 0.01$）。与头针运动区相比，各项指数无显著差异（$P > 0.05$），即刻效应则针刺组明显优于低分子右旋糖酐组（$P < 0.001$）。说明这一疗法有改善血管弹性，降低血液黏度，调整动脉压，从而改善脑血循环，增加脑血量的作用。

八、率谷 Shuàigǔ – G8

［出处］《甲乙》："醉酒风热，发两角（一作两目）眩痛，不能饮食，烦满呕吐，率谷主之。"

［别名］耳尖（《银海精微》）。"率谷"，《银海精微》又作"蟀骨""率骨"；《外台》作"蟀谷"。

［穴名释义］率，循也。山间之凹陷处为谷。穴在耳上入发际一寸五分，循按穴处凹陷若谷，故而得名。

《孔穴命名的浅说》："率谷，率者，领也，穴在耳上入发际一寸五分凹陷处，凹陷比谷，故得名。"

《经穴释义汇解》："穴在耳上入发际一寸五分，嚼而取之，足太阳、少阳之会。肉之大会曰谷。率，循边。因喻穴循耳上而为肉会，故名率谷。"

［类属］交会穴之一，足太阳、少阳之会（《甲乙》）。

［位置］在耳郭尖上方，角孙穴之上，入发际 1.5 寸处。

《甲乙》："在耳上入发际一寸五分。"《千金》《千金翼》《外台》《大全》《大成》《图翼》《金鉴》《新针灸学》同。

《发挥》："在耳上如前三分，入发际一寸五分陷者宛宛中。"

《集成》：“在耳直上入发际一寸，高于曲鬓，相距八分。”

《铜人》：“耳后入发际一寸五分。”

《中国针灸学》：“在颅顶结节处下方一寸颞肌之前端。”

按：本穴位置，《甲乙》云“在耳上入发际一寸五分”，后世当宗此说。“耳上”者，系指耳尖之上而言。今之定位与此相同。《发挥》言“耳上如前三分，入发际一寸五分”，定位较《甲乙》微前。《集成》云“在耳上入发际一寸”，较《甲乙》低下五分。今昔罕有以此定位者，疑误。

[取法] 正坐或侧伏，将耳部向前折曲，于耳翼尖直上入发际 1.5 寸处取穴。

[刺灸法] 平刺 0.5~1 寸；可灸。

[层次解剖] 皮肤→皮下筋膜→耳上肌（提耳肌）→颞筋膜→颞肌。皮肤由下颌神经的耳颞神经分布。耳上肌是皮肌，起自帽状腱膜而止于耳郭软骨，其作用如上提耳郭，受面神经分支支配。在皮下筋膜内，有颞浅动脉的分支之一，即顶支及伴行静脉和耳颞神经经过。

[功用] 祛风，和胃化痰，止痛。

[主治] 神经系统病症：眩晕，小儿急慢惊风等。

消化系统病症：胃寒，烦满呕吐，不能饮食等。

呼吸系统病症：咳嗽，咳痰等。

其他病症：偏正头痛，头风两角疼痛等。

现代常用于治疗：偏头痛，顶骨结节部疼痛，眩晕，呕吐，眼痛等。

[成方举例] 膈胃寒痰：率谷、膈俞（《资生》）。

九、天冲 Tiānchōng - G9

[出处]《甲乙》：“癫疾呕沫……天冲……主之。”

[别名] 天衢（《千金》），“衢”乃“冲（衝）”之误。

[穴名释义] 天，指头顶；冲，含直通之意。穴在耳郭后上方，入发际直上二寸处，故名天冲。

《会元针灸学》：“天冲者，肝阳逆冲于头，与通天相直，与太阳气相交，在耳后入发际上二寸，直通于天，故名天冲。”

《经穴释义汇解》：“冲，作通道解。穴在耳上如前三分，因穴居天位，而喻其通行天上，并应天上星名天冲，故名天冲。”

[类属] 交会穴之一，足太阳、少阳二脉之会（《素问·气府论》王注）。

[位置] 在耳郭根后缘上方，入发际 2 寸，率谷穴后约 0.5 寸处。（图 7-101）

《甲乙》：“在耳上如前三分。”《千金》、《千金翼》、《素问》王注、《外台》同。

《铜人》：“耳后入发际二寸，耳上如前三分。”《大成》同。

《考穴编》：“在耳平后三分，入发际二寸。”《金鉴》同。

《金鉴》："从率谷后行耳后三分许，入发际二寸。"

《新针灸学》："耳根上后方入发际二寸。"

《中国针灸学》："在率谷穴之后方，乳突之直上。"

按：本穴位置，仅如《甲乙》所言，很难正确定位。自《铜人》言"耳后入发际二寸"之后；位置基本确定。后世文献在文字上，虽略有出入，但定位大体相同。今人各引一端，定位于耳郭根后缘上方，入发际二寸处，较前更为明确。至于《发挥》"如耳前三分"与《考穴编》"在耳平后三分"较今定位略有出入。

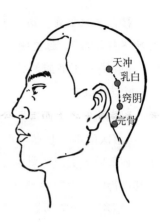

图7-101　天冲

［取法］正坐或侧伏，于耳根后缘直上，入发际2寸，约率谷后0.5寸处取穴。

［刺灸法］平刺0.5~1寸；可灸。

［层次解剖］皮肤→皮下筋膜→耳上肌→颞筋膜→颞肌。皮肤由下颌神经的耳颞神经分布。（参看率谷穴）

［功用］祛风定惊，清热散结。

［主治］神经系统病症：癫痫，惊恐等。

其他病症：头痛，齿龈肿痛，瘿气等。

现代常用于治疗：头痛，牙龈肿痛，癫痫，甲状腺肿等。

十、浮白 Fúbái – G10

［出处］《素问·气穴论》："目瞳子浮白二穴。"

［穴名释义］浮，指高部；白，指明而显见。穴在耳后乳突后上方，其处高而显见，故名。

《腧穴命名汇解》："浮白，浅表为浮，白色应肺。该穴主治肺疾。《铜人》有：治发寒热喉痹，咳逆痰沫，胸中满不得喘息的记载，针之有祛痰平喘之力，因名浮白。"

《腧穴学》："浮指上部，白指明亮。因其部位高而显见命名。"

［类属］交会穴之一，足太阳、少阳二脉之会（《甲乙》）。

［位置］在耳后乳突上方，当天冲穴与头窍阴穴的弧形连线的中点。

《甲乙》："在耳后入发际一寸。"《千金》、《千金翼》、《素问》王注、《外台》、《铜人》、《发挥》、《大成》、《图翼》同。

《大全》："耳后入发际。"

《金鉴》："从天冲下行耳后，入发际一寸。"

《新针灸学》："耳郭根上缘之后入发际一寸，与脑户穴相平，当天冲至完骨的上1/3。"

《中国针灸学》："在乳突根之后上际。"

按：本穴位置，历代多宗《甲乙》，定"在耳后入发际一寸"。《金鉴》指出"从天冲下行耳后"，位更明确。今宗此定于天冲与头窍阴二穴连线之中点处。

[取法] 正坐或侧伏，先取天冲、完骨，于两穴间与耳郭平行之弧形连线的上中1/3折点处取穴。

[刺灸法] 平刺0.5~0.8寸；可灸。

[层次解剖] 皮肤→皮下筋膜→耳上肌→颞筋膜→颞肌。皮肤由颈丛的耳大神经分布。在胸锁乳突肌的乳突止点肌腱的外侧，与耳郭背面基底部之间，有耳后动、静脉与其伴行的耳大神经经过。（参看率谷穴）

[功用] 清头活络，理气散结。

[主治] 五官科病症：耳聋，耳鸣，齿痛，喉痹，目痛等。

运动系统病症：颈项强痛，瘰肿，臂痛不举，足痿不行，下肢瘫痪等。

呼吸系统病症：胸中满，喘息，胸痛，咳逆，多痰等。

其他病症：头痛，头重，瘰疬，瘿气等。

现代常用于治疗：头痛，牙痛，耳鸣，耳聋，支气管炎，扁桃腺炎，颈项痛肿，四肢麻痹等。

[成方举例] 龋齿：浮白、完骨（《甲乙》）。

十一、头窍阴 Tóuqiàoyīn – G11

[出处]《甲乙》："头痛引颈，窍阴主之。"本穴原称窍阴，为与本经足部窍阴相别，《圣济》称首窍阴。《资生》曰："此有窍阴矣，足少阳胆经亦有此穴，此当为头窍阴也。"《素问·气穴论》所载"枕骨二穴"，王注即本穴。

[别名] 枕骨（《聚英》）。

[穴名释义] 窍，指五官七窍。穴在耳窍之后阴侧面，又主治头窍疾患，故而得名。

《采艾编》："头窍阴，枕骨下摇动有空，足太阳、少阳之会，言当头之阴而有窍也。"

《腧穴命名汇解》："窍阴，窍指孔空。《内经》：肝开窍于目，肾开窍于耳，心开窍于舌，肺开窍于鼻，脾开窍于口。此五脏诸窍皆属阴，以其该穴主治目疾、耳聋、舌强、鼻塞、咳逆、口中恶苦诸头窍之疾，因名头窍阴。"

[类属] 交会穴之一，足太阳、少阳之会（《甲乙》）。《外台》作手足太阳、少阳之会。《聚英》《大成》均作足太阳、手足少阳之会。

[位置] 在乳突后上方，当浮白穴与完骨穴连线的中点处。

《甲乙》："在完骨上，枕骨下，摇动应手。"《千金》《千金翼》《外台》《铜人》《发挥》同。

《图翼》："在完骨上，枕骨下。"

《集成》："在浮白下一寸，瘈脉后八分微上处，发际下。"

《金鉴》："从浮白下行耳后，高上枕骨下。"

《新针灸学》："完骨穴之上，浮白穴之下。"

《中国针灸学》："在乳突根之后缘，当耳后肌部。"

按：本穴位置，历代多从《甲乙》定于"完骨上，枕骨下"，然具体部位不明，故《集成》云"在浮白下一寸"，《金鉴》增言于"耳后"。今依此定于乳突（完骨）后上方，浮白穴与完骨穴连线之中点处。

［取法］正坐或侧伏，先取天冲、完骨，于两穴间与耳郭平行之弧形连线的下中1/3折点处取穴。

［刺灸法］平刺0.5～0.8寸；可灸。

［层次解剖］皮肤→皮下筋膜→耳后肌→枕额肌（枕腹）。皮肤由枕小神经和耳大神经双重分布。耳后肌属皮肌，起于乳突的外面，止于耳郭软骨的后面。该肌和枕额肌的枕腹由面神经的分支支配。（参看浮白穴）

［功用］清头聪耳，泄热散结。

［主治］五官科病症：耳鸣，耳聋，耳痛，目痛，喉痹，舌强，鼻疽等。

神经系统病症：眩晕，颈项强痛等。

其他病症：头痛，口苦，胸胁痛，咳嗽，手足烦热，无汗，四肢转筋，痈疽，瘿气等。

现代常用于治疗：头痛，神经性耳鸣，耳聋，支气管炎，喉炎，胸痛，甲状腺肿，脑膜炎，脑溢血，三叉神经痛，四肢痉挛等。

［成方举例］头痛：窍阴、强间（《千金》）。

十二、完骨 Wángǔ – G12

［出处］《素问·气穴论》："完骨二穴。"

［穴名释义］完骨，即耳后之高骨，现称乳突。穴在完骨后下方，故而得名。

《医经理解》："完骨，在耳后入发际四分，耳后发际高骨，谓之完骨。"

《会元针灸学》："完骨者，耳后起骨如城廓之完备，护于脑府，中藏神系，通于耳目，故名完骨。"

［类属］交会穴之一，足太阳、少阳之会（《甲乙》）。

［位置］在乳突后下方凹陷中。

《甲乙》："在耳后入发际四分。"《千金》、《千金翼》、《素问》王注、《外台》、《铜人》、《发挥》、《大成》、《图翼》、《金鉴》、《新针灸学》同。

《集成》："在窍阴下七分发际中。"

《中国针灸学》："在乳突中央之后缘，当胸锁乳突肌附着部之上际。"

按：本穴位置，清以前多从《甲乙》定，"在耳后入发际四分"，《集成》所言

"在窍阴下七分"，部位基本相同。因人发际高低有异，以骨性标志定位更妥，本穴以所在处骨命名。完骨即耳后乳突，今于乳突后下方凹陷处定取。

[取法] 正坐或侧伏，于颞骨乳突后下方凹陷处取穴。

[刺灸法] 斜刺0.5~0.8寸；可灸。

[层次解剖] 皮肤→皮下筋膜→枕额肌（止点）。皮肤由颈丛的耳大神经分布。在皮下筋膜内，耳大神经与耳后动、静脉伴行。枕额肌的后腹，称枕腹。该肌起于枕骨上项线外侧和乳突的上部，止于帽状腱膜的后缘，拉牵帽状腱膜。由面神经的耳后支支配。

[功用] 祛风，清热，通经活络。

[主治] 五官科病症：喉痹，龋齿，口眼歪斜等。

神经系统病症：颈项强痛，癫痫，失眠，口噤不开等。

其他病症：头痛，耳后痛，心烦，头面浮肿，颊肿，疟疾，足痿无力等。

现代常用于治疗：头痛，头面浮肿，牙痛，癫痫，面神经麻痹，口周肌肉萎缩，失语症，腮腺炎，齿龈炎，中耳炎，扁桃腺炎，失眠等。

[成方举例] 小便赤黄：完骨、小肠俞、白环俞、阳纲、膀胱俞；颈项痛：完骨、颔厌（《资生》）。

癫狂：完骨、风池；喉痹：完骨、天容、气舍（《甲乙》）。

十三、本神 Běnshén – G13

[出处]《甲乙》："头痛目眩，颈项强急，胸胁相引，不得倾侧，本神主之。"

[穴名释义] 本，指根本。穴在神庭之旁，居头部。头为元神所在，穴为治神志病要穴，故名本神。

《针灸穴名解》："本穴在前额发际，内应于脑。与神庭、临泣相平，故善治有关神识诸病。如惊痫、癫风、神不归本等症，故名本神。又本穴为本经与阳维之会，亦神之本也……"

《经穴释义汇解》："穴在曲差两旁各一寸五分，在发际，足少阳、阳维之会，内应脑。脑者，人之本，主神志病，故名本神。"

[类属] 交会穴之一，足少阳、阳维之会（《甲乙》）。

[位置] 在前发际内0.5寸，神庭穴（督脉）旁开3寸处。

《甲乙》："在曲差两旁各一寸五分，在发际。"《铜人》《新针灸学》同。

《千金》："夹曲差旁一寸半，在发际。一云直耳上入发际四分。"《甲乙》原校、《外台》、《发挥》、《大成》、《金鉴》同。

《千金翼》："在曲差旁一寸五分。"《图翼》《大全》同。

《集成》："在临泣旁一寸，入发际五分。"

《中国针灸学》："在前头部，前头节之外上方。"

按： 古今说法，均在曲差旁一寸五分。《甲乙》言"在发际"不取。写神庭、曲差等穴一样，今于入发际 0.5 寸处定取。《千金》又云"直耳上入发际四分"，误。《集成》言"临泣旁一寸"，推之亦误。临泣当瞳孔直上，神庭与头维之间，旁开前正中线 2.25 寸。如再旁开 1 寸为 3.25 寸，与本穴旁开前正中线为 3 寸的距离不合。

[取法] 正坐仰靠，于前正中线旁开 3 寸，入发际 0.5 寸处取穴。

[刺灸法] 平刺 0.5～0.8 寸，可灸。

[层次解剖] 皮肤→皮下筋膜→枕额肌→腱膜下结缔组织→骨膜（额骨）。皮肤由额神经的眶上神经分布。皮厚而致密，含有大量毛囊、汗腺和皮脂腺，皮内还具有丰富的血管和神经末梢。在皮下筋膜内，除分布神经外，还有额动、静脉及其分支。额腹是枕额肌的前部，起自帽状腱膜（该膜分两层，包绕额腹的止部）肌纤维向前下方，止于眉部皮肤，并和眼轮匝肌纤维相互交错。其深面的筋膜，则止于眶上缘的上部。该肌由面神经的颞支支配。

[功用] 祛风定惊，活络止痛。

[主治] 神经系统病症：癫痫，小儿惊风，惊痫，中风不省人事，半身不遂等。

其他病症：头痛，目眩，颈项强痛，胸胁痛等。

现代常用于治疗：神经性头痛，眩晕，胸胁痛，癫痫，脑卒中，偏瘫等。

[成方举例] 惊痫：本神、前顶、囟会、天柱；胸胁相引不得倾侧：本神、颅息（《千金》）。

十四、阳白 Yángbái – G14

[出处]《甲乙》："头目瞳子痛，不可以视，挟项强急，不可以顾，阳白主之。"

[穴名释义] 阳，指额部；白，明也。穴在眉上一寸直瞳子，主治"头目瞳子痛，不可以视"，使目光明，故名。

《医经理解》："阳白，在眉上一寸，直瞳子，足少阳、阳维之会，四面光白之地也。"

《针灸穴名解》："穴在前额发眉之间，直瞳子，其处平白，与足阳明之四白义同。本穴为本经与阳维之会。"

按： 白字之义，明显也。亦关于目，故治目疾多效。与足阳明之四白相对照。本穴在目上，故名阳白。

[类属] 交会穴之一，足少阳、阳维之会（《甲乙》）。《聚英》作手足阳明、少阳、阳维五脉之会。

[位置] 在前额部，眉毛中点直上 1 寸处。

《甲乙》："在眉上一寸，（《集成》云七分）直瞳子。"《千金翼》、《外台》、《素问》王注、《铜人》、《发挥》、《大成》、《图翼》、《新针灸学》同。

《中国针灸学》："在前额部，眉之中直上方一寸许。"

按：本穴位置均从《甲乙》定于"眉上一寸，直瞳子"。《集成》言"七分"，误。

[取法] 正坐仰靠，于前额目中线即眉毛中点直上1寸处取穴。

[刺灸法] 平刺0.5~0.8寸；可灸。

[层次解剖] 皮肤→皮下筋膜→枕额肌→腱膜下结缔组织→骨膜（额骨）。皮肤由额神经的眶上神经和滑车上神经双重分布。（参看本神穴）

[功用] 清头明目，祛风泄热。

[主治] 眼科病症：目眩，目痛，目痒痛，近视眈眈，外眦疼痛，眼睑眴动，眼睑瘙痒，雀目等。

其他病症：头痛，呕吐，项背寒痛，颈项强急不可回顾等。

现代常用于治疗：面神经麻痹或痉挛，眶上神经痛，近视，夜盲，眼睑下垂，呕吐等。

[成方举例] 电光性眼炎：阳白、印堂、瞳子髎、四白，合谷（《辑要》）。

十五、头临泣 Tóulínqì – G15

[出处]《甲乙》："颊清，不得视，口沫泣出，两目眉头痛，临泣主之。"

[穴名释义] 穴当目瞳子直上，入发际五分陷中。目者，泣之所出，穴临其上，善治目疾，故名头临泣。

《子午流注说难》："足少阳头部，有一临泣穴，在目上入发际五分，乃足少阳、太阳、阳维之会。取之可治目眩泪生翳诸证，居高临下，曰临泣。"

《腧穴学》："临指从上而下，泣指流泪。穴位于头部目上方，且主治目疾而得名。"

[类属] 交会穴之一，足太阳、少阳、阳维之会（《甲乙》）；《外台》作足太阳、少阳之会。

[位置] 在前额部，阳白穴直上，入发际0.5寸处，于神庭穴与头维穴之间。

《甲乙》："当目上眦直上，入发际五分陷者中。"《千金》、《千金翼》、《外台》、《素问》王注、《铜人》、《发挥》、《大全》、《大成》、《图翼》、《金鉴》同。

《集成》："在目上直入发际五分，距曲差一寸少。"

《新针灸学》："按直视时的瞳孔，直上入前发际，曲差穴之外侧，神庭穴、头维穴中点。"

《中国针灸学》："在前头部，阳白穴之直上。"

按：本穴位置，《甲乙》言"目上眦直上"，难明上眦之意，疑指瞳子直上。故《集成》言"目上"亦当为瞳子直上，即今所定阳白穴直上入发际5分处。

[取法] 正坐仰靠，于目中线直上，入前发际0.5寸处；或于神庭与头维两穴连线之中点处取穴。

[刺灸法] 平刺0.5~0.8寸；可灸。

[层次解剖] 皮肤→皮下筋膜→枕额肌→腱膜下结缔组织→骨膜（额骨）。皮肤由

额神经的眶上神经分布。皮下筋膜由致密结缔组织和脂肪组织构成。前者纤维成分形成许多纤维束，连于皮肤和帽状腱膜，将皮下筋膜内的脂肪组织分成许多小格样结构，其内有小血管和神经，血管的周围又多被结缔组织固定。（参看本神穴）

［功用］泄热清头，醒神宽胸。

［主治］五官科病症：目眩，目外眦赤痛，流泪，目翳，鼻塞，鼻渊，耳聋，眉棱骨痛等。

神经系统病症：小儿惊痫，卒中风，昏迷，癫痫等。

心血管系统病症：胸痹，心痛不得转侧等。

其他病症：头痛，热病，疟疾，腋下肿等。

现代常用于治疗：角膜白斑，外眼角充血，急慢性结膜炎，脑充血，脑卒中，疟疾，癫痫等。

［成方举例］泪出：临泣、头维《百症赋》）

耳聋：临泣、金门、合谷（《杂病穴法歌》）。

十六、目窗 Mùchuāng – G16

［出处］《甲乙》："目瞑，远视䀮䀮，目窗主之。"

［别名］至荣（《甲乙》）。至荣，《外台》作"至营"；《普济方》作"至宫"；《逢源》作"至荣"。

［穴名释义］穴在眼目直上，头临泣后一寸。主治"青盲，目瞑，远视䀮䀮"，犹如眼目之窗牖，故名目窗。

《采艾编》："目窗，言目上通之窗牖也。"

《会元针灸学》："目窗者，目外视而内聪明也。直目向阳之空窍，与顶囟相通，如天之有窗，列于两旁，与目相通，故名目窗。"

［类属］交会穴之一，足少阳、阳维之会（《甲乙》）。

［位置］在头临泣后1寸，当头临泣穴与风池穴的连线上。

《甲乙》："在临泣后一寸。"《千金》、《千金翼》、《外台》、《素问》王注、《铜人》、《发挥》、《图翼》、《大全》、《金鉴》、《新针灸学》同。

《大成》："临泣后寸半。"

《中国针灸学》："前头部临泣穴之直上。"

按：本穴位置，皆云"头临泣后一寸"，唯《大成》言"临泣后寸半"，存疑备考。

［取穴］正坐仰靠，于目中线直上，入前发际1.5寸，即头临泣后1寸处取穴。

［刺灸法］平刺0.5~0.8寸；可灸。

［层次解剖］皮肤→皮下筋膜→帽状腱膜→腱膜下结缔组织→骨膜（顶骨）。皮肤由额神经的眶上神经分布。皮肤皮下筋膜与帽状腱膜，通过纤维束紧密结合，三者合

称头皮（谓之外科头皮），易从腱膜下结缔组织层分离。头部的行针多在此三层下，疏松结缔组织内进行。（参看本神、头临泣穴）

[功用] 清头明目，发散风热。

[主治] 五官科病症：目眩，目赤肿痛，远视、近视，青盲，内障，上齿龋痛，耳聋，重听，鼻塞等。

神经系统病症：小儿惊痫等。

其他病症：头痛，眩晕，面浮肿，恶寒，发热无汗等。

现代常用于治疗：神经性头痛，眩晕，头面浮肿，眼结膜炎，视力减退，牙痛，感冒等。

[成方举例] 目赤：目窗、大陵；头痛：目窗、天冲、风池（《甲乙》）。

头旋：目窗、百会、申脉、至阴、络却；头面浮肿：目窗、陷谷；目赤：目窗、大陵、合谷、液门、上星、攒竹、丝竹空（《大成》）。

十七、正营 Zhèngyíng – G17

[出处]《甲乙》："上齿龋痛，恶风寒，正营主之。"

[穴名释义] 穴在足少阳头部五穴之正中，为足少阳、阳维两脉之气所营结处，故名正营。

《经穴选解》："正营，此穴在头部三行五穴之中，故曰正。老子曰，营，魄门之常居处也。此穴居中正之地，又为魄神常居之处，故曰正营也。"

《经穴释义汇解》："穴在目窗后一寸，足少阳、阳维之会。穴居正顶之上谓足少阳、阳维两脉之气所营结，故名。"

[类属] 交会穴之一，足少阳、阳维之会（《甲乙》）。

[位置] 在目窗后一寸，当头临泣穴与风池穴的连线上。

《甲乙》："在目窗后一寸。"《千金》、《千金翼》、《外台》、《素问》王注、《铜人》、《发挥》、《大全》、《图翼》、《金鉴》同。

《大成》："目窗后寸半。"

《新针灸学》："目窗穴之后二寸，承光穴之外侧。"

《中国针灸学》："在颅顶结节之前部。"

按：本穴位置，多"目窗后一寸"，《大成》言"寸半"，《新针灸学》言"二寸"，存疑备考。

[取法] 正坐仰靠，先取目中线，直上入发际 0.5 寸的头临泣，于头临泣直上 4 寸处取穴。

[刺灸法] 平刺 0.5～0.8 寸；可灸。

《圣济》："正营不可伤，伤即令人神魂失次。宜针大椎两边相去三寸，后心一穴，可入五分。"

[层次解剖] 皮肤→皮下筋膜→帽状腱膜→腱膜下结缔组织→骨膜（顶骨）。皮肤由额神经的眶上神经分布。针由皮肤、皮下筋膜，穿帽状腱膜入腱膜下结缔组织。腱膜下结缔组织为疏松结缔组织形成，因此，又称腱膜下间隙，位于帽状腱膜和颅顶骨膜之间。由于该间隙在颅顶部的范围非常广泛，其向前可达眶部，向后达上项线（枕骨）。此间隙内出血时，常形成较大血肿，血液的瘀斑可到上眼睑的皮下。因该隙内的血管，可通过导血管与板障静脉与颅内硬脑膜静脉窦相交通，颅外的感染，经此途径至颅内。因此，把此间隙的颅顶部称为危险区，针刺时应严格注重消毒。（参看目窗穴）

[功用] 清头明目，祛风止痛。

[主治] 头部病症：头痛，头晕，目眩，恶心，呕吐，头项强痛，恶风寒，唇吻强急，齿痛等。

现代常用于治疗：头痛，眩晕，呕吐，牙痛，视神经萎缩等。

[现代研究] 针刺正营可使正常人肌电升高（$P < 0.05$），对脑血栓形成患者，也可使肌电幅度升高，一般在5分钟后即可表现出来。

十八、承灵 Chénglíng – G18

[出处]《甲乙》："脑风头痛，恶见风寒，鼽衄鼻窒，喘息不通，承灵主之。"

[穴名释义] 承，指承受；灵，指灵骨，现称顶骨。穴在正营后一寸五分，当灵骨之旁犹如上承天灵，故而得名。

《腧穴命名汇解》："承灵，承指受，穴当头顶，考头为元神的处所，因名承灵。"

《经穴释义汇解》："穴在正营后一寸五分，因喻穴居高位有承天之灵，故名承灵。"

[类属] 交会穴之一，足少阳、阳维之会（《甲乙》）。

[位置] 在正营后1.5寸处，当头临泣与风池穴的连线上。

《甲乙》："在正营后一寸五分。"《千金》、《外台》、《素问》王注、《铜人》、《发挥》、《大成》、《图翼》、《金鉴》、《新针灸学》同。

《千金翼》："在正营后一寸。"

《集成》："在曲鬓后寸半，微高。"

《中国针灸学》："在颅顶骨结节之后际。"

按：本穴位置，多云在"正营后一寸半。"《千金翼》言"一寸"，存疑备考。《集成》言"曲鬓后寸半，微高"，误。

[取法] 止坐仰靠，于头临泣与风池二穴的连线上，入前发际4寸处，与通天（膀胱经）穴相平。

[刺灸法] 平刺0.5~0.8寸；可灸。

[层次解剖] 皮肤→皮下筋膜→帽状腱膜→腱膜下结缔组织→骨膜（顶骨）。皮肤由颈神经后支枕大神经分布，该神经与枕动脉、枕静脉并行，该动脉与颞浅动脉的顶

支吻合。（参看目窗、正营穴）

[功用] 清头明目，清热散风。

[主治] 五官科病症：目痛，鼻渊，衄衂，鼻窒，多涕等。

呼吸系统病症：咳嗽，喘息，发热，恶风寒，头痛等。

其他病症：眩晕。

现代常用于治疗：头痛，感冒，支气管炎，眼病，鼻出血。承灵可以退热。

十九、脑空 Nǎokōng – G19

[出处]《甲乙》："脑风目瞑，头痛，风眩目痛，脑空主之。"

[别名] 颞颥（《甲乙》）。

[穴名释义] 穴在承灵后一寸五分，夹玉枕骨下陷者中，居脑户穴旁，内应脑，为主治脑疾之空穴，故以为名。

《医经理解》："脑空，在承灵后一寸五分，夹玉枕骨下陷中，是脑骨之空处也。"

《腧穴学》："空有凹陷之意，穴当脑户旁，枕骨外下凹陷中，因名脑空。"

[类属] 交会穴之一，足少阳、阳维之会（《甲乙》）。

[位置] 在风池穴直上，与脑户（督脉）相平处。

《甲乙》："在承灵后一寸五分，夹玉枕骨下陷者中。"《千金》、《千金翼》、《外台》、《素问》王注、《铜人》、《发挥》、《大全》、《大成》、《金鉴》同。

《考穴编》："一法云风池上二寸，与耳尖平。"

《集成》："在悬颅后七分，风池上寸半。"《新针灸学》同。

《中国针灸学》："在风池穴之直上，承灵之后四寸五分，当后头结节之外侧。"

按：本穴位置，清以前多从《甲乙》，定"在承灵后一寸五分，夹玉枕骨下陷中"，但不知，此说自语相违。据《甲乙》所载分寸而推之，"承灵后一寸五分"，当合入前发际5.5寸处。临泣，入前发际5分；目窗，临泣后1寸；正营，目窗后1寸；承灵，正营后1.5寸。而玉枕骨指枕外粗隆，位于脑后，显然与"承灵后一寸五分"不能合于一处。今统一以骨性标志为据，定于风池直上，枕外粗隆上缘，平督脉脑户穴处。有书作风池上"一寸半""二寸，平耳尖"，"承灵之后四寸五分"等，究之，以"风池上一寸半"说，更接近自然标志定位。

[取法] 正坐或俯伏，于风池直上，以枕外隆凸上缘脑户穴平齐处。

[刺灸法] 平刺0.5~0.8寸；可灸。

[层次解剖] 皮肤→皮下筋膜→枕额肌（枕腹）→骨膜（枕骨）。皮肤由颈神经后支枕大神经分布，枕额肌的后部，称为枕肌，该肌起于上项线的外侧半和乳突的上面，止于帽状腱膜的后缘，由面神经的耳后支支配。（参看目窗、正营穴）

[功用] 祛风，清热，醒神，活络。

[主治] 五官科病症：目眩，目赤肿痛，鼻痛，耳聋，耳鸣等。

神经系统病症：癫狂，痫证，惊悸等。

其他病症：头痛不可忍，颈项强痛，热病，心悸，喘息等。

现代常用于治疗：头痛，感冒，哮喘，癫痫，精神病，心悸，耳鸣，鼻瘤，衄血，肩颈部痉挛等。

二十、风池 Fēngchí－G20

[出处]《灵枢·热病》："风池二。"

[穴名释义] 穴在颞颥后发际陷者中，穴处凹陷似池，为治风之要穴，故名风池。

《医经理解》："风池，在脑空后，大筋外发际陷中，夹风府旁二寸，风所从入之池也。"

《谈谈穴位的命名》："风为阳邪，其性轻扬，头顶之上，惟风可到，风池穴在颞颥后发际陷者中，手足少阳、阳维之会，主中风偏枯，少阳头痛，乃风邪蓄积之所，故名风池。"

[类属] 交会穴之一，足少阳、阳维之会（《甲乙》）；《聚英》作手足少阳、阳维之会。

[位置] 在项后，与风府穴（督脉）相平，当胸锁乳突肌与斜方肌上端之间的凹陷中。（图7－102）

《甲乙》："在颞颥后发际陷中"《千金》《千金翼》《外台》《铜人》《发挥》同。

《素问》王注："在耳后陷者中，按之引于耳中。"风府两旁各一，谓风池穴也。"

《难经》："项后发际陷中。"

《聚英》："耳后颞颥后，脑空下，发际陷中，按之引于耳中。"《大成》《图翼》同。

《图翼》："一云耳后陷中，后发际大筋外廉。"《金鉴》同。

《新针灸学》："脑空穴直下，风府穴两侧之凹陷中。"

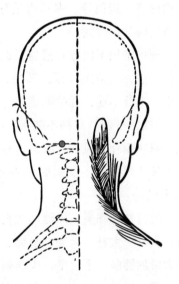

图7－102　风池

《中国针灸学》："在后头骨下，发际陷中，即斜方肌起始部与胸锁乳突肌附着部之间的凹陷。"

按：本穴位置，诸说多词异义同。颞颥，此为脑空穴别名，与颔厌等穴定位时所言颞颥不同。"发际陷中"的说法，今不取。综合前人"风府两旁""后发际大筋外廉"等说，今于风府旁，胸锁乳突肌上端与斜方肌上部之间凹陷处定取。

[取法] 正坐或俯伏，于项后枕骨下两侧凹陷处，当斜方肌上部与胸锁乳突肌上端之间取穴。

［刺灸法］向对侧眼睛方向斜刺0.5~0.8寸；可灸。

［层次解剖］皮肤→皮下筋膜→项筋膜→头夹肌→头最长肌→头半棘肌。皮肤由颈丛的枕小神经分布。皮下筋膜致密，纤维束紧密的连于皮肤与项筋膜。项筋膜包绕项部浅、深层肌。针由皮肤、皮下筋膜穿项筋膜浅层，在胸锁乳突肌和斜方肌之间入浅层的头夹肌，继进深层竖脊肌中的头最长肌和头半棘肌。项肌均由颈神经后支支配。第二颈神经后支可分为内外侧支。外侧支参与支配项肌，内侧支为皮支，称枕大神经。该神经由枕动、静脉伴行，在项筋膜的深面上行，约于上项线水平处，穿斜方肌附着点及项筋膜浅层，分支至颅后部的皮肤。

［功用］清头明目，祛风解毒，通利官窍。

［主治］五官科病症：目赤痛，目不明，夜盲症，迎风流泪，鼻塞多涕，鼻衄，鼻渊，耳聋，耳鸣，牙痛，咽肿喉痹等。

神经系统病症：偏正头痛，头晕，目眩，颈项绝痛，中风昏迷，口噤不开，口眼㖞斜，吞咽困难，半身不遂，失眠等。

皮肤科病症：荨麻疹，丹毒等。

其他病症：瘿气，伤风，伤寒，热病，暑病，烦满汗不出，腰背痛，脊膂强痛，肩周疼痛，癥积等。本穴为治疗头、眼、耳、口、鼻、脑疾患，精神神志疾患，以及上肢病的常用要穴。

现代常用于治疗：感冒，高血压，脑动脉硬化，失眠，无脉症，电光性眼炎，视网膜出血，视神经萎缩，鼻炎，耳聋，耳鸣，甲状腺肿大，落枕，肩周炎，癫痫，脑卒中，半身不遂，吞咽困难等。

［成方举例］目痛不能视：风池、脑户、玉枕、风府、上星（《千金》）。

寒热癫仆：风池、听会、复溜（《资生》）。

凡患风痫疾，发则躺仆在地：灸风池、百会；偏正头风：风池、合谷、丝竹空（《大成》）。

流行性腮腺炎：风池、大杼、曲池、天井、外关、合谷、液门；甲状腺肿大：风池、大椎、大杼、天突、水突、命门、中渚；急性喉头炎：以风池、液门、鱼际为主，甚者可加肺俞、手三里，少商刺出血（《中国针灸学》）。

梅尼埃病：风池、太阳、百会、上星、足三里、太冲（《论文摘要》）。

［现代研究］风池、上天柱（天柱穴上五分）为主穴，行导气法；足三里、三阴交，均行补法，对治疗内分泌性突眼症有一定疗效。并对突眼症的瘀血状态、微循环、血液流变学、血流动力学的检查，针后都有明显改善。有报道，针刺风池，对胃液有调整作用，使胃酸及胃蛋白酶高者降低，低者升高。

二十一、肩井 Jiānjǐng – G21

［出处］《甲乙》："肩背髀（痹）痛，臂不举，寒热凄索，肩井主之。"《素问·气

穴论》所载"肩解二穴",王注即本穴。

[穴名释义] 穴在肩上凹陷处,因凹陷颇深,犹如深井,故以为名。

《腧穴命名汇解》:"肩井,凹陷深处曰井。穴在肩上陷中,当缺盆上,大骨前,因名肩井。"

《针灸穴名解》:"穴在肩上凹处,故名肩井。……古者曰中为市,交易者汇集于井故后人称通衢为市井。本经通过肩部与诸阳经交会,其所治症,极为复杂,有如各病之市集,故名肩井。"

[类属] 交会穴之一,手少阳、阳维之会(《甲乙》)。《素问·气穴论、气府论》王注、《外台》等作手足少阳、阳维之会。

[位置] 在肩上,当大椎穴与肩峰连线的中点。(图7-103A)

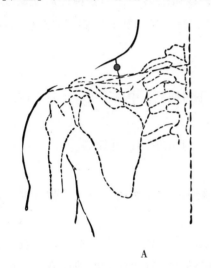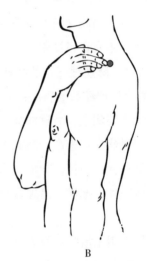

图7-103 肩井

《甲乙》:"在肩上陷解中,缺盆上,大骨前。"《千金》、《千金翼》、《外台》、《素问》王注、《铜人》、《发挥》、《大全》、《大成》、《图翼》、《金鉴》同。

《玉龙经》:"在肩端上缺盆尽处。"

《新针灸学》:"冈上窝中央,大椎穴到肩髃穴的中点。"

《中国针灸学》:"在肩胛骨与锁骨中央之间,当僧帽肌(斜方肌)之前缘。"

按:本穴位置,宋以前皆从《甲乙》,定于"缺盆上,大骨前"。缺盆,指锁骨上窝大骨、肩胛骨。与今用现代解剖术语描述的"肩胛骨与锁骨中央之间"(《中国针灸学》)义同。《新针灸学》言"冈上窝中央,大椎穴到肩髃穴的中点"部位相合。《圣惠》之后诸书增言"大骨前一寸半,以三指按之,当其中指下陷者中是也,亦为取穴法,但分寸不必拘泥"。

[取法] ①正坐,于第七颈椎棘突高点,至锁骨肩峰端连线的中点处取穴,向下直对乳头。②医生以手掌后第一横纹按在病人肩胛冈下缘,拇指按在第七颈椎下,其余

四指并拢按在肩上，食指靠于颈部，中指屈曲，中指尖处是穴。（图7-103B）

[刺灸法] 直刺0.5~0.8寸；深部正当肺尖，慎不可深刺；可灸。

《圣惠》："特不宜灸，针不得深，深即令人闷。……此膊井脉，足阳明之会，乃连入五脏，气若深，使引五脏之气，乃令人短寿。大肥人亦可倍之。若闷倒不识人，即须三里下气，先补而不用泻，须臾即平复如故。……若针肩井，必三里下气，如不灸三里，即拔气上，其针膊井，出甄权针经。"

[层次解剖] 皮肤→皮下筋膜→斜方肌筋膜→斜方肌→肩胛提肌→上后锯肌。皮肤由第四、五、六颈神经后支重叠分布。肩胛提肌，位于颈椎横突和肩胛骨内侧角与脊柱缘上部之间，由肩胛脊神经支配。上后锯肌在前肌的深面，稍下方，由第六、七颈椎和第一、二胸椎棘突、第二~五肋角的外面，该肌由第一至四胸神经后支支配。针由皮肤、皮下筋膜穿斜方肌筋膜及其下方斜方肌，在颈横动脉的内侧，深进肩胛提肌、上后锯肌，不宜盲目深刺。

[功用] 降逆理气，散结补虚，通经活络。

[主治] 神经系统病症：眩晕，颈项强痛，不得回顾，中风不语，半身不遂等。

运动系统病症：肩背痹痛，手臂不举等。

妇产科病症：难产，胞衣不下，崩漏，坠胎后手足厥冷，乳痈等。

外科病症：痈疽，疔疮，疖等。

其他病症：瘰疬，诸虚百损，五劳七伤，咳逆，短气咽痛，疝气，脚气冲心，髀疼等。

现代常用于治疗：高血压，脑卒中，脑贫血，神经衰弱，半身不遂，落枕，乳腺炎，功能性子宫出血，早产后下肢厥冷，颈项肌痉挛，肩背痛，副神经麻痹，小儿麻痹后遗症等。

[成方举例] 产难：针两肩井入一寸泻之，须臾即分娩（《千金》）。

风毒脚弱痹：肩井、大椎、风市、三里（《资生》）。

乳汁不下：针肩井二穴，亦效（《儒门事亲》）。

阳颓方：灸肩井，并灸关元百壮（《医心方》）。

诸虚劳损，五劳七伤，失精劳症：肩井、大椎、膏肓、脾俞、胃俞、下脘、三里；痈疽发背：肩井、委中，又以蒜片贴疮上关元；瘰疬结核：肩井，曲池、天井、三阳络、阴陵泉（《大成》）。

急性乳腺炎：肩井、膻中、足三里（《辑要》）。

臂痛：肩井、曲池（《标幽赋》）。

[附注]《标幽赋》："肩井、曲池，甄权刺臂痛而复射。"《旧唐书·甄权传》曰："隋鲁洲刺史库狄嵚苦风患，手不得引弓，诸医莫能疗，权谓曰：但将弓箭向垛，一针可射矣。针其穴应时即射。"本赋却云肩井、曲池，不知所本。

二十二、渊腋 Yuānyè – G22

[出外]《灵枢·经脉》:"脾之大络,名曰大包,出渊液下三寸,布胸胁。"

[别名] 腋门(《千金》);泉掖(《太素》杨注)。古以"渊"改"泉",说见太渊;腋、掖、液,三字古通。

[穴名释义] 渊,深也。穴在腋下三寸宛宛中,腋之深处,故名渊腋。

《会元针灸学》:"渊液者,在外渊下通于深渊,而化汗液,故名渊液。"

《腧穴命名汇解》:"渊腋,渊者深也,以其穴深藏腋窝之下,为足少阳脉气所发,因名渊腋。"

[位置] 在腋中线上,当第四肋间隙处。(图7-104)

《甲乙》:"在腋下三寸宛宛中。"《千金》、《千金翼》、《外台》、《素问》王注、《铜人》、《发挥》、《大全》、《大成》、《图翼》、《金鉴》、《新针灸学》同。

《中国针灸学》:"在胸侧部第四肋间,腋窝的前端。"

按:本穴位置古今一致,腋下三寸,平乳,合平第四肋间隙。《甲乙》云"天池……在乳后一寸,腋下三寸",可为佐证。

[取法] 正坐或侧卧,于腋窝中点与第十一肋端连线的上1/4与下3/4交点处取穴。

[刺灸法] 斜刺0.5~0.8寸;可灸。《甲乙》:"渊液禁不可灸,灸之不幸生肿蚀。"

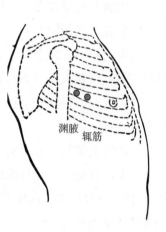

渊腋　辄筋

图7-104　渊腋

[层次解剖] 皮肤→皮下筋膜→胸深筋膜→前锯肌→第四肋间结构→胸内筋膜。皮肤由第三、四、五肋间神经外侧支重叠分布。皮下筋膜内除肋间的血管神经的分支外,胸腹壁浅静脉由脐周静脉网起始,沿躯干侧壁上升至腋窝,汇入胸外侧静脉,该静脉为上、下腔静脉间较大的侧副支。针由皮肤、皮下筋膜在胸腹壁静脉的外侧,穿胸部深筋膜,入前锯肌,该肌由胸长神经支配。再深进肋间外肌和肋间内肌,注意其间的血管神经关系达胸腔壁内面的胸内筋膜。胸腔内相对应的器官是肺和胸膜,不宜深刺。

[功用] 理气活血,通经止痛。

[主治] 呼吸系统病症:胸满,咳嗽,恶寒,发热等。

其他病症:肋痛,腋下肿,马刀挟瘿,臂痛不举等。

现代常用于治疗:胸膜炎,胸肌痉挛,肋间神经痛,颈及腋下淋巴结炎,肩臂痛等。

[成方举例] 马刀肿瘿:渊液、章门、支沟(《甲乙》)。

二十三、辄筋 Zhéjīn－G23

[出处]《甲乙》："胸中暴满，不得眠，辄筋主之。"

[别名] 神光、胆募（《聚英》）。神光、胆募二名，乃日月别名，当别。

[穴名释义] 辄，在两辋也，其形弯曲，与肋骨相似。筋，筋肉也。因穴在第四肋间隙筋肉中，故而得名。

《会元针灸学》："辄筋者，在胁肋两旁大筋如车之有辋也。"

《经穴释义汇解》："穴在腋下三寸，复前行一寸；著胁，即渊腋穴再向前一寸，附着胁肋之处便是。两车相倚曰辄，辄筋，即说其穴倚于筋间，故名辄筋。"

[类属] 交会穴之一，足太阳、少阳之会（《聚英》）。

[位置] 在渊腋前 1 寸，当第四肋间隙处。

《甲乙》："在腋下三寸，复前行一寸，著胁。"《千金》、《千金翼》、《外台》、《素问》王注、《铜人》、《发挥》、《大全》、《大成》、《图翼》同。

《大成》："腋下三寸，复前一寸，三肋端，横直蔽骨旁七寸五分。平直两乳。"《金鉴》同。

《新针灸学》："在天突穴与渊液之间去中行横开约 6 寸半。"

《中国针灸学》："在胸侧部，第四肋间，腋窝之前方一寸之处。"

按：本穴位置，在腋下 3 寸，复前行 1 寸，即渊液前 1 寸。《大成》既言"腋下三寸""平直两乳"，又言"三肋端"，有误。距前正中线距离有言"六寸半"，有言"七寸半"，因前中线至腋中线距离未见载述，故不予讨论。

[取法] 正坐或侧卧，开腋，于渊液前 1 寸，男子约与乳头平齐，当渊液与天溪（脾经）之间的凹陷处。

[刺灸法] 斜刺 0.5～0.8 寸；可灸。

[层次解剖] 皮肤→皮下筋膜→胸部深筋膜→前锯肌→第四肋间结构→胸内筋膜。皮肤由第三、四、五肋间神经的外侧皮支分布。前锯肌贴于胸廓的后外侧面，以肌齿起始上八至九肋骨的外面，在肩胛骨前外侧，止于该骨的内侧缘（脊柱缘）。支配前锯肌的神经，由臂丛的锁骨上部发出的胸长神经。该神经由腋动脉的第一段的后方入腋窝，沿前锯肌表面下降，最后分成小支，布于该肌各个肌齿。该神经与胸外侧动脉、静脉伴行。胸腔内相对应的器官为胸膜及肺。（参看渊腋穴）

[功用] 降逆平喘，理气活血。

[主治] 消化系统病症：呕吐，吞酸，多涎，痢疾等。

呼吸系统病症：喘息，胸满不得卧，不得眠等。

神经系统病症：语言涩滞，四肢不遂等。

现代常用于治疗：胸膜炎，肋间神经痛，呕吐，吞酸，神经衰弱，四肢痉挛等。

二十四、日月 Rìyuè – G24

[出处]《脉经》："募在日月。"

[别名] 神光、胆募（《千金翼》）；胆池（《圣济》）。

[穴名释义] 穴为胆募，胆者，中正之官，决断出焉。因决断务求其明，明字，从日从月，故而得名。

《医经理解》："日月，胆募也，期门下五分，第三肋端，横于蔽骨，上直两乳，日月东出，木之体也，胆为甲木，故有神光之称。"

《腧穴学》："穴属胆募，胆主决断，决断务求其明，明字以日月故名。"

[类属] ①胆之募穴（《脉经》）。②交会穴之一，足太阴、少阳之会（《甲乙》）。《铜人》《圣济》作足太阴、少阳、阳维之会。

[位置] 在乳头下方，当第七肋间隙处。（图7－105）

《甲乙》："在期门下一寸五分。"

《千金》："在期门下五分。"《千金翼》《外台》同。《铜人》（"直乳第二肋下"）《发挥》《大全》《大成》《图翼》《新针灸学》同。

《素问》王注："在第三肋端，横直心蔽骨旁各同身寸之二寸五分，上直两乳。"

《考穴编》："在期门旁一寸五分，直下五分。"

《金鉴》："从辄筋行乳下二肋端缝下五分。"

《中国针灸学》："在季肋部当第九肋软骨附着部之尖端之下部。"

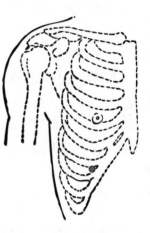

图7－105 日月

按：本穴位置，众说纷纭，就上述文献言，有期门下五分、八分、一寸五分；旁一寸五分直下五分，以及乳下二肋端缝下五分；第三肋端，横直心蔽骨旁附着部之尖端之下部等数种。今宗《甲乙》所言"一寸五分"说，于期门下一肋，第七肋间隙定取。王冰言"第三肋端"，就下文"上直两乳"来看，当作乳下三肋，合第七肋间隙。但"横直心蔽骨旁各同身寸之二寸五分"一语，费解。

[取法] 正坐或仰卧，于锁骨中线之第七肋间取穴。

[刺灸法] 斜刺0.5～0.8寸；可灸。《圣济》："胆池不可伤，伤即令人目暗。宜治肝俞。"

[层次解剖] 皮肤→皮下筋膜→胸部深筋膜→腹外斜肌（腱膜）→腹直肌→肋间外韧带→肋间内肌→腹横肌→胸内筋膜。皮肤由第六、七、八肋间神经的前皮支重叠分布。胸膜薄而透明，是非常坚韧的浆膜，它可以分为内、外两层。内层包绕肺的表面，称脏胸膜（肺胸膜）；外层贴附于胸腔各壁的内面称壁胸膜。由于贴附部位不同，壁胸膜又分为：衬于胸内筋膜内面的是肋胸膜；覆盖于膈肌上面，并与其紧密相贴为

膈胸膜；从两侧覆盖纵隔器官的浆膜是纵隔胸膜。此外，胸膜壁层，突出于胸廓上口，第一肋上方的部分称胸膜顶，其突出的程度，与胸廓的形状有关。胸膜的脏与壁层相互移行，形成潜在性间隙叫胸膜腔。胸膜各部的相互移行处，肺的边缘不能伸入其内，这些空隙称胸膜窦。肋胸膜和膈胸膜的返折处，是胸膜窦中最大，而位置最低的，其最低点相当于第十二肋处，称肋膈窦。因此，针刺该穴时，若盲目进针，除穿经上列结构以外，可经肋窦膈、肺、膈达肝（右侧）、胃（左侧），其后果是严重的。

［功用］利胆，降逆，调理胃肠。

［主治］消化系统病症：胃脘痛，呕吐，吞酸，呃逆，腹胀，多唾等。

其他病症：黄疸，胁肋疼痛，胀满，太息，善悲，小腹热等。

现代常用于治疗：肋间神经痛，胆囊炎，急慢性肝炎，胃及十二指肠溃疡，膈肌痉挛，黄疸，疝气，腹胀等。

［成方举例］少腹热、善太息：日月、大横（《千金》）。

胆石症：日月（右）、期门（右）；上腹痛剧和胆囊肿大者，配右侧巨阙透腹哀、胆俞（《辑要》）。

［现代研究］电针或针刺"日月"对胆汁分泌有促进作用，及胆囊收缩、利胆和排石作用。如有人用电针胆总管引流病人的日月穴，于针后30分钟，可见胆总管明显规律性收缩，迫使胆道造影剂，阵阵通过奥狄氏括约肌而进入十二指肠。在国外有人用皮内针，针日月穴，在胆囊X线上，可见胆囊缩小，表示胆囊收缩。也有统计针刺期门、日月对胆结石的临床效果，针刺加硫酸镁其排石率为69%，对照组为20.5%（$P < 0.001$）。

二十五、京门 Jīngmén – G25

［出处］《脉经》："募在京门。"

［别名］气府、气俞（《甲乙》）。

［穴名释义］京，指京都，意为重要。穴为肾之募，为经气结聚之所，主治水道不利，为益肾利水要穴，故名京门。

《穴名选释》："京门的京，古与原通，本穴为肾募，肾间动气为人体生气之原（见《难经·八难》），肾气亦即人身之原气。募者，有募原之义，意为脏腑原气募聚之处，穴为肾脏原气募聚之处，故名京门。"

《经穴释义汇解》："穴在监骨腰中，季肋本夹脊，约当第十二肋端，为肾之募穴。募，与膜通，为经气结聚处。肾募京门，即喻肾气结聚之门户，穴主水道不利故以为名。"

［类属］肾之募穴（《脉经》）。

［位置］在十二肋骨游离端下际处。（图7－106）

《甲乙》："在监骨下，腰中挟脊，季肋下一寸八分。"

《千金》："在监骨腰中，季肋本夹脊。"《千金翼》《外台》《发挥》《大全》《大成》《图翼》同。

《素问》王注："在髂骨与腰中季肋本夹脊。"

《考穴编》："一法一头齐神阙，一头齐命门，折中是穴。"

《铜人》："在监骨腰中夹脊季肋本外。"

《图翼》："一云在脐上五分，旁九寸半，季肋本夹脊。"

《集成》："直对章门，外开二寸。"

《新针灸学》："章门穴旁开约一寸八分，最下的短肋骨端。"

《中国针灸学》："在腹侧部，第十二肋骨前端下际。"

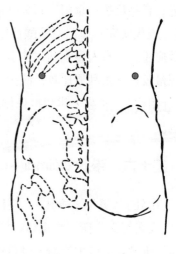

图 7 - 106　京门

按： 本穴位置，《甲乙》云"在监骨下，腰中挟脊，季肋下一寸八分"。监骨，指髂骨。监骨下，据《针灸经穴图考》引《俞穴折衷》曰"当作监骨上"，季肋下一寸八分说，与带脉相混，故后世多略去寸八，而以"季肋本挟脊"定位。也有谓神阙与命门中点；章门外开二寸；章门旁一寸八；脐上五分，旁九寸半，季肋本挟脊等说，虽部位相差无几但造成混乱。《中国针灸学》言"第十二肋骨前端之下际"，辞简意明，便于定位，故今从之。

［取法］侧卧或俯卧，于侧腰部第十二肋骨游离端下方取穴。

［刺灸法］斜刺 0.5 ~ 0.8 寸；可灸。

［层次解剖］皮肤→皮下筋膜→腹部深筋膜→腹外斜肌→膜内斜肌→腹横肌→腹横筋膜　→腹膜下筋膜。皮肤由第十一、十二胸神经和第一腰神经的外侧支的前支重叠分布。腹肌是腹壁的重要组成部。腹外斜肌位于腹前外侧最浅层，肌束由后上方向前下斜行；深层的腹内斜肌由后下方向前上方斜行；腹横肌则由后向前横行。因此，腹肌能保持腹腔内一定的压力（腹压），以维持腹腔内器官的正常位置。穴位腹腔内相对应器官，有升（右）、降（左）结肠、小肠、乙状结肠等。

［功用］益肾利尿，调肠，通经活络，止痛。

［主治］消化系统病症：肠鸣，泄泻，腹胀，呕吐等。

泌尿系统病症：小便不利，尿黄面肿，小腹痛等。

其他病症：恶寒发热，脊强反折，肩胛内廉痛，腰肋痛等。

现代常用于治疗：肾炎，疝气痛，肋间神经痛，腰疼，高血压等。

［成方举例］泄痢：京门、然谷、阴陵泉（《千金》）。

腰痛不可以久立俯仰：京门、行间（《甲乙》）。

小腹肿：京门、蠡沟、中封；尿黄、水道不通：京门、照海；洞泄体痛：京门、昆仑；脊痉反折：京门、石关（《资生》）。

[现代研究] 京门对嗜酸性粒细胞有特异性的影响，有报道针刺京门比注射 ACTH 的效应还强。有人做水利尿实验，针刺京门有抑制肾脏的水利尿作用，针后 3 小时的排尿量较正常水利尿比较，减少 14.1%～14.4%，如配合其他穴对泌尿结石有效。

[附注]《圣惠·辨痈疽证候好恶法》："京门隐隐而痛，肾疽也；上肉微起者，肾痈也。"

二十六、带脉 Dàimài-G26

[出处]《灵枢·癫狂》："脉癫疾者，暴外……灸带脉于腰相去三寸。"

[穴名释义] 带，指束带。穴在季肋下一寸八分，是足少阳、带脉二经之会，为带脉经气所过处，可主治妇人经带疾患，故名带脉。

《腧穴学》："因穴居季肋，为带脉经气所过处，故名。"

《经穴释义汇解》："二穴在季肋下一寸八分，足少阳、带脉之会。如带绕身，管束诸经，可主带脉及妇人经带疾患，故名带脉。"

[类属] 交会穴之一，足少阳、带脉二经之会（《素问·气府论》王注。

[位置] 在第十一肋骨游离端直下，与脐相平处。（图7-107）

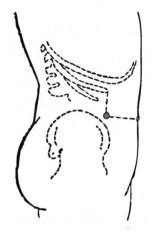

图 7-107 带脉

《甲乙》："在季肋下一寸八分。"《千金》、《千金翼》、《外台》、《素问》王注、《发挥》、《大全》、《图翼》同。

《铜人》："在季肋下一寸五分。"

《大成》："在季肋下一寸八分陷中，脐上二分，两旁各七寸半。"

《图翼》："一云在脐旁八寸半，肥人九寸，瘦人八寸。"

《集成》："在京门直下二寸。"

《金鉴》："季肋下一寸八分陷中，脐上二分，旁开八寸半。"

《新针灸学》："平脐。"《中国针灸学》同。

按：本穴多从《甲乙》，定于"季肋下一寸八分"。也有增言脐上二分，旁开七寸半；脐上二分旁开八寸半；平脐等，虽说法不一，但都基于季肋下一寸八分。由此可知，实指一处。歧义乃骨度不统一所致。今统一以自然标志而定位。季肋下一寸八，大致平脐，故今于第十一肋游离端直下，与脐相平处定取。云"季下一寸五""京门直下二寸"者，均系一家之言，仅供参考。

[取法] 侧卧，于腋中线与平脐横线之交点处取穴。

[刺灸法] 直刺 0.5～0.8 寸；可灸。

[层次解剖] 皮肤→皮下筋膜→腹横筋膜→腹膜下筋膜。皮肤由第十一、十二胸神

经和第一腰神经前支的外侧皮支分布，腹横筋膜是腹内筋膜的一部分，它是由疏松的结缔组织形成。（参看京门穴）

［功用］调经血，疏肝胆，理下焦。

［主治］妇科病症：妇人少腹痛，月经不调，赤白带下，阴挺等。

其他病症：腰肿痛，疝气，偏坠，里急后重，腰酸无力等。

现代常用于治疗：子宫内膜炎，附件炎，盆腔炎，子宫脱垂，月经不调，白带多，膀胱炎，腰痛，下肢无力等。

［成方举例］赤白带下：带脉、关元、气海、三阴交、白环俞、间使（三十壮）（《大成》）。

无痛分娩，止腹痛方：带脉、五枢、居髎、府舍、太冲（均双侧）（《辑要》）。

肾败：带脉、关元（《玉龙赋》）。

二十七、五枢 Wǔshū – G27

［出处］《甲乙》："妇人下赤白，里急瘛疭，五枢主之。"

［穴名释义］五，中数也。五枢，即中枢之意。穴在带脉下三寸，当人身长度之折中处，又居髋部转枢之处，故名五枢。

《腧穴学》："五通午，有纵横交错之意，枢有枢纽、转枢之意，此处经脉纵横交错，穴居髋部转枢之处，故名。"

《经穴释义汇解》："穴在带脉下三寸。五，喻五方之位五居其中。穴在腹位，腹部胆经五穴上有京门、带脉，下有维道、居髎，五枢居中；穴属藏气之枢要，故名五枢。"

［类属］交会穴之一，足少阳、带脉二经之会（《素问·气府论》王注）。

［位置］在髂前上棘之前0.5寸，约平脐下3寸处。（图7-108）

《甲乙》："在带脉下三寸，一曰在水道旁一寸五分。"《千金》、《千金翼》、《外台》、《素问》王注、《发挥》、《图翼》、《金鉴》、《新针灸学》同。

《圣惠》："在带脉下二寸，水道旁一寸陷者中。"

《铜人》："在带脉下三寸，水道旁一寸五分。"

《大成》："带脉下三寸，水道旁五寸五分。"

《集成》："在带脉直下二寸。"

《中国针灸学》："在肠胃杵之前上缘，腹内外斜肌附着部。""从带脉斜向前之棘，旧称骻骨骨际下行三寸取之。"

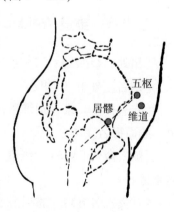

图7-108 五枢

按：本穴位置多云"带脉下三寸，水道旁"，言

"带脉下二寸"，误。水道为胃经穴，当脐下三寸，旁开二寸处。旁开水道的分寸，各书记载不一，有旁开一寸、一寸五分、五寸五分之别。今以骨性标志为据，于髂前上棘前 0.5 寸，带脉前下 3 寸处定取。

[取法] 侧卧，于髂前上棘内侧凹陷处，约与脐下 3 寸关元穴相平处取穴。

[刺灸法] 直刺 0.8 ~ 1.5 寸；可灸。

[层次解剖] 皮肤→皮下筋膜→腹部深筋膜→腹外斜肌→腹内斜肌→腹横肌→腹横筋膜→腹膜下筋膜。皮肤由肋下神经和髂腹下神经的外侧皮支分布。皮下筋膜内有腹壁浅动静脉、浅淋巴管和皮神经通行。腹前壁下半部的浅动脉，有起自股动脉的腹壁浅动脉和旋髂浅动脉（前者在腹股沟韧带的中、内 1/3 交界处，向内上方走向脐；后者居腹壁浅动脉的外侧，行向上外方，至髂前上棘附近）。以及发自髂外动脉的旋髂深动脉，动脉外上方斜行，分布于髂前上棘内上方深层肌。腹腔内相对应器官，右侧有盲肠、升结肠、阑尾；左侧有降结肠、乙状结肠等。

[功用] 调经带，理下焦，通腑气。

[主治] 生殖系统病症：阴挺，少腹痛，赤白带下，月经不调，男子疝气，阴囊上缩入腹等。

消化系统病症：便秘，疬癖，里急后重等。

其他病症：腰胯痛，瘭疝等。

现代常用于治疗：子宫内膜炎，白带多，疝痛，睾丸炎，腰痛，胃痛，便秘等。

[成方举例] 卵缩：五枢、归来（《资生》）。

[现代研究] 对下腹部针麻效果较好，如对阑尾切除术采用脾俞、胃俞、五枢、京门，手术针麻 I、II 级率，达到 69.49%。还有报道，对子宫全切术，以五枢透维道、气海俞、阳陵泉等穴，不但取得较好针麻效果，而且也观察到对唾液淀粉酶也有一定的影响，可促进唾液淀粉酶活性增高，经统计学处理有显著意义。

二十八、维道 Wéidào – G28

[出处]《甲乙》："咳逆不止，三焦有水气；不能食，维道主之。"

[别名] 外枢（《甲乙》）。

[穴名释义] 维，指维系；道，指通道。穴为足少阳、带脉之会，为维系诸经之要道，故而得名。

《腧穴命名汇解》："维道，维者联接也，道者路也。穴属胆经，为带脉之会所，因名维道。"

《针灸穴名解》："按带脉、五枢、维道三穴，俱为足少阳与带脉之会穴，带脉在人体如约束诸经之带。五枢穴在约束之力下，具灵动之力。本穴则参与维系，且具输达之力。三穴虽各分工，而有互助之用。"

[类属] 交会穴之一，足少阳、带脉之会（《甲乙》）。

［位置］在五枢穴前下 0.5 寸处。

《甲乙》："在章门下五寸三分。"《千金》、《千金翼》、《外台》、《素问》王注、《铜人》、《发挥》、《大成》、《图翼》、《金鉴》同。

《图翼》："一曰在中极旁八寸五分。"

《集成》："对章门下直下七寸。"

《新针灸学》："章门穴之下五寸三分，五枢穴之下五分。"

《中国针灸学》："在髂骨前上棘之肉际。"

按：本穴位置，清以前多宗《甲乙》，定"在章门下五寸三分"，推之，合五枢下五分（章门下 1.8 寸为带脉，带脉下 3 寸为五枢）。云"章门直下七寸""中极旁八寸五分"者，均误。

［取法］侧卧，于五枢穴前下 0.5 寸，对腹股沟处取穴。

［刺灸法］向下方斜刺 0.5~0.8 寸；可灸。

［层次解剖］皮肤→皮下筋膜→腹部深筋膜→腹外斜肌→腹内斜肌→腹横肌→腹横筋膜→腹膜下筋膜。皮肤由肋下神经和髂腹下神经的外侧皮支分布，皮下筋膜内旋髂浅动脉有同名静脉伴行，该静脉汇入大隐静脉。（参看五枢穴）

［功用］调冲任，理下焦。

［主治］生殖系统病症：阴挺，月经不调，带下，疝气少腹痛等。

消化系统病症：肠痈，呕吐，不思食等。

其他病症：腰胯腿痛，水肿，腹水，咳逆不止等。

现代常用于治疗：子宫内膜炎，肾炎，附件炎，盆腔炎，子宫脱垂，肠炎，阑尾炎，习惯性便秘，疝气等。

［现代研究］对下腹部手术有良好针麻效果，如腹股沟疝修补术，针肝俞、肾俞、横骨、维道（均为单侧），针麻优良率最高。维道穴可能具有阻断髂腹股沟神经的疼痛冲动。特别是高频率电针刺激横骨、维道，可减轻病人在皮肤切开时的疼痛反应。

二十九、居髎 Jūliáo – G29

［出处］《甲乙》："居髎，在章门下八寸三分。"

［穴名释义］居，指居处；髎，指骨边孔隙。穴在监骨上陷者中，故名居髎。

《会元针灸学》："居髎者，所居监骨上之边髎陷孔，故名居髎。"

《经穴释义汇解》："居，蹲也。髎，与窌同。窌，空穴也。穴在章门下八寸二分，监（髂）骨上凹陷处。取穴时，需蹲而取之，故名居髎或居窌。"

［类属］交会穴之一，阳跷、足少阳之会（《甲乙》）。《聚英》作足少阳、阳维之会。

［位置］在髂前上棘与股骨大转子之最高点之间连线的中点处。

《甲乙》："在章门下八寸三分，监骨上陷者中。"《千金》《千金翼》《外台》《铜人》《发挥》《大全》《大成》《图翼》同。

《素问·气府论》王注："在章门下同身寸之四寸三分，髂骨上。"

《玉龙经》注："在环跳一寸。"

《金鉴》："从维道下行三寸，监骨上陷中。"

《新针灸学》："章门穴之下六寸五分，五枢穴之下一寸五分。"

《中国针灸学》："在肠骨前下棘内缘之际。"

按：本穴位置，多云"在章门下八寸三分"。言"维道下三寸"，义同。亦有云章门下四寸三分、六寸三分等。因古今季胁至髀枢的折量分寸不一，《灵枢·骨度》云六寸，今作九寸，故以骨性标志定取便于统一。今定在髂前上棘与股骨大转子连线的中点，不必拘泥于尺寸多少。

[取法] 侧卧，于维道后下方3寸，髂骨旁，当髂前上棘与大转子最高点之间连线的中点凹陷处取穴。

[刺灸法] 直刺或斜刺1.2~1.5寸；可灸。

[层次解剖] 皮肤→皮下筋膜→阔筋膜→阔筋膜张肌→臀中肌。皮肤由股外侧皮神经分布。该神经由腰丛发出，显露在腰大肌的外侧缘，在髂肌前面斜向外下方，于髂前上棘的内侧，经腹股沟韧带的深面，达股外侧部的皮肤。阔筋膜张肌以短腱起于髂前上棘，约在股骨中上1/3处移行于髂胫束，束的下端止于胫骨外髁，该肌被阔筋膜包裹。阔筋膜张肌和臀中肌均由臀上神经和血管支配与供应。

[功用] 通经活络，强健腰腿。

[主治] 神经系统病症：腰腿痹痛，足痿，瘫痪等。

生殖系统病症：疝气，月经不调，白带过多等。

消化系统病症：痢疾。

现代常用于治疗：腰痛，胃痛，下腹痛，睾丸炎，月经不调，子宫内膜炎，白带多，膀胱炎，肾炎，阑尾炎，腰腿痛，髋关节及周围软组织诸疾患等。

[成方举例] 腿风湿痛：居髎、环跳、委中（《玉龙赋》）。

三十、环跳 Huántiào – G30

[出处]《甲乙》："腰胁相引痛急，髀筋瘛，胫痛不可屈伸：痹不仁，环跳主之。"《素问·气穴论》所载"两髀厌分中"，王注即本穴。

[别名] 枢中（《素问·缪刺论》）；髀枢（《素问·气府论》王注）；髋骨（《大全》）；髋骨、分中（《针方六集·神照集》）；髀厌（《人镜经》）。环跳，《千金》作"钚銚"；《素问·气府论》王注作"环銚"。

[穴名释义] 环，指弯曲；跳，指跳跃。穴在髀枢中，侧卧伸下足；屈上足取之，因其屈膝屈髋呈环曲，如跳跃状，故名环跳。

《经穴选解》："环跳，穴居髀枢，髀枢之骨如环，人之下肢屈伸跳跃全仗此骨为之枢纽，是穴主治腿股风痹等。使功能复常，故名。"

《经穴释义汇解》："穴在髀枢中，侧卧伸下足，屈上足取之，如单足跳跃之状，或喻穴为环转跳动之处，故名环跳。"

［类属］交会穴之一，足少阳、太阳二脉之会（《素问·气穴论》王注）。

［位置］侧卧屈股，在股骨大转子最高点与骶骨裂孔的连线上，当外 1/3 与中 1/3 的交点处。（图 7 - 109）

《甲乙》："在髀枢中。"《千金》《千金翼》同。

《外台》："一侧卧，伸下足，屈上足取之。"《素问》王注、《铜人》《发挥》《大成》《图翼》《金鉴》同。

《千金翼》："一云髀枢中外砚骨陷中。"

《大全》："在砚子髎中。"

《玉龙经》："在髀枢研骨下一指。"

《新针灸学》："股骨上端的后方，并两足立正时的凹陷处。"

《中国针灸学》："在大腿之外侧，大转子之前上部，臀大肌附着部。"

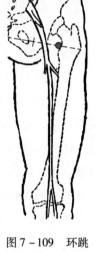

图 7 - 109　环跳

按：本穴位置历代皆从《甲乙》定于"髀枢中"，然具体位置不甚明确。《千金翼》增言"砚骨陷中"，砚骨，似指股骨大转子。《新针灸学》云："股骨上端为后方"与《中国针灸学》云"大转子之前上部"，位置类同。今依前说定于大转子最高点与骶骨裂孔的连线上之外 1/3 处。

［取法］①侧卧，伸下腿，屈上腿（成 90°）以拇指关节横纹按在大转子头上，拇指指脊柱，当拇指尖止处是穴。②侧卧，于大转子后方凹陷处，约当股骨大转子与骶管裂孔连线的外中 1/3 交点处取穴。

［刺灸法］直刺 2 ~ 2.5 寸；可灸。

［层次解剖］皮肤→皮下筋膜→臀肌筋膜→臀大肌→坐骨神经→闭孔内肌（腱）与上下行肌。皮肤由髂腹下神经的外侧支和臀上皮神经的双重分布。皮厚，皮下筋膜发达，富有纤维和脂肪组织，尤以臀部的后下部有肥厚而致密形成脂肪垫。在臀大肌深面，坐骨神经由骨盆出现在闭孔内肌上方的梨状肌下孔。该点的体表定位在髂后上棘与坐骨结节连线的中点；向下则投影在坐骨结节与股骨大转子连线中点稍内侧。坐骨神经的内侧有股后皮神经，臀下神经、血管及阴部神经、血管等。神经下方的闭孔内肌腱，及其上下方的上下孖肌均由骶丛的肌支支配。

［功用］祛风湿，利腰腿。

［主治］神经系统病症：半身不遂，下肢痿痹等。

运动系统病症：腰脊痛，腰胯疼痛，挫闪腰疼，膝踝肿痛不能转侧等。

皮肤科病症：遍身风疹，荨麻疹等。

其他病症：脚气，水肿等。

为回阳穴之一，凡暴亡，诸阳欲脱者均宜取之。

现代用于治疗：坐骨神经痛，下肢麻痹，半身不遂，腰腿痛，髋关节及周围软组织疾病，感冒，神经衰弱，风疹，湿疹，脚气等。

［成方举例］髀枢中痛不可举：环跳、束骨、交信、阴交、阳谷；胫痛不可屈伸：环跳、内庭；脚不能行：环跳、阳陵泉、巨虚下廉、阳辅（《资生》）。

膝以上病：灸环跳、风市（《大成》）。

腿股转酸难移步：环跳、风市、阴市（《胜玉歌》）。

冷风湿痹：环跳、阳陵（《长桑君天星秘诀歌》）。

腰痛：环跳、委中（《杂病穴法歌》）。

［现代研究］环跳对胃液分泌功能有一定调整作用。可使胃酸及胃蛋白酶高者降低，使低者升高。有实验报道，用甲状腺粉或硫氧嘧啶分别引起小白鼠甲状腺功能亢进或减退后，电针坐骨神经或环跳穴，可使甲状腺功能获得调整。环跳穴有较好针麻效应，电针动物双"环跳"穴，可以使痛阈明显升高，同时使纹状体及下丘脑、亮－脑腓肽、甲－脑腓肽明显增加。有实验表明，电针足三里、环跳穴可减弱丘脑中央中核（OM）神经元对伤害性刺激的反应。环跳穴有抗炎退热作用，减少炎症渗出，电针家兔坐骨神经（"环跳"穴）可使人工感染的腹膜炎渗出减少或停止。

三十一、风市 Fēngshì－G31

［出处］《肘后方》："治风毒脚弱痹满上气方……次乃灸风市百壮。"

［别名］垂手（《医学原始》）。

［穴名释义］市，指市集，集聚。因穴主治中风腿膝无力，浑身瘙痒麻痹诸般风症，故而得名。

《概述腧穴的命名》："风市即指此穴为下肢风气聚集之处，故善治中风偏枯，是祛风的要穴。"

《腧穴学》："市有集结之意。该穴主治下肢风痹不仁，偏风半身不遂等症，言其为风气集结之处，又为祛风之要穴，故名。"

［位置］在大腿外侧，腘横纹上7寸处，腹外侧肌与股二头肌之间。（图7－110）

《肘后方》："在两髀外，可平倚垂手直掩髀上，当中指头大筋上。"

《千金》："令病人起正身平立，垂两臂直下舒十指掩著两髀，便点当手中央指头髀大筋上是。"

《圣惠》："在膝外两筋，平立，舒下两手著腿，当中指头陷者宛宛中。"《大全》《金鉴》《新针灸学》同。

《玉龙经》："在膝外廉上七寸，垂手中指尽处是穴。"

《考穴编》："穴在腿外廉，垂手指尽处。"广注："大腿外廉两筋间，令平身垂手，取中指点到处，是与阴市相平。"

《中国针灸学》："在小腿外侧之正中线上之中部。"

按： 本穴位置，早期文献仅载取法，即"正身平立垂两臂直下，舒十指掩着两髀，便点手中央指头髀大筋上是"。《圣惠》易"大筋上"为"两筋间"，确有见地。所谓两筋，即今云之股外侧肌与股二头肌也。但人手有长短，如此取穴，不无高低之嫌。《玉龙经》提出"在膝外廉上七寸"以弥其缺，定位益明。今人各取一端，两者合参定穴较前更为明确。至于《考穴编》广注之说，前后自语相违。既云垂手中指点到之处，复云与阴市相平，当误。

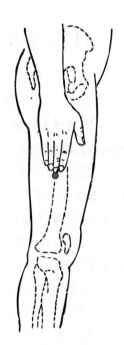

图 7 – 110　风市

［取法］①直立，两手自然下垂，当中指尖止处取穴。②侧卧，于股门外侧中线，距腘横纹 7 寸处取穴。

［刺灸法］直刺 1 ~ 1.5 寸；可灸。

［层次解剖］皮肤→皮下筋膜→阔筋膜→髂胫束→股外侧肌→股中间肌。皮肤由股外侧皮神经分布。股外侧肌和股中间肌参与股四头肌的形成。该肌由股神经支配。旋股外侧动脉起自股深动脉的外侧壁，在股直肌深面分为上下支，下支营养股前外侧肌。（参看居髎穴）

［功用］祛风湿，调气血，通经络。

［主治］神经系统病症：中风，半身不遂，下肢痿痹，麻，酸痛肿重等。

其他病症：遍身瘙痒，脚气，阴囊肿，小肠疝气，肠鸣，目赤肿，头痛等。

现代常用于治疗：下肢瘫痪，腰腿痛，坐骨神经痛，股外侧皮神经炎，小儿麻痹后遗症，膝关节炎，脚气，荨麻疹等。

［成方举例］痹证：若始觉脚弱，速灸风市、三里二穴，各一二百壮。（《全生指迷方》）

脚弱：风市、犊鼻、三里、绝骨（《资生》）。

腰疼难动：风市、委中、行间；腿痛：风市、阴市（《大成》）。

荨麻疹：主穴为风市、曲池、足三里，配穴为风池、阳陵泉、合谷（《辑要》）。

腿脚乏力：风市、阴市（《玉龙赋》）。

［附注］《医说》引《夷坚志》："蔡元长知开封正据案治事，忽觉如有虫自足心行至腰间，即坠笔晕绝，火之方苏。橡属云：此病非俞山人不能疗，趣使呼之。俞曰：是真脚气也。法当灸风市。为灸一壮，蔡曼然复常，明目疾如初。再呼。俞曰：欲除病根非千餐不可。从其言，灸五百壮。自此遂愈。"

《名医类案》："仲兄文安公守姑苏，以銮舆巡幸，虚府舍，暂徙吴县。县治卑湿，旋感足痹，痛制不堪。服药弗效。乃用所闻灼风市、肩髃、曲池三穴，终身不复作。"

三十二、中渎 Zhōngdú – G32

[出处]《甲乙》："寒气在分肉间，痛上下，痹不仁，中渎主之。"

[别名]《医学纲目》作"中犊"。

[穴名释义] 渎，指沟渎。本穴位于大腿外侧中线分肉间之凹陷处，喻经气至此如行沟渎，故名中渎。

《概述腧穴的命名》："经气通过比较狭窄处的腧穴名为沟浍，又如足少阳有一个穴位。在髀骨外膝上五寸处上当风市，下临阳关。此穴居中，脉气通过时，好像水行于沟渎之口，颇为狭窄，所以名中渎。"

《孔穴命名的浅说》："渎者，沟也。中犊，穴当大腿前外侧之中间沟中，可能与部位之象形而命名。"

[位置] 在大腿外侧，腘横纹上5寸处，当股外侧肌与股二头肌之间。（图7-111）

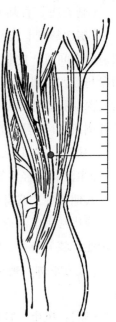

《甲乙》："髀骨外膝上五寸分肉间陷者中。"《千金》《千金翼》《外台》《铜人》《大全》《大成》《图翼》《金鉴》《新针灸学》同。

《中国针灸学》："在大腿外侧之中央部，股鞘与外大股肌间。"

按：本穴位置，历代皆宗《甲乙》，今从之，定于大腿外侧中线，膝上5寸处。

[取法] 侧卧，于股外侧中线，距腘横纹5寸处取穴。

[刺灸法] 直刺1~1.5寸；可灸。

[层次解剖] 皮肤→皮下筋膜→阔筋膜→股外侧肌。皮肤由股外侧皮神经分布。针由皮肤、皮下筋膜穿阔筋膜，在股二头肌外侧入股外侧肌，直抵股骨表面的骨膜。前肌由坐骨神经支配，后肌由股神经支配。

图7-111　中渎

[功用] 通经活络，祛风湿。

[主治] 运动系统病症：下肢痿痹，麻木，半身不遂，腰胯连腿痛，脚气等。

现代用于治疗：脚气，下肢麻痹，或瘫痪或痉挛，坐骨神经痛等。

三十三、膝阳关 Xīyángguān – G33

[出处]《甲乙》："膝外廉痛，不可屈伸，胫痹不仁，阳关主之。"本穴原称阳关，为与督脉腰部阳关穴相别，《大全》称足阳关，因位居膝部，近人一致称膝阳关。

[别名] 关阳、关陵（《千金》）；寒府（《素问·骨空论》马莳注）；阳陵（《大

全》)。

[穴名释义] 外侧为阳。关，指关节。穴在膝关节外侧，故名膝阳关。

《会元针灸学》："阳关者，膝关节之外侧，偏重于阳，故名阳关。"

《经穴释义汇解》："穴在阳陵泉上三寸膝部，犊鼻外凹陷处，为足少阳经之关，故名膝阳关。"

[位置] 在阳陵泉直上，当股骨外上髁的上方凹陷中。

《甲乙》："在阳陵泉上三寸。"（《千金翼》"五寸。"《资生》云："二寸，犊鼻外凹陷处。"）《千金》《千金翼》《外台》《铜人》《发挥》《大成》《图翼》《新针灸学》同。

《大全》："阳陵膝下一寸逢，阳关之上二寸外。"

《集成》："在膝眼旁一寸。"

《金鉴》："从中渎下行膝上二寸，犊鼻外陷中。"

《中国针灸学》："在大腿骨外上髁之直上陷中。"

按： 本穴位置，多云"在阳陵泉上三寸"，也有云阳陵泉上五寸、二寸、膝上二寸、膝眼旁一寸等。"五寸""二寸"疑为三寸之误；"膝上二寸"，似嫌过高；"膝眼旁一寸"，复嫌过低，均不足取。今从众说，于阳陵泉上三寸定取。《中国针灸学》结合现代解剖定在大腿外上髁直上陷中，妥。

[取法] 屈膝，于股骨外上髁后，当髂胫束与股二头肌腱之间凹陷处取穴。或于大腿外侧中线，阳陵泉直上3寸处定取。

[刺灸法] 直刺 0.8~1 寸；可灸。《甲乙》："阳关，禁不可灸。"

[层次解剖] 皮肤→皮下筋膜→阔筋膜→髂胫束→股外侧肌→股中间肌。皮肤由股外侧皮神经分布。膝关节的动脉网由腘动脉的五条关节支（包括膝上内外动脉、膝中动脉和膝下内外动脉、股动脉的膝降动脉、旋股外侧动脉降支，以及胫前动脉的返动脉等吻合而成。该穴位的结构血液供应主要由膝上外侧动脉和旋股外侧动脉的降支。所有动脉都有静脉伴行。

[功用] 疏筋脉，利关节，祛风湿。

[主治] 运动系统病症：膝膑肿痛，腘筋挛急，小腿麻木，脚气，鹤膝风等。

消化系统病症：呕吐不止，多涎等。

现代常用于治疗：膝关节炎，下肢瘫痪，股外侧麻痹，坐骨神经痛，膝关节及周围软组织疾患，脚气等。

[成方举例] 胫痹不仁：阳关、环跳、承筋（《资生》）。

三十四、阳陵泉 Yánglíngquán – G34

[出处]《灵枢·邪气脏腑病形》："其寒热者，取阳陵泉。"

[别名] 阳之陵泉（《灵枢·本输》）；阳陵（《神应经》）。

[穴名释义] 外侧为阳；陵，指高处；泉，指凹陷处。穴在下肢外侧，当腓骨小头前凹陷处，故名阳陵泉。

《子午流注说难》："阳陵泉乃足少阳胆经所入之合穴，此穴在膝外突出，陵高于丘，此穴下有外丘，有丘墟，与膝内阴之阴陵泉斜对，故名其穴曰阳陵泉。"

《孔穴命名的浅说》："阳陵，腿之外侧属阳，腓骨小头与腓骨长肌之隆起比似为陵。穴在隆起之前下，故曰阳陵。"

[类属] ①五输穴之一，本经合穴（《灵枢·本输》）；五行属土（《难经·六十四难》）。②八会穴之一，筋会（《难经·四十五难》）。

[位置] 在腓骨小头前下方凹陷中。（图7-112）

《灵枢·本输》："在膝外陷者中也。"

《甲乙》："膝下一寸，胻外廉陷者中。"《千金翼》、《外台》、《铜人》、《发挥》、《难经》丁注、《大全》、《大成》、《图翼》、《金鉴》同。

《千金》："膝下外尖骨前陷者中是。"

《集成》："在三里上六分，横开二寸。"

《新针灸学》："膝下二寸（自髌骨尖算起）外尖骨（腓骨小头）前陷中。"

《中国针灸学》："在腓骨小头之前下部。"

按： 本穴位置，历代沿用《甲乙》之说，定位于"膝下一寸，胻骨外廉陷者中"，今遵此说。考《千金》"在膝下外尖骨前陷中"，尖骨，即今云之腓骨小头。《新针灸学》《中国针灸学》所载相同，与前定位合。至于《集成》"在三里上六分，横开二寸"之说，似嫌外开过多。

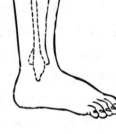

图7-112　阳陵泉

[取法] 正坐屈膝垂足，于腓骨小头前下方凹陷处取穴。

[刺灸法] 直刺或斜向下刺1~1.5寸；可灸。

[层次解剖] 皮肤→皮下筋膜→小腿深筋膜→腓骨长肌→腓骨短肌。皮肤由腓肠外侧皮神经分布。腓总神经在腘窝上角由坐骨神经分离以后，沿着腘窝外上侧壁到腓骨小头的，后下方穿腓骨长肌，分为腓浅、深神经。腓浅神经的肌支支配腓骨长、短肌。

[功用] 利肝胆，舒筋络，通关节，泄湿热。

[主治] 神经系统病：半身不遂，下肢痿痹、麻木，小儿惊风，破伤风，癫痫，心中惊惕等。

消化系统病症：胁肋胀满疼痛，呕吐，口苦，善太息，黄疸，便秘等。

运动系统病症：筋病，腰骶痛，膝肿痛，脚气，脚冷无血色等。

呼吸系统病症：虚劳咳嗽。

泌尿系统病症：遗尿，水肿等。

头面五官科病症：口、舌、咽、喉及头面肿，寒热头痛等。此穴为筋会，筋病统治之。

现代常用于治疗：半身不遂，坐骨神经痛，肝炎，胆囊炎，胆道蛔虫，高血压，肋间神经痛，肩关节周围炎，膝关节炎，小儿舞蹈病，下肢麻木，脚气，脉管炎，习惯性便秘等。

［成方举例］虚劳尿精：阳陵泉或阴陵泉随年壮或十椎、十九椎旁三十壮；偏风、半身不遂：阳陵泉、环跳、曲池；喉鸣：阳陵泉、天池、膻中（《资生》）。

腹胁满：阳陵泉、三里、上廉；足缓：阳陵泉、冲阳、太冲、丘墟（《大成》）。

急性传染性肝炎：阳陵泉、足三里（《辑要》）。

［现代研究］针刺阳陵泉可使胆囊收缩，胆总管的规律性收缩，排出胆道造影剂，而进入十二指肠。而且还有促进胆汁分泌，对奥狄氏括约肌有明显的解痉作用和良好的镇痛作用。对慢性胆囊炎、结石症有治疗效应。

针刺阳陵泉对脑血流量有一定影响，有人对急性缺血性中风病人，通过针刺治疗取得良好疗效。而且通过实验研究，针刺右侧曲池和阳陵泉，可影响到脑的血流动力学，使脑血流量增加，脑血管阻力降低，起针后，脑血管阻力降低却不显著，而针刺对正常猫的脑血流动力学影响基本不大。电针“足三里”“阳陵泉”，可以抑制在下丘脑乳头上区及乳头及乳头前区，对电刺激臀神经，及自然痛刺激所呈现放电增加的兴奋反应。

三十五、阳交 Yángjiāo – G35

［出处］《甲乙》：“寒厥癫疾，噤吤瘈疭，惊狂，阳交主之。”

［别名］别阳、足髎（《甲乙》）。

［穴名释义］外侧为阳。交，指交会。穴在外踝上七寸，为足少阳与阳维脉之会，故名阳交。

《会元针灸学》：“阳交者，从阳陵内斜，交于阳明，使阳维之回郄，直交太阳，此三阳之交，故名阳交。”

《腧穴命名汇解》：“阳交，交指会，此穴为足少阳胆经、阳维之会。《经穴纂要》载：胃经行前，膀胱经行后，而胆经行前后两经分肉之间，胃与膀胱皆为阳经，故名阳交。”

［类属］阳维脉之郄穴（《甲乙》）。

［位置］在外踝尖上 7 寸，腓骨后缘处。（图 7 – 113）

《甲乙》：“外踝上七寸，斜属三阳分肉间。”《千金》《千金翼》《外台》《铜人》《发挥》《大全》《大成》《图翼》《金鉴》《新针灸学》同。

《考穴编》广注：“外丘当在光明直上，而阳交微在外丘里许，上对阳陵泉。”

《中国针灸学》：“下腿外侧之中部，足伸趾长肌与腓骨长肌之间。”

按： 本穴位置，虽历代皆云"外踝上七寸"，但与外丘孰前孰后，至今有争议。《考穴编》广注及《甲乙经校释》等作阳交在前；《集成》《新针灸学》及《腧穴学》等，作阳交在后。究之，当以后说为是。《甲乙》云本穴"斜属三阳分肉间"。三阳，此当作太阳解。斜属三阳，意指斜趋足太阳，故部位居后。有书将三阳解作足三阳，欠妥。"踝上七寸"，当从踝尖计量，以下各穴均同。

[取法] 正坐或侧卧，于小腿外侧，外踝尖上 7 寸，腓骨后缘处取穴。

[刺灸法] 直刺 0.5～0.8 寸，可灸。

[层次解剖] 皮肤→皮下筋膜→小腿深筋膜→腓骨长肌（腱）→腓骨短肌→小腿三头肌→跗长屈肌。皮肤由腓肠外侧皮神经分布。腓骨长、短肌由腓浅神经支配。小腿三头肌、跗长屈肌由胫神经支配。（参看阳陵泉穴）

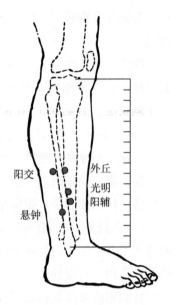

图 7-113　阳交

[功用] 疏肝利胆，镇惊祛风。

[主治] 神经系统病症：惊狂，癫疾，瘛疭，下肢痿痹等。

呼吸系统病症：寒热喘息，喉痹，喑不能言等。

其他病症：胸胁肿满疼痛，面肿，膝股痛，小腿寒痹等。

现代常用于治疗：腓浅神经疼痛或麻痹，坐骨神经痛，下肢瘫痪，肝炎，胸膜炎，喘息，脚气，面肿等。

[成方举例] 胸满：阳交、临泣（《资生》）。

惊悸怔忡：阳交、解溪（《百症赋》）。

三十六、外丘 Wàiqiū – G36

[出处]《甲乙》："肤痛，痿痹，外丘主之。"

[穴名释义] 穴当小腿外侧，其处肌肉隆起如丘，故名外丘。

《医经理解》："外丘，外踝上丘聚处也，在外踝七寸。"

《经穴释义汇解》："穴在外踝上七寸，其处丰肉隆起如丘，故名外丘。"

[类属] 足少阳经之郄穴（《甲乙》）。

[位置] 在外踝尖上 7 寸，与阳交穴相平，于腓骨前缘处。

《甲乙》："在外（原作'内'）踝上七寸。"（《考穴编》云"六寸"）《千金》《外台》《铜人》《发挥》《大全》《大成》《图翼》《金鉴》《新针灸学》同。

《千金翼》："外踝下七寸。"

《集成》："在外踝上七寸，与阳交在一处，外丘在前，阳交在后，外丘高三分。"

《中国针灸学》："在下腿外侧之中部，当腓骨前缘与短腓骨肌间。"

按：本穴位置，多云"外踝上七寸"。《考穴编》云"六寸"，误。外踝，《甲乙》原作内踝，亦误。《千金翼》作"外踝下七寸"，更误，"下"当"上"之讹。本穴在阳交穴前方，腓骨前缘处。（参看阳交穴）

［取法］正坐或侧卧，于小腿外侧外踝尖上7寸，腓骨前缘处。

［刺灸法］直刺0.5~0.8寸；可灸。

［层次解剖］皮肤→皮下筋膜→小腿深筋膜→腓骨长、短肌→趾长伸肌→踇长伸肌。皮肤由腓肠外侧皮神经分布。胫前动脉是腘动脉的终支之一，在腘窝下角，比目鱼肌腱弓下方分出以后，穿小腿骨间膜上端的孔至小腿的前面，行于胫骨前肌和踇长伸肌之间，下降至足背，移行于足背动脉。体表投影在胫骨粗隆和腓骨小头之间的中点与两踝之间连线的中点的连线即是。该动脉除同静脉伴行外，还有腓深神经同行。神经支配踇长、趾长伸肌。腓骨长、短肌由腓浅神经支配。

［功用］清肝解毒，疏筋活络。

［主治］神经系统病症：下肢痿痹，颈项强痛，癫疾，呕沫等。

其他病症：头痛，项强，发热恶风寒，胸胁苦满，痉挛，皮肤痛，痿痹，脚气，小儿龟胸，狂犬伤毒不出而发寒热等。

现代常用于治疗：腓神经痛，脚气，胸膜炎，颈项痛，癫痫等。

三十七、光明 Guāngmíng－G37

［出处］《灵枢·经脉》："足少阳之别，名曰光明。"

［穴名释义］穴为足少阳胆经之络，别走足厥阴肝经。少阳厥阴主眼，肝开窍于目。本穴主治眼疾，有开光复明之功，故名光明。

《采艾编》："光明，少阳此络于肝，至此而益光明也。"

《孔穴命名的浅说》："睛明、光明，因主治眼病能使患眼复明，故名。"

［类属］本经络穴（《灵枢·经脉》）。

［位置］在外踝尖直上5寸处，当腓骨前缘，趾长伸肌和腓骨短肌之间。

《灵枢·经脉》："去踝五寸。"

《甲乙》："在足外踝上五寸。"《千金》、《千金翼》、《外台》、《素问》王注、《铜人》、《发挥》、《大全》、《大成》、《图翼》、《金鉴》、《新针灸学》同。

《考穴编》广注："合阳辅上一寸。"

《集成》："在悬钟上一寸八分。"

《中国针灸学》："在大腿外侧中央之下，足伸趾长肌与长腓骨肌之间。""阳交之下二寸处。"

按：本穴位置，除《集成》外，皆云"外踝上五寸"。但注家有言从外丘下行，有言阳交之下。从《甲乙》文体看当是外丘直下，踝尖直上。结合《考穴编》广注"合阳辅上一寸"，阳辅在腓骨前缘，故本穴也定在腓骨前缘。《集成》云"悬钟上一寸八分"，同书云悬钟在"外踝上三寸"，计之，低二分，不取。

[取法] 正坐或侧卧，于小腿外侧，外踝尖上5寸，腓骨前缘处取穴。

[刺灸法] 直刺0.5~0.8寸；可灸。

[层次解剖] 皮肤→皮下筋膜→小腿筋膜→腓骨长、短肌→趾长伸肌→𡎊长伸肌。皮肤由腓浅神经分布。腓浅神经由腓总神经发出，进腓骨长、短肌之间，下降至腓骨肌和𡎊长伸肌之间，在小腿中、下1/3交界处，穿小腿深筋膜至皮下筋膜内下降，分布于小腿下部的外侧及足背皮肤。

[功用] 明目，通络。

[主治] 眼科病症：目痛，夜盲，眼痒等。

运动系统病症：下肢痿痹，小腿酸疼不能久立等。

其他病症：乳胀痛，膝痛，颊肿，善啮颊，热病无汗，偏头痛，狂犬伤毒不出，小儿龟胸等。

现代常用于治疗：夜盲，视神经萎缩，白内障，偏头痛，精神病等。

[成方举例] 啮颊：光明、临泣（《千金》）。

眼痒眼疼：光明（泻）、五会（《大成》）。

眼痒眼疼：光明、地五会（《标幽赋》）。

[现代研究] 光明穴是嗜酸性粒细胞的敏感穴位。针刺光明和太冲，对青少年近视眼有效，针感到达眼部有38.2%。如合谷配太冲、外关配光明，隔日交替使用，针刺都采用手法运针激发感传，可提高视力和改变屈光度。

三十八、阳辅 Yángfǔ – G38

[出处]《灵枢·本输》："行于阳辅。"《素问·刺疟》"以镵针针绝骨出血"，王注即本穴。

[别名] 绝骨、分肉（《聚英》）。

[穴名释义] 外侧为阳；辅，指辅骨，即腓骨。穴在辅骨外侧前缘，故名阳辅。

《针灸穴名解》："腓骨，为胫骨之辅，古称辅骨。本穴旁于辅骨外侧，外侧为阳，故称阳辅。"

《经穴释义汇解》："穴为足少阳脉之经火穴，位在足外踝上四寸，因处辅骨之阳侧，故名阳辅。"

[类属] 五输穴之一，本经经穴（《灵枢·本输》）；五行属火（《难经·六十四难》）。

[位置] 在外踝尖上4寸处，当腓骨前缘。

《灵枢·本输》："外踝之上，辅骨之前，及绝骨之端。"

《甲乙》："在足外踝上四寸，辅骨前，绝骨端，如前三分所，去丘墟七寸。"《千金》、《千金翼》、《外台》、《素问》王注、《铜人》、《发挥》、《大全》、《大成》、《图翼》、《新针灸学》同。

《金鉴》："从光明下行一寸，辅骨前，绝骨端，内斜三分。"

《集成》："在光明、悬钟二穴之中，微向外。"

《中国针灸学》："在大腿外侧之中央下方，腓骨与胫骨之间。"

按：本穴位置，多云"外踝上四寸"，云"光明下一寸"；光明与悬钟之中，义同。在《灵枢》中就明确指出，本穴当"辅骨之前"，故今于腓骨前缘定取。

［取法］正坐或侧卧，于小腿外侧，外踝尖上4寸，腓骨前缘处取穴。

［刺灸法］直刺0.5～0.8寸。

［层次解剖］皮肤→皮下筋膜→腿深筋膜→腓骨长、短肌腱→趾长伸肌→𧿹长伸肌。皮肤由腓总神经的分支腓浅神经分布。（参看光明穴）

［功用］清肝胆，通经络。

［主治］神经系统病症：半身不遂。

运动系统病症：胸、胁、髀、膝、下肢外侧、外踝前疼痛，筋脉拘挛，关节疼痛无定处，腰痛，腰酸无力，膝下浮肿，脚气等。

头面五官科病症：恶寒发热，偏头痛，目外眦痛，喉痹等。

其他病症：缺盆中痛，腋下肿，瘰疬，疟疾，心胁痛等。

现代常用于治疗：偏头痛，颈淋巴结炎，颈淋巴结核，扁桃腺炎，半身不遂，下肢麻痹，坐骨神经痛，膝关节炎，腰痛等。

［成方举例］风痹不仁：阳辅、阳关（《资生》）。

逆厥：阳辅、临泣、章门；如脉绝：灸间使或针复溜；腋下肿：阳辅、丘墟、足临泣；腋肿、马刀病：阳辅、太冲；两足麻木：阳辅、阳交、绝骨、行间（《大成》）。

三十九、悬钟 Xuánzhōng – G39

［出处］《甲乙》："小儿腹满不能食饮，悬钟主之。"

［别名］绝骨（《千金》）；阳维（《脉经》）；髓孔（《灸法图残卷》）。

［穴名释义］悬，指悬挂；钟，聚也。穴为足少阳脉气聚注之处，又为八会穴之髓会。因穴在外踝上三寸，未及于足，犹如悬挂之状，故名悬钟。

《腧穴命名汇解》："悬钟，悬者挂也。考穴当足踝上三寸，命名悬钟，可能因者时有小儿此处常悬响铃似钟而得名。"

《经穴释义汇解》："穴在足外踝上三寸动者脉中，即胫前动脉处，因喻穴处尖胃下外踝形如悬钟，故以为名。"

［类属］①八会穴之一，髓会绝骨（《难经·四十五难》）。②《甲乙》："足三阳络。"

［位置］在外踝尖上3寸，当腓骨后缘与腓骨长、短肌腱之间凹陷处。

《甲乙》："在足外踝上三寸动者脉中。""按之阳明脉绝乃取之。"《千金》《千金翼》《外台》(《铜人》作"动脉中")《发挥》《大全》《大成》《图翼》《金鉴》《新针灸学》同。

《千金·风毒脚气》："绝骨穴在脚外踝上一夫，亦云四寸是。"

《大成》："足外踝上三寸动脉中，寻横尖骨者是。"

《考穴编》广注："须细揣摸绝骨尖，如前三分而高寸许是阳辅，绝骨尖间筋臂缝中见悬钟，与三阴交对。"

《中国针灸学》："在下腿外侧之下部，足伸趾长肌与腓骨长肌之间。"

按：本穴位置，明以前文献多言"在足外踝上三寸动者脉中"。但《千金》却说"四寸是"，考其缘由，乃《千金》对"一夫"本身就存在三四寸两解。此灸风毒脚气，乃作四寸，一般仍为三寸。据此，与《甲乙》并无异义。《考穴编》云其"与三阴交对"，说其大概可以，言其正位不可，盖内外踝尖并不在同一水平。本穴的取穴方法较为特殊，《甲乙》言"**按之阳明脉绝乃取之**"，反此则不得真穴，足资借鉴。

[取法] 正坐或侧卧，于外踝尖上3寸，腓骨后缘取穴。

[刺灸法] 直刺0.5~0.8寸；可灸。

[层次解剖] 皮肤→皮下筋膜→小腿深筋膜→腓骨长、短肌→蹈长屈肌→趾长屈肌。皮肤由腓总神经的腓浅神经分布。腓骨长、短肌由腓浅神经的肌支支配，蹈长屈肌和趾长屈肌由胫神经支配。（参看光明穴）

[功用] 添精益髓，舒筋活络，清热通便，理气止痛。

[主治] 神经系统病症：中风，半身不遂，颈项强痛等。

运动系统病症：腰痛，髀枢痛，筋骨挛痛，脚气，身重，四肢不举等。

消化系统病症：胃中热，不思食，大便难等。

泌尿系统病症：小便不利，五淋等。

呼吸系统病症：伤寒大热不退，咳嗽，喉痹，鼻衄，鼻中干等。

其他病症：胸腹胀满，胁肋疼痛，腋下肿等。此穴为髓会，凡髓病统治之。

现代常用于治疗：落枕，偏头痛，半身不遂，颈淋巴结核，坐骨神经痛，膝、踝关节及周围软组织疾病，急性阑尾炎，小儿舞蹈病，痔疮，扁桃腺炎，肾炎，衄血，鼻炎，动脉硬化症等。

[成方举例] 瘰疬：绝骨主瘘马刀掖肿；小儿腹满：悬钟主小儿腹满不能食欲（《千金》）。

心腹胀满：绝骨、内庭；疟，先寒后热：绝骨、百会、膏肓、合谷（《大成》）。

高血压：绝骨、三阴交（《辑要》）。

蹇足：悬钟、环跳（《标幽赋》）。

足缓难行：绝骨、条口、冲阳（《长桑君天星秘诀歌》）。

两足难移：悬钟、条口（《杂病穴法歌》）。

[现代研究] 悬钟是治疗贫血的常用穴，有人认为此穴与红细胞生成有关。也是嗜

酸性粒细胞的敏感穴，对嗜酸性粒细胞有特异性。对高血压也有降压作用，特别是Ⅲ期高血压，效果较好。有实验证明，针刺悬钟，可使病人肌电幅度升高（$P<0.05$），从针后5分钟开始，持续30分钟。也有报道悬钟配三阴交等穴，可使孕妇子宫收缩。

［附注］《标幽赋》："悬钟、环跳，华佗刺躄足而立行。"

华佗：东汉末年著名医家。一名旉，字元化沛国谯（今安徽亳县）人。《后汉书·三国志》有传，精外科手术，针灸方药。据《三国志·魏书·华佗传》载："佗别传曰：有人病两脚躄不能行，舆诣佗，佗望见云：已饱针灸服药矣，不复须看脉。便使解衣，点背数十处，相去或一寸或五寸，纵邪不相当。言灸此各十壮，灸即愈即行。后灸处夹脊一寸，上下行端直均调，如引绳也。"所言乃夹脊或背俞。但窦汉卿说是悬钟、环跳，是否另有所本，未确。

四十、丘墟 Qiūxū – G40

［出处］《灵枢·本输》："过于丘墟。"

［别名］《素问·气穴论》王注作"丘虚"；《神灸经纶》作"邱墟"。

［穴名释义］丘，指土丘；墟，丘之大者。丘墟，意喻足外踝。穴当外踝前下方，故而得名。

《子午流注说难》："丘墟乃足少阳胆经原穴。丘之大者曰墟。《诗·邶风》：升彼墟也，读上声，有升高之义。胆六腧穴至此，转而高升，故名丘墟。"

《经穴释义汇解》："四旁高，中央下曰丘。墟，大丘也。穴在足外踝下如前凹陷处，因其处似大丘，故名丘墟。

［类属］胆之原穴（《灵枢·本输》）。

［位置］在外踝前下方，当趾长伸肌腱的外侧凹陷中。（图7–114）

《灵枢·本输》："外踝之前下陷者中也。"

《甲乙》："在足外廉踝下如前陷者中，去临泣一寸。"

《千金》："足外踝下从前陷中骨缝中，去临泣三寸。"《千金翼》、《外台》、《素问》王注、《铜人》、《发挥》、《大成》、《图翼》同。

《聚英》："足外踝下如前陷中骨缝中，去临泣三寸。又侠溪穴中量上，外踝骨前五寸。"

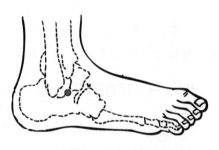

图7–114　丘墟

《大全》："从悬钟行外踝下斜前陷中。"《金鉴》《新针灸学》同。

《中国针灸学》："在外踝的前下陷，胫腓关节下端。"

按：本穴位置，古今皆云外踝前下陷中。《甲乙》又言"去临泣一寸"，"一寸"乃因传抄失误。应据《素问》王注、《千金》、《铜人》等改为"三寸"，有云"从悬钟下行"，义同。《聚英》又云"侠溪上五寸"，究之，欠妥。同书载，"侠溪距临泣一寸半"、"丘墟距临泣三寸"，则距侠溪为四寸五分。宗《灵枢》原意，今统一自然标志定位，即在外踝前下缘，趾长伸肌腱外侧凹陷中定取。

[取法] 正坐垂足着地或侧卧，于外踝前下方，趾长伸肌腱外侧，距跟关节间凹陷处取穴。

[刺灸法] 直刺 0.5～0.8 寸；可灸。

[层次解剖] 皮肤→皮下筋膜→足背筋膜→趾短伸肌。皮肤由腓肠神经的足背外侧皮神经分布。足背深筋膜较薄弱，两筋膜之间有丰富的足背静脉网，分别汇入大小隐静脉。针由皮肤、皮下筋膜穿足深筋膜，在趾长伸肌腱外侧，深进骰骨表面的趾短伸肌。外踝前动脉在踝关节附近发自胫前动脉，该血管向外在趾长伸肌腱的下方至外踝，与跗外侧动脉和腓动脉的穿支吻合。

[功用] 舒肝利胆，泄热通经。

[主治] 神经系统病症：下肢痿痹，坐不能起，中风偏瘫等。

眼科病症：目赤肿痛，目翳，视物不明等。

运动系统病症：颈项痛，腰胯痛，髀枢、膝胫酸痛、转筋，足跟红肿等。

其他病症：胸胁胁胀满疼痛，善太息，腋下肿，疟疾，咳逆气急，脚气，疝气，小腹痛等。

现代常用于治疗：胸胁痛、胸膜炎，呼吸困难，胆囊炎，腋下淋巴结核，疝气，角膜炎，角膜白斑，坐骨神经痛，踝关节扭伤，踝关节及周围软组织疾病，腓肠肌痉挛等。

[成方举例] 水肿：丘墟、阳跷（《千金》）。

目中翳膜：丘墟、瞳子髎（《资生》）。

卒疝：丘墟、大敦、阴市、照海；足不能行：丘墟、行间、昆仑、太冲（《大成》）。

[现代研究] 针刺丘墟穴可使胆囊收缩及胆囊总管规律性收缩明显加强，对慢性胆囊炎有较好治疗效应。对慢性胆瘘的狗，针刺"丘墟"发现胆汁的分泌明显增加。

四十一、足临泣 Zúlínqì – G41

[出处]《灵枢·本输》："注于临泣。"本穴原称"临泣"，为与本经头部临泣穴相别，《圣济》则名"足临泣"。

[穴名释义] 临，含上对下之意；泣，肝之液，肝开窍于目。穴为足少阳之输，属木，应肝，其气上通于目，主治目疾。穴临于足，又与头临泣相对应，故名足临泣。

《子午流注说难》："临泣乃足少阳所注之俞穴。……此穴上通带脉，灵龟八穴中，有此一开穴，待时取之功用最大。两临泣穴，继起针灸家，在头者曰目临泣，在足者曰足临泣。因足太阳少阳之起穴，皆在目内外眦，泣自目出，故曰临泣。"

《针灸穴名解》："泣，与濇通，义凝滞也，即不爽利也。故名临泣。以其在足，故曰足临泣，示别于头之临泣也。"

[类属] 五输穴之一，本经输穴（《灵枢·本输》）；五行属木（《难经·六十四难》）。

[位置] 在第四、五跖骨结合部的前方凹陷中，当小趾伸肌腱的外侧。（图7-115）

《灵枢·本输》："（侠溪）上行一寸半陷者中也。"

《甲乙》："在足小指穴指本节后间陷者中，去侠溪一寸。"《千金》、《千金翼》、《外台》、《素问》王注、《铜人》、《发挥》、《大全》、《大成》、《图翼》、《新针灸学》同。

《金鉴》："从丘墟下行三寸，在足小指四指本节后，足跗陷中。"

《集成》："距侠溪一寸六分；距地五会一寸。"

《中国针灸学》："在第四、五跖骨接合部之前。"

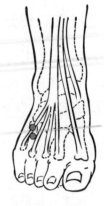

图7-115 足临泣

按： 本穴位置，多云"在足小指次指本节后间陷者中，去侠溪一寸五分"，言"从丘墟下行三寸"，义同。然足小指、次指本节后还有地五会一穴，足部骨度今又很少采用，故《中国针灸学》改用现代解剖描述，"在第四、五跖骨接合部之前"，言简意明，足资效法。《集成》独言"距侠溪一寸六分，距地五会一寸"，对照该书"地五会在侠溪后一寸"，则临泣当距侠溪二寸，自语相违，不取此说。

[取法] 正坐垂足着地，于四、五跖骨底前方，第五趾长伸肌腱外侧凹陷处取穴。

[刺灸法] 直刺0.5~0.8寸；可灸。

[层次解剖] 皮肤→皮下筋膜→足背筋膜→趾短伸肌→骨间背侧肌。皮肤由足背外侧皮神经和足中间皮神经双重分布。足背皮薄，活动度大。皮下筋膜结构疏松，又因位置低，故水肿时表现明显。皮下筋膜中走行有足背静脉网及大、小隐静脉的起始部。针由皮肤、皮下筋膜穿足背深筋膜，在趾长伸肌腱至第四、五趾的肌腱之间，经趾短伸肌腱外侧，入骨间背侧肌。

[功用] 清头目，利胸胁，理气散结。

[主治] 神经系统病症：中风偏瘫，痹痛不仁等。

五官科病症：目外眦痛，目眩，目干涩，耳聋等。

妇科病症：月经不调，乳痈等。

心血管系统病症：胸痹，心痛等。

其他病症：偏头痛，头项痛，瘰疬，颈漏，腋下肿，胸满气喘，缺盆中痛，胁肋痛，周身串痛，小腿及足跗肿痛等。

现代常用于治疗：回乳，乳腺炎，偏头痛，眩晕，结膜炎，颈腋淋巴结核，胁痛，足肿痛，心内膜炎，月经不调等。

[成方举例] 胸中满：临泣、天池、璇玑、俞府；目眩：临泣，中渚；鼻塞闷：临

泣、通天（《资生》）。

风眩：临泣、阳谷、腕骨、申脉；月事不利：足临泣、三阴交、中极（《大成》）。

［现代研究］针刺足临泣可引起肠鸣亢进，但不如足三里、上巨虚等穴效应强。

四十二、地五会 Dìwǔhuì – G42

［出处］《甲乙》·"内伤唾血不足，外无膏泽，刺第（地）五会。"

［穴名释义］地，应足方之象；五，中数也；会，指会道。胆经在足部有五穴，本穴当五穴之中，为足少阳脉气上下会通之处，故而得名。

《针灸穴名解》："凡两经相交处之穴，曰会。本穴为足少阳之气，与其他五经之气会合处也以此之一，会彼之五，足方象地，故称地五会。"

《腧穴学》："此穴能治足病五趾不能着地，站立不稳，故名地五会。"

［位置］在第四、五跖骨间，当小趾伸肌腱的内侧缘处。

《甲乙》："在足小指次指本节后间陷者中。"《千金》《千金翼》《外台》《铜人》《发挥》《大全》《大成》《图翼》《新针灸学》同。

《铜人》："去侠溪一寸。"

《圣惠》："在足小趾穴趾后间去侠溪一寸五分。"

《金鉴》："从临泣下行五分，足小指四指本节后间陷中。"

《中国针灸学》："在第四、五跖骨间隙之前端。"

按：本穴位置，多云在"足小指次指本节后间陷者中"。但有言"去侠溪一寸"者，"去侠溪一寸五分者"，或"从临泣下行五分者"，去侠溪一寸与临泣下五分，义同。"去侠溪一寸五分"混于临泣，有误。《中国针灸学》定在"第四、五跖骨间隙之前端"，较妥。今于第四、五跖趾关节后方，四、五跖骨间前定取。

［取法］正坐垂足着地，于足背第四、五跖骨间第五趾长伸肌腱内侧凹陷处取穴。

［刺灸法］直刺或斜刺 0.5 ~ 0.8 寸。《甲乙》："不可灸，灸之令人瘦，不出三年死。"《铜人》作："不可灸，灸则使羸瘦，不出三年卒。"

［层次解剖］皮肤→皮下筋膜→足背筋膜→骨间背侧肌。皮肤由足背外侧皮神经和足背中间皮神经分布。跗外侧动脉发自足背动脉（在距骨颈处），向前外行于足背，发交通支连于弓形动脉。（参看足临泣穴）

［功用］清肝胆，疏筋络。

［主治］五官科病症：目赤痛，眼痒，眼酸，耳鸣，耳聋等。

其他病症：头痛，胸满，胁痛，腋肿，乳痈，胻痛，跗肿，内伤吐血，腰疼等。

现代常用于治疗：耳鸣，乳腺炎，腰疼，足背肿痛，肺结核，吐血等。

［成方举例］腋肿：地五会、阳辅、申脉、委阳、天池、临泣（《千金》）。

四十三、侠溪 Xiáxī – G43

［出处］《灵枢·本输》："溜于侠溪。"

［穴名释义］侠，通夹；溪，喻穴外沟陷。穴在四、五趾夹缝间之沟陷处，故名侠溪。

《会元针灸学》："侠溪者，足小指与次指歧骨相夹经络，如溪水之形，流其中，故名侠溪。"

《子午流注说难》："侠溪，乃足少阳胆所溜之荥水穴，三焦下俞，在此与足太阳交会。其穴位狭窄，故名侠溪。"

［类属］五输穴之一，本经荥穴（《灵枢·本输》）；五行属水（《难经·六十四难》）。

［位置］在第四、五趾缝间，当趾蹼缘的上方纹头处。

《灵枢·本输》："足小指次指之间也。"

《甲乙》："在足小指次指歧骨间，本节前陷者中。"《千金》、《千金翼》、《外台》、《素问》王注、《铜人》、《发挥》、《大全》、《大成》、《图翼》、《新针灸学》同。

《集成》："在足小指次指间合缝纹头歧骨间。"

《金鉴》："从地五会下行一寸，足小指四指本节前歧骨间陷中。"

《中国针灸学》："在第四趾第一节之后外侧。"

按：本穴位置，《灵枢·本输》虽言"在足小指次指之间"，具体部位不明。《甲乙》增言"本节前陷者中"，历代多宗。《集成》又增言"合缝纹头歧骨间"，取穴更明，今从之，乃取趾蹼上方纹头处。

［取法］正坐垂足着地，于足背第四、五趾趾缝端取穴。

［刺灸法］直刺或斜刺0.3~0.5寸；可灸。

［层次解剖］皮肤→皮下筋膜→足背筋膜→第四骨间背侧肌。皮肤由腓浅神经的足背中间皮神经分布。皮下筋膜的结构疏松。趾静脉归流于足背静脉弓，经足背静脉网，外侧则流向小隐静脉。骨间背侧肌位于跖骨间隙内，每条肌都起始于相邻两个跖骨的侧面。第四骨间背侧肌绕过足第四趾（无名趾）第一节趾骨的外侧，部分移行趾背腱膜。骨间肌由足底外侧神经支配。

［功用］利胸胁，祛湿热，通经络。

［主治］五官科病症：耳鸣，耳聋，目外眦赤痛，多泪等。

神经系统病症：惊悸，狂疾等。

妇科病症：经闭。

其他病症：头痛，眩晕，颊肿，胸胁痛，咯血，膝股痛，胻酸，足跗肿痛，五趾痉挛，趾缝湿烂，足心发热，疟疾，伤寒发热无汗，周身串痛，四肢浮肿，小腹肿痛，乳痈溃脓，半身不遂等。

现代常用于治疗：偏头痛，脑卒中，高血压，耳鸣，耳聋，肋间神经痛，咳血，乳腺炎，下肢麻痹等。

[成方举例] 狂疟：侠溪、丘墟、光明（《甲乙》）。

瘰疬：侠溪、阳辅、太冲；膝外廉痛：侠溪、阳关（《千金》）。

颔颊肿：侠溪、和髎、颊车（《资生》）。

[现代研究] 针刺对带有慢性胆瘘的狗的"侠溪"穴，发现胆汁分泌显著增加。

四十四、足窍阴 Zúqiàoyīn – G44

[出处]《灵枢·本输》："胆出于窍阴。"本穴原称"窍阴"，为与本经头部窍阴相别，《圣济》则名"足窍阴"。

[穴名释义] 窍，指关窍；阴，指足厥阴。穴在第四足趾端，为少阳经之井，喻为交会足厥阴肝经之关窍，故名。

《采艾编》："足窍阴，此为会厥阴肝之窍也。"

《会元针灸学》："窍阴者，从阳交于阴也，足少阳与足厥阴相交通于窍也。内脏肝胆相连系，外部经络相贯通，气脉表里相交，注于阴卵之关窍，故名窍阴。"

[类属] 五输穴之一，本经井穴（《灵枢·本输》）；五行属金（《难经·六十四难》）。

[位置] 在第四趾外侧，距趾甲根角 0.1 寸处。

《灵枢·本输》："足小指次指之端也。"

《难经》：增"去爪甲角如韭叶。"《甲乙》《千金》《千金翼》《外台》《铜人》《发挥》《大全》《大成》《图翼》《新针灸学》《中国针灸学》同。

按：本穴位置，与其他井穴同取于指趾爪甲根处。

[取法] 正坐垂足着地，于第四趾爪甲外侧缘与基底部各做一线，两线交点处取穴。

[刺灸法] 直刺 0.1～0.2 寸；可灸。

[层次解剖] 皮肤→皮下筋膜→趾背腱膜→趾骨骨膜。皮肤由足背中间皮神经的外侧支和腓肠外侧皮神经分布。跖背动脉在趾蹼处分出两支趾背动脉，分布于各趾的相对缘。趾底总动脉也发出趾底固有动脉供应各趾，因此各趾均有 4 条趾动脉，即两条趾背动脉，两条趾底固有动脉，各动脉均与同名静脉和神经伴行，走行于各趾的跖、背面与侧面的交界线上，在趾端形成各自的网，营养并支配趾关节、腱膜和皮肤。

[功用] 清头明目，泄热利胁。

[主治] 五官科病症：目眩，目赤肿痛，耳聋，耳鸣，喉痹，舌强等。

神经系统病症：失眠，多梦，梦魇等。

呼吸系统病症：咳嗽，哮喘。

妇科病症：月经不调。

外科病症：痈疽。

其他病症：偏头痛，胸胁痛，足跗肿痛，转筋，热病心烦，手足热等。

现代常用于治疗：神经性头痛，高血压，半身不遂，神经衰弱，结膜炎，肋间神经痛，哮喘，胸膜炎，乳腺炎，心脏肥大，耳聋等。

［成方举例］手臂肘挛不伸：窍阴、手三里；头痛如锥刺，不可动：窍阴、强间（《资生》）。

［现代研究］针刺足窍阴，可使主观色觉改变，眼底双网膜颞侧反光增强。

第十二节　足厥阴肝经经穴（图 7－116）

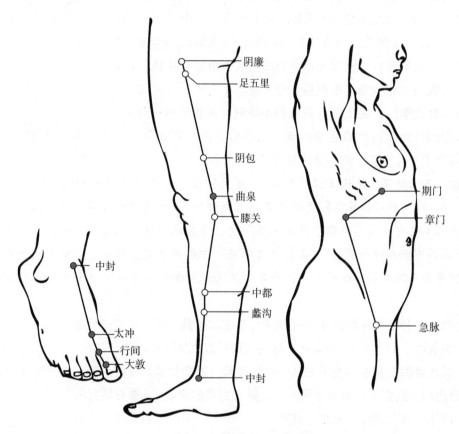

图 7－116　足厥阴肝经经穴总图

一、大敦 Dàdūn－Liv1

［出处］《灵枢·本输》："肝出于大敦。"

［别名］水泉（《千金》）；三毛（《素问·缪刺论》）。

［穴名释义］敦，厚也。穴在足大趾端外侧，其肉敦厚；又穴当厥阴之初，厥阴根

于大敦，穴处脉气聚结至博至厚，故而得名。

《会元针灸学》："大敦者，大经气敦厚所生之根本也。足大指内侧，去爪甲角三毛许，锐肉坚中，故名大敦。"

《经穴释义汇解》："敦，大也，厚也。穴在足大指端，去爪甲如韭叶及三毛中，即在大趾爪甲根部外侧后二分许从毛际，因喻其趾端最敦厚，形似圆盖之敦器，故名大敦。"

[类属] 五输穴之一，本经井穴（《灵枢·本输》）；五行属木（《难经·六十四难》）。

[位置] 在足拇趾外侧，距趾甲根角0.1寸处。

《灵枢·本输》："足大指之端及三毛之中。"《大全》同。

《甲乙》："在足大指端去爪甲角如韭叶及三毛中。"《千金》、《千金翼》、《外台》、《素问》王注、《铜人》、《发挥》、《图翼》、《大成》、《金鉴》同。

《针经摘英集》："在足大指外侧端去爪甲角如韭叶及三毛中。"

《集成》："足大指爪甲根后四分节前。"

《新针灸学》："足大趾外侧（即小指侧）距指甲约一分。"

《中国针灸学》："踇趾之内侧，爪甲根部。""踇趾第一与第二节之关节间，与爪甲根部之中央，偏向外侧一分许取之。"

按： 本穴位置，历代多宗《灵枢》。自《甲乙》补出"去爪甲如韭叶"以后，定位逐趋明确。《针经摘英集》更云"在足大指外侧"，更是了然可得，与其他井穴的定位方法基本趋向一致。所谓"及三毛中"者，系指近趾背丛毛之部。《集成》所说在"足大指爪甲根后四分节前"，定位不甚明确。但近世也间有相从者。考井穴分布多位于爪甲角旁内侧外侧。依经而定，今定于足大趾外侧距趾甲根角0.1寸，与原义较为吻合。

[取法] 伸足，从踇趾爪甲外侧缘与基底部各做一线，于交点处取穴。

[刺灸法] 斜刺0.1～0.2寸，或用三棱针点刺出血；可灸。

[层次解剖] 皮肤→皮下筋膜→趾背腱膜→趾骨骨膜。皮肤由腓深神经终末支的内侧支分出两条趾背支，分布至第一、二趾相对缘的皮肤。（参看足窍阴穴）

[功用] 理气调经，通淋，苏厥。

[主治] 生殖系统病症：阴挺，阴中痛，阴门瘙痒，月经不调，血崩，经闭，阴缩，阴头痛，睾丸偏大等。

泌尿系统病症：尿血，遗尿，淋疾，癃闭，小便频数等。

神经系统病症：癫狂，痫证，中风，嗜睡等。

消化系统病症：胃脘痛，便秘等。

心血管系统病症：卒心痛。

其他病症：疝气，少腹痛，目眈眈不能远视等。

现代常用于治疗：疝气，少腹痛，睾丸炎，功能性子宫出血，月经不调，子宫脱垂，血尿遗尿，精索神经痛，阴茎痛，糖尿病，便秘等。

[成方举例] 哕噫：大敦、石关（《资生》）。

小儿夜尿症：大敦、三阴交、关元、百会（《辑要》）。

寒疝：大敦、照海（《百症赋》）。

七疝：大敦、太冲（《杂病穴法歌》）。

[现代研究] 针刺大敦穴对大肠运动有明显的调整作用，可使不蠕动或蠕动很弱的降结肠下部及直肠的蠕动加强。针刺大敦穴可加强神门穴的降压效应。由人工造成动物大脑皮质运动区优势的情况下，针刺"大敦"可使大脑皮质抑制效应比较巩固。

[附注]《史记·扁鹊仓公列传》："淳于意治齐北王宫司空命妇出于病疝气，臣意即灸其足厥阴脉左右各一所，即不遗溺而溲清，小腹痛止。"

《儒门事亲》："项关一男，病卒疝，暴痛不佳，倒于街衢，人莫能助，呼予救之，予引经证之，邪气客于足厥阴之络，令人卒疝，故病阴丸病也。予泻大敦二穴，大痛立已。夫大敦者，乃足厥阴之二穴也。"

二、行间 Xíngjiān – Liv2

[出处]《灵枢·本输》："溜于行间。"

[穴名释义] 行，循行。穴在第一、二趾间缝纹端，因喻脉气行于两指间，而入本穴，故名行间。

《采艾编》："言脉流行之间也。观其所治各种蛊积，可以祛疏流行之义也。"

《针灸穴名解》："行，足之用为行。气得行而通，滞得行而解。本穴为行走着力之处，其用着重泻法，泻之俾使郁气通行也。间，病愈为病间。即病得通行而告愈也。犹云气得行，而病得间也，故曰行间。"

[类属] 五输穴之一，本经荥穴（《灵枢·本输》）；五行属火（《难经·六十四难》）。

[位置] 在足第一、二趾缝间，蹼缘上之缝纹端处。

《灵枢·本输》："足大指间也。"

《甲乙》："在足大指间动脉（应手）陷者中。"《千金》、《千金翼》、《外台》、《素问》王注、《发挥》、《图翼》、《大成》、《铜人》同。

《玉龙经》："在足大指次指虎口两歧骨间。"

《图翼》："一云在足大指次指歧骨间，上下有筋，前后有小骨，言其穴正居陷中，有动脉应手。"

《集成》："大指次指合缝后五分。"

《中国针灸学》："在踇趾与第二趾之间，踇长伸肌腱间。""从趾外侧本节后，离趾缝约五分之处取之。"

按：上述诸说词异义同，均指足背第一、二趾间的缝纹端，与今合。

［取法］正坐垂足，于足背第一、二趾趾缝端凹陷处取穴。

［刺灸法］直刺0.5～0.8寸；可灸。

［层次解剖］皮肤→皮下筋膜→足背筋膜→骨间背侧肌。皮肤由腓深神经终末支的内侧支分支分布。趾蹼处足背与足底的皮肤和皮下筋膜互相移行。针由皮肤、皮下筋膜穿足背深筋膜，在踇长、短伸肌腱的外侧、穿经腓深神经的末支（或经其内、外侧，第一跖骨动脉行于该神经的外侧，跖背、趾背动脉均有穿支和跖底、趾底动脉吻合），继入第一骨间背侧肌。该肌由足底外侧神经的深支支配。

［功用］清肝，凉血，利下焦，息风活络。

［主治］生殖系统病症：月经过多，闭经，痛经，白带，白浊，阴中痛，阴茎痛等。

神经系统病症：中风，癫痫，瘛疭，癔病，失眠，类中风，小儿惊风，口喎，头痛，眩晕，善怒等。

泌尿系统病症：遗尿，淋疾，疝痛等。

消化系统病症：胃脘痛，呃逆，呕血，咽干，腹胀，洞泄等。

运动系统病症：腰疼不可俯仰，膝部红肿疼痛，干湿脚气，趾缝肿烂等。

呼吸系统病症：咳嗽，虚劳，喉痹等。

心血管系统病症：胸背痛，胸胁痛，心痛等。

外科病症：疔疮，乳痈，脚腨湿疮等。

其他病症：疝气，小腹痛，眼红肿，多泪，小儿重舌，消渴等。

现代常用于治疗：高血压，青光眼，肋间神经痛，睾丸炎，肠疝痛，功能性子宫出血，小儿惊风，神经衰弱，精神分裂症，脑溢血，腹膜炎，心悸，消化不良，便秘，阴茎痛，糖尿病，牙痛，齿龈炎，失眠症，足跟痛等。

［成方举例］厥心痛：行间、太冲（《千金》）。

嗌干善渴：行间、神庭（《资生》）。

肋间神经痛：行间、乳根；配穴为曲池、膻中、周荣（《针灸学》上海）。

消渴肾竭：行间、涌泉（《百症赋》）。

［附注］《聚英》：东垣治"一富者，前阴臊臭，又因连日饮酒，腹中不和，求先师（指张洁古）治之，曰：夫前阴足厥阴之脉络，循阴器出其挺末。凡臭者，心之所主，散入五方为臭，入肝为臊，此其一也。当于肝经中泻行间，是治其本；后于心经中泻少冲，乃治其标。"

三、太冲 Tàichōng – Liv3

［出处］《灵枢·本输》："注于太冲。"

［别名］《圣惠》作"大冲"。

［穴名释义］太，大也；冲，指冲盛。穴为肝经之原，当冲脉之支别处。肝主藏血，冲为血海，肝与冲脉，气脉相应合而盛大，故名太冲。

《素问·阴阳离合论》："然太冲者，肾脉与冲脉合而盛大，故曰太冲。"

《子午流注说难》："太冲乃足厥阴肝所注之俞穴，肝藏血，女子太冲脉盛，则月事以时下，太冲又为九针十二原之原穴，五脏禀受六腑水谷气味精华之冲衢，故曰太冲。"

［类属］①五输穴之一，本经输穴（《灵枢·本输》）；五行属土（《难经·六十四难》）。②肝之原穴（《灵枢·九针十二原》）。

［位置］在足第一、二跖骨结合部之前方凹陷中。（图7-117）

《灵枢·本输》："行间上二寸陷者之中也。"

《甲乙》："在足大指本节后二寸，或曰一寸五分陷者中。"《千金》《千金翼》同。

《外台》又云："足大指本节后二寸半，或一寸半陷者中。"《素问》王注、《铜人》、《发挥》、《大全》、《大成》、《金鉴》同。

《集成》："在行间后寸半，横距陷谷一寸少。"

《新针灸学》："足大趾外侧（小趾侧）本节后一寸半。"

《中国针灸学》："在足背部第一第二跖骨连接部之前方。"

按：本穴位置，古今说法不一，有以足大趾本节计量者，有本节后二寸、二寸半、一寸半之不同；有以穴位为据点计量者，有行间上二寸、一寸半之不同，今取穴多以骨性标志为据，即于足背第一、二跖骨结合部前方凹陷处定取。

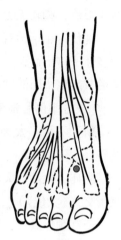

图7-117 太冲

［取法］正坐垂足，于足背第一、二跖骨之间，跖骨底结合部前方凹陷处，当踇长伸肌腱外缘处取穴。

［刺灸法］直刺0.5~0.8寸；可灸。

［层次解剖］皮肤→皮下筋膜→足背筋膜→踇短伸肌→骨间背侧肌。皮肤由腓浅神经的足背内侧皮神经分布。足背皮薄，皮下筋膜中走行有足背静脉网及大小隐静脉。足背动脉行于踇长伸肌腱的外侧，向下往踇短伸肌的深面分出第一跖背动脉、足底深支等。前者分成二支，分布于踇趾与第二趾内面；后者穿第一跖骨间隙至足底，与足底外侧动脉吻合，形成足底动脉弓。足背动脉的体表投影在内外踝之间连线的中点和第一跖骨间隙基底间的连线上。针由皮肤、皮下筋膜穿足背深筋膜，在踇长伸肌腱的外侧，穿经踇短伸肌表面的腓深神经（或经其内、外侧）入该肌。足背动脉发出的第一跖骨动脉则在踇短伸肌的深面，因此针再深进第一骨间背侧肌内时，可能刺及或经动脉的一侧。

［功用］平肝泄热，清头目，理下焦。

[主治] 神经系统病症：头痛，目眩，小儿惊风，癫狂，痫证，失眠，下肢痿痹，口㖞等。

泌尿生殖系统病症：癃闭，遗尿，淋病，小便不利；月经不调，漏下，阴缩，癫疝，产后出汗不止，经闭等。

消化系统病症：腹中雷鸣，腹胀，咳逆不食，溏泄，大便难等。

五官科病症：目赤肿痛，咽痛，咽干，喉痹等。

心血管系统病症：心痛，面色苍白，胸胁满痛等。

外科病症：马刀侠瘿，乳痈等。

其他病症：胁痛，腰痛引小腹环脐痛，膝股内侧痛，胫酸，足跗肿，寒湿脚气痛，行步艰难，脚软无力，温疫毒，黄疸，虚劳浮肿等。

现代常用于治疗：高血压，头痛头晕，疝气，失眠，肝炎，乳腺炎，月经不调，功能性子宫出血，子宫收缩不全，血小板减少症，颈淋巴结核，肠炎，尿路感染，四肢关节酸痛，肋间神经痛；腰痛，下肢痉挛，各种昏迷等。为针麻常用穴之一。

[成方举例] 泄痢：太冲、曲泉（《千金》）。

精子不足：太冲、中封、地机；目急痛赤肿：太冲、阳谷、昆仑；经漏：太冲、然谷（《资生》）。

阴疝：太冲、大敦；阴挺出：太冲、少府、照海、曲泉；横生死胎：太冲、合谷、三阴交（《大成》）。

子宫颈性难产：针太冲、太溪透昆仑、三阴交、合谷、关元；小儿夜尿症：太冲、太溪、丹田、中极（《辑要》）。

寒热痹痛：四关、太冲、合谷（《标幽赋》）。

行步艰难：太冲、三里、中封（《玉龙歌》）。

[现代研究] 针刺太冲有较好的降压作用。太冲对嗜酸性粒细胞的调节作用很敏感。有报道针刺太冲、内关、素髎等穴，对呼吸功能衰竭者有较好疗效。对青少年近视眼也有较好的治疗效果。

四、中封 Zhōngfēng – Liv4

[出处]《灵枢·本输》："行于中封。"

[别名] 悬泉（《千金》）；垂泉（《圣济》）。

[穴名释义] 封，指封界。穴在内踝高点前方。以胫骨前肌腱内侧为界，前有筋，后有骨，穴当其中，故名中封。

《会元针灸学》："中封者，踝骨之前，歧骨之后，皮肉封藏，筋之里宛，仰足陷中，伸足觉有筋肉开合，故名中封。"

《子午流注说难》："穴在踝前陷中，两大筋所封闭，故名中封。"

[类属] ①五输穴之一，本经经穴（《灵枢·本输》）；五行属金（《难经·六十四

难》）。②《千金》作本经原穴。

[位置] 在内踝前方，商丘与解溪二穴之间，近胫骨前肌腱的内侧凹陷中。（图7－118）

《灵枢·本输》："足内踝之前一寸半陷者之中，使逆则宛，使和则通，摇足而取之。"《素问》王注同。

《甲乙》："足内踝前一寸，仰足取之陷者中，伸足乃得之。"《千金》《千金翼》《外台》《铜人》《大全》《大成》《图翼》《金鉴》同。

《考穴编》广注："内踝骨尖平，过前来寸半，但于踝前来则一寸也，弯内两筋间，伸足乃得，屈而针之。"

《集成》："在内踝前一寸微下些。"《新针灸学》同。

《中国针灸学》："足关节之前内侧，舟状骨结节部"，"以足背仰举，从内踝之前下方一寸陷中，与解溪平，相离四五分之处取之，当解溪与商丘之中间。"

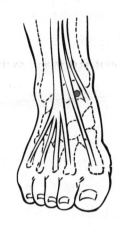

图7－118　中封

按：本穴位置，主要有两说：一是内踝前半寸；一为内踝前一寸。历代医家多从后说。根据《灵枢·经脉》"肝足厥阴之脉……循足跗上廉，去内踝一寸"，当以内踝前一寸之说为是。《考穴编》广注对以上两说做了解释，即与内踝尖平者前半寸；与踝前平者则前一寸。可见两说均指一处。《中国针灸学》对定位取穴做了补充，今从其说。

[取法] 足背屈时，于内踝前下方，当胫骨前肌腱与姆长伸肌腱之间凹陷处取穴。

[刺灸法] 直刺0.5～0.8寸，可灸。

[层次解剖] 皮肤→皮下筋膜→小腿深筋膜→胫骨下端骨膜。皮肤由股神经的分支隐神经分布。皮薄，皮下筋膜疏松，有大隐静脉伴随神经经过。该静脉起于足背静脉网的内侧，经内踝前方，上行于小腿内侧，注入股静脉。踝部深筋膜局部增厚，形成伸肌支持带。在踝关节的前方，该支持带可分为上下两条支持带，下支持带的外侧束附着于跟骨外侧面的前部，内侧束分为上下两支，上支附着内踝，下支附着于足内侧缘。针由皮肤、皮下筋膜穿经伸肌下支持带上、下支之间；在胫骨前肌腱的外侧，达胫骨下端的骨膜；或经胫骨内侧，深进小腿后肌群的深层。

[功用] 清肝胆，利下焦。

[主治] 泌尿生殖系统病症：小便不利，阴痛，阴缩入腹，男子虚劳，遗精，癫疝，少腹肿痛，绕脐痛等。

消化系统病症：鼓胀，不嗜食等。

五官科病症：目黄，喉痹等。

其他病症：胸腹胀满，腰冷，足冷，内踝肿痛，痿厥，黄疸，疟疾等。

现代常用于治疗：肝炎，尿闭，遗精，阴茎痛，膀胱炎，尿路感染，黄疸，疝气，腹痛，下肢厥冷，踝关节及周围软组织疾患等。

[成方举例] 小便不利：中封、行间；鼓胀：中封、四满；绕脐痛：中封、水分、神阙；黄疸：中封、五里（《资生》）。

急性传染性肝炎：中封为主穴；后溪、合谷、足三里为配穴（《辑要》）。

行步艰难：中封、太冲（《胜玉歌》）。

[现代研究] 有实验表明中封穴有加强内关、足三里对心率减慢的作用。

五、蠡沟 Lígōu － LIv5

[出处]《灵枢·经脉》："足厥阴之别，名曰蠡沟。"

[别名] 交仪（《资生》）。

[穴名释义] 蠡，瓢勺也。穴在内踝上五寸，因喻近穴位之腿肚形如瓢勺，胫骨之内犹似渠沟，故而得名。

《太素》："蠡，力洒反，瓢勺也，胻骨之内，上下虚处，有似瓢勺渠沟，此因名曰蠡沟。"

《医经理解》："蠡沟，在足内踝上五寸，足厥阴络，别走少阳者，蠡，虫啮木也。横行直透，惟其所往，其络透于光明之穴，故以蠡象。上行于骱骨之间，故以沟名也。"

[类属] 本经络穴（《灵枢·经脉》）。

[位置] 在内踝尖上 5 寸，胫骨内侧面的后中 1/3 交点处。（图 7 - 119）

《灵枢·经脉》："去（足）内踝五寸。"

《甲乙》："在足内踝上五寸。"《脉经》《千金》《千金翼》《外台》《铜人》《发挥》《大全》《大成》《图翼》《金鉴》同。

《考穴编》："在内踝上五寸，与光明相对。"

《集成》："在内踝前上五寸。"

《中国针灸学》："胫骨前内侧面之中部。"

《新针灸学》："内踝之上五寸胫骨后缘。"

按：本穴纵向定位，古今较为统一，皆云"足内踝上五寸"。与脾经三阴交等穴一样，当从踝尖计量。但其横向定位即从内踝前上、直上，或后上，说法不一，大多文献未论及。《集成》言"内踝前上"，《新针灸学》言"胫骨后缘"；

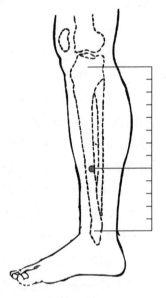

图 7 - 119　蠡沟

《中国针灸学》言"胫骨前内侧面之中部"。考足三阴经在下肢"内踝上八寸以下的分布规律，以厥阴在前，太阴在中，少阴在后"，再参《甲乙》对本经中都穴的定位有"骱中"一语，本穴位置在胫骨内侧面上为是。

[取法] 正坐或仰卧，先在内踝尖上 5 寸的胫骨内侧面上做一平线，当胫骨内侧面

的后中 1/3 交点处取穴。

［刺灸法］平刺 0.5～0.8 寸；可灸。

［层次解剖］皮肤→皮下筋膜→小腿深筋膜→小腿三头肌（比目鱼肌）。皮肤由隐神经分布。皮下筋膜疏松，内行有浅静脉、皮神经和浅淋巴管。大隐静脉与隐神经伴行。该静脉起自足背静脉网内侧部，经内踝的前方向上，至小腿内侧面上行。下肢的浅淋巴管起自足趾，于足背、足底汇成淋巴管网。大部浅淋巴管沿大隐静脉及属支汇入腹股沟浅淋巴结。仅小部分浅淋巴管，沿小隐静脉汇入腘淋巴结。当针刺由皮肤、皮下筋膜穿小腿深筋膜后，可直抵无肌肉保护的胫骨骨膜。或经胫骨内侧，直抵骨后小腿三头肌中的比目鱼肌。该肌由胫神经支配。

［功用］舒肝理气，调经。

［主治］泌尿生殖系统病症：小便不利，月经不调，崩漏，赤白带下，阴挺，阴强，阴暴痒，睾丸肿痛，疝气，小腹胀痛，少腹肿等。

其他病症：小腹满，腰背拘急不可仰俯，胫部酸痛、屈伸困难等。

现代常用于治疗：性功能亢进，月经不调，子宫内膜炎，功能性子宫出血，尿闭，疝气，梅核气，精神病，脊髓炎，心动过速等。为常用的针麻穴之一。

六、中都 Zhōngdū – Liv6

［出处］《甲乙》："肠澼，中郄主之。"

［别名］中郄（《甲乙》）；太阴（《经穴汇解》）。本穴《脉经》《千金》《外台》均作"中郄，一名中都"。

［穴名释义］都，居之义。因穴居胫骨之中部，故名中都。

《医经理解》："中都，在足内踝上七寸，当骭骨中，盖足腹间之一都会也。"

《会元针灸学》："中都者，膝腑骨与髁骨中间，阴阳相聚，故名中都。"

［位置］在内踝尖上 7 寸，于胫骨内侧面的后中 1/3 交点处。

《甲乙》："在（足）内踝上七寸骭中，与少阴相直。"《千金》《千金翼》《外台》《铜人》《发挥》《大全》《大成》《图翼》《金鉴》《中国针灸学》同。

《集成》："在蠡沟上二寸半。"

《新针灸学》："内踝之上七寸，胫骨后缘。"

按：本穴位置，多云"在足内踝上七寸"，其横向定位，当与蠡沟相同。至于《集成》云"蠡沟上二寸半"与《新针灸学》"胫骨后缘"定位有误。与"少阴相直"一语存疑。

［取法］正坐或仰卧，先在内踝尖上 7 寸的胫骨内侧面上做一平线，当胫骨内侧面的上中 1/3 交点处取穴。

［刺灸法］平刺 0.5～0.8 寸；可灸。

［层次解剖］皮肤→皮下筋膜→小腿深筋膜→小腿三头肌（比目鱼肌）。皮肤由隐

神经分布。隐神经是股神经中最长的皮神经，由股部穿股腘管，在膝关节的内侧，缝匠肌与股薄肌之间，穿小腿深筋膜，伴大隐静脉下至小腿内侧，沿胫骨内侧缘下降，至小腿下 1/3 处分为二支布于小腿内侧和足背内侧的皮肤。（参看蠡沟穴）

[功用] 舒肝，理气，调经。

[主治] 生殖系统病症：疝气，小腹痛，崩漏，产后恶露不尽，阴暴痛等。

消化系统病症：泄泻，痢疾，腹胀等。

其他病症：胁痛，胫寒痹痛不能立，脚软枯瘦等。

现代常用于治疗：急性肝炎，崩漏，下肢麻痹疼痛，膝关节炎，喉头炎等。为针麻常用穴之一。

[成方举例] 四肢浮肿：中都、合谷、曲池、中渚、液门（《大成》）。

七、膝关 Xīguān – Liv7

[出处]《甲乙》："膝内廉痛引髌不可屈伸，连腹，引咽喉痛，膝关主之。"

[穴名释义] 穴当膝关节部，主治膝内廉痛，引髌，不可屈伸，故而得名。

《经穴释义汇解》："穴在犊鼻下二寸凹陷处，因穴处正值两腿骨相交之关节，为通利膝部生膏泽之阴关，并主膝病，故名膝关。"

《腧穴学》："因穴当膝关节，主治膝关节病，故名。"

[位置] 在胫骨内侧髁的后下方。当阴陵泉穴后 1 寸处。

《甲乙》："在犊鼻下二寸陷者中。"《外台》《铜人》《发挥》《大全》《大成》《图翼》《金鉴》同。

《千金》："在犊鼻下三寸陷者中。"《千金翼》同。

《聚英》："犊鼻下二寸旁陷中。"

《考穴编》："犊鼻内廉陷中。"

《集成》："在犊鼻下一寸二分，向里横开寸半，下直中都，相距五寸。"

《中国针灸学》："在胫骨后内侧之上端，从内踝膝眼下二寸，再向内开一寸五分，即膝关节之内侧曲泉穴之下约二寸之处。"

按：本穴位置，多宗《甲乙》"犊鼻下二寸"者，非指胃经之犊鼻，今从，乃指内膝眼下二寸而言。至于"犊鼻下三寸""犊鼻下一寸二分""犊鼻下内廉"等均为一家之言，不能作据。

[取法] 屈膝，先取胫骨内侧髁下缘的阴陵泉，再于其后方 1 寸处取穴。

[刺灸法] 直刺 0.8 ~ 1 寸；可灸。

[层次解剖] 皮肤→皮下筋膜→小腿深筋膜→缝匠肌（腱）→半膜肌和半腱肌（腱）。皮肤由隐神经分布。缝匠肌起于髂前上棘，半腱、半膜肌起于坐骨结节，三肌分别止于胫骨粗隆的内侧。前肌受股神经支配，后二肌受坐骨神经支配。针由皮肤、皮下筋膜，在大隐静脉的后方，穿小腿深筋膜，直抵上述各肌的止点腱及胫骨骨膜。

发自腘动脉的膝下内动脉由腘窝向内下方，参加膝关节网。

[功用] 散风湿，利膝关。

[主治] 下肢痿痹，膝髌肿痛不可屈伸，寒湿走注，历节风痛，不能举动等。还可用于咽喉肿痛。

现代常用于治疗：痛风，关节炎。

[成方举例] 膝酸痛：灸膝关、三里（《资生》）。

两膝红肿疼痛：膝关、委中、三里、阴市（《大成》）。

八、曲泉 Qūquán – Liv8

[出处]《灵枢·本输》："入于曲泉。"

[穴名释义] 曲，指曲屈；泉，喻穴处凹陷。穴当膝内侧横纹头上方凹陷处，屈膝取之；又穴为足厥阴之合，属水，以泉喻之，故名曲泉。

《会元针灸学》："曲泉者，膝辅骨筋，膝环屈伸之中。合于五脏，滋始于肾，环绕血海，有泉清自然之生发力，养气含其中，故名曲泉。"

《孔穴命名的浅说》："曲泉，膝部形曲，膝内侧属阴中生泉，故名曲泉。"

[类属] 五输穴之一，本经合穴（《灵枢·本输》）；五行属水（《难经·六十四难》）。

[位置] 膝关节内侧横纹头上方；当胫骨内侧髁之后，当半膜肌、半腱肌止端之前上方处。（图7–120）

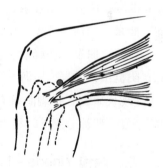

图7–120 曲泉

《灵枢·本输》："膝内辅骨之下，大筋之上也，屈膝而得之。"

《甲乙》："在（膝内）辅骨下，大筋上，小筋下陷者中，屈膝得之。"《千金》、《千金翼》、《外台》、《素问》王注、《铜人》、《发挥》、《大成》、《图翼》、《金鉴》同。

《铜人》又云："正膝内外两筋宛宛中；又在膝曲横纹头。"

《大全》："曲膝尽横纹。"

《聚英》："膝股上内侧，辅骨下，大筋上，小筋下陷中，屈膝横纹头取之。"

《考穴编》广注："又法在阴谷后一寸。"

《新针灸学》："膝内辅骨之后。"

《中国针灸学》："在膝盖骨内缘之微下方。"

按：本穴位置，《灵枢》云"膝内辅骨之下，大筋之上也，屈膝而得之"。大筋，指半腱肌与半膜肌的止端，屈膝时穴当在此下方。《甲乙》增言"小筋下"一语，后世多仿之。"小筋"指何处，疑为衍文。《考穴编》广注"在阴谷后一寸"，有误。今宗《灵枢》。

[取法] 屈膝，于膝内侧横纹端凹陷处取穴。

[刺灸法] 直刺 1~1.5 寸；可灸。

[层次解剖] 皮肤→皮下筋膜→大腿深筋膜→股内侧肌。皮肤由股内侧皮神经分布。皮下筋膜松弛，内含脂肪组织增多。大隐静脉由小腿内侧上升，经股骨内侧髁的后方，至大腿内侧，在大腿阔筋膜隐静脉裂孔汇入股静脉。深筋膜的深面有发自腘动脉的膝上内侧动脉，参与膝关节网。针由皮肤、皮下筋膜穿大腿深筋膜，入股内侧肌。该肌由股神经支配。

[功用] 清湿热，理下焦。

[主治] 生殖系统病症：月经不调，血瘕无子，痛经，白带，阴挺，阴痒，阴肿，产后腹痛，房劳，遗精，阴茎痛，阳痿，癫疝，少腹痛，小腹肿等。

泌尿系统病症：小便不利，小便难，癃闭等。

神经系统病症：下肢痿痹，癫狂，目眩，目痛等。

消化系统病症：泄泻，痢下脓血，鼓胀，不嗜食等。

其他病症：头痛，阴腹痛，膝髌肿痛，胫痛不可屈伸，衄血，身热无汗等。

现代常用于治疗：子宫脱垂，阴道炎，前列腺炎，肾炎，疝气，遗精，阳痿，膝关节及周围软组织疾患，精神病，尿潴留，子宫收缩不全，月经不调等。

[成方举例] 癃闭，茎中痛：曲泉、行间；阴肿：曲泉、阴跻、大敦、气冲；遗尿：曲泉、阴谷、阳陵泉、复溜；筋挛膝不得屈伸，不可行：曲泉、梁丘、阳关；衄血：曲泉、隐白、谵语、阴郄、迎香（《资生》）。

风劳：曲泉、膀胱俞；脐痛：曲泉、中封、水分；癫疝：曲泉、中封、太冲、商丘；阴挺出：曲泉、照海、大敦（《大成》）。

[现代研究] 针刺曲泉有降血压作用。对带有慢性胆瘘的狗，针刺"曲泉""丘墟"，发现胆汁分泌立时显著增加。

九、阴包 Yīnbāo – Liv9

[出处]《甲乙》："腰痛，少腹痛，阴包主之。"

[别名]《圣惠》作"阴胞"。

[穴名释义] 阴，指股内侧；包，指包容。穴在股内侧两筋（股内侧肌和缝匠肌）间，容于足少阴与足太阴两经之间，故名阴包。

《医经理解》："阴包，在膝上四寸，股内廉两筋间虚陷中，盖阴部之虚大有容处也。"

《经穴释义汇解》："穴为足厥阴脉之腧穴，位在膝上四寸，股内廉两筋间。股内廉属阴；包，妊也，引申穴主腹部诸疾及胞宫病，故名阴包或阴胞。"

[位置] 在股骨内上髁上 4 寸，当股内肌与缝匠肌之间。

《甲乙》："在膝上四寸，股内廉两筋间。"《千金》《千金翼》《外台》《铜人》《发挥》《大全》《大成》《图翼》《新针灸学》同。

《聚英》："膝上四寸股内廉两筋间，跷足取，看膝内侧必有槽中。"

《考穴编》引《明堂》云："在血海上一寸。"

《集成》："股内廉膝上三寸，横直阴市。"

《中国针灸学》："在大腿内侧之下，约三分之一处，股四头肌之内缘。""大腿骨内上髁之直上四寸处。"

按：本穴位置，历代文献多云"膝上四寸，股内廉两筋间"，唯《考穴编》《集成》言"膝上三寸"（言"血海上一寸"义同），非。

[取法] 屈膝，当曲泉穴上4寸，股内肌与缝匠肌之间处取穴。

[刺灸法] 直刺0.8~1寸；可灸。

[层次解剖] 皮肤→皮下筋膜→阔筋膜→大收肌。皮肤由股内侧皮神经分布。皮薄，皮下筋膜结构疏松。大隐静脉已由股内侧髁的后方渐行于大腿前内侧。针由皮肤、皮下筋膜于大隐静脉外侧，穿深筋膜，于缝匠肌内侧入内收大肌。在缝匠肌的深面，有股动脉、股静脉与隐神经经股腘管下口入腘窝。缝匠肌由股神经支配，内收大肌由闭孔神经支配。

[功用] 调经血，理下焦。

[主治] 泌尿生殖系统病症：月经不调，遗尿，小便不利等。

其他病症：腰骶痛引小腹，两股生疮等。

现代常用于治疗：月经不调，尿失禁，尿潴留，腰腿痛等。

[成方举例] 月经不调：阴包、交信；小便不利：阴包、至阴、阴陵泉、地机、三阴交（《资生》）。

十、足五里 Zúwǔlǐ – Liv10

[出处]《甲乙》："少腹中满，热闭不得溺，足五里主之。"本穴原名五里，为与手阳明大肠经的五里相别，《圣济》则名"足五里"。

[穴名释义] 里，可作居解。穴在箕门上五寸，居足厥阴经倒数第五个穴位，故名足五里。《针灸大成》谓："治风痨、嗜卧、肠中满、热闭、不得溺、四肢不举等症。即治疗五内之疾，而应之于外者，因名五里。"

《针灸穴名解》："五者数之中，里与理。即理其中以应于外也。凡肢体病之关于内脏者，本穴可以理之。外因症多不取此。"

《经穴释义汇解》："穴在阴廉下，去气冲三寸。里，可作居解。穴正居足厥阴肝经尽处前数第五个穴位；也称五脏之里道，故名足五里。"

[位置] 在气冲穴（足阳明经）下3寸处，当内收肌的内侧缘。

《甲乙》："在阴廉下，去气冲三寸，阴股中动脉。"《铜人》《发挥》《大全》《大成》《图翼》《金鉴》同。

《千金》："在阴廉下二寸。"《千金翼》同。

《外台》："阴廉下二寸，去气冲三寸，阴股中动脉。"

《新针灸学》："阴廉穴之下一寸。"

《中国针灸学》："气冲旁五分，再下三寸。"

按：本穴位置，历代多宗《甲乙》，定位在"气冲下三寸"，言"阴廉下一寸"，义同。唯《千金》云"阴廉下二寸"，即气冲下四寸；《外台》言"阴廉下二寸，去气冲三寸"，有误。

[取法] 仰卧，先取曲骨穴旁开2寸处的气冲穴，再于其直下3寸处取穴。

[刺灸法] 直刺0.5~0.8寸；可灸。

[层次解剖] 皮肤→皮下筋膜→阔筋膜→长收肌→短收肌。皮肤由髂腹股沟神经和生殖股神经的股支分布。大腿深筋膜又称阔筋膜，是全身最厚而坚韧的筋膜，但在大腿的前内侧比较薄弱，形成隐静脉裂孔或称卵圆窝。该部深筋膜有大隐静脉穿过。在窝的外侧缘和下缘形成镰刀形的镰状缘。覆盖该窝的深筋膜，由于血管神经的穿过呈筛状，称为筛状筋膜，其深面由内向外排列有股静脉、股动脉和股神经。（参看阴廉穴）

[功用] 清湿热，利下焦。

[主治] 生殖系统病症：阴挺，睾丸肿痛，阴囊湿痒等。

泌尿系统病症：小便不利，尿闭，遗尿等。

其他病症：少腹胀满疼痛，嗜卧，四肢倦怠，咳嗽，气短等。

现代常用于治疗：尿潴留，遗尿，阴囊湿疹，阴囊肿，股内侧痛，发汗等。

[成方举例] 嗜卧：五里、太溪、大钟、照海（《资生》）。

十一、阴廉 Yīnlián – Liv11

[出处]《甲乙》："妇人绝产，若未曾产，阴廉主之。"

[穴名释义] 廉，指侧边。穴在股内侧，阴器旁，故名阴廉。

《采艾编》："阴廉，言至阴之廉隅也。"

《腧穴命名汇解》："阴廉，侧边曰廉，穴属肝经，位居股内侧外边，因名阴廉。"

[位置] 在气冲穴直下2寸，当内收长肌之外侧处。

《甲乙》："在羊矢下，去气冲二寸动脉中。"《千金》《千金翼》《外台》《发挥》《大全》《大成》《金鉴》同。

《图翼》："在羊矢下斜里三分，直上去气冲二寸动脉陷中。"

《集成》："在五里上一寸大些。"

《新针灸学》："气冲穴下二寸，阴股内大肌前凹陷中。"

《中国针灸学》："气冲旁开五分，身下二寸。"

按：本穴位置，各家多宗《甲乙》，定于气冲下二寸，今从。《图翼》言"在羊矢

下斜里三分"，故有《中国针灸学》在"气冲旁开五分，再下二寸"之说。《集成》曰
"在五里上一寸大些"，即一寸许，与文献上所载的"大士（人）""小士（人）"有
关，不作据。

[取法] 仰卧，先取曲骨穴旁开 2 寸的气冲穴，再于其下 2 寸处取穴。

[刺灸法] 直刺 0.8～1 寸；可灸。

[层次解剖] 皮肤→皮下筋膜→阔筋膜→长收肌→短收肌。皮肤由髂腹股沟神经和
生殖股神经的股支分布。皮下筋膜疏松，脂肪组织增多。大隐静脉起自足背静脉网的
内侧支，经内踝的前方，沿小腿内侧上行，绕膝部内后方，至大腿内侧逐渐向前，最
后在耻骨结下方约 3 厘米处，穿大腿阔筋膜的隐静脉裂孔，汇入股静脉。在注入股
静脉之前，还收纳腹壁浅静脉、阴部外静脉、旋髂浅静脉、股内外侧静脉。腹股沟浅
淋巴结沿大隐静脉的根部和腹股沟韧带内侧部排列。长收肌与短收肌由闭孔神经支配。
（参看足五里穴）

[功用] 调经血，理下焦。

[主治] 生殖系统病症：月经不调，赤白带下，妇人绝产等。

其他病症：少腹疼痛，股内侧痛，下肢痉挛等。

现代常用于治疗：月经不调，白带多，阴门瘙痒，腰腿疼，疝痛，阴肿等。

[成方举例] 女阴瘙痒症：阴廉、曲骨、会阴。用旋捻法，中等强度刺激，每日或
隔日一次，4 次为一疗程（《辑要》）。

十二、急脉 Jímài – Liv12

[出处]《素问·气府论》："厥阴毛中急脉各一。"

[穴名释义] 急，指急促，喻脉冲动之感。因穴居阴旁动脉处，其脉冲甚急，故名
急脉。

《腧穴命名汇解》："急脉，冲动为急。穴居阴旁动脉处。《素问·气府论》注有肝
经有急脉，在阴毛中之上，行小腹下引阴丸，寒则为疼，其脉甚急，故曰急脉。因该
穴处有动脉，冲动甚急，因名急脉。"

《针灸穴名解》："急脉与阴廉同一穴底其实则一穴也。
急脉在筋核上方，阴廉在筋核下方，后人强分之耳，核下
有脉，其动滑促，因名急脉，此乃厥阴之大络，为睾丸之
系带，治癞疝可灸之，不可刺。"

[位置] 在气冲穴之外下方，耻骨联合下缘中点旁开
2.5 寸处。（图 7 - 121）

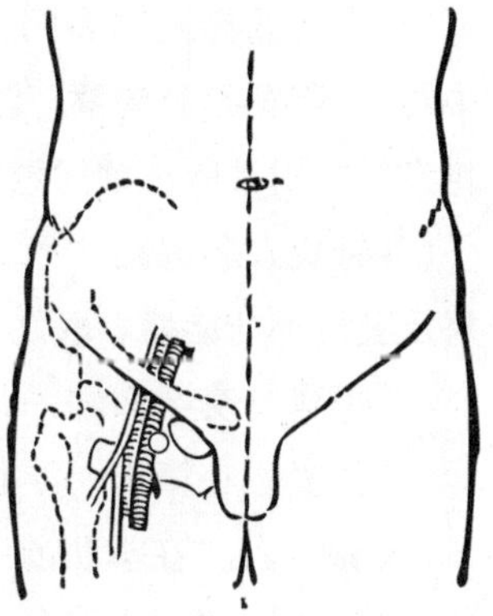

《素问·气府论》王注："阴毛中，阴上两旁相去同身
寸之二寸半。"

《金鉴》："阴廉上行阴上，中行两旁相去二寸半。"

图 7 - 121 急脉

《新针灸学》："归来穴下二寸，阴茎根之旁，阴毛之中。"

《中国针灸学》："在腹股沟之下端，耻骨肌部。"

按： 本穴虽出《素问·气府论》，然历代诸家不载，至唐王冰作注，才定位于"阴毛中，阴上两旁相去同身寸之二寸半"，清代宗此说。今参照《金鉴》《中国针灸学》等，定位于耻骨联合下缘，旁开2.5寸处。

[取法] 仰卧，先定耻骨联合下缘，并于其旁开2.5寸处取穴。

[刺灸法] 直刺0.8~1寸；可灸。

[层次解剖] 皮肤→皮下筋膜→阔筋膜→耻骨肌→短收肌。皮肤由生殖股神经的股支分布。股三角位于大腿前内侧，由缝匠肌、长收肌和腹股沟韧带围成，其三角的前壁为阔筋膜覆盖，后壁由髂腰肌、耻骨肌及长收肌组成。三角内由外向内排列有股神经、股静脉、股动脉及股管，还有血管神经的分支、淋巴结和结缔组织。股动脉的体表投影标志是：当屈髋并稍外展外旋大腿时，由髂前上棘至耻骨联合连线的中点，至股骨内收肌结节，做一连线，该线上2/3处即是。股深动脉腹股沟韧带下方起于股动脉后壁。（参看足五里、阴廉穴）

[功用] 疏肝气，理下焦。

[主治] 生殖系统病症：癫疝，少腹痛，阴挺，阴茎痛等。

其他病症：股内侧痛。

现代常用于治疗：子宫脱垂，疝气，睾丸鞘膜积液，阴部肿痛等。

十三、章门 Zhāngmén – Liv13

[出处]《脉经》："脾部……合于中焦脾胃之间，名曰章门。"

[别名] 长平、胁髎（《甲乙》）；脾募（《千金翼》）；季胁（《大全》）；胁廓（《圣惠》）。

[穴名释义] 章，彰盛之义。门，指出入要地。穴为脾之募，又为脏会。足厥阴脉行此，与五脏之气盛会，为脏气出入之门户。穴为主治脏病之要穴，故名章门。

《穴名选释》："章门，章有竟或尽的含义，乐竟词尽谓之一章。《楚辞·九歌·云中君》：聊翱游兮周章。注：周章犹周流也。本穴属足厥阴肝经，十二经脉流注至此行将终尽一周，所称章门意指经气周流将竟，出入于此门户。"

《针灸穴名解》："章，障也。《礼记》：四面有章，犹云障碍也。本穴治症，癖疝、痞及脏气郁结诸症。取之，犹开四障之门，以通痞塞之气也，故名章门。"

[类属] 交会穴之一，足厥阴、少阳之会（《甲乙》）。

[位置] 在第十一浮肋游离端之下际处。（图7-122）

《脉经》："在季肋前一寸半。"

《甲乙》："在大横外，直脐季胁端。"《千金》、《千金翼》、《外台》、《素问》王注、《铜人》、《发挥》、《难经》虞注、《大全》同。

《聚英》："大横外，直季胁肋端，当脐上二寸，两旁九寸。"又云："肘尖尽处是穴。"

《大成》："大横外，直季胁肋端，当脐上二寸，两旁六寸，侧卧，屈上足，伸下足，举臂取之。"又云："肘尖尽取是穴。"《金鉴》同。

《神应经》："在脐上二寸，两旁各六寸，其寸用胸前两乳间横折八寸，约之六寸，仰卧屈上足，伸下足，其动脉是。"

《图翼》："在大横外，直脐季胁肋端。侧卧屈上足伸下足，举臂取之。一云肘尖尽取是穴。一云在脐上一寸八分，两旁各八寸半，季肋端。"

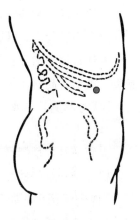

图7-122 章门

《考穴编》广注："侧卧，屈伸上下足，以手中指点著耳坠取肘尖尽处。"

《集成》："脐上二寸，横开八寸。"

《新针灸学》："在第十一肋骨前端。"

《中国针灸学》："在第十一肋骨前端之下际，从脐上二寸，旁开六寸。"

按： 本穴位置，众说纷纭，大致有以下几种观点；①季肋前一寸半；②直脐季肋端；③第十一肋端前缘；④第十一肋前端下际；⑤脐上二寸，旁开六寸；⑥脐上二寸，旁开八寸；⑦脐上二寸，旁开九寸；⑧脐上一寸八分，旁开八半寸。

细究之，①～④说均以季肋（第十一肋）作为定位标志，其中②～④两说，实异词同位。⑤～⑧说以脐为定位标志，虽所言尺寸大相径庭，但多冠以"直季胁肋端"等语句。复参《难经·四十五难》云"脏会季胁"，后世皆注为章门，可知本穴以季肋为定位标志较妥。但究竟在季肋前一寸半，或前缘，或前下缘，仍有争议。今人多以第十一肋端下缘处定穴。

[取法] 侧卧，在腋中线上肢合腋屈肘时，当肘尖所止处是穴。

[刺灸法] 斜刺0.5～0.8寸；可灸。

《圣济》："章门不可伤，伤即令人气绝，宜治后心凶会。"

[层次解剖] 皮肤→皮下筋膜→腹部深筋膜→腹外斜肌→腹内斜肌→腹横肌→腹横筋膜→腹膜筋膜。皮肤由第十一、十二胸神经前支的外侧皮支分布。以上诸肌由第五至十二对胸神经前支和髂腹下神经、髂腹股沟神经支配。穴位下腹腔内相对应器官为升结肠、小肠（右）、降结肠（左）。（参看京门穴）

[功用] 疏肝健脾，清热利湿，理气散结。

[主治] 消化系统病症：腹痛，泄泻，便秘，腹胀，肠鸣，胃脘痛，呕吐，不嗜食，饮食不化，小儿疳积，一切积聚痞块，伤食，呃逆，口干等。

呼吸系统病症：咳嗽，喘息，气短等。

泌尿系统病症：尿多，白浊，转胞不得小便等。

其他病症：胸胁痛，腰脊痛，身瞤动，神疲肢倦，羸瘦，黄疸，烦热，善怒等。

此穴为脏会穴，凡脏病统治之。

现代常用于治疗：肝脾肿大，肝炎，肠炎，呕吐，腹胀，消化不良，胸胁痛，腹膜炎，黄疸，高血压等。

[成方举例] 石水：灸章门、然谷（《甲乙》）。

奔豚上气：章门、石门、阴交；腰脊痛：章门、次髎（《资生》）。

大便秘结：章门、太白、照海（《大成》）。

胃下垂：章门透腹结、内关、三阴交（《针灸学》）。

[现代研究] 电针家兔双侧"足三里""章门"穴，有显著对抗组胺作用，使组胺引起的血管通透性增加比对照组减少 17.4% ~ 51%，色素渗出量减少 66.6% ~ 75%，表明针刺具有明确的抗组胺作用。这可能是针刺治疗过敏性疾病的作用机理之一。

[附注]《圣惠·辨痈疽证候好恶法》："章门隐隐而痛者，脾疽也；上肉微起者，脾痈也。"

《大成》："己卯岁，因磁洲一同乡，欠俸资往取，道经临洛关，会旧知宋宪副公云：昨年长子得一痞疾，近因下弟抑郁，疾转加增，诸药不效，如之奈何？予答曰：即刻可愈。予即针章门等穴，饮食渐进，形体清爽，而腹块即消失。"

十四、期门 Qīmén – Liv14

[出处]《伤寒》："阳明病，下血谵语者，此为热入血室，但头汗出者，刺期门。"

[穴名释义] 期，指周期；门，指出入要地。十二经气血之运行，始出手太阴肺经云门，终入足厥阴肝经期门，如是循环无端，周而复始，穴当气血归入之门户，故名期门。

《采艾编》："期门，言自中焦起脉行十二时，至此自肝交肺，为交代之期门也。伤寒过经不解，此为预防要穴。"

《穴名选释》："期门，期，《广韵》作限解。《标幽赋》：原夫起自中焦，水初下漏，太阴为始至厥阴而方终，穴出云门，抵期门而最后。周而复始，其行各有期限，故以为名。"

[类属] 交会穴之一，足太阴、厥阴、阴维之会（《甲乙》）。

[位置] 在锁骨中线上，当第六肋间隙处。（图 7 - 123）

《甲乙》："在第二肋端，不容旁各一寸五分，上直两乳。"《难经》《千金》《千金翼》《外台》《发挥》《大全》《大成》《图翼》《金鉴》同。

《千金》又云："直两乳下第二肋端旁一寸五分"，"在第二肋端乳直下半寸"。

《铜人》："在不容旁一寸五分，直乳第一肋端。"

《玉龙经》："在乳下四寸，第三肋端。"

《大成》又云："乳旁一寸半，直下二寸半。"《考穴编》广注同。

《集成》："在乳直下四寸，乳根下微外些，日月上横直巨阙。"

《新针灸学》："乳正下方，肋弓的边缘。"

《中国针灸学》："在第九肋软骨与第八肋软骨接合部之下际。""从乳头直下，按取第九肋端下取之。"

按：本穴位置，历代分歧较大，主要有以下几点：①在"第二肋端，不容旁一寸五分，上直两乳"。第二肋，意指乳头下二肋，即第六肋间隙。②乳下一肋，或言乳下寸半，直下一寸半。③乳下三肋，或言乳下四寸。④乳旁一寸半，直下一寸半。⑤乳头直下，第九肋端。

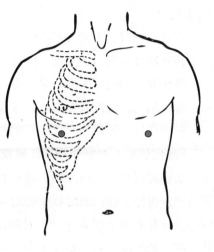

图7-123 期门

细究之，①②说，实指一处。若从乳头计量，则下二肋；若从乳下计量，则下一肋，两说均言在不容旁一寸五分，即为明证。①说出于《甲乙》，后人多遵之，今人将本穴定在第六肋间隙。然犹有疑者，不容乃胃经之穴，距前正中线二寸，既言不容旁一寸五分，当距前正中线三寸五分，但该书下文又言"上直两乳"，令人费解。恐系古时骨度有异。兹念诸说多云"直乳下"，故以乳头作定位标志，于前正中线旁开四寸第六肋间隙中定取。③⑤说，多系独家之见，疑误。

[取法] 仰卧，先定第四肋间隙的乳中穴，并于其直下二肋（第六肋间）处取穴。如妇女则应以锁骨中线的第六肋间隙处定取。

[刺灸法] 斜刺0.5～0.8寸；可灸。

[层次解剖] 皮肤→皮下筋膜→胸部深筋膜→腹外斜肌→肋间外膜→肋间内肌→胸横肌→胸内筋膜。皮肤由第五、六、七肋间神经重叠分布。肋胸膜和膈胸膜于肺下缘处互相移行，形成肋膈窦（为胸膜腔的一部分），其深面经膈肌，右侧可至肝，左侧抵胃体。因此，该穴不可盲目进针。

[功用] 疏肝健脾，理气活血。

[主治] 消化系统病症：泄泻，呕吐，呃逆，吞酸，腹胀，饥不欲食，胃脘痛等。

呼吸系统病症：咳嗽，哮喘。

心血管系统病症：心痛。

泌尿系统病症：癃闭，遗尿，小便难等。

其他病症：胸胁胀满疼痛，胸中热，疟疾，伤寒过经不止、热入血室，奔豚，气逆，腹坚，喑不能言，产后余疾等。

现代常用于治疗：肋间神经痛，肝炎，肝大，胆囊炎，胸膜炎，腹膜炎，心肌炎，胃肠神经官能症，肾炎，高血压等。

[成方举例] 胸胁病：期门、缺盆；心痛短气：期门、长强、天突、侠白、中冲

（《千金》）。

青盲：期门、太泉（《资生》）。

伤寒发狂：期门、气海、曲池（《大成》）。

肠伤寒：期门、大椎、足三里、外关（《辑要》）。

胆管结石：电针右期门、日月（《三十年论文选》）。

坚痃疝气：期门、大敦（《玉龙赋》）。

[现代研究] 对慢性肝炎、早期肝硬化有一定疗效。针刺期门穴肝血流量明显减少。从病理组织学方面证实，灸动物"期门"穴，对药源性早期肝硬化有疗效。针刺期门穴，也能引起白细胞数量的增高。针刺期门，可见胆管口括约肌紧张收缩，停针时松弛，并有助于胆囊运动。对膀胱运动亦有影响，当捻针时，可引起膀胱收缩，内压升高，捻针停止时，膀胱变为松弛，内压下降。

[附注]《圣惠·辨痈疽证候好恶法》："期门隐隐而痛者，肝疽也；上冈微起者，肝痈也。"

《聚英》："《宝鉴》曰：一妇人病伤寒，遇夜则见鬼，许学士（按：指南宋医学家许叔微）曰：得病之处，曾值月经否？家人曰：经水方来而病，作而遂止。曰：此热入血室，小柴胡已迟，刺期门。请善针者治而愈之。"

《续名医类案》："娄东，吴大令（知县）梅邨先生弟也。因设酬劳之宴，劳倦愈甚。其夕，神昏肢倦，俄而发呃。沈（沈明生）曰：劳复发呃，当施温补无疑，虚气上逆，其势方张，恐汤药未能即降；须艾焫佐之为妙。一友于期门穴一壮即缓，三壮全除，调补而瘳。"

第八章　任督脉经穴

第一节　任脉经穴（图8-1）

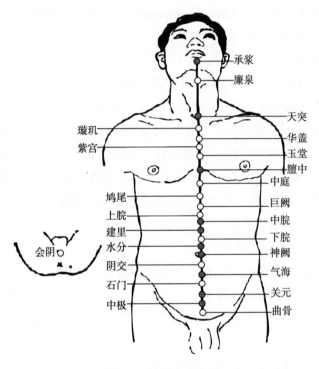

图8-1　任脉经穴总图

一、会阴 Huìyīn – CV1

[出处]《甲乙》："女子血不通，会阴主之。"《素问·气府论》所载"下阴别一"，王注即本穴。

[别名] 屏翳（《甲乙》）；海底（《针方六集·神照集》）；下极（《金鉴》）；神田（《圣济》）。屏翳，《金鉴》作"平翳"。《千金》卷五所载之"金门"，与本穴同位。

[穴名释义] 穴为任、督、冲三脉之会，位在前后阴之间，故名会阴。

《会元针灸学》："三阴之气会于阴窍而至胞中，生一阳而行督脉。三阴之气并而任脉生。督任合而化冲脉：督脉督诸阳气强精益肾，助三焦而补脑；任脉绕诸阴之血而为经；冲脉贯营而通卫，皆从阴窍出入，又系任脉之络，故名会阴。"

《谈谈穴位的命名》："会阴，在前后阴之间，其前为前阴，后为后阴，本穴会于二阴之间，故名。"

[类属] 交会穴之一，任脉、督脉、冲脉之会。又作任脉别络（《甲乙》）。

[位置] 在肛门与阴囊（女性为大阴唇后联合）连线的中点处。

《甲乙》："在大便前，小便后，两阴之间。"《千金》、《千金翼》、《外台》、《素问》王注、《铜人》、《发挥》、《大全》、《大成》、《图翼》、《金鉴》同。

按：本穴定位，历代皆宗《甲乙》，言于"两阴之间"。虽能领会其意，但并不准确，故依今日表面解剖位置定于阴囊后端与肛门前端连线之中点，恰在会阴线之中点。

[取法] 截石位，男子于阴囊后端与肛门前端连线的中点取穴；女子于大阴唇联合部与肛门前端连线的中点定取。

[刺灸法] 直刺 0.5～1 寸，孕妇慎用；可灸。

《圣济》："阴后神田不可伤，伤即令人精神散乱，屎尿不禁。"

[层次解剖] 皮肤→皮下筋膜→会阴深筋膜→会阴中心腱（会阴体）。皮肤由阴部神经的阴囊（阴唇）后神经分布。正中线上，男性有一会阴缝。皮下筋膜又称会阴浅筋膜，该层与腹壁浅筋膜的膜性层互相移行。会阴深筋膜在会阴深横肌上、下面形成尿生殖膈上、下筋膜，两者形成尿生殖膈，男性有尿道穿过，女性为尿道、阴道穿过。在尿生殖膈内还有来自阴部内动脉和阴部神经的分支，其中线上与皮肤愈着，深层与会阴肌的中心腱愈着而成会阴体。

[功用] 苏厥回阳，通利下焦。

[主治] 神经系统病症：溺水窒息，昏迷，癫狂，惊痫等。

泌尿系统病症：小便难，遗尿等。

生殖系统病症：阴痛，阴痒，阴肿，阴挺，月经不调，子宫脱垂，遗精，阴头寒，阴囊肿等。

肛肠科病症：痔疮，脱肛，肛门瘙痒，便秘等。

其他病症：疝气，阴部湿汗，阴囊瘙痒等。

此穴为十三鬼穴之一，统治一切癫狂病。

现代常用于治疗：溺水急救，呼吸衰竭，阴茎痛；前列腺炎，尿道炎，阴囊湿疹，外阴炎，子宫脱垂，月经不调，脱肛，癫痫病，痔疮等。

[成方举例] 痹证：痹，会阴及太渊、消泺、照海主之（《甲乙》）。

泄泻：会阴主腹中有寒，泄注，肠澼，便血（《千金》）。

产后暴卒：会阴、三阴交。（《资生经》）。

阴门忽然红肿疼：会阴、中极、三阴交（《大成》）。

溺水：会阴、素髎、合谷、内关、丰隆、太冲（《针灸学》）。

[现代研究] 有报道针刺会阴穴，引起呼吸变化的阳性率为45%。但针刺耻骨联合上部以及痛觉敏感的角膜、睾丸等处，绝大多数例次，对呼吸毫无影响，说明会阴对

呼吸变化有一定特异性。对先天性腰骶椎裂引起的排尿困难，针长强、会阴、秩边有效。

二、曲骨 Qūgǔ – CV2

[出处]《甲乙》："膀胱胀者，曲骨主之。"

[别名] 尿胞、曲骨端（《圣济》）；耳骨（《西方子》）。曲，屈也，故《千金》作"屈骨"。《铜人》作"回骨"，误。

[穴名释义] 穴在耻骨联合上缘，耻骨联合处略呈弯曲，又称曲骨，故而得名。

《医经理解》："曲骨，在横骨上，中极下一寸，毛际陷中动脉，其横骨正曲而向外也。"

《孔穴命名的浅说》："曲骨，耻骨联合叫曲骨。穴当其上缘，故名。"

[类属] 交会穴之一，任脉、足厥阴之会（《甲乙》）。

[位置] 在腹白线上，当耻骨联合上缘之凹陷处。（图8－2）

《素问》："在横骨上，中极下同身寸之一寸。"

《甲乙》："在横骨上，中极下一寸，毛际陷者中，动脉应手。"《千金》《千金翼》《外台》《铜人》《发挥》《大全》《大成》《图翼》同。

《金鉴》："从会阴上行，横骨者，毛际陷中，动脉应手，脐下五寸。"《新针灸学》同。

《中国针灸学》："在耻骨缝际中央之直上，左右腹直肌停止部中间。"

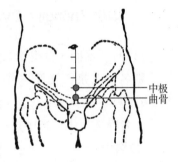

图8－2　曲骨

按：本穴定位于横骨上，横骨即指于体表少腹下两侧耻骨所构成的骨盆前上缘，此为取本穴之横径。而纵径古代文献皆言在"中极下一寸"，实指耻骨联合上缘之中点处。所言"毛际陷中"，人之前阴阴毛上缘不等，故不可取，而"陷中"则指耻骨联合上缘之凹陷处。

[取法] 仰卧，于耻骨联合上缘中点，腹白线上取穴。

[刺灸法] 直刺0.5～1寸，内为膀胱，应在排尿后进行针刺；可灸。

[层次解剖] 皮肤→皮下筋膜→腹部深筋膜→腹白线→腹内筋膜→腹膜下筋→脐正中襞。皮肤由髂腹下神经的前皮支交织分布。皮下筋膜可分为脂性层和膜性层，两层之间浅静脉、皮神经和浅淋巴管行经。腹白线呈线状。在腹直肌的前面有锥状肌，包于腹直肌鞘内，止于腹白线。锥状肌由肋下神经支配。脐正中襞（脐尿管索）为胚胎时脐尿管的遗物，表面被覆腹膜壁层。腹腔内相对应的器官为小肠。膀胱空虚时，其顶端正常情况下，不超过耻骨联合上缘。（参看中极穴）

[功用] 补肾利尿，调经止带。

[主治] 泌尿系病症：少腹胀满，小便淋沥，遗尿，癃闭，转胞不得尿等。

生殖系统病症：遗精，阳痿，月经不调，赤白带下，痛经，阴中干痛，妇人绝嗣不生等。

其他病症：阴囊湿痒，疝气，小腹痛，水肿，霍乱转筋，五脏虚弱，身冷乏力，癫疾等。

现代常用于治疗：月经不调，子宫脱垂，膀胱炎，睾丸炎，尿道炎，子宫内膜炎，子宫颈糜烂，盆腔炎，产后子宫收缩不全等。

［成方举例］肺结核、遗精：主穴为曲骨、三阴交、气海，配穴为关元、肾俞，用镇静法；遗尿症：曲骨、中极、三阴交、百会、印堂；子宫脱垂：曲骨、横骨（双）、气冲（《辑要》）。

功能性不射精症：曲骨、阴廉、大敦（《论文摘要》）。

［现代研究］对膀胱张力的影响，有双相调节作用，如膀胱松弛，可使张力增强，膀胱张力强时，可使之下降。也与手法有关，捻针时可引起膀胱收缩，内压上升，捻针停止时，膀胱变为松弛，内压下降。

三、中极 Zhōngjí – CV3

［出处］《素问·骨空论》："任脉者，起于中极之下。"

［别名］玉泉、气原《甲乙》）；气鱼（《虾蟆经》）；膀胱募（《圣济》）；气胝（《西方子》）。

［穴名释义］中，指中点；极，指尽头处。穴当一身上下长度之中点；又当躯干尽头处，故名中极。

《腧穴命名汇解》："中极，尺端为极，穴属任脉，任脉行腹中线，至此极点，再向下有曲骨横其间，故在曲骨之上设一中极，以示经尽极端，因名中极。"

《经穴释义汇解》："穴在脐下四寸，足三阴任脉之会。《张衡赋》：垂万象乎列星，仰四览乎中极。穴应星名，居天之中，因穴在腹部，喻有天体垂布之象，其位居人体上下左右之中央。故名中极。"

［类属］①交会穴之一，足三阴、任脉之会（《甲乙》）。②膀胱募穴（《脉经》）。

［位置］在腹白线上，当曲骨穴直上1寸处。

《脉经》："横骨上一寸，在脐下五寸前陷者中。"

《甲乙》："在脐下四寸。"《千金》《千金翼》《外台》《铜人》《图翼》《金鉴》《新针灸学》同。

《素问》王注："在关元下一寸。"《发挥》同。

《中国针灸学》："在耻骨弓上方，当膀胱部白线中。"

按：本穴诸书皆从《甲乙》定于"脐下四寸"，唯《脉经》定在"横骨上一寸，在脐下五寸前陷者中"，考此说当是将脐至横骨距离定为六寸，这一骨度与古今均不同，故非。

[取法] 仰卧，于脐与耻骨联合上缘中点连线的下 1/5 与上 4/5 的交点处取穴。

[刺灸法] 直刺 0.5~1 寸；可灸。

[层次解剖] 皮肤→皮下筋膜→腹部深筋膜→腹白线→腹内筋膜→腹膜下筋膜→脐正中襞。皮肤由髂腹下神经的前皮支重叠交织分布。该穴投影于盆腔相应的器官，由前向后，男性是小肠、膀胱、直肠，女性为小肠、膀胱、子宫、直肠等。在正常情况下，即膀胱排空、非妊娠时期，膀胱、子宫、直肠均位于男、女盆腔内，不超越耻骨联合上缘，因此该穴下仅相对于小肠襻。（参看曲骨穴）

[功用] 助阳利水，调经止带。

[主治] 泌尿系统病症：小便不利，遗溺不禁，尿频，水肿等。此穴为膀胱募穴，为泌尿系统疾病首选穴位。

生殖系统病症：遗精，白浊，阳痿，早泄，月经不调，痛经，崩漏，带下，阴挺，阴痒，阴肿，阴痛，产后恶露不止，胞衣不下，下元虚冷，无子等。

消化系统病症：饮不能食，心烦痛等。

其他病症：疝气偏坠，积聚疼痛，奔豚上抢心，尸厥等。

现代常用于治疗：肾炎，膀胱括约肌麻痹，尿潴留，白带过多，妇女不孕，泌尿系感染，盆腔炎，子宫内膜炎，痛经，坐骨神经痛等。

[成方举例] 尸厥：中极、仆参主恍惚，尸厥烦痛（《甲乙》）。

阴痒：中极、阴跷、腰尻交、阴交、曲泉（《资生》）。

胎衣不下：中极、肩井；阴茎虚痛：中极、太溪、复溜、三阴交；经事不调：中极、肾俞、气海、三阴交；血崩漏下：中极、子宫（《大成》）。

子宫复旧不全：中极、三阴交、关元、阴谷、支沟、足三里、风府、肾俞、阳关（《新针灸学》）。

[现代研究] 对神经系统疾患而伴有膀胱功能障碍的病人有调整作用，用泻法针刺中极、曲骨，使紧张性膀胱张力下降，而松弛性膀胱却引起张力增高。有人筛选对膀胱功能影响最有效的穴位为膀胱俞、次髎、曲泉、中极与关元（按引起膀胱收缩大小次序排列）。取膀胱俞、中极、次髎对下肢轻瘫患者治疗，与三阴交、阴陵泉、阴谷的治疗对照，结果前组穴位使残余尿量显著减少。

对垂体－性腺功能的影响，针刺中极、归来、血海等穴，可使继发性闭经病人，出现激素撤退性出血现象。针刺家兔上述"穴位"，可见卵巢中间质细胞增生与肥大，卵泡腔扩大，周围多层颗粒细胞增殖，其中有新鲜黄体生成现象，说明有促进垂体－性腺功能。针刺中极、关元对男子性功能障碍也有一定疗效，治疗 100 例遗精患者有 75 例自觉症状消失，遗精现象不再发生。有报道针刺中极等穴，可预防心脏病患者人工流产综合反应，对 100 例各类心脏病，在针刺下施行手术，观察其病理反应发生率为 30%，而对 263 例生理孕妇人流时无选择者，其综合反应发生率为 12.54%。

四、关元 Guānyuán – CV4

[出处]《素问·气穴论》："下纪者，关元也。"

[别名] 次门《甲乙》）；丹田、大中极（《资生》）；下纪（《本事方》）；腋门（《圣惠》）；三结交（《灵枢·寒热病》）；大海、溺水、太涸、昆仑、持枢、五城（《难经·六十六难》杨玄操注）；脖胦、子处、血海、命门、血室、下肓、气海、精露、利机、子户、胞门、子宫、子肠、产门、肓之原（《经脉发挥》——见《经穴纂要》）。

按：本穴别名甚多。大海以下所名，根据原义为"脐下三寸，方圆四寸"周围部位的别名，包括了石门、气海、阴交、神阙、气穴等经穴。经穴别名和奇穴，不宜作别名使用。

[穴名释义] 穴在脐下三寸，为人身元阴元阳关藏之处，故名关元。

《采艾编》："关元，小肠募，三阴任脉之会，言元气之关会也。"

《会元针灸学》："关元者，膀胱下口之关窍，关乎元气。《内经》曰：卫气出于下焦，而行于表，元阴元阳之交关，故名关元。"

[类属] 交会穴之一，足三阴、任脉之会（《甲乙》）。

[位置] 在腹白线上，当脐中直下3寸处。（图8-3）

《灵枢·寒热病》："脐下三寸。"《甲乙》、《千金》、《千金翼》、《外台》、《素问》王注、《铜人》、《发挥》、《大全》、《大成》、《图翼》、《新针灸学》同。

《难经》虞注："乃脐下二寸也。"

《中国针灸学》："约在腹下部之正中央。"

按：本穴在《灵枢·寒热病》篇中已明确定位于"脐下三寸"，但后世仍有不同观点。①《难经》虞注认为"乃脐下二寸也。"②《中国针灸学》："约在腹下部之正中央。"考①说并无依据，恐属笔误；②说定位简略，仅言位置大概，亦不足为凭。

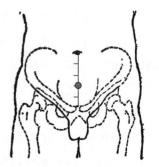

图8-3 关元

[取法] 仰卧，于脐与耻骨联合上缘中点连线的下2/5与上3/5的交点处取穴。

[刺灸法] 直刺0.5~1寸；可灸。

[层次解剖] 皮肤→皮下筋膜→腹部深筋膜→腹白线→腹内筋膜→腹膜下筋膜→脐正中襞。皮肤由第十一、十二胸神经和第一腰神经的前支的前皮支重叠交织分布。该穴位腹腔内相对应的器官是小肠、乙状结肠等。（参看中极、曲骨穴）

[功用] 培元固本，补益下焦。

[主治] 神经系统病症：中风脱症，眩晕，头痛，破伤风等。

泌尿系统病症：尿频，尿闭，尿血，小便不利，小溲赤涩，遗尿等。

生殖系统病症：遗精，白浊，阳痿，早泄，月经不调，经闭，崩漏，赤白带下，阴挺，阴门瘙痒，恶露不止，胞衣不下，产后腹痛等。

消化系统病症：霍乱吐泻，腹痛，痢疾，便血，脱肛，鼓胀，脐下癥瘕，状如覆杯等。

外科病症：脑疽，发背，诸般疔疮，恶毒，瘰疬，黄疸等。

其他病症：虚劳，羸瘦，无力，疝气，少腹痛，尸厥，消渴，长寿保健等。

现代常用于治疗：肠炎，痢疾，尿路感染，肾炎，蛋白尿，盆腔炎，功能性子宫出血，子宫脱垂，不孕症，高血压，神经衰弱，小儿消化不良，中风，偏瘫，水肿等。

为泌尿生殖及虚损诸病的主要用穴。

[成方举例] 气癃溺黄：关元、阴陵泉（《甲乙》）。

石淋：灸关元三十壮，又灸气门三十壮（《千金》）。

妇人奔豚：关元、中极、阴交、石门、四满、期门（《资生》）。

阴毒证治：灸脐下丹田、气海（《三因方》）。

伤寒太阴症：关元、命关（《扁鹊心书》）。

大便不禁：丹田、大肠俞；肾胀偏坠：关元（灸三壮）、大敦（七壮）（《大成》）。

慢性菌痢：关元、气海、肾俞、脾俞、大肠俞、三阴交、足三里。手法：每日 2～3 穴，艾条灸 10～15 分钟。肾绞痛：关元、足三里、飞扬、三阴交、中极、肾俞。手法：强弧度刮针。阳痿：关元、三阴交、肾俞、足三里。隔日一次，三阴交可埋针 4～6 小时（《针灸学》）

遗尿症：关元、三阴交；男性不育症：关元、地机、足三里、三阴交、然谷；小儿急性肾炎：关元、水道、三阴交。用速刺法，不留针，每日针治一次（《辑要》）。

[现代研究] 对膀胱张力有调整作用。对遗尿症的治疗有显著效果。对垂体－性腺系统的功能也有促进作用，据报道，针刺中极、关元、大赫等穴可引起血浆黄体生成素、尿促卵泡素水平发生变化，可改善迟发排卵。对男子精子缺乏症也有一定疗效。艾灸小白鼠"关元"穴，可使溶血空斑形成细胞增加，艾灸组为 106.4±60.98，对照组为 66±36.8，$P < 0.05$。可使肿瘤患者免疫反应增强，如以癌细胞给小白鼠接种 9 天后，经无菌手续抽取腹水稀释成浮悬液，注入家兔耳缘静脉进行免疫，于每次免疫后针刺"关元""足三里"，设不针的对照组，其结果第一过程免疫后 30 天，针刺组血清滴度平均值为 1∶3072，对照组仅为 1∶96。两者相差达 32 倍。在第二过程，免疫后（腹腔注射免疫）5 天，针刺组平均滴度为 1∶10240，对照组为 1∶1024，两者悬殊 10 倍。

[附注]《圣惠·辨痈疽证候好恶法》："关元隐隐痛者，小肠疽也；上肉微起者，小肠痈也。"

《扁鹊心书》："余治一伤寒，昏睡妄语，六脉弦大，余曰：脉大而昏睡，定非实热，乃脉随气奔也，强为治之，用烈火灸关元穴。初灸，病人觉痛，至七十壮，遂昏睡不痛，灸至三鼓，病人开眼思饮食，令服姜附汤，至三日后，方得元气来复，大汗而解。"

又："绍兴间，刘武军中步卒王超者，本太原人，后入重湖为盗，曾遇异人，授以黄白住世之法，年至九十，精彩腴润。辛卯年间，岳阳民家，多受其害，能日淫十女不衰。后被捉。临刑，监官问曰：汝有异术，信乎？曰：无也，惟火力耳，每夏秋之交，即灼关元千壮，久久不畏寒暑，累日不饥，至今脐下一块，如火之暖，岂不闻土成砖，木成炭，千年不朽，皆火之力也。死后，刑官令剖其腹之暖处，得一块非肉非骨，凝然如石，即艾火之效耳。"

五、石门 Shímén – CV5

[出处]《甲乙》："脐下疝，绕脐痛，石门主之。"

[别名] 利机、丹田、精露《甲乙》）；精室（《圣惠》）；俞门（《集成》）；后门（《医学纲目》）；端田（《西方子》）。

[穴名释义] 石，含坚硬不通之意。穴主治"少腹坚痛"。又刺灸本穴可"使人绝子"。盖女子不通人道者名石女，亦寓此意，故名石门。

《腧穴学》："不通为石，古说误针此穴可令人终身绝子，犹如石门不开，闭门不受，因名。"

《经穴释义汇解》："穴在脐下二寸。石，有坚硬之意。穴主少腹坚痛，历代医家传为妇人禁针之处，犯之无子。所谓女子不通人道者名石女，亦寓此意。穴为任脉之气出入之户，故名石门。"

[类属] 三焦之募（《甲乙》）。

[位置] 在腹白线上，当脐中直下 2 寸处。

《甲乙》："在脐下二寸。"《千金》、《千金翼》、《外台》、《素问》王注、《铜人》、《发挥》、《大全》、《大成》、《图翼》、《金鉴》、《新针灸学》、《中国针灸学》同。

按：骨度分寸依体表标志划分。脐中央至耻骨联合上缘中点（曲骨）为五寸，实为五等分，人无论高矮皆以此分法。故石门言脐下二寸，关元脐下三寸。余穴皆如是。

[取法] 仰卧，于脐与耻骨联合上缘中点连线的上 2/5 与下 3/5 的交点处取穴。

[刺灸法] 直刺 0.5～1 寸；可灸。孕妇慎用。《甲乙》："石门，女子禁不可灸。"

[层次解剖] 皮肤→皮下筋膜→腹部深筋膜→腹白线→腹内筋膜→腹膜下筋膜→脐正中襞。皮肤由第十一、十二胸神经和第一腰神经前支的前皮支重叠交织分布。皮下筋膜的脂肪层厚薄不一，个体差异较大。穴位深部，腹腔内相对应的器官是小肠襻、乙状结肠。

[功用] 温肾散寒，调经止带。

[主治] 泌尿生殖系统病症：小便不利，水肿，血淋，遗精，阳痿，经闭，带下，崩漏，产后恶露不止，癥瘕等。

消化系统病症：腹胀，泄痢，便秘，绕脐痛，食谷不化，呕吐等。

其他病症：奔豚，下元虚冷，疝气，阴囊上缩，腰髋少腹阴中相引疼痛，乳疾等。

现代常用于治疗：子宫功能性出血，闭经，尿潴留，乳腺炎，肠炎，阑尾炎，消化不良等。

［成方举例］少腹坚痛引阴中：石门、商丘（《千金》）。

小腹拘急痛：石门、水分（《资生》）。

妇女多子：石门、三阴交（《大成》）。

［附注］《圣惠·辨痈疽证候好恶法》："丹田隐隐而痛者，三焦疽也，上肉微起者，三焦痈也。丹田一名石门……"

六、气海 Qìhǎi – CV6

［出处］《灵枢·九针十二原》所载"脖胦"，即指本穴。《脉经》始名气海，后以此为正名。

［别名］肓原（《脉经》）；脖胦、下肓（《甲乙》）；丹田（《本事方》）。

［穴名释义］穴为先天元气汇聚之处，主治"脏气虚备，真气不足，一切气疾久不差"，故名气海。

《采艾编》："气海，生气之海，凡百病以为主。"

《医经理解》："气海，一名下肓，在脐下一寸半宛宛中，肓之原，生气之海。"

［类属］肓之原（《灵枢·九针十二原》）。

［位置］在腹白线上，当脐中直下 1.5 寸处。

《甲乙》："在脐下一寸五分。"《千金》、《千金翼》、《外台》、《素问》王注、《铜人》、《发挥》、《大全》、《大成》、《图翼》、《金鉴》、《新针灸学》、《中国针灸学》同。

按：参看石门穴。

［取法］仰卧，先取关元，当脐中与关元连线之中点处是穴。

［刺灸法］直刺 0.5～1 寸；可灸。孕妇慎用。

［层次解剖］皮肤→皮下筋膜→腹部深筋膜→腹白线→腹内筋膜→腹膜下筋膜→脐正中襞。皮肤由第十、十一、十二胸神经前支的前皮支重叠交织分布。腹腔内穴位相对应器官为小肠襻。（参看上脘穴）

［功用］理气，益肾，固精。

［主治］消化系统病症：胃脘痛，呃逆，呕吐，脘腹胀满，水谷不化，大便不通，泄痢不禁等。

泌尿生殖系统病症：癃淋，小便赤，遗尿，水肿鼓胀，遗精，阳痿，月经不调，痛经，经闭，癥瘕积块状如覆杯，不妊，崩漏，带下，阴挺，产后恶露不止，胞衣不下，产后腹痛等。

神经系统病症：中风脱症，类中风，脐风等。

其他病症：疝气，腰痛，绕脐腹痛，阴挛缩，四肢厥冷，五脏气虚，气喘，形体赢瘦，四肢乏力，小儿囟门不合，中暑等。

现代常用于治疗：虚脱，高血压，神经衰弱，疝气，慢性阑尾炎，慢性腹膜炎，肠炎，肠麻痹，月经不调，痛经，功能性子宫出血，尿潴留，膀胱炎等。

［成方举例］尺脉迟，下焦有寒：气海、关元（《脉经》）。

崩中漏下：气海、石门；瘕聚：气海、天枢（灸百壮）（《资生》）。

元气将脱：灸气海、丹田、关元各三百壮（《扁鹊心书》）。

月经不调：气海、中极、带脉（一壮）、肾俞、三阴交；单盅胀：气海、行间、三里、内庭、水分、食关；妇女赤白带下：气海、中极、白环俞、肾俞（《大成》）。

胁痛：气海、关元、期门、窍阴。均用灸法，适用于疼痛剧烈、奄奄欲绝的情况（《神灸经纶》）。

遗溺：气海、关元、阴陵泉、大敦、行间（《图翼》）。

急性前列腺炎：气海、血海、阴陵泉、三阴交、太溪、照海。强刺激（《针灸学》）。

急性菌痢：气海、天枢、上巨虚（《三十年论文选》）。

虚证：气海、丹田、委中（《行针指要歌》）。

五淋：气海、三里（《席弘赋》）。

五淋：气海、血海（《灵光赋》）。

［现代研究］气海穴可提高机体免疫能力。针刺气海穴可使急慢性肠炎、菌痢、泄泻、便秘等各种症状减轻，存活率提高，康复加快，提示对肠功能具有良好调整作用。有实验表明，每天针刺"关元""气海""足三里"，发现实验性猴菌痢的机体中产生抗体，较对照组早四天，其凝集效价较对照组高两倍有余。也有报道针刺急性菌痢患者的气海、天枢等穴，免疫球蛋白（IgG、IgA、IgM）均有不同程度升高，针后三天，增高极显著。针刺气海穴，对肾炎患者，可使肾泌尿功能增强，酚红排出量较针前增多，尿蛋白减少，高血压也下降，这种效应，一般可维持 2～3 小时，个别可达数日。也有报道隔姜灸气海穴，对精子缺乏症有治疗效应。

［附注］《大成》："甲戌夏，员外熊可山公，患痢兼吐血不止，身热咳嗽，绕脐一块，痛至死，脉气将危绝。众医云，不可治矣。工部正郎隗月潭公素善，迎予。视其脉虽危绝，而胸前尚暖，脐中一块高起如拳大，是曰不宜针刺，不得已，急针气海；更灸，至五十壮而苏，其块即散，痛即止。后治痢，痢愈治嗽血，以次调理得痊。"

《名医类案》："一人稚年气弱，于气海、三里穴时灸之。及老成，热厥头痛。虽严冬，喜朔风吹之，其患辄止。少处暖及近烟火，其痛辄作。此灸之过也。东垣治以泻火汤寻愈。"

七、阴交 Yīnjiāo – CV7

［出处］《甲乙》："水胀，水气行皮中，阴交主之。"

［别名］少关、横户（《甲乙》）；少目（《医心方》）。

［穴名释义］穴为任、冲、足少阴三阴脉交会处，故名阴交。

《医经理解》："阴交，在脐下一寸。当膀胱上口，三阴冲任之交会也。"

《会元针灸学》："阴交者，元阳之气，相交于阴，癸水之精，合于阴气，上水分合于任水之精，阳气从上而下，与元阴相交注丹田，水火既济，故名阴交。"

［类属］交会穴之一，任脉、气冲之会（《甲乙》）。《素问·气府论》新校正作"任脉、阴冲之会"。《外台》作"任脉、冲脉、足少阴之会"。

［位置］在腹白线上，当脐中直下一寸处。

《甲乙》："在脐下一寸。"《千金》、《千金翼》、《外台》、《素问》王注、《铜人》、《发挥》、《大全》、《大成》、《图翼》、《金鉴》、《新针灸学》、《中国针灸学》同。

按：参看石门穴。

［取法］仰卧，于脐中与石门穴的连线之中点处取穴。或于脐与耻骨联合上缘中点连线的上 1/5 与下 4/5 的交点处定取。

［刺灸法］直刺 0.5～1 寸；可灸。孕妇慎用。

［层次解剖］皮肤→皮下筋膜→腹部深筋膜→腹白线→腹内筋膜→腹膜下筋膜→脐正中襞。皮肤由第十、十一、十二胸神经前支的前皮支重叠交织分布。其穴位深部，腹腔内相对应器官是小肠襻、大网膜和下腔静脉起始。在第四、五腰椎体前方，左、右髂总静脉在两椎体之间汇合成下腔静脉；该静脉沿腹主动脉右侧上行，经肝脏的腔静脉窝，穿膈肌的腔静脉孔进入胸腔，开口于右心房。

［功用］调经理气，温补下焦。

［主治］泌尿生殖系统病症：小便不利，腹满水肿，转胞，血崩，带下，月经不调，阴痒，无子，产后恶露不止等。

消化系统病症：泄泻，肠鸣等。

神经系统病症：惊悸，不得眠等。

五官科病症：鼻衄等。

其他病症：疝气，绕脐冷痛，奔豚，小儿陷囟，腰膝拘挛等。

现代常用于治疗：子宫功能性出血，水肿，疝气，子宫脱垂，妇人尿道炎，子宫内膜炎，产后虚脱，恶露不止，睾丸炎，精神病等。

［成方举例］惊痫：阴交、气海、大巨（《千金》）。

小便不通（小腹坚痛引阴中）：阴交、石门、委阳；崩漏：阴交、石门（《资生》）。

血晕：阴交、三阴交、阳池（《标幽赋》）。

无子：阴交、石关（《百症赋》）。

胸膈痞满：阴交、承山（《长桑君天星秘诀歌》）。

八、神阙 Shénquè – CV8

[出处]《甲乙》："脐中，神阙穴也。"《素问·气穴论》所载"脐穴"即指本穴。

[别名] 脐中、气舍（《甲乙》）；环谷（《太素》杨上善注）；维会（《针方六集·神照集》）。气舍，《圣济》作"气合"，误。

[穴名释义] 阙，意为宫门。穴当脐中，胎儿赖此从母体获取营养而具形神，喻为元神之阙门，故而得名。

《会元针灸学》："神阙者，神之所舍其中也。上则天部，下则地部，中为人部，两旁有气穴、肓俞，上有水分、下脘，下有胞门、横户，脐居正中，如门之阙，神通先天。父母相交而成胎时，先生脐带形如荷茎，系于母之命门。天一生水而生肾，状如未敷莲花，顺五行以相生，赖母气以相转，十月胎满，则神注于脐中成人，故名神阙。"

《腧穴学》："阙原指门楼、牌楼、宫门，神阙即神气通行之门户。此指胎儿赖此处从母体得营养以发育之意。"

[位置] 在脐窝中点处。

《甲乙》："脐中，神阙穴也。"《铜人》《发挥》《大全》《大成》《图翼》《金鉴》《新针灸学》《中国针灸学》同。

按："两精相搏，谓之神"，即言胎儿形神来自父母之精相搏而得。脐带系于母之胞宫，生后带断所留之痕，名为脐。故谓人生得神之门户而名神阙，即脐之中央。

[取法] 仰卧，于肚脐正中取穴。

[刺灸法] 禁刺；可灸。

《甲乙》："脐中不可刺。"又："刺之令人恶疡遗矢者，死不治。"

[层次解剖] 皮肤→皮下筋膜→脐纤维环→腹内筋膜→腹膜下筋膜。皮肤由第九、十、十一肋神经的前皮支重叠交织分布。脐纤维环由致密结缔组织形成。该环连接于肝圆韧带和脐正中襞。前者又名肝静脉索，为脐静脉出生后退化而成，其索内仍有小的静脉，称附脐静脉，连于门静脉和脐周静脉丛，在门静脉高压时，是门静脉和上、下腔静脉之间重要的侧支循环途径之一。后者又名脐尿管索，由胚胎期的脐尿管和脐动脉的一部分萎缩而成。在脐纤维环周围，有胸腹壁浅静脉，腹壁下静脉及深静脉的腹壁上、下静脉，附脐静脉，肋间静脉，腰静脉等属支，形成脐周静脉丛，该丛也是重要而广泛的侧支吻合途径。穴位深部，腹腔内对应的器官是大网膜、小肠襻。在第四腰椎体的前面，腹主动脉在下腔静脉的左侧，并分为左右髂总动脉营养骨盆部和下肢。

[功用] 回阳固脱，益下元，调肠胃。

[主治] 神经系统病症：中风脱症，尸厥，不省人事，虚脱四肢厥冷，风痫，角弓反张，中暑等。

泌尿生殖系统病症：小便不禁，癃闭，水肿鼓胀，五淋，妇女不孕等。

消化系统病症：泄泻，痢疾，便秘，干霍乱，大便难，肠澼下血等。

其他病症：疝气，绕脐腹痛，形惫体乏等。

现代常用于治疗：急慢性肠炎，慢性痢疾，肠粘连，肠结核，休克，脑出血，水肿，脱肛等。为临床急救穴之一，但宜多灸。

［成方举例］腹虚胀如鼓：神阙、公孙（《资生》）。

肠鸣而泻：神阙、水分、三间（《大成》）。

五淋：脐中（隔盐灸七壮）、三阴交（灸）（《聚英》）。

九、水分 Shuǐfēn – CV9

［出处］《甲乙》："痉，脊强里紧，腹中拘急痛，水分主之。"

［别名］中守（《千金》）；分水（《圣惠》）；风水（《逢源》）。

［穴名释义］穴在脐上一寸，内应小肠，小肠能分别清浊，穴主治水病，故名水分。

《聚英》："水分，下脘下一寸，脐上一寸。穴当小肠下口，至是而泌别清浊，水液入膀胱，渣滓入大肠，故曰水分。"

《概述腧穴的命名》："水分，即因此穴是小肠分清别浊的分水岭而得名。"

［位置］在腹白线上，当脐中直上一寸处。

《甲乙》："在下脘下一寸，脐上一寸。"《千金》《千金翼》《外台》《铜人》《发挥》《大全》《大成》《图翼》《金鉴》《新针灸学》《中国针灸学》同。

按：骨度分寸依髑骭，即胸前歧骨分叉处至脐中划分为八等分，名为 8 寸。本穴在脐上 1 寸处。脘腹部其他穴位皆仿此。

［取法］仰卧，于（胸）歧骨至脐中连线的下 1/8 与上 7/8 的交点处取穴。

［刺灸法］直刺 0.5～1 寸；可灸。

［层次解剖］皮肤→皮下筋膜→腹部深筋→腹白线→腹内筋膜→腹膜下筋膜。皮肤由第八、九、十肋间神经前皮支重叠交织分布。腹腔内穴位相对应器官为大网膜、小肠、胃、胰及其后方的下腔静脉（右）和腹主动脉（左）。（参看上脘穴）

［功用］健脾利水。

［主治］消化系统病症：绕脐腹痛，肠鸣，泄泻，翻胃，吐食，不嗜食等。

肛肠科病症：脱肛，大便不利等。

其他病症：水肿，小儿囟陷，腰脊强痛，霍乱转筋等。

现代常用于治疗：腹水，呕吐，慢性肠炎，肾炎，疝气，腰背痛等。

为治水肿之重要用穴。

［成方举例］腹中拘急痛：水分、石门（《千金》）。

反胃呕吐：水分、气海（《资生》）。

绕脐痛：水分、神阙、气海；发痧等症：水分、百劳、大陵、委中（《大成》）。

腹水：水分、天枢、三阴交、地机、足三里（《新针灸学》）。

肚腹浮肿：水分、建里（《长桑君天星秘诀歌》）。

水肿：水分、复溜（《杂病穴法歌》）。

水肿：水分、气海（《席弘赋》）。

[附注]《续名医类案》："维阳府判赵显之病虚羸泄泻褐色，乃洞泻，寒中证也。每闻大黄气味即注泻。张（子和）诊之，两手脉沉而软。令灸水分穴一百壮，次服桂苓甘露散、胃风汤、白术丸等药，不数月而愈。"

《资生经》："里医为季生治水肿，以药饮之久不效。以受其延持之勤，一日忽灸水分与气海穴，是早观面如削矣，信乎水分能治水肿也。"

十、下脘 Xiàwǎn－CV10

[出处]《甲乙》："食饮不化，入腹还出，下脘主之。"《灵枢·四时气》所载："邪在胃脘，在上脘则刺抑而下之，在下脘则散而去之。"上脘、下脘在此当指胃脘的上部、下部，不作穴名。

[别名]幽门《圣济》。下脘，《脉经》《千金》等作"下管"，同。

[穴名释义]脘，胃府也。穴在脐上二寸，当胃之下部，故名下脘。

《会元针灸学》："下脘者，脘是胃脘。分上中下三部：胃之上口，偏斜当右；胃之中弯向左；胃之下当中。上中下分三弯，当下弯者，胃之下口，故名下脘。"

《经穴释义汇解》："脘，胃府也，又通管。穴在建里下一寸，脐上二寸。当胃之下口，故名下脘。"

[类属]交会穴之一，足太阴、任脉之会（《甲乙》）。

[位置]在腹白线上，当脐中直上2寸处。

《甲乙》："在建里下一寸。"《千金》、《千金翼》、《外台》、《素问》王注、《铜人》、《发挥》、《大全》、《大成》、《图翼》、《金鉴》、《新针灸学》、《中国针灸学》同。

按：依任脉穴序而言，应为脐上二寸处。参看水分穴。

[取法]仰卧，于（胸）歧骨至脐孔连线的下1/4与上3/4的交点处取穴。或于水分穴直上1寸定取。

[刺灸法]直刺0.5~1寸；可灸。

[层次解剖]皮肤→皮下筋膜→腹部深筋膜→腹白线→腹内筋膜→腹膜下筋膜。皮肤由第八、九、十肋间神经的前皮支重叠交织分布。穴位深部，腹腔内相对应器官有大网膜、横结肠、胃和胰，椎体前有下腔静脉（右）与腹主动脉（右）。

[功用]温胃散寒，理气散结。

[主治]消化系统病症：胃脘寒痛，腹胀，腹痛，呕吐，呃逆，不嗜食，食谷不化，入腹还出，肠鸣，泄泻等。

泌尿系统病症：小便赤。

现代常用于治疗：消化不良，胃痉挛，慢性胃炎，肠炎，胃下垂，胃扩张，尿血等。

[成方举例] 羸瘦：下管、胃俞、脾俞、下廉；反胃（食饮不化，入腹还出）：下管、三里（《资生》）。

痢疾，里急后重：灸下脘、天枢、照海（《神灸经纶》）。

急性菌痢：下脘、天枢、气海、关元、足三里（《辑要》）。

腹内肠鸣：下脘、陷谷（《百症赋》）。

[现代研究] 对肠功能障碍患者，针刺下脘可使功能正常化。促进胃、十二指肠溃疡的愈合，胃液分泌虽多保持高分泌状态，但胃的总酸度和自由酸度多趋于正常化。实验研究，针下脘等穴可提高免疫功能。

十一、建里 Jiànlǐ – C11

[出处]《甲乙》："心痛上抢心，不欲食，支痛引膈，建里主之。"

[穴名释义] 建，含立之意；里，指邻里。穴在中脘下一寸，下脘上一寸处，犹喻邻立于胃中、下部之间，故名建里。

《医经理解》："建里在中脘下一寸，脐上三寸，言建立于里道之中也。"

《腧穴学》："建有调理之意，里指里面。穴有调理脾胃作用，故名。"

[位置] 在腹白线上，当脐中直上 3 寸处。

《甲乙》："在中脘下一寸。"《千金》、《千金翼》、《外台》、《素问》王注、《铜人》、《发挥》、《大全》、《大成》、《图翼》、《金鉴》、《新针灸学》、《中国针灸学》同。

按：参看水分穴。

[取法] 仰卧，于（胸）歧骨至脐中连线的下 3/8 与上 5/8 的交点处取穴。或于下脘穴直上 1 寸定取。

[刺灸法] 直刺 0.5～1 寸；可灸。

[层次解剖] 皮肤→皮下筋膜→腹部深筋膜→腹白线→腹内筋膜→腹膜下筋膜。皮肤由第七、八、九肋间神经的前皮支重叠交织分布。穴位深部，腹腔内相对应器官有肝、胃、胰，脊柱的椎体前有下腔静脉（右）与腹主动脉（左）。（参看上脘穴）

[功用] 健脾胃，助运化。

[主治] 消化系统病症：胃脘疼痛，腹胀，呕吐，食欲不振，腹中切痛，肠鸣，霍乱等。

心血管系统病症：真心痛，胸闷等。

其他病症：水肿，支满等。

现代常用于治疗：急慢性胃炎，心绞痛，腹水，肠炎等。

[成方举例] 胸中苦闷：建里、内关（《百症赋》）。

十二、中脘 Zhōngwǎn – CV12

[出处]《甲乙》：“腹胀不通，寒中伤饱，食饮不化，中脘主之。”《素问·气穴论》所载“上纪者，胃脘也”，王注即本穴。《灵枢·根结》所载的“结于太仓”，亦指本穴。

「别名」胃管（《脉经》）；太仓（《甲乙》）；胃募（《千金》）；上纪（《经穴汇解》）。太仓，《西方子》《经穴汇解》等作“大仓”。中脘，《脉经》《千金》作“中管”。胃管，《经穴汇解》作“胃腕”。

[穴名释义] 脘，胃府也。穴在脐上四寸，当胃之中部，故名中脘。

《会元针灸学》：“中脘者，禀人之中气，营气之所出。在时而论，春为阳中，万物以生，秋为阴中，万物以成，常夏居四季之中，当脾胃之令，脾胃居肺肝心肾之中，当于上中下胃脘之中，故名中脘。”

《针灸穴名解》：“本穴内应胃中，即近于胃小弯处也。因穴位所在，故名中脘。中脘为胃之募穴，故治胃腑诸病以此为主。《难经》谓：腑会太仓。滑伯仁曰：太仓，一名中脘。按太仓为纳谷之器，在人身唯胃为然。”

[类属] ①交会穴之一，手太阳、手少阳、足阳明所会（《甲乙》）。《聚英》作手太阳、手少阳、足阳明、任脉之会。②八会穴之一，腑会（《难经》）。

[位置] 在腹白线上，当脐中直上 4 寸处。（图 8-4）

《甲乙》：“在上脘下一寸，居心蔽骨与脐之中。”《千金》、《千金翼》、《外台》、《素问》王注、《铜人》、《发挥》、《大成》、《图翼》、《金鉴》、《新针灸学》同。

《难经集注》虞注：“唯心前鸠尾下四寸。”

《入门》：“鸠尾下三寸。”《大全》同。

《中国针灸学》：“在腹上部之中央。”

按：《甲乙》定在“上脘下一寸，居心蔽骨与脐之中”，对此，各家均无歧义。但对该穴距鸠尾的尺度则有两说，一云在“鸠尾下四寸”（《难经》虞注），一云在“鸠尾下三寸”（《入门》）。究其原因，

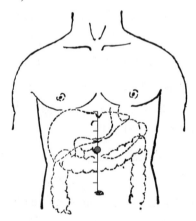

图 8-4　中脘

恐是对鸠尾理解不同所致，如《经穴汇解》指出鸠尾“古有三意，或歧骨或蔽骨或谓穴名”，据此，如从歧骨理解，本穴则当在“鸠尾下四寸”，如从穴名理解，则在其“下三寸”处。

[取法] 仰卧，于（胸）歧骨与脐中连线的中点处取穴。

[刺灸法] 直刺 0.5~1 寸；可灸。

[层次解剖] 皮肤→皮下筋膜→腹部深筋膜→腹白线→腹内筋膜→腹膜下筋膜。皮

肤由第七、八、九肋间神经的前皮支重叠交织分布。腹腔内，穴位下相对应器官有肝、胃，脊柱的椎体前有下腔静脉（右）与腹主动脉（左）。（参看上脘穴）。

[功用] 健脾胃，助运化，补中气，安神志。

[主治] 消化系统病症：胃脘痛，腹胀，呕吐，呃逆，翻胃，吞酸，纳呆，食不化，痞积，鼓胀，腹痛，肠鸣，泄泻，便秘，便血，霍乱，肠痈等。

呼吸系统病症：哮喘，痰多，虚劳，吐血等。

神经系统病症：头痛，失眠，惊悸，怔忡，脏躁，癫狂，痫证，中风，尸厥，急慢惊风，产后血晕，痿证等。

心血管系统病症：心痛。

妇科病症：子宫脱垂，恶阻等。

皮肤科病症：荨麻疹。

其他病症：身肿，难以俯仰，面色萎黄，奔豚，心下积如覆杯，忧思气积，胁下坚痛，黄疸，中暑，身热，小便黄，鼻闻焦臭等。

现代常用于治疗：急慢性胃肠炎，胃溃疡，胃痉挛，胃扩张，胃下垂，急性肠梗阻，便秘，消化不良，神经衰弱，高血压，精神病等。

[成方举例] 黄疸：中管、大陵、劳宫、三里、然谷、太溪（《千金翼》）。

翻胃：服药未应者，急灸中脘、足三里二穴，各灸七壮或九壮，其效尤著焉（《济生方》）。

喘息不能行：中脘、期门、上廉；大便泄泻不止：中脘、天枢、中极（《大成》）。

久痢：灸中脘、脾俞、天枢、三焦俞、大肠俞、足三里、三阴交（《神灸经纶》）。

蛊毒法：中脘、照海（《图翼》）。

胃炎、溃疡病：中脘、足三里，也可以加章门或天枢；如呕吐加内关（《针灸学》）。

声门痉挛：中脘、气海、足三里、少商、中冲、合谷、隐白、至阴。发作时，取上穴用强刺激法（《中国针灸学》）。

急慢性胃炎：中脘、建里、足三里（均双侧）；肠道蛔虫症：以中脘、上脘为主穴；右侧腹痛者，加右梁门；左侧腹痛者，加左梁门；疼痛散射至肩背者，加取阿是穴（《辑要》）。

痰症：中脘、三里；呕吐：中脘、气海、膻中（《行针指要歌》）。

霍乱：中脘、三里、内庭；腹满：中脘、三里（《杂病穴法歌》）。

腹坚：中脘、下脘（《灵光赋》）。

[现代研究] 对胃肠功能有调整作用，与原来的功能状态和针刺手法有关。如原来处于软弱或中等度蠕动状态时，可使蠕动增强，原来处于较强状态时，则不明显。当用弱刺激时，可促进胃运动，强刺激时则产生抑制效应。对胃酸分泌也有一定促进作用，增加肺安静通气量、耗氧量和最大通气量。

对膀胱张力也有调整作用，当膀胱处于紧张状态，可使张力下降，处于松弛状态使之张力上升。

对血液也有影响，可使白细胞明显上升，中性粒细胞比例也相应上升。对脾功能亢进而白细胞减少者，也有同样效果。

艾灸中脘穴可提高机体免疫防卫功能，如以小白鼠进行实验研究，隔日灸"中脘"一次，共三次，分别测定肝、脾、腹腔巨噬细胞的吞噬活性，结果发现，艾灸组和对照组的吞噬细胞活性均有一定增强。但以肝、腹腔的吞噬细胞活性最为显著（$P <$ 0.05）。

[附注]《圣惠·辨痈疽证候好恶法》："中管（脘），隐隐而痛者，胃疸也；上肉微起者胃痈也。"

《大成》："戊寅冬，张相公长孙，患泻痢半载，诸药不效。相公命予治之，曰：昔翰林时，患肚腹之疾，不能饮食，诸药不效，灸中脘、章门即饮食，其针灸之神如此。今长孙患泻痢，不能进食，可针灸乎？予曰：泻痢日久，体貌已变，须元气稍复，择日针灸可也。华岑公子云：事已危笃矣，望即治之，不俟再择日期。即针灸中脘、章门，果能饮食。"

十三、上脘 Shàngwǎn – CV13

[出处]《甲乙》："心下有膈，呕血，上脘主之。"

[别名] 胃脘（《资生》）；上纪（《大全》）。上脘，《脉经》《千金》作"上管"；《圣济》作"上腕"。

[穴名释义] 脘，胃府也。穴在巨阙下一寸，当胃之上部，故名上脘。

《针灸穴名解》："本穴内应贲门。贲门，即胃上口也。故曰上脘。主治满闷、吐逆诸症。盖以本穴接近贲门也。贲即今之所谓横膈肌也。俗云心口痛，即贲门症也。玩味本穴治吐，则知下脘可以治哕。有谓贲门为喷门者，乃抄传之误也。"

《腧穴学》："脘同管，原指胃的内腔，穴居胃的上部，故名上脘。"

[类属] 交会穴之一，任脉、足阳明、手太阳之会（《甲乙》）。

[位置] 在腹白线上，当脐直上5寸处。

《甲乙》："在巨阙下一寸五分，去蔽骨三寸。"《铜人》《发挥》《图翼》同。

《千金》："在巨阙下一寸，去蔽骨三寸。"《千金翼》《外台》《大成》《金鉴》同。

《入门》："鸠尾下二寸。"《大全》《新针灸学》同。

《考穴编》广注："合居脐上五寸。"

《中国针灸学》："在腹上部中央之上方一寸处。"

按：本穴位置有两种说法：①《甲乙》："在巨阙下一寸五分，去蔽骨三寸"；②《千金》："在巨阙下一寸，去蔽骨三寸。"对此，《经穴汇解》注云："甲乙经作巨阙下一寸五分，去蔽骨三寸，非也。既见为一寸五分，与腹部旁穴皆不合《内经》每寸一穴之意。"腹部每寸一穴见《素问》王注："巨阙、上脘、中脘、建里、下脘、水分递相去同身寸一寸。"遵此，当以《千金》定位为是。

[取法]　仰卧，于（胸）歧骨与脐中连线的上 3/8 与下 5/8 的交点处取穴。或于中脘穴直上 1 寸定取。

[刺灸法]　直刺 0.5～1 寸；可灸。

[层次解剖]　皮肤→皮下筋膜→腹部深筋膜→腹白线→腹内筋膜→腹膜下筋膜。皮肤由第六、七、八肋间神经的前皮支重叠交织分布。腹白线位于腹部前正中线上，由两侧的腹直肌鞘纤维彼此交织而成。脐以上的腹白线宽约 1 厘米，脐以下则因两侧腹直肌靠近而变狭窄，甚或不明显。腹腔内，穴位相对应的器官有肝、胃、胰等。（参看巨阙、鸠尾穴）

[功用]　健脾胃，补中气，清痰热。

[主治]　消化系统病症：胃脘疼痛，腹胀，腹痛，肠鸣，霍乱，呕吐，呃逆，纳呆，食不化，泄泻，痢疾等。

呼吸系统病症：咳嗽，痰多，虚劳吐血等。

神经系统病症：癫狂，痫证，惊悸，头晕目眩等。

心血管系统病症：卒心痛，心中烦热等。

其他病症：黄疸，身热无汗，恶阻等。

现代常用于治疗：急慢性胃炎，胃扩张，胃痉挛，胃出血，贲门痉挛，消化不良，慢性肠炎，腹膜炎，疝气，支气管炎，胸膜炎，肾炎等。

[成方举例]　寸口脉洪大胸胁满：上管、期门、章门（《脉经》）。

呕血：上管、不容、大陵（《千金》）。

寒中伤饱，食饮不化：上管、中管；不吐不泻，心中痛甚：上管、中管、下管、脾俞、三阴交（《资生》）。

九种心痛：上脘、中脘（《玉龙赋》）。

发狂奔走：上脘、神门（《百症赋》）。

[现代研究]　针刺上脘等穴对胃、十二指肠溃疡的治疗有一定效果，可使症状减轻，促进溃疡愈合，对胃酸分泌也有一定影响。

十四、巨阙 Jùquè－CV14

[出处]《脉经》："关脉微，胃中冷，心下拘急……针巨阙补之。"

[别名]　巨关（《素问·气府论》王注）。巨阙，《肘后方》作"巨厥"。

[穴名释义]　巨，指巨大；阙，指宫门。穴为心之募，上临心界，为心气结聚之处。因心为君主之官，穴处为心君至尊之地，犹如宫殿大门，故名巨阙。

《会元针灸学》："巨阙者，在胸坎肋下如门之两阙，居蔽（心）骨之下一寸，蔽（心）骨系黄庭方寸之地，巨长只寸许，心气所依注之穴，故名巨阙。"

《概述腧穴的命名》："经气留住而深居之穴位，称为堂或阙，如心气募之处称巨阙。"

［类属］心之募穴（《脉经》）。

［位置］在腹白线上，当脐中直上6寸处。（图8－5）

《甲乙》："在鸠尾下一寸。"《千金》《千金翼》《外台》《铜人》《发挥》《大全》《大成》《图翼》《新针灸学》同。

《铜人》："在鸠尾下一寸，鸠尾短者，少令强一寸。"

《扁鹊心书》："脐上五寸五分。"

《金鉴》："从上脘上行，在两歧骨下二寸。"

《考穴编》："中脘上二寸五分。"

《中国针灸学》："在腹上部之上方。"

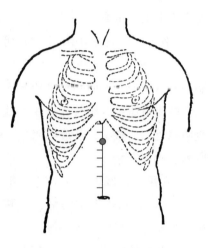

图8－5　巨阙

按：《甲乙》定于"鸠尾下一寸"，即脐上6寸处，后世主要针灸著作如《千金》《发挥》《铜人》《大成》等定位同此。但《扁鹊心书》则定在"脐上五寸五分"，《考穴编》定在"脐上六寸五分"，此两说均与《素问》王注"巨阙、上脘、中脘、建里、下脘、水分递相去同身寸一寸"不合，故不从。

［取法］仰卧，于（胸）歧骨至脐中连线的上1/4与下3/4的交点处取穴。或于上脘与歧骨连线的中点处定取。

［刺灸法］直刺0.5～1寸；可灸。

［层次解剖］皮肤→皮下筋膜→腹部深筋膜→腹白线→腹内筋膜→腹膜下筋膜。皮肤由第六、七、八肋间神经的前皮支重叠交织分布。腹前壁的深层动脉有走行于腹内斜肌和腹横肌之间的下六对肋间动脉和四对腰动脉。腹上部还有腹壁上动脉；腹下部有腹壁下动脉、旋髂深动脉。在脐附近腹壁上、下动脉相互吻合，并与肋间动脉的终末支在腹直肌鞘外侧吻合。穴位下，腹腔内相对应的器官有肝、小网膜、胃。（参看上脘、鸠尾穴）

［功用］宁心化痰，理气和胃。

［主治］心血管系统病症：胸痛，心痛，心烦等。

神经系统病症：惊悸，尸厥，癫狂，痫证，妄言，健忘等。

消化系统病症：腹胀暴痛，霍乱，呕吐，呃逆，胃中冷，噎膈，吞酸，泄泻，痢疾，蛔虫心痛等。

呼吸系统病症：胸满气短，咳逆上气，背痛，唾血等。

其他病症：黄疸，脚气，狐疝，瘕瘕引脐腹痛等。

现代常用于治疗：精神分裂症，癫痫，心绞痛，急性胃肠炎，胃痉挛，胃扩张，心外膜炎，胸膜炎，膈肌痉挛，胆道蛔虫症，慢性肝炎，支气管炎等。

[成方举例] 霍乱：巨阙、关冲、支沟、公孙、解溪（《甲乙》）。

关脉数，胃中有热：巨阙、上管（《脉经》）。

少气：巨阙、解溪、然谷、尺泽（《资生》）。

子上逼心，气闷欲绝：巨阙、合谷（补）、三阴交（泻）。如子掬母心，生下男左女右手心，有针痕可验，不然在人中或脑后有针痕（《大成》）。

风湿性心脏病：巨阙、间使、阳陵泉（《辑要》）。

[现代研究] 对胃下垂有显著疗效。有报道以 7 寸长针从巨阙穴透左肓俞，针刺入后手提针柄与皮肤成 45°，慢慢上提，第一次提针 10 分钟，以后每次提 3~5 分钟，隔日一次，10 次为一疗程，120 例，治愈 47 例，显效 12 例，好转 49 例，无效 12 例。也有报道由巨阙处进针向脐左压痛点透针 40 分钟，或针刺方向与之相反治疗胃下垂。结果：胃下垂组，显效为 31.48%。胃下垂度，治后有显著好转（$P < 0.001$）。对胃张力有一定促进作用（$P \approx 0.05$），临床症状有相应好转。也有报道可使健康人食管蠕动增加，内径增宽。对冠心病亦有一定疗效。

[附注]《三国志·魏书·华佗传》："广陵吴普、彭城樊阿皆从佗学。……阿善针术。凡医咸言背及胸藏之间不可妄针，针之不过四分，而阿针背入一二寸，巨阙胸藏针下五六寸，而病辄瘳。"

《标幽赋》："抑又闻高皇抱疾未差，李氏针巨阙而后苏。"《魏书》中有《李修传》曰："李修字思祖，本阳平馆陶人。……太和中，常在禁内，高祖文明太后时有不豫，修侍针药，治多有效，赏赐累加，车服第宅，号为鲜丽。"但未提巨阙一事。

《圣惠·辨痈疽证候好恶法》："巨阙隐隐而痛者，心疽；心上肉微起者，心痈也。"

《明史·凌云传》载："金华富家妇，少寡得狂疾，至裸形野立。云视曰：是谓丧心，吾针其心，心正必知耻。蔽之帐中，慰以好言，释其愧，可不发，乃令二人坚持用凉血喷面，针之果愈。"

《甲乙》云："狂，妄言，怒，恐恶火，善笑者，巨阙主之。"巨阙深部为肝脏，不可深刺。精神患者，更宜注意。为避免针及肝脏，宜平卧，两手抱头而刺。喷以冷水者，使其惊，膈肌、肝脏上提，亦为取鸠尾、巨阙之法。

《扁鹊心书》："一贵人妻为鬼所着，百法不效。有一法师书天医符奏玉帝亦不效。余令服睡圣散三钱，灸巨阙穴五十壮，又灸石门穴三百壮，至二百壮，病人开眼如故，服姜附汤，镇心丹五日而愈。"

十五、鸠尾 Jiūwěi – CV15

[出处]《素问·气穴论》："任脉之气所发者……鸠尾下三寸。"

[别名] 尾翳、𩩲骬（《甲乙》）；臆前（《铜人》）；𩩲骭（《东医宝鉴》）；龙头（《医心方》）；尾聄、骭鹘（《针灸全书》）。

[穴名释义] 鸠，鸟名，即斑鸠。穴在剑突下方，因胸骨剑突形似斑鸠之尾，故名鸠尾。

《会元针灸学》："鸠尾者，言骨下垂如鸠尾形。又名尾翳者，两胁左右分阴阳，如鸠之有两翼，心下有蔽骨一方，鸠尾遮闭心脏之外，翳蒙其上，故又名尾翳。"

《经穴释义汇解》："穴在臆前蔽骨下五分。蔽骨，即蔽心骨，又名鸠尾骨。即穴处胸前鸠尾骨之下，因其骨垂形如鸠尾，故以为名。"

[类别] 膏之原，出于鸠尾（《灵枢·九针十二原》）。

[位置] 在腹白线上，当脐中直上7寸处。（图8-6）

《甲乙》："在臆前蔽骨下五分。"《千金》《千金翼》《外台》《大全》《金鉴》同。

《铜人》："在臆前蔽骨下五分，无蔽骨者从歧骨下行一寸。"《发挥》《图翼》《新针灸学》同。

《大成》："在歧骨下一寸。"

《中国针灸学》："在白线之上端胸骨剑突之直下。"

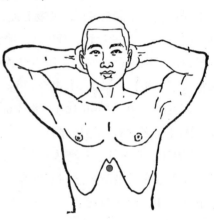

图8-6 鸠尾

按：此穴定位，古有"在臆前蔽骨下五分"（《甲乙》）和"在两歧骨下一寸"（《大成》）两种提法，考蔽骨现指剑突，歧骨在此是指胸剑联合，剑突下五分即约相当于胸剑联合下一寸，《铜人》"在臆前蔽骨下五分，无蔽骨者从歧骨下行一寸"之说可证。

[取法] 仰卧，于（胸）歧骨至脐中连线的上1/8与下7/8的交点处取穴，或于巨阙穴直上1寸处定取。

[刺灸法] 斜向下刺0.5~1寸；可灸。《甲乙》："鸠尾禁不可灸。"又"禁不可刺。"

[层次解剖] 皮肤→皮下筋膜→腹部深筋膜→腹白线→腹内筋膜→腹膜下筋膜。皮肤由第五、六、七肋间神经的前皮支重叠交织分布。腹前壁由第七至十一肋间神经，肋下神经（以上二神经均为脊神经的胸神经前支），髂腹下神经及髂腹股沟神经所支配。第七至十一肋间神经和肋下神经斜向前下方，行经于腹内斜肌和腹横肌之间，至腹直肌外侧缘处，进入腹直肌鞘，向前穿过腹直肌、腹直肌鞘前层，最后以前皮支终于皮肤，并在腹壁前正中线左右交织。上述神经在行经腹外侧壁时，均发出外侧皮支，分布于腹外侧壁皮肤。腹腔内，穴位下相对应器官有肝、膈、胸腔、心脏与心包。不可盲目刺深。（参看上脘穴）

[功用] 宁心化痰，和胃降逆。

[主治] 心血管病症：心痛，心悸，心烦等。

神经系统病症：癫痫，惊狂，脏躁病，偏头痛等。

消化系统病症：呕吐，呃逆，反胃，胃痛，腹胀等。

喉科病症：咽肿喉痹，水浆不下等。

肛肠科病症：脱肛。

其他病症：房劳，精神耗散，气短，小儿囟陷等。

现代常用于治疗：心绞痛，癫痫，呃逆，精神病，哮喘，心包炎，支气管炎，急性胃炎，神经衰弱，扁桃腺炎，喉头炎，肺气肿，肋间神经痛等。

［成方举例］小儿牛痫，目直视腹胀乃发也，灸鸠尾一穴三壮……炷如小麦大（《圣惠》）。

少年房多短气：鸠尾（五十壮）、脐中（盐灸二十七壮）；心寒：鸠尾、少冲、商丘（《资生》）。

食痫：鸠尾、中脘、少商；痫证：鸠尾、中脘、肩髃、曲池（《大成》）。

五般痫：鸠尾、涌泉（《席弘赋》）。

［现代研究］对胃肠功能有调整作用，如急性胃肠炎，针刺与艾灸足三里、鸠尾等穴，可有较好的疗效。对血压也有调整作用，对高血压有降压作用，特别对Ⅲ期高血压较好。动物的失血性休克，血压 20～30 毫米汞柱时，稳定后，开始针灸"内关""合谷""鸠尾"，持续针灸 30 分钟，血压即上升，大部分血压上升，并超过 35 毫米汞柱。

［附注］《大成》："丁丑夏，锦衣张少公夫人，患癫痫二十余载，曾经医数十，俱未验。来告予，诊其脉，知病经络，故手足牵引，眼目黑瞀，入心则搐叫，须依理取穴，方保得痊。张公善书而知医，非常人也。悉听予言，取鸠尾、中脘快其脾胃，取肩髃、曲池等穴理其经络，疏其痰气，气血流通，而痫自定矣。此日即平妥，然后以法制化痰健脾之药，每日与服。"

十六、中庭 Zhōngtíng – CV16

［出处］《甲乙》："胸胁支满，膈塞饮食不下，呕吐食复出，中庭主之。"

［别名］龙颔（《千金翼》）。

［穴名释义］庭，指庭院。任脉沿腹中线上行，至穴处进入胸廓。喻脉气已由宫门（巨阙）而至宫庭院子，故以为名。

《采艾编》："中庭，中央之前庭也。"

《经穴释义汇解》："穴在膻中下一寸六分凹陷处，喻穴居心位，心居中而处尊，犹如至中之殿庭，故名中庭。"

［位置］在胸骨中线上，当膻中穴直下 1.6 寸处。（图 8－7）

《甲乙》："在膻中下一寸六分陷者中。"《千金》《千金翼》《外台》《铜人》《发挥》《大全》《图翼》同。

《入门》：　　"鸠尾上一寸，膻中下一寸六分陷中。"

《金鉴》："从鸠尾上行一寸陷中。"

《新针灸学》："膻中之下约二横指，正对第七肋骨端。"

按：本穴自鸠尾上1寸，则已至胸廓部。胸廓部诸穴居胸骨中线上，横径依肋间取，故骨度每穴以一寸六分定取。所以本穴在膻中穴下一寸六分。

［取法］仰卧，于前正中线，当胸骨体与剑突之交界处取穴。

［刺灸法］平刺0.3~0.5寸；可灸。

［层次解剖］皮肤→皮下筋膜→胸部深筋膜→胸骨体骨膜。皮肤由第四、五、六肋间神经的前皮

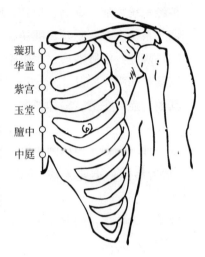

图8-7　中庭

支重叠交织分布。皮薄，皮下筋膜内含有少量脂肪组织、血管、神经和淋巴。各个部位皮下筋膜的厚度与个体发育有关。胸前区的脂肪组织和皮肤由肋间动脉的前穿支和胸廓内动脉的穿支营养。胸骨体下部及左侧第三至第六肋软骨的后方为胸腔纵隔内的心及心包，它们的前面紧贴胸前壁，心脏约2/3偏于胸前正中线左侧，1/3在右侧，心脏的后面与食管，在胸主动脉和脊柱的第五至八胸椎体的前方。（参看膻中穴）

［功用］和胃降逆，理气宽胸。

［主治］消化系统病症：腹胀，噎膈，呕吐，食不下，小儿吐乳等。

心血管系统病症：心痛。

其他病症：胸满，梅核气，咽痛等。

现代常用于治疗：哮喘，膈肌痉挛，呕吐，扁桃腺炎，食道狭窄，小儿吐乳等。

［成方举例］小儿呕吐：灸中庭一壮，炷如小麦大（《圣惠》）。

呕吐：中庭、俞府、意舍（《资生经》）。

十七、膻中 Dànzhōng – CV17

［出处］《灵枢·根结》："厥阴……络于膻中。"原作部位名。《难经·三十一难》始作穴名。

［别名］元儿（《甲乙》）；上气海（《图翼》）；胸堂（《千金》）。膻中，《千金》作"亶中"，《针灸全书》一名"亶中"。元儿，《大成》误作"元见"。

［穴名释义］膻中，指胸腔中央。穴为心包所在处，喻为心主之宫城也，故而得名。

《灵枢·经脉》："三焦手少阳之脉……入缺盆，布膻中，散落心包。"

《八脉考·释音》："膻，音亶，胸中也。"

《灵枢·胀论》:"膻中者,心主之宫城也。"

[类属] 八会穴之一,气会膻中。(《难经·四十五难》:"气会三焦外,筋直两乳内也。"丁德用注即本穴。)

[位置] 在胸骨中线上,平第四肋间隙处。

《难经·三十一难》:"(在)玉堂下一寸六分,横直两乳间。"《千金》《千金翼》《外台》《铜人》《发挥》《大全》《大成》《图翼》同。

《甲乙》:"在玉堂下一寸六分陷者中。"《素问》王注、《金鉴》同。

《新针灸学》:"两乳的中间陷中,正对第五肋骨端。"

按:《素问·灵兰秘典论》:"膻中者,臣使之官,喜乐出焉。"此乃指胸前正中部位而言。本穴居两乳间,为胸前部中央,玉堂穴下一寸六分处,平第五肋骨端。

[取法] 仰卧,男性于胸骨中线与两乳头连线之交点处定取;女子则于胸骨中线于第四肋间隙处定取。

[刺灸法] 平刺0.3~0.5寸;可灸。

[层次解剖] 皮肤→皮下筋膜→胸部深筋膜→胸骨体骨膜。皮肤由第三、四、五肋间神经的前皮支重叠交织分布。心脏在胸前外侧壁的体表投影通常可由以下四点连线表示:右上点在右侧第三肋软骨上缘,距胸骨右缘约1厘米处;右下点在第六胸肋关节;左上点在左第二肋软骨下缘,距胸骨左缘1.2厘米处;左下点在左侧第五肋间隙,距锁骨中线内侧1~2厘米,或距胸前正中线7~9厘米。以上右上点与右下点的连线、左上点与左下点的连线、右下点与左下点的连线,各连线略向外突即为心脏的体表投影。在此体表投影范围内的穴位,凡能深进胸腔者均应浅刺或斜刺,而不能盲目进针。

[功用] 理气活血,宽胸利膈。

[主治] 呼吸系统病症:咳嗽,气喘,气短,咳唾脓血,肺痈等。

心血管系统病症:胸痹,心痛,心悸,心烦等。

消化系统病症:噎膈,鼓胀,呕吐涎沫等。

其他病症:产后无乳,瘿气,霍乱转筋,尸厥等。

现代常用于治疗:支气管哮喘,支气管炎,胸痛,乳腺炎,乳汁过少,肋间神经痛,心绞痛,冠心病,小儿吐乳等。

[成方举例] 短气不得息:膻中、华盖主之(《千金》)。

胸心痛:膻中、天井(《资生》)。

膈痛饮蓄:膻中、巨阙(《百症赋》)。

[现代研究] 多次实验研究证实,膻中穴对心脏功能的调整有特异作用。有报道以膻中为主穴,沿皮下透向鸠尾,进针2.5~2.8寸,配内关、足三里,治疗冠心病心绞痛总有效率为89.2%,显效为47.8%,硝酸甘油停减率93.6%。对578例冠心病病人针刺前后心电图对比,有效率为53.2%。对100例冠心病病人心电示波下连续观察,其中30例针后1~20分钟心电图明显好转。以超声心动图对比针刺前后的变化,针后

左室后壁振幅及心搏量较针前有非常显著差异 $P < 0.001$，说明改善左室功能。针后脑血流图也有显著差异（$P < 0.001$）。有人观察急性心肌梗死病人，以膻中、内关、三阴交为一组，以巨阙、心平、足三里为二组，观察针刺对左心功能有良好改善，与非针组有显著差异；针刺对微循环，发现针刺后有明显扩张（$P < 0.01$）；血中 cAMP 和 cGMP 的变化，cAMP 针组与非针组，针刺前后皆无明显变化，而 cGMP 针组针刺两小时后明显升高（$P < 0.01$），非针组则变化不明显。说明针刺能改善急性心肌梗死病人的微循环障碍，降低心脏的前后负荷，减少心肌耗氧量，有利于缺氧时心肌的能量代谢，提高心肌收缩力，增加心血排出量，使心功能好转。

[附注]《素问·灵兰秘典论》王冰注："膻中者，在胸中两乳间，为气之海。"

《大成》："壬申岁，行人虞绍东翁，患膈气之疾，形体羸瘦，药饵难愈。召视之，六脉沉涩，须取膻中，以调和其膈；再取气海，以保养其源，而元气充实，脉息自盛矣。后择时针上穴，行六阴之数，下穴行九阳之数；各灸七壮，遂全愈。"

十八、玉堂 Yùtáng – CV18

[出处]《难经·三十一难》："三焦者……其治在膻中，玉堂下一寸六分。"

[别名] 玉英（《甲乙》）。

[穴名释义] 玉，玉石也，又贵称也；堂，指殿堂。穴居心位，心为君主之官，故喻本穴似君主之居处，而名玉堂。

《采艾编》："玉堂，清净之座。"

《腧穴学》："高厅大屋为堂，心为君主，肺为华盖，其处尊贵，穴居其中，且主肺疾，故得名。"

[位置] 在胸骨中线上，当膻中穴直上 1.6 寸处。

《甲乙》："在紫宫下一寸六分陷者中。"《千金》、《千金翼》、《外台》、《素问》王注、《铜人》、《发挥》、《大全》、《大成》、《图翼》、《金鉴》同。

《新针灸学》："紫宫穴之下方约二横指，正对第四肋骨端。"

《中国针灸学》："在胸骨体部左右第三肋骨之中间。"

按：参看中庭、膻中穴。

[取法] 仰卧或正坐，于胸骨中线平第三肋间隙处取穴。

[刺灸法] 平刺 0.3 ~ 0.5 寸；可灸。

[层次解剖] 皮肤→皮下筋膜→胸部深筋膜→胸骨体骨膜。皮肤由第二、三、四肋间神经的前皮支重叠交织分布。胸前外侧部的皮肤除胸骨柄和锁骨下窝处由颈皮神经和锁骨上神经分布以外，其余皮肤均由第二至七肋间神经的皮支分布。胸腹部皮肤的神经分布节段性较明显，但也有重叠性。在一个肋间隙内，除该肋间隙的相对应肋间神经分布外，上下邻位的肋间神经也分布至此肋间隙。因此，当一条肋间神经损伤时，往往不易查出感觉消失。（参看中庭、紫宫穴）。

［功用］理气宽胸，活络止痛。

［主治］呼吸系统病症：胸膺疼痛，咳嗽，胸满，气喘，气短，心烦等。

喉科病症：喉痹，咽肿等。

消化系统病症：呕吐。

外科病症：两乳肿痛。

现代常用于治疗：支气管炎，哮喘，呕吐，小儿吐乳，肺气肿，肋间神经痛，胸膜炎等。

十九、紫宫 Zǐgōng – CV19

［出处］《甲乙》："胸胁支满，痹痛骨痛，饮食不下，呕逆气上，烦心，紫宫主之。"

［穴名释义］紫，紫绛之色。紫绛较赤色深黯，为火极之色。心主火，其色赤，故紫宫实指心主。穴在华盖穴下一寸六分处，正当心位，因而得名。

《腧穴命名汇解》："紫为赤色，中央为宫。紫宫实指心主。考任脉至此，正内合于心，心为血之主宰，穴当其处，因名紫宫。"

《经穴释义汇解》："紫宫，星名。乃紫微垣之异名。紫微垣十五星，一曰紫微，天帝之座也，天子之所居。紫宫又指心而言，因心应洛书九紫离卦。穴在华盖下一寸六分凹陷处，正心位，心者，君主之官，喻穴为君主之居，又应紫宫星名，故名紫宫。"

［位置］在胸骨中线上，当膻中穴直上3.2寸处。

《甲乙》："在华盖下一寸六分陷者中。"《千金》、《千金翼》、《外台》、《素问》王注、《铜人》、《发挥》、《大全》、《大成》、《图翼》、《金鉴》同。

《新针灸学》："华盖穴下方约二横指陷中，正对第三肋骨端。"

《中国针灸学》："在胸骨体部，左右第二肋骨之中间。"

按：参看中庭穴。

［取法］仰卧或正坐，于胸骨中线平第二肋间隙处取穴。

［刺灸法］平刺0.3～0.5寸；可灸。

［层次解剖］皮肤→皮下筋膜→胸部深筋膜→胸骨体骨膜。皮肤由第二、三、四肋间神经的前皮支重叠交织分布。肺前缘与胸膜前缘的体表投影基本一致。左右侧均由锁骨内侧1/3的上方2～3厘米处起始，向内下方经胸锁关节外侧斜至胸骨角的前正中线，垂直下降，右侧达第六胸肋关节移行下界；左侧由于心的影响，所以降至第四胸肋关节处，转向外下方，距胸骨左侧缘约2.5厘米处下行，达左侧第六肋软骨中点，移行下界。左、右侧的前界之间，中间靠近，上、下各留有间隙，分别称为上、下胸膜间隙。下者又称心包区，该区主要位于胸骨左侧和右第四、五肋间隙前部的后方，为心脏及其表面的心包所占据。因此胸膜壁层广泛而紧密地贴于胸廓内面，所以胸部穴位不能深刺，不可提插。（参看膻中穴）

［功用］理气宽胸，降逆通络。

［主治］呼吸系统病症：咳嗽，气喘，吐血，唾如白胶，喉痹，胸支满，心烦等。

消化系统病症：呕吐，饮食不下等。

外科病症：两乳肿痛。

现代常用于治疗：支气管扩张，肺结核，肺癌，哮喘，胸膜炎，胃出血等。

［成方举例］咳逆上气心烦：紫宫、玉堂、太溪（《千金》）。

饮食不下：紫宫、中庭、胆俞；胸胁支满：紫宫、中庭、涌泉（《资生》）。

二十、华盖 Huágài – CV20

［出处］《甲乙》："咳逆上气，喘不能言，华盖主之。"

［穴名释义］穴在璇玑下一寸凹陷处，内应肺脏。肺叶垂布，为五脏之华盖，本穴主"咳逆上气，喘不能言"等肺疾，故名华盖。

《医经理解》："华盖，在璇玑下一寸陷中，肺叶垂布，为五脏之华盖也。"

《针灸穴名解》："《内经》云：肺者，脏之盖也。按盖，具复护之意，犹屋宇之复护内容也。揆之人体，肺脏居胸腔最上，故养生家喻之为华盖。创穴名者体会此意，即名本穴为华盖。《天文应象》注谓：华盖七星，其柄九星，列如盖状，以荫帝坐。正与肺脏之复护心脏意同……"

［位置］在胸骨中线上，当膻中穴直上4.8寸处。

《甲乙》："璇玑下一寸陷者中。"《千金翼》、《外台》、《素问》王注、《铜人》、《大全》、《图翼》同。

《千金》："璇玑下一寸六分陷中。"《大成》同。

《发挥》："在璇玑下二寸。"

《金鉴》："从紫宫上行一寸六分陷中。"

《新针灸学》："璇玑穴之下方约1横指，平齐对第二肋骨端。"

《中国针灸学》："在胸骨柄与胸骨体之接合部。"

按：《甲乙》定于"璇玑下一寸陷者中"，《千金》则定在"璇玑下一寸六分"，而《发挥》又定于"璇玑下二寸"。对此，《经穴汇解》认为"《发挥》作二寸，《入门》《金鉴》《大成》作一寸六分，皆非也，不合骨度之数，一二肋骨密而不疏，作一寸者取之骨间之义也"。现定位在前正中线第一肋间隙处，与此观点基本相同，可参。

［取法］仰卧或正坐，于胸骨中线平第一肋间隙处取穴。

［刺灸法］平刺0.3~0.5寸；可灸。

［层次解剖］皮肤→皮下筋膜→胸部深筋膜→胸骨角（骨膜）。皮肤由第一、二、三胸神经前支的前皮支重叠交织分布。胸廓内动脉发自锁骨下动脉，沿胸骨外侧缘和肋软骨前端的后方下降，经膈肌与胸壁之间的胸肋三角至腹壁，穿腹直肌鞘后层进入该鞘改名为腹壁上动脉。沿途分支有：胸腺支至上胸膜间隙，分布于胸腺或其残留物

及结缔组织；心包膈动脉随膈神经下降，分布于心包和膈；胸骨支营养胸骨；穿支穿行于第一至六肋间隙前部，布于胸骨前面；乳腺支布于乳腺；前肋间支又分为两支布于相邻两肋的上、下缘，与肋间后动脉相吻合；膈肌动脉布于膈肌等。因此，针刺胸前壁穴位时，尤在胸骨两侧缘，应留心胸廓内动脉及其分支。

［功用］清肺利咽。

［主治］呼吸系统病症：咳嗽，气喘，吐血，胸痛，胁肋痛等。

喉科病症：咽肿喉痹，水浆不下等。

现代常用于治疗：支气管哮喘，支气管炎，扁桃腺炎，喉头炎等。

［现代研究］对甲状腺功能亢进的高血压患者，针刺华盖有降压作用。另外针刺华盖穴可使白细胞总数和嗜中性粒细胞增加，也可使嗜酸性粒细胞增加。针刺华盖、哑门，可能具有促进骨髓造血功能。

二十一、璇玑 Xuánjī – CV21

［出处］《甲乙》："胸满痛，璇玑主之。"

［别名］旋机（《千金》）；琁玑（《千金翼》）；旋玑（《圣惠》）。

［穴名释义］璇玑，指璇玑玉衡，有两说：一说是古时测量天体坐标的仪器，即浑天仪的前身；一说是北斗七星。穴在胸骨柄中央，内当肺系。肺主气，为百脉所朝，故喻人之胸腔，犹浑天仪之笼廓，喻肺之功能犹众星拱北，有斗运于天，机运于身之意，故名璇玑。

《医经理解》："璇玑，浑天仪也，以象天机之运旋，肺金上浮，天象也，其系上悬，为转运之机，故以象之，穴在天突下一寸，故名。"

《谈谈穴位的命名》："璇玑穴，《黄庭经》有璇玑玉衡色蓝杆及璇玑悬珠环无端等句。疏曰：璇玑，喉骨环圆转动之象也。这是借用道家学说，取其喉骨环圆转动之象而定名。"

［位置］在胸骨中线上，当天突直下 1 寸处。

《甲乙》："在天突下一寸，中央陷者中。"《千金》、《千金翼》、《外台》、《素问》王注、《铜人》、《发挥》、《大全》、《图翼》同。

《金鉴》："从华盖上行一寸陷中。"

《新针灸学》："天突穴之下方约一横指陷中。"

按：本穴定于"天突穴直下一寸"处，恰当胸骨柄与胸骨体交界处，即两侧第一胸肋关节之间。胸骨柄短，故言一寸。《大成》云"一寸六分"，不当。

［取法］仰卧或仰靠，于胸骨中线，第一胸肋关节之间处取穴。

［刺灸法］平刺 0.3～0.5 寸；可灸。

［层次解剖］皮肤→皮下筋膜→胸部深筋膜→胸骨柄骨膜。皮肤由锁骨上神经的内侧支重叠分布。胸骨柄后有上胸膜间隙，该间隙内为胸腺占据。该腺体在新生儿上端

至甲状腺下缘，下端可达心包上部。青春期为腺体最大时期，以后则迅速退化，成年则逐渐萎缩被脂肪组织代替，变成有被膜的类淋巴组织，为机体重要的淋巴器官和分泌胸腺素功能。

[功用] 清肺利咽，消积。

[主治] 呼吸系统病症：咳嗽，气喘，胸满痛等。

喉科病症：喉痹，咽肿，水浆不下，小儿喉中鸣，咽乳不利等。

消化系统病症：胃中有积。

现代常用于治疗：支气管哮喘，慢性支气管炎，食道痉挛，胃痉挛，肋间神经痛，扁桃体炎等。

[成方举例] 喉痹：旋玑、鸠尾主喉痹咽肿水浆不下（《千金》）。

哮喘：璇玑、气海、膻中、期门、背中骨节第七椎下穴（至阳）灸三壮，喘气立已（《景岳全书》）。

哮喘：璇玑、华盖、膻中、肩井、太渊、肩中俞、足三里，均灸（《图翼》）。

狂赢喘促：璇玑、气海（《玉龙赋》）。

胃停宿食：璇玑、三里（《长桑君天星秘诀歌》）。

二十二、天突 Tiāntū – CV22

[出处]《灵枢·本输》："缺盆之中，任脉也，名曰天突。"

[别名] 玉户（《甲乙》）；天瞿（《千金翼》）；身道（《医心方》）。天突，《圣济》作"无突"。玉户，《虾蟆经》作"五户"。

[穴名释义] 突，指突出。穴在胸骨上窝正中，颈结喉下二寸处，内当肺系。因肺气通于天，结喉高而突出，故名天突。

《采艾编》："天突：结喉下一寸宛宛中，阴维、任脉之会，结喉之突也。"

《会元针灸学》："天突者，人之呼吸，通乎天，从上而降下，则突然而动，故名天突。"

[类属] 交会穴之一，阴维、任脉之会（《甲乙》）。

[位置] 在胸骨切迹上缘中点直上0.5寸凹陷处。（图8-8）

《甲乙》："在颈结喉下二寸中央宛宛中。"《新针灸学》同。

《千金》："在颈结喉下五寸中央宛宛中。"《千金翼》《外台》同。

《素问·气府论》王注："在颈结喉下同身寸

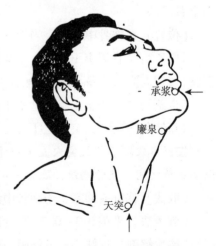

图8-8　天突

之四寸中央宛宛中。"《铜人》《大成》同。

《发挥》："在颈结喉下一寸（《考穴编》云'二寸许'）宛宛中。"

《大全》："喉下宛宛中"。

《图翼》："在颈结喉下三寸宛宛中。"

《金鉴》："璇玑上行一寸。"

《中国针灸学》："在胸骨之上端胸锁乳突肌起始间。"

按：本穴定位有颈结喉下一寸（《发挥》）、二寸（《甲乙》）、三寸（《图翼》）、四寸（《素问·气府论》王注）、五寸（《千金》）宛宛中等不同说法。考结喉下宛宛中当是指胸骨切迹上缘之凹陷处，穴位也以解剖定位为妥，不必拘于尺寸。再《灵枢·骨度》云"结喉以下至缺盆（此处指胸骨上切迹）中长四寸"，依此该穴当位于颈结喉下四寸，他说则不当。

[取法] 正坐仰靠，于璇玑上1寸，胸骨上窝正中处取穴。

[刺灸法] 先直刺0.2～0.3寸，然后沿胸骨柄后缘、气管前缘缓慢向下刺入0.5～1寸；可灸。

[层次解剖] 皮肤→皮下筋膜与颈阔肌→颈深筋膜→胸腺或其残留结构及结缔组织。皮肤由锁骨上神经的内侧皮支重叠分布。皮下筋膜疏松，内有脂肪组织、颈阔肌（皮肌）；皮神经有颈横神经、面神经的颈支；浅静脉有颈前、外侧浅静脉，颈前静脉的下端由横支吻合，称静脉弓（针刺时应避开该静脉）。针由皮肤、皮下筋膜穿颈深筋膜，在两侧胸锁乳突肌胸骨头及深面的胸骨舌骨肌和胸骨甲状肌止点之间，深进胸骨柄后方的胸腺残留物。胸腺后方有左头臂静脉及主动脉弓及其分支，因此该穴位不能向后刺，只能向前下刺，不易太深。（参看璇玑穴）

[功用] 清肺利咽，理气散结。

[主治] 呼吸系统病症：咳嗽，气喘，胸中气逆，咯唾脓血，肺痈等。

喉科病症：咽喉肿痛，暴喑，不能咽食等。

消化系统病症：五噎，呕吐等。

心血管系统病症：心痛，面热等。

其他病症：舌下急，瘿气，梅核气，项肿肩痛等。

现代常用于治疗：支气管哮喘，支气管炎，咽喉炎，甲状腺肿大，扁桃体炎，膈肌痉挛，神经性呕吐，食道痉挛，声带麻痹，急性胃肠炎，食管癌等。

[成方举例] 咳逆上气暴喘：天突、华盖（《千金》）。

哮喘：须灸天突穴五十壮，重者灸中脘五十壮（《扁鹊心书》）。

咳嗽：天突、俞府、华盖、乳根、风门、肺俞、身柱、至阳、列缺（《图翼》）。

膈肌痉挛：主穴为天突，备用穴为内关、中脘。针天突用强刺激，效不佳配内关、中脘（《针灸学》）。

甲状腺功能亢进：天突、曲池、阳陵泉、中封、气舍；地方性甲状腺肿：天突、天柱、合谷、翳风（《辑要》）。

小儿吼闭：天突、筋缩（《胜玉歌》）。

喘嗽：天突、膻中（《玉龙赋》）。

[现代研究] 电针天突对呼吸衰竭有一定疗效，特别是对外周性呼吸衰竭有明显疗效。对甲状腺功能亢进患者有较好的治疗效果，可使甲状腺缩小、症状消失、基础代谢明显降低。对地方性甲状腺肿的治疗，有效率可达 86.9%，尿中排碘量明显降低，甲状腺对碘的吸聚和利用能力提高。有人实验正常人服碘化钠 2 微居里，20 分钟后用重手法刺双合谷、扶突、天突，行针 3 次后的 2、4、6、24、48 小时测定，发现甲状腺对碘131的摄取量大多提高（13/15），而针通里、天髎等穴则无影响。对支气管平滑肌也有调整作用，对支气管哮喘病人有治疗效应。在 X 线下观察针刺天突、膻中，可使健康人食管蠕动增加、内径增宽，也可使食管癌瘤部的上、下段食管蠕动呈相同改变。针刺天突也可使血中嗜酸性粒细胞增加。对免疫细胞功能也有调整作用，针刺家兔"天突""内关"穴，可看到淋巴母细胞转化率明显提高，但是有些淋巴母细胞转化率针前较高的针麻病人，针后反见下降。

[附注]《资生》："施秘监尊人，患伤寒咳甚，医告技穷，施捡灸经，于喉结下灸三壮即差，盖天突穴也。"

二十三、廉泉 Liánquán - CV23

[出处]《灵枢·刺节真邪》："取廉泉者，血变而止。"

[别名] 本池（《甲乙》）；舌本（《铜人》）；舌下（《经穴汇解》）。舌本，《针灸全书》作"吉本"，误。

[穴名释义] 廉，含清、洁之意。穴在结喉上，舌本下。因喻舌下腺体所出之津液犹如清泉，故而得名。

《会元针灸学》："廉泉者，言其通金津玉液廉洁之甘泉也，故名廉泉。"

《孔穴命名的浅说》："廉泉，有棱角状为廉，穴处有结喉之形如棱角，故名廉泉。《明一统志》载：刘宋元嘉中，一夕霹雳，忽泉涌出，时郡守以廉名，故曰廉泉。"

[类属] 交会穴之一，阴维、任脉之会（《甲乙》）。

[位置] 在前正中线，喉结上方，舌骨下缘凹陷处。

《甲乙》："在颔下，结喉上，舌本下。"《千金》、《千金翼》、《外台》、《素问》王注、《发挥》、《图翼》、《金鉴》、《新针灸学》同。

《聚英》："颈下结喉上四寸中央。"

《铜人》："颈下结喉上中央。"《大成》同。

《大全》："颔下廉泉到结喉。"

按：《甲乙》明确定位在"颔下，结喉上，舌本下"，各书均从。唯有《聚英》云"颔下结喉上四寸"，考颔下至喉结古今未定尺寸，按指寸法测量此段亦不足四寸，故此说非也。

［取法］正坐仰靠，于喉结上方，当舌骨体下缘与甲状软骨切迹之间处取穴。

［刺灸法］直刺 0.5～0.8 寸，不留针；可灸。

［层次解剖］皮肤→皮下筋膜与颈阔肌→颈深筋膜→甲状舌骨正中韧带→会厌。皮肤由颈丛的颈横神经交织分布。皮下筋膜疏松，其内的颈前静脉沿颈深筋膜在中线形成的颈白线的表面两侧下降，注入颈外静脉。针由皮肤、皮下筋膜穿颈白线至甲状舌骨膜中央增厚部，称甲状舌骨正中韧带，在舌骨会厌韧带的下方，达会厌的前面。穴位两侧，有甲状腺上动脉的分支喉上动脉至喉。

［功用］利喉舌，增津液，通耳窍。

［主治］口腔科病症：舌下肿痛，舌根急痛，舌纵涎出，舌强，舌干口燥，口舌生疮等。

喉科病症：暴喑，喉痹，咽食困难等。

神经系统病症：中风失语，聋哑等。

呼吸系统病症：咳嗽，哮喘等。

消化系统病症：食不化。

其他病症：消渴。

现代常用于治疗：聋哑，舌肌麻痹，舌炎，支气管炎，咽喉炎，扁桃体炎等。

［成方举例］舌疾：廉泉、然骨、阴谷主舌下肿难言，舌疭涎出（《千金》）。

胸痛：廉泉、中府（《资生》）。

舌肿难语：廉泉、金津、玉液（《大成》）。

甲状腺功能亢进：廉泉、合谷、足三里、三阴交、天窗、臑会（《辑要》）。

舌下肿痛：廉泉、中冲（《百症赋》）。

［现代研究］针刺廉泉对甲状腺功能有良好调节作用，甲状腺功能过亢者，针刺廉泉可使甲状腺体缩小、症状消失、基础代谢明显下降。但对动物实验，连续七天由静脉注射碘 131，动物甲状腺对碘 131 的摄取明显降低。

二十四、承浆 Chéngjiāng - CV24

［出处］《甲乙》："消渴嗜饮，承浆主之。"《素问·气府论》所载"下唇一"，王注即本穴。

［别名］天池（《甲乙》；鬼市（《千金》）；垂浆（《圣济》）；悬浆（《铜人》）。天池，《医心方》作"天地"，误。

［穴名释义］承，指承接；浆，指口中浆液、涎液。穴居颐前唇之下凹陷处，因喻口中涎液穴处正相承接，故而得名。

《孔穴命名的浅说》："承浆，颏之上陷处称为承浆，穴当其处，故名。""穴当饮食入口之下，以饮食为浆，当有上承饮食之义。"

《腧穴学》："承即承接，浆指口涎。穴当下属下正中凹陷，可承接口涎，故名。"

[类属] 交会穴之一，足阳明、任脉之会（《甲乙》）；《聚英》作大肠脉、胃脉、督脉、任脉之会。

[位置] 在颏下正中线，下唇缘下方凹陷处。

《甲乙》："在颐前下唇之下。"《千金》《千金翼》《铜人》《发挥》《大成》《图翼》《金鉴》《新针灸学》同。

《铜人》："在颐前唇下宛宛中。"《大全》同。

《中国针灸学》："在下唇之下方颐唇沟之中央。"

按：《甲乙》定于"颐前下唇之下"，根据经脉循行及其解剖关系，《铜人》详定于"颐前唇下宛宛中"，即颏唇沟的中点，对此后世无异议，现今定位同此。

[取法] 正坐仰靠，于颏唇沟正中凹陷处取穴。

[刺灸法] 斜刺 0.3~0.5 寸；可灸。

[层次解剖] 皮肤→皮下筋膜→口轮匝肌。皮肤由下颌神经的末支颏神经分布。在皮下，有上、下唇动脉经过。在中线处，两侧唇动脉互相吻合。围绕上、下唇，形成动脉环。口轮匝肌的纤维部分起始于上、下颌骨的尖牙窝，部分起于口角周围的黏膜及皮肤。该肌由面神经的颊支和下颌缘支支配。降下唇的肌纤维与上肌纤维交织。口唇内面被覆黏膜，黏膜下层内有黏液腺（或称唇腺）。在腺体和肌纤维之间有致密的弹力纤维网，以保持口唇的弹性和组织结构的稳定。

[功用] 祛风通络，镇静消渴。

[主治] 头面五官科病症：口眼歪斜，唇紧，面肿，齿痛，齿衄，龈肿，流涎，口舌生疮，暴喑不言等。

神经系统病症：癫痫，半身不遂等。

泌尿系统病症：小便不禁，小儿遗尿等。

其他病症：消渴，嗜饮等。

现代常用于治疗：面神经麻痹，面浮肿，口腔溃疡，癔病性失语，半身不遂，糖尿病，小儿遗尿，癫痫等。

为针麻要穴之一。

[成方举例] 衄血不止：承浆、委中（《甲乙》）。

脐风：灸承浆、颊车（《圣惠》）。

新生儿不吃奶多啼：先灸承浆七壮，次灸颊车各七壮，炷如雀屎（《资生》）。

小便失禁：承浆、阴陵泉、委中、太冲、膀胱俞、大敦；舌齿腐：承浆、劳宫（各一壮）（《大成》）。

消渴：承浆、太溪、支正、阳池、照海、肾俞、小肠俞、手足小指尖头，用灸法（《神灸经纶》）。

[现代研究] 承浆穴有良好镇痛作用，可提高痛阈。如有实验报告，电针大白鼠

"承浆""水沟"30分钟以后，20对实验动物中有17对针刺后痛阈提高，经统计学处理 $P<0.001$，具有非常显著性差异。并测定不同脑区乙酰胆碱含量，观察到针后大脑皮质乙酰胆碱含量均有升高，$P<0.05$，而脑干的乙酰胆碱含量无统计学意义，$P>0.05$。有报道电针"人中""承浆"镇痛中，中缝背核5-羟色胺神经元系统可能起着积极作用，有人在麻醉或麻痹的大鼠上，记录了中缝背核单位的自发放电，观察了电针"人中"和"承浆"的影响，其中大多数单位（65%）放电频率加快；并观察了电针"人中""承浆"对伤害性反应的影响，其中大多数单位（73%）的伤害性反应持续时间明显缩短。也有报道，针刺"人中""承浆"镇痛过程中，顶叶皮质PGE含量和cAMP含量明显升高，认为可能与脑内神经递质（特别是5-羟色胺）的释放和转换增加有关：也有报告，针刺"人中""承浆"，在大白鼠三叉神经脊束核尾侧亚核背外侧部的P物质反应有明显增强（$P<0.001$）。提示：针刺可能通过一定的神经机制抑制了一级传入末梢内P物质释放；三叉神经脊束核侧亚核在针刺镇痛中起着一定作用。

第二节 督脉经穴（图8-9）

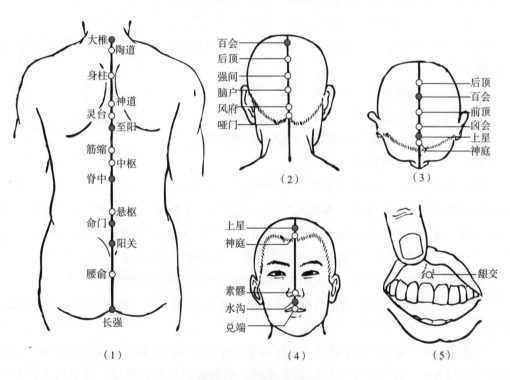

图8-9 督脉经穴总图

一、长强 Chángqiáng –GV1

[出处]《灵枢·经脉》："督脉之别，名曰长强。"

[别名] 穷骨（《灵枢·癫狂》）；气之阴郄（《甲乙》）；尾骨（《千金翼》）；龟尾、骶上（《圣惠》）；撅骨（《聚英》）；尾闾（《古今医统》）；气郄（《大全》）；下极（《难经·二十八难》杨玄操注）；为之、阴郄（《医学原始》）；胸之阴俞、置尾（《西方子》）；骨骶（《神灸经纶》）；龙虎（《经穴纂要》）；尾蛆骨、骶骨（《人镜经》）；曹溪路、三分间、河车路、朝天、巅上天梯（《经穴纂要》引《宝鉴》）。

[穴名释义] 穴为督脉之络，督脉夹脊而行，脊柱形长且强硬；督脉为诸阳脉之长，其气强盛，故而得名。

《医经理解》："长强，《灵枢》谓之穷骨，在脊骶骨端，其骨形长而强也。"

《会元针灸学》："长强者，长于阳而强于阴，其督脉于任脉之长共九尺。由会阴入胞中四寸而分任督，其生气通于天而化督脉，其质造形而通于地以化任脉。督脉为督辖诸阳之经络而长于阳。长强为纯阳初始，使脏中生春阳正气，舒缓各部器官，故名长强。"

[类属] ①少阴所结（《甲乙》）；《素问·气府论》王注作"少阴二脉所结"；《铜人》作足少阴、少阳所结会。②督脉络穴（《灵枢·经脉》）。

[位置] 在尾骨尖端与肛门连线之中点处。（图8-10）

《甲乙》："在脊骶端。"《千金》、《千金翼》、《外台》、《素问》王注、《铜人》、《发挥》、《难经》丁注、《图翼》、《金鉴》同。

《圣惠》："在腰俞下，脊骶端陷者中。"

《聚英》："在脊骶骨端下三分。"《大成》同。

《中国针灸学》："骶骨下端与肛门之间陷凹中取之。"

《新针灸学》："尾骨端五分处。"

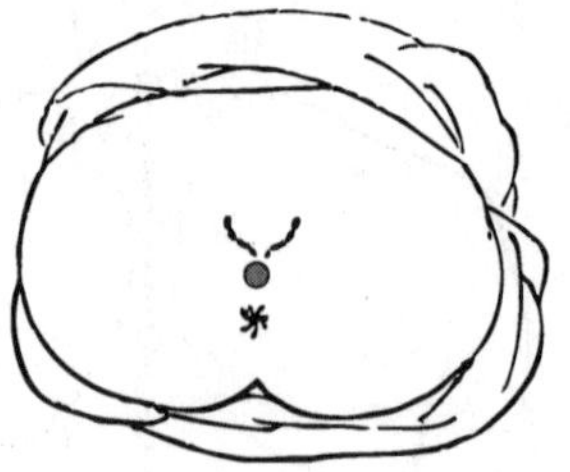

图8-10 长强

按：本穴位置，宋元以前皆言"在脊骶端"。后世具体定位时则有所出入，有言在"脊骶端"者，有言在"脊骶骨端下三分"者，有言"尾端五分处"者；也有定位在骶骨下端与肛门之间陷中者，如此等等，众说纷纭，莫衷一是。今人多从后世，一是取量容易，二是临床奏效明显，宜遵之。

[取法] 跪伏或胸膝位，按取尾骨下端与肛门之间的凹陷处取穴。

[刺灸法] 斜刺，针尖向上与骶骨平行刺入0.5~1寸。不得刺穿直肠，以防感染。不灸。

[层次解剖] 皮肤→皮下筋膜→肛尾韧带→尾骨肌→肛提肌。皮肤由尾丛神经的分支肛尾神经分布。皮肤由于受肛门括约肌的影响而形成放射状皱襞。皮下筋膜，尤以穴位外侧的坐骨直肠窝内富有脂肪组织。肛尾韧带为肛门和尾骨之间的结缔组织纤维束。肛门外括约肌的浅部借筋膜起于尾骨下部的后面和肛尾韧带，其两侧的深筋膜内有肛门动、静脉和神经。

[功用] 调理下焦，清热利湿，宁神通络。

［主治］消化系统病症：泄泻，痢疾，便秘，呕血等。

肛肠科病症：痔疮便血，脱肛等。

神经系统病症：癫狂，惊痫，瘛疭，脊强反折等。

泌尿生殖系统病症：癃淋，阴部湿痒，小便难，遗精，阳痿，妇女外阴瘙痒等。

其他病症：腰脊、尾骶部疼痛，小肠疝气等。

现代常用于治疗：痔疮，脱肛，阴囊湿痒，阳痿，慢性肠炎，痢疾，精神分裂症，腰疼，癫痫等。

［成方举例］大便难：长强、小肠俞（《千金》）。

小儿惊痫：长强、身柱（《资生》）。

赤白痢：长强、命门（《神灸经纶》）。

脱肛：长强、承山、环门；小儿遗尿症：长强、三阴交。穴位埋针法，留针 12 ～ 18 小时（于晚上 6 时进针，至次日 8 ～ 12 时取下）（《辑要》）。

痔疾：长强、承山（《玉龙赋》）。

肠风新下血：长强、承山（《百症赋》）。

小肠气痛：长强、大敦（《长桑君天星秘诀歌》）。

热秘、气秘：长强、大敦、阳陵泉（《杂病穴法歌》）。

［现代研究］对隐性骶椎裂引起排便困难者，取长强、会阴，有一定疗效。有人给狗以轻度的氟烷麻醉，然后针刺"长强"，捻针时可明显增加心排出量和心搏出量，降低心率和平均动脉压，减低外周阻力。

二、腰俞 Yāoshū – GV2

［出处］《素问·缪刺论》："腰尻之解，两胂之上，是腰俞。"

［别名］背解、髓空、腰户（《甲乙》）；腰柱（《外台》）；髓俞（《大全》）。髓空，《资生》作"髓孔"。腰柱，《圣惠》作"腰注"。

［穴名释义］穴居腰尻之解，当骶管裂孔处，故而得名。

《腧穴学》："《素问·缪刺论》：腰尻之解……是腰俞。腰尻指骶骨，解指骶管裂孔处，穴位均可称俞，因名。"

《经穴释义汇解》："穴在第二十一椎节下间，为腰之输气处，并为主治腰病之俞穴，故名腰俞。"

［位置］在第四骶椎下，骶管裂孔中。（图 8 – 11）

《素问·缪刺论》："腰尻之解，两胂之上。"

《甲乙》："在第二十一椎节下间。"《千金》、《千金翼》、《外台》、《素问》王注、《铜人》、《发挥》、《大全》、《大成》、《图翼》、《金鉴》、《新针灸学》、《中国针灸学》同。

按：本穴位置古今无甚争议，今依其位定于第四骶椎下。

[取法] 俯卧或侧卧，先按取尾骨上方左右的骶角，与两骶角下缘平齐的后正中线上取穴。

[刺灸法] 向上斜刺 0.5~1 寸；可灸。

[层次解剖] 皮肤→皮下筋膜→腰背筋膜→骶尾后浅、深韧带。皮肤由臀中皮神经分布。骶外侧动脉发自髂内动脉，可分为上、下二支，上支由第一骶前孔入骶管，分支营养管内结构，末支又由骶后孔离开骶管，而营养骶管背面的皮肤、筋膜和肌肉。下支由第二至第四骶前孔入骶管，其分支与分布与上支相同。

[功用] 强腰膝，调下焦，祛湿热。

[主治] 神经系统病症：腰脊强痛，癫痫，下肢痿痹，麻木不仁等。

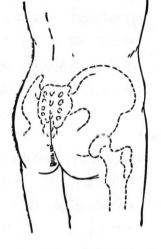

图 8-11 腰俞

消化系统病症：腹泻，便秘，便血等。

肛肠科病症：痔疾，脱肛等。

泌尿生殖系统病症：淋浊，月经不调，白带，遗精，遗尿，溺赤等。

其他病症：疟疾，发热无汗等。

现代常用于治疗：癫痫，月经不调，痔疮，腰脊痛，尿失禁，尿路感染，下肢麻痹等。

[成方举例] 腰痛：腰俞、长强、膀胱俞、气冲、上髎、下髎、居髎（《千金》）。

疟（温疟、痎疟）：腰俞、中管（脘）；足不仁：腰俞、风府（《资生》）。

慢性前列腺炎：腰俞、中极、百会、大赫、三阴交（轻刺激，针后加艾条灸，一日一次）（《针灸学》上海）。

三、腰阳关 Yāoyángguān – GV3

[出处] 原名阳关。《素问·骨空论》所载"灸脊中"，王注："是曰阳关"。《大全》称"背阳关"。《考穴编》称"脊阳关"。近人则称"腰阳关"。

[穴名释义] 穴当第四腰椎棘突下，穴属督脉，督为阳脉之海，关于一身阳气，因喻穴为阳气之关要处，故而得名。

《会元针灸学》："阳关者，阳者气也。关为机关，大肠属气，其俞在十六椎两旁，关乎阳气下通经络，上通命门，相火禀金化气而生三焦，夹脊双关而上，通背化气助力之用于外，关乎全身之阳强壮力之出入，故名阳关。"

《腧穴命名汇解》："阳关，穴在关元俞上方，相当腹部关元穴上部，考关元为元阴元阳交关之处，此穴属督脉，为元阴元阳之会所，因名阳关。"

[位置] 在后正中线，当第四腰椎棘突下方凹陷处。

《素问》王注："在第十六椎节下间。"《铜人》《发挥》《大全》《大成》《图翼》

《金鉴》《新针灸学》《中国针灸学》同。

按：本穴位置，古今无争议。今依其位定于第四腰椎棘突下。

[取法]俯卧或正坐，先按取两髂嵴，髂嵴平线与后正中线交点处相当于第四腰椎棘突，棘突下方凹陷处即本穴。

[刺灸法]直刺0.5~1寸；可灸。

[层次解剖]皮肤→皮下筋膜→腰背筋膜→棘上韧带→棘间韧带→弓间韧带（黄韧带）→硬膜外腔。皮肤由臀上皮神经分布。棘上韧带由第七颈椎棘突向下，沿各椎骨棘突尖而止于骶中棘。在韧带上端，则移行于项韧带。棘间韧带位于棘上韧带的深面，相邻的两棘突之间，并与其深面的弓间韧带愈合。腰部棘突呈矢状位的板状，水平向后伸出，致使棘突间距增加，所以针易进入硬膜外腔。该腔内有丰富的静脉丛，因此，不能提插，以防出血。（参看命门、悬枢、脊中穴）

[功用]强腰膝，益下元。

[主治]运动系统病症：腰骶疼痛，下肢痿痹，麻木不仁，膝痛不可屈伸等。

生殖系统病症：月经不调，赤白带下，遗精，阳痿，淋浊等。

消化系统病症：便血，痢疾；下腹胀满，呕吐不止等。

其他病症：破伤风，疝气，瘰疬等。

现代常用于治疗：下肢瘫痪，膝关节炎，慢性肠炎，痢疾，脊柱炎，坐骨神经痛等。

[成方举例]膀胱麻痹（癃闭，遗溺）：腰阳关、次髎、中髎、关元、中极、曲骨（《中国针灸学》）。

四、命门 Mìngmén – GV4

[出处]《甲乙》："头痛如破……腰腹相引痛，命门主之。"

[别名]属累（《甲乙》）；竹仗（《寿世保元》）；精宫（《医学原始》）。

[穴名释义]命，指生命；门，指门户。穴在第二腰椎棘突下，两肾俞之间，当肾间动气处，为元气之根本，生命之门户，故名。

《腧穴命名汇解》："命门，穴当两肾之中间，是人生命重要门户，故名命门。"

《针灸穴名解》："中医称两肾之间为生命之门，简称命门。此就内景而言也。若自外景观之，本穴两旁平于肾俞，本穴居其中间，亦犹内景命门居于两肾脏之间也，故称本穴为命门。以其横通足少阴之经，故本穴又为本经构通肾脏之门户。"

[位置]在后正中线，当第二腰椎棘突下方凹陷处。

《甲乙》："在十四椎节下间。"《千金》、《千金翼》、《外台》、《素问》王注、《铜人》、《发挥》、《大全》、《大成》、《难经》虞注、《图翼》、《金鉴》、《新针灸学》、《中国针灸学》同。

《玉龙经》注："在脊骨十四椎下与脐平。"

按：本穴位置古今无争议。今依其位定于第二腰椎棘突下。

［取法］俯卧或正坐，先取后正中线约与髂嵴平齐的腰阳关，在腰阳关向上摸取两个棘突其上方的凹陷处是穴。一说本穴在与脐孔相对的棘突下缘。

［刺灸法］直刺0.5~1寸；可灸。

［层次解剖］皮肤→皮下筋膜→腰背筋膜→棘上韧带→棘间韧带→弓间韧带→（椎管）。皮肤由第一、二、三腰神经后支的内侧支重叠交织分布。弓间韧带（黄韧带）位于相邻两个椎弓之间，呈膜状，由弹力纤维组成，所以使脊柱有很强的弹性，以抵抗外力对脑的震动。针经上列结构，由黄韧带进入椎管。椎管上通颅腔，下连骶管。其前壁由椎体后面、椎间盘及后纵韧带形成；后壁则由椎弓及弓间韧带组成；两侧有椎弓根和椎间孔。管内容纳脊髓及其三层被膜。（参看腰阳关、悬枢、脊中穴）

［功用］补肾强阳，调经止带，舒筋活络。

［主治］运动系统病症：虚损腰疼，脊强反折等。

泌尿生殖系统病症：遗尿，尿频，小便不利，遗精白浊，阳痿，早泄，赤白带下，痛经，胎屡堕等。

消化系统病症：泄泻，便血等。

神经系统病症：癫痫，瘛疭，小儿惊厥，惊恐，失眠，头晕耳鸣等。

肛肠科病症：痔疮，脱肛等。

其他病症：五劳七伤，手足逆冷，头痛，恶寒，汗不出，身热如火，疟疾，疝气，水肿等。

现代常用于治疗：腰扭伤，遗尿，白带，子宫内、外膜炎，盆腔炎，脊柱炎，肾炎，坐骨神经痛，下肢瘫痪，小儿脑膜炎，破伤风，疝气，痔疮，耳鸣，失眠等。

［成方举例］烦满汗不出：命门、膀胱俞、上管（脘）、曲差、上星、陶道、天柱、上髎、悬厘、风池（《资生》）。

阳不起：灸命门、肾俞、气海、然谷（《图翼》）。

阳痿：命门、肾俞、气海、然谷、阳谷（均灸）（《神灸经纶》）。

血栓性静脉炎：命门、阳关、大肠俞、次髎、阴廉、曲泉、伏兔、血海，弱刺激（《新针灸学》）。

遗尿症：命门、长强、三阴交。用揿针法（《辑要》）。

老者便多：命门、肾俞（《玉龙赋》）。

肾败腰疼，小便频：命门、肾俞（《胜玉歌》）。

［现代研究］针刺命门对男子性功能障碍、精子缺乏有一定疗效。增强机体抗病力，如以艾炷灸大白鼠或豚鼠的"大椎""命门"，可使动物对二硝基酚致死性发热的耐受性提高，发热减轻，存活率提高。有报道以嗜酸性粒细胞的变化为指标，针刺命门穴和注射ACTH效应相等。"命门"穴也有较好的镇痛效应，可使动物对电击或钳夹肢体的痛反应受到明显抑制。

五、悬枢 Xuánshū – GV5

[出处]《甲乙》："腹中积上下行，悬枢主之。"

[别名]悬极俞（《医心方》）。

[穴名释义]悬，指悬系；枢，指枢纽。穴在第一腰椎棘突下，两三焦俞之间。三焦总司人体气化，为气机之枢纽，因喻本穴系三焦枢纽之处，因而得名。

《会元针灸学》："悬枢者，悬系枢纽之机关，三焦发源之根基也。"

《腧穴命名汇解》："悬枢，脊中之上方为中枢，此穴在脊中下方，为三焦运上运下之枢纽，故名悬枢。"

[位置]在后正中线，当第一腰椎棘突下方凹陷处。

《甲乙》："在第十三椎节下间。"《千金》、《千金翼》、《素问》王注、《外台》、《铜人》、《发挥》、《大全》、《大成》、《图翼》、《金鉴》、《新针灸学》、《中国针灸学》同。

按：本穴位置古今无争议。今依其位定于第一腰椎棘突下。

[取法]俯卧或正坐，先取腰阳关，从腰阳关向上摸取三个棘突，其上方凹陷处是穴。

[刺灸法]直刺0.5~1寸；可灸。

[层次解剖]皮肤→皮下筋膜→胸背筋膜→棘上韧带→棘间韧带→弓间韧带→（椎管）。皮肤由肋下神经和第一、二腰神经后支的内侧支重叠交织分布。椎管内的脊髓呈扁圆柱状，上端通过枕骨大孔与脑连接，下端成人终于第一腰椎体下缘（儿童可低于1~2个椎体）。在第一腰椎体以下椎管内，仅有与脊髓相连的脊神经根和固定脊髓的终丝以及其外面包裹的软脊膜、蛛网膜、硬脊膜。因此，针刺该穴上列结构时，应考虑个体情况，不要伤及脊髓下端。（参看腰阳关、命门、脊中穴）

[功用]舒筋活络，调理胃肠。

[主治]运动系统病症：腰脊强痛，不得屈伸等。

消化系统病症：腹胀，腹痛，完谷不化，泄泻，痢疾等。

肛肠科病症：脱肛。

现代常用于治疗：肠炎，痢疾，腹泻，腰痛等。

六、脊中 Jǐzhōng – GV6

[出处]《甲乙》："腹满不能食，刺脊中。"

[别名]脊俞、神宗（《圣惠》）。

[穴名释义]脊，指脊椎。穴在第十一椎节下间，正当脊椎二十一节之中部，故名脊中。

《医经理解》："脊中，在第十一椎节下间，背凡二十一节，而此为之中也。"

《腧穴学》："胸椎、腰椎、骶椎共为二十二椎，此穴居中，故名。"

[位置] 在后正中线，当第十一胸椎棘突下方凹陷处。

《甲乙》："在第十一椎节下间。"《千金》、《千金翼》、《外台》、《素问》王注、《铜人》、《发挥》、《大全》、《大成》、《图翼》、《金鉴》、《新针灸学》、《中国针灸学》同。

按：本穴位置古今无争议。今依其位定于第十一胸椎棘突下。

[取法] 俯伏或俯卧，先取约与两肩胛骨下角平齐的第七胸椎棘突下的至阳穴，从至阳向下摸取四个棘突，其下方陷中是穴。

[刺灸法] 斜刺 0.5~1 寸。

《甲乙》："脊中禁不可灸，灸之使人偻。"

[层次解剖] 皮肤→皮下筋膜→胸背筋膜→棘上韧带→棘间韧带→弓间韧带→（硬膜外腔）。皮肤由第十、十一、十二胸神经后支的内侧支重叠交织分布。脊柱全长有致密的静脉丛，位于椎管内称为椎内静脉丛；位于脊柱周围者则称椎外静脉丛；两者有广泛的吻合。（参看腰阳关、命门穴）。

[功用] 调理肠胃，益肾宁神。

[主治] 消化系统病症：腹泻，痢疾，便血，小儿疳积，胃疼，腹胀，不嗜食，翻胃，黄疸，吐血等。

肛肠科病症：痔疮，脱肛等。

神经系统病症：癫痫。

运动系统病症：腰脊强痛，不能俯仰。

现代常用于治疗：肝炎，癫痫，腰脊痛，小儿脱肛，痔疮，感冒等。

[成方举例] 风痫：脊中、涌泉（《资生》）。

七、中枢 Zhōngshū – GV7

[出处]《素问·气府论》王注："中枢在第十椎节下间。"

[穴名释义] 枢，指枢纽，枢机。穴在第十椎节下间，近于脊柱之中部，为躯体运动之枢纽，故名中枢。

《腧穴命名汇解》："中枢，穴当脊中上一关节，为脊中的枢转处，因名中枢。"

《经穴释义汇解》："枢，中也。凡脊柱有二十一椎，穴在第十椎节与第十一椎节之间，位临脊柱之中，为督脉之中枢，故以为名。"

[位置] 在后正中线，当第十胸椎棘突下。

《素问》王注："在第十椎节下间。"《图翼》《金鉴》《新针灸学》《中国针灸学》同。

按：本穴位置古今无争议。今依其位定于第十胸椎棘突下。

［取法］俯伏或俯卧，先取约与两肩胛骨下角平齐的第七胸椎棘突下的至阳穴，从至阳向下摸取三个棘突，其下方陷中是穴。

［刺灸法］斜刺0.5～1寸；可灸。

［层次解剖］皮肤→皮下筋膜→胸背筋膜→棘上韧带→棘间韧带→弓间韧带→（硬膜外腔）。皮肤由第九、十、十一胸神经后支的内侧支重叠交织分布。背部的皮肤及皮下筋膜均厚而致密，血管来自肋间后动脉的后支，其发出的脊支入椎管，营养管内的结构。针刺该穴，应严防刺伤脊髓。（参看腰阳关、命门穴）

［功用］健脾和胃，舒筋活络，清利湿热。

［主治］胃疼，腹满，呕吐，食欲不振，腰背痛，不能俯仰，恶寒发热，黄疸，视力减退等。现代常用于治疗：胃疼，胆囊炎，视力减退等。

［现代研究］针刺中枢穴可使食管蠕动减弱，明显提高其黏膜壁的显影效果。

八、筋缩 Jīnsuō – GV8

［出处］《甲乙》："狂走癫疾，脊急强，目转上插，筋缩主之。"

［别名］筋束（《入门》）。

［穴名释义］穴在第九胸椎棘突下，两肝俞穴之间。肝主筋，本穴主治瘛疭，脊急强等筋脉挛缩疾病，故名筋缩。

《医经理解》："筋缩在第九椎节下间，是指筋伸缩处也。"

《腧穴学》："穴两侧为肝俞，肝主筋，该穴主治痉挛、抽搐等筋脉挛缩之病，故名。"

［位置］在后正中线，当第九胸椎棘突下方凹陷处。

《甲乙》："在第九椎节下间。"《千金》、《千金翼》、《外台》、《素问》王注、《铜人》、《发挥》、《大全》、《大成》、《图翼》、《金鉴》、《新针灸学》、《中国针灸学》同。

按：本穴位置古今无争议。今依其定于第九胸椎棘突下。

［取法］俯伏或俯卧，先取约与两肩胛骨下角平齐的第七胸椎棘突下的至阳穴，从至阳向下摸两个棘突，其下方凹陷中是穴。

［刺灸法］斜刺0.5～1寸；可灸。

［层次解剖］皮肤→皮下筋膜→胸背筋膜→棘上韧带→棘间韧带→弓间韧带→（硬膜外腔）。皮肤由第八、九、十胸神经后支的内侧支重叠交织分布。胸椎棘突的特点是较长，其向后下方伸延，因此胸椎的相邻两个棘突间有不同程度的重叠，尤以下部胸椎棘突间显著。针刺时严防刺伤脊髓。（参看中枢穴）

［功用］舒筋缓急，镇惊息风。

［主治］癫狂，小儿惊痫，抽搐，脊强，目上翻，四肢不收，眩晕，不能言，脏躁，脊强背痛，胃痛，黄疸等。

现代常用于治疗：肝炎，胆囊炎，胸膜炎，癫痫，癔病，肋间神经痛，腰背痛，神经衰弱，胃痉挛等。

　　[成方举例] 惊痫狂走癫疾：筋缩、曲骨、阴谷、行间（《资生》）。

　　[现代研究] 针刺筋缩可调整胃收缩功能，使扭转解除。有报道，患胃扭转，针前 X 线摄片证明，胃呈虾状，大弯侧在上，小弯侧在下，针筋缩、足三里，得气麻胀达胃部，出现胃抽动、挛缩感，针 20 次后，X 线片证明，胃大弯侧在下、小弯侧在上，症状消失而愈。

九、至阳 Zhìyáng – GV9

　　[出处]《甲乙》："寒热懈惰，淫泺胫酸，四肢重痛，少气难言，至阳主之。"《素问·刺热》篇所载 "七椎下间主肾热" 即指本穴。

　　[别名] 肺底（《医学原始》）。

　　[穴名释义] 至，达也，又极也。穴在第七椎节下，两膈俞之中间。背为阳，横膈以下为阳中之阴，横膈以上为阳中之阳，故名穴处为至阳。

　　《采艾编》："至阳，膈以上，至阳之分也。"

　　《针灸穴名解》："至者达也，又极也。如四时节令，夏至为夏之至极，冬至为冬之至极。人身以背为阳，而横膈以下为阳中之阴，横膈以上为阳中之阳。阳中之阳，即阳之至也，故名至阳。"

　　[位置] 在后正中线，当第七胸椎棘突下方凹陷处。

　　《甲乙》："在第七椎节下间。"《千金》、《千金翼》、《外台》、《素问》王注、《铜人》、《发挥》、《大全》、《大成》、《图翼》、《金鉴》、《新针灸学》、《中国针灸学》同。

　　按：本穴位置古今同。今依其位定于第七胸椎棘突下。

　　[取法] 俯伏或俯卧，于后正中线与两肩胛骨下角连线的交点处，当第七胸椎棘突下方是穴。

　　[刺灸法] 斜刺 0.5～1 寸；可灸。

　　[层次解剖] 皮肤→皮下筋膜→胸背筋膜→棘上韧带→棘间韧带→弓间韧带→（硬膜外腔）。皮肤由第六、七、八胸神经后支的内侧支重叠交织分布。严防刺伤脊髓。（参看筋缩、中枢穴）

　　[功用] 健脾胃，清湿热。

　　[主治] 消化系统病症：胃疼，胃寒不能食，腹痛，肠鸣等。

　　呼吸系统病症：咳嗽，气喘，胸胁胀满疼痛等。

　　其他病症：黄疸，身热，腰背疼痛，脊强，身羸瘦，胫酸，四肢重痛，少气懒言，气短等。

　　现代常用于治疗：急性胃炎，肝炎，胆囊炎，胸膜炎，肋间神经痛，疟疾，支气管炎，哮喘，胆道蛔虫症等。

　　[成方举例] 急性传染性肝炎（热重湿轻型）：至阳、涌泉。泻法，采用疾徐法，

留针 15 分钟；慢性肝炎：至阳、足三里。穴位注射；肌苷酸钠，每次剂量 200~400mg，平均注入各穴，隔日一次，5 周为一疗程，停针一次，可继续下一疗程（《辑要》）。

［现代研究］有报道针刺神道、至阳等穴，可使食管蠕动减弱，且明显提高其黏膜皱襞的显影效果。

十、灵台 Língtái – GV10

［出处］《素问·气府论》王注："灵台在第六椎节下间。"同书《刺热》篇所载"六椎下间脾热"即本穴。

［穴名释义］灵台，为古时君主宣德布政之地，喻心。穴在第六椎节下间，内应心，故名灵台。

《医经理解》："灵台，在六椎节下间，神道在五椎节下间，心之位，故有神灵之称也。"

《会元针灸学》："灵台者，心灵之台也。上有心俞，下有膈俞，中有黄脂膏垒如台，其两旁为督脉之所系，阳气通其中，心灵居上，故名灵台。"

［位置］在后正中线，当第六胸椎棘突下方凹陷处。

《素问·气府论》王注："第六椎节下间。"《发挥》《大全》《大成》《图翼》《新针灸学》《中国针灸学》《铜人》《金鉴》同。

按：本穴位置古今同。今依其位定于第六胸椎棘突下。

［取法］俯伏或俯卧，先取至阳，从至阳向上摸取一个棘突，当棘突下间陷中是穴。

［刺灸法］斜刺 0.5~1 寸；可灸。

［层次解剖］皮肤→皮下筋膜→胸背筋膜→棘上韧带→棘间韧带→弓间韧带→（硬膜外腔）。皮肤由第五、六、七胸神经后支的内侧支重叠交织分布。严防刺伤脊髓。（参看中枢穴）

［功用］清热解毒，宣肺解表。

［主治］疔疮，痈疽，咳嗽；气喘不得卧，项强，背痛，身热，恶寒等。

现代常用于治疗：疔疮，痈疽，急性胃炎，哮喘，支气管炎，胆道蛔虫症，疟疾等。

十一、神道 Shéndào – GV11

［出处］《甲乙》："身热头痛，进退往来，神道主之。"《素问·刺热》篇所载"五椎下间主肝热"，即指本穴。

［别名］脏俞（《千金》）。神道，《考穴编》误作"冲道"。脏俞，《集成》作"莊

俞"。

[穴名释义] 穴在第五椎节下间，平两侧心俞穴，内应心。因心藏神，穴为心气之通道，主治神志疾患，故名神道。

《医经理解》："灵台，在六椎节下间，神道在五椎节下间，心之位，故有神灵之称也。"

《会元针灸学》："神道者，心藏神，心俞在椎两旁，其统系于背，心神仗督阳之气，所行之道，故名神道。"

[位置] 在后正中线，当第五胸椎棘突下方凹陷处是穴。

《甲乙》："在第五椎节下间。"《千金》、《千金翼》、《外台》、《素问》王注、《铜人》、《发挥》、《大全》、《大成》、《图翼》、《金鉴》、《新针灸学》、《中国针灸学》同。

按：本穴位置古今同。今依其位定于第五胸椎棘突下。

[取法] 俯伏或俯卧，先取至阳，从至阳向上摸两个棘突，当棘突下方处是穴。

[刺灸法] 斜刺0.5~1寸；可灸。

[层次解剖] 皮肤→皮下筋膜→胸背筋膜→棘上韧带→棘间韧带→弓间韧带→（硬膜外腔）。皮肤由第四、五、六胸神经后支的内侧支重叠交织分布。严防刺伤脊髓。（参看筋缩、中枢穴）

[功用] 益心，镇惊，止痛。

[主治] 心血管系统病症：心痛，惊悸，怔忡，失眠健忘等。

神经系统病症：中风不语，癫痫，瘛疭等。

呼吸系统病症：咳嗽，气喘等。

其他病症：腰脊强，肩背痛，伤寒发热头痛，疟疾，恍惚，悲愁，牙车蹉，张口不合等。

现代常用于治疗：小儿惊痫，癫痫，疟疾，肋间神经痛，下颌骨脱臼，感冒等。

[成方举例] 腰脊急强：神道、脊中、腰俞、长强、大杼、膈关、水分、脾俞、小肠俞、膀胱俞（《千金》）。

健忘：神道、幽门、列缺、膏肓俞；寒热：神道、少海（《资生》）。

风痫：神道、心俞（《百症赋》）。

[现代研究] 针刺治疗隐性骶椎裂引起排尿困难者取神道、命门、秩边、百会穴有一定疗效。此外，针刺神道可使食管蠕动减弱。

十二、身柱 Shēnzhù – GV12

[出处]《甲乙》："身热狂走，谵语见鬼，瘛疭，身柱主之。"《素问·刺热》篇所载"三椎下间主胸中热"，即指本穴。

[别名] 三椎（《神灸经纶》）。

[穴名释义] 柱，指撑柱。穴在第三椎节下间，当两肩胛的中央，因喻穴处犹如肩

胛荷重的撑柱，故而得名。

《腧穴命名汇解》："身柱，支持为柱，穴在肺俞正中，适当两肩胛的中央，为肩胛荷重的撑柱，因名身柱。"

《腧穴学》："支撑为柱，意指其重要。穴当第三胸椎下，在两肺俞之间，意指脊椎为一身之柱，又指肺主人一身之气，其作用重要，故名。"

［位置］在后正中线，当第三胸椎棘突下方凹陷处。

《甲乙》："在第三椎节下间。"《千金》、《千金翼》、《外台》、《素问》王注、《铜人》、《发挥》、《大全》、《大成》、《图翼》、《金鉴》、《新针灸学》、《中国针灸学》同。

按：本穴位置古今同。今依其位定于第三胸椎棘突下。

［取法］俯伏或俯卧，于后正中线与两肩胛冈高点连线之交点处，当第三胸椎棘突下间陷中是穴。

［刺灸法］斜刺 0.5~1 寸；可灸。

［层次解剖］皮肤→皮下筋膜→胸背筋膜→棘上韧带→棘间韧带→弓间韧带→（硬膜外腔）。皮肤由第二、三、四胸神经后支的内侧支重叠交织分布。严防刺伤脊髓。（参看筋缩、中枢穴）

［功用］理肺，定惊，止痛。

［主治］呼吸系统病症：身热头痛，咳嗽气喘，胸中热等。

神经系统病症：惊厥，癫狂，痫证，瘛疭，中风不语等。

其他病症：疔疮，发背，腰脊强痛，身热等。

现代常用于治疗：支气管炎，肺炎，哮喘，肺结核，癔病，癫痫，神经衰弱，小儿惊厥等。

［成方举例］贫血：身柱、膈俞、胃俞、命门、中府、关元、足三里、内庭、丰隆、中脘、风池（《新针灸学》）

癫疾：身柱、本神（《百症赋》）。

［现代研究］有报道艾灸"身柱"穴，能提高大鼠甩尾阈，艾灸组与对照组比较有非常显著差异（$P < 0.01$），切除双侧肾上腺后，重复上述实验，无显著差异，说明艾灸"身柱"能提高大鼠甩尾阈，切除肾上腺后，这种作用消失，从而推测艾灸的效应（提高大鼠甩尾阈）与肾上腺的作用有密切关系。对脑电图的影响，艾灸百会、身柱穴后约 24 秒开始，α 波出现显著增强，波幅高，持续时间长，衰减过程后期变慢，对照组施灸（合谷）时，α 波增强很少。

十三、陶道 Táodào – GV13

［出处］《甲乙》："头重目瞑，凄厥，寒热，汗不出，陶道主之。"

［穴名释义］陶，指陶窑；道，指通道。穴在第一胸椎下，穴属督脉。督脉为阳脉之海。

《灵枢·背腧》称"椎"为焦，含火燔之意，因喻阳气通气穴处，犹如陶窑火气所出之通道，故而得名。

《医经理解》：陶道"在一椎节下间。陶，烧瓦灶也，通窍于上，背凡二十一椎，此为火气所通之道也。"

《经穴释义汇解》："丘形上有两丘相重累曰陶，穴在大椎节下间，第二椎节上间。大椎、二椎似两丘相重累，为督脉之气通行之道，故名陶道。"

[类属] 交会穴之一，督脉、足太阳之会（《甲乙》）。

[位置] 在后正中线，当第一胸椎棘突下方凹陷处。

《甲乙》："在项大椎节下间。"《千金》、《千金翼》、《外台》、《素问》王注、《铜人》、《发挥》、《图翼》、《中国针灸学》同。

《大全》："第二陶道三身柱。"

《大成》："一椎下。"《金鉴》《新针灸学》同。

按：本穴位置《甲乙》云"穴在大椎节下间"，后世多从。然"大椎节"究指何椎，多有存疑。追考同书大椎穴的定位"在第一椎上陷者中"，据此，本穴当在一椎之下无疑，即第一胸椎棘突下。《大成》即可明证。至于《大全》的"第二（椎）陶道"之说，疑误。

[取法] 俯伏或俯卧，先取大椎穴，从大椎向下摸一个棘突，当棘突下间陷中是穴。

[刺灸法] 斜刺0.5~1寸；可灸。

[层次解剖] 皮肤→皮下筋膜→胸背筋膜→棘上韧带→棘间韧带→弓间韧带→（硬膜外腔）。皮肤由第一、二胸神经后支的内侧支重叠交织分布。针经上列结构深进时，严防刺伤脊髓。因该处的硬膜外腔非常狭窄；脊髓在该部又出现膨大，所以不可盲目深刺。（参看筋缩、中枢穴）

[功用] 解表，退热，安神。

[主治] 头项强痛，恶寒发热，咳嗽，气喘；癫狂，角弓反张，痫证，疟疾，汗不出，头重，目眩，虚劳，骨蒸，胸痛，脊背酸痛等。

现代常用于治疗：肺结核，间歇热，癫痫，精神分裂症，神经衰弱，头痛眩晕，小儿麻痹后遗症，经闭，荨麻疹等。

[成方举例] 洒淅寒热：陶道、神堂、风池（《资生》）。

治虚损五劳七伤紧要灸穴：陶道一穴灸二七壮、身柱一穴灸二七壮、肺俞二穴灸七七壮至百壮、膏肓二穴灸三七壮至七七壮（《乾坤生意》）。

[现代研究] 针刺陶道穴可使嗜酸性粒细胞数增高。有报道，取穴以大椎、间使、陶道、后溪为主，针刺治疗间日疟133例，痊愈者99例，有效者12例，总计111例（治愈率83.5%），无效者22例（占16.5%）。用临床选择的病例在针刺前和针刺治愈后再连续针刺三天，进行如下实验：PHA皮内试验，血清免疫球蛋白的测定、淋巴细

胞和 T 细胞亚群的测定。结果，提示针刺能够调整机体的免疫功能。

十四、大椎 Dàzhuī – GV14

[出处]《素问·骨空论》："灸寒热之法，先灸项大椎。"

[别名] 百劳（《大全》）；上杼（《考穴编》）；大椎骨穴（《删繁刺灸诸穴集要》）。大椎，《肘后方》作"大槌"。《圣济》作"大颗"。《入门》作"大杼"。

[穴名释义] 穴在第一椎上凹陷处，因其椎骨最大，故名大椎。

《医经理解》："大椎，椎骨之最大者也。"

《会元针灸学》："大椎，在一椎上陷宛宛中，平肩取之。为项后平肩第一大椎骨，从大椎而下，以次类推，故名大椎。"

[类属] 交会穴之一，三阳、督脉之会（《甲乙》）。《铜人》《圣济》作手足三阳、督脉之会。

[位置] 在后正中线，当第七颈椎棘突下方凹陷处。（图 8 – 12）

《甲乙》："在第一椎上陷者中。"《千金》、《千金翼》、《外台》、《素问》王注、《铜人》、《发挥》、《大成》、《图翼》（又云："一曰平肩"）、《金鉴》、《新针灸学》（又云："平肩"）、《中国针灸学》（又云："是与肩平"）同。

《肘后方》："在项上大节高起者。"

《大全》："平肩大椎大骨下。"

按：本穴位置，各家沿用《甲乙》之说"在第一椎上陷者中"，亦即今云之第七颈椎棘突下间。但《肘后方》却云"在项上大节高起者"，即第七颈椎棘突端，虽间有苟同，但亦一家言。

[取法] 俯伏或正坐低头，于颈后隆起最高且能屈伸转动者为第七颈椎，于其下间处定取。

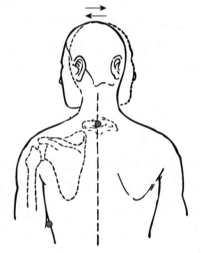

图 8 – 12　大椎

[刺灸法] 斜刺 0.5～1 寸；可灸。

[层次解剖] 皮肤→皮下筋膜→胸背筋膜→棘上韧带→大椎棘间韧带→弓间韧带→（硬膜外腔）。皮肤由第七、八颈神经和第一胸神经后支的内侧支重叠交织分布。该部皮肤是项部与胸背部移行部，其内有丰富的毛囊和皮脂腺。皮下筋膜致密，脂肪组织中有许多纤维隔，连于皮肤和胸背深筋膜。枕动脉发自颈外动脉，当其经过头上斜肌表面时，发出降支，向下又分浅、深二支，前支与颈横动脉浅支吻合；后支与椎动脉的分支和颈深动脉吻合。严防刺伤脊髓。（参看筋缩、中枢穴）

[功用] 清热解毒，解表通阳，镇静安神，肃肺调气。

[主治] 热性病症：热病，恶寒发热，疟疾，骨蒸劳热，中暑，虚汗等。

呼吸系统病症：咳嗽，气喘，胁痛，喉痹等。

神经系统病症：癫狂，痫证，小儿惊风，角弓反张等。

消化系统病症：霍乱，吐泻，黄疸等。

其他病症：项强，肩背痛，腰脊强，五劳七伤，虚损乏力，风疹，疝气，疔疮等。大椎为全身退热要穴。

现代常用于治疗：急慢性热病，中暑，疟疾，感冒，肺结核，支气管炎，哮喘，肺气肿，衄血，精神分裂症，癫狂，痫证，小儿惊风，呕吐，黄疸，齿龈炎，小儿消化不良，老年初期白内障，疔疮，肝炎，血液病，湿疹，瘫痪，尿毒症等。

[成方举例] 灸寒热法：大椎、撅骨（王注：尾穷骨）（《素问·骨空论》）。

温疟痎疟：大椎、腰俞（《资生》）。

脾寒发疟：大椎、间使、乳根（《大成》）。

感冒（风寒型）：大椎、列缺（《针灸学》）。

疟疾：大椎、间使、后溪、复溜，中刺激（《中国针灸学》）。

急性传染性肝炎（湿热并重型）：大椎、至阳、肝俞、脾俞，均用泻法，采用迎随，疾徐法，留针15分钟；疟疾：大椎、陶道、合谷，于每次发作前进行针治，每次留针15分钟，留针期间每隔5分钟捻针一次，以加强刺激，连针三次为一疗程；浸润性肺结核：大椎、身柱，艾炷灸，每穴灸3~5壮，每周2次，三月为一疗程（《辑要》）。

静脉炎：大椎、身柱、肩井、命门（《新针灸学》）。

[现代研究] 针刺大椎对肺功能有一定影响，但需连续一周后，才出现呼吸功能增强，肺通气量增加。也可使支气管痉挛得到缓解，呼吸道阻力下降，对哮喘病有效。对循环血液系统的影响，心房颤动常用大椎穴。对白细胞有调整作用，原来高的可下降，原来偏低的可上升，因化疗引起白细胞减少者，刺大椎、合谷等穴，可使白细胞上升，有效率可达80%~90%。对甲状腺功能调整作用，不同手法对甲状腺功能影响也不同，如用载波射流（8000~18000赫）刺激家兔"大椎""水突"，对甲状腺功能呈促进作用，而电针相同穴位则呈抑制作用。

对免疫功能的影响：艾灸大椎能促进伤寒杆菌凝集素或溶血素的产生，而灸两壮作用较为明显，在间隔不同天数测定其凝集素及溶血素效价，其平均效价较对照组高出两倍有余。六壮则作用较差，反复灸则效果更佳。用溶血空斑试验来测定艾灸对抗体形成细胞的影响，而得到相同效应，与抗体的增长规律相一致。针刺大椎、足三里、天枢，其补体效价，由针前45%，上升为50.3%。也有报道，针刺家兔"大椎""陶道""曲池""合谷"，发现针后补体效价普遍升高，由1:12上升到1:32，增高达三倍之多。针刺大椎可使白细胞增加，并有明显的左移现象。艾灸或电针大椎、足三里等穴，是提高网状内皮系统的吞噬功能。电针大白鼠的"大椎""命门"等穴，肝脏网状内皮系统吞噬功能亦增强，吞噬能力最高可达56.8%。另有报告弱刺激可使网状内皮系统吞噬功能提高 73%，强刺激使网状内皮系统吞噬能力平均下降 30%。其吞噬细胞功能的影响途径是通过神经反射完成的，交感神经起增强作用，迷走神经起抑制作用。

十五、哑门 Yǎmén – GV15

［出处］《素问·气穴论》："喑门一穴。""喑"，《正字通》云：与哑音别字同。《铜人》后诸本作"哑门"。

［别名］舌横、舌厌（《甲乙》）。舌横，《外台》作"横舌"。《宝鉴》作"舌肿"。

［类属］交会穴之一，督脉、阳维之会（《甲乙》）。

［穴名释义］哑，指音哑。因本穴主治"舌缓，喑不能言"，为治哑要穴，故名哑门。

《医经理解》："哑门，一名舌厌，在项后入发际五分宛宛中，灸之则令人喑，故名也。"

《针灸学简编》："系督脉与阳维脉之会穴，因有通经络，开神窍，治失语症之功能，故取名为哑门。"

［位置］在后正中线，入发际 0.5 寸处。

《甲乙》："在项后发际宛宛中。"《千金》《千金翼》《外台》《金鉴》同。

《素问·气府论》王注："在项发际宛宛中，去风府同身寸之一寸。"《新针灸学》同。

《铜人》："在项中央入发际五分宛宛中。"《中国针灸学》同。

《铜人》又云："在风府后五分，入发际五分，入系舌本。"《大全》同。

《发挥》："在风府后入发际五分。"《大成》《图翼》同。

按：本穴位置历代有"项后发际宛宛中"和"项中央入发际五分宛宛中"的分歧，在发际则离风府一寸，入发际则距风府五分。见仁见智，各据其理，或《铜人》为我国早期研究腧穴的专著，后世乃重其说，凡前、后发际边缘诸穴，概以入发际五分定位，今从。

［取法］正坐，头稍前倾，于后正中线入发际 0.5 寸处取穴。

［刺灸法］伏案正坐位，使头微前倾，项肌放松，向下颌方向缓慢刺入 0.5~1 寸。

《甲乙》："喑门禁不可灸，灸之令人喑。"

《圣济》："脑后喑门穴，不可伤，伤即令人哑，宜针人中、无（天）突二穴，可一分。"

［层次解剖］皮肤→皮下筋膜→项筋膜→项韧带→棘间韧带→弓间韧带→（硬膜外腔）。皮肤由第二、三颈神经后支的内侧支，即枕大神经和第三枕神经分布。皮肤与皮下筋膜均厚而致密。前者富有毛囊和皮脂腺，后者由致密结缔组织和脂肪组织构成。其内的纤维束紧张地连于皮肤和项筋膜。束间的间隙内有小血管及皮神经经过。项筋

膜厚而强韧，覆盖项肌，与项韧带紧密相连。项韧带是棘上韧带的延缓；其两侧为项肌附着。针刺经上列结构，由第二颈椎棘突和寰椎后弓之间的弓间韧带（黄韧带）可以入椎管内的硬膜外腔。不宜再深刺，否则易损伤脊髓，甚或延髓，影响心跳、呼吸中枢，引起严重后果。

[功用] 醒神清脑，开窍镇静。

[主治] 舌咽病症：舌缓不语，音哑，重舌等。

神经系统病症：头重，头痛，颈项强急，脊强反折，中风，尸厥，癫狂，痫证，癔病，瘛疭等。

其他病症：聋哑，衄血，呕吐等。

本穴为回阳针之一，凡暴亡诸阳欲脱者，均宜取治。又为醒神清脑之要穴，治因情志不遂引起之精神障碍效好。

现代常用于治疗：聋哑，中风，后头痛，习惯性头痛，癔病，精神分裂症，脑性瘫痪，大脑发育不全，脑出血，脑膜炎，脊髓炎，语言障碍，声音嘶哑，舌骨肌麻痹，以及重舌，衄血，喉头炎等症。

[成方举例] 头重：哑门、通天、跗阳（《资生》）。

脊反折：哑门、风府；瘛疭指擎：哑门、阳谷、腕骨、带脉、劳宫（《大成》）。

癫痫：主穴为哑门，后溪；备用穴为风池、腰奇、人中、内关（《辑要》）。

[现代研究] 针刺哑门、华盖，可使白细胞总数和嗜中性粒细胞增多，使嗜酸性粒细胞减少。也有报道针刺哑门则100%使淋巴球减少，可能与机体状态有关。也有报道针刺哑门、华盖，可能促进骨髓造血功能。

十六、风府 Fēngfǔ – GV16

[出处]《素问·骨空论》："大风颈项痛，刺风府。"

[别名] 舌本（《甲乙》）；鬼枕、鬼穴（《千金》）；曹溪（《本事方》）；惺惺（《画墁录》）。

[穴名释义] 府，聚也；风府，指风邪聚结之处。伤于风者，上先受之。穴当人身上部之头项处，易为风邪所袭，本穴主治一切风疾，故名风府。

《医经理解》：风府"在项后入发际一寸大筋内宛宛中，去脑户一寸五分，盖风所从入府也。"

《会元针灸学》："风府者，风邪所入之府，脑后之空窍也。……人之一身风眼甚多，如肩井、云门、背缝、手足心、九窍、太阳、眉心、腘中、腋下、阴囊，皆令人受风寒，唯不若其风府风门伤人之甚，故名风府。"

[类属] 交会穴之一，督脉、阳维之会（《甲乙》）。《聚英》作足太阳、督脉、阳维之会。

[位置] 在后正中线，入后发际1寸处。

《甲乙》："在项上入发际一寸大筋内宛宛中，疾言其肉立起，言休其肉立下。"《千金》、《千金翼》、《外台》、《素问》王注、《铜人》、《发挥》、《大成》、《图翼》、《难经》丁注同。

《千金翼》："一云在喑门上一寸。"

《入门》："脑户下一寸半大筋内。"《大全》《金鉴》《新针灸学》同。

《中国针灸学》："项窝之上微后，头结节之下方"，"从项后发际以指上压至后头骨止，即是穴位。"

按：本穴定位，文献基本一致，均在"项上入发际一寸大筋内宛宛中"。因哑门位置有发际和入发际五分的不同定位法，所以本穴距后发际的距离也有一寸或五分的区别，说见哑门。云"脑户下一寸半"者，乃是一种以上定下之法，因脑户穴在风府穴上一寸五分之故。

[取法] 正坐，头微前倾，于后发际正中上 1 寸，当枕外粗隆直下凹陷处。

[刺灸法] 伏案正坐位，使头微前倾，项肌放松，向下颌方向缓慢刺入 0.5～1 寸。针尖不可向上，以免刺入枕骨大孔，误伤延髓。不灸。

《甲乙》："风府，禁不可灸。"

《圣济》："风府……针只可一寸以下，过度即令人哑，亦针人中、无（天）突穴救之。"

[层次解剖] 皮肤→皮下筋膜→项筋膜→项韧带→环枕后膜→（硬膜外腔）。皮肤由第一颈神经后支枕下神经的分支和第二颈神经后支的内侧支枕大神经分布。椎管是所有椎骨的椎孔被椎间盘等连结而成的管道。管的上端与枕骨大孔相通，下端至骶骨。管内有脊髓、脊神经根、脊髓被膜、血管和脂肪等结构。脊髓上端连脑的延髓，下端终于第一腰椎下缘。包裹脊髓的硬脊膜、蛛网膜和软脊膜与脑外的三层膜与脑被膜相互移行。硬脊膜与椎管之间有硬膜外腔，其中充满脂肪和疏松结缔组织、椎内静脉丛等，颅内无此腔。在软脊（脑）膜和蛛网膜之间有蛛网膜下腔，内充满有脑脊液，局部扩大成池。在枕骨大孔上方有小脑延髓池。因为椎管内三层膜均较薄，为了保护脊髓和枕骨大孔上方的延髓，所以针刺时，均不应盲目进针，而危及生命。（参看哑门穴）

[功用] 醒神清脑，息风开窍。

[主治] 神经系统病症：癫狂，痫证，癔病，中风不语，舌缓，舌急难言，半身不遂，悲恐惊悸等。

头面五官科病症：头痛，眩晕，呕吐，目痛，鼻衄，鼻塞，聋哑，颈项强痛等。

其他病症：咽喉肿痛，失言，黄疸，足不仁，下肢诸病等。

风府为祛风要穴，又为十三鬼穴之一，主治一切癫狂病。

现代常用于治疗：癫痫，高血压脑病，脑卒中及其后遗症，精神分裂症，癔病，聋哑症，神经性头痛，眩晕，消化不良，颈椎病，腰背风湿痛，以及流感，热病，黄疽等。

[成方举例] 膈痛：灸风府、人中、承浆；狂症：风府、昆仑、束骨；喉咽痛：风府、天窗、劳宫（《千金》）。

暗不能言：风府、承浆（《资生》）。

狂走：风府、阳谷；衄血：风府、二间、迎香（《大成》）。

风证：风府、百会（《行针指要赋》）。

[现代研究] 有实验证明，风府有调整胃分泌作用，可使胃酸及胃蛋白酶高者降低，低者升高。对垂体性高血压，风府穴有降压作用。针刺家兔"风府"穴，发现连续针刺五次（每天一次），在末次针后的 3 小时，脑皮质、肝和腓肠肌的琥珀酸脱氢酶活性均增强。连续针刺七次后的 3 小时，皮质下组织和肾的琥珀酸脱氢酶活性亦出现增高。

[附注]《医说》引《良方》："徐德占教衄者，急灸项后发际两筋间宛宛中三壮立止。盖血自此入脑注鼻中。常人以线勒颈后尚可止衄，此灸决效无疑。"

据《集异记》载：唐丞狄仁杰，字梁公。太原（今山西太原）人。知医药，精针灸。显庆中（公元 656～661 年），狄应考入关，路经华州（今陕西华县），市众围观一病儿，旁书愿以"酬绢千匹"求医。儿鼻生赘瘤，大如拳，根蒂缀鼻如箸筋，触之酸痛刺骨，两目为赘瘤所引，目睛翻白。狄见应医，即于脑后下针寸许，儿点头示"针气已达瘤处"，出针后赘瘤自落，却酬而去。"

据《画墁录》载：嘉祐初（公元 1056 年后），仁宗寝疾，药无效。"下诏草泽（民间）"，有一医（后名嘉祐时针医）应召往诊，用针自脑后刺入，针方出，仁宗开眼喜曰："好惺惺"。自此之后，此穴即名惺惺。即风府。

十七、脑户 Nǎohù – GV17

[出处]《素问·刺禁论》："刺头中脑户，入脑立死。"

[别名] 匝风、会额（《甲乙》）；合颅（《外台》）；合囟（《针灸全书》）；脑堂（《针方六集·神照集》）；仰风（《西方子》）；迎风（《医心方》）。

[穴名释义] 脑，指脑髓；户，指门户。穴在枕骨粗隆上缘，内应脑髓，本穴主治"癫疾，狂，瘛疭，口禁，羊鸣，暗不能言"等有关脑之疾患，故名脑户。

《腧穴命名汇解》：脑户，"穴当枕外粗隆上缘，为脑气出入之所，因名脑户。"

《针灸穴名解》："督脉上头通脑，本穴为其入脑之门。更考足太阳之脉，起于目内眦，上额交巅入络脑，还出别下项，当由本穴透出下行也，因名脑户。"

[类属] 交会穴之一；督脉、足太阳之会（《甲乙》）。又云："此别脑之会。"会，疑"户"字误。

[位置] 在头部中线，当风府穴直上 1.5 寸处。

《甲乙》："在枕骨上，强间后一寸五分。"《千金》、《千金翼》、《素问》王注、

《铜人》、《发挥》、《大全》、《大成》、《新针灸学》同。

《图翼》："在枕骨上，强间后一寸五分，一曰在发际上二寸。"

《集成》："在枕骨下，强间后一寸五分，入发际二寸。"

《金鉴》："从风府上行一寸五分枕骨上。"《中国针灸学》同。

按：本穴位置，《甲乙》云：在"枕骨上，强间后一寸五分。"强间，位项中央入发际四寸，据此，本穴当在项后入发际二寸五分处，后世各家多宗此。但《集成》不同，定位于"枕骨下，强间后一寸五分，入发际二寸"，据此，本穴落在风府穴上一寸，强间穴后二寸，不合原义。

[取法] 正坐或俯卧，于后正中线，当枕外粗隆上缘之凹陷处取穴。

[刺灸法] 平刺0.5~0.8寸；可灸。

《素问·刺禁论》："刺头中脑户，入脑立死。"王注曰："脑户，穴名也，在枕骨上，通于脑中。然脑为髓之海，真气之所聚，针入脑则真气泄，故立死。"《圣济》曰："脑户不可伤，伤即令人命绝，亦宜治后心、囟会。"

[层次解剖] 皮肤→皮下筋膜→枕额肌→腱膜下结缔组织→骨膜（枕骨）。皮肤由第二颈神经后支的内侧支枕大神经分布。皮下筋膜由脂肪组织和致密结缔组织组成。枕额肌的枕肌由面神经的耳后支支配。针经皮肤、皮下筋膜，穿左、右侧的枕肌之间，入帽状腱膜并经其深面的腱膜下组织直抵枕骨骨膜。穴下枕骨髁的髁管内有导血管，该管可连于颅内的硬脑膜静脉窦与颅外头皮内的血管。

[功用] 清头目，利关窍。

[主治] 头面部病症：头重，头晕，头痛，面赤，目黄，目痛不能远视，面痛，面肿等。

神经系统病症：癫狂，痫证，瘛疭，喑不能言等。

舌病：音哑，舌本出血等。

其他病症：瘿瘤，颈项强痛，黄疸等。

现代常用于治疗：脑出血，三叉神经痛，面瘫，癫痫，肿瘤，中耳炎等。

[成方举例] 瘿病：脑户、通天、消泺、天突（《千金》）。

头重痛：脑户、通天、脑空；目黄：脑户、胆俞、意舍、阳纲（《资生》）。

[现代研究] 针刺脑户对垂体性高血压有降压作用。针刺脑户也可使白细胞总数及中性白细胞、嗜酸性粒细胞下降。也有报道针刺脑户可使80%例次淋巴细胞增加。

[附注] 秦鸣鹤为唐侍医，高宗苦风眩，头眩不能视，鸣鹤为之刺百会及脑户出血，立愈。其事迹见《新唐书·高宗·则天皇后武氏传》及《谭宾录》。参见百会穴条。据《建宁府志》载：明时有李守道者，精针灸之术。浦城（属福建）人。有中痰痫症者，道令俯首，砌艾灸颅后，唧刀圭少许，食以粥，病愈。

《甲乙》载："癫疾，骨酸，眩，狂，瘛疭，口噤，羊鸣，刺脑户。"但该穴古书均云不可灸，灸之令人哑，但近代文献及临床证实，此穴可灸。

十八、强间 Qiángjiān – GV18

[出处]《甲乙》："癫疾狂走，瘛疭摇头，口喎，戾颈强，强间主之。"

[别名] 大羽（《甲乙》）。

[穴名释义] 间，隙也，意指穴处。因穴处关乎脑力之强弱，又主治头项强痛，故名强间。

《医经理解》："强间，在后顶后一寸五分，盖枕骨刚强之间也。"

《腧穴学》："强，指强急；间，指间隙或处所。是穴主治头项强痛，故名。"

[位置] 在头部中线，当风府穴直上 3 寸处。

《甲乙》："在后顶后一寸五分。"《千金》、《千金翼》、《外台》、《素问》王注、《铜人》、《发挥》、《大全》、《大成》、《图翼》、《金鉴》、《新针灸学》、《中国针灸学》同。

按：本穴位置，古今同取于后顶穴后 1.5 寸处。

[取法] 正坐或俯伏，于后正中线，当前、后发际连线的中、后 1/3 交点处。或于百会与风府两穴连线的中点取穴。

[刺灸法] 平刺 0.5 ~ 0.8 寸；可灸。

[层次解剖] 皮肤→皮下筋膜→帽状腱膜→腱膜下结缔组织→骨膜（人字缝）。皮肤由第二颈神经后支的内侧支枕大神经分布。该神经有枕动脉、静脉伴行。（参看脑户、百会穴）

[功用] 清头目，安神志。

[主治] 头痛，目眩，癫狂，痫证，瘛疭，烦心，呕吐，失眠，口渴，颈项强痛，左右不得回顾等。

现代常用于治疗：神经性头痛，眩晕，呕吐，小儿惊风，癫痫，神经衰弱，颈项痛等。

[成方举例] 头痛：强间、丰隆（《百症赋》）。

十九、后顶 Hòudǐng – GV19

[出处]《甲乙》："风眩目眩，颅上痛，后顶主之。"

[别名] 交冲（《甲乙》）。

[穴名释义] 顶，指颅顶。穴在颅顶之后方，故名后顶。

《会元针灸学》："后顶者，由百会前一寸半为前顶，后寸半为后顶，穴居顶中之后，故名后顶。"

《孔穴命名的浅说》：前顶、后顶，"头顶端为巅顶，两穴当其一前一后，故名。"

[位置] 在头部中线，当后发际上 5.5 寸处。

《甲乙》："在百会后一寸五分，枕骨上。"《千金》《千金翼》《外台》《铜人》《资生》《发挥》《入门》《考穴编》《图翼》《新针灸学》同。

《金鉴》："在强间上行一寸五分。"

按：本穴位置古今同取于百会后 1.5 寸处。

[取法] 正坐或俯伏，于后正中线，当前、后发际连线中点向后 0.5 寸处取穴。

[刺灸法] 平刺 0.5～0.8 寸；可灸。

[层次解剖] 皮肤 ，皮下筋膜→帽状筋膜→腱膜下结缔组织→骨膜（矢状缝）。皮肤由第二颈神经后支的内侧支枕大神经分布。该神经有枕动、静脉伴行。（参看脑户、百会穴）

[功用] 清头目，安神志。

[主治] 头部病症：头顶痛，偏头痛，眩晕，目视不明，项强等。

神经系统病症：癫狂，痫证，瘛疭，烦心，失眠等。

其他病症：外感热病。

现代常用于治疗：神经性头痛、头晕，感冒，失眠，癫痫，脑充血，颈项部强直等。

[成方举例] 风眩：后顶、玉枕、颔厌；颈项痛恶风寒：后顶、外丘（《资生》）。枕神经痛：后顶、曲鬓、脑空、通天、天柱、风池、百会、完骨、瘛脉、天牖、窍阴、曲垣、大杼、手三里（《新针灸学》）。

二十、百会 Bǎihuì – GV20

[出处] 《甲乙》："顶头痛，风头重，目如脱，不可左右顾，百会主之。"《灵枢·热病》所载"巅上一"，即指本穴。

[别名] 三阳五会（《史记·扁鹊仓公列传》）；顶上（《脉经》）；巅上（《圣济》）；维会（《针经指南·标幽赋》）；泥丸宫（《本事方》）；五会、天满（《大成·行针总要歌》）；三阳（《针灸全书》）；白会（《灸法图残卷》）。

[穴名释义] 百会，一名三阳五会。头为诸阳之会，穴为手足三阳、督脉、足厥阴交会之处，百病皆治，故名百会。

《采艾编》："百会，督脉足太阳交会于巅上，百脉之会，观其会道，本天亲上。一名三阳五会，五之为言百也。"

《医经理解》："百会，一名巅上，在前顶后一寸半，顶中央直两耳尖，陷可容指，是督脉、足太阳、手足少阳、厥阴之会也，故名三阳五会。"

[类属] 交会穴之一，督脉、足太阳之会（《甲乙》）；《聚英》作手、足三阳，督脉之会；《图翼》作督脉、足太阳之会。手足少阴、足厥阴俱会于此。

[位置] 在头部中线，当前发际直上 5 寸处。（图 8 – 13）

《甲乙》："在前顶后一寸五分，顶中央旋毛中，陷可容指。"《千金》、《千金翼》、

《外台》、《素问》王注、《铜人》、《大全》、《新针灸学》同。

《玉龙经》："取眉间印堂至（后）发际折中是穴。"

《发挥》："在前顶后一寸五分，顶中央旋毛中，直两耳尖，可容豆。"《大成》《图翼》《金鉴》（在"前顶后"作"从后顶上行"）。

《中国针灸学》："从两耳尖直上，当头之正中取之。"

按：本穴位置，各家多从《甲乙》。所谓"从后顶上行一寸五分"者，乃定位据点不一，词异义同。《玉龙经》以印堂至后发际折中取穴，考印堂至前发际为三寸，前发际至后发际为十二寸，两者合共一尺五寸，折中则为七寸五分；较《甲乙》《大成》推前五分。此乃简便取穴，失于严谨。所谓"顶中央旋毛中"一词，乃为辅词，实无必要，殊不知旋毛有双者，亦有旋毛不正者，不能作据。

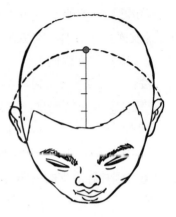

图8-13　百会

[取法] ①正坐，于前、后发际连线中点向前1寸处取穴。②于头部中线与两耳尖连线的交点处取穴。

[刺灸法] 平刺0.5~0.8寸；可灸。

[层次解剖] 皮肤→皮下筋膜→帽状腱膜→腱膜下筋膜→骨膜（矢状缝）。皮肤由第二颈神经的内侧支枕大神经和额神经的滑车上神经重叠分布。皮下筋膜由致密的结缔组织和脂肪组织构成，其内的纤维束连于皮肤和帽状腱膜。颅顶的血管神经都走行在皮下筋膜内，神经分布都互有重叠；动脉有广泛的吻合，不仅左右侧吻合，而且颅内外也互相吻合；静脉形成静脉网，主干与同名动脉同行。血管神经从四周向颅顶走行，但皮下筋膜内的纤维束对其有限制作用。（参看前顶穴）

[功用] 苏厥开窍，升阳固脱。

[主治] 神经系统病症：头痛，眩晕，巅顶痛，惊悸，健忘，尸厥，中风不语，口噤不开，半身不遂，癫狂，痫证，癔病，瘈疭等。

五官科病症：耳鸣，耳聋，耳塞，风眩头重，目不能视，目暴赤肿瘾涩难开等。

生殖系统病症：阴挺，疝气等。

肛肠科病症：脱肛，痔疾等。

其他病症：泄泻，痢疾，心烦闷，食无味等。

现代常用于治疗：神经性头痛、眩晕，高血压，脑卒中，脑贫血，脑充血，休克，神经衰弱，癫痫，脱肛，子宫脱垂，痔疾，久泻，久痢，遗尿，声音嘶哑，耳鸣，咽喉肿痛，子痫，产后破伤风等。

[成方举例] 脚气：百会、风府、五脏六腑俞募；头风：百会、脑空、天柱（《资生》）。

红疸：百会、曲池、合谷、三里、委中；脱肛：百会、尾闾（七壮）、脐中（随年壮）；赤游风：百会、委中；小儿脱肛：百会、长强、大肠俞；浑身发红丹：百会、曲池、三里、委中（《大成》）。

疟疾：百会、经渠、前谷（《神应经》）

昏厥：百会、人中、十宣、足三里。进针后，每隔 3～5 分钟运针一次，两三次不显著，再加内关、涌泉；癔病发作：百会、内关透外关（《针灸学》）。

阳痿：百会、膈俞、胃俞、肾俞、命门、腰阳关、关元、中极。每日艾条熏灸（《中国针灸学》）。

脱肛：百会、足三里、长强、承山（《辑要》）。

脱肛：百会、尾翳（《百症赋》）。

尸厥：百会、隐白（《杂病穴法歌》）。

小儿脱肛：先灸百会、次鸠尾；急喉风：百会、太冲、照海、阴交（《席弘赋》）。

痢疾：百会、鸠尾（《灵光赋》）。

[现代研究] 对血压有调整作用，如对垂体性高血压有降压作用，对动物失血性休克有升压作用，如血压下降到 20～30 毫米汞柱，稳定后，针"百会"30 分钟，血压即可上升，大部分上升超过 35 毫米汞柱。

针刺百会可使大部分癫痫大发作的脑电图趋于规则化。也可使正常人肌电升高（$P < 0.05$），从针后 15 分钟开始，延缓到 35 分钟，若改用电针，应用于治疗脑血栓形成患者，也可使肌电幅度升高，一般电针后 5 分钟即可表现出来。

百会又有退热作用，如给家兔注射牛奶后，针刺"百会"（刺激 5 分钟，间隔 10～15 分钟再刺，连续 1～3 小时），对开始发热者有抑制效应，对发热已达高峰者有迅速降温作用。

对免疫功能也有一定影响：如有应用经穴灸疗仪与艾灸"百会""肾俞"对家兔免疫功能进行实验研究。结果：经穴灸疗仪组、对艾灸组、对照组实验前血液白细胞总数分别为 7500 个/立方毫米、6300 个/立方毫米。对照后，实验两组观察指标逐渐上升，第五天达高峰，后又逐渐恢复，灸后第七天各组分别为 14000 个/立方毫米、12400 个/立方毫米、7700 个/立方毫米，实验两组较对照组明显提高。血清总补体含量实验前各组均为 10 单位，灸后第五天各组分别为 50 单位、35 单位、10 单位，灸疗仪组比灸前高 4 倍，艾灸组比灸前提高 2.5 倍，对照组未变。血清免疫球蛋白实验前各组分别为 4.246±0.785 克%、4.615±0.674 克%、4.432±0.545 克%，灸后第五天各组分别为 7.774±0.915 克%、6.784±1.224 克%、4.240±0.695 克%，实验两组灸后都较灸前明显提高，差异非常显著（$P < 0.01$），对照组实验前后无差别，实验两组与对照组差异非常显著（$P < 0.01$）。说明经穴灸疗仪灸抹艾油的穴位和艾灸穴都能提高机体免疫能力。有人用放射免疫分析法，测定针刺补泻对家兔血浆 cAMP、cGMP 含量变化，结果：针常态家兔"百会"穴，血浆环核苷酸含量呈明显双向改变：cAMP 尤为显著，

主要呈负性影响。cGMP主要呈正性影响，cAMP/cGMP亦朝负向波动，泻法略大于补法。对惊恐状态下家兔，不论补或泻都使巨幅增高的cAMP、cGMP明显下降而趋于常值。这一结果表明，针灸调衡阴阳理论得到了以环核苷酸为指标的进一步阐述，对不同状态下的机体，补泻效应也不一样，二者间主要表现了程度上差异。

对胃的分泌功能有一定影响，如用重手法针刺巴氏小胃、海氏小胃狗的"百会"穴，对肉粉、组胺引起的胃液分泌有抑制作用。

针刺百会对新生儿窒息有较好疗效。用电针救治呼吸衰竭患者也有一定疗效。

艾条熏灸百会也有矫正胎位的效应。

[附注]《史记·扁鹊仓公列传》："扁鹊过虢。虢太子死，扁鹊至虢宫门下，问中庶子喜方者曰：太子何病，国中治穰过于众事？中庶子曰：太子病血气不时，交错而不得泄，暴发于外，则为中害。精神不能止邪气，邪气畜积而不得泄，是以阳缓而阴急，故暴厥而死。扁鹊曰：其死何如时？曰：鸡鸣至今。曰：收乎？曰：未也，其死未能半日也。……臣能生之。中庶子曰：先生得无诞之乎？何以言太子可生也？……扁鹊仰天叹曰：……子以吾言为不诚，试入诊太子，当闻其耳鸣而鼻张，循其两股，以至于阴，当尚温也。……虢君闻子，大惊，出见扁鹊于中阙，曰：窃闻高义之日久矣，然未得拜谒于前也。先生过小国，幸而举之，偏国寡臣幸甚！有先生则活，无先生则弃捐填沟壑，长终而不得反。……扁鹊曰：若太子病，所谓尸厥者也。……太子未死也。……扁鹊乃使弟子子阳厉针砥石，以取外三阳五会。有间，太子苏。乃使子豹为五分之熨，以八减之齐和煮之，以更熨两胁下。太子起坐。更适阴阳，但服汤二旬而复故。"

《旧唐书·高宗纪下》："上苦头重不可忍，侍医秦鸣鹤曰：刺头微出血可愈。天后帷中言曰：此可斩，欲刺血于人主首耶？上曰：吾苦头重，出血未必不佳。即刺百会。上曰：吾眼明矣。"

《明史·凌云传》载："里人病嗽，绝食五日，众投以补剂，益甚。云曰：此寒湿积也，穴在顶，针之必晕绝，逾时始苏。命四人分章其发，使勿倾侧乃针，果晕绝，家人皆哭，云言笑自如，顷之气渐苏，复加补，始出针，呕积痰斗许，病即除。"

《续名医类案》："一妇因夫病垂危，心患之，乃夫病愈，妇即病疯狂，昼夜不思眠食，白日裸身狂走，或登高阜，或上窑房，莫能禁也。乞韩（韩贻丰）治之，将至其家，其妇正在袒裼狂跳中，忽觅衣覆体，欲容屏息，若有所俟者。邻媪讶之，初不解何意。俄而韩至，令人跪则跪。因跪而受针。为针其百会一穴，鬼眼两穴各二十一针。针毕即叩头谢曰：吾不敢为祟，愿乞饶命，吾去矣。言毕而醒。"

二十一、前顶 Qiándǐng - GV21

[出处]《甲乙》："风眩目瞑，恶风寒，面赤肿，前顶主之。"

[穴名释义]顶，指颅顶。穴在颅顶之前方，与后顶相对应，故名前顶。

《孔穴命名的浅说》：前顶、后顶，"头顶端为巅顶，两穴，当一前一后，故名。"

《针灸穴名解》："穴在巅顶之前，故名前顶。与后顶相对而言之。治症略同后顶。只是前顶偏于治额，后顶偏于治顶也。"

[位置] 在头部中线，入前发际3.5寸处。

《甲乙》："在囟会后一寸五分骨间陷者中。"《千金》、《千金翼》、《外台》、《素问》王注、《铜人》、《发挥》、《大全》、《大成》、《新针灸学》同。

《铜人》又云："据甄权《针经》云是在囟会后一寸。"

《图翼》："在囟会后一寸五分骨陷中，一云在百会前一寸；"

《卫生宝鉴》："在百会前一寸。"

《金鉴》："在百会前一寸五分。"《中国针灸学》同。

按： 本穴位置有三说：一如《甲乙》《金鉴》，定位于囟会后一寸五分（与百会前一寸五分同）；一如《卫生宝鉴》，定位于百会前一寸；一如甄权之法，在囟会后一寸。考前顶与后顶相对，距百会位置相当，据此，本穴位置以《甲乙》《金鉴》之说为当。甄权与《卫生宝鉴》之说，似有过前过后之嫌。

[取法] 正坐或仰靠，于前、后发际连线的前1/4折点向后0.5寸处取穴。

[刺灸法] 平刺0.3~0.5寸；可灸。

[层次解剖] 皮肤→皮下筋膜→帽状腱膜→腱膜下结缔组织→骨膜（矢状缝）。皮肤由眼神经的额神经分布。颅顶骨包括额骨的鳞部、枕骨的鳞部及两骨间的顶骨（左右顶骨之间骨缝为矢状缝，骨的深部，正对硬脑膜静脉窦的上矢状窦）。还有蝶骨大翼和颞骨的颞鳞参与。颅顶骨由内板和外板及其间的板障（骨松质）组成。板障有的骨较厚，也有的没有。板障内有板障管，管内有板障静脉通过。该静脉与颅内、外静脉有广泛的交通。（参看百会穴）

[功用] 清头目，安神志。

[主治] 神经系统病症：癫痫，瘛疭，头晕，目眩，小儿急慢惊风，头顶痛等。

五官科病症：鼻渊，鼻塞多涕，目赤肿痛，目视不明等。

其他病症：面赤肿，水肿等。

现代常用于治疗：高血压，脑充血，脑贫血，癫痫，小儿惊风，鼻中息肉，鼻窦炎，水肿等。

[成方举例] 风眩偏头痛：前顶、后顶、颔厌（《千金》）。

头风目眩戴上：前顶、五处（《资生》）。

小儿急惊风，灸前顶一穴三壮……若不愈须灸两眉头及鼻下人中一穴，炷如小麦大（《圣惠》）。

目暴赤肿：三棱针刺前顶、百会（《儒门事亲》）。

二十二、囟会 Xìnhuì – GV22

[出处]《灵枢·热病》:"囟会一。"

[别名] 囟门《八脉考》);顶门(《玉龙经》);天窗(《医心方》)。《千金》治诸横邪癫狂针灸图诀:"邪病鬼癫,四肢重,囟上主之,一门鬼门。"近亦有因作鬼门为本穴别名者。

[穴名释义] 囟,指囟门;会,指会合。穴在颅骨冠状缝和矢状缝会合处,婴儿时脑髓未充,头骨不合,俗称囟门。年长时囟门渐合,穴当其处,故名囟会。

《医经理解》:"囟会,在上星后,寸骨陪中,小儿八岁以下,禁针,其囟门未合也。"

《针灸穴名解》:"囟(顖),从页从思;思从囟,从心。人当思虑之际,神识会于囟门,故名。"

[位置] 在头部中线,入前发际 2 寸处。

《甲乙》:"在上星后一寸骨间陷者中。"《千金》、《千金翼》、《外台》、《素问》王注、《铜人》、《发挥》、《大全》、《大成》、《图翼》、《新针灸学》同。

《金鉴》:"从前顶前行一寸五分。"

按:本穴位置,《甲乙》言"上星后一寸"与《金鉴》言"从前顶前行一寸五分"同。

[取法] 正坐或仰靠,于前、后发际连线的前 1/6 折点;或于上星穴后 1 寸取穴。

[刺灸法] 平刺 0.3~0.5 寸,小儿禁刺;可灸。

《圣济》:"囟会一穴,只可针五分,过即令人头旋目暗,急针百会及风府二穴救之。"

[层次解剖] 皮肤→皮下筋膜→帽状腱膜→腱膜下结缔组织→骨膜(矢状缝)。皮肤由额神经的滑车上神经分布。颅顶骨属于扁骨,由内板与外板及其间的骨松质组成。外板厚而坚韧,富有弹性,弧度较小,因此耐受张力大;内板薄而松脆。所以颅顶骨骨折,多见于内板的损伤。(参看百会、前顶穴)

[功用] 清头,散风。

[主治] 头面五官病症:头痛,目眩,面赤暴肿,鼻渊,鼻衄,鼻痔,鼻痈等。

神经系统病症:卒中风,癫疾,不眠或嗜睡,小儿暴痫,小儿惊风等。

其他病症:脑虚冷痛,头风生白屑等。

现代常用于治疗:神经性头痛,高血压,脑贫血,鼻炎,鼻衄,鼻息肉,小儿惊风,消化不良,以及失眠等。

[成方举例] 多唾:囟会、百会;小儿惊痫:囟会、前顶、本神、天柱;头风:囟会、百会、前顶(《资生》)。

卒暴中风:囟会、百会(《玉龙赋》)。

［附注］《资生》："有士人，患脑热痛，甚者自床投下，以脑拄地，得或冷水粗得，而痛终不已。服药不效。人教灸囟会而愈。热痛且可灸，况冷痛乎。"

又："予少刻苦，年逾壮则脑冷，或饮酒过多，则脑疼如破。后因灸囟会穴，非特脑不复冷，他日酒醉，脑亦不疼矣。"

二十三、上星 Shàngxīng － GV23

［出处］《甲乙》："面䏶肿，上星主之。"

［别名］鬼堂（《千金》）；明堂（《圣惠》）；神堂（《聚英》）。

［穴名释义］穴在颅上直鼻中央，入发际一寸陷者中。主治"目中痛不能视"，功能开光明目，如星之居上，故而得名。

《采艾编》："上星者，星之光，上悬也。"

《会元针灸学》："上星者，五脏之精气，上朝头结精于目，居高亲上，故名上星。"

［位置］在头部中线，入前发际1寸处。

《甲乙》："在颅上直鼻中央，入发际一寸陷者，可容豆。"《千金》、《千金翼》、《外台》、《素问》王注、《铜人》、《发挥》、《大成》、《图翼》、《中国针灸学》同。

《玉龙经》注："在发际一寸半，取穴以手掌后横文按鼻尖，中指头尽处是穴。

《大全》："（神）庭上五分。"《新针灸学》同。

《金鉴》："从囟会又前行一寸。"

按：本穴位置，各家说注沿袭《甲乙》，定位于"入发际一寸"，唯《玉龙经》不同："在发际一寸半，取穴以手掌横文按鼻头，中指头尽处是穴。"实舍简就繁，且不严谨，不足取法。

［取法］①正坐或仰靠，于前发际中点入发际1寸处，或于神庭穴后0.5寸处取穴。②若无发际时，可先取百会，向前4寸量取本穴。

［刺灸法］平刺0.5~0.8寸；可灸。

［层次解剖］皮肤→皮下筋膜→帽状腱膜（枕额肌）→腱膜下结缔组织→骨膜（额腹）。皮肤由额神经的滑车上神经分布。帽状腱膜在皮下筋膜的深层，前连额腹（额肌），后连枕腹（枕肌），腱肌两侧则变薄，移行颞筋膜的浅层。整个帽状腱膜厚实，坚韧，并通过纤维束与皮下筋膜和皮肤紧密相连。该三层结构容易与腱膜下结缔组织撕脱，故称"外科头皮"。额腹由面神经的颞支支配。

［功用］清头目，通官窍，安神志。

［主治］头面五官病症：头痛，眩晕，头面虚肿，目赤肿痛，迎风流泪，不能远视，面赤肿，鼻渊，鼻衄，鼻痔，鼻塞不闻香臭，鼻痛，口鼻出血等。

神经系统病症：癫狂，痫证，小儿惊风等。

其他病症：疟疾，热病，汗不出，呕吐等。

现代常用于治疗：神经性头痛，鼻出血，鼻炎，鼻息肉以及三叉神经痛，角膜炎，角膜白斑，眼球充血，面部红肿，间歇热，眩晕等。

［成方举例］面赤肿：上星、囟会、前顶、脑户、风池（《千金》）。

内眦赤痛痒：上星、肝俞；鼻塞不闻香臭：上星、百会、囟会、承光；头风面虚肿：上星、天牖（《资生》）。

疟疾振寒：上星、丘墟、陷谷；鼻衄：上星（灸二七壮）、绝骨、囟会；脑寒泻臭：上星、曲差、合谷；五痫等症：上星、鬼禄、鸠尾、涌泉、心俞、百会（《大成》）。

肺结核（头痛头晕）：主穴为上星、头维、百会（灸）、太阳、天柱；配穴为合谷、列缺（《辑要》）。

头风：上星、神庭（《玉龙赋》）。

衄血：上星、禾髎（《杂病穴法歌》）。

二十四、神庭 Shéntíng – GV24

［出处］《甲乙》："风眩善呕，烦满，神庭主之。"《灵枢·热病》所载"发际一"即指本穴。

［别名］发际（《本事方》）。

［穴名释义］穴在额上发际直鼻上五分处。脑为元神之府，穴居额上，额又称天庭，故名神庭。

《会元针灸学》："神庭者，神光所结之庭，目神之光，来源通于六腑六脏之神系，是脑府前之庭堂，故名神庭。"

《经穴释义汇解》："庭者，颜也。穴在发际，直鼻，意即指本穴同鼻相垂直而近颜面部。因穴居头颅之上，脑在其中，而脑为元神之府，为人神之所出入处，故名神庭。"

［类属］交会穴之一，督脉、足太阳、阳明之会（《甲乙》）；《聚英》作足太阳、督脉之会。

［位置］在头部中线，入前发际0.5寸处。

《甲乙》："发际直鼻。"《千金》、《千金翼》、《素问》王注、《金鉴》同。

《外台》："在入发际五分直鼻。"《铜人》《发挥》《大全》《大成》《中国针灸学》同。

《图翼》："直鼻上入发际五分，发高者发际是穴，发低者加二三分。"

《新针灸学》："眉心直上三寸约入前发际五分。"

按：综观各家文献，本穴定位有两说：①《甲乙》：在"发际直鼻"，意即前正中线入发际处；②《外台》："在入发际五分直鼻"，较前相差五分。后世多从此说。（参见哑门穴）

［取法］①正坐仰靠，于前发际中点直上0.5寸处取穴。②若无发际时，先取百会

后，向前量取 4.5 寸处是穴。

［刺灸法］平刺 0.3～0.5 寸；可灸。

《甲乙》："神庭禁不可刺。"

《圣济》："神庭不可伤，伤即令人闷绝，宜治百会。"

［层次解剖］皮肤→皮下筋膜→枕额肌（额腹）→骨膜（额骨）。皮肤由额神经的滑车上神经分布。（参看上星穴）

［功用］清头目，安神志。

［主治］头面五官病症：头痛，眩晕，目赤肿痛，泪出，目翳，雀目，鼻渊，鼻衄等。

神经系统病症：癫狂，痫证，卒中风，角弓反张等。

其他病症：吐舌，喘渴烦满等。

现代常用于治疗：急慢性鼻炎，癫痫，精神病，癔病，神经性呕吐，心动过速，结膜炎，泪腺炎等。

［成方举例］瘧疾：神庭、百会（《甲乙》）。

鼻病（鼻衄、清涕出）：神庭、攒竹、迎香、风门、合谷、至阴、通谷（《千金》）。

风痫目戴上不识人：神庭、丝竹空；风头眩：神庭、上星、囟会（《资生》）。

风痫：神庭、百会、前顶、涌泉、丝竹空、神阙（一壮）、鸠尾（三壮）（《大成》）。

二十五、素髎 Sùliáo – GV25

［出处］《甲乙》："鼽衄涕出，中有悬痈，宿肉，窒洞不通，不知香臭，素髎主之。"

［别名］面王（《甲乙》）；鼻准（《奇效良方》）；准头（《金鉴》）。面王，《外台》作"面玉"；《铜人》作"面正"；《针灸全书》作"面士"。

［穴名释义］素，指白色；髎，指骨隙。穴在鼻尖正中，肺开窍于鼻，其色白，正当鼻骨端凹陷处，故而得名。

《医经理解》："素髎，在鼻端。素，始也。人之胚胎，鼻先结形，故谓是太始之骨髎也。"

《腧穴学》："白色称素，肺应白色，且开窍于鼻，素又有原始之意，古代将鼻看作一身之始，'髎'泛指孔穴，穴当鼻尖，故名。"

［位置］在鼻尖端正中。

《甲乙》："鼻柱上端。"《千金》、《千金翼》、《外台》、《素问》王注、《铜人》、《发挥》、《大成》同。

《聚英》："鼻柱上端准头。"《大全》《图翼》《金鉴》《新针灸学》《中国针灸学》同。

按： 本穴位置，古今同。然"鼻柱上端"之词易与鼻柱骨混，莫若《聚英》直指准头。

[取法] 正坐仰靠或仰卧，当鼻背下端之鼻尖处取穴。

[刺灸法] 向上斜刺0.3～0.5寸，或点刺出血；不灸。

[层次解剖] 皮肤→皮下筋膜→软骨膜→鼻隔板（隔背软骨）。皮肤由上颌神经颜面的终末支鼻内支分布。皮肤较厚，有丰富的汗腺和大量的皮脂腺。鼻内支绕鼻前孔外侧缘上升，布于鼻尖及鼻前庭的皮肤。鼻翼由隔背软骨的中间部的鼻隔板和两侧大翼软骨形成，表面覆盖软骨膜。在鼻前庭内，鼻阈是皮肤和黏膜的移行处。鼻肌有横部和翼部，使鼻翼扩大和缩小，该肌受面神经颊支支配。外鼻的血液供应甚为丰富，主要来自上唇动脉的鼻翼支和鼻外侧支。

[功用] 通鼻窍，苏厥逆。

[主治] 鼻疾：鼻塞，鼻衄，鼻流清涕，鼻渊，鼻疮，酒糟鼻，喘息不利，鼻㖞口僻，新生儿窒息等

神经系统病症：惊厥，昏迷，小儿急惊风，瘛疭等。

其他病症：麦粒肿，暴发火眼，霍乱吐泻，心中撩乱等。

现代常用于治疗：休克，低血压，惊厥，昏迷，心动过缓，酒糟鼻，鼻炎，鼻息肉等。

[成方举例] 休克：主穴为素髎、内关；配穴为少冲、少泽、中冲、会宗、人迎、人中、涌泉、中都。操作：用中、强刺激，留针并持续或间接捻转至血压稳定。先用主穴，如无升压反应或收缩压未达到80毫米汞柱以上者，再加用1～2个配穴（《辑要》）。

[现代研究] 针刺素髎对新生儿窒息有较好疗效。电针对呼吸衰竭也有较好疗效，对呼吸频率、节律、各种异常呼吸有改善。有报道针刺素髎引起呼吸变化的阳性率92%，而非穴位点则无此变化。

对休克的治疗有良好作用，有人筛选升压较强的穴位，素髎是其中之一。有报道在家兔失血性休克实验中，针刺"素髎"、艾灸"百会"，可使动物的嗜酸性粒细胞锐减2/3以上，并使血液稀释、组织对氧的利用率增加。

二十六、水沟 Shuǐgōu – GV26

[出处]《甲乙》："寒热头痛，水沟主之。"

[别名] 人中《肘后方》；鬼客厅（《千金》）；鬼宫、鬼市（《千金翼》）；鬼厅（《圣济》）。

[穴名释义] 穴在鼻柱下人中，因喻穴处犹如涕水之沟渠，故而得名。

《腧穴命名汇解》："人中，考昔有天食人以五气，天气通于鼻，地食人以五味，地

气通于口之说；该穴正当鼻下口上，亦天之下，地之上，取其人在其中，因名人中。"

《腧穴学》："是穴位于人中沟中，状如水沟，故名。"

［类属］交会穴之一，督脉、手足阳明之会（《甲乙》）；《素问·气府论》王注、《铜人》等作督脉、手阳明之会。

［位置］在人中沟的上、中1/3 交点处。

《甲乙》："在鼻柱下人中。"《千金》、《千金翼》、《素问》王注、《铜人》、《发挥》、《人全》、《图翼》同。

《玉龙经》注："在鼻下三分，衔水突起处是穴。"

《大成》："鼻柱下沟中央，近鼻孔陷中。"《金鉴》同。

《新针灸学》："鼻下，陷中。""……人中沟的上三分之一……"

《中国针灸学》："鼻中隔之直下，唇沟（俗名人中）之上段，约三分之一，接近鼻柱根之处取之。"

按： 本穴位置，《甲乙》云："在鼻柱下人中。"人中，当指部位，即今之鼻唇沟。至于在人中的定点，交待欠明。后《玉龙经》《大成》等则曰"在鼻下三分"，"鼻柱下沟中央，近鼻孔陷中"，说明本穴不在鼻唇沟的中点，近人仿效上说，将本穴定在鼻唇沟的上1/3 折点，位置固定，简单易取，宜遵之。

［取法］正坐仰靠或仰卧，于人中沟中线的上、中1/3 交点处取穴。

［刺灸法］向上斜刺 0.3～0.5 寸，或用指甲按掐；不灸。

［层次解剖］皮肤→皮下筋膜→口轮匝肌→黏膜。皮肤由上颌神经颜面终支之一上唇支左、右交织分布。皮下筋膜内有面动脉的分支，上唇动脉迂曲横行，并与对侧相吻合。口轮匝肌由面神经的颊支支配。黏膜内有许多黏液腺（称唇腺）。在唇腺和口轮匝肌的肌纤维束之间，有致密的弹性纤维网，以维持口唇的弹性和组织结构的稳定。（参看兑端穴）

［功用］清神志，开关窍，苏厥逆，止疼痛。

［主治］神经系统病症：昏迷，晕厥，中风口噤，口眼歪斜，面肿唇动，癫狂，痫证，急慢惊风，牙关紧闭，脊膂强痛，挫闪腰痛，寒热头痛等。

五官科病症：鼻塞不知香臭，鼻衄，目赤痒痛，牙痛等。

传染病：霍乱，瘟疫。

其他病症；暑病，黄疸，消渴，遍身浮肿，心腹绞痛，胀满，胃痛不止，气冲心胸，厥逆，腰屈不能伸等。

水沟为急救首选要穴，止痛要穴，用于各种急症，尤以神志昏迷为独长。

现代常用于治疗：昏迷，癫狂，癔病，痫证，精神病，急惊风，休克，晕厥，急性腰扭伤，急性胃疼，晕车，晕船，鼻病，口臭，面肌痉挛，面部蚁走感，糖尿病，霍乱，中暑，面肿，水肿，产后血晕，子宫出血，丹毒，黄疸等症。

［成方举例］癫疾互引：水沟、龈交（《甲乙》）。

鼻流清涕：人中、上星、风府；大小五痫：水沟、百会、神门、金门、昆仑、巨阙（《大成》）。

中暑：人中、中脘、气海、曲池、合谷、中冲、足三里、内庭（《逢源》）。

癫病（哭笑无休）：人中、阳溪、列缺、大陵、神门（《新针灸学》）。

惊厥：人中、合谷、阳陵泉；备用穴：内关、风池、涌泉；休克：针人中、涌泉。强刺激，间歇捻转15分钟，如症状改善不显著，血压仍不升高，配素髎、内关持续捻转，或加灸气海、关元直至苏觉；癫病发作：人中、合谷透劳宫（《针灸学》）。

痿躄：人中、曲池；腰脊痛闪：人中、委中（《玉龙赋》）。

中风吐沫：人中、颊车（《胜玉歌》）。

面肿虚浮：人中、前顶（《百症赋》）。

[现代研究] 对呼吸功能的调整有相对特异性，针灸效应与呼吸中枢功能状态有关，对麻醉动物针刺"水沟"，可使呼吸运动即时性增强，由各种原因造成呼吸暂停时，针刺可使呼吸恢复。在呼吸周期的不同时刻针刺，效应不同，在吸气末期急刺，引起吸气动作的加强；在呼气末期急刺，则引起呼气动作加强。有报道针刺水沟穴对急救新生儿窒息54例，疗效100%。对呼吸中枢衰竭也有很好疗效。

对各种实验性休克动物具有明显的抗休克作用，无论是创伤性休克、输血性休克，或动脉内向心注入5℃的5%枸橼酸钠溶液而引起严重休克，血压降到10～40毫米汞柱，呼吸暂停时，针刺"水沟"，绝大多数可以恢复，而对照组，绝大多数死亡。

针刺可使心功能增强：如失血性休克的狗，心脏指数和心搏出量显著地进行性减少，总外周阻力进行性增高，出现典型的低心输出量，高外周阻力的血流动力学紊乱，针刺"人中"，可使休克狗的心脏指数和心搏出量，在3小时始终稳定于基础水平的50%～60%，总外周阻力仅适度增高，说明针刺可使低心输出量，高外周阻力的血流动力学紊乱得到一定程度的纠正。而且对肾和小肠血流量，始终分别稳定于基础水平的40%和60%左右，改善内脏严重缺血状态。

对镇痛、针麻的影响：以"水沟""承浆"做针麻手术，以动物模拟实验，测量脑分区Ach含量和AchE活力，结果表明电针诱导30分钟的动物，下丘脑Ach含量及AchE活力比对照组均有显著增加。而丘脑、尾状核及大脑皮质的Ach含量和AchE活力在针刺组与对照组间无显著差异。初步看出，电针诱导过程中外周某些胆碱能神经指标（如AchE活力）无明显改变，而中枢胆碱能神经在下丘脑有显著变化（表现为Ach含量增加及AchE活力升高）提示下丘脑胆碱能神经元参与针麻调整和镇痛作用的可能性。又有报道电针"人中"穴引起正常动物血压升高与中枢胆碱能神经元激活有密切关系。内源性鸦片样物质与α－肾上腺能也参与针刺升压过程，尤其是内源性鸦片物质可能为胆碱能系统激活的中间环节而起作用。针刺"人中"，对失血性休克家兔肾上腺髓质儿茶酚胺组化的影响。实验证明，针刺"人中"可见血压有意义地升高，针刺可以提高休克家兔心电R波电位，降低休克动物死亡率，并延缓死亡时间，具有明显抗休克作用。并用组化方法证实，非针刺组动物肾上腺髓质 cA 荧光明显减弱，而针刺组家兔荧光明显增强。又用荧光分光光度计定量分析，针刺组明显高于非针刺组，经统计学处理有显著差异，和荧光显微镜观察结果相一致。上述结果表明，针刺"人中"可以阻止休克家兔肾上腺髓质 cA 的减少，延缓了休克的发展，降低了休克动物的死亡率，用形态学方法进一步证实，针刺"人中"抗休克作用的内分泌机理。

二十七、兑端 Duìduān – GV27

[出处]《甲乙》："痓，互引，唇吻强，兑端主之。"

[别名] 兑骨（《甲乙》）。

[穴名释义] 兑，为口；端，指人中沟唇端。穴在唇上端，故名兑端。

《医经理解》："兑端，在上唇端。《易》曰：兑为口也。"

《经穴释义汇解》："兑为口，以卦喻形体。穴在唇上端，故名兑端。"

[位置] 在上唇中央之尖端。

《甲乙》："在唇上端。"《千金》《千金翼》《铜人》《发挥》《大成》《图翼》《金鉴》同。

《入门》："上唇中央尖尖上。"《新针灸学》同。

《大全》："兑端开口唇珠上。"

《考穴编》广注："唇上中赤白肉际。"

按： 本穴位置，多从《甲乙》，然"唇上端"部位不具体，《入门》言"上唇中央尖尖上"，《大全》言"唇珠上"，《考穴编》言"唇上赤白肉际"，实际皆指一处。

[取法] 正坐仰靠或仰卧，于人中沟下端之红唇与皮肤移行处取穴。

[刺灸法] 斜刺 0.2~0.3 寸；不灸。

[层次解剖] 皮肤→皮下筋膜→口轮匝肌→黏膜。皮肤由上颌神经颜面终支之一上唇支左、右交织分布。上唇游离缘之中点的一个小隆起称为上唇小节。皮肤和黏膜交界处为唇红缘，其构造与黏膜相同，唯乳头高而密，乳头内毛细血管丰富，故呈红色，但少毛、汗腺和唾液腺。常有发育不全的皮脂腺，直接开口于上唇的表面。（参看水沟穴）

[功用] 开窍，泻热。

[主治] 神经系统病症：昏迷，晕厥，癫狂，癔病等。

口齿鼻病：口渴唇动，口疮臭秽，牙痛，齿龈痛，口噤，唇吻强，目翳，鼻塞，衄血等。

其他病症：消渴，舌干，嗜饮，黄疸，小便黄等。

兑端亦为急救穴之一。

现代常用于治疗：晕厥，昏迷，癫痫，癔病，鼻塞，息肉，口腔炎，齿龈炎，口疮，糖尿病等。

　　[成方举例] 癫：兑端、龈交、承浆、大迎、丝竹空、囟会、天柱、商丘；口齿痛：兑端、目窗、正营、耳门（《千金》）。

　　癫疾吐沫：兑端、本神；上齿龋：兑端、耳门（《资生》）。

　　小便赤涩：兑端、小海（《百症赋》）。

二十八、龈交 Yínjiāo – GV28

　　[出处]《素问·气府论》："龂交一。"《甲乙》作"龈交"。"龂""龈"，义同，指牙本肉也。

　　[穴名释义] 龈，指牙龈。穴在上下龈与上唇相交处，穴为任、督、足阳明之会，故名龈交。

　　《医经理解》："龈交，在唇内上齿龈缝中，是任督之交也。"

　　《经穴释义汇解》："穴在唇内齿上龈缝中。龈，齿根肉也，穴处门齿齿根部，为任、督、足阳明之交会所在，故名龈交。"

　　[类属] 交会穴之一，任脉、督脉二经之会（《素问·气府论》王注）；《聚英》作任、督、足阳明之会。

　　[位置] 在上唇系带之上唇端处。（图8-14）

　　《甲乙》："在唇内齿上龂缝中。"《千金》、《千金翼》、《素问》王注、《铜人》、《发挥》、《大全》、《大成》、《图翼》、《金鉴》、《新针灸学》同。

　　《入门》："唇内齿上缝中央。"

　　《中国针灸学》："于上唇之内，从门牙缝之上三分之一处，龈内略凹处取之。"

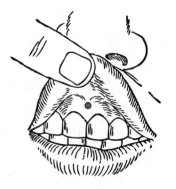

图8-14　龈交

　　按：本穴位置多从《甲乙》，定"在唇内齿上龂缝中"。然龂缝处有上唇系带，刺在何处为准仍不明。因此，《中国针灸学》指出"从门牙缝之上三分之一处，龈内略凹处取之"，据此今定于上唇系带与齿龈之移行陷凹处。

　　[取法] 正坐仰靠，提起上唇，于上唇系带与齿龈之移行处取穴。

　　[刺灸法] 向上斜刺0.2~0.3寸；不灸。

　　[层次解剖] 黏膜→黏膜下层→骨膜。黏膜的神经由上颌神经的上唇支重叠交织分布。牙龈是口腔黏膜的一部分，覆盖在牙槽骨的表面和牙颈之间。在正中线处，牙龈和唇之间的黏膜形成皱襞，称唇系带。上唇与上牙弓的牙龈间的皱襞称上唇系带。牙龈呈红色，坚韧而有弹性，因缺乏黏膜下层，使黏膜层的固有膜直接与骨膜相连，所以牙龈不能移动。血管来自左、右侧唇动脉的分支。

　　[功用] 开窍，清热，通经，宁神。

　　[主治] 口齿鼻病症：齿龈肿痛，齿龈出血，口渴，口噤，口臭，齿衄，鼻渊，鼻

塞，唇吻强急，鼻中息肉，鼻头额颊中痛等。

面部病症：面赤颊肿，面部疮癣，两腮生疮，鼻中蚀疮，目泪，眵多，内眦赤痒疼痛，目翳，面赤，小儿面疮、顽癣等。

神经系统病症：癫狂，心烦，心痛，项强等。

其他病症：急性腰痛，痔疮出血，黄疸，瘟疫等。

现代常用于治疗：急性腰扭伤，痔疮，肛门病，鼻息肉，牙龈出血，小儿面上生疮，角膜翳，内眼角赤痒疼痛，精神病等。

［成方举例］口噤：龈交、上关、大迎、翳风（《千金》）。

颈项急不得顾：龈交、风府（《资生》）。

口臭难近：龈交、承浆（《大成》）。

第九章 奇　穴

第一节　头颈部奇穴

一、神聪 Shéncōng – Ex – HN

[出处]《银海精微》："以百会穴为中，四边各开二寸半，乃神聪穴也。"

[别名] 神聪四穴（《资生》）；四神聪（《中国针灸学》）；四穴（《奇穴图谱》）。因本穴由前、后、左、右四穴组成，《图翼》将在前者称"前神聪"；在后者称"后神聪"。

[位置] 头顶，百会穴前、后、左、右各开1寸处，共4穴。（图9-1）

按：本穴位置，《圣惠》曰："神聪四穴，在百会四面，各相去同身寸一寸。"今从此说。

[取法] 正坐仰靠位，先取头部前后正中线与耳郭尖端连线的交叉点（百会），再从百会穴向前、后、左、右各开1寸处取穴。

[刺灸法] 平刺，针尖向百会方向或向四周，深0.5~0.8寸。针感：局部胀麻。可灸，艾炷灸1~3壮，艾条灸3~5分钟。

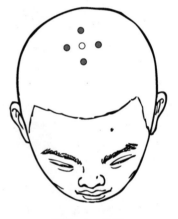

图9-1　神聪

[层次解剖] 皮肤→皮下筋膜→帽状腱膜→腱膜下结缔组织→骨膜（矢状缝）。皮肤由额神经、耳颞神经、耳小神经和枕大神经交织分布。血管来自额动脉、颞浅动脉的额支和顶支，枕动脉、耳后动脉等在颅顶部广泛吻合。（参看百会穴）

[功用] 清利头目，醒脑开窍。

[主治] 精神神经系统病症：癫狂，痫证，健忘，失眠，头痛，眩晕，以及中风偏瘫，大脑发育不全，脑积水等。

局部病症：头顶痛等。

[成方举例] 头痛：四神聪、发际、虎口、太阳；癫痫：四神聪、承命、脊背之五、鬼哭（《奇穴治疗诀》）。

精神分裂症：哑门、百会透四神聪、印堂透鼻针心区、建里、内关、通里、三阴交（《针灸学》上海中医学院编）。

二、发际穴 Fàjìxué – Ex – HN

［出处］《圣惠》："小儿风痫者……灸鼻柱上发际宛宛中三壮。"

［位置］头额部，前发际之中点处。

按：《医书七十二种·刺疗捷法》："前发际，太阳穴上三寸。"与本穴属同名异位穴。

［取法］正坐仰靠或仰卧，于前发际之中点，对准鼻尖处取穴。

［刺灸法］平刺，针尖向上或向下透刺神庭、印堂，深 0.3 ~ 0.5 寸。针感：局部胀麻。可灸，艾炷灸 1 ~ 3 壮，艾条灸 3 ~ 5 分钟。

［层次解剖］皮肤→皮下筋膜→枕额肌→腱膜下结缔组织→额骨骨膜。皮肤由额神经的滑车上神经分布。皮厚而致密，有丰富的血管及淋巴管。皮下筋膜内含有粗大而垂直的纤维束，该束与血管壁相连。枕额肌的额腹由面神经的颞支支配。

［功用］清神定惊，疏风明目。

［主治］癫痫，头痛，眩晕，小儿风痫等。

［成方举例］眩晕：鼻交、印堂、虎口、当阳、踇趾聚毛、发际、四神聪（《奇穴治疗诀》）。

三、当阳 Dāngyáng – Ex – HN

［出处］《千金》："当瞳子上入发际一寸，穴名当阳。"

［别名］太阳（《中国针灸学》）。

［位置］头额部，正视时直对瞳孔，入前发际 1 寸处。

［取法］正坐，两眼平视，前发际上 1 寸，正对瞳孔处取穴。

［刺灸法］平刺，针尖向上或向下，进针 0.3 ~ 0.5 寸。针感：局部重胀。可灸，艾炷灸 1 ~ 3 壮，艾条灸 3 ~ 5 分钟。

［层次解剖］皮肤→皮下筋膜→枕额肌→腱膜下结缔组织→额骨骨膜。皮肤由眶上神经和滑车上神经双重分布。皮内含有丰富的血管和神经末梢，血管来自额动脉，神经来自额神经的眶上神经和滑车上神经的分支。

［功用］祛风明目，宁神定志。

［主治］头痛，眩晕，目赤肿痛及其他眼疾；还可用于风眩，感冒，鼻塞，卒不识人，癔病等。

［成方举例］鼻塞：散笑、当阳（《奇穴治疗诀》）。

四、伴星 Bànxīng – Ex – HN

［出处］《奇穴治疗诀》："伴星，在上星左、右各开三寸处。"《千金》所载"治鼻

中臭肉……灸夹上星两旁相去三寸"。

[别名] 夹上星（《千金》）。

[位置] 头部中线，入前发际1寸（上星）再旁开3寸处。

[取法] 仰靠或仰卧，先定督脉上星穴，再于其旁开3寸处定取。

[刺灸法] 沿皮刺，进针0.3～0.5寸。针感：局部重胀。可灸，艾炷灸1～3壮，艾条灸3～5分钟。

[层次解剖] 皮肤→皮下筋膜→枕额肌→额骨骨膜。皮肤由额神经的眶上神经分布。枕额肌的额腹受面神经的颞支支配。

[功用] 安神，活络。

[主治] 偏头痛，眩晕，癫痫；还治疗鼻息肉等。

[成方举例] 鼻中息肉：灸上星三百壮……又灸夹上星两旁相去三寸，各一百壮（《千金》）。

瘜肉：伴星治转筋、鼻穿（《奇穴治疗诀》）。

五、印堂 Yìntáng – Ex – HN

[出处]《玉龙经》："印堂，在两眉间宛宛中。"《素问·刺疟》所载"刺头上及两额两眉间出血"，"两眉间"即指本穴。

[别名] 曲眉（《千金翼》）。

[位置] 前额部，当两眉头间连线与前正中线之交点处是穴。（图9–2）

[取法] 仰靠或仰卧，于两眉头连线的中点取穴。

[刺灸法] 提捏进针，从上向下平刺，或向左、右透刺攒竹、睛明等穴，深0.5～1寸。针感；局部酸胀，或向鼻尖方向传导。也可用三棱针点刺出血。可灸，艾炷灸3～5壮，艾条灸5～10分钟。

[层次解剖] 皮肤→皮下筋膜→降眉肌→皱眉肌→额骨骨膜。皮肤由额神经的滑车上神经分布。降眉肌和皱眉肌均由面神经的颞支支配，血液供应来自滑车上动脉和眶上动脉的分支。该动脉有同名静脉和神经伴行。

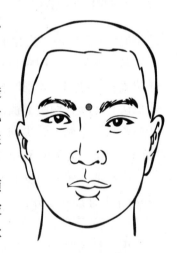

图9–2 印堂

[功用] 祛风热，宁神志。

[主治] 头面五官病症：头痛，眩晕，目痛，眼昏，鼻塞、鼻渊、鼻衄，重舌及眉棱骨痛，颜面疔疮等。

神经系统病症：失眠，神经性头痛，面神经麻痹，三叉神经痛，急、慢惊风，子痫，产后血晕以及高血压，疟疾，呕吐等。

[成方举例] 头重如石：印堂一分，沿皮透攒竹，先左后右，弹针出血（《医学纲

目》)。

小儿痉挛：印堂、脊背之五、燕口、夹脊，艾灸五十壮（《奇穴治疗诀》)。

鼻炎：印堂、迎香、合谷；头痛：印堂、太阳、风池；高血压：印堂、曲池、丰隆；失眠：印堂、神门、三阴交（《针灸学》上海)。

[附注]《肘后方》："卒哕不止……痛爪眉中央间气也。"

《外治寿世方》："伤寒衄血……又纸浸白及水贴眉心，或切白及片贴眉心。重舌……巴豆半粒，饭四五粒共捣烂为饼，如黄豆大，贴在印堂中，待四周起泡，去之即愈。各项舌病皆效。"

六、鱼腰 Yúyāo – Ex – HN

[出处]《玉龙经》。

[别名] 印堂（《东医宝鉴》："鱼腰二穴，一名印堂，在两眉中。"）

[位置] 眉毛正中处。（图9–3)

[取法] 正坐平视，在眉毛正中点，正对瞳孔处之凹陷中。

[刺灸法] 直刺0.1寸；或用提捏进针法，可沿皮向左右两旁刺入，透至攒竹或丝竹空，进针0.5~1寸。针感：局部酸胀，有时可扩散至眼球发胀；或向左右传导。禁灸。

[层次解剖] 皮肤→皮下筋膜→眼轮匝肌→骨膜（额骨)。皮肤由额神经的眶上神经分布。神经伴有同名动脉和静脉。眼轮匝肌由面神经的颞支和颧支支配。

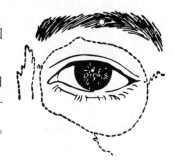

图9–3 鱼腰

[功用] 疏风明目。

[主治] 目疾：目赤肿痛，目生翳膜，近视，眼睑瞤动，眼睑下垂，急性结膜炎，眼肌麻痹，眼睑缘炎等。

神经系统病症：面神经麻痹，眶上神经痛等。

还可用于治疗眉棱骨疼痛、偏正头痛等。

[成方举例] 目生翳膜：鱼腰、耳尖（《奇穴治疗诀》)。

近视：配合谷；眶上神经痛：鱼腰、攒竹、四渎、内关；白内障：鱼腰、瞳子髎、攒竹、翳明（《针灸学》)。

七、睛中 Jīngzhōng – Ex – HN

[出处]《大成》："睛中两穴，在眼黑珠正中。"

[位置] 眼球，眼瞳孔中点。

［取法］正坐仰靠或平卧，目直视，于瞳孔中点定取。

［刺灸法］见附注。

［层次解剖］角膜→眼前房（房水）→瞳孔→眼后房（房水）→晶状体→玻璃体→视网膜的黄斑。角膜由三叉神经的眼神经分支分布，透明，富有神经末梢，但无血管、淋巴管等。所经结构，除黄斑是感光最敏锐部和有血管外，其他都是透明的，无感光能力。该穴勿刺。

［功用］清障明目。

［主治］白内障。

［附注］《大成》："睛中二穴，在眼黑珠正中。取穴之法，先用布搭目外，以冷水淋一刻，方将三棱针于目外角，离黑珠一分许，刺入半分之微，然后入金针，约数分深，旁入自上层转拨向瞳人轻轻而下，斜插定目角，即能见物，一饭顷出针，轻扶偃伏，仍用青布搭目外，再以冷水淋三日夜止。初针盘膝正坐，将箭一把，两手握于胸前，宁心正视，其穴易得。治一切内障，年久不能视物，顷刻光明，神秘穴也。凡学针人眼者，先试针内障羊眼，能针羊眼复明，方能针人，不可造次。"近代之金针拨内障术，即由此发展而来。

八、太阳 Tàiyáng – Ex – HN

［出处］《银海精微》："太阳穴，在外眦五分是。"

［别名］前关（《圣惠》）；当阳（《中国针灸学》）。

［位置］颞颥部，眉梢与目外眦之间向后约 1 寸处。（图 9 - 4）

按：本穴定位各家记载有异，如《银海精微》："太阳穴，在外眦五分是。"《圣惠》："前关两穴，在目后半寸是穴，亦名太阳之穴。"《圣济》："眼小眦后一寸，太阳穴。"《奇效良方》："太阳二穴，在眉后陷中紫脉上是穴。"而《腧穴学概论》："在眉梢与外眼角之间向后一寸陷者中。"今多从之。

［取法］正坐或仰卧，从眉梢与目外眦连线的中点，用拇指同身寸向后外量一横指（约 1 寸）凹陷中取穴。

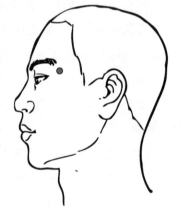

图 9 - 4　太阳

［刺灸法］直刺 0.5 ~ 1 寸；或沿皮透刺率谷、颊车等穴，深 1 ~ 2 寸。针感：局部酸胀或沿针尖方向传导。也可用三棱针点刺出血。一般不灸。

按：本穴刺灸，陈修园《刺疗捷法》："眉后陷中紫脉上是穴，忌刺。"从临床实际来看，针刺太阳穴，如按章操作，一般不会出现意外情况，是可以针刺的。另外，绝大部分书籍均称太阳穴禁灸，但《银海精微》所载灸太阳穴可用以治疗偏正头痛、面瘫等多种疾病。考虑到太阳穴位眼周、颜面部，本穴仍应禁灸，绝对禁止艾炷直接灸，必要时可酌选艾条温和灸，以防局部遗留瘢痕，影响眼睛功能和有损面容。

《圣济》："太阳穴，不可伤，伤即令人目枯，不可治也。"

[层次解剖] 皮肤→皮下筋膜→颞浅筋膜→颞筋膜下疏松结缔组织→颞肌→骨膜。皮肤由耳颞神经和枕小神经双重分布。皮下筋膜内有颞浅动静脉、耳颞神经和面神经的颞支走行。颞筋膜包裹颞肌，可分为浅、深二层。两层间除肌肉外，还有上颌动脉的颞中动脉和静脉经过。穴下的颅骨是额骨、顶骨、颞骨和蝶骨等四边相邻接部位，为颅顶骨中骨质最薄弱处，其深面又有脑膜中动脉及其分支经过。因此，该处不可用力击之。

[功用] 疏风泻热，通络止痛。

[主治] 目疾：目赤肿痛，麦粒肿，目翳，目睛斜视，急性结膜炎，急性角膜炎，视网膜出血等。

神经系统病症：偏正头痛，头晕，目眩，面神经麻痹，三叉神经痛，脑炎等。

另外，还用以治牙痛、风热感冒等。

[成方举例] 面瘫：风眼㖞斜，可灸太阳、人中、承浆，㖞左灸右，㖞右灸左；眼睑缘炎，烂弦火穴法：鱼尾、睛明、上迎香、攒竹、太阳（《银海精微》）。

眼目暴赤肿痛眼窠红：太阳（出血），大、小骨空灸（《玉龙经》）。

感冒头痛：太阳、印堂、合谷；急性结膜炎：配耳尖放血；牙痛：太阳、翳风（《针灸学》）。

[附注] 《针灸学》《腧穴学》（上海）将本穴归入手太阳小肠经；《针灸学》（中医学院试用教材，1975 年版）归入手少阳三焦经。

太阳穴敷贴治疗病种颇多，如《本草纲目》："八月朔风收取（露水），摩墨点太阳穴，止头痛。"《验方新编》："风火眼痛，黄丹和白蜜调敷太阳穴立效。"《良方集验》："偏正头痛，斑蝥一个，去头足翅，隔纸研细为末，筛去衣壳，将末少许点在膏药上，如患左痛贴右太阳，患右痛贴左太阳，隔足半日取下，永不复发。"

九、颞颥 Nièrú – Ex – HN

[出处]《脉经》："寸口脉紧，苦头痛骨肉痛，是伤寒……针眉冲、颞颥。"

[位置] 头面部，眉毛外端与眼外眦角连线的中点处。

按：《世医得效方》："伤寒，若病者三四日以上者，灸两颞颥穴，在耳前动脉处。"定位与本穴有异。

[取法] 仰靠、侧伏或侧卧，于眉毛外端与眼外眦角连线的中点处取穴。

[刺灸法] 平刺，针尖向太阳穴或上、下透刺，深 0.3 ~ 0.5 寸。针感：局部酸胀。禁灸。

[层次解剖] 皮肤→皮下筋膜→眼轮匝肌→眶骨膜（额骨）。皮肤由三叉神经的额

神经分支分布。亦与上颌神经的耳颞神经相交通。眼轮匝肌由面神经的颞支支配。

［功用］清热疏风。

［主治］头痛、眩晕、眼疾及面神经麻痹等；还用于时邪温病、伤寒等。

十、球后 Qiúhòu－Ex－HN

［出处］《浙江中医杂志》（1957年第8期）。

［位置］眶内，眶下缘外1/4与内3/4交界处。（图9－5）

［取法］正坐平视，由眼内、外角向下引一垂线，两线之间分成四等分，其外1/4与内3/4交界处，眼眶下缘处是穴。

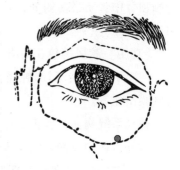

图9－5　球后

［刺灸法］直刺，嘱病人眼向上看，固定眼球，或医者轻推眼球向上，针尖沿眶下缘略向内上方朝视神经方向缓慢刺入。深0.5～1.5寸。针感：整个眼球有酸胀及突出感。禁灸。

本穴刺灸时应注意：①在针刺时一般不提插，不捻转，退针后可压迫局部2～3分钟，以防出血。如局部出现青紫，可先用冷敷法止血，待出血停止后改用热敷法。眼周青紫，约1周消退，并不影响视力。②针刺不宜过深，以免伤及视神经或刺入颅腔；并应注意针刺方向，避免刺入眼球。

［层次解剖］皮肤→皮下筋膜→眼轮匝肌→下睑板肌→下结膜穹隆→下斜肌→眶指体→下直肌。皮肤由上颌神经的眶下神经分布。皮下筋膜由疏松结缔组织形成。来自颈外动脉的颞浅动脉分支颧眶动脉营养受面神经支配的眼轮匝肌。下睑板肌为下结膜穹隆与睑板缘之间的平滑肌受交感神经支配。下直肌和下斜肌为动眼神经支配。

［功用］明目。

［主治］目疾：视神经炎，视神经萎缩，视网膜色素变性，玻璃体混浊，青光眼，近视，内斜视，眼底出血，虹膜睫状体炎，癔病眼蒙等。

［成方举例］内斜视：球后、太阳，每日1次（《常用新医疗法手册》）。

青光眼：球后、风池、曲池、合谷、太冲；视神经炎：球后、睛明、风池、养老、光明；癔病眼蒙：球后、神门；角膜翳、虹膜睫状体炎：球后、睛明、翳明、太阳、合谷、肝俞（《针灸学》上海中医学院编）。

视神经萎缩：球后、翳明、睛明等；白内障：球后、头针穴眼区穴位注射（《实用针灸学》）。

十一、鼻交頞中 Bíjiāoèzhōng－Ex－HN

［出处］《千金翼》："鼻交頞中一穴。"

［别名］鼻交（《中国针灸学》）。

［位置］鼻部，前正中线，鼻骨基底部之上方鼻骨间缝中是穴。

［取法］正坐或仰卧，以指从眉心沿鼻茎按下，至鼻骨最高处微上凹陷中取穴。

［刺灸法］直刺0.1～0.2寸，或平刺，针尖向上、下分别透刺印堂、素髎，进针0.3～0.5寸。针感：局部酸胀，并沿鼻柱放散。可灸，艾炷灸1～3壮，艾条灸3～5分钟。

［层次解剖］皮肤→皮下筋膜→降眉间肌→鼻骨骨膜。皮肤由额神经的滑车上神经的分支分布。降眉间肌由面神经颞支支配。肌深面为额鼻骨缝和鼻骨间缝相交点骨膜。

［功用］益气宁神，祛风定惊。

［主治］精神神经系统病症：癫痫，口噤，卒倒，善睡，健忘，头晕，角弓反张，以及脑溢血，脑震荡，人事不省等。

还用于肝病，黄疸，面风如虫行等。

［成方举例］脑溢血：鼻交、中泉；角弓反张：鼻交、新识（《奇穴治疗诀》）。

［附注］《千金翼》：鼻交頞中一穴，针入六分，得气即泻，留三呼，泻五吸，不补。亦宜灸，然不如针。此主癫风，角弓反张，羊鸣；大风，青风，面风如虫行，卒风，多睡健忘，心中愤愤，口噤闇倒，不识人，黄疸，急黄，八种大风，此之一穴皆主之，莫不神验。慎酒、面、生、冷、醋、滑、猪、鱼、蒜、荞麦、浆水。

十二、上迎香 Shàngyíngxiāng－Ex－HN

［出处］《银海精微》："久冷流泪……灸上迎香两穴。"

［别名］鼻通（《常用新医疗法手册》）；鼻穿（《奇穴治疗诀》）；穿鼻（《刺疗捷法》）。

［位置］鼻骨下凹陷，在鼻唇沟上端之尽处。

按： 本穴在《银海精微》虽载"久流冷泪，灸上迎香两穴……"，但具体定位缺如。至《针灸学简编》定位于鼻唇沟上端近处。于《针灸经外奇穴治疗诀》所载"鼻穿"（位于鼻梁之中央向两旁平开接面部处）和《常用新医疗法手册》所载"鼻通"穴（位于鼻骨下凹陷中，鼻唇沟上端尽处）。均于本穴定位相同，故当定为上迎香穴别名。

［取法］仰靠位，在鼻唇沟上端尽处，鼻骨外下缘，于鼻翼软骨与鼻甲交接处取穴。

［刺灸法］斜刺，针尖向内上方，进针0.3～0.5寸。针感：局部重胀，有时可扩散至鼻颊部。可用艾条灸5～10分钟。

［层次解剖］皮肤→皮下筋膜→上唇提肌→上唇鼻翼提肌。皮肤由上颌神经的眶下神经分布。皮下筋膜内，面动、静脉由口角外侧至鼻翼两侧，纡曲行向内上方，直抵眼内眦。上唇提肌起自眶下孔上方的骨面，止于口轮匝肌的皮肤，并与之交织。上唇

鼻翼提肌，起自眶腔内侧壁的内侧，止于鼻翼和上唇。以上二肌均受面神经的颊支支配。

[功用] 通鼻窍，疏风邪。

[主治] 鼻疾：鼻塞，鼻衄，鼻中息肉，嗅觉减退，急性鼻卡他（多涕），以及萎缩性鼻炎，肥大性鼻炎，过敏性鼻炎，鼻窦炎，鼻部生疮等。

目疾：暴发火眼，迎风流泪，眼睑瞤动，眼睑缘炎等。

还用于头痛，感冒，头面疔疮，口眼歪斜等。

[成方举例] 久流冷泪：灸上迎香二穴、天府二穴、肝二穴（《千金》）。

眼睑缘炎：烂弦火穴法，鱼尾二穴、睛明二穴、上迎香二穴、攒竹二穴、太阳二穴（《银海精微》）。

慢性鼻炎：上迎香、上星、印堂、合谷；鼻旁窦炎：上迎香、攒竹、列缺（《针灸学》）。

十三、散笑 Sànxiào – Ex – HN

[出处]《刺疗捷法》："散笑，离迎香穴开三分。"

[别名] 笑散（《腧穴学概论》）。

[位置] 面部，鼻唇沟之中点处。

[取法] 正坐仰靠或平卧，于迎香穴外下方，鼻唇沟之中点处取穴（微笑时鼻唇沟更为明显）。

[刺灸法] 平刺，进针0.3~0.5寸。针感：局部酸胀，并放射至上唇。一般不灸。

[层次解剖] 皮肤→皮下筋膜→提上唇肌→提口角肌。皮肤由上颌神经的眶下神经分布。面动脉经穴位的外侧。提上唇肌和提口角肌由面神经的颊支支配。

[功用] 清热邪；通鼻窍。

[主治] 鼻塞，颜面疔疮，面神经麻痹，急性鼻炎，颜面组织炎等。

[成方举例] 鼻塞：散笑、当阳；口疗：散笑、鼻环（《奇穴治疗诀》）。

十四、内迎香 Nèiyíngxiāng – Ex – HN

[出处]《玉龙经》："内迎香，在鼻孔内。"

[位置] 位于鼻孔内上部，与上迎香相对处的鼻黏膜上。（图9-6）

按：内迎香定位，在《玉龙经》中仅概指鼻内，位置不确切。至《针灸孔穴及其疗法便览》定于"鼻孔中上端"，《针灸学讲义》定位在"鼻孔中，外侧"，现定于鼻孔内上部，与上迎香相对处的鼻黏膜上，位置所指均同，仅提法有异而已。

[取法] 正坐仰靠，于鼻孔内与上迎香相对处鼻黏膜上取穴。

[刺灸法] 三棱针点刺出血。出血体质的人，以及高血压患者忌用。

［层次解剖］皮肤→软骨膜→大翼软骨。皮肤由眼神经的鼻睫神经分支筛前神经和上颌神经的鼻内支分布。该穴部位下缺少皮下筋膜，致使皮肤直接与鼻翼软骨的骨膜直接相连该部位血液供应丰富，由面动脉的鼻外侧动脉、眼动脉的鼻背动脉、上颌动脉的眶下动脉的分支等汇于该处，形成丰富的血管网。静脉与动脉伴行，分别注入面前静脉和眼静脉。

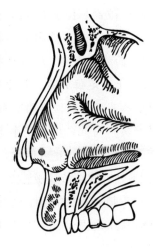

图9-6 内迎香

［功用］通窍，救逆，泻热。

［主治］危重病证：中恶，卒死，喉闭，中暑，急惊等。

五官科病症：目赤肿痛，鼻痒，不闻香臭，咽喉肿痛等。还用于眩晕，头痛等。

［成方举例］目赤：心血炎上两眼红，好将芦叶搐鼻中，若还血出真为美，目内清凉显妙功。内迎香在鼻孔内，用芦叶或箬叶作卷搐之，血出为好，应合谷穴（《玉龙经》）。

［附注］刺鼻腔黏膜出血治病早有应用。如《肘后方》："救卒死……取葱黄心，刺其鼻。"《千金》"治中恶方，葱心黄刺鼻孔中，血出愈"等。在《玉龙经》则将刺"鼻中"定"内迎香"。

《良方集腋》："喉闭连牙关不开，巴豆七粒，纸裹捶油，将油纸作条烧烟熏烟入鼻内，牙关即开。"

十五、鼻流 Bíliú – Ex – HN

［出处］《奇穴治疗诀》："鼻流，在鼻孔口，当禾髎穴之上方，正鼻孔口之中间。"《千金》："涕出不止，灸鼻两孔与柱齐七壮。"所灸部位与本穴相近。

［位置］鼻孔处鼻中隔与鼻翼间之中点处。

［取法］正坐仰靠，于鼻孔部鼻中隔与鼻翼间之中点处取穴。

［刺灸法］斜刺，进针0.3~0.5寸。针感：局部酸胀。一般不灸。

［层次解剖］皮肤→皮下筋膜→口轮匝肌→降鼻中隔肌。皮肤由三叉神经的上颌神经分支分布。口轮匝肌与降鼻中隔肌受面神经的颊支支配。

［功用］通鼻窍，疏风邪。

［主治］鼻疾：鼻塞，鼻流浊涕以及鼻炎，嗅觉减退等。还用于中风，面神经麻痹，三叉神经痛，咀嚼肌痉挛等。

十六、牵正 Qiānzhèng – Ex – HN

［出处］《常用新医疗法手册》："牵正穴，耳垂前5分~1寸。"

[位置] 位于面颊部，耳垂前方 5 分，与耳垂中点相平。（图 9 - 7）

按：《新医药学杂志》1973 年第 5 期曾介绍针灸治疗面神经麻痹，所用穴位有奇穴"牵正"，但具体部位与上述定位有异，位于"颊车与地仓穴连线之中点处"。为了区别这一同名异位穴，《针灸经外奇穴图谱》（续集）将此穴注为"牵正 1"。

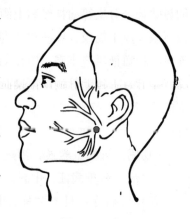

图 9 - 7　牵正

[取法] 正坐或侧伏，在耳垂前 0.5 寸与耳垂中点相平处寻找结节或敏感点取穴。

[刺灸法] 斜刺，针尖向前，进针 0.5 ~ 1 寸。针感：局部酸胀，或扩散至面颊部。可灸，艾卷灸 5 ~ 15 分钟。

[层次解剖] 皮肤→皮下筋膜→腮腺咬肌筋膜→腮腺→咬肌。皮肤由下颌神经的颊神经分布。咬肌属咀嚼肌，由下颌神经的咬肌支支配。

[功用] 祛风，清热。

[主治] 面瘫，口疮，口臭，下牙痛，腮腺炎等。

[成方举例] 面神经麻痹：牵正、地仓、风池、阳白；腮腺炎：牵正、翳风、合谷；口疮溃疡：牵正、承浆、龈交、地仓、合谷（《针灸学》）。

十七、夹承浆 Jiáchéngjiāng - Ex - HN

[出处]《千金》："夹承浆穴，去承浆两边各一寸。"

[别名] 颏髎、下地仓。（《针灸学》上海）；痛关（《哈尔滨中医》）。

[位置] 颏部，于承浆穴（颏唇沟中点）两旁约 1 寸凹陷处（即下颌骨之颏孔处）。（图 9 - 8）

按：《哈尔滨中医》1959 年第 7 期曾载"痛关"穴，以及《针灸经外奇穴图谱》所载颏髎（颏点）穴均位于颏孔处。但《图谱》又列一夹承浆穴，认为两者定位不同。据考证以及从临床实践来看，夹承浆应位于颏孔处。上述各穴位置同夹承浆，无区分之必要。痛关、颏点、颏髎均应作夹承浆穴的别名。

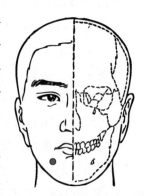

图 9 - 8　夹承浆

[取法] 正坐仰靠，先定承浆穴，于承浆穴外侧一横指处，指尖按压可感到一凹陷，此凹陷处是穴。

[刺灸法] 直刺 0.3 ~ 0.5 寸；或向内下方斜刺 0.3 ~ 0.5 寸。针感：局部胀痛，或有麻电感放射至下唇。一般不灸。

本穴大部分书籍称禁灸或不言灸，但《针灸孔穴及其疗法便览》载"灸三壮，"《哈尔滨中医》亦称"灸三至五壮"。因该穴位于颏唇沟上，为避免影响收唇功能以及破坏面容，我们认为以不灸为妥，绝对禁止瘢痕灸。如病当灸，只可酌情选用艾条温和灸。

［局部解剖］皮肤→皮下筋膜→降下唇肌→下颌骨的颏孔。皮肤由下颌神经的下牙槽神经终支、颏神经分支分布。皮下筋膜除皮神经外，还有面动脉的分支下唇动脉经过。降下唇肌起于下颌骨骨膜而止于下唇并与口轮匝肌肌束相交织。该肌由面神经的下颌缘支支配。下颌神经的下牙槽神经，由下颌支内侧面的下颌孔，经下颌管，由颏孔显出，改名为颏神经，分布于下颌骨体部相应的皮肤。

［功用］疏风，清热。

［主治］颜面疾患：面颊浮肿，面肌𥆧动，面瘫，三叉神经痛等。

口齿疾患：唇口疔、疽，齿龈溃烂，急性牙髓炎，根尖周炎等。还可用于中暑，温疫等急重病及黄疸等。

［成方举例］面肌痉挛：夹承浆、攒竹、四白；三叉神经痛：夹承浆、下关、合谷（《针灸学》）。

下牙痛：合谷、下关、颊车、承浆或颏髎（《中华口腔科杂志》1959 年第 3 期）。

齿槽炎肿与脓疡：女膝、唇里、夹承浆（《奇穴治疗诀》）。

十八、颊里 Jiálǐ－Ex－HN

［出处］《千金》："颊里穴，从口吻边入往对颊里去口一寸。"

［位置］口腔内，于口角向后一寸的颊黏膜上，与口角平。（图 9 - 9）

［取法］正坐仰靠，张口，沿口角向口腔内后一寸的颊黏膜上取穴，与口角相平。

［刺灸法］斜刺，针尖入口腔黏膜由前向后进针 0.3 ~ 0.5 寸。针感：局部或放散至面部痛胀。或用三棱针点刺出血。不灸。

［层次解剖］颊黏膜→颊肌→颊咽筋膜→颊脂体→颈阔肌、笑肌、颧肌→皮肤。颊黏膜由三叉神经的上颌神经和下颌骨神经的分支分布。在颊黏膜的表面，正对上颌第二磨牙处，有颊乳头。该乳头为腮腺管的开口而形成。颊肌由面神经颊支支配。颊咽筋膜由结缔组织形成。该穴部的皮肤由上颌神经的颧神经分布。

［功用］疏风，清热。

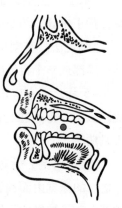

图 9 - 9 颊里

［主治］口疮，口眼歪斜，齿龈溃疡等。还可治疗黄疸，寒暑温疫等。

［成方举例］黄疸：龙门、颊里、枢边（《奇穴治疗诀》）。

十九、悬命 Xuánmìng－Ex－HN

[出处]《千金》："穴在口唇里中央絃絃者是也。"《肘后》："救卒中恶死方：视其上唇里絃絃者，有白如黍米大，以针决去之。"部位与本穴相近。

[别名] 鬼禄（《千金》）；鬼录（《腧穴学概论》）。

[位置] 口腔内上唇系带中央。

[取法] 正坐仰靠或平卧，将上唇翻起，于上唇系带中央取穴。

[刺灸法] 直刺0.1～0.2寸，或用三棱针挑刺。针感：局部痛胀。一般不灸。

[层次解剖] 黏膜→黏膜下层→肌层（口轮匝肌）。黏膜富有血管和神经末梢，其神经分布来自上颌神经的分支。上唇系带是连于上唇和牙弓的黏膜和黏膜下层形成的皱襞。

[功用] 安神，救逆。

[主治] 神识错乱，神昏谵语，癫狂，小儿惊痫及卒中恶等。

[附注]《圣惠》："黄帝灸法，疗神邪鬼魅，及发狂癫，语不择尊卑，灸上唇里面中央肉絃上一壮，炷如小麦大，又用钢刀决断更佳也。"

二十、聚泉 Jùquán－Ex－HN

[出处]《大成》："聚泉一穴，在舌上，舌当中，吐出舌，中直有缝，陷中是穴。"

[位置] 舌肌，位于舌背正中缝之中点。（图9－10）

[取法] 正坐，张口伸舌，医者用消毒纱布牵住舌尖，在舌背正中缝，约当中点处有一凹陷是穴。

[刺灸法] 直刺0.1～0.2寸；或用三棱针点刺出血。针感：局部或整个舌体胀痛感。可灸，多用艾炷隔物灸，一般灸3～5壮。本穴应用艾炷隔物灸，灸量不得过大，如《大成》云："灸不过七壮。"以防灼伤舌体，形成瘢痕，影响舌肌功能。

[层次解剖] 舌背黏膜→固有膜→舌中隔。舌黏膜前三分之二的味觉由面神经的鼓索神经分布，一般的温度觉、痛觉等由三叉神经的下颌神经的分支舌神经分布。舌后三分之一的感觉（包括味觉，一般的痛、温觉）由舌咽神经分布。舌根部还有迷走神经的分支分布。

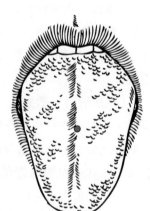

图9－10 聚泉

[功用] 利气机，生津液。

[主治] 舌强，舌缓，舌苔，味觉减退等；哮喘，久嗽不愈，消渴等。

[附注]《大成》："聚泉一穴……灸法，用生姜切片如钱厚，搭于舌上穴中，然后

灸之。如热嗽，用雄黄末少许，和于艾炷中灸之。如冷嗽，用款冬花为末，和于艾炷中灸之。灸毕，以茶清连生姜细嚼咽下。又治舌胎，舌强亦可治，用小针出血。"

二十一、唇里穴 Chúnlǐxué – Ex – HN

[出处]《千金》："唇里穴，正当承浆里边，逼齿龈。"《素问·骨空论》"髓空，一在断基下"，王注："当颐下骨陷中有穴容豆，《中诰》名下颐。"部位与本穴相近。《奇穴图谱》均定为本穴异名。

[别名] 髓空《素问·骨空论》）；下颐（《中诰》）。

[位置] 口腔内，下唇黏膜中点，唇外与承浆穴相对处。（图 9 – 11）

[取法] 正坐张口，将下唇往下掀，暴露下唇黏膜，在其与承浆穴相对处取穴。

[刺灸法] 直刺 0.1 ~ 0.3 寸；或点刺出血。针感：局部胀痛，可向四周放散。一般不灸。

《圣济》："颐下不可伤，伤即令人舌根不转，宜治耳后宛宛处五分，过之亦伤也。"

[层次解剖] 下唇黏膜→黏膜下层→肌层（口轮匝肌→降下唇肌）。黏膜由下颌神经的下牙槽神经分布。左右侧，上下唇动脉在唇正中线处互相吻合，形成围绕口裂的动脉环。

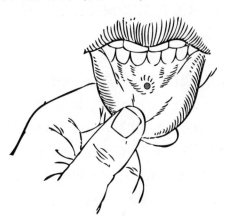

图 9 – 11　唇里穴

[功用] 清泻邪热。

[主治] 口噤，口臭，面颊肿痛以及齿龈炎，口腔炎等；还用于马黄黄疸，寒暑温疫，肝病等。

[成方举例] 口噤：机关、唇里、阴囊下横纹；肝病：唇里、鼻交、胁堂、浊浴《奇穴治疗诀》）。

二十二、金津、玉液 JīnjīnYùyè – Ex – HN

[出处]《大成》："左金津，右玉液二穴，在舌下两旁，紫脉上是穴。"但《千金》已载"刺舌下两大脉"，位置与此相同。

[位置] 舌肌，舌面下，舌系带两旁之静脉上，左称金津，右称玉液。（图 9 – 12）

[取法] 仰靠坐位，张口，舌尖向上反卷，上下门齿夹住舌头，暴露舌下静脉，约当静脉中点处是穴。左为金津、右为玉液。

[刺灸法] 三棱针点刺出血。

[层次解剖] 黏膜→舌腱膜→舌肌。舌体下面的黏膜平滑而薄弱。黏膜在正中线，

与口腔底、下颌骨牙槽突的内侧面形成皱襞，称舌系带。在舌下面的黏膜深处，透过黏膜可以看见浅蓝色的舌静脉。舌动脉与静脉伴行，分支营养舌肌。舌内肌由舌下神经支配。

[功用] 调气机，利口舌。

[主治] 口舌局部病症：舌强，舌肿，口疮，失语，哑，喉炎，扁桃腺炎等。

消化系统病症：绞肠痧，呕吐，腹泻等。

还可用于消渴，漏经等。

[成方举例] 双蛾：玉液、金津、少商；消渴：金津、玉液、承浆；口内生疮：金津、玉液、长强（《大成》）。

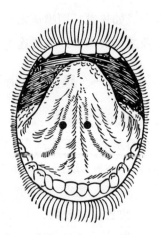

图 9 - 12　金津、玉液

消渴：水沟、承浆、金津、玉液、曲池、劳宫、太冲、行间、商丘、然谷、隐白（《神应经》）。

[附注]《千金》："治舌卒肿，满口溢出如吹猪胞，气息不得通，须臾不治杀人方：刺舌下两边大脉，出血，勿使刺著舌下中央脉，出血不止杀人，不愈，血出数升，则烧铁篦令赤，熨疮数过以绝血也。"

《针法穴道记》："一切新得哑吧症，必系舌硬。金津穴、玉液穴，此两穴在舌底下，俗名两大血管，须刺碎血管见血为要。"

二十三、海泉 Hǎiquán – Ex – HN

[出处]《大全》："海泉一穴，在舌理中。"《素问·刺禁论》："刺舌下中脉……"部位与此相近。

[位置] 口腔内，舌下舌系带中点处。（图 9 - 13）

[取法] 正坐张口，舌转卷向后方，于舌面下，舌系带中点处，约当金津、玉液穴之中间稍后方取穴。

[刺灸法] 直刺 0.1 ~ 0.2 寸，或点刺出血。针感：局部及整个舌部痛胀。一般不灸。《素问·刺禁论》："刺舌下中脉太过，血出不止，为喑。"

[层次解剖] 黏膜→肌层（颏舌肌）。黏膜由下颌神经的舌神经分布。舌下面的黏膜及黏膜下层，在舌与下牙槽之间，形成的皱襞称舌系带。其两侧有舌神经和舌动脉、静脉入舌实质。

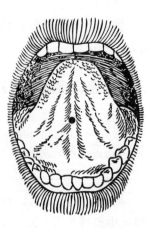

图 9 - 13　海泉

[功用] 利舌窍，清热邪。

[主治] 舌疾：重舌肿胀，舌缓不收等。

消化系统病症：呕吐，呃逆，腹痛，腹泻等。

还可用于消渴，喉痹，高热等。

［成方举例］重舌肿胀，热极难言：十宣、海泉、金津、玉液（《大全》）。

单乳蛾：少商、合谷、海泉（《大成》）。

呃逆：海泉、聚泉；消渴：脾俞、海泉、金津、玉液（《奇穴治疗诀》）。

二十四、燕口 Yànkǒu – Ex – HN

［出处］《千金》："狂风骂詈挝砍人，名为热阳风，灸口两吻过燕口处赤白际各一壮。"此处"燕口"作部位言。《图翼》列为奇穴，名燕口。另《肘后》："治中风诸急方……灸两口吻口赤白肉际各一壮"，灸处即本穴。

［位置］口角外方赤白肉际处。

［取法］正坐仰靠或平卧，腮微鼓，于两口角之赤白肉际（皮肤与黏膜移行部）处取穴。

［刺灸法］平刺，针尖向外，进针 0.3～0.5 寸。针感：局部胀重，可向面部放散。可用艾条灸 5～15 分钟，禁用瘢痕灸法。

［层次解剖］皮肤→皮下筋膜→口轮匝肌→唇黏膜。皮肤由三叉神经的上、下颌神经的分支分布。面动脉行于穴位外侧，在此发出上、下唇动脉至唇。口角周围的肌肉纤维呈放射状，交错编织于口轮匝肌纤维内。该肌受面神经颊支支配。

［功用］宁神定惊。

［主治］癫狂、痫证，小儿惊风；口裂诸肌痉挛，面神经麻痹，三叉神经痛；还用于小儿便秘，尿闭等。

［成方举例］狂走刺人，或欲自死，骂詈不息，称鬼神语，灸口吻头赤白际一壮，又灸两肘内屈中五壮，又灸背胛中间三壮，报灸之。仓公法神效（《千金》）。

大便秘结：肠遗、身交、燕口；尿闭：身交、燕口、环冈、经中（《奇穴治疗诀》）。

［附注］《千金》："风入脏，使人喑哑卒死，口眼相引，牙车急，舌不转，喎僻者……并灸吻边横纹赤白际，逐左右，随年壮，报之。"

二十五、地合 Dìhé – Ex – HN

［出处］《刺疗捷法》："地合，颔棱正中。"

［位置］下颌部，下颌骨正中向前突起之高点处。

［取法］正坐或仰卧，于承浆穴直下方，下颌骨正中向前突起之高点取穴。

［刺灸法］直刺 0.1～0.3 寸，或向上斜刺 0.3～0.5 寸。针感：局部酸胀。一般不灸。

［层次解剖］皮肤→皮下筋膜→颏肌。皮肤由下颌神经的颏神经分布。颏肌（颏提肌）受面神经下颌缘支支配。

［功用］清热解毒。

［主治］头面疔疮，牙痛等。

［成方举例］头面疔疮：鼻穿、地合、插花（《奇穴治疗诀》）。

［附注］《针灸杂志》（第一卷）：地合，治疗前发际疔，太阳疔，插花疔，大头疔，山根疔，眉中疔，鼻节疔，鼻坎疔，穿鼻疔，迎香疔，散笑疔，鼻尖疔，面岩疔，牙咬疔，下反唇疔，人中疔，锁口疔，正对口疔，偏对口疔，肩井疔。

二十六、耳尖 Erjiān – Ex – HN

［出处］《银海精微》。具体位置出于《良方》："耳尖两穴，在耳尖上，卷耳取之，尖上是穴。"

［别名］耳涌（《刺疗捷法》）。

［位置］耳郭，耳尖处是穴。（图9-14）

［取法］正坐或侧伏，将耳郭向前折压，耳尖端取穴。

［刺灸法］直刺0.1~0.2寸；或用三棱针点刺出血。针感：局部疼痛。可灸，艾炷灸1~3壮，艾卷灸5~10分钟。

［层次解剖］皮肤→皮下筋膜→耳上肌→颞骨（骨膜）。皮肤由上颌神经的耳颞神经和颈丛的皮支枕小神经双重分布。耳上肌由面神经的颞支支配。局部结构来自耳后动脉和颞浅动脉的颞支营养。

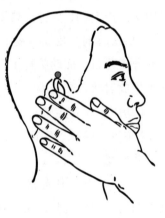

图9-14 耳尖

［功用］泻热凉血，明目。

［主治］目疾：目赤肿痛，眼生翳膜，急性结膜炎，沙眼及麦粒肿等。

头面病症：偏正头痛，颜面疔疮等。

还用于高热不退，喉痹，乳蛾等。

［成方举例］患眼偏正头痛：灸穴百会、神聪、临泣、听会、耳尖、风池、光明、太阳《银海精微》）。

角膜溃疡：耳尖、太阳等；麦粒肿：耳尖及耳穴眼、肝、脾（《实用针灸学》）。

砂眼：耳尖、气堂；目翳不见光：耳尖、鱼腰、中泉、鬼当《奇穴治疗诀》）。

二十七、翳明 Yìmíng – Ex – HN

[出处]《中华医学杂志》（1956 年第 6 期）："在翳风穴后一寸。"

[位置] 头颞部，胸锁乳突肌停止部乳突下陷中，约当翳风穴后 1 寸处。（图 9 –
15）

[取法] 正坐，头略前倾，先取翳风穴，当翳风后 1 寸，
乳突前下方取穴。

[刺灸法] 直刺 0.5 ~ 1 寸，针感：局部，甚或半侧头部
发胀及触电感。可灸，艾炷灸 3 ~ 5 壮，艾条灸 5 ~ 10 分钟。

[层次解剖] 皮肤→皮下筋膜→颈阔肌→颈深筋膜→胸
锁乳突肌→乳突尖骨膜。皮肤由颈丛的皮神经枕小神经和耳
大神经分布。皮下筋膜除枕小神经外，还有耳大神经、面神
经的耳后支、头皮静脉和颈外侧浅静脉相交通的静脉网。针
由皮肤、皮下筋膜及其内面神经颈支支配的颈阔肌，穿胸锁
乳突肌表面的颈深筋膜的浅层，在耳后动脉和枕动脉之间，
入该肌。胸锁乳突肌受副神经支配。

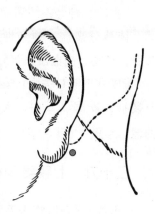

图 9 – 15　翳明

[功用] 明目，安神。

[主治] 目疾：如近视，远视，老视，雀目，早期白内障，青光眼，视神经萎
缩等。

神经系统病症：神经性头痛，眩晕，失眠，精神病等。

还可治疗腮腺炎，耳鸣等。

[成方举例] 药物中毒性聋哑：耳门、翳明、中渚、外关、听会、瘛脉、哑门、陵
下、四渎（《针灸学》上海）。

失眠：翳明、印堂、内关、三阴交；早期轻度白内障：翳明、球后、睛明；视神
经萎缩：翳明、风池、上睛明、球后；内耳性眩晕：四渎、风池、哑门、内关、太冲
（《针灸学》上海）。

近视：承泣、鱼腰、丝竹空、睛明、攒竹、翳明、风池等（《实用针灸学》）。

二十八、安眠$_2$ Anmián – Ex – HN

[出处]《常用新医疗法手册》。

[位置] 额部，在翳明穴和风池穴连线的中点处。（图 9 – 16）

[取法] 俯伏，先定翳明穴和风池穴，在两穴连线的中点处是穴。

[刺灸法] 直刺 0.5 ~ 1 寸。针感：局部酸胀，有时可半侧头部作胀。艾炷灸 1 ~ 3
壮，艾条灸 5 ~ 10 分钟。

[层次解剖] 皮肤→皮下筋膜→颈阔肌→颈深筋膜→头夹肌。皮肤由枕小神经和耳大神经双重分布。头夹肌由第二颈神经后支的外侧支支配。（参看翳明穴）

[功用] 镇静，安神。

[主治] 神经系统病症：失眠，眩晕，烦躁，癔病，精神分裂症，神经性头痛等。还可用于心悸，耳聋，耳鸣，高血压病等。

[成方举例] 失眠：安眠、内关、三阴交；精神分裂症：安眠、人中、大椎、陶道；眩晕：安眠、曲池、丰隆（《针灸学》）。

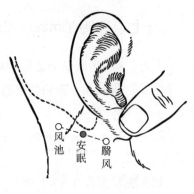

图 9－16　安眠₂

二十九、上廉泉 Shàngliánquán – Ex – HN

[出处]《新医疗法手册》："在廉泉上一寸。"

[位置] 颈前正中，下颌骨下 1 寸处。

[取法] 正坐仰靠，在颈上部正中，于下颌下缘与舌骨体之间，下颌下缘 1 寸的凹陷处取穴。或于廉泉穴与下颌骨中点连线的中点，即下颌骨下 1 寸处取穴。

[刺灸法] 斜刺，向舌根方向进针 0.5～1 寸，或退针至皮下，再向左右两侧斜刺 1～1.5 寸。针感：舌根部以及喉部发胀发紧。一般不灸。

[层次解剖] 皮肤→皮下筋膜→颈阔肌→颈深筋膜→下颌舌骨肌→颏舌骨肌→颏舌肌。皮肤由颈丛的皮神经颈横神经分布。颈阔肌由面神经的颈支支配。皮下筋膜内还有向下汇入颈外（浅）静脉的颈前（浅）静脉。下颌舌骨肌由三叉神经的肌支支配；颏舌骨肌和颏舌肌由舌下神经支配。

[功用] 利舌咽，开音窍。

[主治] 舌疾：舌强，舌面溃疡，舌下神经麻痹，流涎，语言不清等。

还用于哑症，失语以及口腔炎，急、慢性咽炎等。

[成方举例] 流涎：上廉泉、承浆、地仓；言语不清：上廉泉、哑门、合谷；"乙脑"后遗症失语：上廉泉、增音、哑门；癔病性失语：上廉泉、旁廉泉、合谷（《针灸学》上海）。

三十、洪音 Hóngyīn – Ex – HN

[出处]《青海卫生》："洪音穴，廉泉穴旁开半寸处。"

[别名] 旁廉泉（《针灸学》上海）。

[位置] 颈前，甲状软骨切迹上凹陷（廉泉穴）两侧旁 5 分处。

按：本穴位置，《针灸学》（上海）定于"喉结旁开0.5寸"，与《青海卫生》异。另《针灸学》又列一"旁廉泉"穴，定位"廉泉穴旁开0.5寸"，与本穴位同，属同位异名穴。

［取法］正坐仰靠，先定好任脉经穴廉泉，于廉泉穴旁开5分处取穴。

［刺灸法］直刺0.3~0.5寸。针感：喉部发紧，并向舌根放散。一般不灸。

［层次解剖］皮肤→皮下筋膜→颈阔肌→胸骨舌骨肌→甲状舌骨肌→甲状舌骨膜。皮肤由颈丛的皮神经颈横神经分布。皮下筋膜内的颈阔肌由面神经的下颌缘支支配。胸骨舌骨肌与甲状舌骨肌由颈神经前支支配。

［功用］清利咽喉。

［主治］喉部病症：急、慢性喉炎，声音嘶哑，喉部刺痒、疼痛，声带疾患及咳嗽、多痰等。

还用于癔病性失语，舌肿大等。

［成方举例］癔病性失语：旁廉泉、上廉泉、合谷（《针灸学》上海）。

第二节　躯干部奇穴

一、肋头 Lèitóu – Ex – CA

［出处］《千金翼》："治瘰癖，患左灸右，患右灸左，第一屈肋头近第二胁肋下即是灸处。第二肋头近第三肋下向内翘前亦是灸处。"《图翼》名"肋头"。

［别名］新肋头（《针灸孔穴及其疗法便览》）。

［位置］在胸骨两旁，当第二及第三肋骨头下缘，左右共四穴。

［取法］平卧，于胸骨两侧，第二及第三肋间隙，第二、第三肋骨头下缘，左右共四穴。

［刺灸法］灸法如出处《千金翼》所云。

［层次解剖］皮肤→皮下筋膜→胸部深筋膜→胸大肌→胸小肌→肋间外膜→肋间内肌→胸横肌→胸内筋膜。上穴所在皮肤由第一、二、三肋间神经的前皮支。下穴由第二、三、四肋间神经前皮支重叠分布。穴位的深面，在胸腔内，都有胸膜及肺前缘。

［功用］活血消瘰，理气止咳。

［主治］呼吸系统病症：咳嗽、哮喘以及支气管炎，胸膜炎，呼吸困难等。

并用于瘰癖，呃逆，肋间神经痛等。

二、小儿龟胸 Xiǎoérguīxiōng – Ex – CA

［出处］《腧穴学概论》："在两乳内侧各一寸五分上两行，当第二、三、四三肋间

鳝，左右共六穴。"《圣惠》："小儿龟胸……灸两乳前各一寸半上两行，三骨鳝间六处。"所述与本穴位置同。

[别名] 小儿鸡胸（《针灸学》上海）。

[位置] 胸部，位于第二、三、四肋间隙，距前正中线2.5寸处，左右共六穴。

[取法] 平卧，于第二、三、四肋间隙，胸部正中线左右旁开2.5寸处取穴，左右共有六穴。

[刺灸法] 灸，艾炷灸3壮，艾条灸10分钟。一般不针。

[层次解剖] 皮肤→皮下筋膜→胸部深筋膜→胸大肌（胸小肌）→肋间外膜→肋间内肌→胸横肌→胸内筋膜。皮肤由第二～五肋间神经的前皮支重叠分节分布。第三、四肋间隙的小儿龟胸穴的胸大肌深面有胸小肌；肋间结构深面有助呼气的胸横肌。胸廓内动脉沿胸骨外缘约1.25厘米处，垂直下降在胸横肌的前面。该穴的胸腔内都对应有胸膜与肺的前缘。

[功用] 滋补肝肾。

[主治] 小儿鸡胸。

[附注]《圣惠》："小儿龟胸，缘肺热满，攻胸膈所生，又缘乳母食热面五辛，转更胸起高也，灸两乳前各一寸半上两行，三骨鳝间六处，各三壮。炷如小麦大，春夏从下灸上，秋冬从上灸下。若不依此法，中灸不愈一二也。"

三、乳上穴 Rǔshàngxué – Ex – CA

[出处]《千金》："妒乳，以蒲横口，以度从乳上行，灸度头二七壮。"《图翼》名"乳上穴"。

[别名] 乳头上（《奇穴图谱》）。

[位置] 胸部，锁骨中线上，第四肋间隙直上1口寸（两口角间的距离）处。

[取法] 平卧，先定胃经乳中穴，于乳中穴直上1口寸处取穴。

[刺灸法] 灸，艾炷灸3～5壮，艾条灸5～10分钟。一般不针。

《医经小学·禁针穴歌》："海泉颧髎乳头上，脊间中髓伛偻形。"《奇穴图谱》谓"乳头上"指本穴，故言此为禁针穴。

[层次解剖] 皮肤→皮下筋膜→胸部深筋膜→胸大肌→胸小肌→第三肋间结构→胸内筋膜。皮肤由第二、三、四肋间神经的前皮支分布。（参看乳根穴）

[功用] 理气活血。

[主治] 乳痈妒乳，肋间神经痛等。

四、胸堂 Xiōngtáng – Ex – CA

[出处]《千金》："穴在两乳间"，定位不确切，《针灸孔穴及其疗法便览》定于

"两乳之间，胸骨之两侧缘。"

　　［位置］胸部，胸骨两侧缘，平第四肋间隙处。

　　［取法］平卧，于任脉膻中穴两侧，胸骨体边缘处取穴。

　　［刺灸法］灸，艾炷灸3～5壮，艾条灸5～10分钟。一般不针。

　　《千金》："吐血唾血，灸胸堂百壮，不针。"

　　［层次解剖］皮肤→皮下筋膜→胸部深筋膜→胸大肌→胸骨骨膜。皮肤由第三、四、五肋间神经的前皮支交织重叠分布。胸大肌由胸前神经支配。穴位稍外侧的深面，有胸廓内动脉及其穿支经过。

　　［功用］调理气机，宽胸止咳。

　　［主治］呼吸系统病症：咳嗽，喘息，咳血及支气管炎等。

　　消化系统病症：噎膈，食管痉挛，呕吐，食不下等。

　　局部病症：乳痈，少乳，胸痹，背痛等。

　　还用于心悸怔忡，吐血，消渴，咽干等。

　　［成方举例］消渴咽喉干，灸胸堂五十壮，又灸足少阳五十壮（《千金》）。

五、龙颔 Lónghàn – Ex – CA

　　［出处］《千金》："在鸠尾头上行一寸半。"

　　［别名］龙头（《奇穴治疗诀》）。

　　［位置］胸骨中线，当胸骨剑突尖直上1.5寸处。

　　按：本穴位置，《千金》："在鸠尾头上行一寸半。"《千金翼》："鸠尾上二寸半名龙颔。"鸠尾头当指剑突上方，胸剑联合处；鸠尾，指任脉经鸠尾穴，位于胸剑联合下1寸，故两说一致。近代《针灸孔穴及其疗法便览》等书定位于"鸠尾穴上一寸五分，"当属舛误。

　　［取法］仰卧，在胸骨中线上，当胸骨剑突联合部直上1.5寸处取穴。

　　［刺灸法］平刺，进针0.3～0.5寸，针感：局部酸胀。可灸，艾炷灸3～5壮，艾条灸5～10分钟。

　　《千金》："心痛冷气上，灸龙颔百壮，不可刺。"

　　［层次解剖］皮肤→皮下筋膜→胸部深筋膜→胸骨（骨膜）。皮肤由第五、六、七肋间神经的前皮支交织重叠分布。胸骨体表面有胸大肌的胸骨头起始腱，其血液供应来自胸廓内动脉的穿支和肋间动脉的分支。

　　［功用］调理气机。

　　［主治］胃脘寒痛，噎膈，呕吐；还用于喘息，胸痛等。

六、胃上 Wèishàng – Ex – CA

　　［出处］《新医疗法汇编》："在脐上二寸旁开四寸。"

[别名] 胃上₁（《新医疗法汇编》）；提垂（《农村常见病防治手册》）。

[位置] 上腹部，脐上2寸下脘穴旁开4寸处。（图9-17）

[取法] 仰卧，由脐向上量2寸定取下脘穴，再平行旁开4寸（与锁中线相交）处是穴。或先由脐向两旁平行量4寸定大横穴，由大横向上2寸处取穴。

[刺灸法] 沿皮刺，进针后向脐部或同天枢方向透刺2~3寸。针感：局部沉重或腹部有收缩感觉。可灸，艾炷灸3~7壮，艾条灸10~15分钟。

[层次解剖] 皮肤→皮下筋膜→腹部深筋膜→腹外斜肌→腹内斜肌→腹横肌→腹横筋膜→腹膜下筋膜。皮肤由第八、九、十肋间神经的前皮支分布。穴位深部，腹腔内相对应的器官有大网膜小肠襻、升结肠和右肾；降结肠和左肾等。（参看神阙穴）

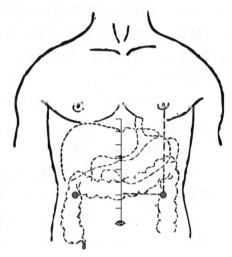

图9-17　胃上

[功用] 调理胃腑，补益中气。

[主治] 胃痛，胃下垂，腹胀等。

七、脐上脐下穴 QíshàngQíxiàxué – Ex – CA

[出处]《圣惠》："脐上、脐下各五分，两穴。"《千金》："小儿囟陷，灸脐上、下各半寸。"灸处与本穴位置同。

[别名] 囟门不合（《经穴治疗学》）；脐上下五分（《针灸孔穴及其疗法便览》）；脐上下（《针灸学》）。

[位置] 腹部，前正中线上，脐上五分与脐下五分处，上下计二穴。

按：《腧穴学概论》载有脐上下穴，定位在"脐孔上、下各1.5寸"，当属同名异位穴。

[取法] 仰卧，于脐孔定任脉神阙穴，在神阙上、下各五分处取穴，共二穴。

[刺灸法] 直刺0.5~1寸。针感：脐上局部有沉重感觉，脐下穴胀重并向下抽动。可灸，艾炷灸3~5壮，艾条灸5~15分钟。

[层次解剖] 皮肤→皮下筋膜→腹部深筋膜→腹白线→腹内筋膜→腹膜下筋膜。皮肤：脐上穴由第八、九、十肋间神经前皮支交织重叠分布；脐下穴由第十、十一、十二肋间神经前皮支交织重叠分布。腹腔内，穴位相对应的器官有大网膜、小肠襻、腹主动脉和下腔静脉。（参看神阙、天枢穴）

[功用] 补肝肾，理气机。

［主治］小儿发育不良：如小儿陷囟，囟门不合等。

消化系统病症：腹部膨胀，肠鸣下痢及肠炎，腹直肌痉挛等。

还用于水肿，疝气，妇科病等。

［成方举例］小儿陷囟，灸脐上下各半寸，及鸠尾骨端，又足太阴各一壮（《千金》）。

八、长谷 Chánggǔ – Ex – CA

［出处］《千金》："穴在夹脐相去五寸。"

［别名］循际（《千金》）；长平（《千金翼》）；循元、循脊（《集成》）。

［位置］腹部，脐中旁开2.5寸。

［取法］仰卧，先于脐孔定任脉神阙穴，在神阙旁开2.5寸处，或在胃经天枢旁开0.5寸处取穴。

［刺灸法］直刺1~1.5寸。针感：局部重胀。可灸，艾炷灸3~5壮，艾条灸5~15分钟。

［层次解剖］皮肤→皮下筋膜→腹部深筋膜→膜直肌鞘及腹直肌→腹内筋膜→腹膜下筋膜。皮肤由第九、十、十一肋间神经的内侧支分布。腹腔内，穴位相对应的器官有大网膜、小肠襻。（参看天枢穴）

［功用］调理肠胃。

［主治］下痢，泄泻，消化不良，纳差以及慢性肠胃病等；还用于肾脏病，水肿，多汗，四肢倦怠乏力等。

［成方举例］多汗，四肢不举少力，灸横纹五十壮，在夹脐相去七寸，又灸长平五十壮，在夹脐相去五寸，不针（《千金翼》）。

小儿羸瘦食不化：胃俞、长谷灸七壮（《中国针灸学》）。

直肠炎：长谷、下腰（《奇穴治疗诀》）。

九、脐中四边 Qízhōngsìbiān – Ex – CA

［出处］《针灸学》（江苏省中医学校编）；脐中四边"取脐中及其上下左右各一寸处"。

［别名］脐四边（《腧穴学概论》）；腹四穴（《实用针灸学》）。

［位置］腹部，位于脐中上、下、左、右各开1寸处（包括脐上水分和脐下阴交两个任脉经穴）。（图9-18）

按：本穴位置及含穴点数，各书记载不一。《肘后》以脐中上下两旁各开一口寸定位，共四穴点；《千金》则在"脐中上下两旁各一寸取穴"，包括脐中，共计五穴点；近代《针灸孔穴及其疗法便览》《针灸腧穴索引》及《针灸学》（江苏省中医学校编）

均同《千金》；至《腧穴学概论》则定位于"脐孔上下左右各一寸处，计四穴"，而不包括神阙。现多同于《腧穴学概论》。

[取法] 仰卧，先于脐中定好神阙穴，于神阙穴上、下、左、右各开 1 寸处取之，计四穴。

[刺灸法] 直刺 0.5 ~ 1 寸。针感：整个腹部有胀重感。可灸，艾炷灸 5 ~ 7 壮，艾条灸 10 ~ 15 分钟。

[层次解剖] 皮肤→皮下筋膜→腹部深筋膜→腹白线（上、下穴），腹直肌鞘（左、右穴）→腹内筋膜→腹膜下筋膜。皮肤由第九、十、十一肋间神经的前皮支分布。腹前壁的浅静脉较为丰富，彼此吻合成网，为脐

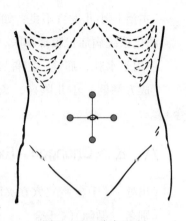

图 9 - 18　脐中四边

周静脉网。腹前壁的浅淋巴，脐以上者注入腋淋巴结，脐以下者注入腹股沟浅淋巴结。（参看关元、神阙、曲骨、肓俞等穴）

[功用] 理肠胃，调气机，定惊痫。

[主治] 消化系统病症：胃脘疼痛，腹中雷鸣，消化不良，泄泻及急、慢性胃肠炎，胃痉挛、胃扩张等。

小儿神经系统病症：小儿暴痫，小儿一切痉挛性病症。

另外，可用于水肿，疝气，痢疾，食物中毒，角弓反张等。

[成方举例] "治小儿暴痫者，身躯正直如死人，及腹中雷鸣，灸太仓（中脘）及脐中上下两旁各一寸，凡六处。"（《千金》）

[附注] 本穴早在《肘后》就有应用，如"客忤者，中恶之类也。……得之令人心腹绞痛胀满，气冲心胸……又方，以绳横度其人口，以度其脐，去四面各一处，灸各三壮。"在《千金》中也有"治小儿暴痫……灸脐中上下两傍各一寸。"但均未明确提出"脐中四边"这一穴名。

十、三角灸 Sānjiǎojiǔ – Ex – CA

[出处]《针灸学》（江苏省中医学校编）：三角灸定位"以患者两口角之间的长度为一边，做等边三角形，将顶角置于患者脐心，底边呈水平线，两底角处是穴。"

[别名] 疝气（《金鉴·刺灸心法》）；脐旁（《集成》）；三角灸法（《针灸腧穴索引》）。

[位置] 腹部，以顶角置于脐中的等边一口寸（患者两口角间距）的三角形，两底角处是穴。（图 9 - 19）

按： 本穴所含穴点数，各书记载不一，在《世医得效方》《神应经》均明确指出"两旁尽处是穴"即左右两穴点。后世《金鉴》《集成》以及近代《针灸学》（江苏省中医学校编）均与此同。但在《腧穴学概论》则谓"其两下角之顶点及脐孔共得三穴"；

《实用针灸学》亦持此论，考此说依据不足，在临床也以两穴点多用，故仍应以前说为是。

[取法] 仰卧位，以患者两口角长度为一边，做一等边三角形，将顶角置于患者脐心，底边呈水平线，于两底角处取穴。

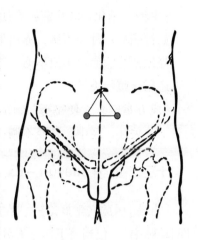

图9-19 三角灸

[刺灸法] 灸，艾炷灸5～7壮，艾条灸10～15分钟。治疝气偏坠则患左灸右，患右灸左。

[层次解剖] 皮肤→皮下筋膜→腹部深筋膜→腹直肌鞘及腹直肌→腹内筋膜→腹膜下筋膜。皮肤由第十、十一、十二胸神经前支的前皮支分布。腹腔内相对应的器官有小肠、大网膜、乙状结肠（左）、盲肠（右）等。

[功用] 调理气机。

[主治] 绕脐痛，冷心痛以及肠炎泄泻，胃痉挛等；还可用于疝气偏坠，奔豚气绕脐上冲，妇人不孕等。

[成方举例] 两丸蹇塞：灸脐旁穴，左取右，右取左，并灸气冲七壮（《集成》）。

狐疝：归来、关元、三角灸（《针灸治疗学》）。

[附注] 本穴应用最早见于《世医得效方》，书载："治疝气偏坠，量患人口角，两角为一折断，如此则三折，成三角，如△样，以一角安脐心，两角在脐之下，两旁尽处是穴。"在《神应经》中也有类似记载，但均无具体穴名。《金鉴》和《集成》也载有本穴，分别命名为"疝气"和"脐旁"。至近代《针灸学》（江苏省中医学校编）正式定名"三角灸"。

十一、经中 Jīngzhōng – Ex – CA

[出处]《集成》："在脐下半寸，两旁各三寸。"

[别名] 阴都（《集成》）。

[位置] 腹部，脐孔直下1.5寸，再左右旁开3寸处。

[取法] 仰卧，先于前正中线，脐下1.5寸定任脉气海穴，再在气海穴旁开三寸处取穴。

[刺灸法] 直刺1～1.5寸。针感：局部重胀，或向下腹放散。可灸，艾炷灸3～5壮，艾条灸5～15分钟。

[层次解剖] 皮肤→皮下筋膜→腹部深筋膜→腹外斜肌腱膜→腹内斜肌→腹横肌→腹横筋膜→腹膜下筋膜。皮肤由第十、十一、十二胸神经前支的前皮支分布。腹腔内，穴位相对应的内脏有大网膜、小肠襻、升结肠（右）、降结肠（左）。（参看腹结穴）

[功用] 理气机，调冲任。

［主治］消化系统病症：大便不通，腹泻及肠炎等。

妇科病症：月经不调，赤白带下等。

泌尿系统病症：小便不通，五淋等。

还用于腹膜炎等。

［成方举例］大便秘塞：肠绕、环冈、经中；五淋：经中、淋泉、蹞指表横纹；赤白带下：关寸、经中；月经不调：子宫、经中、交仪（《奇穴治疗诀》）。

十二、绝孕 Juéyùn – Ex – CA

［出处］《腧穴学概论》：“在脐下二寸三分处。”《圣惠》：“若绝子，灸脐下二寸三寸间动脉中”，位当脐下二寸五分，与本穴相近。《图翼》：“欲绝产，脐下二寸三分”，即指本穴。

［位置］腹部，前正中线上，脐下 2.3 寸处。

［取法］仰卧，先于脐孔定任脉神阙穴，在神阙穴直下 2.3 寸处取穴。

［灸法］灸，艾炷灸 3～5 壮，艾条灸 5～15 分钟。一般不针。

［层次解剖］皮肤→皮下筋膜→腹部深筋膜→腹白线→腹内筋膜→腹膜下筋膜。皮肤由第十、十一、十二胸神经前支的前皮支重叠交织分布。腹腔内，穴位下相对应的器官是大网膜、小肠襻。（参看气海穴）

［功用］调理冲任。

［主治］妇人欲绝孕，痛经，以及腹痛、腹泻、痢疾等。

［附注］《神应经》：“欲断产，右足内踝上一寸。又一法，灸脐下二寸三分三壮。”

《圣惠》：“小儿深秋冷痢不止者，灸脐下二寸三分间动脉中，三壮，炷如小麦大。”

十三、利尿穴 Lìniàoxué – Ex – CA

［出处］《中医杂志》（1964 年第 6 期）。

［别名］止泻（《中医简易教材》）；血清（《红医针疗法》）。

［位置］腹部，腹正中线上，脐下 2.5 寸处。（图 9 – 20）

［取法］仰卧，于腹正中线上，神阙穴与耻骨联合上缘连线的中点取穴。

［刺灸法］直刺 0.5～1 寸。针感：局部麻胀，有时向下放散。治疗尿潴留可用指针法，即以拇指按压穴位，逐渐加大压力，至一定程度则小便畅通无阻，直至尿液完全排出，再停止用力按压，切勿中途停止用力。

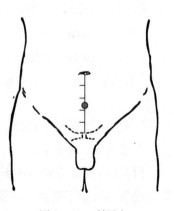

图 9 – 20　利尿穴

可灸，艾炷灸 3～5 壮，艾条灸 5～10 分钟。

[层次解剖] 皮肤→皮下筋膜→腹部深筋摸→腹白线→腹内筋膜→腹膜下筋膜→脐正中襞。皮肤由肋下神经和髂腹下神经的前皮支重叠交织分布。穴位相对应的腹腔内器官有大网膜（老年人该膜下缘较高）、小肠、乙状结肠。正常情况下，空虚的膀胱位于耻骨联合后方的骨盆腔内，顶部不超过耻骨联合上缘，即不超过大、小骨盆界线。

[功用] 通淋利尿、理气止泻。

[主治] 泌尿系统病症：癃闭，淋沥，血尿，遗尿等。

消化系统病症：腹痛，泄泻，痢疾，肠炎，胃下垂等。

还用于子宫脱垂，肾炎等。

十四、气门 Qìmén – Ex – CA

[出处] 《千金》："在关元旁三寸。"

[位置] 腹部，关元穴旁开三寸处。（图 9–21）

[取法] 仰卧，于脐中（神阙）外开一夫（3 寸），再向下一夫处取穴。

[刺灸法] 直刺 0.5～1 寸。针感：局部发胀，有时向下放散。可灸，艾炷灸 3～5 壮，艾条灸 5～10 分钟。

[层次解剖] 皮肤→皮下筋膜→腹部深筋膜→腹直肌鞘外侧缘→腹内筋膜→腹膜下筋膜。皮肤由第十一、十二胸神广经和第一腰神经前支的前皮支分布。腹腔内相对应的器官有升结肠与盲肠（并阑尾，右侧）、降结肠和乙状结肠（左侧）、小肠、大网膜（其下缘老人较高）。（参看关元穴）

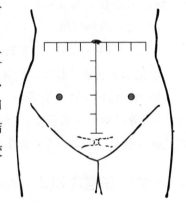

图 9–21　气门

[功用] 调理下焦。

[主治] 妇科病症：妇人不孕，产后恶露不止，崩漏，阴挺等。

泌尿系统病症：癃闭，淋症等。

还用于小肠疝气，睾丸炎，少腹疼痛等。

[成方举例] 石淋脐下三十六种病不得小便，灸关元三十壮，又灸气门三十壮（《千金》）。

妊胎不成，若坠胎腹痛，漏胞见赤，灸胞门五十壮，又灸气门穴五十壮（《千金翼》）。

十五、提托 Títuō – Ex – CA

[出处] 《常用新医疗法手册》："在关元穴旁开 4 寸。"

［别名］归髎（《红医针疗法》）。

［位置］腹部，在关元穴左右旁开4寸处。（图9 –22）

［取法］仰卧，于乳头直下，平脐3寸处取穴。

［刺灸法］直刺1～1.5寸。针感：小腹部酸胀，有时子宫有上提感。可灸，艾炷灸3～7壮，艾条灸5～15分钟。

［层次解剖］皮肤→皮下筋膜→腹部深筋膜→腹外斜肌→腹内斜肌→腹横肌→腹横筋膜→腹膜下筋膜。皮肤由第十一、十二胸神经和第一腰神经前支的前皮支分布。腹前壁下半部浅筋膜内有腹壁浅动脉和旋髂浅动脉，腹壁肌之间有肋间动脉和腰动脉，还有

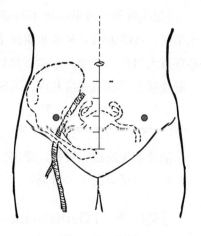

图9-22 提托

腹壁下动脉和旋髂深动脉。该区域内肌质较少，形成腹壁薄弱区之一。穴位深部，腹腔内相对应器官有大网膜（老人下缘较高）、小肠、盲肠与阑尾（右侧）、乙状结肠（左侧）。（参看三角灸穴）

［功用］调理气机。

［主治］妇科病症：子宫脱垂，痛经等。

消化系统病症：腹痛，腹胀等。

还用于疝痛，肾下垂等。

［成方举例］子宫脱垂：提托配中极透曲骨、足三里、三阴交；腹股沟斜疝：提托配急脉、曲泉、太冲（《针灸学》上海）。

十六、子宫穴 Zǐgōngxué – Ex – CA

［出处］《大全》："子宫二穴，在中极两旁各三寸。"

［别名］侠玉泉（《奇穴图谱》认为《千金》中"侠玉泉"即子宫穴）；肖必（《福州民间针灸经验录》苞州按："肖必穴即子宫穴"）。

［位置］腹部，脐下4寸中极穴左右各旁开3寸。（图9–23）

［取法］仰卧，于耻骨联合上缘旁开3寸，再向上1寸取穴。

［刺灸法］直刺0.8～1.2寸，或向耻骨联合方向平刺，进针1.5～2.5寸。针感：下腹部酸胀，有时可向外生殖器放散。可灸，艾炷灸5～7壮，艾条灸10～15

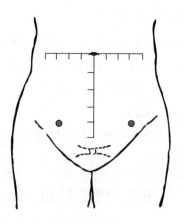

图9-23 子宫穴

分钟。

[层次解剖] 皮肤→皮下筋膜→腹部深筋膜→腹外斜肌→腹内斜肌→腹横肌→腹横筋膜→腹膜下筋膜。皮肤由髂腹下神经和髂腹股沟神经的前皮支分布。腹腔内，穴位相对应的器官有小肠、盲肠与阑尾（右侧）、乙状结肠（左侧）。在女性骨盆中，子宫位于膀胱与直肠之间，其长轴和骨盆轴一致。未妊娠子宫稍有向侧方（常见右侧）倾斜，子宫底不超过小骨盆上缘。

[功用] 暖宫调经，理气止痛。

[主治] 妇产科病症：子宫脱垂，月经不调，痛经，崩漏，不孕症及子宫内膜炎，子宫血肿，附件炎，盆腔炎等。

泌尿系统病症：肾盂肾炎，膀胱炎。

还可用于睾丸炎，疝气，鼓胀虚肿，阑尾炎，腰痛等。

[成方举例] 功能性子宫出血：子宫、三阴交、隐白，用小艾炷直接灸三壮，止血后经一日半日复有少量出血者，灸关元、气海、三阴交各五十壮（《中国针灸学》）。

子宫脱垂：子宫、维胞、足三里；慢性盆腔炎：子宫、关元、血海、阴陵泉；白带过多：子宫、中极、阴陵泉（《针灸学》上海）。

前列腺炎：归来、子宫、关元、筑宾、三阴交，中强度弧度刮针（《新医疗法手册》）。

[附注] 《针灸疗法与生理作用》：子宫两穴，谓在中极旁三寸，又谓直关元旁开三寸，莫衷一是。因卵巢位置，颇浮游无定，难指出。大抵在髂动脉与输尿管之交点。妇人与处女不同。经分娩后，卵巢位置终不恢复，故名子宫两旁卵巢所在之处为子宫穴，谓在中极旁或关元旁三寸，两说皆通，是在医者斟酌之。

十七、羊矢 Yángshǐ–Ex–CA

[出处]《千金》："瘿瘤……羊矢灸一百壮。"但无具体位置记述。《图翼》列为奇穴，定于"会阴旁三寸，股内横纹中，按皮肉间，有核如羊矢"。

[位置] 腹股沟上端，平耻骨联合上缘，按之有小核处。

按：本穴位置，各书记载不一。《甲乙》："阴廉，在羊矢下……"。具体位置不详，《千金》亦无位置记述，至《图翼》定位如前，近代《针灸孔穴及其疗法便览》定位于"股内横纹中，鼠蹊内端与耻骨上缘之交点，按之内有核如羊矢"。《奇穴图谱》则定在"腹股沟内端，耻骨结节之高点处"。现多从《针灸孔穴及其疗法便览》。

[取法] 仰卧，先于前正中线，耻骨联合上缘定好任脉曲骨穴，再在与曲骨穴相平的腹股沟上，按之有小核处取穴。

[刺灸法] 斜刺，进针 0.3~0.5 寸。针感：局部酸麻并向下放散。可灸，艾炷灸 3~5 壮，艾条灸 5~10 分钟。

[层次解剖] 皮肤→皮下筋膜→腹部深筋膜→腹壁腱性结构→耻骨骨膜。皮肤由髂

腹下神经和髂腹股沟神经双重分布。皮下筋膜分为脂性层和纤维层。纤维层与会阴浅筋膜相延续。腱性结构由腹外斜肌腱膜下缘增厚而形成的腹股沟韧带的内侧端，腹直肌的止点腱，腹内斜肌和腹横肌肌腱形成的联合腱等均附着在耻骨结节上。

［功用］调理气机。

［主治］生殖系统病症：副睾丸炎，生殖器病变等。

还用于瘿瘤，疝气偏坠，气攻两胁，小腹胀急，脱肛等。

［成方举例］瘿瘤，通天主瘿，灸五十壮，胸堂、羊矢灸 百壮（《千金》）。

第三节 项背腰部奇穴

一、新设 Xīnshè – Ex – HN

［出处］《新针灸学》："新设位置，风池穴直下方，后发际下一寸五分，大肌外侧陷中。"

［别名］新识（《中国针灸学》）；下风池（《针灸学》《腧穴学》）。

［位置］位于项部，在第三、四颈椎之间，旁开1.5寸处。（图9-24）

按： 新设穴位置，据《新针灸学》记载位于"风池穴直下方，后发际下一寸五分，大肌外侧"。而《中国针灸学》所载之新识穴位于"第三、四颈椎之间旁开一寸五分"。在《针灸经外奇图谱》中分别为两个穴位。但《针灸学》（江苏省中医学校编）谓"新设即新识"。《针灸学》《腧穴学》列新设又称新识。根据解剖定位，新设穴约当第四颈椎横突端，与新识穴定位当有一定差异；两者应为不同穴位。

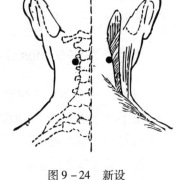

图9-24 新设

［取法］正坐或俯伏，于风池穴直下，项后发际下1.5寸，斜方肌外缘，约当第四颈椎横突端取穴。

［刺灸法］直刺0.5～0.8寸。针感：局部胀痛，或麻电感向后头部放射。可灸，艾炷灸3～5壮，艾条灸5～10分钟。

［层次解剖］皮肤→皮下筋膜→项筋膜→斜方肌→头夹肌。皮肤由第三、四、五颈神经后支的内侧支分布。皮下筋膜致密，脂肪组织中有许多纤维束连于皮肤和项筋膜之间。斜方肌由副神经支配，头夹肌由颈神经后支支配。

［功用］祛风邪，利颈项。

［主治］局部病症：颈项强痛，后头痛和枕神经痛，项肌痉挛及扭伤，肩胛部疼痛等。

呼吸系统病症：咳嗽，气喘等。

还用于角弓反张，咽喉肿痛，颈项淋巴结肿大等。

[成方举例] 项肌瘫痪：天柱、新设、天容、颈 2 ~ 6 夹脊（双）（《针灸学》上海）。

二、颈臂 Jǐngbì – Ex – HN

[出处]《芒针疗法》："在锁骨上窝至锁骨内侧端之中点。"

[位置] 颈部，位于锁骨内 1/3 与外 2/3 交点处向上 1 寸，胸锁乳突肌锁骨头后缘处。（图 9 – 25）

[取法] 仰卧去枕，头转向对侧，使胸锁乳突肌隆起，于锁骨内 1/3 与外 2/3 交点处直上 1 寸胸锁乳突肌锁骨头肌腹后缘处取穴。

[刺灸法] 直刺 0.3 ~ 0.5 寸。针感：有麻电感向上肢远端放散。一般不用灸法。本穴深层为肺尖，因此不宜深刺，针尖不宜向下，免伤肺尖。

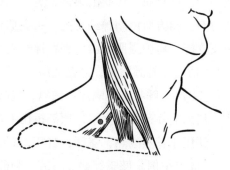

图 9 – 25 颈臂

[层次解剖] 皮肤→皮下筋膜→颈阔肌→斜方肌间隙及其经过结构。皮肤由颈丛的锁骨上神经的中间支分布。皮下筋膜疏松，除皮神经外，颈外侧浅静脉向下汇入锁骨下静脉。沿颈外侧浅静脉排列有颈浅淋巴结群。

[功用] 舒利上肢。

[主治] 上肢痿痹，肩、臂、手指麻木或疼痛。

[成方举例] 桡神经麻痹：颈臂、曲池、阳池；正中神经麻痹：颈臂、臂中、内关；尺神经麻痹：颈臂、小海、支正（《针灸学》上海）。

三、百劳 Bǎiláo – Ex – HN

[出处]《资生》："妇人产后浑身疼，针百劳穴。"但无具体位置，《玉龙经》："百劳在背第一椎骨尖上。"

[位置] 颈部，大椎穴上 2 寸，再两旁各开 1 寸处。（图 9 – 26）

按：《资生》载："妇人产后浑身疼，针百劳穴，遇痛处即针，避筋骨及禁穴。"文中所述百劳穴似指阿是穴。《玉龙经》则定位在"背第一椎骨尖上"；至《集成》述："百劳在大椎向发际二寸点记，将其二寸中摺墨记，横布于先点上，左右两端尽处是"，现今定位遵此。《针灸杂志》（第一卷）也载有百劳穴，但定位在"大椎骨旁开一寸"，与《针灸孔穴及其疗法便览》所载的下百劳穴位置基本相同，当为下百劳穴别名，而非百劳穴。

[取法] 正坐，头微前倾，或俯伏，先定大椎穴，由大椎穴向上量2寸，再旁开1寸处是穴。

[刺灸法] 直刺0.5~1寸；或向内斜刺，进针0.5~1寸。针感：局部酸胀。可灸，艾炷灸3~5壮，艾条灸5~10分钟。

[层次解剖] 皮肤→皮下筋膜→项筋膜→斜方肌→头夹肌→肩胛提肌。皮肤由第四、五、六颈神经后支的内侧支分布。斜方肌由副神经支配，头夹肌由颈神经后支的外侧支支配，肩胛提肌则由肩胛背神经支配。

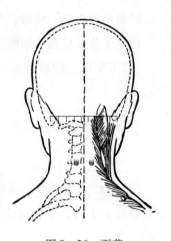
图9-26 百劳

[功用] 补肺除劳，舒筋通络。

[主治] 呼吸系统病症：咳嗽，气喘，肺结核病等。

局部病症：颈肌痉挛，项部扭伤不能回顾等。

还用于骨蒸潮热，盗汗，自汗，瘰疬，百日咳，妇人产后浑身疼，角弓反张等。

[成方举例] 咳嗽红痰：百劳、肺俞、中脘、足三里；疟疾，先热后寒：曲池、绝骨、膏肓、百劳；热多寒少：后溪、间使、百劳、曲池；寒多热少：后溪、百劳、曲池（《大成》）。

肺结核咯血：百劳、列缺、孔最、五里、鱼际、中府、膈俞（《实用针灸学》）。

颈淋巴结核：百劳、天井、肘尖、瘰疬局部；项肌瘫痪：天柱、百劳、新设、天鼎、天容、夹脊（胸1~5椎）、风府、崇骨、风池、肩中俞、天髎（《针灸学》上海）。

四、崇骨 Chónggǔ – Ex – HN7

[出处]《集成》："在大椎上第一小椎是。"

[别名] 椎顶、太祖（《中国针灸学》）。

[位置] 项部，第六颈椎棘突下。（图9-27）

[取法] 正坐，头微前倾，或俯伏，在后正中线，于第六、七颈椎棘突之间取穴。

[刺灸法] 直刺或微向上斜刺，进针深度0.5~1寸。针感：局部酸胀，向下或向两肩部扩散。可灸，艾炷灸5~7壮，艾条灸10~15分钟。在一般情况下不宜深刺，在针刺过程中如病人有肢体麻电感，应当立即退针，切勿再行提插捻转等手法，以防损伤脊髓。

[层次解剖] 皮肤→皮下筋膜→项筋膜→项韧带→棘间

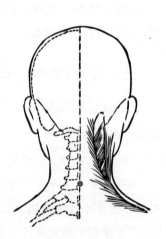
图9-27 崇骨

韧带→弓间韧带→（硬膜外腔）。皮肤由第六、七、八颈神经后支的内侧支分布。该穴不宜盲目深刺，严防刺伤脊髓。（参看大椎穴）

[功用] 疏利气机，蠲化痰浊。

[主治] 呼吸系统病症：咳嗽，气喘，感冒，百日咳，支气管炎，肺结核病等。

局部病症：颈项强痛，落枕。还用于癫痫，疟疾，并具有催吐作用。

[成方举例] 疟疾：崇骨、大椎、陶道、太溪、后溪、间使、复溜、神门、章门、脾俞（《新针灸学》）。

五、血压点 Xuèyādiǎn – Ex – HN

[出处]《常用新医疗法手册》："第六、七颈椎棘突间旁开2寸。"

[位置] 颈后部，第六、七颈椎棘突之间左右各开2寸处。（图9-28）

[取法] 俯伏，于后正中线先定第七颈椎，于六、七颈椎棘突之间左右旁开各2寸处取穴。

[刺灸法] 直刺0.5~1寸。针感：局部麻胀，可放散至肩部。可灸，艾炷灸3~5壮，艾条灸5~10分钟。

[层次解剖] 皮肤→皮下筋膜→斜方肌→肩胛提肌→头夹肌。皮肤由第六、七、八颈神经后支的内侧支重叠分布。皮下筋膜由致密结缔组织和脂肪组织形成。斜方肌由副神经支配，肩胛提肌由肩胛背神经支配。该穴深部正对胸膜顶和肺尖。（参看定喘穴）

[功用] 调血活血。

[主治] 心血管系统病症：高血压、低血压等。

还可用于局部疾患，如头项强痛，落枕等。

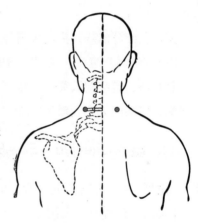

图9-28 血压点

六、定喘 Dìngchuǎn – Ex – HN

[出处]《常用新医疗法手册》："定喘，大椎穴旁开五分。"

[别名] 喘息、治喘（《针灸学》上海）。

[位置] 项背部，在第七颈椎棘突下缘中点（大椎穴）旁开0.5寸处。（图9-29）

按：本穴定位各书记载有异，在《常用新医疗法手册》中定位于大椎穴旁开0.5寸，《针灸学》（上海）认为定喘在"第七颈椎棘突旁0.5~1寸"。而《实用针灸学》则定位在"第七颈椎下（大椎穴），椎骨体两侧边缘处，点压酸胀明显"。因后两说位置不十分确切，故现定位多遵从前者。

[取法] 俯伏或俯卧，于后正中线第七颈椎下缘定取大椎穴，由大椎穴左右各旁开

0.5 寸处取穴。

[刺灸法] 直刺或针尖偏向脊柱，深 0.5 ~ 1 寸。针感：局部酸胀，有时可扩散至肩背部或胸部。可灸，艾炷灸 3 ~ 5 壮，艾条灸 5 ~ 10 分钟。

[层次解剖] 皮肤→皮下筋膜→胸背筋膜→斜方肌→菱形肌→头夹肌→横突棘肌。皮肤由第七、八颈神经和第一胸神经后支的内侧支分布。

[功用] 止咳平喘，舒筋活络。

[主治] 呼吸系统病症：哮喘，咳嗽，支气管炎等。

运动系统病症：肩背痛，上肢疼痛不举、麻痹，瘫痪及落枕等。

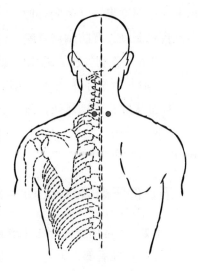

图 9 - 29 定喘

还可治疗荨麻疹，头后部痛等。

[成方举例] 哮喘：定喘、膻中、内关、大椎、中喘、丰隆（《新医疗法手册》）。

百日咳：定喘配天突、大椎、丰隆；支气管炎：定喘配风门、肺俞、合谷；支气管哮喘：定喘配天突、璇玑、膻中、内关、丰隆（《针灸学》上海）。

七、臣觉 Chénjué – Ex – B

[出处]《千金》："穴在背上甲内侧，反手所不及者，骨芒穴上，捻之痛者是也。"

[别名] 巨搅（《千金》）；巨觉（《中国针灸学》）。

[位置] 肩胛部，肩胛骨内上角边际，两手相抱时，中指端尽处是穴。

[取法] 正坐或俯伏，令患者两手相抱，于肩胛骨内上角边际，患者中指尖所点处取穴。

[刺灸法] 斜刺，进针 0.5 ~ 0.8 寸。针感：局部酸胀，或向上臂放散。可灸，艾炷灸 3 ~ 5 壮，艾条灸 5 ~ 10 分钟。

[层次解剖] 皮肤→皮下筋膜→斜方肌筋膜→斜方肌→菱形肌→上后锯肌→骶棘肌。皮肤由第二、三、四胸神经后支的内侧支重叠分布。在皮下筋膜内，皮神经由肋间动、静脉的内侧支伴行。穴位深部，正对胸腔内器官是胸膜和肺。不宜盲目深刺。（参看肺俞、厥阴俞等穴）

[功用] 宁神定惊。

[主治] 狂走，喜怒悲泣，癔病等；还用于肩胛痛等。

[成方举例] 歇斯底里：巨觉、手逆注、浊浴（《奇穴治疗诀》）。

八、巨阙俞 Jùquèshū – Ex – B

[出处]《千金翼》："第四椎名巨阙俞。"

[别名] 心舒$_2$（《实用针灸学》）。

[位置] 背部，第四、五胸椎棘突之间凹陷中。（图9-30）

按：本穴位置，《千金翼》定于"第四胸椎"，即相当于第四胸椎棘突上，近代则多定位于第四胸椎棘突下方，即第四、五胸椎棘突间，从临床实用角度来看，当以后说为是。

[取法] 俯卧或俯伏，于背部正中线第四、五胸椎棘突之间凹陷中。

[刺灸法] 向上斜刺0.5~1寸。针感：局部酸胀沉重。艾炷灸3~7壮，艾条灸5~15分钟。

[层次解剖] 皮肤→皮下筋膜→胸背筋膜→棘上韧带→棘间韧带→弓间韧带→（硬膜外腔）。皮肤由第三、四、五胸神经后支的内侧支重叠交织分布。严防盲目深刺。（参看筋缩、中枢穴）

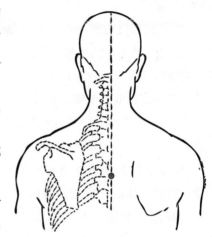

图9-30 巨阙俞

[功用] 宁心安神，止咳平喘。

[主治] 心血管系统病症：心痛，失眠，以及心脏诸病等。

呼吸系统病症：咳嗽，哮喘，胸膈中气以及支气管炎等。

还可用于肋间神经痛等。

九、胃管下俞 Wèiguǎnxiàshū – Ex – B

[出处]《千金》："在背第八椎下，横三间寸。"

[别名] 胃下俞（《千金翼》）；膵俞（《中国针灸学》）；胰俞（《针灸学》上海）；胃管下俞三穴（《奇穴图谱》）。

[位置] 背部，第八胸椎棘突下左右各旁开1.5寸处。（图9-31）

按：本穴所含穴点数，各书记载有异，在《千金》中有"消渴咽喉干，灸胃管下俞三穴各百壮"。《奇穴图谱》依此而称为"胃管下俞三穴"。包括了第八胸椎棘突下凹陷处（即奇穴"八椎下"）。但近代各书如《中国针灸学》《简明中医辞典》等都以第八、九胸椎棘突间旁开1.5寸处为本穴，而不包括"八椎下"部位，依背俞穴分布惯例，当以后说较为吻合，以同于其他各背俞穴。

[取法] 俯卧或俯伏，于第八、九胸椎棘突之间，旁开1.5寸处取穴。

[刺灸法] 斜刺，针尖向脊柱，深0.3~0.5寸。针感：局部酸胀，可放散至侧胸

腹部。可灸，艾炷灸 5 ~ 7 壮；艾条灸 10 ~ 20 分钟。

[层次解剖] 皮肤→皮下筋膜→胸背筋膜→斜方肌→背阔肌→最长肌→横突棘肌。皮肤由第七、八、九胸神经后支的内侧支分布。深层于胸腔内有肺脏和胸膜。

[功用] 理气止痛。

[主治] 消化系统病症：胃脘痛，腹痛呕逆及胰腺炎等。

呼吸系统病症：咳嗽，胸膜炎，支气管炎等。

还可用于胸胁痛，肋间神经痛，消渴，咽干等。

[成方举例] 消渴处方：上消：少府、心俞、太渊、肺俞、胰俞；中消：内庭、三阴交、脾俞、胃俞、胰俞；下消：太溪、太冲、肝俞、肾俞、胰俞（《针灸治疗学》）。

糖尿病：胰俞、肺俞、脾俞、肾俞、足三里、太溪（《针灸学》上海）。

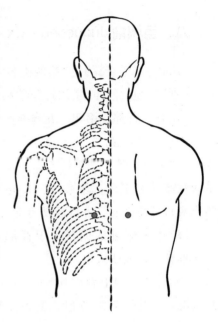

图 9 - 31　胃管下俞

十、浊浴 Zhuóyù – Ex – B

[出处]《千金》："穴在夹胆俞旁行相去五寸。"

[位置] 背部，第十胸椎棘突下，左右各旁开 2.5 寸处。

按：本穴《千金》定于"夹胆俞旁行相去五寸"，即第十胸椎棘突下旁开 4 寸，后世《中国针灸学》定位在"第十胸椎之下，去脊柱各二寸半"。《奇穴治疗诀》则谓"一云胆俞旁开五分"，即第十胸椎棘突下旁 2 寸。现各书多从《中国针灸学》之说，余说存疑。

[取法] 俯卧，先于第十胸椎棘突下取督脉中枢穴，再在中枢穴左右各旁开 2.5 寸处取穴。

[刺灸法] 直刺 0.5 ~ 0.8 寸；针感：局部酸胀。可灸，艾炷灸 3 ~ 7 壮，艾条灸 5 ~ 15 分钟。

[层次解剖] 皮肤→皮下筋膜→背阔肌筋膜→背阔肌→下后锯肌→骶棘肌。皮肤由第九、十、十一胸神经后支的内侧支重叠分布。穴位的肌肉层深面，正对第十肋间隙。胸腔内相对应的器官：右侧有右肋膈窦、膈肌，肝和肾上腺或肾的上端；左侧有左肋膈窦，膈肌、肾上腺或肾的上端和脾等。（参看胆俞穴）

[功用] 利胆，定惊。

[主治] 消化系统病症：胆病，口苦无味，食欲不振等。

还用于惊恐，癔病及胸满，无力等。

[成方举例] 食欲不振：通关、长谷、浊浴、竹仗、天之灸、中魁（《奇穴治疗诀》）。

十一、灸哮 Jiǔxiào – Ex – B

[出处]《聚英》："哮……背上有一穴，量穴须用线一条，环颈垂下至鸠尾，尖上截断牵脊背，线头尽处是穴端。"《中国针灸学》列作奇穴，名"灸哮"，位置与《聚英》同。

[位置] 背部，后正中线上，以绳环患者颈项下垂至鸠尾骨尖端切断，然后转向后背，绳之中点平喉结，绳端至脊上之处是穴。

按：本穴位置，《奇穴图谱》定于"背部正中线上，在第八胸椎棘突之高点处"，位置固定。但实际看来，本穴位置当因人而异，不可一律定于某一部位，故仍从《聚英》之说。

[取法] 正立位，操作如上，于绳端至脊柱之处取穴。

[刺灸法] 灸，艾炷灸3～7壮，艾条灸5～15分钟。一般不针。

[层次解剖] 皮肤→皮下筋膜→胸背筋膜→斜方肌和背阔肌腱或背阔肌→棘上韧带→棘间韧带→弓间韧带（黄韧带）→椎管及其内容。针刺在第十胸椎至第二腰椎间的椎管可经硬膜外腔达脊髓，故本穴不宜深刺。

[功用] 平喘止咳。

[主治] 哮喘，咳嗽及支气管炎，支气管哮喘，肺炎等。

[成方举例] 喘息：灸哮、四华、患门、痰喘、经门之六、六之灸、巨阙俞（《奇穴治疗诀》）。

十二、灸痨 Jiǔláo – Ex – B

[出处]《资生》引《集效》："灸痨法……令身正直，用草子，男左女右，自脚中指尖量过脚心下，向上至曲䐐大纹处截断，却将此草自鼻尖量，从头正中至脊，以草尽处用墨点记，别用草一条，令病人自然合口，量阔狭截断，却将草于墨点上摺，两头尽处量穴。"

[别名] 灸劳（《中国针灸学》）；久劳（《奇穴治疗诀》）。

[位置] 背部，以中趾尖经足心至腘窝横纹之长为度，自鼻尖沿正中线量至背脊尽处为标点，此穴旁开半口寸（两口角连线一半）处。

按：本穴位置，各书记载不一。《聚英》谓"依此（《资生》定位）量之，其穴合五椎两旁三寸，心俞二穴也"。而《奇穴图谱》则谓"第三胸椎棘突之高点"，但此二说均不准确，根据《资生》原文之意，本穴定位常因人而异，是很难固定于一点。另

《中国针灸学》等书以"此绳从鼻尖上量通过头顶正中线下垂至脊柱尽处是穴",即以脊背正中之标点为穴,与《资生》不同;《奇穴治疗诀》则谓脊间正中之标点旁开1口寸处为穴,这两说与抄摘舛误及就简有关,故不足为据。现仍以《资生》定位为准。

[取法] 直立位,按上法量取。

[刺灸法] 灸,艾炷灸3~7壮,艾条灸5~15分钟。一般不针。

[层次解剖] 皮肤→皮下筋膜→胸背筋膜→斜方肌→背阔肌→下后锯肌→骶棘肌。皮肤由脊神经后支的内侧支呈节段而又互相交通的分布。个体差异较大。(参看脾俞、肾俞穴)

[功用] 益气,补肺。

[主治] 肺痨,咳嗽,咳吐脓血;还用于虚劳盗汗,面黄消瘦,神疲乏力及神经衰弱等。

[成方举例] 咳嗽:灸劳、直骨、痞根(《奇穴治疗诀》)。

十三、竹杖 Zhúzhàng – Ex – B

[出处]《肘后》:"治卒腰痛……正立倚小竹,度其人足下至脐,断竹,及以度后,当脊中,灸竹上头处。"但未定出穴名,《中国针灸学》列作奇穴,名"竹杖",位置与《肘后》同。

[位置] 腰部,后正中线,与脐相对之脊骨上是穴。

[取法] 俯卧或正立,于后正中线,与脐相对处,(约当第二腰椎棘突上)取穴。

[刺灸法] 灸,艾炷灸3~5壮;艾条灸5~10分钟。一般不针。

[层次解剖] 皮肤→皮下筋膜→胸背筋膜→棘上韧带→棘间韧带→弓间韧带(黄韧带)→椎管及其内容。皮肤由第三、四、五腰神经后支的内侧支重叠交织分布。椎管是由所有椎骨的椎孔和椎间盘等连结而成的管道,内有脊髓、脊神经根、脊髓被膜、血管、脂肪等。

[功用] 调气血,理肠腑。

[主治] 消化系统病症:脏毒肠风及下血不止,食欲不振,痔疾,脱肛以及慢性肠炎,肠结核等。

还用于吐血,衄血等血病及小儿脐肿,恶寒发热,阴挺,腰痛,脑膜炎,脊髓疾患等。

[成方举例] 灸脏毒及肠风下血不止秘法:令患平立,量脊骨前与脐平处是穴,于脊柱上灸七壮,如年深者,更于椎上两旁各开一寸,各灸七壮,除根(《外科大成》)。

腰痛:竹杖、下极之俞、痞根(《奇穴治疗诀》)。

[附注]《奇穴治疗诀》所载血愁穴位于"第十四椎骨上"与本穴位置相近,并谓"大便下血,吐血,衄血,一切血病,百治不效者均验"。

《千金》:"妇人脆落癫……灸背当脐五十壮。"

《图翼》："……至于吐血，衄血，一切血病，百治不效者，经灸永不再发。"

十四、接脊 Jiējǐ – Ex – B

［出处］《圣惠》："第十二椎下节间，名接脊穴。"

［别名］接骨（《中国针灸学》）。

［位置］背部，第十二胸椎棘突下陷中。（图 9 – 32）

［取法］俯卧或俯伏，于背部正中线，第十二胸椎棘突与第一腰椎棘突之间凹陷处取穴。

［刺灸法］向上斜刺 0.5 ~ 1 寸。针感：局部酸胀沉重，甚或向下放散。可灸，艾炷灸 3 ~ 5 壮；艾条灸 5 ~ 10 分钟。

［层次解剖］皮肤→皮下筋膜→胸背筋膜→棘上韧带→棘间韧带→弓间韧带→（硬膜外腔）。皮肤由第十一、十二胸神经和第一腰神经后支的内侧支重叠交织分布。严防盲目深刺。（参看悬枢、中枢穴）

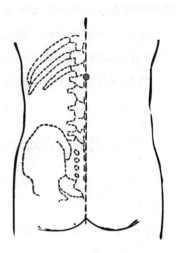

图 9 – 32　接脊

［功用］理气安神，清调下焦。

［主治］消化系统病症：小儿赤白痢疾，腹痛，腹泻以及脱肛，消化不良，胃痉挛，慢性肠炎等。

还可用于癫痫，疝气，脊背神经痛，腰痛等。

［附注］《问对》将本穴归入督脉。

十五、痞根 Pǐgēn – Ex – B

［出处］《医经小学》："漏经穴法……痞根。"但无具体定位。《医学入门》则有"痞根穴，十三椎下各开三寸半。"

［位置］腰部，第一腰椎棘突下左右各开 3.5 寸处。（图 9 – 33）

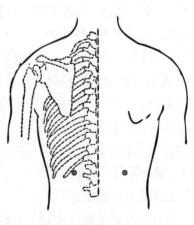

图 9 – 33　痞根

按：本穴位置，《入门》定于"十三椎下各开三寸半"。《便览》则谓"在第十一椎下，或十二椎下，旁开 3.5 寸，以指摸之，微有动脉跳动处，约与脐平"。此说位置不定，删简就繁，无以遵从，仍当以前说为是。

［取法］俯卧，于第一、二腰椎棘突中间，左右各外开 3.5 寸，或于膀胱经之肓门穴旁开 0.5 寸处取之。

[刺灸法] 直刺 0.5~1 寸。针感：局部酸胀，可放散至腹部。可灸，艾炷灸 3~7 壮；艾条灸 5~15 分钟。

[层次解剖] 皮肤→皮下筋膜→胸背筋膜→背阔肌→骶棘肌→腰方肌。皮肤由第十二胸神经和第一、二腰神经后支的外侧支分布。腹腔内，穴位相应器官是肾、小肠。

[功用] 消痞理气。

[主治] 消化系统病症：肝脾肿大，胃痛，翻胃以及肝炎，胃炎，肠炎，胃扩张，胃痉挛等。

还用于痞块久不愈，腰痛，疝痛，肾下垂，咳逆等。

[成方举例] 漏经穴法……精宫鬼眼与痞根，痃癖疝痛翻胃穴（《医经小学》）。

胃痉挛与胃扩张、积聚痞块：痞根（《奇穴治疗诀》）。

[附注]《入门》云："专治痞块……多灸左边。如左右俱有，左右俱灸。"

十六、肘椎 Zhǒuzhuī – Ex – B

[出处]《肘后》："伸臂对，以绳度两头肘尖头，依绳下夹背脊大骨空中，去脊各一寸。"

[别名] 夹脊（《图翼》）。

[位置] 腰部，第二、三腰椎棘突之间近第三腰椎棘突部位左右各旁开一寸处。（图 9－34）

[取法] 俯卧，先于后正中线约当肋弓最低点处取命门穴，在命门穴稍下方，近下一椎棘突处左右各旁开 1 寸取穴。

[刺灸法] 直刺 0.5~1 寸或向脊柱斜刺 0.5~1 寸。针感：局部酸胀。可灸，艾炷灸 3~5 壮，艾条灸 5~15 分钟。

[层次解剖] 皮肤→皮下筋膜→胸背筋膜→背阔肌→骶棘肌筋膜鞘和骶棘肌→腰方肌。皮肤由第二、三、四腰神经后支的内侧支分布。骶棘肌和腰方肌都由脊神经后支支配。腹腔内相对应的器官有肾、十二指肠降部与胰头（右侧）、胃和小肠（左侧）。

[功用] 和胃救逆。

[主治] 消化系统病症：胃脘疼痛，腹痛

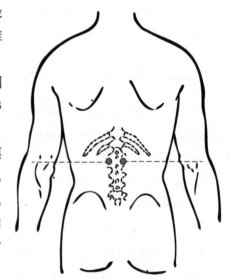

图 9－34　肘椎

腹泻，呕吐以及胃痉挛，胃扩张，胃出血，胃炎，肠炎，肠出血，痢疾和霍乱等。

还可治疗腓肠肌痉挛等。

[附注]《肘后》载："华佗治霍乱已死……诸治皆至，而犹不差者，捧病人腹卧

之，伸臂对，以绳度两头肘尖头，依绳下夹背脊大骨空中，去脊各一寸。灸之百壮，不治者，可灸肘椎，已试数百人，皆灸毕即起坐。"

十七、阳刚 Yánggāng – Ex – B

〔出处〕《古今医统》（转《医部全录·儿科》）："十四椎下两旁各开一寸陷中。"

〔别名〕肠风（《中国针灸学》）；痔俞（《江西医药》）。

〔位置〕腰部，第二腰椎棘突下，左右各旁开1寸处。

按：本穴位置，《奇穴治疗诀》谓有两说："一云在第二腰椎之下，去脊柱各一寸；一云在命门穴与肾俞穴之间。"第二种说法出处不详，故现今各书均从《古今医统》之文。

〔取法〕俯卧，先于第二腰椎棘突下定取督脉命门穴，再在命门穴左右各旁开1寸处取穴。

〔刺灸法〕直刺0.5~1寸，针感：局部酸麻，并向臀部及会阴部放散。可灸，艾炷灸3~7壮，艾条灸5~15分钟。

〔层次解剖〕皮肤→皮下筋膜→背阔肌筋膜→背阔肌→骶棘肌。皮肤由第一、二、三腰神经后支的内侧支臀上皮神经分布。（参看肾俞穴）

〔功用〕谓气血，理肠胃。

〔主治〕消化系统病症：肠风下血，诸痔及胃出血，肠出血等。

还用于小儿饮水不歇，黄疸和遗尿、遗精、腰痛等。

〔成方举例〕痔疮：肠风、二白、竹仗（《奇穴治疗诀》）。

痔出血：痔俞（在命门穴旁开1寸许）、会阴、长强、承山等（《针灸临床经验辑要》）。

十八、腰眼 Yāoyǎn – Ex – B

〔出处〕《肘后》："治肾腰痛……灸腰眼中。"《医说》定为"于腰上两旁微陷处。"

〔别名〕鬼眼（《入门》）；癸亥（《中国针灸学》）；腰目窌、遇仙（《针灸学》江苏省中医学校编）。

〔位置〕腰部，约位于第四腰椎棘突下旁开3.5~4寸凹陷中。（图9–35）

按：本穴在古代并没有记述确切位置，是以腰大肌收缩后腰部形成的凹陷处取用。如《膏肓灸法》："腰眼，令其人面壁，先以十脚指尖抵地，遂合掌挺身，上承自极处，则腰间平脐处自有两窝，遂窝点定。"《入门》："令病人举手向上，略转后些，则腰上有两陷可见，即腰眼也。"近代《中国针灸学》粗定在"第四及第五腰椎之左右凹陷中"。《奇穴图谱》则据此定于第四腰椎棘突下3.8寸，后《针灸学》（上海）及《简明中医辞典》又定位于"第三腰椎棘突旁开 3~4 寸凹陷处"。而《针灸学》（高等院校教材 < 四版 >）定位于"第四腰椎棘突下旁开 3~4 寸凹陷中"。现多从后说，其他各说存疑。

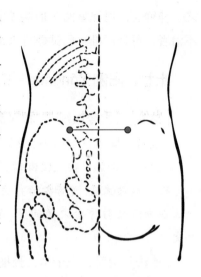

图 9 – 35　腰眼

［取法］俯卧，先取与髂嵴相平的腰阳关穴（第四腰椎棘突下），在与腰阳关相平左右各旁开 3.5~4 寸凹陷中取之。

简易取穴法：令病人手向上举，略转后些，则在腰间约平腰阳关两旁各有一凹陷处是穴。

［刺灸法］直刺 0.5~1 寸。针感：腰部酸胀，有时可向臀部放散。可灸，艾炷灸 5~7 壮；艾条灸 10~15 分钟。

［层次解剖］皮肤→皮下筋膜→腰背筋膜→背阔肌→骶棘肌。皮肤由第三、四、五腰神经后支分布。穴位稍外侧的下方，在背阔肌的下缘，腹外斜肌下缘和髂嵴之间形成三角形间隙，其底层结构是腹内斜肌、腹横肌和腹横筋膜。该间隙称为腰三角，是腹部肌外侧部薄弱部位。

［功用］利腰肾，补虚羸。

［主治］运动系统病症：腰部软组织损伤，急、慢性腰痛，腰椎骨质增生等。

泌尿生殖系统症：尿频，遗尿，以及肾下垂，睾丸炎等。

传染性病症：痨瘵，传尸及梅毒劳虫，肺结核等。

还用于虚劳，羸瘦，消渴，小腹痛及妇科疾患等。

［成方举例］支气管炎：腰眼、四华、患门、经六、阶段之灸、巨阙俞、直骨、灸哮、佗脊（《奇穴治疗诀》）。

腰痛：腰眼配肾俞、委中；肾下垂：腰眼配脾俞、肾俞（《针灸学》上海）。

慢性腰痛实证：委中、腰眼、肾俞、阿是穴（《实用针灸学》）。

［附注］本穴异名"腰目窌"初出于《千金》："腰痛……又灸腰目窌七壮，在尻骨上约左右是"。定位欠详。《图翼》谓"腰目窌似指腰眼。"近代《针灸学》（江苏省中医学校编）便作腰眼的别名，故言出此。

腰眼穴古代多用于治疗痨瘵，《医说》："灸瘵疾……当以癸亥夜二更……之时，解去下体衣服，于腰上两旁微陷处，针灸家谓之腰眼，直身平立，用笔点定，然后上床合面而卧，每灼小艾炷七壮，劳蛊或吐出，或泻下，即时平安，断根不发，更不传染。"《入门》也称："鬼眼穴，专祛瘵虫。"

《医说》："女童莊妙真顷缘二姊，坐瘵疾不起，余挈亦骎骎见及，偶一赵道人过门，见而言曰：汝有瘵疾，不治何耶？答曰：喫了多少药弗效。赵笑曰：吾得一法，治此甚易。当以癸亥夜二更六神皆聚之时，解去下体衣服，于腰上两傍微陷处，针灸家谓之腰眼，直身平立，用笔点定，然后上床，合面而卧，每灼小艾炷七壮，劳虫或吐出，或泻下，即时平安，断根不发，更不传染。敬如其数，因此获全生。"

十九、下极俞 Xiàjíshū - Ex - B

［出处］《千金》："腹疾腰痛……灸下极俞。"但无具体部位。至《千金翼》则有"第十五椎名下极俞"。

［别名］下极之俞（《中国针灸学》）；十五椎（《奇穴图谱》）。

［位置］腰部，第三腰椎棘突下凹陷处。（图9-36）

按：《千金》载："腹疾腰痛，膀胱寒，饮澼注下，灸下极俞随年壮"，《千金翼》将本穴定位于"第十五椎"，未指明具体在十五椎上方或下方。至近代《中国针灸学》名"下极之俞"，定位在"第三腰椎之下"。今多从此说。

［取法］俯卧，于后正中线第三、四腰椎棘突之间凹陷中。

［刺灸法］直刺0.5～1寸。针感：局部酸胀并向下放散。可灸，艾炷灸3～5壮，艾条灸5～10分钟。

［层次解剖］皮肤→皮下筋膜→腰背筋膜→棘上韧带→棘间韧带→弓间韧带→（硬膜外腔）。皮肤由第二、三、四腰神经后支的内侧支重叠交织分布。（参看腰阳关穴）

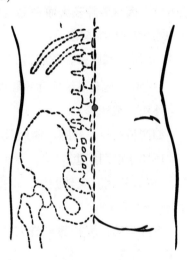

图9-36 下极俞

［功用］理下焦，利关节。

［主治］消化系统病症：腹痛，腹泻，澼饮注下等。

运动系统病症：腰痛，下肢酸痛等。

泌尿系统病症：小便不利，遗尿以及膀胱炎等。

还可用于肠疝痛等。

二十、十七椎穴 Shíqīzhuīxué - Ex - B

［出处］《千金翼》："灸转胞法……第十七椎灸五十壮。"《图翼》列作奇穴，名"十七椎穴"。

［别名］十七椎下（《奇穴治疗诀》）；腰孔（《针灸经外奇穴图谱》）。

［位置］腰骶部，第五腰椎棘突下凹陷中。（图9-37）

按：本穴据《千金翼》载当位于"十七椎"，未指明是在十七椎上方或下方，至近代《奇穴治疗诀》等书称在"十七椎下"，即第五腰椎棘突下方，现多从之。

[取法] 俯卧,于后正中线,先取与髂嵴相平的腰阳关穴,再向下一个腰椎棘突下的凹陷处取穴。

[刺灸法] 直刺 0.5 ~ 1 寸。针感:局部酸麻并向下放散。艾炷灸 3 ~ 7 壮;艾条灸 10 ~ 15 分钟。

[层次解剖] 皮肤→皮下筋膜→腰背筋膜→棘上韧带→棘间韧带→弓间韧带→(硬膜外腔)。皮肤由第四、五腰神经和第一骶神经后支的内侧支重叠交织分布。在腰部针经以上结构,又可以经蛛网膜至蛛网膜下腔,因该腔隙较大而命名为终池。池内有脊神经根和终丝形成的马尾。

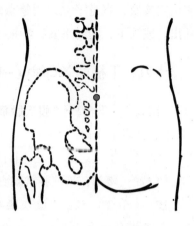

图 9 - 37　十七椎穴

[功用] 利腰膝,理胞宫。

[主治] 运动系统病症:腰骶痛,腿痛,下肢瘫痪以及坐骨神经痛,小儿麻痹后遗症,外伤性截瘫等。

妇产科病症:转胞,痛经及功能性子宫出血等。

还用于肛门疾患。

[成方举例] 灸转胞法:玉泉主腰痛小便不利,若转胞,灸七壮,第十七椎灸五十壮(《千金翼》)。

下肢瘫痪:配腰部夹脊穴;腰骶痛:配秩边、关元俞;痛经:配中极、三阴交、太溪(《针灸学》上海)。

二十一、下腰 Xiàyāo – Ex – B

[出处]《千金》:"穴在八魁正中央脊骨上。"

[别名] 三宗骨(《集成》);三宋骨(《腧穴学概论》)。

[位置] 骶部,于第二、三骶椎棘突中间后正中线上。

[取法] 俯伏,于后正中线上骶部第二、三骶椎棘突中点取穴。

[刺灸法] 灸,艾炷灸 3 ~ 5 壮,艾条灸 5 ~ 10 分钟。一般不针。

《千金》:"泄痢久下,失气劳冷,灸下腰百壮,三报。……灸多益善也。三宗骨是忌针。"

[层次解剖] 皮肤→皮下筋膜→腰背筋膜→骶棘肌腱→骶中嵴(骨膜)。皮肤由第一、二、三骶神经后支的外侧支臀中皮神经分布。骶棘肌由许多小肌组成的,部分起于骶骨的后面,由脊神经后支支配。

[功用] 调理肠腑。

[主治] 泄痢及下脓血久不愈,肠炎等;还用于难产。

[成方举例] 慢性肠炎:下腰、竹仗(《奇穴治疗诀》)。

二十二、淋泉 Línquán – Ex – B

［出处］《集成》："以禾秆量患人口吻如一字样，一端按尾旁骨端，向上秆尽脊上点记，将其秆中折，墨记，横著于脊点，左右秆两端尽处。"治疗石淋，但未定名。近代《奇穴治疗诀》等名"淋泉"，部位同上。

［位置］骶部，于尾骨尖端上1口寸（患者两口角间距离），再旁开0.5口寸处，左右两穴。

按：本穴位置及穴点数，现依从《集成》。另有两说：①《针灸孔穴及其疗法便览》："以此口寸自长强穴向上量之，尽处作一点是穴，再将此口寸中点置于穴上，两端尽处是穴，共3穴。"较《集成》多一穴；②《奇穴图谱》定于"尾骨尖上五分及其左右各五分处，计三穴"。以同身寸代替口寸。这均与《集成》原文有出入，故不从。

［取法］俯卧，适当尾骨尖端直上1口寸，再左右各旁开0.5口寸处取穴。

［刺灸法］灸，艾炷灸3~5壮，艾条灸5~10分钟。一般不针。

［层次解剖］皮肤→皮下筋膜→臀筋膜→臀大肌→骶棘韧带与骶结节韧带。皮肤由第四、五骶神经后支和尾神经分布。

［功用］通淋利尿。

［主治］一切淋病，如石淋、血淋以及小便不利等。

［成方举例］五淋：经中、淋泉、蹞指表横纹（《奇穴治疗诀》）。

二十三、腰奇 Yāoqí – Ex – B

［出处］《中医杂志》1955年第9期。

［位置］骶部，适当尾骨尖端直上2寸处。（图9–38）

［取法］俯卧，于后正中线尾骨尖端直上2寸处，约当第二、三骶椎棘突之间近上方。

［刺灸法］平刺，针尖向上，进针1~2寸。针感：局部酸麻并向上扩散至后头部。可灸，艾炷灸3~5壮，艾条灸5~10分钟。

［层次解剖］皮肤→皮下筋膜→腰背筋膜→骶尾后浅韧带→骶尾深韧带→骶管裂孔。皮肤由第一、二、三骶神经后支的外侧支形成的臀中皮神经和肛尾神经分布。另外第五骶神经和尾神经前支自骶管裂孔穿出，绕尾骨的外侧缘与第四骶神经分支形成尾丛。该丛发出肛尾神经分布于尾骨附近的皮肤。

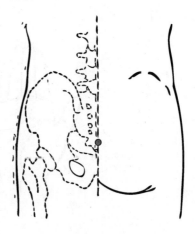

图9–38　腰奇

［功用］清神志。

［主治］癫痫，失眠，头痛；还可用于便秘等。

二十四、尾穷骨 Wěiqiónggǔ – Ex – B

［出处］《千金》："腰卒痛，灸穷骨上一寸七壮，左右一寸各灸七壮。"但未定穴名。《集成》列为奇穴，名"尾穷骨"，位置同《千金》。

［位置］骶部，尾骨尖端上1寸；及其左右旁开各1寸处，共3穴。

［取法］俯卧，于尾骨尖端直上1寸处，及其左右旁开各1寸处取穴，共3穴。

［刺灸法］灸，艾炷灸3～5壮，艾条灸5～10分钟。一般不针。

［层次解剖］皮肤→皮下筋膜→臀筋膜→臀大肌。皮肤由第四、五骶神经后支和尾神经分布。臀大肌由臀下神经和动脉支配和营养。尾骨背面腱膜发达，并很坚韧。（参看淋泉穴）。

［功用］调理肠腑。

［主治］便秘，痔疮及肛门诸肌痉挛；腰痛不能俯仰，骶骨神经痛；还用于淋病，尿闭等。

［成方举例］腰痛：中空、十七椎下、膝旁、尾穷骨（《奇穴治疗诀》）。

二十五、闾上 Lǘshàng – Ex – B

［出处］《大成》："取男左女右手中指为准，于尾闾骨尖头，从中倒此，上至腰脊骨一指尽处，是第一穴也，又以第二指，于中穴取中，一字分开，指头各一穴……但以中指为准，临时更揣摸之。"治肠风下血，但未定穴名。《奇穴治疗诀》列作奇穴，名"闾上"，位置与《大成》同。

［位置］骶部，尾骨尖端直上一中指处1穴，及其左右旁开1/2中指长度处各1穴。（图9–39）

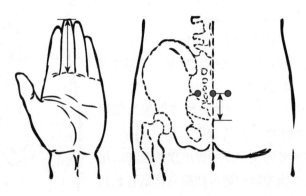

图9–39　闾上

［取法］俯卧，先取患者中指端至本节横纹之长度，再从尾闾骨端向上量至尽处是

一穴，复取此长度之半，左右横量，尽处各一穴。共3穴。

　　[刺灸法] 灸，艾炷灸3~7壮，艾条灸5~15分钟。一般不针。

　　[层次解剖] 皮肤→皮下筋膜→臀筋膜→臀大肌（腱）。皮肤由第四、五骶神经后支和尾神经分布。（参看淋泉穴）

　　[功用] 调理肠腑。

　　[主治] 痔疮，肠风下血等。

二十六、夹脊 Jiájǐ－Ex－B

　　[出处]《素问·刺疟》："十二疟者……又刺项以下夹脊者必已。"提至夹脊，但不是作为穴名，也未指出确切部位。至《中国针灸学》以"第一胸椎之下至第五腰椎之上为止，每椎从脊中旁开五分"称"华佗夹脊穴"。

　　[别名] 华佗夹脊（《中国针灸学》）；佗脊（《奇穴治疗诀》）；华佗穴、脊旁（《针灸学简编》）。

　　[位置] 腰背部，在第一胸椎至第五腰椎，各椎棘突下间旁开0.5寸处。（图9－40）

　　[取法] 俯伏或俯卧，于脊椎棘突间两侧，背正中线外侧0.5寸处，自第一胸椎至第五腰椎，每侧17穴，左右共34穴。

　　[刺灸法] 直刺0.3~0.5寸；或斜刺，针尖偏向脊柱，进针1.5~2.5寸；或平刺，由上向下透穴，进针2~3寸。针感：局部酸胀并向四周扩散。还可用梅花针叩刺。艾炷灸3~7壮；艾条灸5~15分钟。

　　[层次解剖] 皮肤→皮下筋膜→项筋膜，或胸背筋膜→肌层：由外向内，浅层为斜方肌、背阔肌和菱形肌；中层有上后锯肌、下后锯肌；深层是骶棘肌、横突棘肌、横突间肌→横突间韧带。皮肤由脊神经后支的内侧支呈节段性分布。脊神经和椎骨数是相对应的。因穴位位置的不同，所涉及的肌肉不一。在肌层的深面，有从椎骨的侧壁上椎间孔出来的脊神经及其分支和交感神经的交通支。

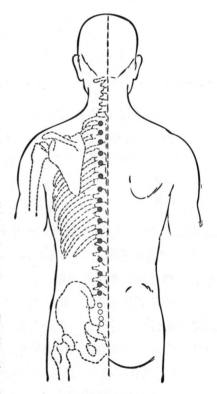

图9－40　夹脊

　　[功用] 调阴阳，和气血。

　　[主治] 适应范围较大，其中上胸部的穴位治疗心、肺、上肢疾患；下胸部的穴位治疗胃肠疾患；腰部的穴位治疗腰、腹、下肢疾患等。（详细见表9－1）

表 9 - 1　夹脊穴主治表

夹脊穴	主　治
胸1 2 3 4 5 6 7 8 9 10 11 12 腰1 2 3 4 5	上肢疾患 胸廓及胸腔 内脏疾患 腹腔内脏疾患 腰骶部疾患 下肢疾患

[成方举例] 选穴和配穴可根据经脉的分布、神经根和节段的分布、穴位的压痛、反应，物等几方面来选择运用（《针灸学》上海）。

[附注] 本穴出处：《素问·刺疟》载："十二疟者……又刺项以下夹脊者必已"。《素问·缪刺论》："邪客于足太阳之络……刺之从项始数脊椎夹脊。"《太素》也有："脊有二十一椎，以两手侠脊当椎按之，病处即是足太阳络，其输两傍"，这些虽然不能看成夹脊穴，但实为夹脊穴产生的基础。《肘后》："夹背脊大骨穴中，去脊各一寸。"即当第一胸椎至第五腰椎棘突两旁凹陷，距正中线（督脉）0.5 寸处。《中国针灸学》将此穴位置予以确定，并命名为"华佗夹脊穴"。

本穴名华佗夹脊穴，据认为与华佗首先使用有关，如《华佗别传》谓："又有人病脚躄不能行……后灸愈。灸处夹脊一寸上下，端直匀调如引绳也。"所述灸处位置同夹脊穴。后人以此认为该穴出自华佗，故名。

"夹"又作"挟""侠"，指挟于脊柱两旁，"夹脊"穴只包括胸、腰椎两旁 0.5 寸处穴。但《常用新医疗法手册》将颈椎两旁七对和骶椎、尾骨两旁 0.5 寸处穴也归于夹脊穴，主治范围有所扩大。但现仍将前者称夹脊穴，后者则分称为"颈夹脊""骶夹脊"等予以区别。

近人对夹脊穴中的几个穴位又加了一些专名，如称颈 7 夹脊穴为"定喘"，胸 3 夹脊为"肺热"，胸 4 夹脊为"胃热"，胸 5 夹脊为"肝热"，胸 6 夹脊为"脾热"，胸 7 夹脊为"肾热"，腰 2 夹脊为"肾脊"。

第四节　上肢部奇穴

一、十宣 Shíxuān – Ex – UE

[出处]《大成》："十宣十穴，在手十指头上，去爪甲一分。"《千金》："邪病大唤……灸手十指端去爪甲一分"，所述位置与十宣相同。

[别名] 鬼城（《千金》）；手十指头、手十指端（《奇穴图谱》引自《千金》文）。

[位置] 两手十指尖端，距爪甲约1分处。（图9－41）

[取法] 仰掌，十指微屈，手十指尖端去指甲游离缘0.1寸处取穴。

[刺灸法] 直刺0.1～0.2寸，或用三棱针点刺出血。针感：局部刺痛。可灸，艾条灸10～15分钟。

[层次解剖] 皮肤→皮下筋膜→远节指骨粗隆。各指端的神经分布不同。拇指、食指、中指的十宣穴皮肤由正中神经的分支指掌侧固有神经分布；无名指的皮肤桡侧由正中神经分布，尺侧由尺神经的指掌侧固有神经交织分布；小指指端由尺神经指掌侧固有神经分布。指腹处的皮肤神经末梢非常丰富，触觉特别敏感。每指端都有二条指掌侧固有动脉和四条神经（包括二条指掌侧固有神经和二条指背神经）各自形成其密集网络。静脉形成网，主干伴动脉走行。

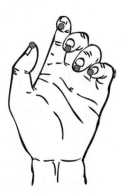

图9－41　十宣

[功用] 泄热救逆。

[主治] 急救：昏迷，晕厥，休克，中暑，癫痫发作，癔病以及小儿惊厥等。

还可用于热病，咽喉肿痛，吐泻，指端麻木和扁桃体炎，高血压等。

[成方举例] 癫狂：十宣、人中、大椎、鸠尾（《便览》）。

高热或中暑：十宣配大椎、耳尖；截瘫：十宣、十王、气端、十二经井穴（《针灸学》上海）。

痉证热入营血：曲泽、劳宫、委中、行间、十宣穴（《针灸治疗学》）。

[附注]《大成》："十宣十穴，治乳蛾。用三棱针出血，大效。或用软丝缚定本节前，治节后，内侧中间，如眼状，如灸一火，两边都著艾，灸五壮。针尤妙。"

《明史·周汉卿传》载："长山徐伛痫疾，手足颤掉，裸而走，或歌或笑，汉卿刺其十指端出血而痊。"[周汉卿，元、明间针灸家。松柏（今浙江）人。]

二、十王 Shíwáng – Ex – UE

[出处]《奇穴治疗诀》："十王穴，在手十指爪甲后正中赤白肉际。"《外台》载：

"疗卒死而张目反折者，灸手足两爪甲后各十四壮。"所灸部位与本穴同。

［位置］手十指背侧，指甲根中点向皮肤部移行约0.1寸处。

［取法］伸指，沿指甲根正中点向上皮肤部移行约0.1寸处取穴。

［刺灸法］点刺，用三棱针点刺出血，针感：局部酸胀。一般不灸。

［层次解剖］皮肤→皮下筋膜→指甲根。拇指末节背面的皮肤由桡神经浅支的第一、二指背神经分布；食指、中指和无名指的桡侧半的末节指骨背面皮肤由正中神经的指掌侧固有神经的指背支分布；无名指的尺侧半和小指末节指骨的背面皮肤则由尺神经的指背神经分布。每指有四条神经，即两条指掌侧固有神经，两条指背神经。

［功用］醒神救逆。

［主治］急救：昏迷，卒死，高热中暑，霍乱，小儿惊厥等。还可用于治疗感冒。

［成方举例］中暑痧症：十王、十二井穴；霍乱转筋：十王、夹脊（《奇穴治疗诀》）。

三、小指尖 Xiǎozhǐjiān – Ex – UE

［出处］《千金》："手小指端。"

［别名］手太阳穴（《千金》）；盐哮（《针灸腧穴索引》）；小指尖（《奇穴图谱》）。

［位置］手小指之尖端，距爪甲0.1寸处。

［取法］小指微屈，于小指尖端去指甲游离缘0.1寸处取穴。

［刺灸法］直刺0.1~0.2寸，或三棱针点刺。针感：局部痛胀。可灸，艾炷灸3~7壮，艾条灸5~15分钟。

［层次解剖］皮肤→皮下筋膜→手指腱鞘及指深层肌腱→远节指骨粗隆。皮肤由尺神经的指掌侧固有神经分布。（参见少泽）

［功用］清热，理气。

［主治］百日咳，哮喘，黄疸，癫疝，消渴等。

［成方举例］消渴小便数，灸两手小指头，及两足小指头，并灸项椎佳（《千金》）。

四、八邪 Bāxié – Ex – UE

［出处］《医经小学》："八邪八穴，手十指歧缝中是。"《素问·刺疟》篇："诸疟而脉不见，刺十指间出血，血去必已。"所指"十指间"与八邪穴位置同。

［别名］八关大刺（《景岳全书》）；八关（《保命集》）。

另外，《奇效良方》将八邪穴从大至次指间四穴分称为大都、上都、中都、小都。

［位置］手背，第1~5指间指蹼缘上赤白肉际处。（图9－42）

按：《奇穴图谱》认为："八关位于手背侧相邻二指之指蹼缘"，与八邪穴位置不

同，分属两穴。考《景岳全书》，八关指"十指缝中"，
与《医经小学》述八邪"歧缝中"位置相当，故两者应
为一穴。《奇穴图谱》之说当非。

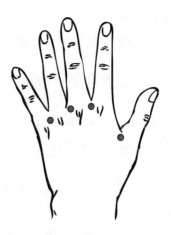

图 9 - 42　八邪

[取法] 微握拳，于第 1 ~ 5 指间的缝纹端，或张手，
指蹼缘上赤白肉际中点处取穴。

[刺灸法] 斜刺，针尖向上，进针 0.5 ~ 0.8 寸或点
刺出血。针感：局部胀痛，有时有麻电感向指端扩散。
可灸，艾炷灸 3 ~ 5 壮，艾条灸 5 ~ 10 分钟。

[层次解剖] 皮肤→皮下筋膜→手背深筋膜→骨间
肌。手背皮肤由桡神经浅支和尺神经指背支分别布于桡
侧和尺侧半，在指蹼处分为五条指背神经，分别布于桡
侧和尺侧两个半指的近节指背的皮肤。手背皮神经的分布形式不一，尺、桡神经之间
还有交通支。所以针刺八邪穴时，除上列结构外，八邪之大都穴（位于最外侧穴位），
可深刺入尺神经支配的拇收肌，其他穴位可刺及蚓状肌移行于指背腱膜的部位。

[功用] 清热解毒，通络止痛。

[主治] 局部病症：手指发麻，手背肿痛，手指关节疾患等。

头项五官病症：头痛，项痛，咽痛，齿痛，目痛等。

还可用于烦热，疟疾，毒蛇咬伤等。

[成方举例] 鹅掌风：内阳池、八邪（《奇穴治疗诀》）。

手指麻痛：后溪、三间、八邪（《中国针灸学概要》）。

手指发麻：八邪、外关（《针灸学》上海）。

多发性神经炎（手病）：八邪、曲池、内关、阳池、合谷、外劳宫、足三里、中
脘、悬钟、陷谷（《实用针灸学》）。

五、虎口 Hǔkǒu - Ex - UE

[出处]《千金》："两虎口白肉际。"

[位置] 手背部，拇、食指指蹼中点上方赤白肉际处。

[取法] 拇指、食指分开，确定指蹼缘中点，其上方赤白肉际处取之。

[刺灸法] 斜刺，针尖向上，深 0.5 ~ 0.8 寸。针感：局部麻胀，放散至指头或手
臂。可灸，艾炷灸 3 ~ 5 壮，艾条灸 5 ~ 10 分钟。

[层次解剖] 皮肤→皮下筋膜→手背深筋膜→第一骨间背侧肌→拇收肌。皮肤由桡
神经浅支和正中神经指掌侧总神经重叠分布。拇收肌和骨间肌由尺神经支配。（参看八
邪穴）

[功用] 清热安神。

[主治] 头痛，失眠，眩晕；牙痛，唇紧，乳蛾；还用于烦热，盗汗，心痛，肩胛

手臂痛等。

[成方举例] 小儿唇紧：灸虎口，男左女右七壮，又兼灸承浆三壮（《图翼》）。

六、大骨空 Dàgǔkōng－Ex－UE

[出处]《玉龙经》："在手大拇指第二节尖上。"《备急灸法》："若衄多不止者，握手屈大指，灸骨端上三炷。"所指部位与大骨空相仿。

[别名] 大骨孔（《奇穴图谱》）。

[位置] 拇指背侧，指骨关节横纹中点处。（图9－43）

[取法] 屈大拇指，于指骨关节背侧横纹中点取穴。

[刺灸法] 灸，艾炷灸3～5壮，艾条灸5～10分钟。一般不用针刺。

[层次解剖] 皮肤→皮下筋膜→指背腱膜→拇长伸肌腱。皮肤由桡神经浅支的指背神经分布。皮薄，皮下筋膜疏松，指背静脉汇向手背静脉网。拇长伸肌腱由桡神经支配。腱的两侧有指固有动脉、静脉和神经。

[功用] 明目，和胃。

[主治] 一切目疾：如目痛，目翳，风眩，烂眼，内障等。

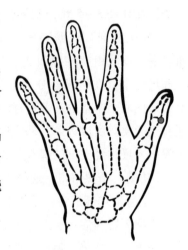

图9－43　大骨空

还用于吐泻，衄血等。

[成方举例] 大、小骨空，治眼烂能止冷泪（《玉龙赋》）。

吐泻之疾：大骨空、十宣（《奇穴治疗诀》）。

[附注]《备急灸法》："衄血不止者，握手屈大指，灸骨端上三炷，炷如粟米大。男女同法，右衄灸左，左衄灸右。"

七、大指甲根 Dàzhǐjiǎgēn－Ex－UE

[出处]《集成》："大指甲根，排刺三针，治双蛾。"位置不确切。《针灸孔穴及其疗法便览》："大指甲根，奇穴。大指爪甲后约一分处，赤白肉际，排刺三针。"

[别名] 排行三针（《奇穴图谱》）；三商（因其由三穴组成，从桡侧到尺侧，三穴分别名老商、中商、少商，三商为其合称（《江西中医药》）。

[位置] 拇指背面，老商位于拇指尺侧，距指甲根角旁约0.1寸；中商位于拇指背侧正中，距指甲根0.1寸；少商位于拇指桡侧，距指甲根角旁约0.1寸处。左右共六穴。

[取法] 伸拇指，于爪甲后一分处做一直线，再沿指甲尺、桡侧边缘各做一直线，

于两线交点分别取老商、少商，在老商与少商连线中点即中商穴。

[刺灸法] 直刺 0.1~0.2 寸，或用三棱针点刺出血。针感：局部酸胀。一般不灸。

[层次解剖] 皮肤→皮下筋膜→指甲根。老商和少商穴的皮肤由正中神经的指掌侧固有神经的指背支和桡神经浅支的第一、二指背神经分布；中商穴的皮肤则由桡神经浅支的第一、二指背神经分布。

[功用] 疏风解表，清热解毒。

[主治] 咽喉病症：咽喉肿痛，乳蛾以及口颊炎、喉头炎等。

并可用于昏迷急救，高热，流行性感冒，腮腺炎等。

[成方举例] 针治上述病症，先针三商穴，配尺泽、合谷左右同刺，手法均为点刺。体质壮实者，刺三商穴、尺泽穴后挤血，虚弱者不须出血（《奇穴图谱》引姚武卿经验）。

八、凤眼 Fèngyǎn – Ex – UE

[出处]《奇穴治疗诀》："拇指外侧屈指第一关节横纹之端。"《肘后》："卒心腹烦满，灸两手大拇指内边爪后第一横纹头各一壮。"灸处与本穴位置相近。

[位置] 手拇指桡侧缘，指骨关节横纹头赤白肉际处。

[取法] 屈大拇指，于拇指桡侧缘，指骨关节横纹头赤白肉际处取穴。

[刺灸法] 直刺 0.1~0.2 寸。针感：局部胀重。可灸，艾炷灸 3~5 壮，艾条灸 5~10 分钟。

[层次解剖] 皮肤→皮下筋膜→手腱鞘→拇长屈肌腱。皮肤由桡神经和正中神经的指背神经和指掌侧固有神经重叠分布。指掌侧皮纹的两端，是指掌侧和背侧的分界处。

[功用] 明目，舒筋活络。

[主治] 目疾：夜盲，目生白翳等一切目疾。

掌指局部病症：五指麻木，屈伸不利。

还用于心腹烦满等。

[成方举例] 手大指内侧横纹头，治目生白翳，兼小指本节尖各灸二壮，手五指不能屈伸，灸一壮神效（《集成》）。

雀目：凤眼、一扇门、二扇门（《奇穴治疗诀》）。

九、中魁 Zhōngkuí – Ex – UE

[出处]《玉龙经》："在中指第二节尖。"

[位置] 手中指背侧，近端指节横纹之中点。（图 9－44）

[取法] 握拳，手掌向心，于中指背侧近端指骨关节横纹中点取穴。

[刺灸法] 灸，艾炷灸 3~7 壮，艾条灸 5~15 分钟。一般不针。

[层次解剖] 皮肤→皮下筋膜→指背腱膜（伸肌腱帽）→伸指肌腱。皮肤由桡神经和尺神经的指背神经重叠交织分布。指背腱膜由深筋膜和伸指肌腱形成，并有骨间肌和蚓状肌肌腱参与。在伸指肌腱两侧有指背固有动、静脉和神经经过。

[功用] 理气和中。

[主治] 呕吐，翻胃，噎膈，呃逆；还可用于鼻衄，牙痛，白癜风等。

[成方举例] 噎食不下：取劳宫、少商、太白、公孙、足三里、膈俞、中魁、心俞、胃俞、三焦俞、中脘、大肠俞（《神应经》）。

翻胃吐食：取中脘、气海、膈俞、胃俞、支沟、中魁、足三里、照海、劳宫（《针灸全书》）。

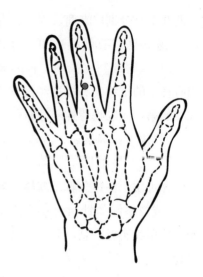

图 9 - 44　中魁

十、小骨空 Xiǎogǔkōng - Ex - UE

[出处]《玉龙经》："在手小指第二节尖上。"

[别名] 小骨孔（古时"空"与"孔"通，《奇穴图谱》）。

[位置] 小指背侧，近端指关节横纹中点处。（图 9 - 45）

按：本穴位置，《玉龙经》谓在"手小指第二节尖上"，此处"节"是指关节而言，如《腧穴学概论》称在"小指中节骨间"，《简明中医辞典》等定在"近端指关节横纹之中点处"，义同。而《奇穴图谱》则定位于"远侧指节骨与中指节骨关节之中点处"，与原定位不符。

[取法] 握拳，手掌向心，于小指背侧近端指骨关节横纹中点取穴。

[刺灸法] 灸，艾炷灸 3～5 壮，艾条灸 5～10 分钟。一般不针。

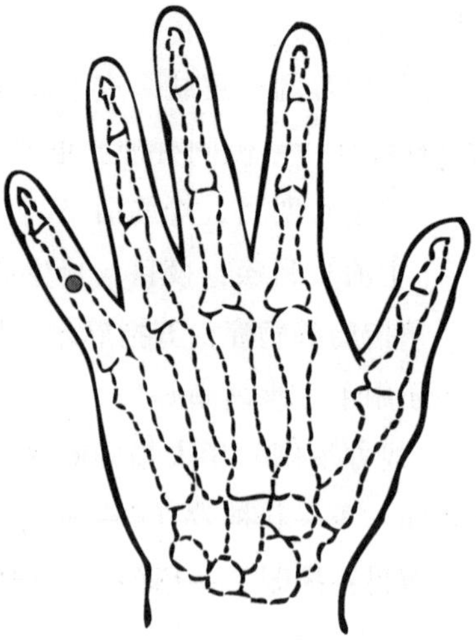

[层次解剖] 皮肤→皮下筋膜→指背腱膜→指伸肌腱与小指伸肌腱。皮肤由尺神经的指背神经分布。小指的指背静脉汇向手背静脉网。指背腱膜由伸指总肌至小指肌腱及小指伸肌腱的延缓，并有骨间肌和蚓状肌肌腱加强。

图 9 - 45　小骨空

[功用] 清热，明目。

[主治] 目疾：目赤肿痛，目翳，烂弦风眼等。还可用于耳聋，喉痛，指关节痛等。

［成方举例］漏经穴法……大小骨空大小指，第二节间眼目治（《医经小学》）。

［附注］《集成》："小骨空穴，治眼疾及烂弦风眼，灸九壮，以口吹火灭。"

十一、五虎 Wǔhǔ – Ex – UE

［出处］《医经小学》："五虎四穴次指背，二节尖上七壮宜。"

［位置］手背，第二、四掌骨小头高点处。

按：本穴位置，文献记载不一，《医经小学》"次指背，二节尖上"；《大成》具体定在"手食指及无名指第二节骨尖"（即食指、无名指近端指关节中点）。而《图翼》则定于"手食指无名指背间，本节前骨尖上各一穴"，近世多从《图翼》。

［取法］握拳，手背掌指关节突起，于第二、四掌骨小头高点取穴。

［刺灸法］灸，艾炷灸3～5壮，艾条灸5～10分钟。一般不针。

［层次解剖］皮肤→皮下筋膜→手背筋膜→指伸肌腱。皮肤由桡神经浅支（外侧穴）和尺神经手背支（内侧穴）分布。指伸肌腱由桡神经支配。（参看八邪穴）

［功用］舒筋。

［主治］手指拘挛。

十二、拳尖 Quánjiān – Ex – UE

［出处］《圣惠》："手中指本节头。"《千金》："风翳，患右目，灸右手中指本节头骨上五壮。"灸处即相当拳尖穴。

［位置］手背，第三掌骨小头高点处。

［取法］握拳，手背掌指关节突起，于第三掌骨小头之高点处取穴。

［刺灸法］灸，艾炷灸3～5壮，艾条灸5～10分钟。一般不针。

［层次解剖］皮肤→皮下筋膜→手背筋膜→指伸肌（腱）。皮肤由桡神经浅支和尺神经的手背支重叠分布。手背皮肤薄弱，伸肌腱在皮下清晰可见。全部掌骨皆可摸出。（参看八邪穴）

［功用］清热，明目。

［主治］目疾：目翳，睛痛，目赤等。还用于癫风，赘疣。

［成方举例］卒生翳膜，两日疼痛不可忍者，睛明、手中指本节间尖上三壮（《神应经》）。

［附注］《图翼》：拳尖，主治风眼翳膜疼痛，患左灸右，患右灸左，灶如小麦。

十三、威灵、精灵 Wēilíngjīnglíng – Ex – UE

［出处］《小儿推拿方脉活婴秘旨全书》："威灵穴，在虎口下两旁歧，有圆骨处；精灵穴，在四指、五指夹界下半寸。"

［别名］腰痛点（《针灸学简编》）。

［位置］威灵，在手背第二、三掌骨间中点，第三指伸肌腱桡侧凹陷处；精灵，在手背第四、五掌骨间中点，第四指伸肌腱尺侧凹陷处。

［取法］伏掌，分别位于手背第二、三和四、五掌骨之间，约于腕背横纹和掌骨小头连线中点相平处取穴。

［刺灸法］直刺 0.3 ~ 0.5 寸。针感：局部酸麻放散至指尖。可灸，艾炷灸 3 ~ 5 壮，艾条灸 5 ~ 10 分钟。

［层次解剖］皮肤→皮下筋膜→手背深筋膜→第二骨间背侧肌（威灵穴）；第四骨间背侧肌（精灵穴）→拇收肌（威灵穴）。皮肤由桡神经浅支和尺神经手背支分布。骨间肌和拇收肌由尺神经的分支支配。（参看八邪穴）

［功用］通络，救逆。

［主治］运动系统病症：急性腰扭伤，腰肌劳损，手背红肿疼痛，腕关节炎等。

急救：卒死，痰壅气促，小儿急、慢惊风等。

［附注］《小儿推拿方脉活婴秘旨全书》："威灵穴，遇卒死症，摇掐即醒，有声则生，无声则死。"又云："精灵穴，治痰壅，气促，气攻。"所指为两个穴位。后世则根据其位置对称，主治大致相同，临床多相互配伍应用，而常合称为"精灵、威灵"。

十四、外劳宫 Wàiláogōng – Ex – UE

［出处］《小儿推拿方脉活婴秘旨全书》："在指下，正对掌心是穴。"

［别名］叉气（《中级医刊》）；项强（《经外奇穴汇编》）；落零五（《常用新医疗法手册》）；落枕（《新医疗法手册》）。

［位置］手背，第二、三掌骨间，指掌关节后 0.5 寸处凹陷中。（图 9 – 46）

［取法］伏掌，位于手背中央，与劳宫穴相对处，即第二、三掌骨间指掌关节后 0.5 寸许凹陷中取穴。

［刺灸法］直刺 0.5 ~ 0.8 寸。针感：局部酸胀，有时麻及指端。可灸，艾炷灸 1 ~ 3 壮，艾条灸 3 ~ 5 分钟。

［层次解剖］皮肤→皮下筋膜→手背深筋膜→第二骨间背侧肌与骨间掌侧肌。皮肤由桡神经浅支分布。皮肤和皮下筋膜结构松弛，富有弹性。（参看八邪穴）

［功用］舒筋活络，和中理气。

［主治］运动系统病症：手背红肿，手指麻木，五指不能屈伸，落枕及颈椎综合征等。

消化系统病症：腹泻，便溏，腹痛，消化不良等。

儿科病症：小儿急、慢惊风，脐风，小儿消化不良等。

［成方举例］头项强痛：落枕、新设（《针灸学》上海）。

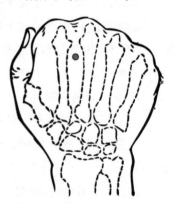

图 9 – 46 外劳宫

十五、中泉 Zhōngquán – Ex – UE

［出处］《大成》："在手背腕中，在阳溪、阳池中间陷中是穴。"

［别名］池泉（《奇穴图谱》）。

［位置］手腕背侧，阳溪穴与阳池穴连线的中点，指总伸肌腱桡侧凹陷中。

［取法］伏掌，于手腕背侧横纹上，阳溪与阳池穴连线的中点处取穴。

［刺灸法］直刺0.3~0.5寸。针感：局部酸胀，并可有麻电感向指端或肘部放散。可灸，艾炷灸3~7壮，艾条灸5~15分钟。

［层次解剖］皮肤→皮下筋膜→腕背侧韧带→桡侧腕长伸肌（腱）。皮肤由前臂后皮神经和桡神经浅支分布。手背皮下筋膜疏松。手背静脉网接受手指和手掌浅层以及手深部而来的静脉。该网两侧，分别与拇指、小指的指背静脉汇合成头静脉和贵要静脉的起始部。桡侧腕长伸肌由桡神经支配。

［功用］疏调气机。

［主治］呼吸系统病症：胸中气满不得卧，肺胀满膨膨然，咳嗽，气喘等。

消化系统病症：胃脘疼痛，唾血，腹中诸气痛，腹胀及胃痉挛等。

心血管系统病症：心痛，中风，脑溢血等。

局部病症：掌中热，腕关节炎，前臂诸肌痉挛或麻痹等。

另外，还用于目翳，癔病，疝痛等。

十六、四缝穴 Sìfèngxué – Ex – UE

［出处］《大成》："手四指内中节是穴。"

［别名］四中缝（《中医研究工作资料汇编》第一辑）

［位置］手指掌侧，手食、中、无名、小四指近侧指骨关节横纹中点。（图9 – 47）

按：本穴位置，在《大成》中明确定于"手四指内中节"，即在手第一、二、三、四指掌面近侧指骨关节处，后世又将近侧指骨关节称作"第一、二指关节"（从指根计算）。但《奇穴图谱》将本穴定于"食、中、无名、小指掌侧，远侧指节关节（即中指节骨与远侧指节骨间关节）之中央"，与原定位不同，现多不从。

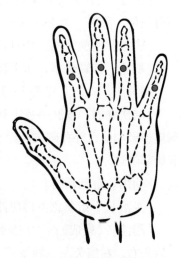

图9 – 47　四缝穴

本穴穴数，《大成》谓"四缝四穴"，左右共八穴，而《中国针灸学》云："四缝，两手除拇指外之四指，掌面之第一指节与第二指节横纹缝之两头，左右共计十六个穴位"，与《大成》所出四缝定位和穴数均不同，当属同名异位穴。

[取法] 仰掌伸指，于手掌第二、三、四、五指，掌面近侧指骨关节横纹中点处取穴，左右共八穴。

[刺灸法] 点刺0.1～0.2寸，挤出少量黄白色透明样黏液或出血。针感：局部胀痛。一般不灸。

[层次解剖] 皮肤→骨纤维鞘→指滑膜鞘→指深层肌腱→近侧指关节。食指、中指皮肤由正中神经的指掌侧固有神经分布；无名指的皮肤桡侧半由正中神经，尺侧半由尺神经的指掌侧固有神经双重分布；小指皮肤则由尺神经的指掌侧固有神经分布。指掌侧固有动、静脉及神经则行于屈肌腱的两侧。

[功用] 消食化积，止咳平喘。

[主治] 本穴以小儿多用。

消化系统病症：疳积，小儿腹泻及肠寄生虫症等。

呼吸系统病症：百日咳、咳嗽气喘。

还用于指痛等。

[成方举例] 百日咳：四缝、内关、合谷；小儿消化不良：四缝、足三里《针灸学》上海）。

疳积（脾胃虚弱型）：中脘、章门、脾俞、胃俞、足三里、公孙、四缝（《针灸治疗学》）。

十七、手踝 Shǒuhuái – Ex – UE

[出处]《针灸孔穴及其疗法便览》："手背腕上踝骨尖上。"《外台》："十指筋挛急不得屈伸。灸法，灸手踝骨上七壮良。"灸处与本穴位置同。

[位置] 手腕背侧，桡骨茎突之高点处。

[取法] 伸臂俯掌，于手腕背侧，桡骨茎突之高点处取穴。

刺灸法] 灸，艾炷灸3～7壮，艾条灸5～15分钟。不针。

[层次解剖] 皮肤→皮下筋膜→腕背侧韧带→桡骨背侧结节的骨膜。皮肤由前臂外侧皮神经和前臂外背侧皮神经双重分布。皮下筋膜内有起于手背静脉网外侧的头静脉起始部经过。

[功用] 舒筋活络。

[主治] 手指挛急不得屈伸，上下齿痛等。

[附注]《集成》："手表腕上踝骨尖端，治上下齿痛，灸此处如不愈，更灸七壮，左痛灸右，右痛灸左，神效。"

十八、龙玄 Lóngxuán – Ex – UE

[出处]《大成》："龙玄二穴，在两手侧腕叉紫脉上。"《千金》："中风口喎，灸手

交脉三壮。"灸处似与本穴相近。

[别名] 龙元（《集成》）；龙虎（《经穴汇解》）。

[位置] 前臂桡侧，列缺穴上方之静脉处。

[取法] 伸臂侧腕，先于桡骨茎突上方，腕横纹上1.5寸处取肺经列缺穴，再在列缺穴上方寻及静脉处取穴。

[刺灸法] 灸，艾炷灸5~7壮，艾条灸10~15分钟。不针。《大成》："龙玄……灸七壮，禁针。"

[层次解剖] 皮肤→皮下筋膜→前臂深筋膜→肱桡肌（腱）→桡骨骨膜。皮肤由前臂外侧皮神经分布。皮下筋膜内，有起始于手背静脉网的头静脉经过，桡神经的浅支与其伴行。

[功用] 利齿。

[主治] 下齿痛，下牙疳，牙颊痛等；还用于治手疼等。

[成方举例] 下片牙痛：合谷、龙玄、承浆……复刺后穴，肾俞、三间、二间（《大成》）。

十九、二白 ErBái – Ex – UE

[出处]《玉龙经》："在掌后横纹上四寸，两穴对并，一穴在筋中间，一穴在大筋外。"

[位置] 前臂屈侧，腕横纹直上4寸，桡侧腕屈肌腱两侧。（图9-48）

按： 本穴位置，各书记载不一。除上述《玉龙经》定位以外，《奇效良方》："二白四穴，即郄门也。在掌后横纹中，直上四寸，一手有两穴，一穴在筋内两筋间，即间使后二寸；一穴在筋外，与筋内之穴相并。"而郄门（手厥阴经穴）在腕后五寸，二白即郄门之说当误。另《中国针灸学》"二白，掌后大陵穴直上四寸，郄门穴两侧各二分"亦非，当遵从《玉龙经》之说为是。

[取法] 伸臂仰掌，于曲泽穴与大陵穴连线中1/3与下1/3交界处相平，桡侧腕屈肌腱左右两侧各1穴，两手共四穴。

[刺灸法] 直刺0.5~0.8寸，针感：局部酸胀，指端有放电感。可灸，艾炷灸3~5壮，艾条灸5~10分钟。

[层次解剖] 外侧穴：皮肤→皮下筋膜→前臂深筋膜→指浅屈肌→拇长屈肌→桡骨骨膜。皮肤由前臂外侧皮神经分布。皮下筋膜内除皮神经外，在穴位外侧有头静脉经过。上述诸肌

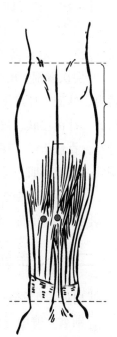

图9-48 二白

除肱桡肌是桡神经支配外，其他肌则由正中神经支配。

内侧穴：皮肤→皮下筋膜→前臂深筋膜→指浅屈肌→正中神经→拇长屈肌→前臂骨间膜。皮肤由前臂外、内侧皮神经分布。上述屈肌均由正中神经支配。

[功用] 利肠腑，舒筋骨。

[主治] 肛肠病症：痔疮，脱肛，痔漏或痛或痒或下血，里急后重等。

运动系统病症：前臂疼痛，胸胁痛等。

[成方举例] 脱肛久痔：二白、百会、精宫（志室）、长强（《大成》）。

痔疮：长强、腰阳关、次髎、二白、三阴交，强刺激（《中国针灸学》）。

痔疮（湿热瘀滞）：次髎、长强、会阳、承山、二白（《针灸治疗学》）。

[附注]《玉龙经》："痔漏之疾亦可针，里急后重最难禁，或痒或痛或下血，二白穴从掌后寻。"

二十、臂间 Bìjiān – Ex – UE

[出处]《针灸孔穴及其疗法便览》："掌后横纹正中上约五横指处两筋间。"《千金》云："疗肿，灸掌后横纹后五指。"所灸位置与本穴同。

[别名] 手掌后臂间穴（《图翼》）。

[位置] 前臂屈侧，腕横纹上五横指处，当掌长肌腱与桡侧腕屈肌腱之间。

[取法] 伸臂仰掌，于掌长肌腱与桡侧腕屈肌腱之间，腕横纹上五横指处取穴。

[刺灸法] 直刺 0.5 ~ 0.8 寸。针感：局部麻胀，并可扩散前臂或至肘部。可灸，艾炷灸3 ~ 7 壮，艾条灸5 ~ 15 分钟。

[层次解剖] 皮肤→皮下筋膜→前臂深筋膜→指浅、深屈肌→旋前方肌。皮肤由前臂内、外侧皮神经重叠分布。皮下筋膜内除皮神经外，还有起于手掌的前臂正中静脉行经。针由皮肤、皮下筋膜穿前臂深筋膜，在掌长肌和桡侧腕屈肌之间深进，穿正中神经，直进指浅、深屈肌及其深面的旋前方肌，抵达前臂骨间膜甚至可透至前臂背侧腧穴。以上诸肌，除指深屈肌的尺侧半由尺神经支配外，其他均由正中神经支配。

[功用] 清热解毒。

[主治] 疔疮，痈疽及前臂痛等。

二十一、手逆注 Shǒunìzhù – Ex – UE

[出处]《千金》："在左右手腕后六寸。"

[别名] 臂中《常用新医疗法手册》）；治瘫3（《针灸学》上海）。

[位置] 前臂屈侧，腕横纹上6寸，掌长肌腱与桡侧腕屈肌腱之间。

[取法] 伸臂仰掌，于掌长肌腱与桡侧腕屈肌腱之间，腕横纹与肘横纹连线的中点处（即曲泽穴与大陵穴连线之中点）取穴。

［刺灸法］直刺 0.5~0.8 寸。针感：局部麻胀，并可扩散前臂或上至肘部。可灸，艾炷灸 3~7 壮，艾条灸 5~15 分钟。

［层次解剖］皮肤→皮下筋膜→前臂深筋膜→桡侧腕屈肌→指浅屈肌→正中神经→指深屈肌。皮肤由前臂内侧皮神经分布。皮下筋膜内除皮神经外，还有前臂正中静脉。上述诸肌除指深屈肌尺侧半由尺神经支配外，其他肌由正中神经支配。

［功用］宁神，活络。

［主治］精神性疾患：癔病，狂痫哭泣等。

运动系统病症：前臂疼痛，上肢麻痹或痉挛，胸胁痛等。

［成方举例］脑血管意外：合谷透劳宫、养老、神门、内关透外关、臂中、手三里、抬肩……。类风湿关节炎：主穴肩髃、曲池、臂中、合谷、环跳、足三里（《常用新医疗法手册》）。

上肢偏瘫及前臂神经痛：臂中配曲池、合谷（《针灸学》上海）。

二十二、泽前 Zéqián – Ex – UE

［出处］《中国针灸学》："尺泽之前一寸，与中指对直。"

［位置］肘臂部，于肘横纹肱二头肌腱桡侧缘前下 1 寸处。

［取法］伸臂仰掌，先于肘横纹肱二头肌腱桡侧缘取肺经尺泽穴，于尺泽穴前 1 寸处取穴。

［刺灸法］直刺 0.5~1 寸。针感：局部酸麻，并可向腕部放散。可灸，艾炷灸 3~5 壮，艾条灸 5~10 分钟。

［层次解剖］皮肤→皮下筋膜→臂筋膜→肱桡肌→旋后肌。皮肤由肌皮神经的终支前臂外侧皮神经分布。肱桡肌和旋后肌由桡神经支配。

［功用］活血化瘀。

［主治］上肢麻痹，前臂痉挛等；并可用于治甲状腺肿大等。

［成方举例］甲状腺肿：尺泽下一寸、天突、曲池、合谷、人迎、水突《新中医药》）。

甲状腺功能亢进：人迎透天突、合谷、足三里、泽前、太溪、内关、三阴交（《常用新医疗法手册》）。

二十三、肘尖 Zhǒujiān – Ex – UE

［出处］《备急灸法》："霍乱已死……急灸两肘尖各十四炷，炷如菜豆大。"此处肘尖作部位言。《大成》："肘尖二穴，在手肘骨尖上，屈肘得之。"另《千金》："肠痛，屈两肘，正灸肘头锐骨各百壮，则下脓血即差。"所灸部位与肘尖同。

［别名］大肘尖（《奇穴图谱》）。

　　[位置] 肘后，尺骨鹰嘴突起之尖端是穴。（图 9 – 49）

　　[取法] 正坐，两手叉腰，屈肘约 90°角，于尺骨鹰嘴突起之尖端取穴。

　　[刺灸法] 灸，艾炷灸 3 ~ 7 壮，艾条灸 5 ~ 15 分钟。一般不针。

　　[层次解剖] 皮肤→皮下筋膜→鹰嘴皮下囊→前臂深筋膜→肱三头肌（腱）→鹰嘴腱下囊。皮肤由前臂后皮神经分布。肱三头肌由桡神经支配。肌腱下有腱下囊，以减少肌腱与骨面之间摩擦。肘关节周围的动脉由肱深动脉的桡侧副动脉

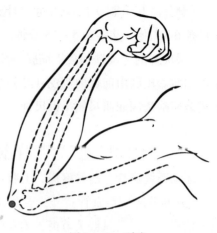

图 9 – 49　肘尖

和中副动脉、肱动脉的尺侧上副动脉、尺侧下副动脉与桡侧返动脉、尺侧返动脉和骨间返动脉等吻合。

　　[功用] 解毒消痈。

　　[主治] 痈疽，疔疮，肠痈，瘰疬等。

　　[成方举例] 瘰疬延颈生者：肩尖、肘尖、人迎七壮，肩外俞二七壮，天井二七壮，骑竹马穴三七壮（《图翼》）。

　　[附注] 《外科大成》所载肘尖穴有二：以肱骨内上髁之高点处称为小肘尖，尺骨鹰嘴突起尖端处称为大肘尖，治瘰疬。

　　《疮疡经验全书》："治瘰疬已成未成，已溃未溃，以手置肩上，微举起，则肘骨尖自现，是灸处。如患左灸左肘，患右灸右肘，左右俱患，两肘皆灸，以三四十壮为期，更服补剂，一年灸一次，三灸其疮自除。如患三四年不愈者，辰时灸起至酉时方止，三灸即愈，更服益气养荣汤。"

二十四、夺命 Duómìng – Ex – UE

　　[出处] 《聚英》引刘宗厚曰："正在手膊上侧，筋骨陷中，虾膜儿上，自肩至肘，正在当中。"

　　[别名] 虾膜（《医学纲目》）；惺惺（《入门》）。

　　[位置] 上臂前外侧，肩峰与肘横纹桡侧端间连线的中点。

　　[取法] 正坐垂臂，肩峰与肘横纹桡侧端，约当肩髃穴与尺泽穴连线之中点处取穴。

　　[刺灸法] 直刺 0.5 ~ 0.8 寸。针感：局部痛麻放散至肩、肘。可灸，艾炷灸 3 ~ 7 壮，艾条灸 5 ~ 15 分钟。

　　[层次解剖] 皮肤→皮下筋膜→臂深筋膜→肱肌。皮肤由臂外侧皮神经分布。头静脉沿肱二头肌外侧沟、三角胸大肌间沟上行，于锁骨下方注入腋静脉。针由皮肤、皮

下筋膜，在头静脉内、外侧或穿经静脉（应注意避开），入臂深筋膜下的肱肌，该肌由肌皮神经支配。

　　［功用］通络苏厥，理气。

　　［主治］急救：晕厥，失神以及针刺过程中出现晕针反应等。

　　消化系统病症：腹痛，腹膜炎等。

　　还用于紫白癜风，丹毒，上臂酸痛及目眩等。

　　［附注］《聚英》刘宗厚曰：晕针者，夺命穴救之，男左女右取之。不回，却再取右，女亦然。

二十五、肩前 Jiānqián – Ex – UE

　　［出处］《中医临床新编》："垂臂，腋前皱襞头上一寸五分。"

　　［别名］肩内陵（《奇穴图谱》）。

　　［位置］肩部，腋前皱襞尽端直上 1.5 寸处。（图 9 – 50）

　　［取法］正坐垂臂，于腋前皱襞尽端与其上方之肩锁关节内侧凹陷（肩髃穴）连线之中点处取穴。

　　［刺灸法］直刺 0.5 ~ 1 寸。针感：局部酸麻，并向上肢远端放散。可灸，艾炷灸 3 ~ 7 壮，艾条灸 5 ~ 15 分钟。

　　［层次解剖］皮肤→皮下筋膜→三角肌筋膜→三角肌（前份）→肱二头肌（腱）。皮肤由锁骨上神经的外侧支与腋神经的上支双重支配。三角肌由腋神经支配，肱二头肌由肌皮神经分配。

　　［功用］利肩臂。

　　［主治］肩痛不举，肩周炎，上肢瘫痪，肩关节及其周围软组织疾患，上臂内侧痛等。

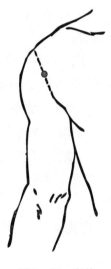

图 9 – 50　肩前

二十六、肩头 Jiāntóu – Ex – UE

　　［出处］《千金》："灸癖法……平举两手，持户两边，取肩头小垂际骨解宛宛中。"《针灸孔穴及其疗法便览》列为奇穴，名肩头，位"肩端起骨尖上、锁骨与肩胛关节上际之陷中"。

　　［别名］肩尖（《奇穴图谱》）。

　　［位置］肩部，肩锁关节之凹陷中。

　　［取法］正坐，上臂平举，于肩锁关节之凹陷中，即肩髃穴内上方处取穴。

　　［刺灸法］直刺 0.5 ~ 1 寸。针感：局部酸麻，并向上臂放散。可灸，艾炷灸 3 ~ 7 壮，艾条灸 5 ~ 15 分钟。

　　［层次解剖］皮肤→皮下筋膜→三角肌筋膜→三角肌→肩关节囊。皮肤由臂丛锁神

经的皮支分布。皮厚，皮下筋膜致密。三角肌包围肩锁关节和肩肱关节的前、外、后三部。该肌的前、外侧部由腋神经前支支配，其余为后支支配。

[功用] 利肩臂，疏风邪。

[主治] 肩周炎，上肢麻痹或疼痛，三角肌麻痹等。还用于癖疾、牙痛等。

二十七、后腋 Hòuyè – Ex – UE

[出处]《外台》："后腋，在腋后廉际两筋间。"《千金》"一切瘰疬……灸患人背两边腋下后文上"，灸处与本穴相近。

[别名] 后腋下 (《奇穴治疗诀》)。

[位置] 位于腋后纹头处。

[取法] 正坐，于肩后部，腋后皱襞纹头处取穴。

[刺灸法] 直刺 0.5 ~ 1 寸。针感：局部酸胀。可灸，艾炷灸 3 ~ 7 壮，艾条灸 5 ~ 15 分钟。

[层次解剖] 皮肤→皮下筋膜→腋筋膜→大圆肌→背阔肌→腋窝及其内容。皮肤由臂丛的臂外侧皮神经分布。腋腔内容主要有腋动、静脉，臂丛及其分支以及位于结缔组织中的淋巴结等。

[功用] 理气消瘰。

[主治] 颈项瘰疬，瘿瘤；还用于手臂疼痛不举，扁桃体炎等。

[成方举例] 灸瘰：灸风池……又垂两手腋上文头，各灸三百壮，针亦良 (《千金翼》)。

扁桃腺炎：内外踝上、后腋下、板门 (《奇穴治疗诀》)。

第五节　下肢部奇穴

一、气端 Qìduān – Ex – LE

[出处]《千金》："其足十趾端，名曰气端。"

[位置] 足十趾之尖端。(图 9 – 51)

[取法] 伸足，与其十趾尖端处取穴。

[刺灸法] 直刺 0.1 ~ 0.2 寸，或点刺出血。针感：局部胀痛。可灸，艾炷灸 3 ~ 5 壮，艾条灸 5 ~ 10 分钟。

[层次解剖] 皮肤→跖腱膜→远节趾骨粗隆。足内侧三个半趾的皮肤由足底内侧神经趾底总神经的足趾底固有神经分布，外侧一个半趾则由足底外侧神经的同名神经支配。该神经并有同名动脉、静脉伴行。

［功用］急救，利足。

［主治］急救：脑充血，中风急救等。

足部病症：足趾麻木，足背红肿，足痛，脚气等。

［成方举例］脚气：气端、八冲（《奇穴治疗诀》）。

［附注］足大趾尖端又单称为"足大趾端"。《外科大成》："便毒，灸足大指之端。""穿踝疽，灸患足大指端三壮。"《奇穴图谱》名"足大趾端"，足小趾尖端单称为"小趾尖"。《千金》："消渴小便数，灸两手小指头及足两小指头，并灸项椎佳。"《针灸孔穴及其疗法便览》则名"小趾尖"，云"小趾尖，奇穴。足小指尖端，针1~2分，灸3~7壮。主治催产，亦治头痛，眩晕"。

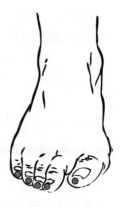

图 9-51　气端

二、独阴 Dúyīn – Ex – LE

［出处］《大成》："在足第二指下，横纹中是穴。"《圣惠》："疗卒心痛不可忍……灸足大指次指内横文中各一壮。"灸处即本穴。

［别名］独会（《奇穴图谱》）。

［位置］足掌侧，第二趾骨远端趾关节横纹中点处。（图 9-52）

［取法］俯卧，在第二趾跖侧面，远端趾节横纹中点取穴。

［刺灸法］直刺0.1~0.2寸。针感：局部痛胀麻。可灸，艾炷灸3~5壮，艾条灸5~10分钟。

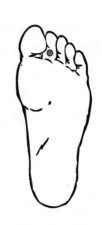

图 9-52　独阴

［层次解剖］皮肤→腱纤维鞘→趾长屈肌腱→趾远侧关节。皮肤由足底内侧神经趾足底总神经的趾足底固有神经分布。各神经有同名动脉伴行分布。跖腱膜的纤维附着于趾骨，形成趾纤维鞘，鞘内有趾长屈肌腱通过。该肌（腱）由胫神经支配。

［功用］理气机，调血脉。

［主治］妇产科病症：女子干哕，吐血，难产死胎，胎衣不下，经血不调等。

消化系统病症：腹痛，胃痛，呕吐等。

还用于卒心痛，胸胁痛，疝气等。

［成方举例］妇人难产：独阴、合谷、三阴交《大成》）。

治脐下结块如盆：关元、间使各三十壮，太冲、太溪、三阴交各三壮，肾俞以年壮，独阴五壮。阴卵偏大入腹：灸太冲、独阴、三阴交、关元（《集成》）。

胞衣不下：气虚取关元、三阴交、独阴；血瘀：取中极、气海、三阴交、肩井、独阴（《针灸治疗学》）。

[附注]《圣惠》："张文仲灸法，疗卒心痛不可忍，吐冷酸缘水，及无脏气，灸足大指次指内横文中各一壮，炷如小麦，下火立愈。"

《神应经》："小腹急痛不可忍及小肠气外肾吊疝气、诸气痛、心痛，灸足大指次指下中节横纹当中，灸五壮。男左女右，极妙。二足皆灸亦可。"

《中国针灸学》："主治河豚鱼中毒。"

三、足心 Zúxīn Ex-LE

[出处]《千金》有"治肠痈，灸足心"之记载，但未指出"足心"的具体定位。《针灸孔穴及其疗法便览》列为奇穴，定位于"涌泉后1寸陷中"。

[位置]足跖部，第二趾尖端至足跟后缘连线之中点处。

[取法]足踝部跖屈，先定肾经涌泉穴，于涌泉穴后1寸取之。

[刺灸法]直刺0.3~0.5寸。针感：局部痛胀发麻，并放散至趾尖。艾炷灸3~5壮，艾条灸5~15分钟。

[层次解剖]皮肤→皮下筋膜→跖腱膜→趾短屈肌→第二蚓状肌（斜头）→骨间跖侧肌。足底皮肤致密，由足底内、外侧神经及其伴行的动脉分布和营养。

[功用]理气安神，舒筋活络。

[主治]精神神经系统病症：头痛，眩晕，癫痫，小儿惊痫，抽搐等。

还用于妇女血崩，下肢痉挛，足底痛，昏迷急救等。

[成方举例]肠痈之为病，不动摇，灸两承山，又灸足心、两手劳宫，又灸两耳后完骨，各随年壮，又灸脐中五十壮（《千金》）。

四、八风 Bāfēng – Ex – LE

[出处]《大成》："在足五趾歧骨间。"《千金》："凡脚气初得脚弱，使速灸之……其足十趾去指节一分，两足凡八穴，曹氏名曰八冲……"，所出八冲即八风。另《素问·刺疟》："刺疟者……先刺足阳明十指间出血"，十指间与八风定位大致相同。

[别名]八冲（《千金》引曹氏）；阴独八穴（《集成》）。

[位置]足背，足五趾各趾间缝纹端。（图9-53）

按：本穴包括行间、内庭、侠溪三个经穴。另外，《集成》："阴独八穴，在足四指间。"根据其为八穴，"在足四指间"当为"在足五指间"之误，故所指即八风穴，阴独八穴则定为八风穴别名。

[取法]正坐或仰卧，于足五趾各趾间缝纹纹头尽处取穴。

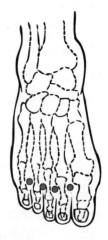

图9-53 八风

[刺灸法] 斜刺，针尖向足背方向，进针 0.5 ~ 0.8 寸。或三棱针点刺出血。针感：局部酸胀麻，或向趾端扩散。可灸，艾炷灸 1 ~ 5 壮，艾条灸 5 ~ 10 分钟。

[层次解剖] 皮肤→皮下筋膜→足背深筋膜→骨间背侧肌姆趾与第二趾间的趾蹼皮肤由腓深神经的末支分布。第二、三趾间的趾蹼为腓浅神经分布，第三、四趾间的趾蹼为腓浅神经和腓肠神经双重分布，第四、五趾间的趾蹼为腓肠神经分布。各跖骨间的骨间背侧肌除第一跖骨肌由腓深神经支配外，其他肌肉均由足底外侧神经支配。

[功用] 活络调血。

[主治] 足跗肿痛，脚弱无力，足趾青紫症以及末梢神经炎；还用于毒蛇咬伤，疟疾，头痛，牙痛，胃痛，月经不调等。

[成方举例] 下肢及足趾麻木：八风配陵后、足三里（《针灸学》上海）。

五、里内庭 Lǐnèitíng – Ex – LE

[出处]《中国针灸学》："足掌中，大趾与次趾之缝中。"

[位置] 足掌面，第二、三跖趾关节前方凹陷中。（图 9 – 54）

按：本穴位置，《针灸孔穴及其疗法便览》定于"足掌面大趾与次趾夹缝中"，与《中国针灸学》定位有异，其依据何出不详。

[取法] 俯卧，于足底第二、三趾间，与内庭穴相对处取穴。

[刺灸法] 直刺 0.3 ~ 0.5 寸。针感：局部胀麻，可放散至趾尖。可灸，艾炷灸 3 ~ 5 壮，艾条灸 5 ~ 10 分钟。

[层次解剖] 皮肤→跖腱膜→第二蚓状肌（胫侧）→骨间跖侧肌。皮肤由足底内侧神经的趾足底总神经分布。胫侧第二蚓状肌受足底内侧神经支配。

[功用] 定惊，通络。

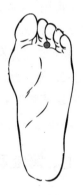

图 9 – 54 里内庭

[主治] 小儿惊风，癫痫；还用于五趾麻木，疼痛，急性胃痛等。

六、女膝 Nǚxī – Ex – LE

[出处]《癸辛杂识》："在足后跟。"《千金》："脚后根穴，在白肉后际。"与此穴位置相当。

[别名] 脚后根穴（《千金》）；女须（《癸辛杂识》）；足踵（《图翼》）；丈母、女婿（《经穴汇解》）。

[位置] 足后根，跟骨中央，当跟腱附着部下缘处。（图 9 – 55）

按：足踵、足后根，在《奇穴图谱》中定位与女膝不同，而分别列为三个奇穴。考足踵穴《图翼》定于"足踵聚筋上白肉际"；脚后根穴《千金》云"足后根穴，在白肉际"，与本穴"在足后根"定位差异不大，故当为同一穴位，无分列之必要。

[取法] 俯卧或侧卧，于足根后正中线赤白肉际处取穴。

[刺灸法] 直刺 0.2~0.3 寸。针感：局部麻胀。可灸，艾炷灸 5~7 壮，艾条灸 10~15 分钟。

[层次解剖] 皮肤→皮下筋膜→小腿深筋膜→跟腱。皮肤由腓肠神经分布。

[功用] 宁神定惊。

[主治] 惊悸，癫狂，气逆；齿疾；牙槽风，齿龈炎，齿槽脓疡；还用于吐泻转筋等。

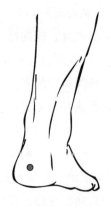

图 9-55　女膝

[成方举例] 鬼击，灸脐上一寸七壮，及两踵白肉际取差，又灸脐下一寸三壮（《千金》）。

主治霍乱转筋，灸涌泉三七壮，如不止，灸足踵聚筋上白肉际七壮（《图翼》）。

牙槽风，腹痛：女膝配委中（《腧穴学概要》）。

[附注] 《经穴汇解》记载："按周密癸辛杂识曰：刘汉卿郎中，患牙槽风，灸之颔穿，脓血淋沥，医皆不效。在维阳，有丘经历，盖都人，妙针法，与刘汉卿针委中及女膝穴，是夕脓血即止。旬日后，用此法，颔骨蜕去，别生新者。其后张师道，亦患此证，复用此法，针之而愈，殊不可晓。"

《汉药神效方》："近田安藩松埜某，患骨槽风，左颔穿一孔，脓血淋漓不绝者已三年，余教之日灸女膝穴，一月而全愈。"

七、踇趾里横纹 Mǔzhǐlǐhéngwén – Ex – LE

[出处] 《千金》："阴癫，灸足大趾下理中十壮。"《中国针灸学》列为奇穴，定位于"踇趾之里第二节横纹之中央"。

[别名] 大趾下横纹、大趾下理（《奇穴图谱》）。

[位置] 足拇趾跖侧，远端趾关节横纹之中点处。

[取法] 俯卧，在足大趾跖侧面，远端趾关节横纹中点处取穴。

[刺灸法] 直刺 0.2~0.3 寸。针感：局部酸麻，并向趾尖放散。可灸，艾炷灸 1~3 壮，艾条灸 3~5 分钟。

[层次解剖] 皮肤→皮下筋膜→内侧骨纤维鞘及其内的踇长屈肌（腱）→踇趾间关节囊。皮肤由足底内侧神经的足趾底固有神经分布。

[功用] 理疝。

[主治] 疝气，睾丸炎等。

[成方举例] 治癫疝卵肿如瓜，入腹欲死，灸足大指下横纹中，随年壮，随肿边灸之，神验（《图翼》）。

八、营池 Yíngchí – Ex – LE

［出处］《千金》："穴在内踝前后两边池中脉上。"

［别名］阴阳（《千金》）；营冲（《奇穴图谱》）。

［位置］足部，内踝下缘前、后之凹陷处，每足两穴，左右共四穴。

［取法］足向内翻，在内踝下缘前、后各见一凹陷，于凹陷中取穴。

［刺灸法］直刺0.2～0.3寸。针感：局部酸胀，向足跗放散。可灸，艾炷灸3～7壮，艾条灸5～15分钟。

［层次解剖］足内踝前一穴：皮肤→皮下筋膜→小腿十字韧带→胫骨（骨膜）。皮肤由股神经的皮支隐神经分布。

足内踝后一穴：皮肤→皮下筋膜→内侧韧带→踝管及其内容→跟骨。皮肤由隐神经分布。

［功用］调冲任，止带下。

［主治］赤白带下，月经过多，子宫出血，子宫内膜炎等；还用于肠出血，尿闭，足跗关节炎等。

［成方举例］淋带赤白：肾俞、血海、带脉、中封、三阴交、中极（白带）、气海、命门、神阙、身交、交仪、营池四穴、漏阴，均灸（《神灸经纶》）。

九、内踝尖 Nèihuáijiān – Ex – LE

［出处］《备急灸法》："转筋在股内，灸两内踝尖。"《大成》列为奇穴，载："内踝尖两穴，在足内踝尖是穴。"

［别名］踝尖（《图翼》）；吕细（《针灸孔穴及其疗法便览》）。

［位置］足内踝骨之高点处。

［取法］正坐或侧卧，于足内踝骨之高点处取穴。

［刺灸法］三棱针点刺出血。可灸，艾炷灸3～7壮，艾条灸5～15分钟。

［层次解剖］皮肤→皮下筋膜→小腿深筋膜→内踝骨膜。皮肤由股神经的隐神经分布。皮下筋膜的组织疏松，脂肪甚少，足背静脉网的内侧部，汇集成大隐静脉的起始部，行经内踝前面的皮下。

［功用］舒筋活络。

［主治］脚气，小腿内侧肌群痉挛；还用于小儿不语，牙痛，扁桃体炎等。

［成方举例］治霍乱转筋，及卒然无故转筋欲死者，灸足两踝尖各三炷，炷如菜豆大《备急灸法》）。

齿神经痛：内、外踝尖、中指节、板门、泽下、珠顶（《奇穴治疗诀》）。

十、外踝尖 Wàihuáijiān – Ex – LE

[出处]《千金》:"卒淋,灸外踝尖七壮。"《大成》列为奇穴,谓:"外踝尖二穴,在足外踝骨尖上是穴。"

[位置] 足外踝骨之高点处。

[取法] 正坐或侧卧,于足外踝骨之高点处取穴。

[刺灸法] 三棱针点刺出血。可灸,艾炷灸 3 ~ 7 壮,艾条灸 5 ~ 15 分钟。

[层次解剖] 皮肤→皮下筋膜→小腿深筋膜→外踝骨膜。皮肤由腓浅神经和腓肠外侧皮神经重叠分布。在外踝深筋膜的下面,由外踝前、后动脉,腓动脉的穿支及跗外侧动脉,足底外侧动脉的分支等吻合成外踝网,营养其周围结构。

[功用] 舒筋活络。

[主治] 脚气,小腿外侧肌群痉挛,十趾拘挛;小儿重舌,牙痛,牙痈,扁桃体炎;还用于小便淋沥,白虎历节风痛等。

[成方举例] 白虎历节风痛:两踝尖(在内、外两踝尖)灸之(《医学纲目》)。

齿痛,扁桃腺炎:内、外踝尖(《中国针灸学》)。

[附注]《备急灸法》:葛仙翁陶隐居治风牙痛不可忍,不能食者,灸足外踝尖三炷,炷如绿豆大。患左灸右,患右灸左,男女同法。

十一、阑尾穴 Lánwěixué – Ex – LE

[出处]《新中医药》:"在足三里下二寸稍前之处。"

[位置] 小腿前外侧,足三里穴下约 2 寸处之压痛点。(图 9 – 56)

[取法] 正坐或仰卧屈膝,于足三里与上巨虚两穴之间压痛最明显处取穴。一般在足三里下 1.5 ~ 2 寸处。

[刺灸法] 直刺 0.5 ~ 1 寸。针感:局部酸胀可扩散至足背。可灸,艾炷灸 5 ~ 7 壮,艾条灸 10 ~ 15 分钟。

[层次解剖] 皮肤→皮下筋膜→小腿深筋膜→胫骨前肌。皮肤由腓肠外侧皮神经分布。胫骨前肌由腓深神经支配。

[功用] 行气通腑。

[主治] 急、慢性阑尾炎,胃脘疼痛,消化不良,急、慢性肠炎等;还用于下肢病症,如下肢痿痹,足下垂等。

[成方举例] 单纯性阑尾炎:阑尾穴配右下腹阿是穴、足三里(《针灸学》上海)。

肠痈:上巨虚、天枢、地机、阑尾(《针灸治疗学》)。

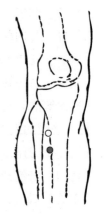

图 9 – 56 阑尾穴

十二、胆囊穴 Dǎnnángxué – Ex – LE

［出处］《中华外科杂志》："在阳陵泉下 1 寸左右之压痛点处。"

［别名］胆囊点（《中华外科杂志》）。

［位置］小腿前外侧，阳陵泉穴下 1 ~ 2 寸左右压痛点处。（图 9 – 57）

［取法］正坐或侧卧，于阳陵泉穴直下 1 寸左右之压痛最明显处取穴。

［刺灸法］直刺 1 ~ 1.5 寸。针感：局部酸胀并向足趾扩散。可灸，艾炷灸 5 ~ 7 壮，艾条灸 10 ~ 15 分钟。

［层次解剖］皮肤→皮下筋膜→小腿深筋膜→趾长伸肌→腓骨长肌。皮肤由腓肠外侧皮神经分布。腓总神经在腓骨小头的下外方分为腓浅、深神经。针由皮肤、皮下筋膜穿小腿深筋膜。在胫前动、静脉的外侧针入趾长伸肌，并深进腓骨长肌。前肌由腓深神经支配，后肌由腓浅神经支配。

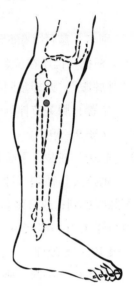

图 9 – 57 胆囊穴

［功用］利胆通腑。

［主治］急慢性胆囊炎，胆石症，胆道蛔虫症，胆绞痛等；还用于下肢麻痹或瘫痪，胸胁痛等。

［成方举例］急性胆道疾患：取主穴：胆囊点（双）、阳陵泉（双）、期门（双）；辅穴：肝俞（双）、胆俞（双）、足三里（双）。症状较严重者，加日月（双）、行间（双）；发热加曲池（双）（《奇穴图谱》）。

胆囊炎：胆囊穴配内关、丘墟（《针灸学》上海）。

十三、陵后 Línghòu – Ex – LE

［出处］《针灸孔穴及其疗法便览》："阳陵泉后。"

［位置］小腿外侧，当腓骨小头后缘下方凹陷处。（图 9 – 58）

［取法］正坐屈膝或侧卧，于阳陵泉穴后方，腓骨小头后缘凹陷处取穴。

［刺灸法］直刺 1 ~ 1.5 寸。针感：局部麻电感并向足背放散。可灸，艾炷灸 3 ~ 5 壮，艾条灸 5 ~ 10 分钟。

［层次解剖］皮肤→皮下筋膜 ↘小腿深筋膜→腓骨长肌→腓骨短肌。皮肤由腓肠外侧皮神经分布。腓总神经在腓骨小头外下方分成腓浅、深神经。腓浅神经支配腓骨长、短肌。（参看胆囊穴）

［功用］祛风通络。

［主治］膝胫酸痛，膝关节炎，下肢瘫痪，下肢麻痹，足下垂，足内翻以及坐骨神

经痛，腓神经痛等。

[成方举例] 坐骨神经痛及下肢瘫痪：陵后配环跳、健膝（《针灸学》上海）。

十四、膝眼 Xīyǎn – Ex – LE

[出处]《千金》："在膝头骨下，两旁陷者宛宛中。"

[别名] 膝目（《外台》）。

另根据穴位所在位置，在内者又称"内膝眼"，在外者称"外膝眼"，亦即足阳明胃经犊鼻穴。

[位置] 膝关节伸侧面，髌韧带两侧之凹陷中，左右计四穴。（图 9 – 59）

[取法] 屈膝，于髌骨下缘，髌韧带两侧凹陷处是穴。

[刺灸法] 针刺，针尖向膝中，进针 0.5 ~ 1 寸，或向对侧膝眼透刺；或直刺 0.5 ~ 1 寸。针感：局部酸胀，并可扩散至膝关节。本穴位于关节处，一般禁用直接瘢痕灸，艾条灸 10 ~ 15 分钟。

《图翼》："膝眼，刺五分，禁灸。主治昔冷痛不已，昔有人膝眼灸此，遂致不起，以禁灸之。"

[层次解剖] 皮肤→皮下筋膜→小腿深筋膜→髌内、外侧支持带→膝脂体→膝关节囊。皮肤由腓肠外侧皮神经（外侧膝眼）和隐神经的髌下支（内侧膝眼）分布。

[功用] 利腿膝。

[主治] 膝关节酸痛，膝关节炎，鹤膝风，腿痛，脚气，下肢麻痹，以及下肢痿软无力等；还可用于中风，腹绞痛，疥癞等。

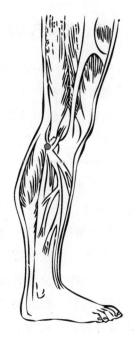

图 9 – 58 陵后

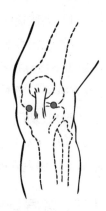

图 9 – 59 膝眼

[成方举例] 遍身性疥癞：曲池、合谷、三里、绝骨、膝眼（《神应经》）。

膝关节炎：膝眼配梁丘、阳陵泉；膝部软组织损伤：内外膝眼、委中、压痛点（《针灸学》上海）。

膝关节痛：新伏兔、膝眼、阳陵泉（《实用针灸学》）。

十五、膝旁 Xīpáng – Ex – LE

[出处]《集成》："在曲瞅横纹头四处。"《圣惠》载有"疗腰重痛……灸曲瞅两纹头，左右脚四穴。"所灸部位与本穴同。

[位置] 膝部，当腘窝横纹内外两端纹头处。

[取法] 正坐微屈膝，于腘窝横纹内外两端纹头处取穴，每肢二穴，左右共四穴。

[刺灸法] 直刺 0.5~1 寸。针感：局部酸麻并向小腿部放散。可灸，艾炷灸 3~5 壮，艾条灸 5~10 分钟。

[层次解剖] 腘横纹内侧端：皮肤→皮下筋膜→腘筋膜→缝匠肌→半腱肌和半膜肌。皮肤由股内侧皮神经分布。缝匠肌由股神经支配，半腱、半膜肌由坐骨神经支配。

腘横纹外侧端：皮肤→皮下筋膜→腘筋膜→股二头肌腱→腓肠肌外侧头。皮肤由腓肠外侧皮神经分布。股二头肌（腱）由坐骨神经支配，腓肠肌（外侧头）由胫神经支配。

[功用] 利腰膝。

[主治] 腰痛不能俯仰，冷痹，脚筋挛急，脚酸不能久立等。

[附注] 《圣惠》："张文仲传神仙灸法，疗腰重痛，不可转侧，起坐难，及冷痹，脚筋挛急不可屈伸，灸两腘两文头，左右脚四处各三壮。每灸一脚，二火齐下，艾炷才烧到肉，初觉痛，使用二人两边齐吹至火灭。午时著灸至人定以来，自行动脏腑一两回，或脏腑转动如雷鸣，其疾立愈。此法神效，卒不可量。"

十六、鹤顶 Hèdǐng－Ex－LE

[出处] 《医学纲目》："在膝盖骨尖上。"

[别名] 膝顶《外科大成》）。

[位置] 膝部，髌骨上缘正中凹陷处。（图 9－60）

按：另《医书七十二种·考正穴法》载有鹤顶穴，位"当头顶从鼻直上入发际三寸半"。"治疗"与本穴同名异位。

[取法] 屈膝，于髌骨上缘中点上方之凹陷处取穴。

[刺灸法] 直刺 0.5~0.8 寸。针感：局部酸重。可灸，艾炷灸 3~7 壮，艾条灸 5~l5 分钟。

[层次解剖] 皮肤→皮下筋膜→阔筋膜→股四头肌腱→（髌上囊）。皮肤由股前皮神经分布。在髌前面的皮下，有髌前皮下囊。在阔筋膜与股四头肌腱之间，有髌前筋膜下囊。其周围血管组成的网包括旋股外侧动脉的降支、膝最上动脉、膝上内外侧动脉、膝下内外侧动脉、胫前返动脉、胫后返动脉，以及胫后动脉的腓侧支。

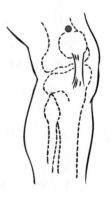

图 9－60 鹤顶

[功用] 利腿膝。

[主治] 鹤膝风，腿足无力，下肢痿软，瘫痪，脚气，膝关节酸痛，膝关节炎等。

[成方举例] 鹤膝风：……灸膝眼穴二七壮。甚者见青筋，痛引足心，灸三阴交穴二七壮，待膝伸直为止。再甚者，则于膝顶上灸七壮，乃秘穴也（《外科大成》）。

膝关节炎：鹤顶、膝眼、髋骨（《奇穴治疗诀》）。

十七、百虫窝 Bǎichóngwō – Ex – LE

[出处]《大成》:"在膝内廉上三寸。"

[别名] 血郄(《集成》)。

[位置] 大腿前内侧,髌骨内上角上 3 寸处。

按:《大成》:"百虫窝二穴,即血海也。在膝内廉上三寸,灸二七壮,针五分,治下部生疮。"又谓:"血海,在膝髌上内廉,白肉际二寸半。"可见百虫窝即血海之说自语相悖。疑血海乃血郄之误。《集成》:"血郄,即百虫窝,在膝内廉上膝三寸陷中。主肾脏风疮。针入二寸半,灸二七壮止。"可证。

[取法] 正坐屈膝或仰卧,于髌骨内上角上 3 寸(即血海穴上 1 寸)处取穴。

[刺灸法] 直刺 0.5 ~ 1 寸。针感:局部酸胀有时向髋部扩散。可灸,艾炷灸 3 ~ 7 壮,艾条灸 5 ~ 15 分钟。

[层次解剖] 皮肤→皮下筋膜→阔筋膜→股内侧肌→大收肌。皮肤由股前皮神经分布。位于穴位的外上方,缝匠肌的深面,与大收肌和股内侧肌之间的间隙有股动脉、股静脉,和股神经发出的股内侧肌支和隐神经经过。

[功用] 活血祛风。

[主治] 皮肤瘙痒,风疹,湿疹,下部生疮;还可用于治蛔虫病等。

十八、髋骨 Kuāngǔ – Ex – LE

[出处]《玉龙经》;"髋骨,在膝盖上一寸,梁丘两旁各五寸。"

[别名] 髓膏(《奇穴图谱》)。

[位置] 大腿前外侧,当梁丘穴外旁开 1 寸处。

按: 本穴位置,各书记载不一。《玉龙经》谓:"在膝盖上三寸,梁丘穴两旁各五寸。"《大成》则说:"髋骨四穴,在梁丘两旁,各开一寸五分,两足共四穴。"《图翼》:"髋骨,在膝盖上,梁丘旁外开一寸。"现多从后说,其余各说存考。

[取法] 正坐屈膝或仰卧,先定好胃经梁丘穴,于梁丘穴外旁开 1 寸处取穴。

[刺灸法] 直刺 0.5 ~ 1 寸。针感:局部酸麻并向膝部放散。可灸,艾炷灸 3 ~ 7 壮,艾条灸 5 ~ 15 分钟。

[层次解剖] 皮肤→皮下筋膜→大腿深筋膜→股外侧肌。皮肤由股中间皮神经分布。股外侧肌是股四头肌的一部分,由股神经分支支配。

[功用] 利腿膝。

[主治] 腿痛,膝关节红肿疼痛,白虎历节风痛,鹤膝风,下肢痿软无力,瘫痪及脚气等。

十九、环中 Huánzhōng – Ex – LE

[出处]《中国针灸学》:"环跳与腰俞之中间。"

[位置] 臀部,环跳穴与腰俞穴连线之中点处。

[取法] 侧卧,先定好胆经环跳穴和督脉腰俞穴,于上二穴连线之中点处取穴。

[刺灸法] 直刺 2 ~ 3 寸。针感;局部酸麻,放散至小腿及足部。可灸,艾炷灸 5 ~ 15 壮,艾条灸 10 ~ 30 分钟。

[层次解剖] 皮肤→皮下筋膜→臀肌筋膜→臀大肌→臀中肌→髂骨翼(骨膜)。皮肤由第一、二、三骶神经后支的内侧支臀中皮神经分布。(参看臀中穴)

[功用] 祛风湿。

[主治] 坐骨神经痛,腰痛,腿痛等。

二十、臀中 Túnzhōng – Ex – LE

[出处]《常用经穴解剖学定位》。

[位置] 臀部,以股骨大转子和坐骨结节间连线为底边,向上做一等边三角形,三角形的顶点处是穴。

[取法] 侧卧,确定股骨大转子和坐骨结节,再如上法取穴。

[刺灸法] 直刺 1.5 ~ 2.5 寸。针感:局部酸麻,并向足背及足底放散。可灸,艾炷灸 5 ~ 7 壮,艾条灸 10 ~ 15 分钟。

[层次解剖] 皮肤→皮下筋膜→臀肌筋膜→臀大肌→臀中肌→髂骨翼(骨膜)。皮肤由臀上神经和髂腹下神经的外侧支重叠分布。在臀大肌深面,臀中肌的内下方,有从梨状肌上、下孔穿出的臀上、下血管和神经等。臀上血管与神经营养和支配臀中、小肌;臀下血管与神经营养和支配臀大肌。

[功用] 祛风湿。

[主治] 下肢瘫痪,痿痹,以及小儿麻痹;并用于坐骨神经痛,足冷,荨麻疹等。

[成方举例] 小儿麻痹后遗症:巨针疗法,常用穴:环跳、臀中、髀关、伏兔、委上、委中、足三里、阴陵泉、跟平、照海、太溪、申脉、昆仑(《针灸学》上海)。

二十一、关仪 Guānyí – Ex – LE

[出处]《千金》:"穴在膝外边上一寸宛宛中是。"

[位置] 膝外侧中线,平腘窝横纹上 1 寸处。

[取法] 正坐或直立,与膝外侧中线,腘窝横纹上 1 寸凹陷中取穴。

[刺灸法] 直刺 0.5 ~ 1 寸。针感:局部酸胀。可灸,艾炷灸 3 ~ 7 壮,艾条灸 5 ~ 15 分钟。

　　［层次解剖］皮肤→皮下筋膜→髂胫束→股外侧肌→股二头肌。皮肤由股外侧皮神经分布。大腿的阔筋膜在大腿外侧形成髂胫束。股外侧肌由股神经支配，股二头肌由坐骨神经支配。

　　［功用］理气，散寒。

　　［主治］妇人阴中痛引心中，小腹绞痛，腹中五寒等。

第十章　头针与耳针

第一节　头针刺激区

为便于确定刺激区，根据头颅外表的一些标志，设有两条定位线：

前后正中线——从眉心至枕外粗隆下缘的头部正中连线。

眉枕线——从眉毛上缘中点至枕外粗隆尖端的头侧面的水平连线。（图10-1）

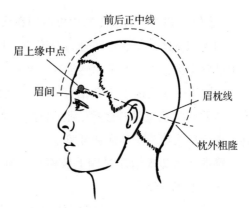

图10-1　头针定位线

一、运动区

［定位］相当于大脑皮质中央前回在头皮上的投影。上点在前后正中线的中点向后移0.5cm处，下点在眉枕线和鬓角发际前缘相交处（若鬓角不明显者，可从颧弓中点向上引一垂直线，将此线与眉枕线交点前0.5cm处作为下点）上下两点之间的连线即为运动区。将运动区划分为五等分，其中上1/5为下肢、躯干运动区；中2/5是上肢运动区；下2/5又称为言语一区，是面部运动区。（图10-2）

［主治］运动区上1/5，治疗对侧下肢瘫痪；运动区中2/5，治疗对侧上肢瘫痪；运动区下2/5，治疗对侧面神经瘫痪，运动性失语、流口水、发音障碍等。

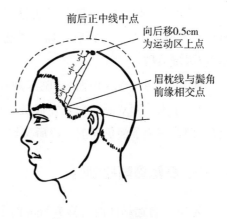

图10-2　运动区定位

［刺法］平刺，针尖刺至帽状腱膜下方，每分钟捻针200次左右。针感：头皮局部出现热、麻、抽等感觉，或向肢体放散。

［附注］《头针》临床观察，刺激运动区部分患者出现不自主运动。如8例患者，刺激病灶侧运动区，对侧肢体能出现不自主运动者2例；刺激双侧运动区，均在患肢出现不自主运动者5例，常在病灶侧刺激时，患肢不自主运动明显。

运动区上、中、下各具有相对特异性，如观察到患者李某，于 1976 年 11 月 13 日感冒后血压升高，突然左侧偏瘫，诊断脑血栓形成。当时左上肢能抬平至剑突，手不能伸屈，左下肢因力弱不能行走。针右侧运动区上 3/5 及足运感区 8 次，左上肢不仅能活动，在正常范围，而且肌力基本恢复正常。此时患侧诉述：病后一直口水过多，吃饭时常往外流，平时唾液过多，吞咽不停，于同月 25 日加刺右侧运动区下 2/5，针后吃饭时口水不往外流，平时唾液减少。

二、感觉区

[定位] 相当于大脑皮质中央后回在头皮上的投影部位。自运动区后移 1.5cm 的平行线即为感觉区。将感觉区分为五等分，其中上 1/5 是下肢、头、躯干感觉区，中 2/5 是上肢感觉区；下 2/5 是面感觉区，又称头面部感觉区。（图 10 – 3）

[主治] 感觉区上 1/5 治疗对侧腰腿痛、麻木、感觉异常及坐骨神经痛、肋间神经痛、末梢神经炎、后头痛、颈项痛和耳鸣。

感觉区中 2/5 治疗对侧上肢疼痛、麻木，感觉异常、末梢神经炎。

感觉区下 2/5 治疗对侧面部麻木、偏头痛、三叉神经痛、牙痛、颞下颌关节炎等。

[刺法] 平刺，针尖刺至帽状腱膜下方，每分钟捻针 200 次左右。针感：局部酸胀，或向对侧相应区域放散。

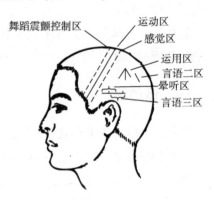

图 10 – 3 头针侧面刺激区定位

[附注]《头针》（山西）：临床观察感觉区上 1/5 和下 2/5 疗效的差异，如患者李某，女，工人，因双颞部痛及左髋关节处痛来诊，先刺双感觉区下 2/5 后，双颞部痛减轻，但左髋关节痛仍同前，以后又针右感觉区上 1/5，进针后左髋关节痛立即消失。

三、舞蹈震颤控制区

[定位] 自运动区向前移 1.5cm 的平行线。

[主治] 舞蹈病、震颤麻痹综合征。

[刺法] 一侧病变针对侧，两侧病变针双侧平刺，针尖沿穴区从上向下斜行刺于皮下帽状腱膜层下方，每分针捻转 200 次左右。针感：局部胀麻，有时对侧或双侧肢体出现热感。

四、晕听区

[定位] 头部，耳尖直上 1.5cm 处，向前向后各引 2cm 长水平线。

［主治］内耳眩晕症、耳鸣、听力减退，神经性耳聋等。

［刺法］平刺，针尖刺至皮下帽状腱膜下方，每分钟捻转200次左右。针感：局部胀麻，有时可在肢体或头部出现热感。

五、言语二区

［定位］头部，相当于顶叶的角回部。以顶骨结节后下方2cm处为起点，向后引平行于前后正中线的3cm长的直线为该区。

［主治］命名性失语。

［刺法］平刺，针尖刺至皮下帽状腱膜下方，每分钟捻针200次左右。针感：局部发热、麻胀。

六、言语三区

［定位］头部，于晕听区中点向后引4cm长的水平线即是。

［主治］感觉性失语。

［刺法］平刺，针尖刺至皮下帽状腱膜下方，每分钟捻转200次左右。针感：局部胀麻。

七、运用区

［别名］失用区（江苏新医学院：《中医学》）

［定位］头部，从顶骨结节起向下引一垂直线，同时引与此线夹角为40°的前后两线，三条线的长度均为3cm。

［主治］失用症。

［刺法］平刺，针尖刺至皮下帽状腱膜下方。每分钟捻转200次左右。针感：局部酸胀，有时对侧肢体发热。

八、足运感区

［定位］位于头顶部，在前后正中线的中点旁开左右各1cm，向后引平行于正中线的3cm长的直线。（图10－4）

［主治］对侧下肢疼痛、麻木、瘫痪、急性腰扭伤、皮质性多尿、夜尿排尿困难、脱肛、子宫脱垂等。

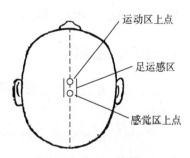

图10－4 足运感区定位

［成方举例］双足运感区、生殖区治疗急性膀胱炎引起的尿频、尿急；糖尿病引起的烦渴、多饮、多尿；配双侧肠区治疗过敏性结肠炎，或一些疾病引起的腹泻；配双侧胸腔区，对风湿性心脏病引起的尿少也有一定的帮助。

（《头针》）

［刺法］平刺，针尖刺至皮下帽状腱膜下方，每分钟捻转 200 次左右。针感：局部酸胀。

九、视区

［定位］头部，从枕外粗隆顶端旁开 1cm 处，向上引平行于前后正中线的 4cm 长的直线。（图 10 - 5）

［主治］皮质性视力障碍，视网膜炎以及脑炎后遗症，内耳眩晕症，重症肌无力等。

［刺法］平刺，针尖刺至皮下帽状腱膜下方，每分钟捻转 200 次左右。针感：局部或眼区有热胀感。

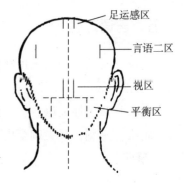

图 10 - 5　头针后属刺激区定位

十、平衡区

［定位］相当于小脑半球在头皮上的投影。从枕外粗隆顶端旁开 3.5cm 处，向后引平行于前后正中线的 4cm 长的直线。

［主治］小脑性平衡障碍。

［刺法］平刺，针尖从上向下刺至皮下帽状腱膜下方，每分钟捻转 200 次左右。针感：局部发热。

十一、胃区

［定位］从瞳孔直上的发际处为起点，向上引平行于前后正中线的 2cm 长的直线。（图 10 - 6）

［主治］胃痛，上腹部不适、呃逆。

［刺法］平刺，针尖从上向下刺至皮下帽状腱膜下方，每分钟捻转 200 次以上。针感：局部胀麻。

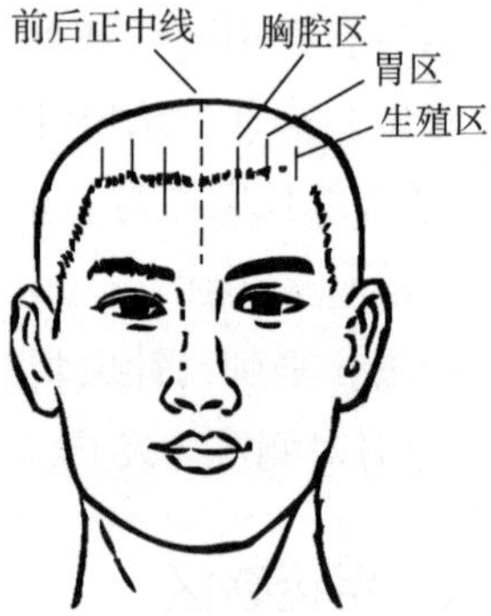

十二、胸腔区

图 10 - 6　头针前面刺激区定位

［定位］在胃区与前后正中线之间，从发际向上下各引 2cm 长的平行于前后正中线的直线。

［主治］胸部疼痛，胸闷气短，冠状动脉供血不足，室上性心动过速，心绞痛，慢性支气管炎，支气管哮喘，呃逆等。

［刺法］平刺，针尖从上向下刺至皮下帽状腱膜下方，每分钟捻转 200 左右。针感：局部胀麻。

十三、生殖区

[定位] 从额角处向上引平行于前后正中线的 2cm 长的直线。

[主治] 功能性子宫出血，盆腔炎，白带多等。

[成方举例] 生殖区、足运感区治疗子宫脱垂（《针法灸法学》）。

[刺法] 平刺，针尖从上向下刺至皮下帽状腱膜下方，每分钟捻转 200 次以上。针感：局部胀麻。

第二节　耳针（图 10 - 7）

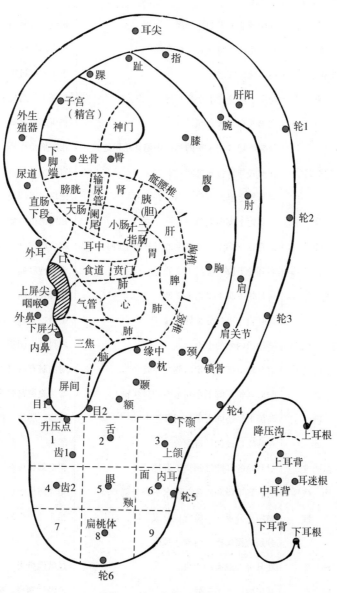

图 10 - 7　常用耳穴分布

常用耳穴定位和主治表

体表分部	穴名	定位	主治
耳轮脚	耳　中	在耳轮脚上	呃逆、皮肤病
耳　轮	直肠下段	耳轮起始端，近屏上切迹处	便秘、脱肛、里急后重
耳　轮	尿　道	与对耳轮下脚下缘同水平的耳轮部	遗尿、尿频、尿潴留
耳　轮	外生殖器	与对耳轮下脚上缘同水平的耳轮部	睾丸炎、阴道炎、阳痿
耳　轮	耳　尖	将耳轮向耳屏对折时，耳郭上面的顶端处	红眼、发热、高血压
耳　轮	轮1、2、3、4、5、6	耳轮结节下缘至耳垂中部下缘分五等分，计6个点	发热、上呼吸道感染
耳　舟	指	耳轮结节上方的耳舟部	相应部位疼痛
耳　舟	腕	平耳轮结节突起处的耳舟部	相应部位疼痛
耳　舟	荨麻疹点	指与腕二穴之间	止痒、抗过敏
耳　舟	肩	与屏上切迹同水平的耳舟部	肩周炎、落枕
耳　舟	肘	在腕穴和肩穴之间	相应部位疼痛
耳　舟	锁　骨	与轮屏切迹同水平的耳舟部偏耳轮尾处	相应部位疼痛
耳　舟	肩关节	在肩穴与锁骨穴之间	肩周炎
对耳轮上脚	趾	对耳轮上脚外上角	趾痛、甲沟炎
对耳轮上脚	踝	对耳轮上脚内上角	相应部位疼痛、扭伤
对耳轮上脚	膝	对耳轮上脚上缘同水平的对耳轮上脚起始部	相应部位疼痛、扭伤
对耳轮上脚	臀	对耳轮下脚上缘后1/2处	坐骨神经痛
对耳轮上脚	坐　骨	对耳轮下脚上缘前1/2处	坐骨神经痛
三角窝	神　门	对耳轮上下脚分叉处	镇静、安神、消炎、止痛
三角窝	子宫（精宫）	耳轮缘内侧的中点	妇科病、阳痿
三角窝	下脚端	对耳轮下脚与耳轮内侧交界处	对内脏有解痉、镇痛作用
对耳轮体部	腹	与对耳轮下脚下缘同水平的对耳轮上	常为腹腔盆腔病的配穴
对耳轮体部	胸	与屏上切迹同水平的对耳轮上	胸痛、肋痛、神经痛、乳腺炎
对耳轮体部	颈	在屏轮切迹偏耳舟侧处	落枕
对耳轮体部	骶腰椎	对耳轮的耳腔缘相当于脊柱	相应部位疼痛
对耳轮体部	胸　椎	在直肠下段和肩关节同水平处分别	相应部位疼痛
对耳轮体部	颈　椎	做两条分界线，将脊柱分成三段，自上而下分别为腰骶椎、胸椎、颈椎	相应部位疼痛
耳　屏	外　鼻	在耳屏外侧面的中央	过敏性鼻炎
耳　屏	咽　喉	耳屏内壁上1/2处	急慢性咽炎、扁桃体炎

续表

体表分部	穴名	定位	主治
耳屏	内鼻	耳屏内壁下 1/2 处	鼻炎
耳屏	上屏尖	耳屏上部外侧缘	牙痛、斜视
耳屏	下屏尖	耳屏下部外侧缘	升压、抗过敏
轮屏切迹	脑干	轮屏切迹正中处	头痛、眩晕
对耳屏	平喘	对耳屏的尖端	哮喘、腮腺炎
对耳屏	缘中	在脑干和平喘穴连线的中点	遗尿、失眠
对耳屏	脑	对耳屏的内侧面	镇静、止痛
对耳屏	睾丸（卵巢）	对耳屏内侧前下方，位于脑区一部分	副睾炎、月经不调
对耳屏	额	对耳屏外侧面的前下方	头痛、头晕、失眠
对耳屏	枕	对耳屏外侧面的后下方	头痛、神经衰弱
对耳屏	颞	额穴与枕穴连线的中点	头痛、偏头痛
耳轮脚周围	食管	耳轮脚下方前 2/3 处	吞咽困难
耳轮脚周围	贲门	耳轮脚下方后 1/3 处	呕吐、恶心
耳轮脚周围	胃	耳轮脚消失处	胃痛、呕吐、消化不良
耳轮脚周围	十二指肠	耳轮脚上方后 1/3 处	十二指肠溃疡、幽门痉挛
耳轮脚周围	小肠	耳轮脚上方中 1/3 处	心悸、消化不良
耳轮脚周围	大肠	耳轮脚上方前 1/3 处	腹泻、便秘
耳轮脚周围	阑尾	大肠穴与小肠穴之间	急性单纯性阑尾炎
耳甲艇	膀胱	对耳轮下脚下缘，大肠穴直上	遗尿、尿潴留
耳甲艇	肾	对耳轮下脚下缘，小肠穴直上	腰痛、耳鸣、听力减退
耳甲艇	输尿管	肾穴与膀胱穴之间	输尿管疾患
耳甲艇	肝	胃和十二指肠穴的后方	眼病、胁痛
耳甲艇	脾	肝穴的下方，紧靠对耳轮缘	腹胀、消化不良
耳甲艇	胰胆	肝穴和肾穴之间	消化不良、胆道疾患
耳甲腔	口	紧靠外耳道开口的后壁	面瘫、口腔溃疡
耳甲腔	心	耳甲腔中央	癫病、心悸
耳甲腔	肺	心穴的上、下和后方呈马蹄形	咳喘、皮肤病
耳甲腔	气管	在口穴和心穴之间	咳喘
耳甲腔	屏间	外耳门后下方，近屏间切迹处	痛经、月经不调
耳甲腔	三焦	外耳道口、屏间、脑穴和肺穴之间	便秘、浮肿
耳垂	目 1	屏间切迹前下	青光眼、假性近视、麦粒肿
耳垂	目 2	屏间切迹后下	青光眼、假性近视、麦粒肿
耳垂	眼	耳垂五区的正中	青光眼、假性近视、麦粒肿
耳垂	牙痛点 1	耳垂一区的后下角	牙痛、牙周炎、并可用于拔牙麻醉
耳垂	牙痛点 2	耳垂四区的中央	牙痛、牙周炎、并可用于拔牙麻醉
耳垂	上颌、下颌	耳垂三区的正中和上方	牙痛、颞下颌关节炎
耳垂	内耳	耳垂六区的正中	耳鸣、听力减退
耳垂	扁桃体	耳垂八区的正中	扁桃体炎
耳垂	面颊区	耳垂五、六区交界线的周围	面瘫
耳背	降压沟	即对耳轮下脚沟	高血压
耳背	阳维	耳迷根穴略上，耳背与乳突交界的"弦筋处"	耳鸣、耳聋
耳背	耳运根	耳背与乳突交界之耳根部，与耳轮脚同水平	头痛、鼻塞、胆道蛔虫症
耳背	上耳背	耳甲艇后隆起的最突起处	腰背痛、皮肤病
耳背	中耳背	上耳背穴与下耳背穴连线的中点	腰背痛、皮肤病
耳背	下耳背	耳甲腔隆起的最突起处	腰背痛、皮肤病
耳背	上耳根	耳根的最上缘	止痛、治瘫
耳背	下耳根	耳根的最下缘	止痛、治瘫

下　篇

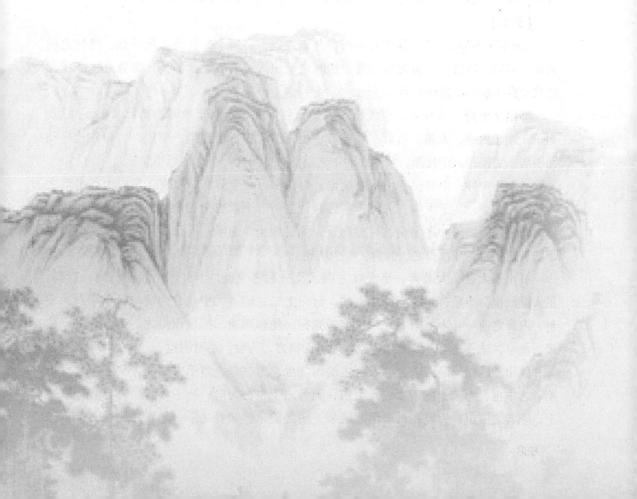

第十一章　腧穴学古文辑注

第一节　特定穴

一、五输穴

【原文】

《灵枢·九针十二原》黄帝曰：愿闻五脏六腑所出之处。岐伯曰：五脏五腧，五五二十五腧；六腑六腧，六六三十六腧。经脉十二，络脉十五，凡二十七气，以上下。所出为井，所溜为荥，所注为腧，所行为经，所入为合，二十七气所行，皆在五腧也。

【按】五输穴为在四肢肘膝以下之重要腧穴，由于经脉之气的大小、深浅及流行的不同，而有井、荥、输、经、合之分，说明其腧穴的不同作用，根据不同病证而取相应的腧穴，为临床常用的腧穴。也是后世子午流注按时取穴法的基本腧穴。

【原文】

《灵枢·本输》：黄帝问于岐伯曰：凡刺之道，必通十二经络之所终始，络脉之所别处，五输之所留，六腑之所与合，四时之所出入，五脏之所溜处，阔数之度，浅深之状，高下所至，愿闻其解。

肺出于少商，少商者，手大指端内侧也，为井木；溜于鱼际，鱼际者，手鱼也，为荥；注于太渊，太渊，鱼后一寸陷者中也，为俞；行于经渠，经渠，寸口中也，动而不居，为经；入于尺泽，尺泽，肘中之动脉也，为合。手太阴经也。

心出于中冲，中冲，手中指之端也，为井木；溜于劳宫，劳宫，掌中中指本节之内间也，为荥；注于大陵，大陵，掌后两骨之间方下者也，为俞；行于间使，间使之道，两筋之间，三寸之中也，有过则至，无过则止，为经；入于曲泽，曲泽，肘内廉下陷者之中也，屈而得之，为合。手少阴也。

肝出于大敦，大敦者，足大趾之端，及三毛之中也，为井木；溜于行间，行间，足大趾间也，为荥；注于太冲，太冲，行间上二寸陷者之中也，为俞；行于中封，中封，内踝之前一寸半，陷者之中，使逆则宛，使和则通，摇足而得之，为经；入于曲泉，曲泉，辅骨之下，大筋之上也，屈膝而得之，为合。足厥阴也。

脾出于隐白，隐白者，足大趾之端内侧也，为井木；溜于大都，大都本节之后下陷者之中也，为荥；注于太白，太白，腕骨之下也，为俞；行于商丘，商丘，内踝之下，陷者之中也，为经；入于阴之陵泉，阴之陵泉，辅骨之下，陷者之中也，伸而得之，为合。足太阴也。

肾出于涌泉，涌泉者，足心也，为井木；溜于然谷，然谷，然骨之下者也，为荥；注于太溪，太溪内踝之后，跟骨之上，陷者中也，为俞；行于复溜，复溜，上内踝二寸，动而不休，为经；入于阴谷，阴谷，辅骨之后，大筋之下，小筋之上也，按之应手，屈膝而得之，为合。足少阴经也。

【按】以上为五脏之五输穴的名称及部位，但心经之井荥输经合为手厥阴经之五输穴，至《甲乙经》才明确提出心经之五输穴。如《甲乙经》卷三手少阴及臂凡一十六穴第二十六中说："心出少冲，少冲者，木也，一名经始，在手小指内廉之端，去爪甲角如韭叶，手少阴脉之所出也，为井。刺入一分，留一呼，灸一壮。少府者，火也，在小指本节后陷者中，直劳宫，手少阴脉之所溜也，为荥。刺入三分，灸三壮。神门者，土也，一名兑冲，一名中都，在掌后兑骨之端，陷者中，手少阴脉之所注也，为俞。刺入三分，留七呼，灸三壮。手少阴郄，在掌后脉中，去腕五分。刺入三分，灸三壮。通里，手少阴络，在腕后一寸，别走太阳，刺入三分，灸三壮。灵道者，金也，在掌后一寸五分，或曰一寸，手少阴脉之所行也，为经。刺入三分，灸三壮。少海者，水也，一名曲节，在肘内廉节后，陷者中，动脉应手，手少阴脉之所入也，为合。刺入五分，灸三壮。"至此则手足三阴经之井荥输经合五输穴趋于完备，而沿用至今，故五脏皆有井荥输经合穴。

【原文】

膀胱出于至阴，至阴者，足小趾之端也，为井金；溜于通谷，通谷者，本节之前外侧也，为荥；注于束骨，束骨，本节之后陷者中也，为俞；过于京骨，京骨，足外侧大骨之下，为原；行于昆仑，昆仑，在外踝之后，跟骨之上，为经；入于委中，委中，腘中央，为合，委而取之。足太阳也。

胆出于窍阴，窍阴者，足小趾次趾之端也，为井金；溜于侠溪，侠溪，足小趾次趾之间也，为荥；注于临泣，临泣，上行一寸半，陷者中也，为俞；过于丘墟，丘墟，外踝之前下，陷者中也，为原；行于阳辅，阳辅，外踝之上，辅骨之前，及绝骨之端也，为经；入于阳之陵泉，阳之陵泉，在膝外陷者中也，为合，伸而得之。足少阳也。

胃出于厉兑，厉兑者，足大趾内次趾之端也，为井金；溜于内庭，内庭，次趾外间也，为荥；注于陷谷，陷谷者，上中指内间上行二寸陷者中也，为俞；过于冲阳，冲阳，足跗上五寸陷者中也，为原，摇足而得之；行于解溪，解溪，上冲阳一寸半陷者中也，为经；入于下陵，下陵，膝下三寸，胻骨外三里也，为合；复下三里三寸，为巨虚上廉，复下上廉三寸，为巨虚下廉也；大肠属上，小肠属下，足阳明胃脉也。大肠小肠，皆属于胃，是足阳明也。

三焦者，上合手少阳，出于关冲，关冲者，手小指次指之端也，为井金；溜于液门，液门，小指次指之间也，为荥；注于中渚，中渚，本节之后陷者中也，为俞；过于阳池，阳池，在腕上陷者之中也，为原；行于支沟，支沟，上腕三寸两骨之间陷者中也，为经；入于天井，天井，在肘外大骨之上陷者中也，为合，屈肘而得之；三焦下腧在足太阳之前，少阳之后，出于腘中外廉，名曰委阳，是太阳之络也，手少阳经也。三焦者，足少阳太阴之所将，太阳之别也，上踝五寸，别入贯腨肠，出于委阳，并太阳之正，入络膀胱，约下焦，实则闭癃，虚则遗溺。遗溺则补之，闭癃则泻之。

小肠者，上合手太阳，出于少泽，少泽，小指之端也；为井金；溜于前谷，前谷，在手外廉本节前陷者中也，为荥；注于后溪，后溪者，在手外廉本节之后也，为俞；过于腕骨，腕骨，在手外侧腕骨之前，为原；行于阳谷，阳谷，在锐骨之下陷者中也，为经；入于小海，小海，在肘内大骨之外，去端半寸，陷者中也，伸臂而得之，为合。手太阳经也。

大肠上合手阳明，出于商阳，商阳，大指次指之端也，为井金；溜于本节之前二间，为荥；注于本节之后三间，为俞；过于合谷，合谷，在大指歧骨之间，为原；行于阳溪，阳溪，在两筋间陷者中也，为经；入于曲池，在肘外辅骨陷者中，屈臂而得之，为合。手阳明也。

是谓五脏六腑之腧，五五二十五腧，六六三十六腧也。六腑皆出足之三阳，上合于手也。

【按】井荥输经合穴，为临床常用腧穴，从《内经》开始，即有明确记载。本篇已指出五脏之二十五穴，六腑之三十六穴，共六十一穴，再加上手少阴经之五个穴位为六十六穴，不但穴名明确，位置具体，而且对其功能的论述也较详尽，为经气出入，气血交流，阴阳交会之处。因此，后世医家都很重视，如廖润鸿说："周身三百六十六，统于六十六穴。"说明此六十六穴，具有一定的代表性，故子午流注也以此六十六穴为取穴范围，说明五脏六腑之五输穴的实用价值。关于五脏六腑之原穴，在《灵枢·九针十二原》中已提出，但未提及六腑之原穴；在本篇也得到补充，而为五脏六腑的十一个原穴，再加上心经之原穴神门，共为十二个原穴，这就是后世通称的十二原，形成完整五输穴体系。在脏腑相通的理论指导下又指出了大肠、小肠、三焦经的下合穴，其经脉虽行于上，但其下合于足三阳经，即小肠经之下合穴在下巨虚（足阳明胃经），大肠经之下合穴为上巨虚（足阳明胃经），三焦经之下合穴为委阳（足太阳膀胱经），也是后世所谓"手三阳下合腧"，对指导临床有特定意义。另外，对于各经之合穴的取穴姿势也做了说明，因位于膝肘附近之合穴，由于不同体位，针刺方向与身体所处不同姿势有密切关系，因取穴姿势不正则不能达到正确针刺的目的，也会损伤正常组织。

【原文】

《难经·六十三难》：《十变》言，五脏六腑荥合，皆以井为始者，何也？然：井者，东方春也，万物之始生。诸蚑行喘息，蜎飞蠕动，当生之物，莫不以春生。故岁数始于春，日数始于甲，故以井为始也。

《难经·六十五难》：经言所出为井，所入为合，其法奇何？然：所出为井，井者，东方春也，万物始生，故言所出为井也。所入为合，合者，北方冬也，阳气入脏，故言所入为合也。

【按】此二难讨论了井荥输经合穴的功用，井穴在四肢末端，清阳实四肢，四肢为诸阳之本，经脉之气从四肢末端开始。如春天阳气之初生，如万物发生，生机萌动之意，然后流经于荥输经合穴，由小至大，由浅入深，至合穴为经气收藏入脏，说明五输穴的生理功能，各俱特征。对后世取穴指导临床有一定意义。

【原文】

《难经·六十四难》：《十变》又言：阴井木，阳井金；阴荥火，阳荥水；阴俞土，阳俞木；阴经金，阳经火；阴合水，阳合土。阴阳皆不同，其意何也？

然：是刚柔之事也。阴井乙木，阳井庚金。阳井庚，庚者，乙之刚也；阴井乙，乙者，庚之柔也。乙为木，故言阴井木也；庚为金，故言阳井金也。余皆仿此。

【按】自《难经》以后，将十二经的五输穴，与阴阳五行的属性相配，表示阴经与阳经、五输穴之间阴阳刚柔相济的关系，作为后世治病取穴的依据。即以十个天干的阴阳属性与五输穴相配，即甲丙戊庚壬为阳干；乙丁己辛癸为阴干，阳干配阳经，阴干配阴经。在阴经来讲，再根据五行相生关系，把阴经井穴配乙木，依次相生，故荥穴配丁火，输穴配己土，经穴配辛金，合穴配癸水。为了阴阳相配、刚柔相济，从阳经来说结合五行相克的关系，把阳经井穴配庚金，依次相克，荥穴配壬水，输穴配甲木，经穴配丙火，合穴配戊土。形成阴阳相配，五行相克的关系。如下表所示：

阴阳刚柔	五输				
	井	荥	输	经	合
	五　行　十　天　干				
阳经（刚）	庚金	壬水	甲木	丙火	戊土
阴经（柔）	乙木	丁火	己土	辛金	癸水

【原文】

《素问·水热穴论》：帝曰：春取络脉分肉，何也？岐伯曰：春者木始治，肝气始生，肝气急。其风疾，经脉常深，其气少，不能深入，故取络脉分肉间。

帝曰：夏取盛经分腠，何也？岐伯曰：夏者火始治，心气始长，脉瘦气弱，阳气留溢，热熏分腠，内至于经，故取盛经分腠绝肤，而病去者，邪居浅也。所谓盛经者，阳脉也。

帝曰：秋取经俞，何也？岐伯曰：秋者金始治，肺将收杀，金将胜火，阳气在合，阴气初胜，湿气及体，阴气未盛，未能深入，故取俞以泻阴邪，取合以虚阳邪，阳气始衰，故取于合。

帝曰：冬取井荥，何也？岐伯曰：冬者水始治，肾方闭，阳气衰少，阴气坚盛，巨阳伏沉，阴脉乃去，故取井以下阴逆，取荥以实阳气，故曰：冬取井荥，春不鼽衄。

此之谓也。

《灵枢·顺气一日分为四时》：藏主冬，冬刺井；色主春，春刺荥；时主夏，夏刺腧；音主长夏，长夏刺经；味主秋，秋刺合，是谓五变，以主五腧。

【按】关于五输穴的取穴方法，《内经》《难经》中论述颇多，见于《灵枢·本输》《灵枢·四时气》《灵枢·寒热病》《灵枢·顺气一日分为四时》《素问·水热穴论》等篇。五输穴的取穴方法，有以四时阴阳盛衰的理论为指导，如《素问·水热穴论》；有以五脏的理论为指导，如《灵枢·顺气一日分为四时》篇中说："人有五脏，五脏有五变，五变有五腧"，但五脏亦受阴阳理论影响，如肝属木，为阴中之少阳；心属火，为阳中之太阳；脾属土，为阴中之至阴；肺属金，为阳中之少阴；肾属水，为阴中之太阴。有以五行理论为指导的，如《难经》，但五行亦与阴阳相联系，即木火为阳，土金水为阴，而且以阴阳相配、五行生克为指导。总之，五输穴的取穴方法，以阴阳五行为其基本指导思想，这是一致的，但因论述角度不同，又存在着分歧，故应理解其整体性，精神实质，不可拘泥于枝节。

【原文】

《难经·六十八难》：五脏六腑，皆有井荥俞经合，皆何所主？然：经言所出为井，所溜为荥，所注为俞，所行为经，所入为合。井主心下满，荥主身热，俞主体重节痛，经主喘咳寒热，合主逆气而泄。此五脏六腑井荥俞经合所主病也。

《难经·七十四难》：经言春刺井，夏刺荥，季夏刺俞，秋刺经，冬刺合者，何谓也？然：春刺井者，邪在肝；夏刺荥者，邪在心；季夏刺俞者，邪在脾；秋刺经者，邪在肺；冬刺合者，邪在肾。

《灵枢·寿夭刚柔》：病在阴之阴者，刺阴之荥俞，病在阳之阳者，刺阳之合；病在阳之阴，刺阴之经，病在阴之阳，刺络脉。

《素问·咳论》：治脏者治其俞，治腑者治其合，浮肿者治其经。

【按】综上所述，对五输穴的主治进行了原则论述，主要根据五输穴的五行属性以及四时五脏的关系，概况地论述五输穴总的主治功用，如井穴属木，应于春，合于肝，故肝病可取井穴；荥穴属火，应于夏，合于心，故心病可以取荥穴；输穴属土，应于长夏，合于脾，故脾病取输穴；经穴属金，应于秋，合于肺，故肺病取经穴。这是一般规律，只能代表一种取穴法，而且五脏之病，各有虚实寒热，十二经之五输穴又各有特征，故应根据各种症状，辨证取穴，不可刻舟求剑。正如《难经经释》所说："此亦论其一端耳……不可拘一而不知变通也。"

【原文】

《灵枢·九针十二原》：五脏有六腑，六腑有十二原，十二原出于四关，四关主治五脏，五脏有疾，当取之十二原。十二原者，五脏之所以禀三百六十五节气味也。五脏有疾也，应出十二原。十二原各有所出。明知其原，睹其应，而知五脏之害矣。阳中之少阴，肺也，其原出于太渊，太渊二。阳中之太阳，心也，其原出于大陵，大陵二。阴中之少阳，肝也，其原出于太冲，太冲二。阴中之至阴，脾也，其原出于太白，太白二。阴中之太阴，肾也，其原出于太溪，太溪二。膏之原，出于鸠尾，鸠尾一。肓之原，出于脖胦，脖胦一。凡此十二原者，主治五脏六腑之有疾者也。

【按】　本段论述了原穴的重要作用，原穴是禀受五脏之气，并能会合于三百六十五穴，能治疗五脏的疾病，即调节原穴而通达疏导五脏之气，所以"五脏有疾，当取之十二原"。并论述了五脏原穴的名称。但本段所指十二原，包括五脏各有二个原穴及膏、肓各有一原穴，共十二穴，穴名只有七个。并没有提六腑之原穴，六腑之原穴，在《灵枢·本输》篇中具体提出其名称及位置。另外，本段所提心之原，实为手厥阴经之原穴，在《甲乙经》中才明确提出手少阴经之原穴为神门。因此，本段所述十二原与后世所称的十二原是不同的。后世所提十二原为十二经脉各有一原穴（脏以输代原）共二十四穴。对治疗脏腑疾病皆有其重要作用。

【原文】

《难经·六十六难》：经言肺之原，出于太渊；心之原，出于大陵；肝之原，出于太冲；脾之原，出于太白；肾之原，出于太溪；少阴之原，出于锐骨；胆之原，出于丘墟；胃之原，出于冲阳；三焦之原，出于阳池；膀胱之原，出于京骨；大肠之原，出于合谷；小肠之原，出于腕骨。十二经皆以俞为原者，何也？然：五脏俞者，三焦之所行，气之所留止也。三焦所行之俞为原者，何也？然：齐下肾间动气者，人之生命也，十二经之根本也，故名曰原。三焦者，原气之别使也，主通行三气，经历于五脏六腑。原者，三焦之尊号也，故所止辄为原。五脏六腑之有病者，皆取其原也。

【按】　本段不但补充了《灵枢·九针十二原》对原穴的论述，又指出了六腑之原穴名称，和手少阴心经之锐骨（神门穴），因而，比较完整的提出十二原穴。另外也提出五脏有病所以取原穴的重要意义。因原穴为原气通行之处，原气发源于肾；游行于上中下三焦，其所留止之处为原穴。原气是人之生命所系，十二经之根本，激发五脏功能的动力，故五脏有病，皆可取十二原穴以调节原气。

二、背俞穴与募穴

【原文】

《难经·六十七难》：五脏募皆在阴，而俞皆在阳者，何谓也？然：阴病行阳，阳病行阴。故令募在阴，俞在阳。

【按】　本段主要论述了背俞穴与募穴的阴阳属性及其所在的部位。背俞穴与募穴皆在躯干部，接近脏腑，与脏腑有着直接的联系。背俞穴皆在背部为经气转输出入之处，募穴在腹部为经气汇集之处，背为阳，腹为阴，故背俞穴为阳，募穴为阴。每一脏都有俞穴和募穴，在生理上，脏腑之气既可行于阳（俞穴）又可行于阴（募穴）或由阳而行阴，或由阴而行阳，阴阳相通，以维持阴阳的平衡；在病理上，内脏或阴经病亦可由阴而出阳（俞穴），体表或阳经病可由阳而入阴（募穴），故"阳病行阴，阴病行阳"；在治疗上可以调节阴阳，内脏病或阴经病可刺背俞穴；体表或阳经病可以刺腹部募穴，以调整经气，即所谓"从阴引阳，从阳引阴"的治疗方法。或同时取腹部的募穴和背部的俞穴，而行不同的补泻手法，即后世所说的"俞募取穴法"，对脏腑疾病有较好疗效。

本段虽然只谈五脏之俞募穴，未提六腑之俞募，但六腑之俞募也如此，正如《难经经释》所说："六腑募亦在阴，俞亦在阳，不特五脏为然。又下节阴阳并举为言，疑五脏下当有六腑二字。"因此，六腑之俞募的意义和作用，和五脏同理。

第二节　腧　穴

一、腧穴主治

【原文】

《素问·水热穴论》帝曰：水俞五十七处者，是何主也？岐伯曰：肾俞五十七穴，积阴之所聚也，水所从出入也。尻上五行行五者，此肾俞，故水病下为胕肿大腹，上为喘呼，不得卧者，标本俱病，故肺为喘呼，肾为水肿，肺为逆，不得卧，分为相输俱受者，水气之所留也。伏兔上各二行，行五者，此肾之街也，三阴之所交结于脚也。踝上各一行行六者，此肾脉之下行也，名曰太冲。凡五十七穴者，皆脏之阴络，水之所客也。

【按】以上内容皆指治疗水肿病之五十七穴。又皆以肾经之腧穴为主，其他经之腧穴，也与治水有关，如骶骨上之五行行五，为膀胱经和督脉经之腧穴。肾为水脏，膀胱为水府，皆与水有关；督脉为阳脉之海，主气化行水，此二十五穴又在下焦，与肾之府相近而主水，故亦称"肾俞"。伏兔上（腹部）之二行行五，为肾经及阳明胃经穴，亦属下焦，阳明胃与脾相连，脾有运化水湿作用，故皆可治水，为水气往来之道路，故皆称为肾之街。街即通道之意，与肾水相通。足踝上之六穴，亦为肾经穴，故此五十七穴，皆与肾之经脉或肾之络脉相通，故亦称"脏之阴络"，为阴气之所行。在治疗水肿时，当根据病情而选用，即指治疗水肿之常用穴，为治水肿之选穴范围，并非同时皆取之。

【原文】

《素问·水热穴论》：帝曰：夫子言治热病五十九俞，余论其意，未能领别其处，愿闻其处，因闻其意？岐伯曰：头上五行行五者，以越诸阳之热逆也；大杼、膺俞、缺盆、背俞，此八者，以泻胸中之热也；气街、三里、巨虚上下廉，此八者，以泻胃中之热也；云门、髃骨、委中、髓空，此八者，以泻四支之热也；五脏俞傍五，此十者，以泻五脏之热也；凡此五十九穴者，皆热之左右也。"

【按】此五十九穴为治疗热病的主要腧穴，但以治疗局部，如头部、胸腹部、四肢等部位发热为主，取穴亦多在局部取穴。与《灵枢·热病》之热俞五十九有所不同。

【原文】

《灵枢·热病》：所谓五十九刺者，两手外内侧各三，凡十二痏。五指间各一，凡八痏，足亦如是。头入发一寸旁三分各三，凡六痏。更入发三寸边五，凡十痏。耳前后口下者各一，项中一，凡六痏。巅上一，囟会一，发际一，廉泉一，风池二，天柱二。

【按】此段所述治"热病五十九俞"，与《水热穴论》所述"热俞五十九"皆为治热病的主要腧穴，但二者在取穴上有较大区别。本篇以四肢腧穴为主，四肢为诸阳之本，故为泻热治本之法。《水热穴论》之五十九穴，偏重于病邪所在的局部，以泻热之标，因此，两者除了头顶之百会、囟会各一穴，及入发际一寸中行傍开一寸半之五处、承光、通天，及旁开三寸之临泣、目窗、正营、承灵、脑空左右各二穴，共十八穴位相同者外，其余皆不相同，但对热病俱有治疗作用，应互相参考选用。

【原文】

《灵枢·热病》：热病体重肠中热，取之以第四针，于其腧及下诸指间，索气于胃络得气也。

热病挟脐急痛，胸胁满，取之涌泉与阴陵泉，取以第四针，针嗌里。

热病而汗且出，及脉顺可汗者，取之鱼际、太渊、大都、太白，泻之则热去，补之则汗出，汗出大甚，取内踝上横脉以止之。

【按】此段又提出治热病九个穴位、名称，其中除廉泉、太白相重外，其他七穴不重，故共有十四穴，也是治热病之腧穴。与前文《水热论》热俞五十九，《热病》五十九刺，两篇之数，除其中十八个为重复之外，共有一百一十四个穴位皆为热俞，亦治热病，临床可根据各种热病而选用，特别在《灵枢·热病》篇记载了许多发热疾病，未有指出应用某穴，即根据具体症状而选用适当穴位，使刺热病的治疗更加完善。另外，所谓热俞也并非只能治热病，对其他疾病也可应用。

【原文】

《素问·骨空论》：灸寒热之法，先灸项大椎，以年为壮数，次灸橛骨，以年为壮数，视背俞陷者灸之，举臂肩上陷者灸之，两季胁之间灸之，外踝上绝骨之端灸之，足小指次指间灸之，腨下陷脉灸之，外踝后灸之，缺盆上切之坚痛如筋者灸之，膺中陷骨间灸之，掌束骨下灸之，齐下关元三寸灸之，毛际动脉灸之，膝下三寸分间灸之，足阳明跗上动脉灸之，巅上一灸之，犬所啮之处灸之三壮，即以犬伤病法灸之，凡当灸二十九处。伤食灸之。不已者，必视其经之过于阳者，数刺其俞而药之。

【按】本段主要举例说明灸法的应用及常用穴，说明《内经》时期灸疗法已广泛应用于临床。对灸疗法的功用，没有局限于补虚，而且多用于清热祛邪，因而后世对灸法又有补与泻的不同功能，特别是唐、宋以后，灸疗法的临床应用更为广泛。通过临床实践，验证灸疗法同针刺疗法具有较好的实用价值。

【原文】

《素问·气穴论》：黄帝问曰：余闻气穴三百六十五，以应一岁，未知其所，愿卒闻之。……岐伯再拜而起曰：臣请言之。背与心相控而痛，所治天突与十椎及上纪，上纪者，胃脘也，下纪者关元也。

【按】此段论述胃脘疼痛牵引于背部疼痛，所取的穴位，取任、督二脉之穴。即有任脉之天突、中脘、关元及督脉经之中枢穴，属于局部取穴，因其疼痛前自胃脘后至背脊，故调节任督二脉为主治。

【原文】

《素问·气穴论》：藏俞五十穴，府俞七十二穴，热俞五十九穴，水俞五十七穴，头上五行行五，五五二十五穴，中䏚两旁各五，凡十穴，大椎上两旁各一，凡二穴，目瞳子浮白二穴，两髀厌分中二穴，犊鼻二穴，中耳多所闻二穴，眉本二穴，完骨二穴，项中央一穴，枕骨二穴，上关二穴，大迎二穴，下关二穴，天柱一穴，巨虚上下廉四穴，曲牙二穴，天突一穴，天府二穴，天牖二穴，扶突二穴，天窗二穴，肩解二穴，关元一穴，委阳二穴，肩贞二穴，喑门一穴，齐一穴，胸俞十二穴，背俞二穴，膺俞十二穴，分肉二穴，踝上横二穴，阴阳跷四穴，水俞在诸分，热俞在气穴，寒热俞在两骸厌中二穴，大禁二十五，在天府下五寸，凡三百六十五穴，针之所由行也。

【按】《气穴论》为《内经》记载穴位比较全面的一篇，其论述方法，既非按经脉取穴，亦非局部取穴，是综合论述。对本篇所记载腧穴数目，虽称三百六十五穴，实际核对，亦不相符，各家注亦不一致。吴崑云："并重复，共得四百零七穴，除重复，约得三百五十八穴。"马莳云："通共计之，有三百五十七穴。"张景岳云："共三百六十五穴，若连前天突、十椎、胃脘、关元四穴，则总计三百六十九穴，内除天突、关元及头上二十五穴俱系重复外，实止三百四十二穴。"张志聪云："自天突十椎上纪关元，至厌中二穴，共计三百六十四，然内多重复。"高世栻云："自天突至天府下五寸，共三百六十六穴。"因各家注解不同，理解不一，也可能由于传抄讹误所致。根据笔者核对，按比较统一看法，选其中较为合理者作著，总穴数为363个，穴名191个，其中单穴19个，双穴172个，其中重复者，头上五行行五（25穴）巨虚上、下廉4穴，故只有穴名174个，单穴14个，双穴160个，总穴数为334个。因个人理解不同，也不必强求一致，分歧之处可待考。总之，《内经》关于腧穴的记载，尚未有统一的论述，说明腧穴的发展，要晚于经络。

【原文】

《素问·气府论》：足太阳脉气所发者，七十八穴，两眉头各一，入发至项三寸半，傍五，相去三寸，其浮气在皮中者，凡五行，行五，五五二十五，项中大筋两傍各一，风府两旁各一，夹背以下至尻尾二十一节，十五间各一，五藏之俞各五，六府之俞各六，委中以下至足小指旁各六俞。

【按】从上所述本经穴，有攒竹、曲差、五处、承光、通天、络却、天柱、大杼、附分、魄户、膏肓、神堂、譩譆、膈关、魂门、阳纲、意舍、胃仓、肓门、志室、胞肓、秩边（十五节旁）、肺俞、心俞、脾俞、肝俞、肾俞（五脏俞）、胆俞、胃俞、三焦俞、大肠俞、小肠俞、膀胱俞（六腑俞）、委中、昆仑、京骨、束骨、至阴（委中下至十趾）各二，共七十六穴。并涉及督脉经神庭、上星、囟会、前顶、百会、后顶、强间、脑户各一共八穴，少阳胆经临泣、目窗、正营、承灵、脑空、风池各二共十二穴。合计为九十六穴。正合王冰、张景岳所述之数。但足太阳膀胱经有一百二十四穴，尚缺本经穴四十六穴，说明本篇所述为脉气之所发，气之所会，故曰气府，而非指本经所有腧穴。下仿此。

【原文】

《素问·气府论》：足少阳脉气所发者六十二穴，两角上各二，直目上发际各五，耳前角上各一，耳前角下各一，锐发下各一，客主人各一，耳后陷中各一，下关各一，耳下牙车之后各一，缺盆各一，腋下三寸，胁下至胠八间各一，髀枢中旁各一，膝以下至足小指次指各六俞。

【按】从上所述本经腧穴有曲鬓、天冲、头临泣、目窗、正营、承灵、脑空、颔厌、悬厘、上关、渊液、辄筋、天池、日月、章门、五枢、维道、居髎、环跳、阳陵泉、阳辅、丘墟、足临泣、侠溪、足窍阴，共五十穴。并涉及手少阳经之和髎、翳风，胃经之下关、颊车、缺盆，手厥阴心包经之天池，合计为六十二穴。足少阳胆经共有八十八穴，尚少三十八穴，本段所述腧穴多与他经相交会以说明，亦说明气府之意。

【原文】

《素问·气府论》：足阳明脉气所发者六十八穴：额颅发际旁各三，面鼽骨空各一，大迎之骨空各一，人迎各一，缺盆外骨空各一，膺中骨间各一夹鸠尾之外，当乳下三寸，夹胃脘各五，夹脐广三寸各三，下脐二寸夹之各三气街动脉各一，伏兔上各一，三里以下至足中指各八俞，分之所在穴空。

【按】本段所述足阳明胃脉所发腧穴有头维、阳白、悬颅（足少阳）、四白、大迎、人迎、天髎（手少阳）、气户、库房、屋翳、膺窗、乳中、乳根、不容、承满、梁门、关门、太乙、滑肉门、天枢、外陵、大巨、水道、归来、气冲、髀关、足三里、上巨虚、下巨虚、解溪、冲阳、陷谷、内庭、厉兑，共六十八穴，但有手足少阳经六穴，本经只有六十二穴。足阳明胃经为有九十穴。尚缺二十八穴。

【原文】

《素问·气府论》：手太阳脉气所发者三十六穴：目内眦各一，目外各一，鼽骨下各一，耳郭上各一，耳中各一，巨骨穴各一，曲掖上骨穴各一，柱骨上陷者各一，上天窗四寸各一，肩解各一，肩解下三寸各一，肘以下至手小指本各六俞。

【按】上述手太阳经穴有听宫、颧髎、臑俞、天窗、秉风、天宗、小海、阳谷、腕骨、后溪、前谷、少泽共二十四穴。有他经穴十二，即睛明（足太阳）、瞳子髎（足少阳)、角孙（手少阳）、巨骨（手阳明）、肩井（足少阳）、窍阴（足少阳）。手太阳小肠经有三十六穴，因此，本经尚缺十四穴。

【原文】

《素问·气府论》：手阳明脉气所发者二十二穴：鼻空外廉、项上各二，大迎骨空各一，柱骨之会各一，髃骨之会各一，肘以下至手大指次指本各六俞。

【按】 上述本经穴有迎香、扶突、大迎、天鼎、肩髃、手三里、阳溪、合谷、三间、二间、商阳为二十二穴。除大迎为足阳明胃穴与前重复外，本经为二十穴。但手阳明经有四十穴，尚缺二十穴。

【原文】

《素问·气府论》：手少阳脉气所发者三十二穴，鼽骨下各一，眉后各一，角上各一，下完骨后各一，项中足太阳之前各一，夹扶突各一，肩贞各一，肩贞下三寸分间各一，肘以下至手小指、次指本各六俞。

【按】 本经所见经穴有丝竹空、天牖、肩髎、臑会、消泺、天井、支沟、阳池、中渚、液门、关冲，他经穴有颧髎（手少阳）、颔厌（足少阳）、风池（足少阳）、肩贞（手少阳）共三十二穴。但除颧髎、颔厌、风池、肩贞外，本经穴只有二十四穴，因手少阳三焦为四十六穴，故尚缺二十二穴。

【原文】

《素问·气府论》：督脉气所发者二十八穴，项中央二，发际后中八，面中三，大椎以下至尻尾及傍十五穴。至骶下凡二十一节，脊椎法也。

【按】 上述本经二十八穴，与后世之二十八穴数目相符，只有会阳穴为膀胱经穴，缺龈交穴。但其中有神庭、上星、囟会：前顶、百会、后顶、强间，已见足太阳膀胱经脉气所发"头上五行行五"中。

【原文】

《素问·气府论》：任脉之气所发者二十八穴，喉中央二，膺中骨陷中各一，鸠尾下三寸，胃脘五寸，胃脘以下至横骨六寸半一，腹脉法也。下阴别一，目下各一，下唇一，龂交一。

【按】 上述本经实有穴数为二十七穴，与文中所述二十八穴，少一穴。其中承泣二穴（胃经）、龂交一（督脉）、为与本经之会穴不属本经穴，故本经有二十四穴与现在经穴相符。

【原文】

《素问·气府论》：冲脉气所发者二十二穴，夹鸠尾外各半寸至齐寸一，夹齐下旁各五分至横骨寸一，腹脉法也。

【按】 上述二十二穴皆足少阴经在腹部之俞穴，因冲脉并足少阴经而上行之故。

【原文】

《素问·气府论》：足少阴舌下，厥阴毛中急脉各一，手少阴各一，阴阳跷各一，手足诸鱼际脉气所发者，凡三百六十五穴也。

【按】本篇共有399穴，重复者有神庭（二见）、上星（二见）、囟会（三见）、前顶（二见）、百会（二见）、后顶（二见）、强间（二见）、风府（二见），及足临泣、目窗、正营、承灵、脑空、大迎、颧髎、颔厌、风池、天窗（俱二见）共29穴（其中单穴9个，双穴10个），故本篇实有数为370穴，但各家注释不一，杨上善注："总二十六脉，有三百八十四穴，此言三百六十五穴，举大数言。"吴崑说："凡三百九十八穴，除去重复四穴，实多二十九穴。"张景岳说："总计前数，共三百八十六穴，除重复十二穴，仍多九穴。"但张志聪、高士宗强合三百六十五穴。因笔者选各家较合理的注释而非为一家之言，故又与各家注不同。虽然如此，亦不合三百六十五穴，因此，所谓三百六十五穴是根据天人相应的观点，即天有三百六十五日，人有三百六十五穴，在《内经》已多处出现，因此，只能作为参考之数。本篇对手足三阳论述较详，而对手足三阴过简，实际穴数绝不限于三百六十五穴。另外，所谓气府指气之所发，故每经所述之穴，多数为本经穴，但亦有少数为脉气之交会穴而非属本经穴。对所述穴数亦未详细指出经穴部位、穴数，说明并非专论腧穴之专章，可能与《内经》同时尚有腧穴专著未可知。考《甲乙经》引用《明堂孔穴针灸治要》是否为《内经》之姊妹篇，值得重视。

【原文】

《灵枢·本输》：缺盆之中，任脉也，名曰天突；一次任脉侧之动脉，足阳明也，名曰人迎；二次脉，手阳明也，名曰扶突；三次脉，手太阳也，名曰天窗；四次脉，足少阳也，名曰天容；五次脉，手少阳也，名曰天牖；六次脉，足太阳也，名曰天柱；七次脉，颈中央之脉，督脉也，名曰风府。腋内动脉，手太阴也，名曰天府；腋下三寸，手心主也，名曰天池。

【按】此段论述了手足六阳经和任、督二脉在颈项间的要穴，其排列次序及名称基本与现在的腧穴相一致。

二、十五络穴

【原文】

《灵枢·经脉》：手太阴之别，名曰列缺。起于腕上分间，并太阴之经……。手少阴之别，名曰通里。去腕上一寸半，别而上行……。手心主之别，名曰内关。去腕二寸，出于两筋之间……。手太阳之别，名曰支正。上腕五寸，内注少阴……。手阳明之别，名曰偏历。去腕三寸，别入太阴……。手少阳之别，名曰外关。去腕二寸，外绕臂……。足太阳之别，名曰飞扬。去踝七寸，别走少阴……。足少阳之别，名曰光明。去踝五寸，别走厥阴……。足阳明之别，名曰丰隆。去踝八寸，别走太阴。足太阴之别，名曰公孙。去本节之后一寸，别走阳明。足少阴之别，名曰大钟。当踝后绕跟，别走太阳。足厥阴之别，名曰蠡沟。去内踝五寸，别走少阳。任脉之别，名曰尾翳。下鸠尾，散于腹。督脉之别，名曰长强。脾之大络，名曰大包。出渊液下三寸，布胸胁。

三、根结

【原文】

《灵枢·根结》：太阳根于至阴，结于命门。命门者，目也。阳明根于厉兑，结于颡大。颡大者，钳耳也。少阳根于窍阴，结于窗笼。窗笼者，耳中也。

太阴根于隐白，结于太仓。少阴根于涌泉，结于廉泉。厥阴根于大敦，结于玉英，络于膻中。

【按】此论足三阳、足三阴之经气根结。根即经气始发之处，结即经气归结之处。足之三阴三阳经气，皆始于足而结于头、胸、腹。足为阴阳之气始发之处，如《素问·厥论》所说："阳气起于五趾之表，阴气起于五趾之里。"而经气流注亦如此，如膝以下之井荥输经合之经气，亦由小到大，对于指导临床有一定意义。

【原文】

《灵枢·根结》：足太阳根于至阴，溜于京骨，注于昆仑，入于天柱、飞扬也。足少阳根于窍阴，溜于丘墟，注于阳辅，入于天容、光明也。足阳明根于厉兑，溜于冲阳，注于下陵，入于人迎、丰隆也。手太阳根于少泽，溜于阳谷，注于小海，入于天窗、支正也。手少阳根于关冲，溜于阳池，注于支沟，入于天牖、外关也。手阳明根于商阳，溜于合谷，注于阳溪，入于扶突、偏历也。此所谓十二经者，盛络皆当取之。

【按】此段进一步论述膝肘以下各经之根、溜、注、入各穴，其所起为井穴，其所溜为原穴，其所注为经穴，其所入或深入于颈或深入于膝肘，其意义与五输穴一致，故称为"皆当取之"。但此段其所"入"与五输穴之"所入为合"不同，其一为络穴，另一所入皆在颈项部，与《本输》篇所述颈项部主要腧穴相一致。故也是临床常用穴。

四、下合穴

【原文】

《灵枢·邪气脏腑病形》：荥输治外经，合治内府。治内府奈何？岐伯曰：取之于合。黄帝曰：合各有名乎？岐伯曰：胃合于三里，大肠合入于巨虚上廉，小肠合入于巨虚下廉，三焦合入于委阳，膀胱合入于委中央，胆合入于阳陵泉。

【按】此段论述了下合穴，因手三阳经在上肢各有合穴，而此合穴皆在下肢，故称为下合穴，除足三阳经之下合穴在本经外，手太阳小肠经、手阳明大肠经之下合穴在胃经，因"大肠、小肠皆属于胃"，手少阳三焦经下合穴在膀胱经，因三焦为决渎之官，主水液运行，与膀胱主藏津液密切相关，因此，手三焦之下合穴在膀胱经。临床上六腑有病，常取下合穴，故《素问·咳论》说："治腑者治其合。"

五、八会穴

【原文】

《难经·四十五难》：经言八会者，何也？然：腑会太仓，脏会季胁，筋会阳陵泉，髓会绝骨，血会膈俞，骨会大杼，脉会太渊，气会三焦外一筋直两乳内也。热病在内者，取其会之气穴也。

【按】

八会是从整体上来论，指脏、腑、筋、骨、髓、脉、气、血之气会聚之处。其会聚之处又都是经脉运行中的腧穴，故又称八会穴，因其理论上与脏、腑、筋、骨、髓、脉、气、血有着一定联系或特殊关系，如腑会太仓为胃之募穴；脏会章门为脾之募穴；筋会阳陵泉为胆经合穴；脉会太渊为脉之大会；气会膻中，为气之海，其关系较密切。但骨会、髓会、血会似与本组织无直接联系，属于特殊关系，其穴称特定穴。因临床治疗这些组织的病证时，都可取与之相关的会穴，而取得疗效，如各种血证取膈俞，髓病取悬钟，骨病取大杼等，故为特定穴。但其机理与内在联系尚需进一步探讨。

六、背俞穴

【原文】

《灵枢·背腧》：愿闻五脏之腧，出于背者……胸中大腧在杼骨之端，肺腧三焦之间，心腧在五焦之间，膈腧在七焦之间，肝腧在九焦之间，脾腧在十一焦之间，肾腧在十四焦之间，皆夹脊相去三寸所，则欲得而验之，按其处，应在中而痛解，乃其腧也。灸之则可，刺之则不可。

【按】此段指出背部之大杼、膈俞、肺俞、心俞、肝俞、脾俞、肾俞等背俞穴的位置，及其检验的方法。本段虽未明确六腑之背俞穴，但为背俞穴的理论奠定了基础。背俞为五脏六腑之气汇聚之处，内通于脏腑，对五脏六腑的病证的治疗，有特殊作用，故亦属于特定穴，亦是治疗脏腑病证的常用穴。因背俞穴与内脏相近，故不宜深刺，多为旁刺，但并非不可刺，而是告诫医生不可妄刺，否则会伤内脏，而出现严重后果，临床时灸之，亦有显效。

第十二章　古代人体部位名称解释

第一节　全身性名称

明堂：全身经络腧穴之总称。如《明堂孔穴》《明堂灸经》《明堂流注》等。明堂，本为黄帝布政之宫的专用名，由于黄帝坐于明堂之上，与岐伯等讨论人体经脉气血流注及各种医理，所以后世将人体经脉气血流注这项专门学问，命名为"明堂"。明堂，又指面部。如《灵枢·五阅五使》："脉出于气口，色见于明堂""阙庭必张，乃立明堂"。明堂，又指鼻。《灵枢·五色》："明堂者，鼻也。"又"明堂骨高以起，平以直"，即指鼻骨。

形：又称人形、身形、形体、躯形等。人体的简称，如"人生有形""论理人形"，即讨论人的体态、形质之意。形，又指躯干四肢。如《灵枢·师传》："身形支节者，脏腑之盖也。"形，又指脏腑形态、气质。如《素问·调经论》："夫心藏神、肺藏气、肝藏血、脾藏肉、肾藏志，而此成形。"

身：人体之全形曰身，常与体连称"身体"。如"身体盛壮"。身，又指躯干。如"身首异处"。

体：原写作"軆"，寓筋骨丰满之意，系指人的整个身形。《说文》："体，总十二属也。"十二属者，首之属三，曰顶、曰面、曰颐；身之属三，曰肩、曰脊、曰尻；手之属三，曰厷、曰臂、曰手；足之属三，曰股、曰胫、曰足。体，又指四肢，故与身连称为身体。如"四体不勤"。

郭：又写作"廓"。躯壳也，即躯干部的外壁。《灵枢·胀论》："夫胸腹，脏腑之郭也。"郭，又指皮壳。《素问·汤液醪醴论》："津液充郭"，王注："郭，皮也。"即全身体表之皮肤。

四肢：又写作四支，又称四关、四维、四极、四末等。人体上下肢的总称。《灵枢·九针十二原》："十二原出于四关，四关主治五脏。"《素问·生气通天论》："因于气为肿，四维相代，阳气乃竭。"因"四支者，诸阳之本也"（《素问·太阴阳明论》），故知四维为四支。脾主之。

节：一般指骨节，即关节；又指腧穴。《灵枢·九针十二原》："所言节者，神气之所游行出入也，非皮肉筋骨也。"《素问·调经论》："人有精气津液四支九窍，五脏十六部，三百六十五节。"节，又指经脉。《素问·宝命全形论》："天有阴阳，人有十二节"，王注："节，谓节气，外所以应十二月，内所以主十二经脉。"

溪谷：谷指经脉，溪指腧穴。《素问·五脏生成》："人有大谷十二分，小溪三百五十四……"。

脉：奇恒之腑之一。《灵枢·决气》："壅遏营气，会无所避，是谓脉。"血之府也，又称脉道，为人体气血运行的通道。脉分经脉、络脉，气道曰经，血道曰络，总称经络。经分正经、经别、奇经、阴经、阳经、手经、足经；络分大络、小络、孙络、浮络等。马王堆汉墓帛书中的脉字写作"温"与"脈"（《五十二病方》）。心主之。

俞窍：俞，又写作"腧""输"。指人体腧穴。窍，在此用作穴、孔、空之意。故俞窍又称孔穴、气穴、气府。又称络、穴会、络脉，或称脉。《素问·气穴论》："凡三百六十五穴""溪谷三百六十五穴会""三百六十五脉"等。《素问·针解》："人九窍三百六十五络应野。"今统称穴位。

筋：又写作"觔"。《说文》："筋，肉之力也。"即指肌肉，又称筋肉。如十二经筋。筋，又指肌腱。如大筋、小筋、长筋、短筋、维筋、膜筋等。筋与脉连称作筋脉时，指血管，如"腹青筋""耳后青筋"等。有时也指周围神经，如《灵枢·经筋》："手太阳之筋……结于肘内后廉，弹之应小指之上……"。《素问·五脏生成》："诸筋者，皆属于节"。肝主之。

肌：肉也。《正字通》："人身四肢附骨者，皆曰肌。"或肌肉连称，亦称筋肉。系指主运动的横纹肌。人身肌肉依经脉分布而划分名为经筋。脾主之。

分肉：泛指肌肉，即肌肉间为分，筋肉为肉，合而称分肉。《灵枢·本脏》："卫气者，所以温分肉……"。"分肉之间"或简称"分间"，方指肌肉与肌肉之间的空隙。

筋膜：筋肉表面被覆之膜，谓之筋膜。

腠理：泛指纹理。皮之纹理，名曰肤腠、皮腠、腠理。《史记·扁鹊仓公列传》："君有疾在腠理，不治将除。"即指近毫毛之皮腠，说明病位尚浅之意。肉之纹理，名曰肉腠、肌腠；分肉之腠理，名曰分腠，或名分理。即指今日皮肤与肌肉之间、肌肉纤维间、肌肉与肌肉之间的组织。

分间：除指肌肉与肌肉之间，即分肉之间外，分间多指皮肤与腠理之间。《灵枢·四时气》："春取经，血脉分肉之间……夏取盛经孙络，取分间，绝皮肤……"，可见分间与分肉是有区别的。

肉节：《灵枢·邪气脏腑病形》"中肉节即皮肤痛"，系指刺中非气穴的体表部位。古人常将体表统称为皮肉，如《灵枢·经水》："夫八尺之士，皮肉在此……"。肉节亦称作皮节。

䐃（音窘）：一曰肉之标也；一曰肠中脂也。䐃与肉合称为䐃肉，系指皮下脂肪与肌肉。《素问·玉机真脏论》："破䐃脱肉"，乃是形容病体羸瘦之状。

皮：被覆体表者曰皮。在人身者亦称肤，简写作肤，故常连称为皮肤。人体之皮肤以经脉为纪分为十二区，称作十二皮部，属于经络系统组成部分之一，为十二经络脉所在部位，称作皮之部也。肺主之。《素问·皮部论》："皮者，脉之部也"，"凡十二经络脉者，皮之部也。"

毛发：人体皮肤表面所生之毫毛、眉鬓、头发之总称为毛发。毛之所生部位不同其名各异。覆于头者曰发，或名头发；生于唇者曰髭；生于颏下，颔下者曰鬚；生于颊侧者曰髯；生于眉弓者曰眉，或眉毛；生于睑缘者称睫毛；生于耳者曰耳毛；生于鼻孔内者曰鼻毛；生于腋窝者曰腋毛；生于阴部者曰阴毛；生于体表细小之毛名毫毛，或名汗毛。毛附于皮，故常连称为皮毛。《素问·咳论》："毛者，肺之合也。"肺主皮毛。

玄府：人体皮肤出汗之所在，又名汗孔、汗空。《灵枢·水热穴》："所谓玄府者，汗空也。"又称为鬼门、气门、魄户。《类经》注："汗由气化，出乎玄微，是亦玄府之义。"即是说汗出难见其孔之义，与鬼门难寻其户义同。

骨：奇恒之腑之一。肉之所覆者为骨；即筋肉所附着者是谓骨，又称骨骼。为人体之支架，"骨为干"，简称骨干。骨有长、短、扁及不拘形者四种。自首骨至手足指趾骨，全身有骨二百有奇。骨内有髓，名为骨髓。《素问·生气通天论》："骨者，髓之府也。"肾主之。

骨节：亦名骨解，又名关节。为骨间联接处，即指今之活动关节。全身之骨节，称为百节。

骨空：泛指腧穴。《素问·骨空论》王注："所在刺灸分壮，具《水热穴论》中此皆是骨空。故《气穴》篇内与此重言尔。"骨空又指骨间之空隙，成骨旁陷下空软处。如"脊骨上空在风府上""两髀骨空在髀中之阳""尻骨空在髀骨之后相去四寸"。骨空，又指骨中有孔隙处，如骶骨孔为八髎穴所在。

髓空：又写作髓孔。《素问·骨空论》："扁骨有渗理凑，无髓孔，易髓无空。"王注："扁骨谓尻间扁戾骨也。其骨上有渗灌文理归凑之，无别髓孔也。易，亦也。骨有孔则髓有孔，骨若无孔，髓亦无孔也。"

髓：奇恒之腑之一。髓者，骨之充也；骨中之脂谓之髓。《灵枢·五癃津液别》："五谷之津液，和合而为膏者，内渗入于骨空，补益脑髓。"《灵枢·卫气失常》："骨之属者，骨空之所以受益，而益脑髓者也。"所以髓者，以脑为主，包括骨髓、脊髓、脑髓。

骨间：与骨空含义不同，系指长骨相并时之间隙，如前臂两骨间。

大骨：又名高骨。由体表外所扪到的突出于体表高大之骨均称大骨。高骨又专用于腰高之大骨，即今髂前上嵴显露于体表部位。

兑骨：又写作锐骨。显露于腕肘部高耸较高之骨名为兑骨。如掌后锐骨、肘内锐骨等。

骸：一般系指骨，尸骨即称尸骸。百骸即指周身之骨，常代全身。骸又指胫骨，膝解即名为骸关，连骸骨即是胫骨。

骺（音括）：骨之端为骺，原写作"髇"。骺与骸连称作骺骸，即今之骨骺。一说骺骨即今之锁骨。

空窍：又称孔窍。泛指人体由内达外之孔道。如汗窍、津窍、精窍等。一般多指上下窍。上窍为头面部之五官。《灵枢·邪气脏腑病形》："十二经脉，三百六十五络，其血气皆上于面而走空窍。"五官为五脏之官。《灵枢·五阅五使》："五官者，五脏之阅也。……鼻者，肺之官也；目者，肝之官也；口唇者，脾之官也；舌者，心之官也；耳者，肾之官也。"五官有七孔，统称之为七窍。下窍为前后二阴。与上窍合称为九窍。

藏府：又写作脏腑。人体内脏之总称。藏者，藏也，藏精气而不泻者谓之；府者，腐也，腐熟水谷传化物而不藏者谓之。脏腑为受纳水谷，呼吸精气而化生气血、津液之所，居胸腹腔内。人体有五脏，即心、肝、脾、肺、肾；有六腑，即胃、胆、膀胱、大肠、小肠、三焦。人体内有脏腑之外，还有奇恒之腑，即脑、髓、骨、脉、胆、女子胞。

经络：又称经络系统，由经脉、络脉、经筋、皮部所组成。其"内属于腑脏，外络于肢节"，是将人体内外、上下、前后、左右联成整体的组织结构。

七冲门：指人饮纳水谷后在体内所经过的七个冲要门户，故名为七冲门。唇为飞门，齿为户门，会厌为吸门，胃为贲门，太仓下口为幽门，大肠小肠会为阑门，下极为魄门。

第二节　头面部名称（图 12 - 1 ~ 12 - 3）

首：俗称头。人体颈项部以上部位总称。头者，精明之府，为诸阳之会。内装脑髓，为元神之府。手足三阳经、督脉、冲脉、任脉、阴阳跷脉及阳维脉皆上行至头面部。手足三阴经通过十二经别之六合，其血气亦上行于头面部。

颅：又写作"顱"。头骨之总称。颅骨又名头盖骨。常与头连称为头颅。因为是脑髓之盖，故又称脑颅。居额部者连称作额颅。

巅：又写作"颠"。巅，顶也，为头之最高处，又称巅顶，俗称头顶。巅顶之下面有骨，名为巅顶骨，即顶骨，俗称脑盖、天灵盖。足太阳经与督脉"交巅"；足厥阴经与督脉"会于巅"；手少阳经别"别于巅"；足少阳经筋"交巅上"。"脑为髓之海，其输上在于其盖。"盖，即脑盖，巅顶也。

脑：又称脑髓。《说文》："脑，头髓也。"奇恒之府之一。《素问·五脏生成》："诸髓者，皆属于脑。"足太阳经与督脉之文"交巅入络脑"；足太阳经"通项入于脑"；督脉"上至风府，入属于脑"；足阳明经"循眼系入络脑"；足厥阴经与督脉会于巅亦当与脑通。

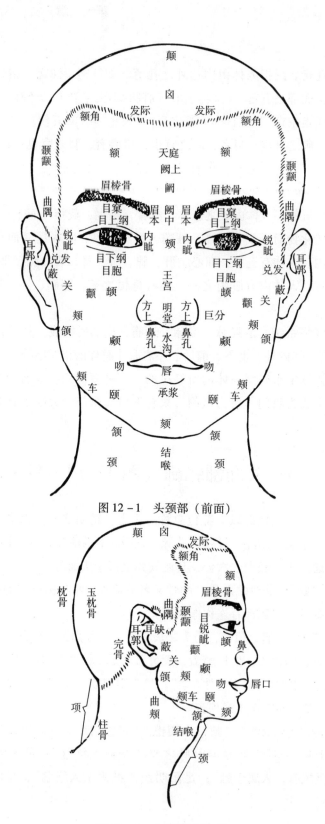

图 12-1 头颈部（前面）

图 12-2 头颈部（侧面）

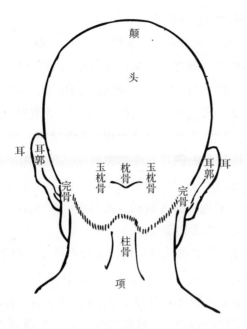

图 12 – 3 头颈部（后面）

恖（音信）：同颖、囟。巅顶之前侧为囟，又称囟顶。婴儿额骨与左右顶骨未闭合时称为囟门，可触及动脉搏动。闭合后称作囟骨，即今前囟部。为督脉所过。

发际：头发的边缘。覆于全头之发其周皆有边际，位于前额者称前发际；位于后项者称后发际；位于耳后者称耳后发际；位于耳前者称耳前发际，或称锐角；位于前额两侧上角头发、边缘屈曲向下者称角发际；位于鬓边弯曲处称曲鬓。发际为取穴的重要标志，足三阳经、督脉、阳跷及阳维脉均过发际。对先天无发及病后、老年脱发者，应适当量取前后发际之标痕，订为 12.0 寸。

额：又写作额，又名额（音嗓），俗称额头、前额，又称额颅。额之皮下有骨名额骨。前发际下眉上之处为额。足太阳经与督脉"上额"；足阳明经"循发际至额颅"；足厥阴经"上出额"。

角：有头角、额角之分。头角，头顶两旁隆起处，即今顶骨结节部位；额角，前额两侧于前发际屈曲处为额角，又名角，又称发角。足少阳经"上抵头角"；足少阳经筋，直者"上额角"；手少阳经筋"结于角"；手足少阴、太阴、足阳明之络"此五络皆会于耳中，上络左角"（《素问·缪刺论》）。手阳明经筋"上左角络头"。

颜：前额之中央部为颜，又称天庭，简称庭。《素问·刺热论》王注："颜，额也。"《灵枢·五色》："庭者，颜也。"《说文》："眉目之间也。"一说谓面部前中央部为颜。督脉所过处。足太阳经筋"下颜"。

面：凡头部之前侧，即从前发际下至颌部皆称面部，俗称为脸，或称脸面。与颜连称作颜面。一说颜前为面。《灵枢·五色》："庭者，首面也。"任脉"循面"；足少阳经别"散于面"；诸阳之会皆在于面；"十二经脉，三百六十五络，其血气皆上于面而走空窍"(《灵枢·邪气脏腑病形》)。

阙（音缺）：又称阙中，一名印堂，俗称眉心。《灵枢·五色》："阙者，眉间也。"即两眉之中间，也称作眉间。阙之上方名阙上；阙的下方曰下极，为面部之下极。各部皆有其诊，《灵枢·五色》："阙上者，咽喉也。阙中者，肺也；下极者，心也；直下者，肝也；……"，"首面上于阙庭，王宫在于下极"。为督脉所过之处。

眉：《说文》："目上毛也。"即眉弓表面皮肤所生之毛，俗称眉毛，又称眼眉。

眉本：又称眉头，即眉的内侧端，或称鼻侧端。足太阳经所过处，为攒竹穴之别名，实为古名。眉之上方曰眉上，足少阳经阳白穴所居；眉之中间为眉中，经外奇穴鱼腰所居；眉之外侧端曰眉尾，俗称眉梢，或眉尖，手少阳经所止丝竹空穴所居；眉尾之外后方曰眉后，经外奇穴太阳所居。

眉棱骨：眉毛处之皮下有骨隆起者似棱，故称眉棱骨。即今额骨的眉弓。

目：人眼也，视物之官曰目。为五官之一，乃肝之窍也，司见形色，心之符，肝之使，气之精明者也。五脏六腑之精气皆上注于目。《素问·五脏生成》："诸脉者，皆属于目。"《灵枢·邪气脏腑病形》："其精阳气上走于目而为睛"，故又称眼睛。《灵枢·大惑论》："精之窠为眼，骨之精为瞳子，筋之精为黑眼，血之精为络，其窠气之精为白眼，肌肉之精为约束，裹撷筋骨血气之精而与脉并为系，上属于脑。"故肾主骨而主瞳子；肝主筋而主黑眼；心主血而主目之血络即目络；肺主气而主白眼；脾主肉而主目周约束。《灵枢·口问》："目者，宗脉之所聚也，上液之道也。"

瞳仁：即瞳子，又写作童子，又名瞳孔、眸子。一名睛，或睛珠。《素问·三部九候论》："瞳子高者，太阳不足，戴眼者，太阳已绝"。太阳系指足太阳膀胱经。任脉上行至瞳子。

目珠：又称眼珠，又称目珠子，即今之眼球。位于目眶之内，形圆似珠故名。目珠前由黑睛、白睛组成，又称黑眼、白眼。

目内眦：眦，又写作眦。《五十二病方》古灸经中写作"渍"。眼裂的两端，即上下眼胞相连处谓眦。《灵枢·癫狂》："在内近鼻者为内眦"，也名目内眦，即内眼角，或大眼角，又名大眦、大角。督脉与足太阳经"起于目内眦"；跷脉"属目内眦"手太阳经，支者"至目内眦"；手少阴经别"合目内眦"。《素问·热论》："阳明主肉，其脉夹鼻络于目。"故亦当在目内眦。

目锐眦：《灵枢·癫狂》："目眦外决于面者为锐眦"，又名目外眦，即外眼角，或小眼角，又名小眦，小角。足少阳经"起于目锐眦""至锐眦后"；手太阳经"至目锐眦"；手少阳经"至目锐眦"；足少阳经别"系目系，合少阳于外眦"；足少阳经筋"支者结于目眦为外维"；手少阳经筋"属目外眦"；手太阳经筋"属目外眦，上额结于角"。

目本：又名目系，也名眼系。一名目裹系。裹（音托），囊也。目裹系即目珠之裹所系之者。《灵枢·大惑论》："裹撷筋骨血气之精而与脉并为系，上属于脑。"《灵枢·寒热病》："足太阳有通项入于脑者，正属目本，名曰眼系。"与今之视束同。手少阴经"系目系"；足厥阴经"连目系"；足阳明经别"还系目系"；足少阳经别"系目系"；手少阴络脉"属目系"。

目眶：眼周围之骨缘。眶通匡，俗称眼眶。眶之上部曰匡上。眼眶分上下，上眼眶即今额骨之眶缘；下眼眶即今上颌骨之眶缘。《素问·玉机真脏论》："破䐃脱肉，目眶陷，真脏见，目不见人，立死。"

目窠：窠（音科），空也，巢穴也。目窠，即指眼眶内凹陷如窝穴状故名。俗称眼窝。包括目眶、上下目胞。《灵枢·水胀》："水始起，目窠上微肿，如新卧起之状。"

目裹：又写作目果，又名目胞，俗称眼胞，即今之眼睑。眼裂之上者，称目上果，即上眼睑；眼裂之下者，称目下果，即下眼睑。脾主之。《灵枢·师问》："目下果大，其胆乃横。"

目纲：纲，或作网，又称目弦，或眼弦。一名目唇，或名胞弦。即今之睑缘。系指目胞边缘生毛处。所生之毛即睫毛。上眼弦为目上纲，足太阳经筋所主；下眼弦为目下纲，足阳明经筋所主。

頞（音扼）：《说文》："鼻茎也。"鼻根部，又名鼻梁、山根。位于两眉间之下，两侧目内眦之间凹陷部。即鼻柱之上部。足阳明经"起于鼻交頞中"。

鼻：又称明堂，因其突起于面部，且居颜面之中央故名。鼻者，为肺之窍。《灵枢·口问》："口鼻者，气之门户也。"故鼻为呼吸之门，司气之嗅也。《灵枢·邪气脏腑病形》："其宗气上出于鼻，而为之嗅。"足阳明经"起于鼻"；手太阳经支者"抵鼻"；足阳明经筋"下结于鼻"；足太阳经筋"结于鼻"。

鼻柱：又名王宫。阙之下为下极，《灵枢·五色》："王宫在于下极"，即在頞之下，鼻准之上隆起垂直于面中央如柱者，故名鼻柱。鼻背亦指此。鼻柱之皮下有骨名鼻骨，俗称鼻梁骨，又称明堂骨。《甲乙经》："督脉者……循额，至鼻柱。"《灵枢·师传》："鼻柱中央起，三焦乃约。"

鼻准：又名面王，又名明堂、年寿，俗称鼻尖、鼻头、准头。鼻柱之下高耸于面部中央者故称面王、明堂。督脉素髎穴居此。鼻准之诊载于《灵枢·五色》："面王以上者，小肠也；面王以下者，膀胱子处也。"

方上：鼻准两侧延生薄壳附于面，壳下有空，为鼻孔。鼻孔之上即此壳故名方上，即今之鼻翼。方上之诊载于《灵枢·五色》："方上者，胃也；中央者，大肠也。"《灵枢·师传》："鼻孔在外，膀胱漏泄。"鼻孔又名鼻窍。手阳明经"上挟鼻孔"。

鼻隧：又名鼻道。鼻孔向内延伸之气道，犹如隧洞、隧道之形，故名鼻隧。即今之鼻腔下鼻道。《灵枢·师传》："鼻隧以长，以候大肠。"

頄（音拙）：面秀骨也。古时頄、颃、颧不分，皆为面秀骨之组成。按《灵枢·经脉》"小肠手太阳之脉……其支者，别颊上頄，抵鼻，至目内眦，斜络于颧"分析，《类经》注"目下为頄"较为合理，即今眶下缘之下部。手少阳经，支者"以屈下颊至颐"；足少阳经，支者"合于手少阳，抵于颐"；足阳明经别"上颈、颐"。

颃（音求）：《太素》写作"鼽"，杨上善注："鼻形谓之鼽也。"鼽《说文》解释为"病寒鼻窒（鼻塞）"，一般注释为"鼻塞流涕"，故与颃不同义。颃，指颧部，与杨注亦不同。作部位名，当以颃为正。位于眼眶外下侧突起之处。《类经》注："目下曰颃，即颧也。"似与颐不分。一说颃在颐下鼻旁，巨分之上部，当与颧同义。颃之皮下有高骨名颃骨，又称面颃骨，即颧骨。《灵枢·五变》："颧骨者，骨之本也。"手太阳经"斜络于颧"；《灵枢·寒热病》："臂阳明有人颃偏齿者"。跷脉"入颃"；足太阳经筋，支者"下结于颃"；足阳明经筋"合于颃"，手阳明经筋"结于颃"；足少阳经筋"下结于颃"。

巨分：《类经》注："口旁大纹处也。"即今之鼻唇沟。由鼻翼外缘之上向两侧口角延伸的皮肤皱纹沟。手足阳明经过此，迎香穴居其中，为两经交接处。

水沟：又称人中。唇上鼻下为人中，即面王下方与上唇中央相连处，凹陷成沟形之处，故名水沟。人中穴居此沟上为处，为督脉之所过；手阳明经"交人中"。《灵枢·师传》："人中长，以候小肠。"

唇：古写作脣，又名脣口、唇口，今称口唇。即包绕口腔牙齿之外的皮肉，谓之唇。口裂之上为上唇，口裂之下为下唇。吻，古时亦作脣解。《说文》："口边也。"即口裂周围皆称吻。今以上下唇相交处，即口裂之两端称作吻，俗称口角。《灵枢·邪气脏腑病形》："其浊气出于胃，走唇舌而为味。"《灵枢·忧恚无言》："口唇者，音声之扇也。"唇舌为脾之使，为脾之窍。《灵枢·师传》："脾者，主为口，使之迎粮，视唇舌好恶。"足阳明经"环唇"；足厥阴经支者"环唇内"；冲任之脉"络唇口"。

唇四白：口唇四周之白肉际谓之，为脾之外候，脾之华在唇四白。

口：上下唇之裂为口，为饮纳水谷之门户，又为气道，俗称咀。为脾之窍。唇内即口裂之内为口腔。手足阳明经"还出挟口"；足阳明经别"出于口"；足阳明经筋"上挟口"。

颏（音科或孩）：颐下曰颏，又称地阁，俗称下巴，或下巴颏。居下唇之下，为今之下颌骨骨体部。足阳明经与冲任脉过此。

颔（音汗）：颏下结喉上，两侧肉之空软处谓之颔。一说腮下为颔，即今下颌底与舌骨间部位。足少阳经别"出颐颔中"；足少阳经筋"下走颔"；手太阳经筋"下结于颔"；手阳明经筋"下右颔"。颔，又指颔厌穴周围部位，即今下颌做咬合动作时，颞上窝的上部有肌肉动作处。手少阳经筋"循耳前，属目外眦，上乘颔，结于角"，即指此。

承浆：下唇之下，颏之中央凹陷处。任脉承浆穴所在部位。足阳明经"下交承浆"。

颐（音宜）：口角外下方，即两腮之前下方部位，俗称下巴。颐者，养也，动于下而止于上，上下咀以养人也。辅车、牙车（牙床）、颔车居于此，均以其辅持口以载食物，且含牙齿之意而得名。一说颔中为颐，故常颐颔不分。任督二脉"上颐"；足阳明经"循颐后下廉"；足少阳经别"出颐颔中"。

颔：又名辅车，于耳下颊骨屈曲处，即今下颌骨支的耳下部分。为足阳明经所过处。

颊：面旁曰颊，耳以下曲处曰颊。耳前下方颧骨弓的下部，取其夹持食物之义故名颊。两颊组成口腔之侧壁，其内里称颊里，或颊内。颊之皮下有骨名颊骨，即今下颌骨支部分。又言颊骨包括颧骨弓。颊骨下有辅车相依，亦称辅颊。其骨强可以辅持其口，故名辅车。牙齿居其上，故又名牙车、颔车，又称作颊车。《素问·三部九候论》"两颊之动脉"，王注："在鼻孔下两旁，近于巨髎之分，动应于手，足阳明脉气之所行。"即今颜面动脉。手阳明经，支者"贯颊"；手太阳经，支者"循颈上颊"；手少阳经"下颊"，又"前交颊"；足阳明经"循颊车"；足少阳经"下加颊车"；足厥阴经，支者"下颊里"。

曲颊：颊之下屈曲向前处，即今下颌角部，又称曲颜，曲牙。手太阳经，支者"当曲颊"；足少阳经之天容穴"在耳下曲颊之后"；手少阳经筋"其支者，当曲颊"；手阳明络脉"上曲颊"。

䪼（音砍）：俗称腮。即口角旁颊之前方空软处，为口腔之外壁。《类经》注："䪼，鬓前两太阳也。"

客主人：足少阳经上关穴之别名。又为上关穴所居周围部位之名称。位于耳前起骨，即颧骨弓上方之空软处，其皮下为颞肌。足阳明经："过客主人"；手少阳经"过客主人"。

颞颥（音聂如）：耳前曰颞，居头颅两旁，颧骨弓之上，眉棱骨之外侧为颞部，咀嚼时耳前动，故称颞颥。俗称太阳，今称翼点。其皮下称鬓骨，即今颞骨与蝶骨颞面所组成。手足少阳经与足阳明经过此。

曲隅：又名曲角、曲周，俗称鬓角。即额角外下方，耳前上方发际呈弯曲下垂部位。因其屈曲向下，故名曲隅。手足少阳经所过处。

舌：又名灵根。心开窍于舌，故又名舌窍。居口腔内司味觉。《灵枢·忧恚无言》："舌者，音声之机也。"《灵枢·经脉》："唇舌者，肌肉之本也。"舌之尖部名舌尖，舌之中央部名舌中，舌之两侧名舌旁，舌之边缘名舌边，舌之根部名舌本，舌之下面名舌下，舌底之筋名舌系。心主之。足太阴经"连舌本，散舌下"；足少阴经"挟舌本"；足厥阴经"络于舌本"（《灵枢·经脉》）；手少阴络脉"系舌本"；足太阴经别"贯舌中"；足少阴经别"直者，系舌本"；手少阳经筋，支者"入系舌本"；足太阳经筋，支者"别入结于舌本"。

舌下两脉：《素问·刺疟》："舌下两脉者，廉泉也。"《素问·气府论》"足少阴舌下"，王注："足少阴舌下二穴，在人迎前陷中动脉前是日月，本左右二也，足少阴脉气所发"。《类经》七卷注："舌下两脉者，廉泉也，指此而言。"两家所注不同。舌底下面左右各一青脉，为经外奇穴金津、玉液所居之处。

牙齿：今牙齿不分。古时称口内前小者为齿，后大者为牙。即上下颌骨上所生之大齿名牙，亦名壮齿、曰齿，人成年后方生。《素问·上古天真论》"真牙生而长极"即指此。口腔前面扁长之齿为门齿，门齿分大、小、尖三种，亦称大、小、犬牙。牙齿又分上齿、下齿，为咀嚼食物之器。齿者，骨之余也，为髓所养，肾气所主也。《灵枢·五味论》："齿者，骨之所终也。"手阳明经"入下齿中"；足阳明经"入上齿中"；手阳明络脉"上曲颊偏齿""臂阳明有入颅遍齿者"（《灵枢·寒热病》）。又曲颊之内，即下颌骨支向前屈曲成角处，名为曲牙。手少阳经筋，支者"上曲牙"。

齿本：牙齿的根部为齿本，又名齿根，俗称牙根，为齿龈所包绕。

龈（音银）：又写作龂。又称"𬌗"（音审）。齿根部外面包绕之肉也，俗称齿龈，或名牙龈。齿龈之根部名龈基。督脉之龈交穴居上齿龈中央。足阳明经主上齿龈；手阳明经主下齿龈。

牙车：又名牙床。载齿之骨为牙车，分作上下两部，分别由手足阳明经主之。牙车，又指颊内辅车。

会厌：《灵枢·忧恚无言》："会厌者，音声之户也。"即覆盖于喉门上面之薄壳软物，其内有软骨，今称会厌软骨。位于舌本之后，形如一叶，其柄居下，气之吐纳与音声之出时则启，饮纳水谷时则闭。该篇又云："足之少阴，上系于舌，络于横骨，终于会厌……会厌之脉，上络任脉……"

悬雍垂：又名悬雍、帝中、小舌、带丁、蒂钟、喉花等。《灵枢·忧恚无言》："悬雍垂者，音声之关也。"居口腔内后上方，向下垂挂而生之肉珠，俗称小舌头。

喉关：口腔后部之大孔；为呼吸饮纳之门户，如关隘之要道，故名。喉关由悬雍垂、舌根部及咽前后柱所组成。咽前柱即今之舌腭弓；咽后柱即今之咽腭弓，相当于咽峡部。喉关以内为关内，包括咽门喉门之上及会厌；喉关以外为关外，包括上腭、颊内、齿龈等。

颃颡：俗称嗓子。咽之上部通于鼻者，即当今之所称鼻咽部。《灵枢·忧恚无言》："颃颡者，分气之所泄也。"《类经》注："颃颡，即颈中之喉颡，当咽喉之上，悬雍之后，张口可见者也。"《太素》杨注："喉咙上孔。"足厥阴经"循喉咙之后，上入颃颡"；冲脉"上者，出于颃颡"。

耳：又名窗笼。为司听之官，乃肾之窍。居头颅之两侧，由壳轮组成。《灵枢·脉度》："肾气通于耳，肾和则耳能闻五音矣。"《灵枢·口问》："耳者，宗脉之所聚也。"手足少阳经、手太阳经与足阳明经四脉组成入耳之大脉，名为宗脉。手阳明络脉亦合于耳之宗脉。耳轮之内名耳中；耳郭之前名耳前；耳郭之后名耳后；耳轮之上方名耳上角，或耳上方。足太阳经，支者"从巅至耳上角"；足阳明经"循颊车，上耳前"；足少阳经"下耳后"，支者，"入耳中，出走耳前"；手太阳经"入耳中"；手少阳经"系耳后，出耳上角"，支者"入耳中，出走耳前"；足少阳经筋"出太阳之前，循耳后"；足阳明经筋，支者"结于耳前"；手太阳经筋"结于耳后完骨；其支者，入耳中；直者，出耳上"；手厥阴经别"出耳后，合少阳完骨之下"。"手足少阴、太阴、足阳明五络，皆会于耳中，上络左角"《素问·缪刺论》）。

完骨：又名寿台骨，俗称耳根台。耳后突起之骨，即今颞骨乳突部。完骨穴居此。足太阳经筋"上结于完骨"；手太阳经筋"结于耳后完骨"；手厥阴经别"合少阳完骨之下"。

耳郭：又写作耳廓，即耳轮，俗称耳朵。耳轮内有软骨为耳壳。外耳道以外耳轮及其附属各组织的总称。

蔽蔽：又称耳门，又名耳屏。《灵枢·五色》："蔽者，颊侧也；蔽者，耳门也。"耳前突起之肉，又称耳前起肉。如耳孔前之遮蔽物故为蔽。

耳缺：蔽蔽之上与耳郭上脚之间凹陷处，似耳轮之缺口故名。今称耳屏上切迹。

耳前角：耳郭前上脚与蔽蔽形成之夹角处，居耳缺之前。其处有动脉可应手，名曰耳前之动脉，今称颞动脉。《素问·三部九候论》"耳前之动脉"，王注："在耳前陷者中，动应于手，手少阳脉气所行也。"

耳本：耳郭之根部。

牙关：又简称为关。关不动不开不阖，则为牙关紧闭。

引垂：俗名耳珠、耳垂、耳坠。耳郭下方无壳之软肉，形如垂珠故名。

枕：《五十二病方》古灸经写作"腄"。《说文》："卧所荐首也。"位于巅顶之后，项上之头部，即后头部，均名为枕。后头中央有隆起之骨，名为枕骨，俗称后山骨，今称枕骨粗隆。《素问·骨空论》："头横骨为枕。"督脉与足太阳经所过处。足太阳经筋"直者，结于枕骨"；足少阴经筋"结于枕骨，与足太阳之筋合"。

玉枕骨：简称玉枕。枕骨两旁高起之骨，今称枕骨上项线。

枕骨起肉：项后大筋起于枕骨之一端者谓之。

第三节　颈项部名称

颈：头茎也。指胸背与两肩之上，头颅之下，形如圆柱故为擎头之茎，俗称脖颈，又称脖子，为颈项部之总称。颈，多指颈项部的前面与侧面。前面自胸骨体上缘至舌骨，侧面自缺盆至曲颊后，故言项两旁为颈。手阳明经"从缺盆上颈"；手阳明经筋"从肩髃上颈"；足阳明经筋"上颈"；手太阳经"从缺盆循颈"；手太阳经筋"上绕肩胛，循颈"；手少阳经筋"上肩走颈"；足少阳经"下耳后，循颈"。总之，凡由手走头或由头走足之经脉，除走项者皆从颈过。

项：头茎的后面名为项，即枕骨与大椎肩上之间，俗称后脖颈。足太阳经与督脉"别下项"；督之络"上项"；足太阳经别"从膂上出于项"；足少阴经别"系舌本，复出于项"；足少阴经别筋"挟膂上至项"；手少阳经"上项"。

舌横骨：即今舌骨。《灵枢·忧恚无言》："横骨者，神气所使，主发舌者也。"位于结喉上与颌下相连处的横向小骨，为舌之根基。任脉与连系舌本之足三阴经过此。

嗌（音益）：咽喉部之总称。咽嗌即指咽头部；喉嗌即指喉头部。《素问·热论》："太阴脉布胃中，络于嗌"；足阳明络脉"下络喉嗌"。手少阴、足少阳、足厥阴病有

"嗌干"；手太阳与足少阴病有"嗌痛"；手少阳经病有"嗌肿"。

咽喉：《灵枢·忧恚无言》："咽喉者，水谷之道路也。"古来咽喉常不分。《循经考穴编》内景赋："喉在前，其形坚健，咽在后，其质和柔。喉通呼吸之气，气行五脏；咽为饮食之道，六腑源头。"任脉"至咽喉"；冲、任脉"会于咽喉"。《素问·太阴阳明论》："喉主天气，咽主地气。"

咽：水谷入胃所过之通道，位于喉咙之后，所以咽物，长一尺六寸，为胃之系也，简称胃系。即今之食管，古称咽，或胃管。其上口为咽门，即咽头部。手太阳经"循咽"；手少阴经支者"上挟咽"；足少阳经别"上挟咽"；足阳明经别"上循咽"；足太阴经别"合于阳明，与别俱行，上结于咽"。

喉：大气入肺之通道，又称喉咙。《灵枢·忧恚无言》："喉咙者，气之所以上下者也。"即呼吸之路，今包括喉头与气管，古又称肺系，即连系于肺的组织。其广二寸，长一尺二寸，其上口为喉门，即喉头部。手太阴经"从肺系，横出腋下"；足阳明经与足少阴经"循喉咙"；足厥阴经"循喉咙之后，上入颃颡"；手少阴经别"上去喉咙"；手厥阴经别"出循喉咙"；手阳明经别"上循喉咙"；督脉"入喉"；足阳明经有"挟喉之动脉"（《灵枢·本输》）；手太阴经别"循喉咙"。

结喉：又名喉结。颈前中央上方于舌横骨之下高起之隆突。男子者成年后明显，女子者低平。今亦称喉结。任脉过此；足阳明经行结喉旁。喉结即甲状软骨前上方隆起处，上有甲状软骨切迹。

人迎：结喉旁动脉应手处，人迎穴居此，故取此部位名人迎，或人迎脉。凡结喉旁动脉、颈前动脉、颈脉皆指此。《素问·病能论》："人迎者，胃脉也。"《灵枢·寒热病》："颈侧之动脉人迎，人迎，足阳明也，在婴筋之前；婴筋之后，手阳明也，名曰扶突。"

缨脉：足阳明胃经从头向下过大迎，沿颈旁而下行，状若冠带垂缨，故名。《素问·通评虚实论》王注："缨脉，亦足阳明脉也，近缨之脉，故曰缨脉。缨，谓冠带也。"

缨筋：又写作婴筋，亦若冠带而垂下，故名。即指颈两侧之大筋，即今胸锁乳突肌。见人迎注。

天突：颈前中央之下端，于胸膺之上凹陷处，即胸骨上切迹形成的凹陷部，天突穴居此，故以穴名名部位。《素问·气穴论》："脉满起，斜出尻脉，络胸胁，支心贯膈，上肩加天突……"即指此部位而言。任脉与阴维脉交会于此。

巨骨：又名缺盆骨、锁子骨，即今锁骨。膺上横骨为巨骨，巨骨上为缺盆。即颈之下，胸膺之上，横向连肩之大骨，故名巨骨。

缺盆：颈下之两侧，于巨骨之上凹陷处，状若不整之盆，故名缺盆，即今锁骨上窝部。缺盆穴居此。《灵枢·师传》："五脏六腑，心为之主，缺盆为之道。"《素问·刺禁论》王注："五脏者，肺为之盖，缺盆为之道。"手阳明经"下入缺盆"，支者"从缺盆上颈"；足阳明经支者"入缺盆"，直者"从缺盆下乳内廉"；手太阳经"入缺盆"，支者"从缺盆循颈"；手少阳经"入缺盆"，支者"从膻中，上出缺盆"；足少阳经"入缺盆",支者"合缺盆",又"从缺盆下腋";阴跷脉"入缺盆",手太阴经别"上入缺盆";经筋"上结缺盆";足阳明经筋"至缺盆而结";足太阳经筋,支者,"出缺盆";手少阳经别"别于巅,入缺盆;"足少阳经筋"贯缺盆"。

柱骨:又名天柱骨、旋台骨、项柱骨、颈骨、颈椎。今亦称颈椎。肩胛上际会处,为天柱骨,即大椎之上接颅骨之下擎头之柱骨。《灵枢·经脉》:"大肠手阳明之脉,……上出柱骨之会上。"《类经》七卷注:"肩背之上,颈项之根,为天柱骨。"《素问·刺热论》"项上三椎",即指此。

项大筋:项后两侧之大筋,斜下连肩膊。即今项后肌群。《灵枢·寒热病》:"足太阳有通项入于脑者……取之在项中两筋间,入脑乃别阴跷、阳跷、阴阳相交……"。项中,即后项之中央部,瘦弱者俯首可见两侧有大筋,中间有陷窝。哑门、风府穴居此。督脉"并于脊里,上至风府。"

大椎:项下脊背之上有高耸之椎骨,名为大椎,即今第七颈椎棘突突出于体表处。又名杼骨、大杼骨、上杼。为柱骨之会,即天柱骨与脊柱骨交会之处。督脉之大椎穴居大椎之下间。手足三阳经与督脉会于大椎穴。

第四节 胸胁部名称（图 12 - 4 ~ 12 - 5）

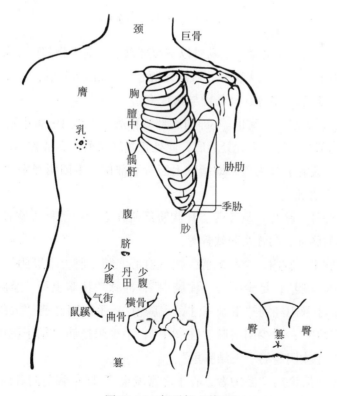

图 12 - 4 躯干部（前面）

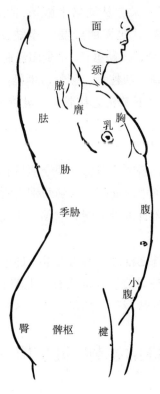

图 12 - 5　躯干部（侧面）

胸：又写作肎、膏。又名膺。缺盆骨以下腹部以上，谓之胸部。今称前胸部，与背形成胸廓。《灵枢·胀论》："夫胸腹，脏腑之郭也。"凡出入缺盆，上下贯膈或贲，入腋、循胸等经脉、经别、络脉、经筋皆与胸有关。

膺（音英）：《说文》："胸也。"即前胸部统称膺。《素问·腹中论》王注："膺，胸旁也。"系指胸部两旁筋肉高起处为膺，此处正置乳房所在，故称膺乳，或乳膺。今胸大肌丰厚部。一说乳上骨为膺，即指乳上巨骨下部位。手阳明经别"从手循膺乳"；足少阳经筋"系于膺乳"。

胸骨：又名膺骨、臆骨、胸膛骨。凡胸胁部所在之骨均统称为胸骨。包括除脊柱骨之外组成胸廓的胸骨、肋骨及肋软骨等。

胸中：又称胸里、胸内，今称胸腔。内藏有心、肺二脏。手厥阴经"起于胸中"；足少阳经"循胸里属胆"；足少阴经"注胸中"；冲脉"挟脐上行，至胸中而散"；跷脉"上循胸里"；手厥阴经别"下腋三寸，入胸中"；手厥阴经筋"入腋散胸中"；手少阳经别"散于胸中"；手少阳络脉"注胸中"；手少阴经筋"结于胸中"；足太阴经筋"散于胸中"；手太阴经筋"下结胸里"。

膻中：《灵枢·胀论》："膻中者，心主之宫城也。"即指胸前两乳间之内外统称为膻中。《灵枢·海论》。"膻中者，为气之海，其输上在于柱骨之上下，前在于人迎。"气海、气会居于此，膻中穴所在。《素问·灵兰秘典论》："膻中者，臣使之官，喜乐出焉。"即以心主所在部位膻中而代心包络。手少阳经"入缺盆，布膻中"，支者"从膻中，上出缺盆"。

乳：胸前两旁乳房所在部位，简称为乳，为乳房之简称，又为乳汁之简称。男乳小，恒居胸膺部；女乳成年后产乳则大为盛乳之室，故名乳房。乳房之内名乳里，或乳内。乳房中间有乳头，乳中穴居此；乳房之下名乳下，又名乳根。《素问·刺禁论》王注："乳之上下皆足阳明之脉也。"足阳明经"下乳内廉"；手少阴经筋"交太阴，挟乳里"。《素问·平人气象论》："胃之大络，名曰虚里，出左乳下。"

髑骭（音合于）：骭，又写作骬。前胸中央下端歧骨下部名髑骭。其皮下有骨名髑骭骨，又名前蔽骨、心蔽骨、鸠尾，俗称心坎骨或蔽心骨，即胸骨剑突。《灵枢·师传》："骺骨有余，以候髑骭。"骭非骭，《甲乙经》错写为骭。骭为胫骨也。一说髑骭为胸之众骨名也（《医宗金鉴》）。任脉鸠尾穴居此。

腋：通掖。上臂与躯干相接处之下部，即肩下胁上际之凹陷处为腋，又名腋窝，俗称胳肢窝。手太阴经"从肺系横出腋下"；手少阴经"下出腋下"；手厥阴经"上抵腋下"；手太阳经别"入腋走心"；足少阳经"下腋"；足太阳经筋"其支者，从腋后外廉，入腋下"；足少阳经筋，其直者"上走腋前廉"；手太阳之筋"入结于腋下"。渊腋，腋窝之深部。手少阴经别"入渊腋两筋之间"；手厥阴经别"下渊液三寸，入胸中"；手太阴经别"入渊腋少阴之前"皆指此而言。渊腋又为足少阳经穴名，在腋下三寸。脾之大包"出渊腋下三寸"系指渊腋穴。

腋前纹：腋窝前面皮肤之皱纹。

腋后纹：腋窝后面皮肤之皱纹。

曲腋：又写作曲掖。腋窝前缘向上弯屈的部位。

胠（音区）：《素问·五脏生成》王注："胠，谓胁上也。"即腋下胁上部位。

胁：又写作胁。腋下至肋骨尽处统称胁。其皮下之骨名胁骨，又名肋骨，今亦称肋骨。一说髑骭之左胁骨共十二，为小肠之分也；髑骭之右胁骨共十二，为大肠之分也。足少阳经"循胁里"；手厥阴经"出胁"；足厥阴经"布胁肋"；足阳明经筋"上循胁"；手厥阴经筋"前后挟胁"；足太阴经筋"结于胁"；脾之大络"布胸胁"。

季胁：又称季肋，俗称软肋。胁之下软肋部，即十一、二肋所在部位。足少阳胆经"过季胁"；足少阳经别"入季胁之间"；足少阳经筋"上乘眇季胁"；手太阴经筋"下抵季胁"；带脉"起于季胁"。

橛肋：橛（音决），小木桩之义。橛肋，即短小之肋骨，即今第十二肋骨。

肺：五脏之一，居胸中，为脏之盖也。肺有六叶两耳，四垂如盖，附于脊之第三椎。其中有二十四室，分布诸脏之气。手太阴经"属肺"；手阳明经"络肺"；手少阴经"上肺"；足少阴经"入肺中"；足厥阴经"上注肺"。

心：五脏之一，居胸正中两肺之间。附着于脊之第五椎。《难经·四十二难》："中有七孔三毛，盛精汁三合，主藏神。"手少阴经"起于心中"；手太阳经与足少阴经

"络心"；足太阴经，支者"注心中"；督脉与足少阳经别"上贯心"；足太阳经别"当心入散"；足阳明经别"上通于心"；手少阴络脉"入于心中"；手少阴经别"属于心"。手太阳经别"入腋走心"。

心系：《循经考穴编》："二景图曰：心系有二，一则上与肺相通，而入肺两大叶间，一则由肺叶而下，曲折向后，并脊膂，细络相连，贯脊髓，与肾相通，正当七节之间。盖五脏系皆通于心，而心通五脏系也。"《类经》注："心当五椎之下，其系有五，上系连肺，肺下系心，心下三系连脾、肝、肾。故心通五脏之气而为之主也。"前者之注符合《素问·刺禁论》所云："七节之傍，中有小心。"后者之注符合心系通五脏，故可互补。手少阳经"出属心系"；手厥阴络脉"络心系"。

心包络：简称心包、包络、心主。心包者，膻中之异名。包绕心周围之筋膜。心包络在心下，横膜之上，竖膜之下，与横膜相黏而黄脂漫裹者，心也，其漫脂之外，有细筋膜如丝，与心肺相连者，心包也。如上所云相当于心包膜。手厥阴经"出属心包络"；手少阳经"散络心包"；手少阳络脉"合心主"；足少阴络脉"上走于心包下"；手厥阴络脉"上系于心包"。

第五节　腹部会阴部名称

膈：又写作鬲。又名横膈，今称横膈膜。心下有膈膜，与脊胁周迴相著，遮蔽浊气不使上熏于心肺也。膈者，居胸腹内之间，为胸腹腔之界，前齐鸠尾，后齐十一椎。十二经脉除足太阳经外皆上下贯膈。

膈肓：又写作鬲肓。肓为肓膜，居膈之下之脂膜，与膈相黏故称鬲肓。居膈上心下之肓膜称膏。故膏肓为膈上下之脂膜。

腹：又称大腹，俗称肚子。胸膈以下至横骨以上者皆谓腹部。脐以上为上腹，又名脘腹；脐以下为下腹，又名小腹，或称少腹。一说脐下正中为小腹，两侧为少腹。腹部之内名腹里，或称腹内，今称腹腔。足阳明经"下循腹里"；足阳明经筋"上腹而布"；足阳明经别"入于腹里"；足太阴经"入腹"；足太阴经筋"上腹"；足厥阴经"抵小腹"，督脉有"其少腹直上者"；任脉"循腹里"；冲任脉"循腹右上行"。实际上下贯膈之经脉皆与腹部相关。

腹筋：腹部肌肉之总称。一说腹部表面之青筋为腹筋，即腹壁静脉。

脐：本写作"臍"，又写作"齐"。子初生于地系之胞衣者为脐带，带脱处所留之痕谓之脐，俗称肚脐或脐眼。居腹之中央。足阳明经"下挟脐"；督脉（任）"贯脐中央"；冲脉"挟脐上行"；足太阴经筋"结于脐"；手少阴经筋"下系于脐"。

上纪：胃脘也，居上腹部之中央，又名太仓，中脘穴居此。胃之募也，属任脉。手太阳经、少阳经、足阳明经与任脉所会之处。

下纪：又名脐下三结交，又名丹田。当脐下三寸，为男子精室，女子胞宫所居，关元穴居此，属任脉。《灵枢·寒热病》："三结交者，阳明太阴也；脐下三寸关元也。"

䏚（音眇）：《素问·骨空论》王注："䏚，谓夹脊两傍空软处也，少腹脐下也。"季胁下无肋之空软处，相当于今腹部九分法之腰部，即肋缘下至髂上部位。足少阳经筋"上乘䏚"。

毛际：前阴阴毛之上边缘。阴毛之中为毛中。任脉"以上毛际"；足少阳经"绕毛际"；足少阳经别"入毛际"；足厥阴经"入毛中"；足厥阴经别"上至毛际"。

横骨：少腹以下与大腿股前交界处有横起之骨名横骨，又称下横骨。即今耻骨上枝的上缘。

曲骨：横骨中央屈曲处，曲骨穴居此。即今耻骨联合部，任脉所过。

鼠蹊：蹊（音希），又写作蹊。最小鼠类之名蹊鼠。人体小腹下与大腿股前交界处，其皮下有结（淋巴结）如小鼠可触动故名。今亦称鼠蹊部，又称腹股沟。气冲穴居此。

气街：鼠蹊部中间有动脉应手处，即今股动脉搏动部位。冲脉起于此。胃经入于气街中；又合于气街中；足少阳经"出气街"。

前阴：男子之前阴名阴茎、玉茎、玉器、宗筋、阴器、阴廷等；女子之前阴名子门、子户、阴门、阴户、窈漏等。《灵枢·刺节真邪》："茎垂者，身中之机，阴精之候，津液之道也。"故为精室及膀胱之门。肾开窍于此。《素问·厥论》："前阴者，宗筋之所聚，太阴阳明之所舍也。"《素问·痿论》："阳明者……主润宗筋……冲脉者……与阳明合于宗筋……阴阳总宗筋之会，会于气街……皆属带脉，而络于督脉。"足厥阴经"环阴器"；足厥阴络脉"结于茎"；足厥阴经筋"结于阴器"；督脉"其络循阴器"；足太阳经筋"聚于阴器"；足阳明经筋"聚于阴器"。

廷孔：《素问·骨空论》王注："系廷孔者，谓窈漏，近所谓前阴穴也，以其阴廷系属于中故名之。"又注："孔，则窈漏也。窈漏之中其上有溺孔焉；端，谓阴廷在此溺孔之上端也"。故廷孔为今阴道口。督脉所过。

囊：又名阴囊、阴下、肾囊、外肾。或简称"阴"或"囊"，如"阴缩""囊缩"。包裹睾丸外之皮囊，为男子独有。跻脉"入阴"。

睾：又名卵、睾丸、阴丸。今亦称睾丸。足厥阴络脉"循经上睾"。

篡（音窜）：又名屏翳，亦称下极。居躯干之最下端故名下极。位于前后二阴之间，即会阴部。下极之俞会阴穴居此。督、任、冲三脉起于胞中而出于会阴，即"一源而三歧"。

胃：本写作胃，六腑之一，谷府也，居上腹正中部位，又名胃脘、太仓。《灵枢·肠胃》："胃长一尺六寸，胃纡曲屈，伸之，长二尺六寸，大一尺五寸，径五寸，大容三斗五升。"属黄肠，上接咽，下连小肠。今称胃脏。足阳明经"属胃"；足太阴经"络胃"；手太阴经"循胃口"；手太阳经"抵胃"；足厥阴经"挟胃"；任脉所过。

后阴：又称肛门，简称肛，又名魄门。七冲门之一。肾开窍于此，为粪道之口。

足太阳经别下尻五寸"别入于肛"。

贲：胃之上口，即胃与食管相接之口，今称贲门。七冲门之一。又食管过膈之口亦称贲。《灵枢·经筋》"手太阴之筋……下结胸里，散贯贲，合贲下"即此。

幽门：胃之下口，又称太仓下口。下连小肠之上口。七冲门之一。今亦称幽门。

脘（音管或宛）：又写作管、腕。指胃内空腔。近贲门部者为上脘；居中部者为中脘；近幽门部者为下脘。广义言即胃脘。

小肠：六腑之一。上接胃之下口，下连大肠，为受盛之官，属赤肠。《灵枢·肠胃》："小肠后附脊，左环迴周迭积，其注于回肠者，外附于脐上，回运环十六曲，大二寸半，径八分分之少半，长三丈二尺。"故小肠包括今之十二指肠、空肠、回肠。手太阳经"属小肠"；手少阴经"络小肠"。

大肠：六腑之一，又名广肠。上接小肠之下口，下出肛门。为传导之官，属白肠。《灵枢·肠胃》："广肠傅脊，以受迴肠，左环叶脊，上下辟，大八寸，径二寸寸之大半，长二尺八寸。"今称结肠，包括升、降、横、乙状结肠及直肠。手阳明经"属大肠"；手太阴经"下络大肠"。

阑门：回肠下口，即大肠上口，为阑门所在，古谓大小肠会为阑门。七冲门之一。即今之回盲部。

脾：五脏之一。脾者，裨也，在胃腑之下以裨助胃气，主化谷也。居中州。《难经·四十二难》："脾重二斤三两，扁广三寸，长五寸，有散膏半斤，主裹血，温五脏，主藏意。"脾脏附于脊第十一椎。依此似与今之脾脏同，但功能各异。脾之散膏，《难经汇注笺正》认为指胰。足太阴经"属脾"；足阳明经"络脾"。《素问·太阴阳明论》："脾之与胃以膜相连也。"

肝：五脏之一。《难经·四十二难》："肝者……故有两叶"，又云："肝重四斤四两，左三叶，右四叶，凡七叶，主藏魂。"附于脊之第九椎。其脏在右，其治在左，在膈之下，居肾之前，并齐胃之处。足厥阴经"属肝"；足少阳经"络肝"；足少阴经"上贯肝膈"；足少阳经别"散之肝"。

肝系：膈之下连系肝脏之筋膜，上连气海，系于心下。

胆：六腑之一，又为奇恒之腑之一。《难经·四十二难》："胆在肝之短叶间，重三两二铢，盛精汁三合。"属青肠。今称胆囊。足少阳经"属胆"；足厥阴经"络胆"。

肾：五脏之一。《难经·四十二难》："肾有两枚，重一斤一两，主藏志。"肾状如石卵，色黑紫，附脊之第十四椎，齐胃旁，左为肾，右为命门，两肾之前膀胱也。命门当为肾间动气，即在两肾之间，乃生气之原也。足少阴经"属肾"；足太阳经"络肾"；足少阴经别"上至肾"；冲脉"与少阴之大络，起于肾下"。胞络者"系于肾"；督脉"贯脊属肾，又'络肾'"。

膀胱：六腑之一，又名脬，俗称尿脬。《难经·四十二难》："膀胱，重九两二铢，纵广九寸，盛溺九升九合。"居肾之下，大肠之侧，小肠下口，膀胱上口，水液由是渗入，下连前阴，属黑肠。足太阳经"属膀胱"；足少阴肾经"络膀胱"。《灵枢·本输》："三焦下腧……名曰委阳，是太阳络也，手少阳经也……并太阳之正，入络膀胱，约下焦。"

膜原：又写作膜元、募元、募原。《素问·举痛论》王注："膜，谓膈间之膜；原，谓膈肓之原。"《类经》注："肓者，凡腔腹肉理之间，上下空隙之处，皆谓之肓；……膜，筋膜也。"即指肓膜之原，附著于脊第七椎，其膜贯膈，通脊髓，连脏腑。似指今之腹膜及网膜。《素问·腹中论》："肓之原，在齐下。"

女子胞：奇恒之腑之一，简称胞。又名胞宫、胞膻、子脏、子宫、子处等。胞之内名胞中；胞之下口名胞门，又称子门。《素问·评热论》："胞脉者，属心而络于胞中。"《灵枢·水胀》："石瘕生于胞中，寒气客于子门。"胞宫居肾下，任、督、冲三脉起于此。

三焦：六腑之一。焦，又写作膲。三焦居脏腑之外围，是为外腑，又名孤腑。《灵枢·营卫生会》："上焦出于胃上口，并咽以下，贯膈而布胸中……中焦亦并胃中，出上焦之后……下焦者，别回肠，注于膀胱而渗入焉。"所以三焦为有名无形之腑。《难经·三十一难》："三焦者，水谷之道路，气之所终始也。上焦者，在心下，下膈，在胃上口，主内而不出。其治在膻中，玉堂下一寸六分，直两乳间陷者是。中焦者，在胃中脘，不上不下，主腐熟水谷。其治在脐旁。下焦者，当膀胱上口，主分别清浊，主出而不内，以传导也。其治在脐下一寸。故名曰三焦，其府在气街。"依上而论，上焦为胸部，中焦在脐上胸下，下焦在脐下小腹部。手少阳经"遍属三焦"；手厥阴经"历络三焦"；手太阴经"起于中焦"；手厥阴经别"别属三焦"；手少阳经别"下走三焦"。

监骨：依取京门穴而言，则监骨系指第十二肋骨游离端。一说监骨为髂骨。

第六节　肩背腰尻部名称（图12-6）

肩髆：髆（音博），又写作髆，又名为骸（音拔）。俗名肩髆子，肩髆系指肩端与颈部之间以及其背侧与脊柱之间的部位。即今之肩背部，包括肩胛区肌肉。足太阳经与督脉"循肩髆内"。

肩胛：又写作扁甲，或简称胛、甲。指背部两侧肩胛骨所在部位。外上端连肩，内侧为挟脊之膂肉，外侧为腋胁部。肩胛骨又名肩髃骨，也写作肩甲骨，俗称肩板骨、锨板子骨、琵琶骨。其呈扁平三角形片骨，上缘屈曲处成角为肩胛骨上角，或简称甲骨上角；内外缘斜向下相交呈锐角为肩胛骨下角，或简称胛骨下角。今亦称肩胛骨，为上肢带骨之一。足太阳经"别下贯胛"；手太阳经"绕肩胛"；手阳明经筋，支者"绕肩胛"；手太阳经筋"上绕肩胛"；督之络脉"下当肩胛左右。"

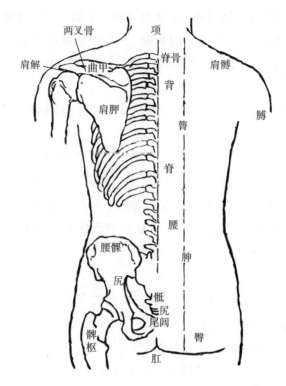

图 12 - 6　躯干部后面

曲胛：也写作曲甲。肩胛骨上向背突起斜向肩端之棱骨，肩髆肌肉过此棱骨屈曲向下，故名曲胛。即今肩胛冈。

背：躯干后面统称为背。项以下腰以上，即胸部背侧面，称胸背部，简称背部。《素问·脉要精微论》："背者，胸中之府。"胸背部以下至骶骨上缘，称腰背部。背部皮下至骨内皆称背里，或称背内。冲脉任脉"上循背里"。

脊：背部中央脊柱部统称作脊。自大椎以下至骶尾部皆是。《素问·气府论》："大椎以下至尻尾及傍十五穴，至骶下凡二十一节，脊椎法也。"脊内之骨名脊骨、椎骨、
䯏骨、膂骨、脊椎骨、脊柱骨，俗称脊梁骨。其内为脊里。足太阳经、经筋及督脉
"挟脊"；足少阴经与督脉"贯脊"；足少阴经筋"循膂内挟脊"，足少阴络脉"外贯腰
脊"；手阳明经筋，支者"挟脊"；足阳明经筋"上循胁属脊"；足太阴经筋"内者著
于脊"。

脊中：非脊里、脊内，亦非脊中穴。《素问·骨空论》"折使揄臂齐肘正，灸脊
中"，王注："是曰阳关，在第十六椎节下间。"即今腰阳关，也称背阳关。

膂（音旅）：又写作䐃。《素问·气府论》："中䐃两旁。"又名为䐃（音印）。均指
脊柱骨两侧肌肉群。膂内之骨名膂骨，即脊椎骨。足太阳经与督脉"入循膂"；足太阳
经别"从膂入于项"；督之络"挟膂上项"；足少阴经筋"循膂内"。

胂（音申）；挟脊之肉名为胂，则与膂义同。另一说指两髁骨下竖起之肉，名两髁

胂。(《素问·刺腰痛》王注)。

腰：本写作"㬠"，《说文》："㬠，身中也。"腰在胯之上，胁之下，所以司人身全体之屈伸者。即背部十二胸椎下至髋骨以上部位。足太阳经与督脉"挟脊抵腰中"；足少阴络脉"外贯腰脊"。腰为肾之府。《灵枢·刺节真邪》："腰脊者，身之大关节也。"

命门：一说睛明、目也；二说右肾；三说腰部正中十四椎下，命门穴所居。足少阴经别"当十四椎出属带脉"。

腰脽：脽(音谁)，一曰臀也。《素问·脉解》王注："脽，臀肉也。"一曰尻也。腰脽连称系指腰部与臀尻部之总称。

髁(音棵)：又名骻(音跨)，又写作胯，又名髋(音宽)，又写作臗。其下之骨名髁骨，又名髋骨，俗称胯骨。又名腰骨、盆骨、髀骨。即髋骨。腰髁系指腰部与髋骨部总称。

髂(音恰)：《素问·长刺节论》王注"髂为腰骨"，相当于今髂骨上嵴显露于体表的部位。"两髂髎"即指腰骨前突起部之两旁，居髎穴所在处。

骶(音底)：一曰臀也；一曰背谓之骶；一曰脊尾骨曰骶。腰以下尾闾以上部位为骶。其皮下之骨名骶骨，与脊椎骨相接又称脊骶骨。今亦称骶骨，又名荐骨。

尻(音考阴平)：一曰脾也。脾为臀之古写。《说文》段注："尻，今俗云沟子是也；脾，今俗云屁股是也。析言是二，统言是一。"一曰脊骨尽处。即骶尾骨所在部位之总称为尻。骶尾骨统称为尻骨。足太阳经别"下尻五寸"；足少阳经筋"后者结于尻"。

髎(音聊)：又写作窌。髎，空也、孔也，多指腧穴。腰骶之髎指八髎穴所在部位，即骶骨上两侧各有四孔，为上、次、中、下四髎穴，左右则为八髎穴。《素问·骨空论》"八髎在腰尻分间"；"腰髁第一空"即指上髎穴处。今骶骨上孔处。

腰尻交：腰部与尻部相联接部位。又常指腰尻部。

尻上横骨：尾骶骨上缘，于体表可扪及横向骨连接髁骨，以承腰脊，故名尻上横骨。即今骶骨上缘与骶髂关节周缘。

尻骨空：《素问·骨空论》："尻骨空，在髀骨之后相去四寸。"王注："是谓尻骨八髎穴也。"

尾闾：尾骶骨下端所在部位。又言尾骶骨最末节之尖部为尾闾。又名骶端、穷骨、橛骨、尾椿、尾骨、尾骨尖等。

尻骨下空：又名脊骨下空。尾闾下之空软处，长强穴居此。

臀：古写为"脾"，又写作脽。腰以下股上，髁骨后附著之肌肉丰厚隆起命曰臀。臀大肌所在部位，俗称屁股。足太阳经"贯臀"；足太阳经筋"上结于臀"；督脉"别绕臀"。

第七节　上肢部名称（图 12-7）

肩：臂身联属部。即上肢与躯干联接处为肩。肩的上面与肩髆之上曰肩上。手阳明经"上肩"；手少阳经"循臑外上肩"；手太阳经"交肩上"；足少阳经"至肩上"；手少阳经筋"上肩走颈"。

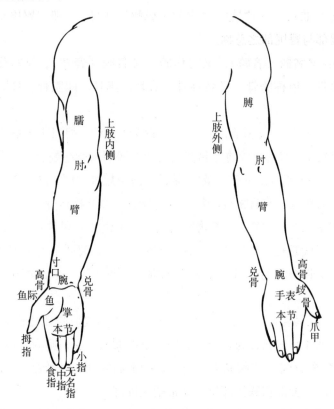

图 12-7　上肢部

肩峰：肩之最高处曰峰。其皮下之骨名肩骨。今亦称肩峰部，即肩关节部最高点。

肩解：肩关节部之总称。即上肢与躯干间相联接而形成的关节。又指肩髆外上方，肩关节与肩胛冈所在部位，故以肩井穴、秉风穴所在位置释之。手太阳经"出肩解"；手太阳经别"别于肩解"。

肩上横骨：肩峰向内横向之高骨，又名为肩中高骨。即今锁骨的肩峰端。

两叉骨：又名肩上歧骨。即于肩上体表部位可扪得向前后分出两支高起之骨处，形成两叉故名。即今肩胛骨肩峰端与锁骨肩峰端相接处，相当于肩锁关节部之上面。巨骨穴在两叉骨间。

髃骨：髃（音于），又写作颙。肩峰之下，向外平举臂时有凹陷处，其前面之凹陷名肩前髃，或肩髃。其皮下之骨名为髃骨。肩髃穴居此。相当于肩峰与肱骨大结节之间部位。垂臂时所扪得之高骨，即肱骨大结节。手阳明经"出髃骨之前廉"；手阳明络脉"上乘肩髃"；手太阳络脉"络肩髃"；手太阴经筋"结肩前髃"；手阳明经筋"结于髃"；足太阳经筋"结于肩髃"。

肩髎：又写作肩窌。臂外展时，肩部后面之凹陷处名肩髎。肩髎穴居此。实为髃骨之一部。

两髃骨空：《素问·骨空论》："两髃骨空，在髃中之阳。"《类经》注："髃，肩髃也，髃中之阳，肩中之上髃也，即手阳明肩髃穴之次。"王注："近肩髃穴，经无名。"

臂臑：上肢之总称，又写作臂髆，或简称髆、臑，俗称胳膊。从肩至腕部之统称。上臂部曰上臑；前臂部曰下臑，亦简称臂。一说上臂之外侧面为髆。

臑（音闹）：臂腹也。上臂之内侧面，即髆下对腋胁之处谓之臑。一说自肩至肘曰臑，即上臂统称。故臑髆不分。故臑内、臑外分。手三阴循臑内下行；手三阳循臑外上行。

髆骨：又名臑骨、肱骨，又写作髃骨、厷骨。上臂之骨也。今称肱骨。

肘：臂节也。臑尽处为肘。即肱臂间之节，主屈伸者。上臂与前臂之间关节部名为肘，今称肘关节。肘部掌侧面名肘中，手太阴、厥阴经"入肘中"；手少阴经"下肘内"；手阳明经"入肘外廉"；手太阳经"出肘内廉"；手少阳经"上贯肘"。手三阴三阳经筋皆结于肘内外。

肘骨：又名肘大骨。肘外大骨为臑外近肘之大骨，即肱骨远侧端之外侧面；肘内大骨为臑内近肘之大骨，即肱骨远侧端之内侧面。统称为肘大骨。

肘内锐骨：肘关节内侧突起之骨，较为锐利，故称肘内锐骨，即肱骨内上髁。手太阳经筋"结于肘内锐骨之后"。

肘外高骨：肘关节外侧突起之高骨。即肱骨外上髁。

肘尖：肘后高耸之尖部。即尺骨鹰嘴部。其骨名肘尖骨。奇穴肘尖即居此。

肘内两筋：肘关节内侧之后上方，屈肘时可扪得劲起之筋，即肱二头肌远侧端肌腱与肱三头肌远侧端内侧缘。

肘约纹：肘部内侧皮肤皱起之横向纹理。又名肘中横纹，或肘横纹。

肘外辅骨：肘部外侧高骨之下所辅之骨，即前臂尺骨近侧端外侧面。

臂：上肢之总称，如古灸经有臂泰阴、臂阳明之臂。下臂即前臂称臂，肘以下腕以上部，今亦称前臂。手三阴循臂内，即前臂掌侧面；手三阳循臂外，即前臂背侧面。

臂外两骨：前臂外侧面可扪得两长骨，直达腕部，名臂外两骨，即今前臂之尺、桡骨。若由前臂内侧扪得两骨，名为臂内两骨，亦指尺桡骨。平举臂或仰卧时，拇指向上则分为臂内上、下骨。上指桡骨，下指尺骨。如手太阴经"循臂内上骨下廉"。臂骨又分正辅，正为桡骨，辅为尺骨。手少阳经"出臂外两骨之间"。

尺肤：前臂之皮肤是切诊中的尺肤部位，实际还包括手掌在内。参看《灵枢·论疾诊尺》及《素问·通评虚实论》等篇。

臂骨空：《素问·骨空论》："臂骨空在臂阳，去踝四寸两骨空之间。"王注："在支沟上同身寸之一寸，是谓通间。"即尺桡骨之间为臂骨空。"去踝"是言手踝骨向上之意。去踝四寸应是三阳络穴。

手踝骨：又名腕下踝，手兑骨。臂骨下端尺侧之背面有高耸之骨，称兑骨。其突起之状及其所在部位与足之内外踝相似，故将踝字用于此而称手踝骨，俗称手踝子骨。即尺骨小头所在部位。手太阳经"出踝中"。

掌后高骨：臂骨下端之桡侧，当手掌之后有隆起之高骨，名为掌后高骨。即桡骨远侧端茎突根部所在部位。高骨之内侧有寸口脉，即桡动脉于此处显露于体表处，可切而得之以诊全身诸疾。为脉之大会处，属手太阴经。

掌后锐骨：又名腕前起骨。手腕部掌侧面之尺侧与手掌相接处有骨突出且较锐利，故名掌后锐骨。其皮下即豌豆骨。手少阴经"抵掌后锐骨之端"。

手锐掌：手腕部之掌侧面的桡侧，亦有高起之锐骨，即腕部大多角骨掌侧角部。称此锐骨周围向手掌散开处为手锐掌。手太阴络脉病"实手锐掌热"。

腕：臂骨尽处为腕。即前臂与手掌之间形成的关节部位，今称腕关节。手三阴过腕内即掌侧面，手三阳过腕部背侧面，手三阴三阳之筋结于腕。

腕后两筋：又称腕上两筋。腕部掌侧面之上握掌时可见劲起之两筋，又称掌后两筋。即掌长肌腱与桡侧腕屈肌腱。手厥阴经及络行此两筋之间。

腕上分间：腕后高骨，即掌后高骨之上有两筋分于此间，故称腕上分间。即腕上分肉之间也。即肱桡肌腱与拇长展肌腱之间。手太阴络脉"起于腕上分间"，即列缺穴处。

腕横纹：手腕部的内侧面（掌侧面）有横向之皮肤皱纹，名曰腕横纹，或名腕上横纹。较明显者有上下两条，以近手掌者最为显著，成为循经取穴的重要标志。

手：腕下部分统称为手，由掌与指所组成。手，又为上肢之代称，如手三阳、手三阴经之手。

掌：又名手掌。腕之下与指之间的内侧面，称作掌面。又掌为腕指之间之统称。其皮下为掌骨。掌面为手三阴所过。

掌内横纹：手掌内皮肤皱折成 2~3 条大纹及无数小纹。掌内横纹指横行之大纹，为取穴重要标志。

掌中：又名掌心、掌内。即手掌之中央部位。手厥阴经"入掌中"，其支"别掌中"；手太阴络"直入掌中"；手少阴经"入掌内后廉"。

鱼：又名手鱼。手掌内于大指本节后有肌肉隆起，状若鱼腹故名。小指本节后亦有肌肉隆起称小鱼；大指侧较大称大鱼。手大鱼外侧手掌与手背交界处，形成赤色与白色皮肤相接，名为赤白肉际，手鱼处之赤白肉际故名鱼际。手太阴经"上鱼，循鱼际"；手太阴络脉"散入于鱼际"；手太阴经筋"结于鱼后"。鱼际穴居鱼际之中央部。

手表：又名手背。即手掌部的背侧面。手少阳经"循手表腕"。

歧骨：凡两骨之间有一端相连，另一端分叉而呈角度之处，统称歧骨。第一、二掌骨之腕侧相连，指端分叉呈角度，故谓手之歧骨。

　　虎口：手大指与次指本节间相连之手掌缘，即指蹼处，名为虎口。第一、二掌骨间肌肉丰厚处有合谷穴，亦名虎口。

　　本节：手指与手掌相连之处的骨节，即今掌指关节部位。

　　指：又名手指。手掌之下所连能屈伸拳握之指。手指分为五指，大指又名拇指；大指次指为第二指，又名食指，示指或盐指；中指居中为第三指，又名将指；小指次指为第四指，又称无名指，或称环指；小指为第五指。

　　指节：手指之骨节。拇指为二节组成，故有一指节；其余四指均由三节组成，故均有二个指节。即今指关节。

　　爪：又名指甲，爪甲。为筋之余。其根部呈方形，两侧呈角名爪甲角，为取穴重要标志。如《素问·缪刺论》："刺手大指次指爪甲上，去端如韭叶。"

　　指端：手指之末端，即手指指尖部，故又名指尖。奇穴十宣所居。

第八节　下肢部名称（图12－8～图12－10）

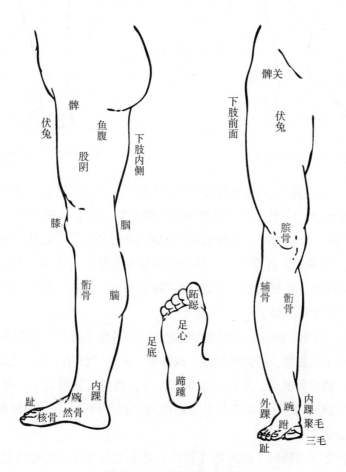

图12－8　下肢部前、内侧

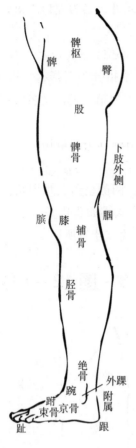

图 12 – 9　下肢部外侧

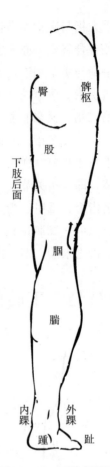

图 12 – 10　下肢部后面

机：《素问·骨空论》："侠髋为机。"《类经》注："髋，尻也，即脽臀也。一曰两股间也。机，枢机也。侠臀之外，即楗骨上运动之机，故曰侠髋为机，当环跳穴处是也。"依此以"机"为枢机论，则指今侧立抬腿走动时筋动应手之处，即大转子周围。

楗（音建）：《素问·骨空论》："辅骨上横骨下为楗。"《类经》注："辅骨，膝辅骨；横骨，前阴横骨，是楗为股骨也。"以"楗上为机"而论，楗为股骨无疑。一说楗骨为髂骨。又一说楗指坐骨。

髀（音闭）：股外曰髀。一说髀骨即髋骨。一说凡膝上至髋者皆为髀，髀骨者，膝上之大骨也，即今之股骨，故常称股髀，或髀股。若按"髀里生肉"之说，髀当为髋。若按髀股而论，则髀即股也。今以后说居多。髀，指股上鼠鼷之下。足阳明经别与足太阴经别"上至髀"；足阳明经筋与足太阴经筋"结于髀"；足少阳经别"绕髀"；足少阳经筋"上走髀"。

髀枢：楗骨之下为髀枢，即髀骨（股骨）之上端与髋骨相接处能做转枢之机的部位，即今髋关节之外股骨大转子处。足太阳经"过髀枢"。

髀厌：《素问·气穴论》"髀厌分中二穴"，王注："谓环跳穴也，在髀枢后，足少阳太阳二脉之会。"《类经》注："髀厌分中，谓髀枢骨分缝中，即足少阳环跳穴也。"一说髀厌即髀枢，似为不妥。足少阳经"绕毛际，横入髀厌中"，直者"下合髀厌中"。

髀关：股部之外上方，当鼠鼷部腹与股交界之下方称作髀关，即鱼腹股之外侧，伏兔穴上方。髀关穴居此。今股四头肌近侧端部位。足阳明经，支者"以下髀关，抵伏兔"。

髀阳：髀之外侧为阳。即股部外侧面，俗称大腿外面。足少阳经"以下循髀阳"。

股：《说文》："髀也。"膝髌以上与腹部及腰髋部以下之下肢部，即髀（髋）下膝上为股也，俗称大腿。一说髀内为股。又一说下肢总称谓股，即包括大腿、小腿均在内。今以前说为准。股骨者为支撑全身之重的关键，故又名为楗骨。今以股骨为名。足三阴经循股内上行；足阳明经下股前，足太阳经下股后，足少阳经下股外。

阴股：股部内侧面为阴股，或称股阴。足太阴经行"股内前廉"；足少阴经行"股内后廉"；足厥阴经"循股阴"中间；阴跷脉"循阴股，入阴"；足三阴经筋皆循阴股。

鱼腹股：股部内侧面之下方，即阴股下方筋肉隆起状若鱼腹，故名。即今股内收肌群肌肉丰满之股腹部。一说股之总称为鱼腹股。

阴股冲上约纹：阴股上方与少腹相接处皮肤皱折成纹，即腹股沟之横纹。

臀横纹：臀部下面的皮肤皱纹。承扶穴居其中间部位。

伏兔：髀前起肉为伏兔。即股前筋肉隆起，其状若兔伏之背故而得名。即股四头肌肌腹丰满隆起处。伏兔穴居其中央最高点。足阳明经"抵伏兔"；足阳明经筋"上循伏兔"；足少阳经筋"前者，结于伏兔之上"。

膝：本写作厀。股胫相接处之骨节，即大小腿之间相连部为膝。膝者，筋之府也。大小腿诸肌均附著于膝。今股骨下端与胫骨上端所形成的关节名为膝关节。足阳明经筋与足太阳经筋"结于膝"；足少阳经筋"结于膝外廉"。

膝解：又名骸（音孩）关。《素问·骨空论》"膝解为骸关"，王注："膝外为骸关。"《类经》注："胫骨之上，膝之节解也，是为骸关。"《素问·骨空论》"胭上为关"，张介宾注："胭上骨节动处，即所谓骸关也。"即今膝关节。

骸厌：《说文》："骸，胫骨也。"骸厌者，胫骨之上，骸关之内骨缝中为厌。即今膝关节之内腔。

髌（音宾）：又写作膑。厀嵦盖骨也。即膑骨，俗名膝盖骨、护膝骨。膝关节之上覆盖有圆形可移动之扁厚骨，即今称作髌骨者。髌骨为体内最大的籽骨，游离于膝关节之表面，存在于股四头肌远端肌腱内，参与膝关节之组成。足阳明经"下膝髌中"。

连骸：《素问·骨空论》："夹膝之骨为连骸。"《类经》注："膝上两侧，皆有夹膝高骨与骸骨相为连接，故曰连骸。"若将骸骨解为胫骨，那么膝上夹膝之高骨，则是股骨远端内外侧髁。

犊鼻：又名膝眼。膑下大筋两侧凹陷处，状若牛鼻之两孔故得名。即今股骨内外侧髁，胫骨内外侧髁与膑腱之间形成的凹陷处。足阳明经之犊鼻穴即外膝眼。

腘：膝后曲处为腘，又腓肠之上膝里曲处为腘。俗称膝弯、膝腘窝，或称腘窝。即膝关节部的背侧面。委中穴居此腘中央。足太阳经，支者“入腘中”“合腘中”；足太阳经别“别入于腘中”；足太阳经筋“结于腘”“上腘中内廉，与腘中并”；足少阴肾经“出腘内廉”；足少阴经别“至腘中”；足厥阴经“上腘内廉”；冲脉“入腘中”。

腘横纹：又名膝约纹，腘约纹。膝腘窝中央横行的皮肤皱纹。委中穴居此纹中央。

膝辅骨：《素问·骨空论》“辅骨上，横骨下为楗”，王注：“由是则谓膝辅骨上，腰髋骨下为楗。”膝辅骨为膝周围所辅之骨，分作内外辅骨。足阳明经筋“结于外辅骨，合少阳”；足太阴经筋“结于膝内辅骨”；足少阴经筋“与太阳之筋合，而上结于内辅骨之下”；足少阳经“出膝外廉，下外辅骨之前”；足少阳经筋“结于膝外廉，其支者，别起外辅骨”；足厥阴经筋“结内辅骨之下”。由是可知膝内外辅骨系指膝两侧高起之骨，即今股骨与胫骨内外侧髁相联接处。

胫骨：又名骺（音衡）骨。骺，又写作胻、䯒。又名骭（音干）骨、骹（音敲）骨，又名胶（音摇）骨。骺骨者，膝下踝上之小腿骨，俗名臁胫骨。其骨有二，在前者名成骨，又名骭骨，其形粗；在后者名辅骨，其形细，俗名劳堂骨。《素问·刺腰痛》“刺少阳成骨之端出血，成骨在膝外廉之骨独起者”，王注：“成骨谓膝外近下骺骨上端两起骨相并间陷容指者也，骺骨所成柱膝髀骨，故谓之成骨也。”《类经》注：“膝外侧之高骨独起者，乃骺骨之上端，所以成立其身，故曰成骨。”由此可知成骨即是胫骨。骺骨，《说文》：“胫端也。”桂注：“胫端也者，谓股下胫上也。”所以胫骨上端近膝者曰骺。故言骺不统胫，胫可统骺，但在原文中常不分。骹，胫骨近足细处为骹骨。骹即含细之本义在内。故骹骨为胫骨远端细处。今所称胫骨即成骨。

辅骨：胫部之辅骨系指腓骨。古又称骬（音听）骨。即膝下小骨，附胫而生者。一说骬骨即骺骨。足少阳经“下行外辅骨之前”，应指胫外辅骨。即腓骨小头部之前面。

骺骨空：《素问·骨空论》“骺骨空在辅骨之上端”，《类经》注：“胻骨之上为辅骨，辅骨之上端，即足阳明犊鼻之次。”

巨虚上下廉：《灵枢·本输》：“下陵，膝下三寸，骺骨外三里也，为合。复下三里三寸，为巨虚上廉，复下上廉三寸，为巨虚下廉也。大肠属上，小肠属下，足阳明胃脉也。”

腨（音专、窜、善），又写作踹（又读作揣，作动词用）。《说文》：“腓肠也。”又名腨肠，俗名小腿肚子。又名䏝，又写作膞（音专），又名膌（音契）。腘下胫后隆起之肉处，似其中有肠在内故名腨肠。腓者，肥也。腓肠又名腓臑。即今之腓肠肌。足太阳经“下贯踹内”；足太阳经筋“结于腨外”；足少阴经“以上踹内”。

大筋：腨下连跟之筋，其形粗大，专名为大筋。即腓肠肌肌腱，又名跟腱。

绝骨：小腿外侧下方，从外踝向上可扪得直立之长骨面，至其尽处为筋肉所裹，故名绝骨。因人而异，有略长者，约当踝上四寸阳辅穴处；有较短者，当踝上三寸悬钟穴处。《素问·刺腰痛》"刺同阴之脉，在外踝上绝骨之端三痏"，王注："绝骨之端，如前同身三分阳辅穴也。"悬钟穴别名为绝骨。即今腓骨下段的腓侧面肌肉附著处。足少阳经"直下抵绝骨之端"。

踠（音宛）：屈脚也。胫下尽处之曲节，连足以做屈伸之用名曰踠。即今踝关节。

踝（音怀）：《说文》"足踝也"，段注："人足左右骨隆然圜者也，在外者谓之外踝，在内者谓之内踝。"即胫下足上相接处形成之骨节部，谓之踝部。踝之左右皆有高骨隆起，而内外踝，俗称脚孤拐。即胫骨下端为内踝，腓骨下端为外踝。内踝左右有足三阴经所过，外踝左右有足三阳经所过。

足：又称作脚。《说文》"人之足也，在体下，从口止"，段注："口犹人也，举口以包足以上者也。"胫下所联下肢之末，着地之用者为足。又"足"为下肢之总称，如足三阴三阳经脉之足。

跗（音夫）：又写作胕，与趺同。即足背也。也称作足跗、跗面、面胕、足面，俗称脚面或脚背。足三阳经及足厥阴经所过。

跗上：专指足阳明经跗上动脉应手处，即足背动脉，称趺阳脉。冲阳穴居此。也指足背。

跗属：胫下与足跖之间称作跗属部，该部之骨称为跗属骨，或称跗骨，或趺骨，又常简称为属。《灵枢·逆顺肥瘦》："夫冲脉者……下至内踝之后属而别……伏行出跗属，下循跗，入大指间。"古有跟骨之名，似除跟骨之外余为跗骨。今亦称跗骨，包括跟骨在内由距骨、舟骨、股骨及一二三楔骨组成。

蹠（音直）：又写作跖。《说文》："足下也。"俗称脚掌。其内有足骨，名为跖骨，也称跗骨，或趺骨，跖骨有五，上接跗属，下连趾骨。足下之中心名足心，俗称脚掌心，或脚心。今称足下为跖面，跖面的中心，亦名足心；其内之骨亦称跖骨。足少阴经"斜入足心"；冲脉"入足下"；足少阴经筋"入足心"。

然骨：内踝之下前方隆起之大骨，为跗骨之一。即今舟骨之内侧缘。然谷穴居其下。

京骨：足外侧缘之中间有隆起之高骨，名曰京骨。即第五跖骨粗隆部外侧缘。京骨穴居其后。

覈（音核）骨：又写作核骨。跗内下为覈骨。足大趾本节内侧隆起之高骨，形象半圆，故名。即第一跖趾关节部的内侧缘。公孙穴居其后。

束骨：足小趾本节亦略显隆起，名为束骨。即第五跖趾关节部外侧缘。束骨穴居其后。

三毛：又名丛毛、聚毛。足大趾爪甲后生有较长之毛，称为三毛。大敦穴所居。

跟：《说文》："本作跟，足踵也。"跟者，根也。足后曰跟，在下傍著地，一体任之，象本根也，故名跟。其皮下之骨名跟骨。足少阴经"别入跟中"；足太阳经筋"上循跟";阴阳跷脉皆"起于跟中"。

踵：踵者，锺也；锺者，聚也。体之所钟聚也，即任体之重着地而立，故名踵。足跟又一名，似多指着地之跟下。足太阳经筋"结于踵，上循跟"；足少阴经筋"结于踵"。踵，亦称作踹。

趾：原文多写作指。足之末有五趾，连于跖。其内为趾骨，上连跖骨。趾上亦有爪甲。足大趾、二趾、三趾（中指）、四趾、小趾。"足三指"指第二、三、四指。足阳明经筋起于"足二指"。

穴名索引

参考书目及简称

马王堆汉墓帛书《五十二病方》

　　《足臂十一脉灸经》

　　《阴阳十一脉灸经》

《黄帝内经》

　　《黄帝内经素问》王冰注（《素问》王注）、

　　　张隐庵注（张注）、马莳注（马注）

　　《灵枢经》（《灵枢》）（张注、马注）

《伤寒论》（《伤寒》）

《黄帝八十一难经》（《难经》）

《肘后备急方》（《肘后方》）

《脉经》

《针灸甲乙经》（《甲乙》）

《黄帝内经太素》（《太素》）

《诸病源候论》（《源候论》）

《备急千金要方》（《千金》）

《千金翼方》（《千金翼》）

《外台秘要》（《外台》）

《铜人腧穴针灸图经》（《铜人》）

《太平圣惠方》（《圣惠》）

《圣济总录》（《圣济》）

《普济本事方》（《本事方》）

《针灸资生经》（《资生》）

《扁鹊神应针灸玉龙经》（《玉龙经》）

《十四经发挥》（《发挥》）

《针灸大全》（《大全》）

《循经考穴编》（《考穴编》）

《奇经八脉考》（《八脉考》）

《针灸大成》（《大成》）

《类经图翼》（《图翼》）

《针灸聚英》（《聚英》）

《医学入门》（《入门》）

《普济方》

《针经指南》

《针灸问对》（《问对》）

《医宗金鉴》（《金鉴》）

《针灸集成》（《集成》）

《针灸逢源》（《逢源》）

《奇效良方》（《奇效》）

《难经集注》杨玄操注（杨注）、虞庶注（虞

　　注）、丁德用注（丁注）

《医学纲目》（《纲目》）

《神灸经纶》

《儒门事亲》

《卫生宝鉴》

《医经小学》

《神应经》

《针经摘英集》

《扁鹊心书》

《东医宝鉴》

《经穴汇解》

《经穴纂要》

《医心方》

《腧穴折衷》

《黄帝明堂灸经》

《灸膏肓腧穴法》

《子午流注针经》

《子午流注说难》

《针灸穴名解》

《经穴释义汇解》

《新针灸学》

《中国针灸学》

《西方子明堂灸经》（《西方子》）

《黄帝虾蟆经》（《虾蟆经》）

《杨敬斋针灸全书》（《针灸全书》）

《针灸临床经验辑要》（《辑要》）

《中医研究院针灸研究所三十年学术论文选》

1951－1981（《三十年论文选》）

《针灸经穴图考》

《中华针灸学》

《针灸学》（上海、南京教材）

《针灸学手册》

《腧穴学概论》

《中国针灸学概要》

《针灸经外奇穴治疗诀》（《奇穴治疗诀》）

《针灸经外奇穴图谱》（《奇穴图谱》）

《实用针灸学》（李文瑞、石学敏）

《会元针灸学》

《采艾编》

《针灸学简编》

《小儿推拿方脉活婴秘旨全书》

《针灸研究进展》

《腧穴命名汇解》

《医经理解》

《腧穴学》（教材）（天津中医学院内部教材）

《实验针灸学》（天津中医学院内部教材）

《穴名选释》

《素问病机气宜保命集》

《小儿卫生总微方论》

《洪氏集验方》

《卫生家宝产科备要》

《景岳全书》

《华氏中藏经》

《丹溪心法》

《金匮要略方论》

《颅囟经》

《苏沈良方》

《银海精微》

《校注妇人大全良方》

《陈氏小儿病源痘疹方论》

《全生指迷方》

《济生方》

《医籍考》

《增补内经拾遗方论》

《传信适丹方》

《董汲医学论著》

《伤寒明理论》

《伤寒总病论》

《仲景伤寒补亡论》

《察病指南》

《医说》

《外科大成》

《针方六集》

《名医类案》

《续名医类案》

《全国中医针灸经络学术座谈会资料选编》

《全国针灸针麻学术会议资料选编》①②

《中西医结合论文汇编》上、下册（《论文汇编》）

《第二届全国针灸针麻学术讨论会论文摘要》（《论文摘要》）

《孔穴命名的浅说》

《谈谈穴位的命名》

《概述腧穴的命名》